LEHRBUCH DER CHIRURGIE

A. VON EISELSBERG
GEWIDMET VON SEINEN SCHÜLERN

BEARBEITET VON

B. BREITNER-WIEN · P. CLAIRMONT-ZÜRICH · R. DEMEL-WIEN
W. DENK-GRAZ · O. FRISCH-WIEN · W. GOLDSCHMIDT-WIEN
H. v. HABERER-DÜSSELDORF · G. HOFER-WIEN · TH. HRYNT-
SCHAK-WIEN · O. MARBURG-WIEN · H. NEUMANN-WIEN
H. PICHLER-WIEN · E. RANZI-INNSBRUCK · H. RUBRITIUS-WIEN
L. SCHÖNBAUER-WIEN · M. SGALITZER-WIEN · F. STARLINGER-
WIEN · P. WALZEL-WIEN · A. WINKELBAUER-WIEN

HERAUSGEGEBEN VON

P. CLAIRMONT
ZÜRICH

W. DENK
GRAZ

H. v. HABERER
DÜSSELDORF

E. RANZI
INNSBRUCK

REDIGIERT VON W. DENK-GRAZ

ZWEITER BAND

MIT 298 ABBILDUNGEN

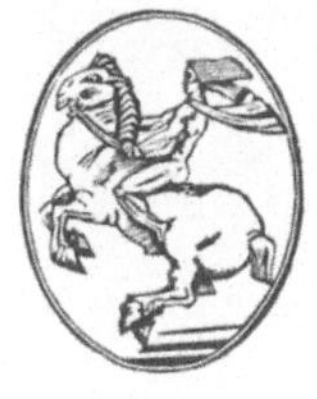

WIEN

VERLAG VON JULIUS SPRINGER

1930

ISBN-13: 978-3-7091-5248-5   e-ISBN-13: 978-3-7091-5396-3
DOI: 10.1007/978-3-7091-5396-3

Inhaltsverzeichnis.

Inhaltsverzeichnis. VII

Inhaltsverzeichnis.

IX

B. Mißbildungen der extrahepatischen Gallenwege.

Wir unterscheiden *Doppelbildungen* und *kongenitale Atresien*. An den seltenen Doppelbildungen können sich die Gallenblase sowie die extrahepatischen Gänge beteiligen; die Gallenblase kann auch vollständig fehlen (im Tierreich: Pferd, Esel, Papagei).

Unter den kongenitalen Atresien ist der *totale Defekt* oder die *Obliteration der Gallenblase und der extrahepatischen Gänge* wiederholt beobachtet worden. Solche Individuen werden bereits ikterisch geboren, der Stuhl bleibt acholisch; unter rasch auftretenden cholämischen Erscheinungen sterben derartige Säuglinge bald. Plastische Operationsversuche waren bisher nicht von Erfolg begleitet.

Die sogenannte idiopathische Choledochuscyste.

Hierbei handelt es sich um eine bisher in etwa 100 Fällen beschriebene kongenitale Anomalie, bei welcher es zu einer oft mächtigen *cystenartigen Erweiterung des Choledochus* kommt, die bei der meist nur unvollständig ausgebildeten Abflußmöglichkeit der Galle gegen den Darm zu alsbald zu schweren Gallenstauungserscheinungen führt. Ein derartiges *Gallengangdivertikel* kann oft mehrere Liter Galle enthalten.

Beim Überwiegen des weiblichen Geschlechtes werden diese Anomalien meist in den Kindheitsjahren beobachtet.

Die Diagnose kann aus dem meist deutlich palpablen kugeligen Tumor in der Oberbauchgegend bei vorhandenem Ikterus mit Acholie oder Hypocholie gefolgert werden. Anfallskoliken, oft gepaart mit schweren cholangitischen Symptomen infolge Infektion des Cysteninhaltes, bilden gewöhnlich den Anfang des bei unterlassenem rechtzeitigen chirurgischen Eingreifens tödlichen Leidens.

Die chirurgische Therapie besteht in der Anlegung einer Anastomose als am wenigsten eingreifenden Vorgang zwischen Cystensack und Duodenum. Gefährlicher, aber für den Enderfolg sicherer, erscheint die Exstirpation der cystisch erweiterten Choledochuspartie und Implantation des Hepaticusstumpfes in den Magen oder in das Duodenum (WALZEL).

C. Verletzungen der extrahepatischen Gallenwege.

Diese Verletzungen sind äußerst selten isoliert, sondern meist in Kombination mit subcutanen oder offenen Verletzungen der Leber oder anderer Bauchorgane zu beobachten.

Bei schwerer Blutung oder rasch auftretender eitriger Infektion des Peritoneums infolge einer *Darmruptur* ist die Diagnose derartiger Verletzungen meist erst bei der Operation zu stellen. Der Erguß steriler Galle in die freie Bauchhöhle bei isolierten Verletzungen, z. B. der Gallenblase, braucht keineswegs zu stürmischen Symptomen zu führen. Bei Spannung und Druckempfindlichkeit der Bauchdecken tritt oft mehrere Tage nach der Verletzung ein leichter Ikterus *(Resorptionsikterus)* auf; es kann zu vollständiger *Abkapselung des Gallenergusses* (Cholascos) mit Ausheilung einer kleinen Wunde der Gallenblase kommen. Häufiger ist jedoch der Übergang in eine *gallig-eitrige Peritonitis* durch Infektion der Gallenflüssigkeit vom Darm aus auf dem Wege des untersten Choledochusabschnittes.

Bei offenen Verletzungen wird uns das stärkere Ausfließen von Galle aus der Wunde die *Diagnose* mit größter Wahrscheinlichkeit stellen lassen.

Therapeutisch kommt, wie bei allen stumpfen oder offenen Bauchverletzungen mit Verdacht auf Ruptur eines Organes, die möglichst frühzeitige Laparotomie in Betracht. Finden sich dabei Verletzungen der äußeren Gallenwege, so wird bei Ruptur der Gallenblase ihre Entfernung, bei Verletzungen des großen Gallenganges seine rekonstruierende Naht das erstrebenswerte Ziel sein. Die Bauchhöhle wird vom galligen Erguß gründlichst reingespült; die übrige Behandlung entspricht je nach dem vorliegenden Falle den Regeln der Behandlung bei abgesackter oder diffuser Peritonitis.

D. Das Gallensteinleiden.

Die wichtigsten Erkrankungen der extrahepatischen Gallenwege haben ihren Ursprung in der *Steinbildung innerhalb der Gallenblase*; bei langdauernder Gallenrückstauung und Infektion können sich auch in den intrahepatalen Gallengangverzweigungen fallweise Steine ausbilden. In der Regel aber wurden Steine, die im Hepaticus und seinen intrahepatalen Ästen zu finden sind, sowie Choledochussteine ursprünglich in der Gallenblase gebildet und erst durch Wanderung, entweder leber- oder darmwärts verschleppt. Die in den Lebergallengängen vorhandenen Gallensteine führen auch den Namen „*Lebersteine*".

Die Ansichten über die *Entstehung der Gallensteine* treffen sich wohl in ihren Grundlinien, sind aber noch keineswegs restlos geklärt. Die 1856 von MECKEL v. HEMSBACH ausgesprochene Annahme, daß der Steinbildung ein sog. *Katarrh der Gallenwege* infolge Abflußbehinderung der Galle vorausgehen müsse, fand ihren Widerhall in der Lebensarbeit NAUNYNs, welcher neben Gallenstauung vorwiegend die *Infektion* der Gallenflüssigkeit verantwortlich machte. ASCHOFF und BACMEISTER bringen als neue Komponente zur Gallensteinbildung die *Cholesterin-Stoffwechselstörung*; diese Hypercholesterinämie, wie sie z. B. bei der Gravidität vorzukommen pflegt, kann nach ASCHOFF-BACMEISTER vollkommen symptomlos zur Ausbildung eines reinen Cholesterinsteines führen, ohne daß Stauung oder Infektion diesen Vorgang unterstützend beeinflußt haben. Unter den Theorien der Gallensteinbildung seien noch die Untersuchungen von BERG erwähnt, welcher gewisse *anatomische und funktionelle Störungen* im Stromgebiete der extrahepatischen Gallenwege für die Steinbildung verantwortlich macht; hierher zählen u. a. besonders ausgeprägte Knickungen am Übergang der Gallenblase in den D. cysticus und unregelmäßige oder gestörte Funktion des von dem autonomen Nervensystem regulierten Spieles des Sphincter Odii.

Diese hier angeführten Theorien wollen wir gewissermaßen als Stützpunkte des pathologischen Geschehens der Steinbildung betrachten; sie genügen uns für die Erklärung des Aufbaues der Gallensteine.

1. Der Aufbau der Gallensteine.

Die vornehmlichsten Bildungsstoffe der Gallensteine sind:

1. *das Cholesterin*, welches nach ASCHOFF-BACMEISTER von den Leberzellen ausgeschieden wird,

2. *der Bilirubinkalk*, der aus den Mucindrüsen der Gallenblase und Gallengänge stammt und besonders bei Entzündungen reichlich erzeugt wird.

Der Zusammensetzung nach unterscheidet man folgende Hauptformen:

1. *Den reinen Cholesterinstein*, gekennzeichnet durch seine runde Form und Transparenz, meist als Einzelstein (Solitär) vorkommend. Auf einem Durchschnitt sieht man deutlich die radiären Krystallisationsstrahlen, darum auch der Name radiärer Cholesterinsolitär. Diese Steinart kann vollständig symptomlos, nur auf Grund von Stauung und Hypercholesterinämie entstehen und kann als „harmloser" (ASCHOFF) Stein bis an das Lebensende beherbergt werden, ohne je Beschwerden verursacht zu haben.

2. *Den Cholesterinkalkstein*. Dieser entsteht durch schichtweise Ablagerung von Bilirubinkalk um einen bereits vorhandenen reinen Cholesterinstein; dieser Art Steinbildung ist in der Regel eine Gallenblasenentzündung vorausgegangen, wodurch es zum Ausfällen des Kalkes aus den Mucindrüsen kommt. Aus der Menge der konzentrischen Kalkschichten kann zurückblickend annähernd auf die Zahl der entzündlichen Anfälle geschlossen werden. Diese Steine können beträchtliche Größe erreichen und stellen nicht selten völlige Ausgüsse der Gallenblase dar.

3. *Die gemischten Cholesterin-Pigment-Kalksteine* bilden die häufigste Steingattung beim Gallensteinleiden und sind in verschiedener Größe oft in einer Unmenge vorhanden. Sie bestehen aus einem Kern und mehrfach geschichteter Kalkschale; ihre Größe, Form, Farbe ist sehr verschieden; oft ähnelt ein Stein dem anderen, man sagt dann „Steine einer Herde" oder „mehrere verschiedene Herden". Diese Steine sind häufig in zierlicher Pyramidenform auskrystallisiert oder zeigen unregelmäßig geformte, zahlreiche Schliffflächen *(Facettensteine)*. Denselben Aufbau haben auch die oft besonders großen sog. *Tonnensteine*, welche durch gegenseitige Pressung mitunter glatte Gelenksflächen bilden, so daß der benachbarte Stein gut angepaßt werden kann. Die gemischten Cholesterin-Pigmentkalksteine sind stets Produkte mehrfacher Gallenblasenentzündungen. Sie entstehen auf Grundlage mehrfacher Krystallisationspunkte in Drusenform mit nachfolgender Kalkmantelanlagerung.

4. *Erdige, teigige und mörtelartige Gebilde*, welche ebenfalls oft förmliche Ausgüsse der Gallenblase oder des Choledochus darstellen können. Diese teigigen Steine bilden sich oft durch Ablagerung von Pigment und Gallenfarbstoff auf einem kleinen Facettenstein, der beim Durchschneiden derartiger Konkremente deutlich als Zentrum erkannt werden kann.

Neben diesen Hauptformen von Konkrementen gibt es noch eine Reihe von Steinen, die insbesondere durch ihre Form charakteristisch sind, so die *maulbeerartigen Steine*, wie wir sie nicht selten am Beginn der Erkrankung finden. Ferner die sog. *Konglomeratsteine*, wobei mehrere Steine durch eine Kittmasse ganz unregelmäßig miteinander verbacken sind.

Zu erwähnen wäre noch die *Spontanzertrümmerung von Steinen*, wobei ein größerer Stein in mehrere Teilchen zerfällt und diese wiederum die Zentren für nachfolgende Cholesterin-Kalkanlagerungen bilden können.

2. Die Häufigkeit der Gallensteine.

Wir müssen immer unterscheiden zwischen „*Gallensteinträgern*" und „*Gallensteinkranken*". Die Ergebnisse der Sektionen beweisen, daß zahlreiche Menschen Gallensteinträger sind, ohne je irgendwelche Anzeichen einer Gallensteinerkrankung durchgemacht zu haben; dies gilt vor allem für den radiären Cholesterinsolitär. In manchen Staaten und Städten beträgt die Zahl der bei Obduktionen nachgewiesenen Gallensteinträger 15—18%; von diesen ist aber nur ein Bruchteil auch wirklich gallensteinkrank gewesen. — *Das Überwiegen des weiblichen Geschlechtes* gegenüber dem männlichen Geschlechte, in unseren Zonen etwa wie 1:5, hängt sicherlich mit *Gravidität* zusammen, bei welcher wir schon oben das häufige Vorkommen der Hypercholesterinämie angeführt haben. Daneben scheinen insbesondere auch *Infektionen im weiblichen Genitaltrakt* eine auslösende Rolle zuspielen. So sehen wir sehr häufig die ersten Anzeichen eines Gallensteinleidens im Anschluß an eine febrile Geburt oder nach einem Abortus. Hierzu kommen noch *Stauungszustände* und Lageveränderungen im Bereiche der extrahepatischen Gallenwege, wie sie durch das *zunehmende Volumen des Uterus* bedingt werden können. Auch die *mangelhafte Zwerchfellatmung* scheint infolge der Gallenstauung der Steinbildung Vorschub zu leisten. Dem Zwerchfelldruck auf die Leber wird ja zum Teil die Fortbewegung der Gallenflüssigkeit zugeschrieben. So neigen u. a. besonders auch *fettleibige Individuen mit eingeschränkter Bauchatmung* zum Gallensteinleiden. — Die verschiedenartigsten *entzündlichen Organprozesse in der Bauchhöhle* (Appendicitis, Ulcus ventriculi, Salpingitis, Oophoritis), ferner *septische Prozesse* und *Infektionskrankheiten*, insbesondere der *Typhus abdominalis* können teils auf dem Blutwege, teils durch direkte hochvirulente Infektion vom Darm aus auf dem Wege des untersten Choledochusabschnittes eine Galleninfektion und damit das Steinleiden auslösen. Die Steinbildung scheint in der Zeit zwischen dem 3. und 5. Lebensdezennium am häufigsten zu sein, doch sind akute Gallenerkrankungen mit Steinbildung, wenn auch selten, im frühesten Kindesalter beobachtet worden. Zu unterstreichen wäre noch eine Art *erbliche Disposition des Gallensteinleidens*, so daß oft mehrere Geschwister gallensteinkrank werden, deren Eltern es auch waren. — Dem *Trauma* scheint nur eine höchst untergeordnete Rolle für Gallensteinbildung zuzufallen. — Wichtiger dagegen scheint die Möglichkeit der Ausbildung von Gallensteinen bei Einwanderung von *Parasiten*, insbesondere der Askariden in die Gallenwege.

Unter den *äußeren Umständen*, welchen eine Bedeutung auf die Ausbildung von Gallensteinen beigemessen wird, seien noch erwähnt: *sitzende Lebensweise, häufige Diätfehler*, welche zu Störungen der Verdauung führen, insbesondere zur *chronischen Obstipation*.

3. Zur Bakteriologie der Gallenwege.

Die normale Galle ist als *steril* anzusehen, doch bildet sie einen ausgezeichneten *Nährboden* insbesonders für den *Kolibacillus*. Wir wissen auch, daß nach überstandenem Abdominaltyphus die *Typhusbacillen* jahrelang in der Gallenblase gedeihen können. Für die Darmflora ist der gegebene Weg der *ascendierenden Infektion* die Papilla Vateri und hier wie überall im Organismus wird die Infektion durch das fallweise Eintreten einer Stauung gefördert. Aber auch auf *hämatogenem Wege* vermittels der A. hepatica und Vena portae kann die Gallenflüssigkeit infiziert werden, wodurch sich der nicht seltene Befund von *Staphylokokken* und *Streptokokken* in der Galle erklären läßt. Sah man früher die Kolibacillen als die hauptsächlichen Erreger der Cholecystitis an, so darf heute nach den Forschungen von Gundermann das deutliche Vorherrschen der Staphylokokkeninfektion gegenüber der Koliinfektion bei der Cholecystitis angenommen werden. Es ist nicht unwichtig zu wissen, daß sich bei sterilem Befund der Gallenflüssigkeit die genannten Bakterien aus der Gallenblasenwand und aus dem Lebergewebe züchten lassen. Typhusbacillen ließen sich wiederholt aus Gallensteinen züchten. Auch *Gasbrandbacillen* (Kirchmayr) sind vereinzelt in Gallenblasen gefunden worden.

4. Der Gallensteinanfall und seine pathologisch-anatomischen Auswirkungen auf die Gallenblase.

Es wurde bereits erwähnt, daß die Mehrzahl der „Gallensteinträger" keine Ahnung von der Beherbergung eines oder mehrerer Konkremente in ihrer Gallenblase hat und sich nur bei der Minderzahl das schmerzhafte und zum Teil recht gefährliche Leiden entwickelt. Man nennt solche keine Beschwerden verursachenden Gallensteine auch „*schlafende Gallensteine*".

Die wirkliche schmerzhafte Erkrankung beginnt erst in dem Augenblick, in welchem der Stein oder die Steine zu *wandern* beginnen und durch ihre gelegentliche *Einklemmung* in den engen Kanälen der Gallenwege zu *Abflußstörungen* der Galle führen *(mechanischer Vorgang)* oder wenn es zur *Entzündung* der Gallenwege vom Darm aus oder auf dem Wege der Blutbahn kommt. Wir werden später hören, daß es in selteneren Fällen zu schmerzhaften Gallenanfällen auch ohne Steinbildung kommen kann. Das Schulbeispiel eines akuten Anfalles ist die Einklemmung eines Steines in dem faltenreichen Hals-Cysticusanteil der Gallenblase (HEISTERsche Falten) (siehe Abb. 2). Die *Steineinklemmung* kann so dicht sein, daß weder Galle aus der Gallenblase abfließen noch in dieselbe zuströmen kann. Es kann auch zum sog. *Ventilmechanismus* kommen, wobei der im Halsteil der Gallenblase liegende Stein bei Kontraktionen der Gallenblase fest in den Trichter hineingepreßt wird und dadurch nur das Abströmen des Gallenblaseninhaltes hindert, während die Gallenansaugung ungehindert bleibt. Die muskulären Kontraktionen, mit denen die Gallenblase das Hindernis zu überwinden versucht, bilden die eine Komponente des Kolikanfalles (vgl. Wehen des Uterus). Da die Ausscheidung der Schleimdrüsen der Gallenblase auch bei Steininkarzeration anhält, findet recht häufig eine übermäßige Sekret- und Galleanschoppung in der Gallenblase statt, welche zur Dehnung und Volumszunahme derselben führt. Infolge der Stauung des Gallenblaseninhaltes kommt es daselbst nicht selten zu einem raschen Auskeimen von Bakterien und es folgt der eitrigen Umwandlung des flüssigen Gallenblaseninhaltes nun auch *Entzündung der Wandschichten* der Gallenblase, *Cholecystitis acuta purulenta* (entzündliche Komponente). Je nach der Dauer der Steineinklemmung und nach dem Grade der Virulenz der eingedrungenen Bakterien

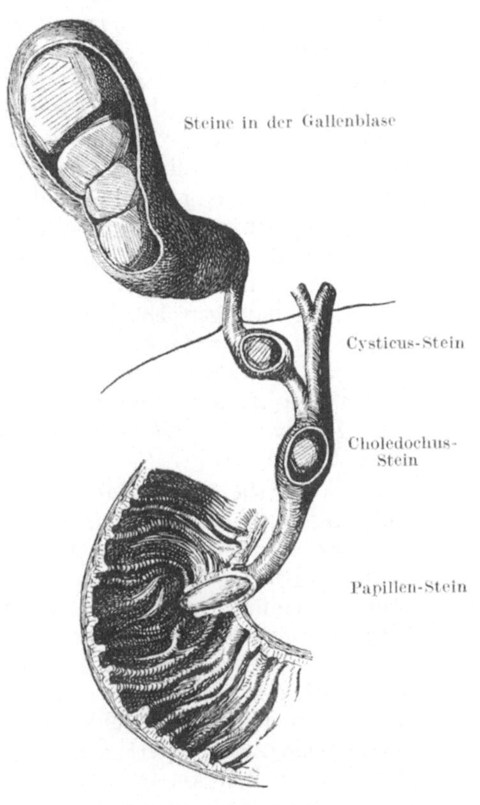

Abb. 2. Hauptformen der Steineinklemmung in den äußeren Gallenwegen.

kann die Phlegmone der Gallenblasenwand verschiedene Formen annehmen: *Die phlegmonöse Cholecystitis* ist durch die serös-leukocytäre Infiltration aller ihrer Wandschichten bestimmt. Die Wand der Gallenblase kann dadurch fallweise auf Fingerstärke verdickt sein. Ihre Volumszunahme, meist in gurkenförmiger Gestalt, ist oft so beträchtlich, daß der Gallenblasentumor von außen deutlichst gefühlt werden kann, wobei heftiger Druckschmerz ausgelöst wird. Häufig kommt es in diesem Stadium zu *ulcerösen Prozessen*, welche von der Schleimhaut aus zu tiefgreifenden Wanddefekten führen, die die große *Gefahr der Perforation* bedingen *(Cholecystitis phlegmonosa ulcerosa)*. In besonders schweren Fällen kann weiterhin die teilweise oder vollkommene Nekrose der Gallenblase *(Cholecystitis gangraenosa)* die Folge sein.

Bei der phlegmonösen Cholecystitis bilden sich entsprechend der serös-fibrinösen Ausschwitzung der Gallenblasenserosa Verklebungen mit den Nachbarorganen (Duodenum, Kolon, Netz) aus, welche nach Rückgang der akuten Erscheinungen zu breiten Verwachsungen führen können (*Pericholecystitis*). Kommt es bei ulcerösen oder gangränösen Wandveränderungen zur *Perforation*, so ergießt sich der Eiter in die Nachbarschaft; in der Regel hat sich schon zu Beginn der akuten Entzündung das Netz wie eine schützende Hand um das gefahrbringende Organ gelegt und die Perforation erfolgt dann in einen bereits von der freien Bauchhöhle abgeschlossenen Raum (*pericholecystischer Absceß*); fehlen die schützenden Adhäsionen, bildet den meist tödlichen Ausgang der Gallenblasenperforation eine *diffuse gallig-eitrige Peritonitis*. Der Rückgang der Entzündungserscheinungen und damit des akuten Schmerzanfalles wird durch die *Lösung des Steinverschlusses* erzeugt; entweder fällt der Stein in die Gallenblasenhöhle zurück und gibt dadurch den Abfluß frei oder der obturierende Stein wird in den Choledochus getrieben und braucht, wenn er nicht durch seine Größe nun wiederum das Choledochusrohr verschließt, fürs erste kein Gallenabflußhindernis zu bedeuten. Nach der Befreiung der Gallenblase von ihrem gestauten Inhalt pflegt auch ihre entzündete Wand bald makroskopisch normale Beschaffenheit anzunehmen; mikroskopisch bleiben allerdings Zeichen einer überstandenen Entzündung stets nachweisbar. Ausgenommen sind die schweren ulcerös-gangränösen Formen, bei denen es zu mächtigen narbigen Einziehungen und zu Schrumpfungen der Gallenblase in derart hohem Grade kommen kann, daß die Gallenblase als Funktionsorgan nicht mehr in Frage kommt; durch derartige Schrumpfungsprozesse kann die Gallenblase bis auf Haselnußgröße zusammenschnurren; ihre Wand liegt fest den gelegentlich mit eingeschlossenen Konkrementen an (*Schrumpfblase*) (s. Abb. 3).

Das Fortbestehen des Abflußhindernisses in der Gallenblase (Steineinklemmung) braucht keineswegs immer den oben geschilderten schweren Ausgang zu nehmen. Die Entzündungserscheinungen der Gallenblasenwand können zurückgehen und es bleibt nur der septische Inhalt in der Gallenblase verschlossen zurück; *Empyem der Gallenblase*. Durch Schwinden der Virulenz der Bakterien kann der ursprünglich eitrige Inhalt steril werden; wir nennen diesen Zustand *Hydrops der Gallenblase*; bei oft hochgradigster Erweiterung der Gallenblase und Verdünnung ihrer Wand besteht häufig ihr Inhalt aus weißlicher, schleimiger Flüssigkeit als Produkt der Mucindrüsen (*weiße Galle*). Eine derartige hydropische Gallenblase braucht außer dem Tumorgefühl lange Zeit keinerlei Beschwerden zu verursachen, doch bietet sie einen locus minoris resistentiae für das jederzeit mögliche Aufflammen einer neuerlichen schweren Entzündung mit allen ihren Folgen, falls es zum Eindringen und Auskeimen virulenter Keime in diesem überaus günstigen Bakteriennährboden kommt.

In der großen Mehrzahl der Fälle führt jedoch die erstmalige akute Entzündung zum *chronisch entzündlichen, rezidivierenden Gallenleiden* über. Infolge der in der Gallenblase beherbergten Steine kommt es dann immer wieder zu mechanischem Verschluß des Abführungsganges und zu neuerlicher Infektion.

5. Steine im Hepaticus und Choledochus.

Es wurde bereits darauf hingewiesen, daß durch den Steinabgang in den Choledochus der akute Gallenanfall zum Abflauen kommen kann. Kleine Konkremente können auch ohne Anfall aus der Gallenblase in den Choledochus wandern. Diese müssen keinerlei schwereren Symptome hervorrufen, ja es können kleinste Steinchen durch die Papilla Vateri weiterhin in den Darm abgestoßen werden. Sehr häufig beginnt aber mit dem anfangs scheinbar harmlos einhergehenden Aufenthalte eines oder mehrerer Steine im Choledochus eine der wichtigsten Komplikationen der Cholelithiasis. Zuerst ist im großen Gallengang trotz der Beherbergung von Konkrementen genügend Platz für ein ungestörtes Vorbeifließen der Galle, da sich der schwachwandige, muskelarme Choledochus bei Anwesenheit von Steinen zu erweitern pflegt. Zum vollständigen Verschluß des Gallenganges durch Konkremente kann es auf verschiedene Weise kommen:

1. Durch besondere Größe des Konkrementes, das dann die Lichtung des Gallenganges vollständig ausfüllt.

2. Durch mehrere zusammengeballte Konkremente.

` 3. Durch langsam entstehende Niederschläge von Cholesterin, Pigment und Kalk auf einem anfangs kleinen Konkrement und dadurch bedingtem Anwachsen desselben.

4. Durch Einkeilung mitunter sogar sehr kleiner Konkremente in dem engen pankreatischen Teil des Choledochus, vornehmlich in der Papille (s. Abb. 3).

Mit der Anwesenheit von Konkrementen im Choledochus sind auch für diesen Teil des extrahepatalen Gallensystems alle jene Bedingungen für entzündliche Komplikationen gegeben, wie wir sie bei der Gallenblase gelernt haben.

Die Erweiterung des Choledochus kann fallweise hohe Grade annehmen, mitunter bis Dünndarmstärke; dadurch kann eine Lockerung des verschließenden Steines eintreten und der Gallenabfluß wieder für eine Zeit frei werden *(intermittierender Verschluß)*. Entzündungen der Wand des Choledochus können hier ebenfalls zur Perforation führen; bei schweren destruktiven entzündlichen

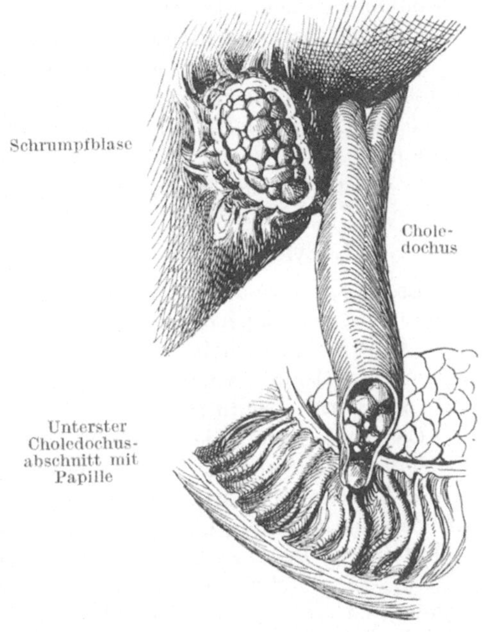

Abb. 3. Um Steine geschrumpfte Gallenblase. Choledochus stark durch Stauung erweitert; Steine im untersten Choledochusabschnitt, verkeilter Papillenstein.

Wandprozessen des Choledochus entwickelt sich als Folge der narbigen Abheilung fallweise eine *Stenose* mit allen ihren Folgen der ständigen Gallenrückstauung: Cholangitis, biliäre Lebercirrhose.

Ähnlich wie wir bei dem Steinverschluß der Gallenblase gesehen haben, kann es auch bei langdauernder Choledochusverlegung zu einer Umwandlung der Gallenflüssigkeit kommen; sie wird farblos *(Hydrops des gesamten Gallensystems)*.

Die in den großen Gallengang gelangten Konkremente werden nicht selten durch den Stauungsdruck in die intrahepatischen Äste verschleppt, so daß sich oft die feinsten Gallengänge vollständig mit grießartigen Konkrementen angefüllt zeigen.

6. Besondere Komplikationen des Gallenleidens.

1. *Die Perforation*; wir erwähnten bereits die Perforation der Gallenblase im akuten Stadium mit Ausbildung eines pericholecystitischen Abscesses oder einer diffusen galligeitrigen Peritonitis. Nun gibt es auch eine sog. „*gallige*

Peritonitis ohne Perforation". Hierbei handelt es sich meist um nur mikroskopisch feststellbare Perforationen (v. Haberer) oder um besondere Durchlassungsfähigkeit der Gallenblasenwand bei retrogradem Eindringen von Pankreassaft in die Gallenblase (A. Blad).

2. *Der Gallensteinileus* kommt dadurch zustande, daß besonders große Konkremente aus der Gallenblase nach vorausgegangener Verwachsung derselben mit Magen oder Duodenum in diese Organe einbrechen; ein derartiges Konkrement kann infolge spastischer Kontraktionen der Darmwand im Dünndarm stecken bleiben und zu einem Obturationsileus führen. Bei Offenbleiben der adhäsiv abgeschlossenen Perforationsstelle zwischen Galle und Magen bzw. Duodenum können sich

3. die *inneren Gallenfisteln* entwickeln, bei welchen sehr häufig ascendierende Infektionen der intrahepatischen Gallenwege beobachtet werden.

4. *Stenosen des Duodenums und des Pylorus* durch pericholecystitische Adhäsionen.

5. *Akute und chronische Pankreatitis.* (Siehe dieses Kapitel.)

7. Symptomatologie und Diagnostik beim Gallensteinleiden.

Es wurde bereits darauf hingewiesen, daß sich die Ausbildung von Gallensteinen in der Regel ohne besondere Krankheitserscheinungen vollziehen kann und daß das eigentliche Krankheitsbild in dem Augenblick mit charakteristischen Symptomen einzusetzen pflegt, wenn die bisher „schlafenden" Steine zu „wandern" beginnen.

Das Gallensteinleiden setzt beim typischen Verlauf mit dem *akuten Anfall,* — *Gallenkolik* genannt — ein. Öfters sind dem ersten Anfall leichte *dyspeptische Beschwerden* vorausgegangen. Nicht selten erfolgt der Anfall im Anschluß an psychische Erregungen oder an körperliche Erschütterungen, wie Eisenbahnfahrten, doch kann die Kolik auch bei völliger Ruhe des Patienten auftreten, so plötzlich schmerzhaftes Erwachen aus dem Schlaf. Der *Gallenschmerz* ist überaus heftig und kann bei besonders schweren Graden bis zur Ohnmacht führen. Die Patienten fühlen den Schmerz meistens in der Magengrube mit Ausstrahlungen gegen die rechte Schulter *(Phrenicusreizung)*. Da mit den Koliken häufig galliges Erbrechen zusammenfällt, werden diese Anfälle als „Magenkrämpfe" gedeutet. Wie in der Pathologie des Gallenleidens näher auseinandergesetzt wurde, beruhen die Koliken auf gesteigerten Kontraktionen der Gallenblase *(Wehenschmerz)* und Entzündungen ihrer Wandschichten unter Mitbeteiligung des benachbarten Peritoneums *(Entzündungsschmerz)*. Diese Anfallsschmerzen können durch gleichzeitig erfolgende spastische Kontraktionen einzelner Darmabschnitte gesteigert werden. Leichtere Anfälle flauen im Verlaufe einer $^1/_2$ Stunde vollkommen ab; andererseits halten die oft unerträglichen an- und abschwellenden Schmerzen stunden- und tagelang an; letzteres ist meist dann der Fall, wenn es zu schweren akuten Entzündungserscheinungen gekommen ist *(akute phlegmonöse Cholecystitis)*. *Fieber* braucht beim einfachen Anfall nicht vorhanden zu sein, doch sind beim Übergang des Leidens in die rein entzündliche Phase hohe Fiebergrade, mitunter auch *Schüttelfröste* zu beobachten.

Objektiv besteht im akuten Anfall hochgradige *Druckempfindlichkeit* in der Gallenblasengegend, wobei beim Vorherrschen der Entzündung (akute Cholecystitis) die starke *Muskelabwehr* des rechten Rectus abdominis bei der Palpation bezeichnend ist; bei derartigen Fällen kann mitunter auch der ganze Oberbauch sehr druckempfindlich sein. Die Gallenblase ist im Anfallsstadium oft als *deutlicher Tumor* mit der Leber respiratorisch verschieblich zu tasten. Mit der im akuten Entzündungsstadium verbundenen mächtigen Vergrößerung der Gallenblase können gelegentlich die sie bedeckenden Teile des rechten Leberlappens bauchwärts verzerrt werden, wodurch die betreffende Leberpartie im Zusammenhang mit der Gallenblase als zungenförmiger Fortsatz gut tastbar wird (sog. RIEDELscher *Leberlappen*).

Bei dem einfachen Anfall mit kurzer Dauer. fehlt *Ikterus*, dagegen kann es beim Fortschreiten der Gallenblasenwandentzündung auf den Choledochus zu leichtem, mit Ende des Anfalles rasch abklingendem Ikterus kommen. Infolge der bei der akuten Entzündung häufig zu beobachtenden Verklebung des Netzes mit der Gallenblase, ist an Stelle des glatten Gallenblasentumors oft ein höckeriger Tumor zu fühlen, da die verklebten Netzpartien an der leukocytär-serösen Infiltration der Gallenblasenwand teilnehmen und sich höckerig verklumpen.

Der Rückgang der Schmerzen erfolgt plötzlich oder langsam abflauend: der Gallenblasentumor und die Druckempfindlichkeit verschwinden und es tritt rasch volle Erholung ein. Ein weiter erhalten bleibender, oft schmerzloser Gallenblasentumor weist auf die bereits im pathologischen Teil erklärte Ausbildung eines Hydrops, eines chronischen Empyems der Gallenblase oder eines pericholecystitischen Konglomerattumors hin.

Die *Diagnose* des akuten Gallenanfalles ist aus den geschilderten charakteristischen Zeichen in der Regel leicht zu stellen, insbesondere bei der akuten Cholecystitis. Bezeichnend für das Gallenleiden ist unter anderen auch das *Rezidivieren der Anfälle*. Der schmerzfreie, beschwerdelose *Intervall* zwischen dem ersten und dem nächsten Anfall kann sich nicht selten auf Jahre erstrecken, mitunter ist es sogar für die ganze übrige Lebenszeit bei dem ersten Anfall geblieben. Viel häufiger kommt es jedoch zu wiederholten Koliken mit kürzerer oder längerer schmerzfreien Zwischenzeit; in besonders hartnäckigen Fällen wird diese in der Folgezeit immer kürzer und die Mächtigkeit des Anfalles nimmt zu. Diese immer wieder auftretenden Anfälle haben zur Bezeichnung: *Chronisch rezidivierende Cholecystitis* für diesen Zustand geführt. Man muß sich merken, daß auch bei gewohnt gleichem Verlaufe der rezidivierenden Anfälle jeder nächste Anfall nicht immer so glimpflich zu verlaufen braucht, sondern zu all den bereits geschilderten schweren Komplikationen des Gallenleidens (s. S. 9) Veranlassung geben kann.

8. Differentialdiagnose.

Infolge der Nachbarschaft der Gallenblase mit Organen, die ihrerseits häufig zu schwersten entzündlichen Abdominalerkrankungen führen, kommen u. a. *differentialdiagnostisch* in Betracht:

1. *Die akute Appendicitis* bei hoch zur Leber emporgeschlagener und daselbst verwachsener Appendix. Es darf nie vergessen werden, daß Cholecystitis und Appendicitis gleichzeitig vorkommen können.

2. *Das Ulcus duodeni*; auch hier sei daran gedacht, daß Cholelithiasis und Ulcus ventriculi sive duodeni nicht selten gleichzeitig vorhanden sind.

3. *Die akute Pankreasnekrose*; diese bildet in der Regel eine Folgeerkrankung der Cholelithiasis.

4. *Die Nephrolithiasis* und der *paranephritische Absceß*.

Eine genaue Anamnese kann unter Berücksichtigung der für sich eigenartigen Symptome der angeführten Erkrankungen meist folgenschwere diagnostische Irrtümer vermeiden lassen.

9. Symptomatik und Diagnostik des Choledochusverschlusses durch Steine.

Es wurde bereits im pathologischen Teile festgelegt, daß die Steine des Choledochus ihre Geburtsstätte in der Gallenblase haben und durch Wanderung in den großen Gallengang gelangen können. Zum akuten Choledochusverschlusse kommt es nicht selten im unmittelbaren Anschluß an einen besonders schweren Gallensteinanfall; entweder führt der durch den Cysticus getriebene Stein sofort zur Obturation des Choledochus, oder es werden die bereits von früheren Anfällen lose im Gallengang liegenden Steine durch langsame Anlagerung von Cholesterinkalkmassen vergrößert und verursachen so den vollständigen Verschluß der Gallenganglichtung. Mit Vorliebe findet die Einkeilung des Steines im pankreatischen Teile des Choledochus, insbesondere im Diverticulum Vateri statt; auch ein winziges Steinchen kann durch Festsitzen in der Papille Gallensperre verursachen *(Papillenstein)* (s. Abb. 2 u. 3).

10. Der mechanische Ikterus.

Die führenden Symptome der *Choledocholithiasis* sind der *Ikterus*, die *Acholie*, die *Bilirubinurie*, die *Cholangitis* und *Cholämie*.

Von dem Augenblick des Inkrafttretens des Gallenabflußhindernisses im großen Gallengang (Stein, Tumor, Parasiten) kommt es zu einer *Gelbfärbung* aller jener Organe, die eine Affinität gegenüber dem Bilirubin besitzen; klinisch zeigt sich dies durch Gelbfärbung der Cutis und einzelner Schleimhäute. Man bemerkt die ikterische Verfärbung zuerst an den Scleren; bereits 5—8 Tage nach Einsetzen des Gallengangsverschlusses ist die Gelbsucht der Haut eine sehr auffällige; bei hohen Graden von Ikterus kommt zu dem grüngelben Kolorit ein schwärzlicher Farbenton hinzu: *Melasikterus.* Nicht wenige Patienten leiden während des Bestehens der Gelbsucht an heftigem Hautjucken; Hautabschürfungen durch das Kratzen geben der ikterischen Haut oft ein ziemlich typisches Gepräge. Bei zeitweiser Lockerung des Steinverschlusses infolge Erweiterung des Gallenganges kann der Ikterus schwächer werden oder ganz vergehen bis es zu neuerlichem Verschluß kommt *(intermittierender Ikterus).*

Der *Stuhl* muß bei komplettem Gallengangsverschluß *acholisch* sein, d. h. er darf weder Abbauprodukte des Gallenfarbstoffes nach Gallensäuren enthalten (chemischer Nachweis). Auch hier kommt es gleich dem intermittierenden Ikterus zur *Hypocholie* oder *intermittierenden Acholie.*

Im *Harn* ist Gallenfarbstoff beim mechanischen Ikterus nie zu vermissen; er ist relativ bald — 12—24 Stunden nach Auftreten des Hindernisses — nachweisbar und nimmt mit Beseitigung desselben rasch ab.

Die *Cholangitis* äußert sich durch Fieber, das häufig bei hohen Graden von Schüttelfrösten begleitet ist, als Ausdruck einer fortschreitenden Infektion der intrahepatischen Gallengänge.

Bezüglich der *Schmerzempfindungen* bei lithogenem Ikterus läßt sich keine genaue Regel aufstellen; die meist in kurzen Zwischenräumen auftretenden Schmerzen brauchen sich bei langdauernder Gallensperre durch Konkremente in keiner Weise von den Schmerzattacken bei chronisch rezidivierender Cholecystitis zu unterscheiden; im Gegensatz zu diesen sind aber die Schmerzen weniger im Zusammenhang mit der Gallenblase zu bringen, sondern scheinen auf Dehnungsvorgänge im großen Gallengang und seinen intrahepatischen Verzweigungen zu beruhen. Denn wie wir hören werden, ist in vielen Fällen von biliärem Ikterus die Gallenblase bereits derart fibrös geschrumpft, oft sogar völlig verödet, daß sie als contractiles Organ gar nicht mehr in Frage kommt. Andererseits, allerdings in der großen Minderzahl, werden Fälle beobachtet, wo ein langdauernder Steinverschluß außer dem mit dem Wegfall der Galle als Verdauungssaft erzeugten Unbehagen für lange Zeit keine Schmerzen erzeugt.

Die Steineinklemmung kann sich durch einen besonders heftigen Anfall bemerkbar machen, wir sprechen dann von einem *akut einsetzenden Choledochusverschluß*. In diesem Falle besteht in der Regel neben den geschilderten allgemeinen Symptomen stärkere *Druckempfindlichkeit* im rechten Oberbauch und regelmäßig hohes *Fieber*, oft von *Schüttelfrösten* eingeleitet. Der verschließende Stein kann bei nicht zu großem Umfange durch den Druck der gestauten Galle durch die Papille gepreßt werden und damit den Gallenabfluß nach der physiologischen Stelle in Gang bringen. Wenn nicht schon schwere Veränderungen der Leberzellen durch die eitrige Cholangitis geschaffen worden sind, wie dies nur selten beim ersten Choledochusanfall der Fall zu sein scheint, kann der Rückgang aller durch den Steinverschluß erzeugten Symptome rasch vor sich gehen; kritischer Fieberabfall, Aufhören der Schmerzen, Abblassen des Ikterus, Cholischwerden des Stuhles zeigen die Wegfreiheit für die Galle an.

Viel häufiger ist jedoch der *chronisch rezidivierende Choledochusverschluß*, äußerlich durch den intermittierenden Ikterus als hauptsächlichst führendes Symptom zu bemerken. Bei derartigen Patienten kommt es fast nie zu einem völligen Abblassen des Ikterus, sie haben stets Beschwerden verschiedener Grade: die Druckempfindlichkeit verschwindet nie, dyspeptische Beschwerden, mangelhafte Ausnützung der Nahrung führen oft rasch zu Abmagerung und Kachexie. Durch die in den intrahepatalen Gallengängen stets erhalten bleibende Infektion kommt es zu schweren Störungen des Leberstoffwechsels, der zu einer neuen lebensbedrohenden Komplikation des Choledochusverschlusses führen kann, zur sog. *Leberinsuffizienz* oder *Hepatargie* (Küttner). In dieser Phase des Leidens kann es zu den äußerst gefährlichen *cholämischen Blutungen* kommen. Als *Stigmata cholämischer Blutungsbereitschaft* sieht man bei solchen Patienten mit langdauerndem (3—4 Wochen) kompletten oder in kurzen Zeiträumen intermittierendem Gallengangverschluß häufig auf der gelben Cutis subcutane Blutaustritte; oft genügt ein Druck durch die Lagerung im Bett, eine kräftigere Palpation, eine Punktion der Haut mit Injektionsnadel, um mächtige *subcutane Hämatome* zu erzeugen, so daß die Hautoberfläche derartiger Patienten nicht selten tigerfleckenartig aussieht *(ikterische Purpura)*. Als Ursache für die cholämische Blutung werden die im Blute disponierten gallensauren Salze und der Thrombinmangel angeschuldigt (Wildegans), welche zur *Blutungsbereitschaft* und *Verzögerung* der *Blutgerinnung* führen.

Im Zustand des chronisch rezidivierenden Choledochusverschlusses ist zum Unterschiede von manchen Formen der chronisch rezidivierenden Cholecystitis die Gallenblase wohl druckempfindlich, doch nur selten als Tumor zu tasten, da sie bereits durch die vielfachen Entzündungen geschrumpft sein kann. Mit dieser Erfahrungsregel können wir wiederholt differentialdiagnostische Schlüsse gegenüber dem Tumorverschluß des Choledochus ziehen, bei welchem die Gallenblase oft mächtig dilatiert und deutlich palpabel ist (Courvoisiersches *Symptom*; siehe Kapitel Tumoren des Gallensystemes) (s. Abb. 10).

Bei unklarer oder fehlender Gallensteinanamnese müssen auch andere Ursachen eines Ikterus in differentialdiagnostische Erwägung gezogen werden, so der *parenchymatöse Ikterus* (Icterus catarrhalis), ferner Ikterus bei *akuter gelber Leberatrophie*, bei *Leberlues* und bei *Tumoren* und *Echinokokkus* der Leber.

Die Stauungsgallenblase.

Dieser erst in neuester Zeit (Schmieden) als Krankheitsbild geprägter Begriff entspricht Gallenblasen, bei denen es meist infolge anatomischer Variationen des Cysticusabganges bei ihren Entleerungsversuchen zu kolikartigen Beschwerden kommt; diese gleichen mitunter den Steinkoliken, sind jedoch von kürzerer Dauer und geringerer Intensität. Die Diagnose kann nur vermutungsweise gestellt werden, wie überhaupt das ganze Krankheitsbild noch nicht völlig geklärt erscheint. Wichtiger scheint die Erfahrung, daß eine *akute Cholecystitis ohne Steine* vorkommen kann. Diese entsteht entweder durch Eindringen höchvirulenter pathologischer Keime vom Darm aus oder auf dem Blutwege als metastatische Entzündung, z. B. nach septischem Abortus. Die klinischen Erscheinungen der *Cholecystitis acuta sine concremento* ähneln vollkommen denen der akuten Cholecystitis cum concremento; auch hier sind phlegmonös-ulceröse Komplikationen mit Gefahr der Perforation im Bereiche der Möglichkeit. Unter denselben Gesichtspunkten ist die sog. *typhöse Cholecystitis* zu beurteilen, welche sich im Verlauf oder als Folge eines Typhus abdominalis entwickeln kann.

Beim Versagen der konservativen Therapie kommt in all den genannten Fällen die Exstirpation der Gallenblase in Betracht.

E. Die Neubildungen der extrahepatischen Gallenwege.

Von den Neubildungen der Gallenwege haben neben den selten vorkommenden *gutartigen Papillomen* und *Fibromen* die *primären Carcinome der Gallenwege* größte .Bedeutung, insbesondere das *Carcinom der Gallenblase* und das Carcinom des untersten Choledochusabschnittes, das sog. *Papillencarcinom*.

Das *Gallenblasencarcinom* kann mit seinem infiltrierenden Wachstum die Wand der Gallenblase durchsetzen und auf die benachbarten Teile des Leberparenchyms übergreifen; nicht selten sind scirrhöse Schrumpfung der Gallenblase und circumscripte Zottenkrebse, welche in die Lichtung der Gallenblase hineinragen. Häufig ist das Zusammentreffen zwischen *Steinleiden und Carcinom* der Gallenblase, wobei es noch nicht völlig geklärt ist, ob der Gewebsreiz durch die Steine die auslösende Ursache für das Carcinom bedeutet oder der primären Carcinombildung die Steinbildung folgt; in der Regel handelt es sich um einen *Zylinderzellkrebs*, seltener ist das *Gallert- oder Plattenepithelcarcinom*. Das Carcinom der Gallenblase hat seinen vornehmlichen Entstehungsort am Fundus und führt sehr bald zur Metastasenbildung in der Leber und in dem sich gegen das Pankreas zu ausbreitende Lymphgebiet der Gallenwege, so im Bereiche des Lig. hepatoduodenale.

Die *Symptomatik und Diagnostik des* Gallenblasencarcinoms ist durchaus an keine Regel gebunden; oft handelt es sich sogar um erst histologisch nachgewiesene Zufallsbefunde an in vivo oder mortuo exstirpierten Gallenblasen. Das auf das Leberparenchym übergreifende Funduscarcinom stellt sich der tastenden Hand als harter, meist höckeriger, respiratorisch verschieblicher Tumor dar; doch darf nicht vergessen werden, daß auch die Pericholecystitis zu derartigen tumorähnlichen Umwandlungen des am Leberrande adhärenten Netzes führen kann. Das schmerzlose Entstehen eines höckerigen Tumors wird man differentialdiagnostisch eher im Sinne einer Carcinombildung verwerten können; umgekehrt weisen anamnestisch erhobene Gallenkoliken mehr in die Richtung eines entzündlichen Steinleidens. Mit dem für das Gallencarcinom charakteristischen, meist frühzeitigen Auftreten von Metastasen in der Leber und im Bereiche des Lig. hepatoduodenale, bereitet die Diagnose unter Berücksichtigung des Palpationsbefundes, des häufig vorhandenen Ascitos (Vena-Portae-Kompression) und der rasch zunehmenden Kachexie keine großen Schwierigkeiten. Ikterus tritt erst mit reichlicher Metastasierung in der Leber auf oder bei Tumorkompression des D. hepatico-choledochus.

Die primären *Tumoren der Gallengänge* entwickeln sich gerne an der Austrittsstelle des D. hepaticus, ferner am Cysticus und insbesondere am pankreatischen Teile des D. choledochus, hier wiederum an der Papilla Vateri. Meist *vollkommen schmerzlos* kommt es bei dem Carcinom des großen Gallenganges zum

Ikterus. Dieser zeigt selten Intermittenz, nimmt ständig bei andauernder Acholie zu und ist in der Regel meist von einer schnell verlaufenden Abmagerung des Patienten begleitet. Nicht selten tasten wir dabei die Gallenblase als mächtigen, oft mannsfaustgroßen Tumor. In diesem Falle kann auf einen Tumorverschluß des großen Gallenganges unterhalb des Cysticus geschlossen werden (COURVOISIERsches Symptom; vgl. Schrumpfblase bei Steinverschluß des Choledochus). Diese Gallenblasendilatation ist dadurch zu erklären, daß die durch Tumorverschluß rückgestaute Galle in die gesunde *Gallenblase* gepreßt wird, welche noch gut funktionierende contractile Elemente (glatte Muskulatur, elastische Fasern) in ihrer Wand enthält und sich dabei wie ein Gummiballon

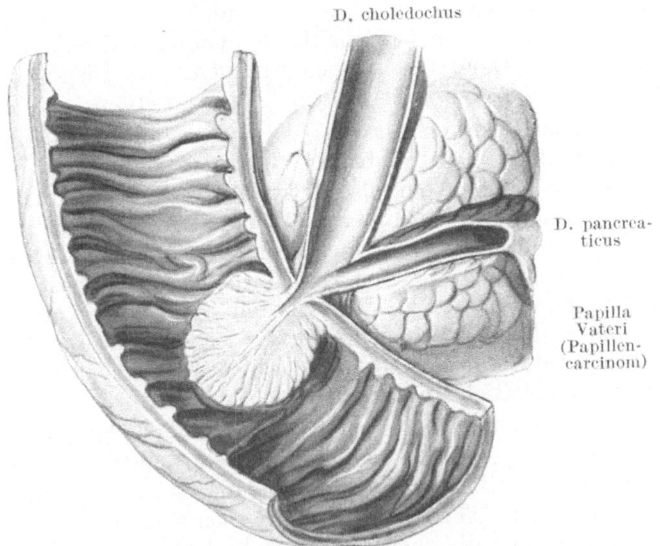

Abb. 4. Papillencarcinom.

erweitern kann; bei einer Gallenblase, deren Wand durch mehrfache Entzündungen schwer geschädigt ist, ist dies kaum der Fall (s. Abb. 3 u. 10).

Das sog. *Papillencarcinom* ragt oft in die Lichtung des Duodenums als kirschgroßer Tumorzapfen hinein (s. Abb. 4) und die differentialdiagnostische Entscheidung, ob es sich nicht etwa um ein von der Duodenalschleimhaut ausgehendes Carcinom handelt, läßt sich auch histologisch nicht immer genau stellen.

Die *Prognose* des Carcinoms der Gallenwege ist als infaust zu bezeichnen. Wegen der meist fehlenden Schmerzsymptome kommen die Patienten in der Regel zu spät zur hier einzig in Betracht zu ziehenden operativen Behandlung. Bei frühzeitiger Metastasierung ist eine erfolgversprechende Operation überhaupt nicht zu erwarten.

Therapie. Bei auf den Fundus beschränktem Sitz des Carcinoms ist die Cholecystektomie der entsprechende Eingriff; diese erfolgt bei begrenzt infiltrierendem Wachstum des Funduscarcinoms gegen das Leberparenchym zu unter keilförmiger Mitnahme des kranken Lebergewebes und nachfolgender Naht der Leberparenchymwunde.

Das zapfenförmig ins Lumen des Duodenums vorragende Papillencarcinom kann nach querer Incision des Duodenums mitunter radikal entfernt werden und es sind bei Frühfällen dieser Art auch Dauererfolge bekannt geworden (KÖRTE).

Bei Tumorverschluß unterhalb des Cysticus darf noch bei gallehältiger, gestauter Gallenblase ein Palliativeingriff in Form einer Anastomose zwischen Gallenblase und Magen oder Duodenum (Cholecystogastrostomie, Choledocho-duodenostomie) ausgeführt werden (s. Abb. 6). Wenn auch der Dauererfolg dieser Gallenüberleitung auf anderem Wege in den Darmkanal ein kurzer ist, kann der Patient wenigstens eine Zeit lang von den überaus zermürbenden Begleiterscheinungen des Dauerikterus befreit werden.

F. Die Parasiten der Gallenwege.

Bei der Beschreibung des Krankheitsbildes des *Echinokokkus* der Leber wird erwähnt werden, daß es infolge Durchbruches des Echinokokkus in die Gallenwege zur Verlegung derselben mit allen Zeichen einer akuten Gallen-drosselung kommen kann. Einheitliche symptomatisch-diagnostische Richt-linien für dieses Vorkommnis kennen wir nicht; die Diagnose kann meist erst bei der Autopsie in vivo oder mortuo gestellt werden.

In ländlichen Bezirken ist die *Askaridiasis* der Gallenwege keine allzu seltene Erkrankung. Der Spulwurm dringt in der Regel durch die Papilla Vateri in den Gallengang ein, also aktive Aufwärtswanderung; die hämatogene Verschleppung der Larven scheint Ausnahmen zu bilden. Symptomatisch stehen heftige Kolikschmerzen, meist akut verlaufende Cholangitis und mehr oder weniger deutlicher Ikterus im Vordergrund (mechanischer Verschluß). Unter Zugrundelegung der eben genannten Symptome kann der Abgang von Würmern einen diagnostischen Fingerzeig bedeuten. Der Nachweis von As-kariseiern im Stuhl und Eosinophilie können auch bei unklaren Angaben *Ver-mutungen* in dieser Richtung erlauben.

Therapeutisch kommt bei Echinokokkus als auch bei Askaridiasis die mög-lichst frühzeitige operative Ausräumung der Gallenwege mit nachfolgender äußerer Drainage zur Beseitigung der Cholangitis in Betracht; bei Askaridiasis soll der chirurgischen Therapie die medikamentöse Abtreibung der restlichen Darmparasiten in der üblichen Weise nachfolgen.

G. Allgemeines zur chirurgischen Therapie der Gallenwegs-erkrankungen.

Die in der internen Medizin gelehrte *konservative* Behandlung vermag in vielen Fällen, wo das Leiden auf die Gallenblase beschränkt ist, durch diätetische und medikamentöse Therapie, zu welcher insbesonders die Trinkkuren gehören, Heilung zu verschaffen. Es kann jedoch bei einem Gallensteinträger, bei welchem bereits ein- oder mehrmals schmerzhafte Alarmsymptome vorhanden waren, die Prognose für sein zukünftiges Schicksal nur sehr vorsichtig gestellt werden. Man weiß nie, ob nicht der nächste Anfall auch nach jahrelangem schmerz-freien Intervall schwerste Gefahren in Form einer Cholecystitis phlegmonosa mit Perforationsmöglichkeit oder eines Choledochusverschlusses mit nach-folgender Cholangitis und Cholämie bringen wird. Oft sind die Patienten durch häufige Anfälle derart in ihrem Beruf und in ihrer Lebensfreude behindert, daß sie selbst die operative Behandlung des schmerzhaften Leidens wünschen *(soziale Indikation zur Operation)*.

Für die operative Behandlung sind jene Fälle mit Aussicht auf volle Ge-nesung am geeignetsten, bei denen die Gallensteine noch nicht die Wanderung aus der Gallenblase angetreten und noch keine schweren pericholecystitischen Veränderungen stattgehabt haben. Eine in dieser Zeit ausgeführte Operation bietet keine größere Gefahren, als die jeder anderen in Narkose ausgeführten

Bauchoperation. Wesentlich gefährlicher sind Operationen bei Steinverschluß im großen Gallengang, der ja bei längerer Dauer zu den oben geschilderten Gefahren, Cholangitis und Cholämie führen kann.

Mit Rücksicht auf die bekannten Verlaufsarten der Gallensteinkrankheit unterscheiden wir demnach eine *relative* und *absolute Indikation* zum Eingriff. Die *absolute Indikation* betrifft die akuten, phlegmonös-ulcerösen Prozesse der Gallenblase, das akute und chronische Empyem bei fortschreitenden Erscheinungen, die Gallenblasenperforation, den Choledochusverschluß von länger als zweiwöchiger Dauer. Die *relative Indikation* kommt bei der chronisch rezidivierenden Cholecystitis im Falle erfolgloser interner Behandlung (soziale Indikation), bei der Stauungsgallenblase und beim Hydrops vesicae felleae wegen Gefahr des Überganges in Eiterung in Erwägung.

1. Die gebräuchlichen Operationen an den Gallenwegen.

Die Operationen an den Gallenwegen werden nach entsprechender Vorbereitung wie zu jeder anderen Laparotomie in *Äther-Allgemeinnarkose* vorgenommen. Bei Patienten mit schwerer Leberzellschädigung (langdauernde Cholangitis) ist es vorteilhaft, *Lokalanästhesie* oder *Lachgasnarkose* anzuwenden, da eine länger dauernde Äthernarkose die Leberzellschädigung vermehren kann. Insbesondere ist aber bei solchen Patienten vor dem Gebrauch von Chloroform (auch sog. Billrothmischung) wegen Gefahr der *akuten Leberatrophie* zu warnen. Bei Zeichen von cholämischer Blutungsbereitschaft (Verzögerung der Blutgerinnung, Vermehrung der Blutungszeit) ist es ratsam, stets schon vor der Operation die Blutgruppe zu bestimmen und einen entsprechenden Blutspender zu sichern. Die *Bluttransfusion* kann gegebenenfalls prophylaktisch vor der Operation oder im nachhinein bei sicheren Merkmalen cholämischer Blutung (ständige Blutung im Wundbereich, Blutbrechen, Melaena, Blutharn) ausgeführt werden und wirkt oft auch erst nach mehrmaliger Anwendung hämostyptisch. Auch andere Blutgerinnung befördernde Mittel müssen recht häufig bei Cholämikern angewendet werden: per os Calc. lact., per inject. Afenil (harnsaures Calcium intravenös), Stryphnon, Gelatine, Serum subcutan.

2. Der Bauchschnitt.

Die Freilegung der äußeren Gallenwege erfolgt durch einen oberen Medianschnitt, zu welchem im Bedarfsfalle ein durch den rechten M. rectus geführter Hilfsschnitt hinzugefügt werden kann. Sehr vorteilhaft für die Gallenoperationen erweist sich der *Schräg*schnitt, welcher parallel zum rechten Rippenbogen mit schiefer Durchtrennung des rechten M. rectus gezogen wird. Da bei vielen Gallenoperationen Drainage und Tamponade nicht entbehrt werden können, besteht nach derartigen Operationen die Möglichkeit der Ausbildung einer sog. *Narbenhernie* in der Gegend der ursprünglichen Drainagelücke.

3. Operationen an der Gallenblase.

Die häufigste Gallenwegsoperation ist die Entfernung der Gallenblase als steinbildendes Organ, *Cholecystektomie*, zum erstenmal 1882 von Langenbuch ausgeführt. Für alle oben geschilderten Erkrankungen der Gallenblase kommt diese Operation in Betracht, meist auch als Vorakt der nachfolgenden Eröffnung des großen Gallenganges.

Der *Exstirpation der Gallenblase* wird bei starker Vergrößerung und Spannung derselben, insbesondere bei anzunehmendem septischen Inhalt (phlegmonöse Cholecystitis) die Punktion und Absaugung der eitrigen Gallenflüssigkeit vorausgeschickt. Die Gallenblase wird nach ihrer Befreiung von den häufig zu findenden Verwachsungen mit ihrer Nachbarschaft (Duodenum) und scharfem Einritzen ihres serösen Überzuges aus dem Leberbett ausgelöst, wobei möglichst jede gröbere Verletzung des Leberparenchyms vermieden werden soll *(subseröse Exstirpation)*. Kommt es bei der Exstirpation einer narbig-fibrös mit der Leber verwachsenen Gallenblase zu Schädigungen des Leberparenchyms, muß die adaptierende Naht der verletzten Leberbettstellen ausgeführt werden, da sonst Gefahr von Blutung und Gallenaustritt aus zerstörten feinen Gallengängen besteht (gallige Peritonitis). Die Auslösung der Gallenblase kann vom Fundus nach abwärts oder vom Cysticus aus funduswärts erfolgen (retrograde Cholecystektomie). Die Arteria cystica, meist an der Hinterwand des Gallenblasenhalses verlaufend, wird vor ihrer Durchtrennung ligiert. In der Regel wird bei der Cholecystektomie der gallenblasenbenachbarte Teil des Cysticus mitentfernt; der Cysticusstumpf wird vor seiner Durchtrennung doppelt ligiert und durch Übernähung mit dem benachbarten fettigen Peritoneum des Lig. hepatoduodenale versenkt, extraperitonealisiert.

Im Gegensatz zu diesem heute häufigsten Eingriffe wird die *Cholecystostomie*, welche früher Methode der Wahl bei der Cholelithiasis war, nur mehr selten angewendet. Ihre Hauptanzeige besteht in der Drainage der schwer entzündeten, häufig bereits gangränösen Gallenblase bei körperlich stark herabgekommenen Patienten, für welche die länger dauernde und eingreifendere Cholecystektomie eine besondere Gefahr bedeuten würde. In diesem Falle wird nur der Fundus der Gallenblase in den peritonealen Wundspalt der Bauchwunde eingenäht und daselbst nach entsprechender Abdichtung die ein- oder zweizeitige Incision des Fundus ausgeführt; der flüssige und steinige Inhalt der Gallenblase wird entfernt, das Gallenblasencavum drainiert. Der Nachteil dieser Methode besteht neben dem unradikalen Vorgehen und der damit gegebenen Möglichkeit eines Rezidivs in der oft sehr lange dauernden lästigen äußeren Gallenfistel, welche unter Umständen eine spätere Radikaloperation notwendig macht. Die Cholecystostomie wird demnach heute meist nur als Notoperation ausgeführt.

4. Operationen am großen Gallengang.

Die *Choledochotomie*, die Eröffnung des Choledochus zur Entfernung von Konkrementen (Echinokokkusblasen, Askariden) und nachfolgender Drainage zur Behandlung der Cholangitis, findet in der Regel *nach* der erfolgten Cholecystektomie statt. Konkremente im Choledochus lassen sich meistens bei eröffnetem Bauche palpatorisch nachweisen, oft jedoch entgehen kleinere Konkremente den tastenden Handgriffen, namentlich die im Diverticulum Vateri versteckten Steinchen. Da mit Zurücklassen derartiger Konkremente das Leiden nicht behoben wird, auch wenn die steingefüllte Gallenblase bereits entfernt worden ist, haben sich im Laufe der Zeit gewisse Richtlinien ergeben, bei denen der *Choledochus prinzipiell eröffnet werden muß.*

Diese sind:

a) Sicher zu palpierende oder auf Grund des Krankheitsverlaufes vermutete Konkremente (Ikterus, cholangitische Symptome).

b) Winzige Steine oder Steintrümmer in der Gallenblase, die den dünnen Cysticus passieren können.

c) Jeder erweiterte und wandverdickte Choledochus.

d) Durch Punktion festgestellte eitrige Beschaffenheit der Choledochusgalle.

e) Verhärtung des Pankreaskopfes (indurierende, chronische Pankreatitis, vgl. dieses Kapitel).

f) Akute Pankreasnekrose (vgl. dieses Kapitel).

Neben der Entfernung der Konkremente wird auch der Choledochus zur besseren Drainagemöglichkeit der eitrig infizierten Galle eröffnet. Die Drainage kann nach außen erfolgen durch Einführung eines in den Choledochohepaticus versenkten Gummikatheters oder eines Gummi-T-Rohres (KEHR) (s. Abb. 5); der Drainageschlauch wird nach 10—14 Tagen entfernt, worauf sich bald bei Wegfrei-heit der Papille die Gallenfistel zu schließen pflegt. Die innere Drainage erfolgt durch Erweite-rung der Papille mittels Sonden und primärer Naht der Chole-dochotomiewunde. Der Chole-dochus wird in der Regel durch eine kurze Längsincision nahe am lateralen Duodenalrand er-öffnet, die so groß sein muß, daß Sonden und feine Stein-faßzangen eingeführt werden können.

Eine nur fallweise anzuwen-dende Art der Choledochotomie erfolgt durch eine in Papillen-höhe ausgeführte quere Duode-nalincision und Spaltung der Papille bzw. des untersten Chole-dochusabschnittes vom Duode-num aus *„transduodenale Chole-dochotomie"* (Anzeige dafür: nicht mobilisierbarer verkeilter Papil-lenstein, Papillencarcinom).

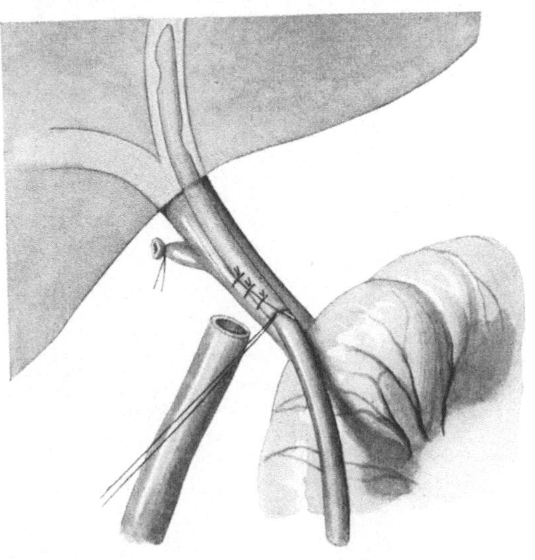

Abb. 5. Choledochusdrainage mit Gummikatheter nach außen.
(Die Gallenblase ist bereits entfernt, der Cysticusstumpf abgebunden. Naht des eröffnet gewesenen Choledochus um die Versenkungsstelle des Katheters, der bis in den Hepaticus vorgeschoben ist. Das dicke Gummirohr dient als Sicherungsdrain gegen die Insuffizienzmöglichkeit der Choledochusnaht.)

5. Anastomosenoperationen an den Gallenwegen.

Die *Cholecystenterostomie*, Anastomose zwischen Gallenblase und Magen oder Duodenum (WINIWARTER). Diese Operation kommt meist als Palliativ-operation bei vollständiger Verengung des Choledochus in seinem pankreatischen Verlaufe, so bei Tumoren des Choledochus-(Papille) und Pankreaskopfcarcinom, ferner bei indurierender Pankreatitis in Frage (s. Abb. 6 S. 20).

Die *Choledochoduodenostomie*, Anastomose zwischen Choledochus und Duo-denum, kann unter denselben Anzeigen wie die Cholecystenterostomie erfolgen; sie bietet obendrein ein von manchen Schulen bevorzugtes Verfahren zur sog. inneren Drainage der Gallenwege bei Cholangitis und reichlichen Steinchen in dem Hepatikocholedochus.

Plastische Operationen am großen Gallengange kommen fallsweise in Be-tracht bei narbigen Stenosen des Hepatikocholedochus infolge überstandener Entzündung oder als Folge operativer Eingriffe am großen Gallengange. Die Technik dieser plastischen Eingriffe ist sehr verschieden; sie bezweckt die Rekonstruktion des Gallenabfuhrrohres durch Excision der Narbe mit nach-folgender Naht, oft unter Zuhilfenahme einer in den Choledochus dauernd ver-senkten Gummiprothese. Plastische Operationen bei bösartigen Neubildungen des Choledochus sind bisher nie von längerem Erfolg begleitet gewesen.

Anhang.

Die radiologische Beurteilung des Gallenblasenleidens.

Während reine Cholesterinsteine keinen Schatten bei Röntgenaufnahmen geben, gelingt bei Steinen mit dichtem Kalkmantel ihre radiologische Darstellung. In neuester Zeit kann man durch orale oder intravenöse Verabreichung

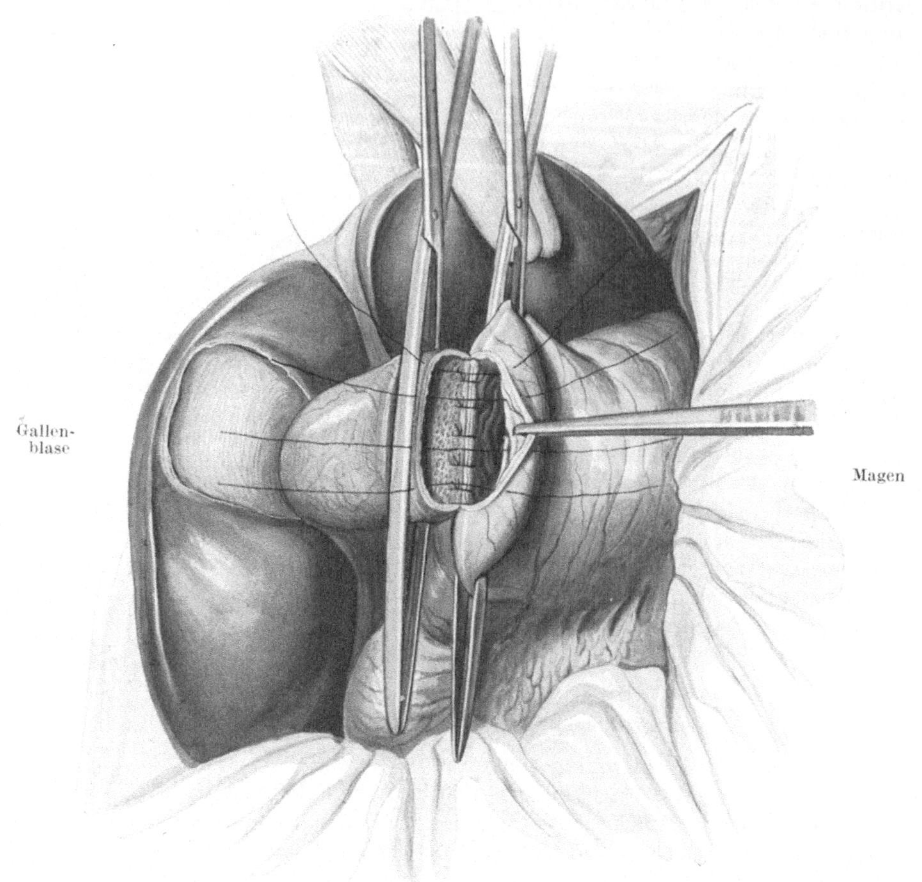

Abb. 6. Cholecystogastrostomie. Die eröffnete Gallenblase wird mit dem suprapylorisch eröffneten Magen anastomosiert. (Die hintere Nahtreihe ist fertig, die vordere angedeutet.)

von Tetrabromphenolphtalein eine Ausscheidung dieses schattengebenden Stoffes mit der Galle aus der Leber und weiterhin in die Gallenblase erreichen. Bei freiem Cysticus zeigt sich bei der mehrere Stunden später zu erfolgenden radiologischen Aufnahme die charakteristische Gallenblasenform als entsprechender Schatten auf der photographischen Platte. Beim Fehlen dieser Verschattung kann auf ein Hindernis im Bereiche des Cysticus oder Gallenblasenhalses geschlossen werden. Obwohl bei dem heutigen Stande dieser radiologischen Technik noch Fehler unterlaufen, dürfte der weitere Ausbau dieser Methode zumindest in differentialdiagnostischer Hinsicht größere Bedeutung erlangen.

II. Chirurgie der Leber.

A. Verletzungen der Leber.

Allgemeines. Die Größe, Unverschieblichkeit und die weiche Parenchymbeschaffenheit der Leber haben zur Folge, daß schwere Traumen, welche sich hauptsächlichst in der Richtung gegen das rechte Hypochondrium auswirken, zu Verletzungen dieser größten Drüse des Organismus führen. Wir unterscheiden *subcutane* und *penetrierende, offene* Verletzungen der Leber. Allen Arten von Leberverletzungen ist die *Blutung* und der *Gallenaustritt* in die freie Bauchhöhle gemeinsam. Dadurch, daß die Leber von zwei verschiedenen Blutleitungen, der Arteria hepatica und der mächtigen Vena portae gespeist wird, können oft schon geringgradige Verletzungen ihres Parenchyms zu mächtiger Blutung Veranlassung geben. Dasselbe gilt vom Gallenaustritt aus der verletzten Leber. Die intrahepatischen Gallengänge verästeln sich bis an die GLISSONsche Kapsel heran und bilden sogar bei gewissen Stauungszuständen im Gallensystem *varicenartige Erweiterungen*, die fallweise an der Oberfläche der Leber deutlich sichtbar sind und durch ihr Platzen bei einem entsprechenden Trauma zu schweren Komplikationen *(Gallenperitonitis)* führen können.

Die stumpfen, *subcutanen* Verletzungen, *Leberruptur* genannt, kommen durch heftigen Stoß in die Lebergegend zustande, so Hufschlag, Fall aus größerer Höhe auf einen harten, kantigen Gegenstand, ferner bei Quetschungen, welche die rechten unteren Rippen von vorn oder von der Seite aus treffen, Pufferverletzungen, Stolleneinsturz usw. Bei letzteren Vorkommnissen finden wir nicht selten auch gleichzeitige Rippenbrüche und Berstungen im Bereiche des Magendarmtraktes, also sog. *kombinierte Verletzungen*. Diese sind allerdings häufiger bei den *offenen, penetrierenden* Verletzungen zu beobachten, wie sie durch Stich oder Schuß erzeugt werden. Je nach der Art des Traumas zeigen sich die Verletzungen an dem freigelegten Organe als klaffende, meist zackige oder strahlige Risse von verschiedener Größe und Tiefe, wobei es bei Verletzungen im Bereiche des Leberrandes, zu richtigen Abrissen von beträchtlichen Teilen der Leber kommen kann, welche frei in der Bauchhöhle liegend gefunden werden. Besonders hervorgehoben sei die sog. *hydrodynamische Wirkung* auf das Lebergewebe bei *Schußverletzungen* aus unmittelbarer Nähe oder bei Verwendung von Geschossen mit hoher Rasanz (700—800 Metersekunden). In solchen Fällen ist die Leber in weitem Ausmaße in eine breiige Masse zerfetzt und es kommt meist jede chirurgische Hilfe zu spät.

Besondere Eignung für subcutane Leberrupturen bieten gewisse Lageanomalien der Leber, wie *Hepatoptose*, ferner die *kindliche Leber*, welche bei ihrer hervorstechenden Größe noch sehr weich ist. Auch pathologische Veränderungen des Leberparenchyms können auf ein relativ kleines Trauma hin das Zustandekommen einer subcutanen Ruptur fördern (Lebern bei Stauungsikterus, Malarialebern, maligne Tumoren).

Symptomatik und Diagnose. Es ist nicht immer leicht, kurze Zeit nach der Verletzung die wichtige diagnostische Frage zu beantworten, ob es sich um eine *isolierte* oder mit Darmperforationen *kombinierte* Verletzung handelt. Bei penetrierenden Verletzungen können wir aus der anamnestisch nachgebildeten Richtung z. B. eines Stiches oder bei Schußverletzungen aus der Richtung der Verbindungslinie zwischen Ein- und Ausschuß mit einiger Wahrscheinlichkeit gelegentlich auf eine isolierte Verletzung der Leber schließen. Bei breitem Aufriß des Bauches in der Lebergegend, wie er im Weltkrieg nicht selten bei Granatverletzungen zu beobachten war, wurden nicht selten in die Wunde prolabierte ganz oder teilweise abgerissene Leberteile gefunden. Bei gleichzeitiger perforierender Verletzung des Magens oder Darmes, also bei kombinierten Verletzungen treten in der Regel sehr bald nach der Verletzung die für eine Magen-Darmperforation charakteristischen Erscheinungen in den Vordergrund. Schwieriger ist die Feststellung einer *subcutanen* Leberruptur. Das für die Diagnose führende Symptom bildet in erster Linie die *Blutung* aus der Leberwunde in die freie Bauchhöhle. Bei tiefgreifender Leberwunde und namentlich bei Wunden im Bereiche der Leberpforte mit gelegentlicher Verletzung der Pfortader kann in wenigen Augenblicken ein derartig massiger Bluterguß in die freie Bauchhöhle stattfinden, daß der Verletzte alsbald stirbt. Betrifft die Verletzung die Leberperipherie und ist sie von geringer Ausdehnung (Stich, glatter Durchschuß, Berstung im Bereiche der Leberkapsel) kann die Blutung von selbst nach kurzer Zeit zum Stehen kommen, ohne schwere Allgemeinsymptome erzeugt zu haben. Eine ganze Reihe auf konservative Weise geheilte Bauchschüsse im Weltkrieg scheint isolierte Leberverletzungen betroffen zu haben.

Die *Symptome* der Leberverletzungen decken sich zum Teil mit denen der aus anderen Ursachen (Milzruptur, Ruptur der graviden Tube) entstandenen intraperitonealen Blutungen. Wie bei allen stärkeren stumpfen und allen penetrierenden Bauchverletzungen tritt in der Regel im Augenblick des Traumas ein *Kollaps* bzw. *Shock*zustand ein. Sehr bald finden wir die *reflektorische Bauchdeckenspannung* namentlich über dem rechten Musculus rectus deutlich ausgeprägt. Bei andauernder Blutung aus einer kleineren Leberwunde in die freie Bauchhöhle dauert es oft längere Zeit, ehe uns das Verhalten des Pulses die drohende Gefahr kennzeichnet. Nicht selten ist sogar anfangs eine ausgesprochene Bradykardie (Finsterersches Symptom) vorhanden, erzeugt durch Resorption von Galle aus geborstenen Gallengängen. Bei massigen Blutungen tritt mit der zunehmenden Blutdrucksenkung meist ein rasches Emporschnellen des immer mehr fadenförmig werdenden Pulses auf, wobei sich gleichzeitig aus dem äußeren Anblick des Patienten alle Zeichen von zunehmender Anämie ergeben. Als Zeichen peritonealer Reizung durch Blut und Gallenflüssigkeit wird fallweise auch Erbrechen beobachtet.

Differentialdiagnostisch ist vor allem die Erhebung wichtig, ob es sich um eine Einzelverletzung der Leber oder eine kombinierte Verletzung mit Darmruptur handelt; in letzterem Falle können die Symptome der Perforationsperitonitis oft sehr rasch in den Vordergrund treten.

Verlauf. Kleinere subcutane Leberverletzungen, vor allem die nicht seltenen Berstungen ihrer Kapsel mit nicht tiefreichendem Parenchymdefekt können ohne Zeichen schwerer Allgemeinschädigung rasch ausheilen. Mit dem Versiegen der Blutung ist die Gefahr gebannt. Dasselbe gilt von Schuß- und Stichverletzungen der Leber fernab der Leberpforte. Auch der fallweise recht reichliche Gallenaustritt aus der Verletzungsstelle kann sich bei der unter normalen Verhältnissen nicht infizierten Gallenflüssigkeit als eher harmlos erweisen. Dagegen bilden sich bei Verletzungen, sowohl bei subcutanen als auch bei offenen mit größerer Parenchymzerstörung oder solchen in der Portanähe sehr bald äußerst bedrohliche Zustände aus, wie sie allen Massenblutungen gemeinsam sind und nicht selten zeigen diese Patienten bereits kurze Zeit nach der Verletzung das Bild eines Sterbenden. Bei kombinierten Verletzungen mit Eröffnung des Magen-Darmtraktes oder bei gleichzeitiger Eröffnung der etwa mit infizierter Gallenflüssigkeit gefüllten Gallengänge kommt es meist sehr rasch zu einer diffusen Peritonitis, ebenso können bei breiter Kommunikation der Leberwunde mit der Außenwelt schwerste Sekundärinfektionen des Peritoneums die Folge sein, wobei die buchtigen, zerfetzten, der Nekrose verfallenen Leberpartien einen besonders günstigen Nährboden für die Bakterien bilden.

Die Therapie. Bei dem geringsten Verdacht auf eine subcutane Leberverletzung darf man auch beim Fehlen schwerer Blutungssymptome den Patienten für die nächsten Stunden nicht aus den Augen verlieren. In dieser Zeit muß es sich entscheiden, ob wir mit einem Versiegen der Blutung rechnen können oder ob wir durch einen operativen Eingriff das Weiterbluten zu hemmen gezwungen sind. Ständige *Kontrolle des Pulses, Messen des Bauchumfanges* auf eventuelle Zunahme desselben durch den Blutaustritt in die Bauchhöhle, wiederholte Versuche durch *Perkussion in Seitenlage* das Anwachsen des Blutergusses festzustellen gelten als Vorschrift. Während dieser Beobachtungszeit ist es zweckmäßig, durch eine *Eisblase in die Lebergegend* blutungshemmend zu wirken, ferner *Haemostyptica,* wie Calc. lact., Afenil (Harns. Kalk), Gelatine, Stryphnon, Clauden in entsprechende Anwendung zu bringen. Man verwendet auch die Beobachtungszeit zur Festsellung der *Blutgruppenzugehörigkeit* des Verletzten und sichert sich bereits jetzt einen passenden *Blutspender*.

Bei Zunahme anämischer Symptome oder bei den ersten Zeichen, daß es sich um eine gleichzeitige Darmverletzung handelt, muß alsbald zur *Laparotomie* und sei es im Zweifelsfalle auch im Sinne einer *diagnostischen Eröffnung des Bauches* geschritten werden. Bei offenen Verletzungen (Schuß, Stich) kommt in der Regel die sofortige Baucheröffnung in Betracht, da diese sehr häufig mit Magen-Darmverletzungen gepaart sind. Ausnahmen von dem sofortigen radikalen Eingriff bilden sog. *tangentiale Verletzungen* der konvexen Leberoberfläche, insofern diese mit einiger Sicherheit durch die projizierte Verbindungslinie z. B. zwischen Ein- und Ausschuß gemutmaßt werden können; aber auch hier wird der Grad der Blutung das Entscheidende sein. Bei Steckschüssen ist die Probeeröffnung schon wegen der Gefahr der Infektion unbedingt angezeigt.

Operative Technik. Die Operation bezweckt neben der *Stillung der Blutung, Verhinderung weiteren Gallenaustrittes, die Verhütung des Weiterschreitens einer Infektion* bei vorhandenen Nebenverletzungen, insbesondere des Magen-Darmtraktes und der Gallenblase. Nach breiter Freilegung der Leber werden die zerfetzten Leberstellen geglättet und die Leberwunde soweit es möglich ist genäht; bei sehr großen Defekten muß man sich nach Ligatur spritzender Gefäße mit breiter Tamponade der Leberwunde begnügen (Stryphnongaze). Bei gleichzeitigen Nebenverletzungen des Magen-Darmtraktes und der Gallenblase erfolgt die Versorgung der penetrierenden Wunden durch Naht bzw. durch Resektion und nachfolgender Anastomose. *Es gilt als Regel, daß der Bauch nicht früher geschlossen werden darf, ehe nicht eine Absuchung seines gesamten Organinhaltes auf etwaige Nebenverletzungen durchgeführt wurde.* Bei derartigen Befunden erfolgt ihre Versorgung und die Toilette des Bauches nach den Regeln der Peritonitisbehandlung. Im Anschluß an die Operation, welche bei dem durch die Blutung geschwächten Organismus einen großen Eingriff bedeutet, muß von *Kochsalzinfusionen, Tröpfcheneinlauf,* häufig auch *Bluttransfusion* Gebrauch gemacht werden.

Prognose. Wenn man von den Fällen absieht, die durch die Ausdehnung der Verletzung jede chirurgische Hilfe vergeblich machen, ist diese um so günstiger zu stellen, je kürzer der Zeitraum zwischen Verletzung und Operation bemessen war.

B. Pfortader-Thrombose und TALMAsche Operation.

Durch mannigfaltige Erkrankungen im Bereiche der Leber oder ihrer Nachbarschaft kann es zur Drosselung des Pfortaderstromes oder zur richtigen *Thrombose* der Vena portae kommen. Insbesondere bei der *Lebercirrhose* kommt es nicht selten zur Thrombose der Pfortader infolge Gefäßverödung in ihrem Wurzelgebiet. Ferner können *Tumoren* in der Leber selbst oder in nächster Nähe der Pfortader heranwachsend zur Kompression derselben führen. Zur Thrombose kann es weiterhin bei *entzündlichen Prozessen* im Stromgebiete der Pfortader kommen, wie bei Appendicitis, Cholecystitis, mitunter auch bei Typhus und Dysenterie.

Für den *chirurgischen Eingriff* kommt mit einiger Aussicht auf Besserung praktisch nur die *Pfortaderthrombose* bei der *Lebercirrhose* in Betracht. Durch den Ausfall von Zentralvenen und durch die Verödung von Pfortaderästen im intralobulären Bindegewebe wegen des cirrhotischen Prozesses entstehen Blutstauungen in den Bauchorganen, deren weitere Folge ein rasch heranwachsender *Ascites* ist. In der Regel versucht die Natur den Ausfall der Pfortader dadurch zu kompensieren, daß es zu *vikariierender* Erweiterung anderer Venengebiete, insbesondere jener des Magens und des Oesophagus kommt; Erweiterungen, der Venen um den Nabel, Hämorrhoiden bilden äußerlich sichtbar diagnostische Merkmale. Bei Berstung der dilatierten Kollateralvenen treten nicht selten heftige, ja tödliche *Blutungen* in den Oesophagus-Magen-Darmkanal auf; für derartige Blutungen kommt meist nur rein konservative Therapie in Betracht (absolute Ruhe, flüssige Nahrung, Haemostyptica per os oder per injectionem). Der oft mächtig entwickelte *Ascites,* welcher durch Zwerchfellhochstand zu schweren kardialen Symptomen führt, beansprucht *chirurgische Behandlung.*

Diese besteht:

1. In *Punktion des Ascites.* (Punktionsstelle: Mittellinie zwischen Nabel und Symphyse bei vorher entleerter Harnblase; Lokalanästhesie, kleine Hautincision, Einstoßen des Troikarts, Ablassen des Ascites unter Pulskontrolle, Naht der Hautwunde.)

2. Talmasche *Operation (Omentofixation):* Nach einem Medianschnitt wird ein breiter Netzzipfel in eine angelegte präperitoneale Tasche verlagert und hier fixiert. Auf diese Weise soll eine künstliche Kollateralbahn durch Anastomosierung der Pfortader mit dem Hohlvenensystem geschaffen werden.

Weitere Operationen zur Verhinderung der Ascitesbildung, wie die Ecksche *Fistel* (direkte Anastomose zwische Pfortader und Vena cava), ferner Ableitung des Ascites durch ein *Bauchfellfenster* (Kalb), oder mit Hilfe der in die Bauchhöhle verlagerten *Vena saphena* (Ruotte), kommen wegen ihres höchst zweifelhaften Erfolges kaum in Betracht.

C. Der Leberabsceß.

Infektionen des Leberparenchyms können entstehen:

1. Auf dem Wege der Gallengänge als *aufsteigende Infektion* bei Entzündungen im Bereiche der äußeren Gallenwege (Gallenblase, Hepaticus, Choledochus).

2. Auf dem *Blutwege,* insbesondere vermittelst der Pfortader und ihrer Äste, *eitrige Pylephlebitis.*

Bei der *eitrigen Cholangitis* kommt es entsprechend der Verzweigung der intrahepatischen Gallengänge zu verstreuten eitrigen Zerfallshöhlen des Leberparenchyms, welche durch Einschmelzung der trennenden Wandschichten zu größeren Eiterhöhlen zusammenfließen können. Ähnlich verhält es sich bei den durch infiziertes Pfortaderblut entstehenden Abscessen, wobei der *eitrigen Embolie* namentlich im Anschluß an eine Appendicitis und der *Mesenterialvenenthrombose* im Gefolge der verschiedensten infektiösen Erkrankungen der Bauchorgane die hauptsächlichste ätiologische Rolle zufällt. Der sog. *tropische Leberabsceß,* dessen Ursache die *Amöbendysenterie* bildet, kommt in unseren Gegenden fast nie zur Beachtung.

Die auf dem Gallen- oder Blutwege entstandenen Leberabscesse können nur bei großer Ausdehnung und oberflächlicher Lage als solche diagnostiziert werden; in der Regel werden die unklaren Symptome des meist als *Metastase* aufzufassenden Abscesses durch die beherrschenden Symptome der Grundkrankheit überdeckt. Erfolgt ein Durchbruch des Abscesses durch die Leberkapsel in den subphrenischen Raum, entwickelt sich das typische Symptomenbild des *subphrenischen Abscesses*. Eine relativ häufige Form des Leberabscesses entsteht durch Perforation des eitrigen Gallenblaseninhaltes in die Leber.

Symptome und Diagnose. Unter Berücksichtigung des Grundleidens insbesondere einer chronischen Gallenerkrankung lassen sich disseminierte Leberabscesse mehr vermuten, als mit Sicherheit diagnostizieren. Vor allem sprechen *hohe Temperaturen mit Schüttelfrösten* für die Wahrscheinlichkeit von Leberabscessen, ebenso wie eine *hohe Leukocytenkurve* bei *Schwellung* und starker *Druckempfindlichkeit* der Leber. Der *Ikterus* kann nur bei Ausschluß einer hämatogenen Infektion mit als führendes Symptom betrachtet werden. Nur in sehr seltenen Fällen lassen sich *solitäre große Abscesse* durch die Bauchdecken hindurch bei geschwollenem rechtem Leberlappen durch eine druckschmerzhafte *Fluktuationsstelle* feststellen.

Prognose. Durch den meist chronischen, sich oft über viele Wochen erstreckenden Verlauf unterliegen viele Patienten bei raschem Kräfteverfall der *Sepsis*. Außer in den subphrenischen Raum können Leberabscesse in die *Pleura*, gegen die freie *Bauchhöhle* zu, sogar in den *Magen-Darmtrakt* durchbrechen.

Therapie. Bei zerstreuten Leberabscessen, meist als Folge einer ascendierenden Cholangitis, kann durch kausale Therapie, wie Beseitigung des Hindernisses für die Gallensperre (Choledochussteine), Heilung erzielt werden. Große, solitäre, palpatorisch festgestellte Leberabscesse werden bei einwandfreier Lokalisation eröffnet, wobei vor allem getrachtet werden muß, bei der Operation jeden Kontakt mit der freien Bauchhöhle zu vermeiden (Abdichtungstamponade). Unbedingt zu warnen ist vor der *Punktion von Leberabscessen* durch die Bauchdecken hindurch, da infolge der erzeugten Retraktion der Absceßwände Eiter in die freie Bauchhöhle aussickern kann.

D. Geschwülste der Leber.

Die Tumoren der Leber lassen sich einteilen in
1. *Bindesubstanzgeschwülste,*
2. *Cysten,*
3. *epitheliale Geschwülste,*
4. *Mischgeschwülste* (spärliche Befunde).

Neben dieser nach allgemeinen pathologischen Richtlinien gefällten Einteilung ist für die chirurgische Beurteilung der Lebertumoren insbesondere ihre *Gutartigkeit* oder *Bösartigkeit* maßgebend, so daß auch nach diesen Gesichtspunkten eine mehr praktische Einteilung gangbar ist. Weiterhin ist zu entscheiden, ob es sich um *Primärtumoren* der Leber handelt oder um die besonders in der Leber so häufige tumoröse *Metastasenbildung*. Für einen gegebenenfalls chirurgischen Eingriff eignen sich die primären Neubildungen der Leber, die Metastasentumoren haben zumeist nur die Diagnose unterstützendes chirurgisches Interesse.

1. Bindesubstanzgeschwülste.

Hieher gehören als gutartige Tumoren *Fibrome, Lipome* und *Myome,* welche gewöhnlich nur zufällig bei Operationen im Nachbarbereich der Leber entdeckt werden und wohl kaum den Zielpunkt eines primären Eingriffes bilden dürften. Relativ häufig sind die *kavernösen Hämangiome,* welche *vereinzelt* oder in *Mehrzahl* auftretend, beträchtliche Größe erreichen können, so daß ein solcher mitunter gestielter, den Leberrand oft in Kindskopfgröße überragender Tumor deutlich palpiert und abgegrenzt werden kann. Die Kavernome gehen andererseits auch ohne scharfe Grenze in das umgebende Lebergewebe über. Das Blut in den Hohlräumen des Kavernoms kommt häufig zur Gerinnung; es bilden sich dann solide Knoten. *Kavernöse Lymphangiome* sind äußerst selten. Unter den *bösartigen Bindesubstanzgeschwülsten* der Leber sind vor allem die *Sarkome* zu nennen, sehr selten als *Primärtumoren* entstehend, dafür um so häufiger als *Metastasen* bei Sarkombildung an anderen Organen. Dies gilt insbesondere von den *Melanosarkomen,* deren Metastasenaussaat mitunter die ganze Leber mit dunkelgefärbten Knoten durchsetzen kann. Bemerkenswert ist das relativ häufige oft bereits im frühesten *Kindesalter* zu beobachtende *Primärsarkom* der Leber.

2. Epitheliale Geschwülste.

Unter dieser Geschwulstreihe haben nur die *Adenome* der Leber gutartigen Charakter; nach ihrem Mutterboden sind zu unterscheiden die *Leberzelladenome* von lobulärem Aufbau und die *Gallengangsadenome.* Vereinzelt oder disseminiert, mitunter beträchtliche Größe erreichend, sind sie chirurgisch meist ebenfalls nur als Zufallsbefunde bei Operationen zu werten. Chirurgisch bedeutungsvoll sind die *Carcinome* der Leber. Das relativ seltene *primäre Lebercarcinom* kann als *massiver Krebs* zu mächtiger Größe heranwachsend einen ganzen Leberlappen substituieren; in anderen Fällen sieht man wieder die Lebersubstanz von zahlreichen Knoten durchsetzt, wobei es meist nicht möglich ist, am Lebenden zu unterscheiden, ob es sich um Primärtumoren oder Metastasen handelt. Für das Lebercarcinom ist es ziemlich charakteristisch, daß es häufig in die Blutgefäße der Leber (Vena portae) einbricht und daselbst zur vollständigen Drosselung des Blutstromes führen kann.

3. Die Cysten nicht parasitären Ursprunges.

Man unterscheidet die seltenen *Lymphcysten* von den durch Abschnürung von Gallengängen entstehenden *Gallengangcysten;* diese sitzen mit Vorliebe an der Unterfläche der Leber nahe dem Hilus und können große Ausdehnung erlangen. Es sind Fälle bekannt, wo es von selbst oder durch ein Trauma zur Berstung derartiger Gallencysten mit nachfolgender *Gallenperitonitis* gekommen ist.

Die Symptomatik und Diagnostik der Lebertumoren.

Die große Mannigfaltigkeit hinsichtlich Ätiologie und Aufbau der soliden Lebertumoren läßt keine eigenen Richtlinien für Symptomatik und Diagnostik zu. Wie schon bei der Zergliederung der einzelnen Geschwulstarten erwähnt, handelt es sich vielfach um Zufallsbefunde bei aus anderer Ursache vorgenommenen Bauchoperationen. Auch die Frage, ob es sich um einen gut- oder bösartigen Tumor handelt, läßt sich nur unter Berücksichtigung anderer objektiver Symptome und auch hier sehr unsicher beantworten. Die Lebertumoren wachsen in der Regel *ohne Schmerzauslösung* heran. Unter den objektiven Zeichen steht die *Vergrößerung der Leber* an erster Stelle. Diese kann die ganze Leber betreffen, z. B. bei diffuser Metastasenaussaat, oder nur einzelne Partien derselben. Letzteres gilt für die mehr gestielten, die Leberoberfläche, insbesondere den Leberrand überragende Geschwülste. Je nach der Ausdehnung und Lokalisation der Geschwulst wird die Vergrößerung einerseits durch *Zwerchfellhochstand,* andererseits durch die tief unterhalb des Rippenbogens *herabsteigende Leber* perkutorisch bzw. palpatorisch nachweisbar sein. Die Feststellung des Zusammenhanges einer im rechten Oberbauch fühlbaren Resistenz mit der Leber findet an der deutlichen *respiratorischen Verschieblichkeit* eine annähernd sichere Stütze. Die *Röntgenuntersuchung* kann im Zweifelsfalle aufklärend wirken. *Ikterus* tritt erst dann in Erscheinung, wenn durch das infiltrierende Wachstum der bösartigen Geschwülste die intrahepatischen Hauptausführungsgänge der Galle verschlossen werden. Auch bei hochgradiger Durchsetzung der Leber mit Tumoren (Metastasen) kommt Ikterus meist erst sehr spät in Erscheinung. Auf Malignität besonders verdächtig sind die Zeichen einer *Pfortaderdrosselung* durch den Tumor, die sich in mächtigem *Ascites* und deutlichem Hervortreten der *Bauchvenenzeichnung* kundgibt.

Differentialdiagnostisch muß an die verschiedenen Formen der *Lebercirrhose,* an *Malarialeber, Lues* der Leber, *Echinokokkus, Nieren-* und *Dickdarmgeschwülste* gedacht werden. Ferner kann eine hochgradige *Pericholecystitis* mit Netzverwachsungen an der Leber, weiters *Schnürlappenbildungen* und *Hepatoptose* Lebertumoren vortäuschen. Das Wesen der Erkrankung läßt sich vielfach erst bei einer Probelaparotomie deuten, die namentlich bei Verdacht auf einen pericholecystitischen Tumor angezeigt erscheint.

Die *Prognose* der gutartigen Tumoren ist eine relativ gute; die Anzeige zur Probelaparotomie entspricht bei Unsicherheit der Diagnose mehr der Sorge, eine gegebenenfalls noch radikal ausrottbare maligne Geschwulst zu finden. Nicht selten kann erst der histologische Befund den Charakter des Tumors aufklären. Metastasen sind naturgemäß ein noli me tangere! Wenn maligne Tumoren der äußeren Untersuchung zugänglich werden oder gar schon Ascites vorhanden ist, kommt jede operative Hilfe zu spät. So muß die Prognose für alle malignen Geschwülste der Leber als unbedingt infaust bezeichnet werden. Mit großen Einschränkungen bieten die vom Fundus der Gallenblase in die Lebersubstanz hineinwuchernden Tumoren (Gallenblasencarcinome) einige Aussicht auf länger anhaltende operative Heilung (vgl. dieses Kapitel).

Die Technik der partiellen Leberresektion.

Zur Exstirpation sind nur solitäre Lebertumoren geeignet, insbesondere die in der Nähe des Leberrandes gelegenen. Die *Exstirpation* erfolgt in der Regel unter Mitnahme eines die Geschwulst begrenzenden Saumes pathologisch unveränderten Lebergewebes. Bevorzugt wird die sog. *Keilresektion.* Die Hauptgefahr des Eingriffes besteht in der begreiflicherweise sehr starken Blutung aus den durchschnittenen Lebergefäßen. Um den Akt der Tumorresektion möglichst blutleer zu gestalten, wird vor Ausscheidung des den Tumor tragenden Leberkeiles digitale Kompression der im Lig. hepatoduodenale verlaufenden Gefäße (V. portae, Aae. hepaticae) ausgeführt. Auch die beiderseitig der Schnittlinien benachbarte Leberpartie bedarf beim Ausschneidungsakte der Fingerkompression. Nach Vollendung der Resektion erfolgt Ligatur und Umstechung der im wunden Leberparenchym sichtbaren Gefäßlumina. Die Schnittflächen der Leber werden mittels durchgreifender Nähte tunlichst zusammengezogen und aneinander mit weiteren Nähten adaptiert. Die Lebernaht ist bei morscher Leberstruktur besonders schwierig, da die Fäden beim Knüpfen leicht durchschneiden. Mitunter ist man gezwungen, auf die wunde Leberschnittfläche zur Blutstillung Netz oder Fascie (KIRSCHNER) aufzusteppen. Auf alle Fälle muß wegen des zu gewärtigenden Gallensickerns aus den durchschnittenen Gallengängen ein breiter Tamponstreifen zur Lebernahtstelle hingeleitet werden.

E. Der Echinokokkus der Leber.

Die Leber ist der häufigste Sitz der Echinokokkenkrankheit. Nach Durchwanderung der Darmwand gelangen die Embryonen des Hundebandwurmes *(Taenia echinococcus)* auf dem Wege der *Pfortader* in die Leber und siedeln sich mit Vorliebe im *rechten* Leberlappen an.

Wir unterscheiden beim Menschen den *Echinococcus unilocularis* von dem *Echinococcus multilocularis.* Ersterer tritt in Form ein oder mehrerer meist umfänglicher Blasen auf. Diese bestehen aus einer äußeren lamellösen Schichte, *Cuticula* genannt und einer inneren *parenchymatösen* Schichte, aus welcher sich die *Brustkapseln* heranbilden, die schließlich zu massenhaften *Tochterblasen* heranwachsen *(endogenes Wachstum),* welche in der bernsteingelben Flüssigkeit der Muttercyste schwimmen *(E. hydatidosus).* Der *E. multilocularis* tritt in der Art umfangreicher, geschwulstähnlicher Bildungen auf, welche aus einem *Maschenwerk* fibrösen Bindegewebes bestehen, in welchem kleine, etwa kirschgroße, gallertartige Massen eingeschlossen sind; diese entsprechen den Echinokokkusblasen. Mikroskopisch können wie beim E. unilocularis *Skolizes* und *Hakenkranz* nachgewiesen werden.

Der Echinokokkus kann zugrunde gehen unter Ausbildung einer breiartigen Substanz im Inneren der Muttercyste; kommt es zur Infektion, kann eine *Vereiterung (Leberabsceß)* die Folge sein. Nicht selten findet Verkalkung der Echinokokkuscyste statt (natürliche Heilung). Andernfalls kann das Wachstum durch Aussprossung von *Enkelblasen* schnell fortschreiten, so daß Geschwülste entstehen, bei deren Entleerung viele Liter von mit unzählbaren Blasen enthaltender Cystenflüssigkeit aufgefangen werden können. *Durchbruch des Echinokokkus* in die der Leber benachbarten Organe wird wiederholt beobachtet, so gegen die Pleura zu, in den Darm, in die großen Blutgefäße, in die Gallenblase und den Choledochus; in letzterem Falle kann die Gallenblase auf Zweimannsfaustgröße, der Choledochus auf Dickdarmweite dilatiert werden (Eigenbeobachtung). Auch ein Durchbruch durch die Bauchdecken konnte an der Klinik Eiselsberg festgestellt werden.

Symptomatik und Diagnose. In manchen Ländern, so auch im jetzigen Österreich ist die Echinokokkuskrankheit relativ selten; der bloße Verdacht auf dieses Leiden erfährt eine Stütze, wenn es sich um Patienten unter anderem aus dem Balkan, Rußland, Dalmatien handelt. In Deutschland wird diese Erkrankung besonders im Mecklenburgischen häufig beobachtet. Wegen des sehr langsamen Wachstums des Echinokokkus kommt es meist erst auf der Höhe der Erkrankung zu jenen Symptomen, welche zumindest den differentialdiagnostischen Verdacht auf Echinokokkus erwecken. Öfters ohne Schmerzen sich bis zu mächtiger Größe entwickelnd, wird der Patient häufig erst durch *Organverdrängungserscheinungen,* wie Druck auf den Magen, Spannungsgefühl in der Lebergegend, Erschwerung der Atmung, *Verdauungsbeschwerden* auf das Leiden aufmerksam. Durch den raumbeengenden Druck der Geschwulst auf die V. portae oder V. cava können sich *Ascites* bzw. *Ödeme* an den Beinen entwickeln. Wächst die Echinokokkuscyste in der Gegend der intrahepatalen Hauptstämme des D. hepaticus zu mächtiger Größe unter Verdrängung des Leberparenchyms heran, kann es zu einer vollständigen *Gallenablaufsperre* kommen; hochgradiger *Ikterus* und der ganze Symptomenkomplex der *Cholangitis* und *Cholämie* können in Erscheinung treten. Bei einer dann vollzogenen Laparotomie sieht man die Gallenblase als schlaffen, leeren Sack, der gemeinsame Gallengang führt keine Galle (Eigenbeobachtung). Wenn sich der Cystensack weit über die Leberoberfläche bauchdeckenwärts vorwölbt, läßt sich öfters die ·Geschwulst palpatorisch begrenzen; deutliche *Fluktuation* ist nachweisbar, mitunter auch das klassische Symptom des sog. „*Hydatiden-schwirrens*", d. h. wellenförmiges Anschlagen des flüssigen Inhaltes an die Cystenwand der einen Seite bei Stoß mit den Fingerspitzen auf der anderen Seite. Bei Entwicklung der cystischen Geschwulst in dem rechten subphrenischen Raum kann *Zwerchfellhochstand* festgestellt werden. Eine wesentliche Stütze erhält die Diagnose durch die *radiologische* Untersuchung; diese vermag uns sehr häufig vollständige Aufklärung über Lage, Größe der Echinokokken-geschwulst und ihre Beziehungen zu den Nachbarorganen zu geben.

Unter den *biologisch-serologischen* Untersuchungsmethoden wäre der Nach-weis einer *Eosinophilie* vorerst zu erwähnen; das Fehlen derselben spricht allerdings nicht gegen Echinokokkus; ihr Vorhandensein spricht für noch lebende Parasiten. Das Ergebnis der serologischen Untersuchung auf *Komple-mentablenkung* kann die Diagnose stützen, ist aber weder im positiven noch im negativen Sinne unbedingt entscheidend. Ziemlich verläßlich scheint die *Reaktion nach* BOTTERI zu sein: Injiziert man subcutan mit Chloroform ab-getötete Cystenflüssigkeit, so tritt im Bereiche der Injektion Rötung und Schwellung auf.

Prognose. Wenn man von den Fällen von *Spontanheilung* (Verkalkung) absieht, ist die Prognose stets eine ernste, insbesondere beim Auftreten von Komplikationen, welche zum Teil schon oben erwähnt worden sind. Der Durch-bruch einer erweiterten Echinokokkuscyste ins freie Peritoneum kann zu einer diffusen *Peritonitis* führen. Gefährlich ist insbesondere das *Platzen* einer noch lebende Tochterblasen beherbergenden Cyste; die Überschwemmung der Bauch-höhle mit den giftigen *Toxinen* führt zu schwerem, mitunter tödlichem *Kollaps*. der unter heftigem Erbrechen, Tachykardie, Urticaria verläuft. Beim Durch-bruch der Cyste gegen den Darm zu kann es zu mächtigen putriden Ver-jauchungen kommen, ferner zu diffusem Gallenaustritt aus der gesprengten Leberschale mit nachfolgender *galligen Peritonitis*. Überaus schwere Krankheits-bilder ergeben sich auch bei perdiaphragmalem Durchbruch der Cyste direkt in die *Lunge*, wenn durch die vorausgegangene reaktive Entzündung diese mit dem Zwerchfell verwachsen ist.

Therapie. Nur die *chirurgische* Therapie ist Erfolg versprechend. Hiebei ist in erster Linie vor der oft verlockenden *Punktion* der bauchdeckennahen Cyste zu warnen, da mit dem Zurücksinken der Cystenwand bei ihrer Entleerung auch die Punktionsöffnung mitfolgt und nun intraperitonealer Ausfluß des Cysteninhaltes mit allen schweren Folgen, wie beim spontanen Platzen der Cyste statthaben kann.

Als Operationsverfahren kommen in Betracht:

1. *Die Totalexstirpation des cystischen Tumors* durch vorsichtige Enukleation oder Mitnahme des benachbarten Lebergewebes. Dieser Eingriff kann nur bei gut zugänglichen, also nahe der Oberfläche liegenden und räumlich be-grenzten kleinen Cysten gewagt werden, insbesondere wenn bereits Verkalkung der Mutterblase eingetreten ist. Die Leberwundfläche wird vernäht und tamponiert.

2. Am sichersten ist das *zweizeitige Vorgehen:* Zuerst Freilegung des Cysten-sackes und Einnähen desselben in die Bauchwand. Die Nahtlinie wird mit Jodoformstreifen umsäumt, wodurch raschere Verklebung der Cystenwand mit dem parietalen Peritoneum angebahnt wird; nach 3—4 Tagen erfolgt die Incision, Ausräumung und Drainage des Cystensackes. Die Mutterblase stößt sich nach einiger Zeit ab und die Wunde heilt per granulationem. Bei Ver-stopfung der äußeren Gallenabflußwege durch Echinokokkusblasen kommt die Choledochotomie mit nachfolgender Drainage in Betracht.

III. Chirurgie des Pankreas.

A. Allgemeines zur Anatomie und Physiologie des Pankreas und ihrer Bedeutung für die Chirurgie.

Die Bauchspeicheldrüse spielt im Organismus eine Doppelrolle infolge ihrer zwei Funktionsgruppen — der *äußeren* und der *inneren* Sekretion. Mit der Entdeckung der Ausführungsgänge der Bauchspeicheldrüse durch Wirsing und Santorini und durch die Untersuchungen Claude Bernards Mitte des 19. Jahrhunderts, dahingehend, daß der Pankreassaft Verdauungskraft für organische Nahrungsstoffe besitze, war die Grundlage für die Physiologie *der externen Sekretion* geschaffen, deren Störung zu für den Chirurgen überaus wichtigen Krankheitsbildern führt. Die neueste Zeit hat die physiologische Bedeutung des von P. Langerhans bereits 1869 beschriebenen Inselgewebes des Pankreas für seine sog. innere Sekretion aufgedeckt; bei Störungen derselben entwickelt sich der sog. *insuläre Diabetes,* welcher wohl in die Behandlungssphäre der inneren Medizin gehört; doch schöpft aus der Erkenntnis der Störungen des Zuckerstoffwechsels auch die Chirurgie ihren Nutzen, indem es heutzutage gelingt, mit Hilfe der sog. *Insulintherapie* unbedingt nötig werdende chirurgische Eingriffe an Diabetikern gefahrloser zu gestalten.

Von großer diagnostischer Wichtigkeit und maßgebend für die Deutung vieler chirurgisch zu behandelnden Krankheiten der Bauchspeicheldrüse ist die Kenntnis der Wirkungsweise der *Pankreassaftfermente*; sie sei kurz wiederholt.

Die wichtigsten Fermente des Pankreassaftes sind:

1. Das *Trypsin*; als inaktives Ferment ist es als sog. Trypsinogen in den Drüsenschläuchen des Pankreas enthalten und wird erst bei seiner Abfuhr ins Duodenum durch die daselbst befindliche *Enterokinase* in aktives Trypsin umgewandelt; die gleiche Aktivierung vermag u. a. als chirurgisch besonders wichtig, bakterienhaltige Gallenflüssigkeit zu erzeugen. Das Trypsin wirkt eiweißlösend.

2. Das *Steapsin* (Lipase) spaltet Neutralfette in Glycerin und Fettsäuren; die Fettverdauung wird bei Hinzutreten von Galle besonders intensiv.

3. Das *diastatische Ferment,* auch Amylase genannt, spaltet Stärke in Dextrin, Maltose und Traubenzucker. Bei Stauungen im Bereiche der äußeren Saftsekretion kann es zur Speicherung des diastatischen Fermentes im Blut und Urin kommen, durch deren Nachweis wichtige diagnostische Fingerzeige für einzelne chirurgische Pankreaserkrankungen gegeben werden.

Für die Chirurgie des Pankreas sehr bedeutungsvoll ist die Kenntnis der topographischen Anatomie seiner Ausführungsgänge und ihrer Mündungsverhältnisse (s. Abb. 8). D. choledochus und D. pancreaticus Wirsungianus münden meistens gemeinsam im Diverticulum duodeni Vateri. Die Vereinigung dieser Gänge ist wechselnd. Oft findet man, daß zunächst beide Gänge durch ein gemeinsames Endstück in das Divertikel münden, während sich in anderen Fällen jeder Gang getrennt in die Ausweitung ergießt. Daß normalerweise kein Übertritt vom Inhalte des einen Ganges in den anderen erfolgt, hat darin seinen Grund, daß jeder Einzelgang, ebenso wie die gemeinsame Mündung am Porus papillaris einen eigenen Sphincter von zirkulären glatten Muskelbündeln besitzt. Bei Verlegung des Porus z. B. durch einen Gallenstein kann es jedoch in gewissen Fällen zur Insuffizienz des Verschlußmechanismus kommen und so die Galle in die Pankreasgänge eindringen. Es ist für das Verständnis mancher chirurgischen Krankheitsbilder auch wichtig zu wissen, daß eine Anastomose zwischen dem Hauptgang (D. pancr. Wirsung.) und dem D. pancreaticus accessorius Santorini vorhanden sein kann, welch letzterer oberhalb der Papilla

Vateri in der Papilla duodeni minor ins Duodenum mündet; ausnahmsweise kann sogar der Ductus accessorius allein mit der Rolle als Hauptgang der Bauchspeicheldrüse bestehen bleiben, während der normale Hauptgang fehlt. Diese Variation ist namentlich bei der Duodenalresektion von großer chirurgischer Bedeutung (CLAIRMONT), da es bei operativer unbemerkter Verletzung dieses Ganges zu Nekrosen und Andauung im Pankreasduodenalwinkel kommen kann.

B. Die Verletzungen der Bauchspeicheldrüse.

Offene, isolierte Verletzungen des Pankreas gehören zu den selteneren Befunden. Der Grund dafür sowie für die überhaupt relativ selten Pankreasverletzungen ist die topographische Lage des Pankreas an der hinteren Bauchhöhlenwand, wo es von rückwärts durch die Wirbelsäule geschützt wird, während es vorn vom Magen, Colon transversum und der Leber bedeckt wird; außerdem bildet der Rippenbogen gegen Insulte, die mehr von oben das Abdomen treffen, eine dachförmige Schutzwand. Es ist daher klar, daß bei den ja fast ausschließlich in der Richtung von vorn in Betracht kommenden Traumen, ob es sich nun um stumpfe oder offene Abdominalverletzungen handelt, meist die dem Pankreas vorgelagerten Organe mitverletzt werden *(kombinierte Verletzungen).* Die stürmischen Symptome, welche sich in diesem Falle bekanntlich sehr rasch nach Rupturen oder percutanen Perforationen des Magens oder Querdarmes entwickeln, beherrschen die Lage und zwingen zum sofortigen Eingriff, bei dem dann als Nebenbefund eine Pankreasverletzung gefunden werden kann. Doch sind auch vollkommen *isolierte, offene* Verletzungen des Pankreas möglich und wiederholt beobachtet worden. Das Zustandekommen dieser ist von dem Füllungszustande des Magens zur Zeit der Verletzung und von der jeweiligen topographisch-anatomischen Lage des Magens und Pankreas abhängig; so kann bei ausgesprochener *Gastroptose* der Pankreaskörper ober der kleinen Kurvatur des Magens nur vom kleinen Netz gedeckt für einen genau medial geführten Stich freiliegen (KÖRTE). Fallweise sind auch *isolierte subcutane* Verletzungen der Bauchspeicheldrüse gesehen worden; beim Überfahrenwerden, Hufschlag, Fußtritt, bei Gewalteinwirkung auf den Bauch von unten nach oben u. a. m. Dadurch, daß durch derartige Gewalten das Pankreas gegen die Wirbelsäule gepreßt wird, sind *subcutane isolierte Rupturen* des Organes erklärlich.

Symptomatologie. Die *Symptome* der Pankreasverletzungen sind, wie gesagt, infolge der meist kombinierten Verletzungen schwer zu scheiden, sie decken sich mit den Symptomen anderer subcutanen oder offenen Bauchverletzungen; eine Mitverletzung des Pankreas kann nur aus der Verbildlichung der Gewalteinwirkung gemutmaßt werden.

Die *Diagnose* wird meist erst bei der Laparotomie gestellt; besondere Merkmale sind bei frischen Fällen der *Bluterguß in die Bursa omentalis,* bei Spätfällen auch bereits *disseminierte Fettgewebsnekrosen* in der Nachbarschaft des Pankreas.

Therapie. Bei Verletzungen des Pankreas wird die Wunde genäht, möglichst mit Netz gedeckt und unbedingt ein Gazetampon in die Nähe der Verletzungsstelle gelegt. Die Prognose hängt von dem Ausmaße der Verletzung und der verflossenen Zeit seit derselben ab. Wie bei allen stumpfen oder offenen Bauchverletzungen darf bei bloßem Verdacht einer schwereren Organschädigung mit Probeeröffnung nicht gewartet werden.

Als *Spätfolgen* der Pankreasverletzungen, welche zur Ausheilung kommen, können sich sog. Pankreaspseudocysten entwickeln *(traumatische Pankreas-*

cysten). Bei offenen Verletzungen kann sich eine dauernde *Pankreassaftfistel* ausbilden, wobei es zur Andauung der umgebenden Hautpartien kommt. Zum Verschluß derartiger Fisteln bedarf es mitunter recht komplizierter plastischer Operationen.

C. Die entzündlichen Erkrankungen der Bauchspeicheldrüse.

1. Die akute Bauchspeicheldrüsenentzündung (Pancreatitis acuta).

Nomenklatur. Unter der chirurgischen Pathologie des Pankreas bildet die akute Pankreatitis die wichtigste Erkrankung; sie führt besser die Bezeichnung *akute hämorrhagische Pankreasnekrose,* da es sich bei dieser Krankheit zunächst mehr um einen nekrobiotischen, als um einen Entzündungsprozeß handelt, wobei Fettnekrosen und Blutungen keineswegs gleichzeitig vorhanden sein müssen; bei mächtigen Blutungen im Pankreasbereich spricht man von der sog. *Pankreasapoplexie*; diese kann als selbständiges Krankheitsbild bei sklerotischen Veränderungen der Pankreasgefäße zustande kommen *(Arteriosklerose).* Die ursprünglich aseptische Nekrose der Bauchspeicheldrüse kann in eitrigseptische Einschmelzung übergehen, *eitriger Pankreatitis.* Von diesen akuten Erkrankungen des Pankreas ist das als *chronische Pankreatitis, Pancreatitis interstitialis, Pancreatitis indurativa* bezeichnete Krankheitsbild als ganz andersartig verlaufendes Leiden vollkommen abzutrennen (vgl. diesen Abschnitt).

Die akute Pankreasnekrose (s. Abb. 7).

Pathologische Anatomie. Die charakteristischen Veränderungen sind:

a) Die *Schwellung* der Bauchspeicheldrüse.

b) Die *Blutung* in die Bauchspeicheldrüsensubstanz und in ihre Umgebung.

c) *Fettnekrosen* im Fettgewebe zwischen den Drüsenläppchen der Bauchspeicheldrüse und im Fettgewebe ihrer näheren oder weiteren Umgebung *(disseminierte Fettgewebsnekrose).*

a): Die *Schwellung:* Die Bauchspeicheldrüse kann 2—3fach an Umfang zunehmen: wir sehen an ihr eine sulzig ödematöse Durchtränkung; auch im Bereiche ihrer Nachbarschaft (Lig. hepatoduodenale, Duodenum, Mesocolon) kommt es zu diesen glasigen Ödem. Dieses wird von Zöpfel als Vorstadium der Pankreasnekrose bezeichnet. Zöpfelsches *Ödem.*

b): Die *Blutung:* Diese erfolgt in die Drüsensubstanz hinein, wodurch dieselbe eine fleckige, marmorierte, blaurote Verfärbung bekommt; an den Stellen blutiger Infarzierung kann es zum vollständigen Zugrundegehen der Drüsensubstanz kommen. Diese oft mächtigen, sich herdweise oder über die ganze Drüse verbreitenden Blutungen tragen beträchtlich zur Volumszunahme des Organes bei. Die intrapankreatische Blutung führt nicht selten zum Abheben und Bersten der Pankreaskapsel und das Blut breitet sich dann in der Nachbarschaft der Drüse aus, insbesondere in der Bursa omentalis; schließlich findet sich auch häufig in der übrigen Bauchhöhle oft in großen Mengen freies, blutiges Exsudat.

c): Die *Fettgewebsnekrosen:* Diese betreffen das Fettgewebe des interstitiellen Gewebes zunächst des Pankreas. Sie zeigen sich als hanfkorn- bis linsengroße, oft konfluierende weißopake Fleckchen, die wie Kalkspritzer aussehen. In vorgeschritteneren Fällen ist auch das übrige Fettgewebe der Bauchhöhle von derartigen Fettgewebsnekrosen übersät, insbesondere das große und kleine Netz, das Mesocolon, das Nierenfett, das Fett des Retro- und Properitoneums. Bei akuter Pankreasnekrose werden auch Fettnekrosen an den Pleuren, am Perikard, Mediastinum, ja sogar subcutane Fettnekrosen gefunden. Die von Balser erstmalig beschriebenen Fettnekrosen entstehen durch Kontakt des Fettes mit aktiviertem Pankreassaft, wobei die Fettsäuren sich mit Kalk zu fettsauren Kalksalzen verbinden; mikroskopisch lassen sich Fettsäurekrystalle nachweisen. Im Gegensatz zu diesen direkt durch *Kontaktwirkung* entstehenden Nekrosen lassen sich die fern vom Pankreas und seiner nächsten Umgebung auftretenden Fettgewebsnekrosen durch auf dem Blut- oder Lymphwege erfolgte *embolische Verschleppung* von Pankreaszellen erklären, welche bereits aktiviertes Sekret enthalten (EPPINGER).

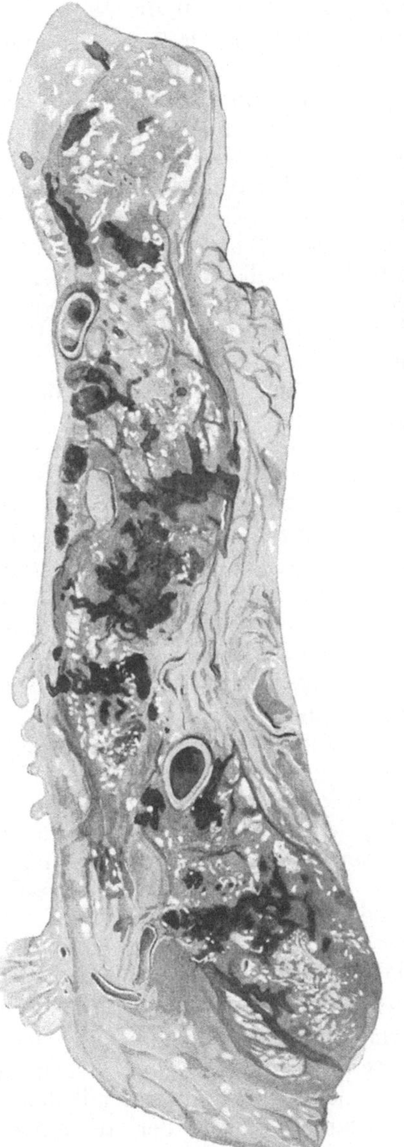

Voraussetzung für das hauptsächlichste Zustandekommen des ganzen Krankheitsbildes ist die *Aktivierung des Drüsensaftes in der Drüse selbst*, wodurch es zur Zerstörung seines Mutterhauses kommt, da im weiteren Verlaufe nicht nur das Fettgewebe, sondern auch das Drüsengewebe selbst angedaut wird *(Autodigestion des Pankreas)*. In der menschlichen Pathologie haben für die Aktivierung des Pankreassaftes besondere Bedeutung die *Gallenflüssigkeit*, insbesondere die infizierte Galle und der *Duodenalsaft*. Beim Fortschreiten des nekrotischen Prozesses kommt es schließlich zu *Erweichungsherden* in der Bauchspeicheldrüse mit breiigem Zerfall ihrer Substanz; oft bilden sich auch richtige *Sequestrierungen* aus, so daß sich mehr als die Hälfte des Organes demarkierend von der noch intakten Drüsensubstanz abscheidet. Diese Sequester findet man gelegentlich in abgekapselten pankreatischen Ergüssen (Pseudopankreascysten) als Folge einer überstandenen akuten hämorrhagischen Pankreasnekrose. Nicht selten kann es in den Erweichungsherden auf dem Blutwege oder lymphogen, schließlich auch vom Darm aus zur *Infektion* kommen, welche letzten Endes zu einer abgesackten oder allgemeinen Bauchfellentzündung überleiten kann *(eitrige Pankreatitis)*. Der häufig *tödliche Ausgang* der akuten Pankreasnekrose ist in seiner Ursache noch nicht völlig geklärt. Am ehesten ist an eine Art *Vergiftungstod* des Organismus zu denken, wie durch aktiviertes Trypsinogen (BERGMANN-GULEKE) oder infolge Vergiftung durch Toxine der bei der Nekrose zerfallenden Eiweißstoffe (DOBERAUER). Es ist bisher noch nicht gelungen, das Gift zu isolieren.

Vorkommen und Ätiologie. Die akute Pankreasnekrose ist eine relativ seltenere Erkrankung; obwohl auch schon äußerst spärlich im kindlichen Alter

Abb. 7. Schnitt durch eine Bauchspeicheldrüse bei akuter hämorrhagischer Nekrose. (Die schwarzen Flecken entsprechen Blutungen, die weißen Fleckchen den Fettgewebsnekrosen.)

beobachtet, betrifft sie meistens die Zeit zwischen 3. und 5. Dezennium. Fettleibigkeit, Arteriosklerose, Alkoholismus scheinen vorbereitend zu wirken. In bezug auf die Geschlechter werden Frauen häufiger von der Erkrankung heimgesucht, was sich aus dem Überwiegen der Gallensteinerkrankungen bei Frauen ergibt, welche, wie gleich zu bemerken sein wird, die vornehmlichste auslösende Ursache für die akute Pankreasnekrose bilden.

In 80—90% der Fälle von akuter Pankreasnekrose finden wir gleichzeitig Cholelithiasis oder Cholecystitis, so daß die akute Pankreasnekrose größtenteils als *typische Folgekrankheit eines Gallenleidens* bezeichnet werden kann. Wir haben eingangs auf die den Pankreassaft aktivierende Eigenschaft der infizierten Gallenflüssigkeit hingewiesen und es soll nun auseinandergesetzt werden, auf welche Weise der Gallensaft in die Pankreasausführungsgänge gelangen kann. Eine der augenscheinlichsten Erklärungen für dieses Ereignis bezieht sich auf die *Möglichkeit des Übertrittes der Gallenflüssigkeit in den Ductus Wirsungianus* bei Verschluß der Papilla Vateri durch einen kleinen Gallenstein, gemeinsame Einmündung des D. choledochus und D. pancreaticus ins Diverticulum Vateri vorausgesetzt. Abgesehen von den Variationen der Mündungsstelle dieser beiden Gänge in das Duodenum, bleibt es doch sehr auffällig, daß ein eingekeilter Papillenstein nur in geringer Zahl der Fälle gefunden wird; allerdings muß daran gedacht werden, daß bei negativem Steinbefund im Choledochusendteil anläßlich der Autopsie in vivo oder mortuo das Steinchen längst in den Darm abgegangen sein kann, was um so leichter denkbar ist, als es sich in der Regel nachgewiesenermaßen nur um sehr kleine Steine handelt oder handeln muß, da durch Ausfüllung des Vaterschen Divertikels mit einem großen Stein ein Übertreten der Gallenflüssigkeit unmöglich ist und nur eine Rückstauung erzeugt werden kann. Die Aktivierung des Pankreassekretes innerhalb der Drüse kann ferner durch *Ascendenz des Duodenalsaftes* durch eine erweiterte, ihres Sphincterspieles beraubte Papilla duodeni major erfolgen, z. B. nach vorausgegangener Geburt eines größeren Papillensteines.

Neben dieser sog. *kanalikulären Ätiologie* der akuten Pankreasnekrose scheinen auch Störungen in der arteriellen und venösen Durchblutung der Bauchspeicheldrüse den Anstoß zu einer Nekrose geben zu können. Als seltenere Ursachen kommen ätiologisch in Betracht subcutane und offene Traumen der Bauchspeicheldrüse, zu welch letzteren auch Operationsverletzungen derselben gelegentlich von Operationen an ihren Nachbarorganen (Magen, Duodenum, Milz) zu zählen sind. Die ätiologische Rolle der Nekroseförderung auf dem Blut- oder Lymphwege ist für die akute Pankreasnekrose noch nicht vollständig geklärt (Ausgangspunkt: Magen-Duodenalgeschwür). In vereinzelten Fällen wurde als sichere Ursache einer akuten Pankreasnekrose Askariden im D. choledochus oder D. pancreaticus festgestellt (s. Abb. 8).

Symptome und Diagnose. Bei dem in der großen Mehrzahl beobachteten Auftreten der akuten Pankreasnekrose im Gefolge einer Cholelithiasis vermischen sich viele Symptome mit denen des akuten Gallensteinanfalles. In der Regel erfahren wir aus der Anamnese über ein vorhandenes, meist chronisch rezidivierendes Gallenleiden.

Die führenden *Symptome* zur Diagnose einer akuten Pankreasnekrose sind:

a) Der *Schmerz*. Zum Unterschied von früher überstandenen Gallenkoliken wird der Spontanschmerz bei einem neuen heftigen Anfall mehr im Epigastrium und im linken Oberbauch lokalisiert mit ausstrahlenden Schmerzen in die linke Schultergegend *(linksseitiges Phrenicussymptom)*. Die Schmerzen können besonders heftig, („vernichtend" bezeichnet), und von anhaltender Dauer sein *(Dauerschmerz)*.

b) Der *Palpationsbefund.* Im Gegensatz zur Cholecystitis zeigt sich sehr starke Druckempfindlichkeit namentlich bei Tiefenpalpation im Epigastrium und linkem Oberbauch; bei nicht zu dicken Patienten ist auch daselbst eine äußerst druckempfindliche, walzenförmige Resistenz (das geschwollene Pankreas) zu tasten (KÖRTEsches *Symptom*).

c) *Symptome eines Ileus,* wie Meteorismus, häufiges Erbrechen, Stuhl- und Windverhaltung, jedoch mit Ausnahme des Erbrechens nicht von langer Dauer.

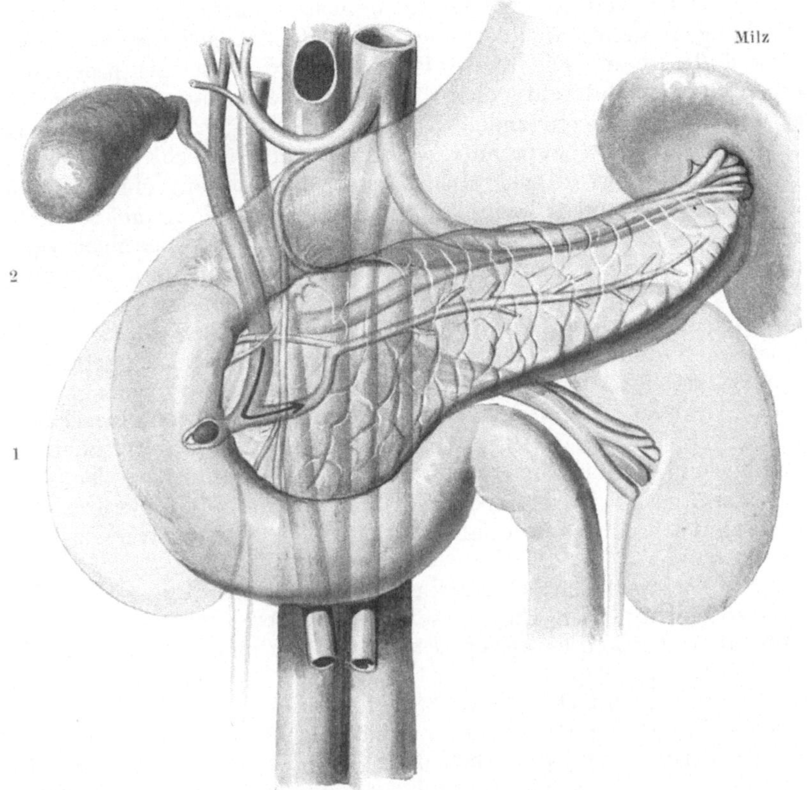

Abb. 8. Entstehungswege der akuten hämorrhagischen Pankreasnekrose (frei nach SCHMIEDEN). 1 Verkeilter Papillenstein, dadurch Möglichkeit des Eindringens von Galle in den D. pancreaticus. 2 Duodenalgeschwür: Nekrose auf dem Lymphwege.

Unter den *Allgemeinsymptomen,* welche die Diagnose einer akuten Pankreasnekrose unterstützen können, sind mitunter die *Cyanose, Dyspnoe,* hoher Puls bei niedriger Temperatur augenfällig. Der häufig vorhandene, rasch zunehmende *Kollaps* erinnert an eine schwere akute Vergiftung. Fallweise besteht ein leichter Ikterus.

Pathognomonisch wichtige, aber nicht konstante Zeichen sind das Auftreten von braungelben Flecken in der Nabel- oder Flankengegend (TURNER) und gitter- oder fleckenförmige Cyanose am Stamm und den Extremitäten (WALZEL).

Chemische Behelfe zur Diagnostik der akuten Pankreasnekrose. In der großen Mehrzahl der Fälle von akuter Pankreasnekrose findet ein Übertritt des diastatischen Fermentes in das Blutserum und in den Harn statt *(Diastaseentgleisung).* Der Nachweis einer starken Diastasevermehrung im Serum oder Harn vermittels der Wohlgemuthschen Diastaseprobe trägt beim Vorhandensein anderer charakteristischen Symptome wesentlich zur Sicherung der Diagnose auf akute Pankreasnekrose bei. Ebenso läßt der Nachweis einer akut aufgetretenen *Hyperglykämie* und *Glykosurie* auf weitgehende destruktive Veränderung der Bauchspeicheldrüse schließen.

Differentialdiagnostisch kommen in Betracht: Akute Cholecystitis, Perforation eines Magen- oder Zwölffingerdarmgeschwüres, Ileus und die Appendixperitonitis. Unter Berücksichtigung der Anamnese und der erwähnten führenden Symptome ist ein Irrtum meist nur hinsichtlich der akuten Cholecystitis möglich. Wichtig ist die Regel von Körte, bei allen nicht vollständig klaren akuten Baucherkrankungen immer auch an die akute Pankreasnekrose zu denken!

Verlauf und Prognose. Die akute Pankreasnekrose gilt als prognostisch überaus ernstes Leiden mit sehr hoher (50—60%) Mortalität. Der letale Ausgang tritt unter rasch zunehmenden Kollapserscheinungen oft schon wenige Tage nach Beginn der Erkrankung ein. Dagegen kommt es nicht zu selten auch zu einer Begrenzung des Prozesses. Hieher gehört der Ausgang einer partiellen Nekrose in eine abgekapselte Absceßbildung und die Ausheilung mit Sequestrierung eines Teiles der Bauchspeicheldrüse. Aber auch dann drohen noch weitere Gefahren in Form einer Peritonitis bei Absceßdurchbruch ins freie Peritoneum *(eitrige Pankreatitis)*. Als relativ günstiger Ausgang kann ferner noch die Ausbildung einer sog. Pseudopankreascyste angesehen werden (vgl. dieses Kapitel). Zweifellos kommen Fälle von akuter Pankreasnekrose auch zur Spontanausheilung ohne weitere Störungen. Rezidive sind beobachtet worden.

Therapie. Die *interne Therapie* vermag bei geringen Chancen eines Erfolges nur symptomatisch vorzugehen: In erster Linie kommt Linderung der Schmerzen durch Alkaloide und Heißluft in Betracht, ferner Bekämpfung der ileusartigen Symptome. Empfohlen wird bei protrahiertem Verlaufe antidiabetische Kost, bei vorherrschender Cyanose Aderlaß mit nachfolgender Bluttransfusion zur Entgiftung (Walzel).

Chirurgische Therapie: Seit Mikulicz ist die diagnostizierte Pankreasnekrose Zielpunkt eines chirurgischen Eingriffes geworden. Dadurch ist es gelungen, die hohe Mortalität bei konservativer Behandlung um einiges herabzudrücken. Wichtig für die Operationsprognose wird von vielen Chirurgen der möglichst frühzeitige Eingriff gefordert. Dieser will folgendes erreichen: Zuerst wird versucht, nach Freilegung der Bauchspeicheldrüse diese durch Tamponade gegen das freie Peritoneum abzuschließen und so der Ausbreitung einer Peritonitis vorzubeugen. Ein womöglich über die ganze Länge des Organes in seinen oberflächlichsten Schichten geführter seichter Schnitt soll die geschwollene Drüse entspannen; durch Ableitung der toxinhältigen Gewebsflüssigkeit nach außen wird der zur Vergiftung führenden Resorption zu begegnen versucht. Namentlich der ersten Forderung nach einer ausgiebigen Tamponade bzw. Drainage muß in jedem Falle besondere Aufmerksamkeit geschenkt werden. Trotz der versteckten Lage der Bauchspeicheldrüse gelingt es, dieselbe nach Spaltung des kleinen Netzes, des Lig. gastrocolicum und des Mesocolons genügend freizulegen. Erweichungsherde, in der Drüsensubstanz eventuell schon vorhandene Abscesse werden eröffnet, die Nischen des Pankreaslagers sorgfältigst nach Exsudatmassen abgesucht. Dieser Vorgang allein mit nachfolgender peripankreatischer Tamponade und Drainage hat in einer großen Zahl der Fälle scheinbar zur Aufhaltung des Prozesses genügt und zur Heilung geführt. Da ein Gallenleiden die häufigste auslösende Ursache einer akuten Pankreasnekrose bildet, soll dieses bei entsprechendem Befunde ebenfalls gleich beseitigt werden, wenn der Allgemeinzustand des Patienten diesen die Operation verlängernden und komplizierenden Eingriff erlaubt. Es erfolgt die Exstirpation der steinbeherbergenden Gallenblase und unbedingt die Revision, eventuell Ausräumung und Drainage des großen Gallenganges.

In letzter Zeit haben sich einige Chirurgen (POLYA, WALZEL) bei sicher diagnostizierter a. h. Pankreasnekrose für zuerst abwartende, konservative Behandlung ausgesprochen und bevorzugen die Spätoperation erst bei ausgebildetem Absceß.

Die in Allgemeinnarkose ausgeführte radikale Operation der akuten Pankreasnekrose zerfällt nach dem an der Klinik EISELSBERG gebräuchlichen Vorgehen in folgende Phasen:

a) Eröffnung des Bauches durch einen Querschnitt im Oberbauch.

b) Freilegung der Bauchspeicheldrüse je nach dem vorliegenden Befunde:

α) nach Durchtrennung des kleinen Netzes,

β) nach Durchtrennung des Lig. gastrocolicum,

γ) vom Mesocolon aus.

c) Stumpfes Abschieben des parietalen Überzuges der Bauchspeicheldrüse mit eventueller Eröffnung von nekrotischen Erweichungsherden.

d) Breite Tamponade und Drainage der Bauchspeicheldrüse und ihres Lagers.

e) Bei gleichzeitiger Erkrankung der Gallenwege Cholecystektomie, Choledochotomie, Hepaticusdrainage nach außen.

Nicht selten wird die Diagnose akute Pankreasnekrose erst bei einer unter anderer Diagnose (akute Cholecystitis, Magen-Duodenalperforation) oder nur unter der Wahrscheinlichkeitsdiagnose „Pankreasnekrose" ausgeführten Operation gestellt. Bei eröffnetem Bauche weisen die charakteristischen Stig-mata: Pankreasschwellung, Blutung, Fettnekrosen, auf die Erkrankung hin, wobei nicht gesagt ist, daß die genannten pathologischen Befunde immer gleichzeitig vorhanden sein müssen. So kann z. B. das blutige Exsudat vollkommen fehlen. Die ersten Zeichen einer Blutung und Fettnekrose zeigen sich meist auf dem nach oben geschlagenen Mesocolon transversum an der Stelle, wo es unmittelbar der Bauchspeicheldrüse anliegt. Im Anfangsstadium können sogar makroskopisch sichtbare Fettnekrosen fehlen und man wird nur durch Ödem und Schwellung der Bauchspeicheldrüse und Blutungen in ihr zu der Annahme einer beginnenden akuten Pankreasnekrose geführt.

2. Die chronische Pankreatitis.

Pathologische Anatomie. Durch stärkere Wucherung des interacinösen Bindegewebes kommt es zu einer mitunter sehr beträchtlichen Verhärtung der Bauchspeicheldrüse, deshalb auch der Name *indurierende* oder *sklerosierende Pankreatitis*; es kann dabei zu einer Vergrößerung *(Pancreatitis interstitialis hypertrophica)* oder Verkleinerung *(Pancreatitis interstitialis atrophica, Pankreascirrhose)* zu letzterer bei Schrumpfungstendenz des Bindegewebes kommen. Die Oberfläche des Organes kann dabei derbe, höckerige Beschaffenheit annehmen, so daß oft die Differentialdiagnose gegenüber einem neoplastischen Tumor (Carcinom) makroskopisch schwierig wird. Der hauptsächlichste Sitz der Veränderungen ist der Kopf des Pankreas.

Vorkommen und Ätiologie. Diese Erkrankung hat mit dem schweren Krankheitsbilde der akuten Pankreasnekrose nur einige ätiologische Momente gemeinsam. Auch bei der chronischen Pankreatitis handelt es sich in der großen Mehrzahl der Fälle um eine Folgekrankheit der Cholelithiasis, wobei namentlich der länger dauernde Choledochusverschluß eine große Rolle spielt; die Überleitung der chronischen Entzündung der Gallenwege auf die Bauchspeicheldrüse scheint am häufigsten auf dem Lymphwege zu erfolgen, doch scheint auch Infektionsmöglichkeit auf dem direkten Wege durch den D. pancreaticus stattzufinden; circumscripte interstitielle Pankreatitis finden wir ferner nicht selten bei gegen das Pankreas zu penetrierenden ulcerösen Prozessen des Magens oder

Duodenums. Als relativ häufigen Befund sehen wir die chronische Pankreatitis bei chronischem Alkoholismus, nicht selten auch bei Tuberkulose und Arteriosklerose. Auch bei subcutanen oder offenen Verletzungen des Pankreas ist Ausheilung unter Ausbildung einer indurierenden Pankreatitis beobachtet worden.

Symptome und Diagnose. Die chronische Pankreatitis kann vollständig symptomlos verlaufen; dies gilt vor allem für die chronische Pankreatitis als Begleiterscheinung einer Gallenwegserkrankung mit deren Beseitigung sie in der Regel bald auch verschwindet. Als selbständiges Krankheitsbild tritt sie nur selten hervor mit Schmerzen im Epigastrium, die nach dem Kreuz und Schulterblatt ausstrahlen und manchmal von Erbrechen begleitet sein können. Bei zunehmender Verhärtung des Pankreaskopfes kann es durch Kompression des pankreatischen Choledochusanteiles zu lang dauerndem Ikterus kommen; in solchen Fällen sind Temperaturzacken nicht selten (Cholangitis). Kommt es zur Hemmung der äußeren Sekretion der Bauchspeicheldrüse infolge Verengung des Ductus pancreaticus sind Fettstühle zu beobachten; die Patienten magern rasch ab. Auftreten und namentlich Fortschreiten einer Glykosurie sprechen für schwere Mitbeteiligung des insulären Apparates, wobei sich gelegentlich pathologisch-anatomisch eine Atrophie des Organes finden läßt. Mitunter ist ein harter, recht druckempfindlicher Tumor entsprechend der Lage des Pankreaskopfes zu tasten. Bei Kompression des Choledochus kann es zur mächtigen Dilatation der Gallenblase (Courvoisiersches *Symptom*) kommen. Differentialdiagnostisch ist bei vorhandenem Ikterus die Unterscheidung gegenüber dem Pankreascarcinom oft nur nach einer Laparotomie zu stellen und auch hier kommt es bei Unterlassung einer histologischen Untersuchung eines probeexzidierten Stückes noch zu Irrtümern.

Therapie. Die konservative Therapie entspricht den internen Behandlungsmethoden eines chronischen Gallenleidens; bei Glykosurie ist die antidiabetische Therapie am Platze.

Indikation zum chirurgischen Eingriff ist bei dem nicht auf eine Gallenwegserkrankung zurückzuführenden Krankheitsbild nur bei mechanischem Ikterus gegeben. Sie besteht in länger dauernder Drainage des Hepaticus nach außen oder in Umgehungsoperationen, wie Cholecystogastro- bzw. Duodenostomie. Mit der Wegbarmachung für die Gallenflüssigkeit kommt es in der Regel rasch zur Ausheilung.

D. Pankreascysten.

Wir unterscheiden 2 Hauptformen von cystischen Geschwülsten des Pankreas:

1. Die *echten Cysten,* und zwar Cystadenome, Proliferationscysten und Retentionscysten.

2. Die *Pseudocysten* als Erweichungscysten oder abgesackte peripankreatische Ergüsse. Sehr selten sind Dermoid und Echinokokkuscysten des Pankreas.

Pathologische Anatomie. Die *echten Cysten.* Diese seltenere Cystenart entsteht als

1. *echte Retentionscyste,*

a) durch Verschluß der Ausführungsgänge (Tumoren, Narben, Papillenstein, Pankreassteine),

b) auf Basis einer chronischen interstitiellen Pankreatitis,

c) durch ein Trauma, subcutane oder offene Pankreasverletzung.

2. *Cystadenome,* ein- oder mehrkammerige Cysten, welche sich in allen Teilen des Pankreas entwickeln können; hiebei handelt es sich meist um Geschwulstbildungen (Carcinom) mit cystischer Degeneration.

Bezeichnend für die echten Cysten ist die in der Regel stets vorhandene *epitheliale Auskleidung* ihrer Innenwand mit Cylinderepithel; meist ist auch in der Wand der Cyste noch stellenweise erhaltene Pankreassubstanz nach-weisbar.

Die *Pseudocysten* entstehen durch Ansammlung und Abkapselung von aus der Bauchspeicheldrüse stammenden Sekret, Blut und Detritusmassen in der Bursa omentalis als Folge eines Traumas oder einer akuten Pankreasnekrose. Zum Unterschiede von den echten Cysten zeigen die Pseudocysten *keine epitheliale Auskleidung* ihrer Innenwand.

Die Entwicklung und Topographie der Cysten.

Meist in der Mitte des Oberbauches gelegen, können sowohl echte, insbesondere aber die Pseudocysten zu bedeutender Größe heranwachsen und mehrere Liter

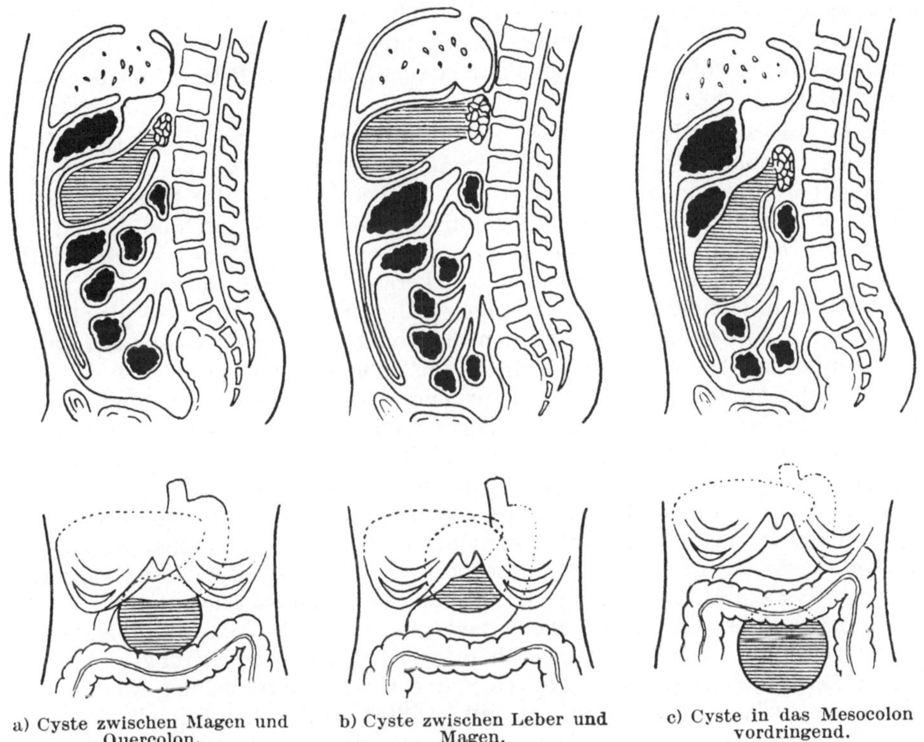

a) Cyste zwischen Magen und Quercolon.   b) Cyste zwischen Leber und Magen.   c) Cyste in das Mesocolon vordringend.

Abb. 9 a—c. (Nach Körte.)

Inhalt haben. Dieser besteht je nach der Genese der Cyste aus Drüsensekret, zersetztem Blut und Pankreasbrei, hat schleimige oder seröse Beschaffenheit und meist bräunliche Farbe. Nicht selten enthalten die auf Grund einer akuten Pankreasnekrose entstandenen Cysten neben dem flüssigen Inhalt oft zahlreiche Pankreasgewebssequester verschiedener Größe. In der Flüssigkeit lassen sich mitunter alle 3 Pankreasfermente nachweisen; oft gelingt der Nachweis nicht oder nur für einzelne Fermente, insbesondere für das diastatische Ferment.

Die aus dem Retroperitonealraum hervorwachsenden Cysten können in bezug auf ihre Nachbarschaft verschiedener Lage sein, doch sind nach Lazarus folgende Entwicklungsmöglichkeiten am häufigsten und regelmäßigsten zu beachten:

1. Die *Species gastrocolica:* Die cystische Geschwulst entwickelt sich zwischen Magen und Quercolon und ist vorne vom Lig. gastrocolicum bedeckt (häufigste Art) (s. Abb. 9a).

2. Die *Species gastrohepatica:* Zwischen Leber und kleiner Kurvatur des Magens vordringend, bildet die vordere Begrenzung das vorgebauchte Omentum minus (s. Abb. 9 b).

3. Die *Species mesocolica:* Die Cyste drängt sich unterhalb des Quercolons zwischen den beiden Blättern des Mesocolon transversum vor (s. Abb. 9 c).

Symptome und Diagnostik. Die Pankreascysten sind in der Regel als sekundäres Leiden anzusehen. Zum Unterschiede von den mehr langsam heranwachsenden echten Cysten kann die Ausbildung einer auf Trauma oder akute Pankreasnekrose zurückzuführenden cystischen Geschwulst sehr rasch erfolgen. Bei einer sozusagen unter unseren Augen entstehenden raschen Ausbildung der cystischen Geschwulst im Oberbauch, ist die rasche Volumszunahme durch die nicht selten zu beobachtenden Arrosionsblutungen in den Cystenhohlraum hinein zu erklären. Das mitunter beobachtete plötzliche Verschwinden der cystischen Geschwulst beruht auf Platzen der Cyste oder Perforation derselben in den Darm.

Beim langsamen Heranwachsen der Cyste treten in der Regel eigentliche Schmerzsymptome gegenüber den mechanischen *Symptomen der Verdrängung* der Nachbarorgane in den Hintergrund. Namentlich bei der Species gastrocolica und gastrohepatica äußern sich diese durch Druck auf den Magen mit häufigem *Erbrechen.* Nur bei besonders groß entwickelten Cysten lassen sich die dann meist nicht zu vermissenden stärkeren *Schmerzen* durch den Druck des cystischen Tumors auf das Ganglion solare erklären. Mitunter gleichzeitig vorhandener *Ascites* und *Ödeme* an den unteren Extremitäten weisen auf Druck des raumbeengenden cystischen Tumors im Gebiete der V. porta bzw. V. cava hin. Manche Cysten machen gar keine nennenswerte Symptome und werden nur zufallsweise entdeckt. Unter Berücksichtigung gewisser bezeichnender anamnestischen Angaben, wie Trauma (oft auch schon jahrelang zurückliegend), Möglichkeit einer vorausgegangenen akuten oder chronischen Pankreaserkrankung (Cholelithiasis), liegt die Deutung des meist medial im Oberbauch gelegenen cystischen, fluktuierenden, kaum druckschmerzhaften Tumors als Pankreascyste auf der Hand. Perkutorisch läßt sich bei stärkerer Entwicklung der Cyste die Verdrängung des Magens und Kolons nach vorne als sog. Gussenbauersches Phänomen leicht nachweisen. Bei Füllung des Magens mit Kontrastmahlzeit lassen sich die charakteristischen Verdrängungsbilder des Magens oder Kolons je nach der Lage der Cyste ausgezeichnet radiologisch nachweisen. *Glykosurie* unterstützt mit größter Wahrscheinlichkeit die Diagnose Pankreascyste. Bei unklarer Anamnese kann allerdings die *differential-diagnostische* Abgrenzung gegenüber einer Mesenterialcyste, einem Leberechinokokkus oder einer Milzcyste schwierig oder unmöglich sein.

Die *Prognose* des Leidens ist im großen und ganzen günstig zu nennen; Perforation und eitrige Verjauchung der Cyste mit nachfolgender allgemeinen Peritonitis sind selten, ihre Möglichkeit muß aber als Anzeige zu einer rechtzeitigen Operation gewertet werden.

Therapie. Es kommt nur eine *operative Therapie* in Betracht; bei den echten Cysten, welche noch durch keine festen Verwachsungen mit den Nachbarorganen verbacken sind, ist eine *radikale Exstirpation* möglich. Bei diffuser Entwicklung derselben und bei den sog. Pseudocysten kommt als Methode der Wahl die *Einnähung des Cystenscheitels* in das parietale Peritoneum mit nachfolgender *Drainage* (Gussenbauer) in Betracht. Die Eröffnung zur Drainage erfolgt am sichersten erst in einem 2. Akt, bis Verklebungen zwischen Cystenwand und parietalem Peritoneum zu erwarten sind. Unbedingt zu warnen ist vor dem Versuche der *Punktion* der Cyste durch die Bauchdecken hindurch, da es darnach beim Kollabieren und Zurücksinken der Cyste zu Ausfließen von Cysteninhalt in die freie Bauchhöhle kommen kann.

Nach der Einnähung und Punktion der Cyste bleiben oft sehr lang andauernde, stark sezernierende Fisteln zurück, die zur Andauung und lästigen Ekzemen der benachbarten Haut führen. Zur endgültigen Beseitigung derartiger Fisteln sind sekundäre plastische Operationen nötig, wie Einnähung des Fistelganges in den Magen, primäre Anastomosierung der Cyste oder des Fistelganges mit der Gallenblase (WALZEL, HAMESFAHR).

E. Pankreassteine.

Die *Sialolithiasis pancreatica* ist selten. Die sich in den Ausführungsgängen des Pankreas bildenden Steine sind in der Regel klein, oft sogar sandartig aneinandergereiht, so daß förmliche *Ausgüsse* der Gänge entstehen können. Größere *Solitärsteine* über Walnußgröße (ORTH) sind Raria. Ihre Farbe ist meist weiß, seltener dunkelbraun; sie bestehen vorwiegend aus kohlensaurem und phosphorsaurem Kalk.

Die *Sialangitis pancreatica* entsteht meist auf Grund einer vorausgegangenen chronischen Pankreatitis, sie ist nicht selten mit Cystenbildung und Atrophie des Organes vergesellschaftet.

Symptome und *Diagnose* sind sehr unbestimmt; es kann zu an Cholelithiasis erinnernden Koliken kommen. Beim Auftreten von Fettstühlen ohne Ikterus und gelegentlichem Abgang der charakteristisch gebauten Steine (chemische Untersuchung!) kann die Diagnose erleichtert werden. Infolge der Steineinklemmung ist eitrige Pankreatitis beobachtet worden.

Beim Versagen *interner Therapie* (diätetische Maßnahmen, Trinkkuren mit Säuerlingen, Pilocarpin u. a.) kann bei sicherer Diagnose die *operative Therapie* in Erwägung gezogen werden, welche ja nach der meist nur palpatorisch festzustellenden Lage des Konkrementes in *Extraktion* desselben auf transglandulärem oder transduodenalem Wege mit nachfolgender Drainage besteht.

F. Die soliden Geschwülste des Pankreas.

Im Gegensatz zu den seltenen gutartigen soliden Geschwülsten des Pankreas, wie Adenome der LANGERHANSschen Inseln, Fibrome, Lipome, Myome, Chondrome und Lymphangiome, sind die viel häufigeren *Pankreascarcinome* von besonderem chirurgischen Interesse. In der Regel handelt es sich hiebei um scirrhöse Carcinome, seltener um einen Gallertkrebs. Sie haben ihren Sitz meistens im *Pankreaskopf*, es kann aber auch zum infiltrierenden Durchwachsen der ganzen Drüse kommen. Neben diesem primären Pankreaskrebs sind noch die *Carcinommetastasen* in der Bauchspeicheldrüse und die namentlich vom Pylorusteile des Magens oder unterstem Choledochusabschnitt auf den Pankreas infiltrierend übergreifenden carcinomatösen Prozesse zu erwähnen.

Symptome und Diagnose. Das führende Symptom des am häufigsten vorkommenden *Pankreaskopfcarcinoms* ist der anfangs *schmerzlos zunehmende,* von meist rapider Abmagerung begleitete *Ikterus,* der als mechanischer Kompressionsikterus des pankreatischen Abschnittes des Choledochus zu werten ist. In vorgeschrittenen Fällen zeigt das ikterische Kolorit eine schwärzlich-grüne Farbe *(Melas-Ikterus).* Es kommt mit der schließlich vollständig werdenden Gallenabflußsperre zu den bereits beim verkeilten Choledochusstein beschriebenen *cholangitischen* und *cholämischen* Zeichen. Mit dem Größerwerden des Tumors und seinem infiltrierenden Wachstum in die Nachbarschaft stellen sich nicht selten durch Druck auf den Plexus coeliacus vernichtende neuralgiforme Schmerzen ein *(Drame pancreatique, Dieulafoy).*

Der Palpationsbefund des Bauches kann in dreierlei Weise die Diagnose Pankreascarcinom unterstützen:

1. Deutlicher höckeriger, harter Tumor in der Pankreasgegend, meist nur wenig druckschmerzhaft.

2. Tasten einer mächtig dilatierten, nicht druckempfindlichen Gallenblase (Courvoisiersches *Symptom*) (s. Abb. 10).

3. Ascites als Ausdruck der Pfortaderkompression durch den Tumor.

Metastasenbildung, namentlich in der Leber, kommt frühzeitig vor; harte Knoten an der meist vergrößerten Leber sind fühlbar. Selbstverständliche Begleiterscheinungen sind die *Acholie* und hochgradige *Bilirubinurie*; *Glykosurie* spricht für carcinomatöse Infiltration bereits des ganzen Organes.

Differentialdiagnostisch kommt hauptsächlich die chronisch interstitielle Pankreatitis in Betracht, weniger wegen des bei letzterer ähnlichem, doch wesentlich leichterem Zeichenbildes, als wegen des palpatorisch nachweisbaren Tumorbefundes. Auch bei der chronischen Pankreatitis kann die tumoröse Verhärtung der Bauchspeicheldrüse wie beim Carcinom knorpelhart sein (Riedels Bezeichnung „eisenharter" Pankreas).

Die *Prognose* ist unbedingt *infaust*.

Therapie. Bei der oft erst durch eine Probelaparotomie gesicherten Diagnose (Probeexcision, histologischer Befund) kann eine vorübergehende Milderung der schweren Symptome nur durch eine *Palliativoperation* erreicht werden. Versuche einer Radikaloperation haben nur bei gutartigen soliden Tumoren Erfolge gezeitigt, beim Pankreascarcinom ist eine radikale Therapie meist technisch unausführbar und vollkommen aussichtslos. Als Palliativeingriff kommt mit einiger Hoffnung auf symptomatische Besserung die Anastomose der noch galleführenden Gallenblase mit Magen oder Duodenum in Betracht. Es kann dadurch zum Abblassen des Ikterus und zur vorübergehenden Besserung der schweren dyspeptischen Erscheinungen kommen; dieser Eingriff vermag auch für wenigstens einige Zeit den oft fürchterlichen Juckreiz zu bannen, der bei derartigen Patienten zu einem förmlichen Kratzorgasmus führen kann. Die Patienten überleben die palliative Operation selten mehr als ein halbes Jahr und sterben bei schwerster Kachexie meist unter cholangitischen oder cholämischen Erscheinungen.

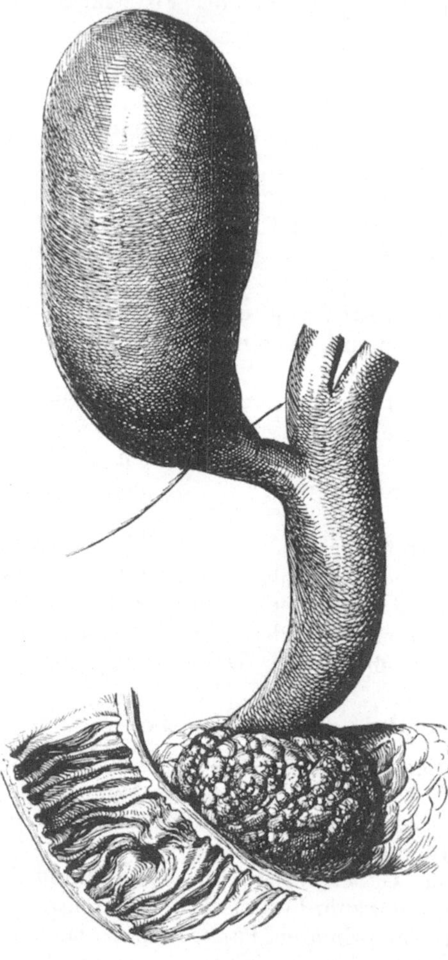

Abb. 10. Courvoisiersches Symptom.
Der unterste Choledochusabschnitt ist durch ein Pankreaskopfcarcinom abgeschnürt; mächtige Erweiterung des Choledochus und der Gallenblase durch Rückstauung der Galle.

Chirurgie der Milz.

Von

Privatdozent Dr. WALDEMAR GOLDSCHMIDT-Wien.

I. Allgemeiner Teil.

A. Anatomie und Physiologie der Milz, Folgen der Milzexstirpation, Nebenmilzen, Retikuloendothel, Regeneration der Milz.

Die Milz liegt im linken Hypochondrium der Zwerchfellunterfläche an und wird in der Regel von der 9. bis 11. linken Rippe gedeckt. In dieser Lage ist sie durch das Thoraxskelet gegen äußere Schädigungen geschützt; sie tritt in räumliche Beziehungen zum Magen, Kolon, Pankreas, Diaphragma, zur Niere und Nebenniere und zu den Bauchdecken und wird durch jede Volumschwankung eines dieser Organe sowie durch die Konfiguration des Thorax in ihrer topographischen Lage beeinflußt.

Überdies stellt sie in ihrer Eigenschaft als je nach Bedarf schwankender Blutbehälter ein Organ von wechselnder Größe dar; in der Leiche in der Regel kleiner als am Lebenden, kann sie physiologischerweise beträchtliche Größenunterschiede aufweisen: die *aktive Schwellung* der Milz bei körperlichen Anstrengungen, der *funktionelle Milztumor*, wird dank der außerordentlichen Elastizität dieses Organs leicht eine Rückbildung erfahren können, sobald der Abtransport des in ihm enthaltenen Blutüberschusses erfolgt ist. In ihrer *Kapsel* befinden sich nur spärliche Muskelelemente, jedoch reichlich *elastische Fasern*. Der *innere Bau* ist durch die *Milzfollikel* (MALPIGHI) und durch die *Milzpulpa* charakterisiert; erstere bestehen vorwiegend aus Lymphocyten, letztere aus Erythrocyten, weißen Blutkörperchen, dann aus den sog. Pulpazellen mit phagocytären Funktionen. Der Pulpainhalt wird durch die Venen abgeleitet, deren Blut gegenüber dem der Art. lienalis außerordentlich reich an weißen Blutkörperchen ist. Über die Verteilung der *Blutgefäße* im Innern der Milz (WEIDENREICH, HELLY) konnte bis heute noch keine einheitliche Auffassung erzielt werden; es ist unentschieden, ob sich die Endarterie zu einem wahren Capillarnetz entwickelt, oder ob sich das venöse Blut ohne Passage durch ein Capillarsystem aus den Lakunen sammelt.

Die *Physiologie der Milz* enthält noch manche ungelöste Frage; trotzdem hat der Ausspruch GALENS, daß es sich um ein „Mysterii plenum organum" handle, in den letzten Jahrzehnten seine Stichhältigkeit verloren.

Während sich im Fetalleben die Milz hauptsächlich an der Bildung der *roten* Blutkörperchen beteiligt, verliert sie nach der Geburt diese Funktion (mit wenigen Ausnahmen, z. B. bei der Leukämie) und produziert jetzt in erster Linie Lymphocyten und mononucleare Leukocyten. Damit tritt jetzt die Milz als hochwertiger *immunisatorischer Faktor* in den menschlichen Organismus ein; sie ist imstande bei auftretenden Infektionskrankheiten Bakterien abzufiltrieren, d. h. abzufangen und zu phagocytieren, gleichzeitig Antikörper ans Blut abzugeben. Als äußeres Merkmal dieser erhöhten Tätigkeit der Abwehr tritt eine Milzschwellung, oft als „*akuter Milztumor*" in Erscheinung. Diese Milzschwellung ist von der Anschwellung bei der physiologischen Blutansammlung oder pathologischen Stauung zu unterscheiden. Daß die Milz eine „*Grabstätte der roten Blutkörperchen*" darstellt, wurde verhältnismäßig früh erkannt; farblose (weiße) Blutkörper und Blutplättchen werden in viel geringerem Maße in der Milz abgebaut als Erythrocyten. Aus den zerstörten roten Blutkörperchen wird der

Grundstoff für die Bereitung des *Gallenpigments* erzeugt. Das Organ ist außerdem befähigt, *Eisen* freizumachen und zu speichern.

In der älteren Physiologie wurde die Milz als drüsiges Organ ohne Ausführungsgang betrachtet (Hermann). Auch heute ist man geneigt, gewisse *hormonale* Wirkungen anzunehmen, deren Erfolgsorgane im Darm, vielleicht auch in den kleinen Blutgefäßen zu suchen sind.

Der wichtigen Rolle der Milz bei den *sog. Blutkrankheiten* verdankt man die Erkenntnis der regulatorischen Funktion der Milz auf die Blutbildungsstätten. Der Mechanismus dieser Funktion ist noch nicht völlig klargestellt, doch lassen sich Beziehungen zwischen dem Knochenmark und der Milz nicht mehr abstreiten. Auch glaubt man annehmen zu müssen, daß die Entkernung der Erythrocyten in der Milz vor sich geht, während bei einer Hypofunktion der Milz kernhaltige Erythrocyten (Jolysche Körperchen) im Blute erscheinen.

So vielseitig die hier aufgezählten Eigenschaften der Milz auch sein mögen, alle sind uns doch nicht bekannt und konnten bis heute noch nicht erschöpfend erkundet werden. Ihr Einfluß auf die *Callusbildung* im Knochen und der Widerstand, den sie der Entwicklung von Tumoren im Organismus entgegenstellt, sind weitere Beweise für die Mannigfaltigkeit ihrer Tätigkeit. Wenngleich die Milz als Hauptsitz aller dieser Funktionen gilt, so ist sie deswegen nicht auch der Alleinsitz; sie stellt vielmehr einen wesentlichen Bestandteil des *retikuloendothelialen Systems* dar (Goldmann, Aschoff), das an verschiedenen Körperstellen lokalisiert ist (so z. B. Kupffersche Sternzellen der Leber, sog. *Nebenmilzen* im Bauchraum usw.). Damit erklären sich die verhältnismäßig geringen Störungen, die nach der Entmilzung im Organismus auftreten. Die *Ausfallserscheinungen* dauern nur kurz an und werden bald ausgeglichen. Zu ihnen gehören das Auftreten von Jolyschen Körperchen (kernhaltige Erythrocyten im Blute), die Vermehrung der Thrombocyten, die echte Polycythämie, das Abblassen der Galle.

Wenn auf der einen Seite nach der Entmilzung das übrige Retikuloendothel funktionell vikariierend einzutreten vermag, so kann auf der anderen Seite das noch in der Bauchhöhle versprengt vorhandene und durch die Splenektomie nicht berührte Milzgewebe (Nebenmilzen) in der Folge hypertrophieren und der Organismus auf diesem Wege zu einer *Regeneration* der Milz gelangen.

B. Allgemeine Diagnostik der Milzerkrankungen.

Die feine Diagnostik der Milzerkrankungen gehört zu den schwierigsten Kapiteln in der Medizin. Das Organ selbst ist der äußeren Untersuchung nur wenig zugänglich; man muß sich oft mit der Dämpfungsbreite bei der Perkussion begnügen, da es sich der Palpation zum größten Teil entzieht. Ist der untere Pol tastbar, so handelt es sich in der Regel schon um eine vergrößerte Milz oder um eine Senkung derselben durch Zwerchfelltiefstand oder allgemeine Ptose, mangelhafte Suspension im Hypochondrium oder Verdrängung durch ein Nachbarorgan. Die wechselnde Konsistenz, auch der vergrößerten Milz bei den verschiedenen Erkrankungen, wird ein Durchtasten derselben durch die Bauchdecken in vielen Fällen (z. B. wegen besonderer Weichheit bei Sepsis, bei dicken Bauchdecken) derartig erschweren, daß man sich nur auf die Perkussion wird verlassen können. Der Untersuchende muß über genügende Schulung und Übung verfügen, wenn er — von groben, auffallenden Veränderungen abgesehen — durch Inspektion, Perkussion und Palpation sich ein maßgebendes Bild verschaffen will. Er wird den Patienten zuerst in Rückenlage, dann in rechter Seitenlage mit eingezogenen unteren Extremitäten vorsichtig examinieren, indem er bei der Palpation sowohl vom Abdomen aus gegen das

Hypochondrium, als auch vom Thorax her um den Rippenbogen herum mit den Fingerkuppen vorsichtig die Grenzen abtastet. Dabei wird er auf die respiratorische Verschieblichkeit achten müssen und bedenken, daß der Milztumor in der Regel den Darm überlagert, also unmittelbar hinter der Bauchdecke liegt. Manches Mal kann aber die umschrieben gespannte Abdominalmuskulatur den Milzpol vortäuschen. Mit Zuhilfenahme der Röntgenstrahlen, namentlich nach vorheriger Luftfüllung des Darmes oder Anlegung eines Pneumoperitoneums, lassen sich die Konturen auf der Platte gut darstellen. Hat man sich über Lage, Größe, Konsistenz, Beschaffenheit der Oberfläche, respiratorische Verschieblichkeit ein Urteil gebildet und das Organ von seiner Umgebung abgegrenzt (gegenüber Magen-, Leber-, Pankreas-, Nieren- oder Nebennierentumoren, Pleuraergüssen, Zwerchfellstand u. dgl.), so ist in vielen Fällen zur Klärung des pathologischen Prozesses auch die Kenntnis des Organinhaltes notwendig. Die *diagnostische Milzpunktion* gehört jedoch zu jenen Eingriffen, die nur unter Anwendung größter Umsicht gestattet sind; neben der Gefahr einer Blutung und Nachblutung, besteht auch die Möglichkeit der Infektion der Bauchhöhle aus dem Stichkanal. Man wird daher beim Verdacht auf Absceß die Punktion unterlassen; eine Probelaparotomie würde den Patienten weniger gefährden. Dort wo das Punktat von hervorragendem diagnostischem Wert ist, wie z. B. bei der GAUCHERschen Erkrankung oder wie bei Kala-Azar (wo die Erreger selten im Blute, häufig in der Milz zu finden sind), wird man sich zu einer Probepunktion allenfalls entschließen können. Doch hat dieselbe am Operationstisch und nicht am Krankenbett zu erfolgen, wobei es dem Operateur überlassen bleibt, unter Kontrolle des Auge mittels einer kleinen Laparotomie vorzugehen, um allen Komplikationen aus dem Wege zu gehen. Unter denselben Kautelen läßt sich in besonderen Fällen auch eine *Probeexcision* rechtfertigen.

II. Spezieller Teil.

A. Angeborene Anomalien.

Der angeborene Milzmangel, die Rechtslage beim Situs viscerum inversus totalis, die retroperitoneale Verlagerung durch sekundäre Taschenbildungen im Peritoneum gehören zu den größten Seltenheiten. Häufiger findet man kongenitale Lappenbildungen, das Vorhandensein von Lienes accesorii, angeborene Lageanomalien (wie z. B. Verlagerung in den Thorax bei kongenitalen Zwerchfellhernien oder Zwerchfelldefekten, oder Verlagerung ins Becken usw.), ferner kongenitale Dermoid- und Lymphcyten, Lymph- und Hämangiome (Angioma cavernosum lienis).

Angeborene Anomalien *höheren Grades* lassen sich meistens aus der Form, Lage, Größe und Oberflächenbeschaffenheit sowie Konsistenz erkennen. Für Cystenbildung entscheidet die Fluktuation, falls die Cyste eine genügende Größe erreicht hat; kleine Cysten lassen sich nicht diagnostizieren, ebenso schwierig wird es sein, die verschiedenen Formen der kleinen Angiome zu erkennen und zu unterscheiden.

Auch klinisch besitzen diese Veränderungen erst dann eine Bedeutung, wenn sie höhere Grade erreichen, wie etwa bei umfangreicheren Cysten oder Angiomen, bei Verlagerung in den Thorax wegen der gleichzeitig bestehenden Zwerchfellhernie. In solchen Fällen wird ein rechtzeitiges *chirurgisches Vorgehen* zu empfehlen sein, nicht nur um den Zustand zu beheben, sondern auch um Berstungen, Blutungen, Incarcerationen, Stieldrehungen vorzubeugen.

B. Die Verletzungen der Milz

erfordern wegen des Blutreichtums dieses Organs eine besondere Beachtung. Zu unterscheiden sind *offene*, das äußere Integument penetrierende, durch direkte Einwirkung (Stich, Schuß, Schnitt) verursachte Verletzungen, und *subcutane* Verletzungen, von denen solche durch *direkte* und solche durch *indirekte* Einwirkung zu unterscheiden sind. Bei stumpfer Gewaltanwendung (z. B. Hufschlag, Eisenbahnpuffer, Sturz) kann es wegen der Weichheit des mit zarter Kapsel überzogenen, blutreichen Organe zur *Milzruptur* kommen. Der Shock, die Schwere der Blutung, die Lokalisation des Schmerzes charakterisieren das klinische Bild. Besonders hervorzuheben ist, daß bei *Milzblutungen* neben der primären Hämorrhagie nach der Verletzung, auch Nach- oder Spätblutungen, also sekundäre zu verzeichnen sind und daher nicht übersehen werden dürfen. Auch kann die *Milzruptur*, zweizeitig erfolgen; entstehen durch das Trauma subkapsuläre Hämatome, so können diese beim Husten und Pressen die nachgiebige Kapsel zum Einreißen bringen und somit zur völligen Ruptur führen.

Bei *spontanen Heilungen* der Milzverletzungen können sich die Hämatome in *Cysten* umwandeln; ferner findet man durch das Trauma verschleppte *Milzgewebeteile* an anderen Stellen des Peritoneums eingeheilt wieder. Hat das primäre Trauma z. B. einen *Zwerchfellriß* verursacht, so kann die Milz in den Thorax verlagert werden. Bei großen Bauchdeckenwunden kann es zum völligen *Prolaps* des Organs kommen. Rupturen sind auch im Verlaufe von *Infektionsprozessen* (Typhus, Malaria usw.) verzeichnet worden, falls nämlich die durch den pathologischen Prozeß stark vermehrte Pulpa die angespannte Kapsel bei geringen, sonst belanglosen Traumen zum Bersten bringt, oder falls Tumormetastasen oder Cysten das Gewebe durchsetzen und Puncta minoris resistentiae darstellen.

Die *Verletzungen* können entweder die Milz allein betreffen (Stich, Ruptur) oder in Kombination mit Schädigungen des Brustkorbes und anderer peritonealer oder retroperitonealer Organe vorkommen. Bei kleinen Wunden mit geringfügiger primärer Blutung sind die Symptome mitunter weniger ausgesprochen, doch ist stets auf die Gefahr der Nachblutung zu achten. Bei gröberen Zerstörungen ist der Patient schwer mitgenommen: Shock bis zu Bewußtseinsstörung, intensiver lokaler Schmerz, Stillstand des linken Zwerchfells, ausgebreitete Flankendämpfung, Spannung der Bauchmuskulatur namentlich im linken Oberbauch, sind nicht zu übersehende Zeichen, welche strengste Überwachung und schnelles Eingreifen erfordern. Als *chirurgische Therapie* kommt entweder die konservative Versorgung der Wunde oder die Splenektomie in Betracht (s. Abschnitt Therapie).

C. Kreislaufstörungen.

Ein besonderes Kapitel der Milzpathologie bilden die *Kreislaufstörungen* in diesem Organe. Die Nähe des Herzens, die Einschaltung in das System der Pfortader und die Eigentümlichkeiten seiner Vascularisation (Endarterien, Fehlen guter venöser Anastomosen) prädestinieren es zu derartigen Störungen. So wird bei Herzfehlern neben der Stauungsleber auch eine *Stauungsmilz* zu verzeichnen sein; die Abflußhindernisse bei der Cirrhosis hepatis, bei raumbeengenden Prozessen im Oberbauch (Drüsen an der Leberpforte, Tumoren der Bauchspeicheldrüse usw.) bedingen ebenfalls eine Stauung in der Milz. *Diese Stauung* kann eine *echte* sein oder aber auf der Basis einer *Milzvenenthrombose* entstehen, wie z. B. beim ins Pankreas penetrierenden Ulcus ventriculi, bei der chronischen Pankreatitis, bei Gefäßschädigungen durch Infektionskrankheiten (Sepsis, Scharlach usw.). Man spricht dann von einem *thrombo-*

phlebitischen Milztumor, der bei längerem Bestehen durch Rückstauung auch auf die Arterie (Erweiterung bis zum Aneurysma) rückwirkt, so daß neben den sonstigen Ursachen, welche ein *Aneurysma art. lienalis* verursachen können (Arteriosklerose, Lues, mechanische Läsionen der Gefäßwand, Infektionen), die Venenthrombose als ätiologischer Faktor hinzukommt. Thrombotische (z. B bei Leukämie, Infektion usw.) oder embolische (z. B. bei Herzkrankheiten) Prozesse in der Art. lienalis verursachen *Milzinfarkte,* deren charakteristische Keilform bekannt ist und welche je nach der Lokalisation, Größe und Zahl mit oder ohne subjektive Beschwerden einhergehen können. Bleibt die Infektion aus, so kommt es durch sekundäre Schrumpfung und nachfolgender Verkalkung zur Selbstheilung, bei vorhandener *Infektion* jedoch abscediert der Infarkt. Auch *Milzsequester* sind als Folge von Infarkten beschrieben worden. Mangelhafte Blutversorgung, wie bei der Arteriosklerose oder *Wandermilz,* kann eine *Atrophie* zur Folge haben, wie sie z. B. als *senile Atrophie* schon von ROKITANSKY erkannt wurde.

Die *totale Milznekrose*, etwa durch Embolie oder Stieltorsion, ist nur sehr selten beobachtet worden. Sie wurde zum ersten Male von MORGAGNI beschrieben.

Die verschiedenen Formen der *Stauungsmilz* können nur im Zusammenhang mit der Grundkrankheit gewertet werden und geben in der Regel keine Veranlassung zu chirurgischer Behandlung des Organs.

Der *thrombophlebitische Milztumor* zeigt neben einer bedeutenden Vergrößerung des Organs in frischeren Fällen eine weichere Konsistenz, in älteren Fällen (die sich oft über Jahre erstrecken) eine charakteristische Härte bei der Palpation, wie sie der Cirrhose im allgemeinen entspricht. Daneben bestehen Druckgefühl, Appetitlosigkeit, Obstipation, Mattigkeit. Es kann zu profusen Blutungen aus dem Oesophagus, Magen und Darm kommen, namentlich wenn der Thrombus von der Vena portae ausgeht und die Venen dieser Organe sekundär varikös entarten. Dann tritt auch Ascites in Erscheinung und weist die Untersuchung des Blutes die Merkmale einer sekundären Anämie auf. Nicht selten häufen sich temporäre Fieberanstiege, die einer circumscripten Erweichung oder Vereiterung des reichverzweigten Thrombus entsprechen dürften. Da eine Spontanheilung in chronischen Fällen kaum zu erwarten ist und mitunter bedrohliche Blutungen stattfinden, läßt sich eine chirurgische Behandlung (Milzexstirpation) in einzelnen Fällen nicht umgehen.

Milzinfarkte schmerzen, wenn die Milzkapsel gedehnt und vorgewölbt ist. Treten Schüttelfrost, hohes Fieber, Schweißausbrüche auf, erhöht sich die Leukocytose im Blute, so sind dies Anzeichen der Vereiterung des Infarktes; dann hat auch die chirurgische Therapie einzusetzen.

Die *totale Milznekrose* ist ein seltenes und schwer erkennbares Leiden; da es bei *Lien mobilis* durch Stieldrehung zu erfolgen pflegt, wird uns die anamnestische Feststellung dieser Anomalie in Verbindung mit den akuten Allgemeinerscheinungen und Abdominalsymptomen (mit Lokalisation im linken Hypochondrium oder linker Bauchhälfte) zur Wahrscheinlichkeitsdiagnose leiten können. Auch wenn *embolische Verschlüsse* der Art. lienalis zur Nekrose führen, kann in differentialdiagnostischer Erwägung gegenüber den Erkrankungen der Nachbarorgane, per exclusionem die Milznekrose angenommen werden. Wesentlich leichter gestaltet sich die Diagnostik, wenn den stürmischen Erscheinungen eine Verletzung der Milz und ihrer Gefäße vorausgegangen war oder wenn man aus therapeutischen Gründen Gefäßligaturen am Milzhilus vornehmen mußte, die sich nachträglich als zu ausgiebig erweisen sollten. Ist in solchen Fällen die Differentialdiagnose gegenüber Milzabscessen nicht durchzuführen, so wird in Anbetracht bedrohlicher Symptome die Laparotomie angezeigt erscheinen. Eine Probepunktion hat wegen der Infektiongefahr zu unterbleiben.

D. Die Milz bei akuten und chronischen Infektionskrankheiten.

Aus der Biologie der Milz ergibt sich ihre besondere Rolle im Verlaufe der *akuten und chronischen Infektionen* mit den je nach der Grundkrankheit mehr oder weniger charakteristischen pathologisch-anatomischen Veränderungen. So erkennt man den „*septischen Milztumor*" bei Streptokokken- oder Staphylokokkenerkrankungen an seiner Weichheit, Hyperämie, leicht abstreifbaren Substanz am Durchschnitt, an einer verschwommenen Struktur, schmierig roten Färbung; die Pulpa ist hyperplastisch und enthält massenhafte Ablagerung von Bakterienleibern, Erythro- und Leukocyten. Die *Typhusmilz* ist frühzeitig vergrößert, dunkelrot bis rotbraun und in der Regel umfangreicher als etwa die Milz bei der *Pneumokokkensepsis.* Bei der *frischen Malaria* fällt die Weichheit und dunkelgraue Verfärbung auf, bei der *chronischen Malaria* die erhöhte Konsistenz, verdickte Kapsel, die zahlreichen Verwachsungen mit der Umgebung, die oft besonders ausgesprochene *Splenomegalie* und das damit verbundene für den Träger lästige Gewicht des Organs.

Die Milz bei den verschiedenen *chronischen* und *akuten Infektionskrankheiten* interessiert den Chirurgen durch die möglichen Komplikationen, die sich aus der funktionellen Beteiligung der Milz und aus der Ausbreitung der Krankheit im Organismus ergeben, wie Blutungen, Infarkte, Rupturen. Vor allem aber der *Milzabsceß*, der — wenn keine infizierte Verletzung vorlag — gewöhnlich hämatogenen Ursprungs ist. Beim Absceß findet man alle jene Zeichen, die auch bei eitrigen Prozessen an anderen Körperstellen zu beobachten sind, also hohe Temperaturen, Leukocytose im Blute, Schüttelfröste, lokale Schmerzen. Für die Milz charakteristisch sind das vergrößerte Organ, der Zwerchfellhochstand, peritoneale Erscheinungen auch bei noch nicht erfolgter Perforation des Eiterherdes, vorgewölbte linke Flanke und mitunter Zurückbleiben der Atmung in der linken Thoraxhälfte. *Multiple kleine Abscesse,* wie sie in der Milz vorzukommen pflegen, weisen keine Fluktuation auf, erst, wenn die eitrige Erweichung eine gewisse Größe erreicht hat, läßt sich dieses Symptom nachweisen. Auch beim Milzabsceß ist die Probepunktion verpönt. Bei allgemeiner Sepsis lassen sich multiple, winzige Abscedierungen der Milz überhaupt nicht diagnostizieren, da das vergrößerte Organ dem septischen Milztumor, das Fieber und Blutbild der Sepsis entsprechen. Man darf nicht übersehen, daß nicht nur die Kokkeninfektion zu Milzabscessen führen kann, sondern daß dieselben auch beim Typhus abdominalis, bei der Amöbeninfektion und anderen beobachtet werden, abgesehen von jenen schon zitierten Fällen, in denen Cysten, Dermoide, Echinokokken usw. sekundär vereitern.

Die *isolierte Milztuberkulose* bietet in diagnostischer Hinsicht besondere Schwierigkeiten. Ebenso wie bei der Carcinose des Peritoneums ist auch hier zu betonen, daß die Knötchenaussaat am Serosaüberzug der Milz im Rahmen einer Tuberkulose im Abdomen nicht als Tuberkulose der Milz zu werten ist. Erscheint nur die Milz allein betroffen, wohl als erste Manifestation einer sonst noch latenten Infektion mit dem Bac. Koch, so reagiert der Kranke darauf mit Mattigkeit, Spannung im linken Hypochondrium, verbunden mit einem Gefühl der Völle; bald treten erhöhte Temperaturen auf, Abmagerung und Schweißausbrüche. Das Organ ist nicht übermäßig vergrößert, bisweilen lassen sich größere Tuberkel durch die dünnen Bauchdecken durchtasten. Verläuft der Prozeß nicht zu schnell, so kann die langsame Zerstörung des Milzgewebes eine Polycythämie bedingen. Man wird auch eine diagnostische Tuberkulinprobe nicht unterlassen.

Die *Lues* der Milz (Gumma) kann hier übergangen werden, da sie kein Gegenstand chirurgischer Behandlung wird und nur differentialdiagnostische

Bedeutung besitzt (s. Abschnitt Sarkom). In zweifelhaften Fällen entscheidet die Wassermannsche Reaktion.

Chirurgisches Interesse beansprucht die durch Infektionskrankheiten veränderte Milz, wie schon erwähnt, erst dann, wenn Komplikationen eintreten oder aus diagnostischen Gründen chirurgische Mithilfe — wie z. B. bei der Anaemia Leishmani — angezeigt erscheint. So können bei der septischen oder Typhusmilz Blutungen, Abscedierungen die Indikation zur Operation abgeben. In seltenen Fällen wird man aus rein mechanischen Gründen bei der Malaria- oder Recurrenssplenomegalie zur Exstirpation schreiten müssen. Die *Lues der Milz* wird kaum eine chirurgische Indikation abgeben, die *Tuberkulose* nur im Falle einer isolierten Lokalisation in derselben.

Die *amyloide* Degeneration *(Sago-Speckmilz)* tritt als Ausdruck der Allgemeinerkrankung auf und ist der chirurgischen Behandlung nicht zugänglich.

Anhang:

Bei längerdauernden entzündlichen Erscheinungen am peritonealen Überzug nach Ablauf lokaler oder allgemeiner Peritonitiden, im Verlaufe von Abscessen, werden zahlreiche sekundäre Verwachsungen die Fixation der Milz erhöhen, aber auch gleichzeitig Stauungen in derselben hervorrufen, so daß eine *Perisplenitis adhaesiva* zum eigenen klinischen Bilde heranreifen kann.

Das klinische Bild der *Perisplenitis adhaesiva* drückt sich in Schmerzen bei der Atmung, gestörter Darmtätigkeit, Zwerchfellhochstand aus. Da ausgedehnte Verwachsungen vorliegen und die Milz mitunter in einer starren Kapsel eingeschlossen ist, werden sich die Schmerzen steigern, so oft die Funktion der Milz eine Vergrößerung ihres Volums bedingt (physiologische Volumsschwankungen während angestrengter Muskelarbeit, Anschwellen der Pulpa bei interkurrenten Infektionen usw.). Zur Diagnosenstellung ist eine sorgfältig aufzunehmende Anamnese erforderlich, um abgelaufene Prozesse in der Bauchhöhle und in der Milz aufdecken zu können.

Die *Behandlung* der Perisplenitis adhaesiva ist nicht leicht; eine radikale Operation ist wegen der ausgedehnten Verwachsungen, der Gefahr des Einreißens und der Blutung nur selten ratsam. Hingegen werden Wärmeapplikationen, Diathermie, manches Mal auch rationelle Heilmassage Besserungen erzielen lassen.

E. Lageveränderung der Milz.

Ein wesentliches Merkmal aller Vorgänge in der Milz sind die bedeutenden Volumschwankungen des Organs bei einem verhältnismäßig schwachen peritonealen Suspensionsapparat und einer topographischen Lage, in welcher die Milz durch die intraabdominellen Druckverhältnisse und ihre Beziehungen zum Zwerchfell erhalten wird. Aus rein physikalischen Momenten, durch die Schwere des vergrößerten Organs allein, aber auch nach abgelaufenen pathologischen Prozessen und allgemeiner Ptose, kann es zur *Wandermilz* kommen. Der Ausdruck ist nicht ganz zutreffend und sollte durch die Bezeichnung bewegliche Milz „*Lien mobilis*", ersetzt werden.

Die *Wandermilz* wurde schon anläßlich der Besprechung der Milznekrose angeführt; doch sei hier noch erwähnt, daß sie auch als chronischer Zustand ohne Komplikationen klinisch von Bedeutung sein kann, ihrem Träger Beschwerden verursacht und dann je nach dem Grade derselben therapeutische Hilfe beansprucht. Der Nachweis einer Lien mobilis ist leicht und gelingt durch die physikalische Untersuchung des Abdomens. In zweifelhaften Fällen wird ein Pyelogramm der linken Niere heranzuziehen sein.

Als *Therapie* wird bei der gewöhnlichen Wandermilz das Tragen eines entsprechenden Bauchmieders empfohlen; operativ hat man, namentlich früher, von der Splenopexie Heilerfolge erhofft, doch ist heute dieses Verfahren zugunsten der Splenektomie (in besonders berücksichtigenswerten Fällen) in den Hintergrund getreten.

F. Geschwülste.

Von den *Geschwülsten* der Milz wurden die angeborenen Lymphangiome und Hämangiome (Angioma cavernosum lienis) bereits erwähnt. Zu den großen Seltenheiten mit geringer praktischer Bedeutung gehören die *Fibrome, Osteome* und *Myome.* Während das *Carcinom* in der Milz primär nicht vorzukommen pflegt, lassen sich nicht selten verschiedene Formen des *Sarkoms* (primäres Fibro-, Angio-, Lympho- und Rundzellensarkom) nachweisen. Häufiger sind *Metastasen maligner Geschwülste,* wobei hauptsächlich diejenigen vertreten sind, die frühzeitig in die Blutbahn durchbrechen (Chorionepitheliome, Grawitz Tumoren, gewisse Sarkome [Kaufmann, Weinert]). Im allgemeinen besitzt das Milzgewebe, wie schon weiter oben hervorgehoben, eine größere Resistenz gegenüber Tumoren und findet sich daher auch die Krebsmetastase im Rahmen einer Peritonealcarcinose eher an der Milzkapsel, also am peritonealen Überzug, als im Innern des Organs. Zu den *gutartigen Geschwülsten* der Milz sind die *Cysten* zu rechnen; dieselben können eine endotheliale Wand besitzen und Lymphe oder Blut enthalten und sind dann als *echte Cysten* anzusprechen; fehlt die endotheliale Auskleidung, so beruht die Cystenbildung meistens auf sekundären Veränderungen nach Hämatomen, Kapselrissen, spontan ausgeheilten Abscessen usw. und spricht man dann von *falschen Cysten.* Sind die *echten* Cysten in der Regel fetalen Ursprungs, also *angeboren,* so gehören die *falschen* gewöhnlich zu den *erworbenen*; zu den angeborenen sind auch die *Dermoidcysten* zu zählen, während bei den letzteren auch diejenigen *parasitären* Ursprungs genannt werden müssen. In unseren Gegenden sind *Parasiten* der Milz durchaus nicht häufig; neben *Echinokokken* begegnet man ab und zu aus dem Darm durchgewanderten *Askariden,* in Ausnahmefällen *Cysticerken* und dem *Pentastomum.*

In *klinischer* und *therapeutischer* Hinsicht dürfen die *Fibrome, Osteome, Myome* wegen ihrer Seltenheit hier nur kurz gestreift werden. Sie erreichen fast nie eine nennenswerte, diagnostizierbare Größe und werden hauptsächlich als Zufallsbefunde bei Autopsien gesehen. Auch die in der Milz vorkommenden *Metastasen* maligner Tumoren spielen derzeit für die Therapie noch keine Rolle, da die Grundkrankheit das pathologische Bild beherrscht.

Das *primäre Sarkom* beansprucht hingegen vollste Aufmerksamkeit. Nur bei frühzeitig gestellter Diagnose mit sofort angeschlossener Splenektomie ist Radikalheilung zu erwarten, da namentlich die Rundzellen- und Lymphosarkome der Milz zu den besonders bösartigen gehören, sehr bald Lymphdrüsenmetastasen absetzen und in die Umgebung hineinwuchern. Die Milz imponiert als großer Tumor mit knolliger Oberfläche, kann ein Gewicht bis zu 3 und 4 kg erreichen, verdrängt dadurch die Bauchorgane, führt zu Stauungen in den Venen und zu Ascites. Der Patient klagt über Mattigkeit, Appetitlosigkeit, Druckgefühl, Verdauungsbeschwerden; subfebrile Temperaturen sind nicht selten. Bei bedeutenderer Ausdehnung des Tumors besteht Zwerchfellhochstand, Flankenvorwölbung, Dyspnoe. Das Blutbild ist wenig charakteristisch und weist gewöhnlich nur eine Verminderung der Zahl der Erythrocyten mit herabgesetztem Hämoglobingehalt auf. Es kann innerhalb des Tumors zu Blutungen, Erweichungen, Nekrosen und Pseudocysten kommen, so daß aus dem Palpations-

und Perkussionsbefund allein sich differentialdiagnostische Schwierigkeiten gegenüber idiopathischen und parasitären Cysten ergeben mögen. Bei idiopathischen Cysten ist jedoch das Allgemeinbefinden des Trägers in der Regel wenig beeinträchtigt, bei parasitären stehen uns zur Kontrolle das Blutbild (Eosinophilie) und die biologische Serumreaktion zur Verfügung. Die Unterscheidung gegenüber den Splenomegalien anderen Ursprungs (z. B. bei Malaria, Recurrensfieber), den septischen Milztumoren (Streptokokken, Typhus abdominalis), der Tuberkulose, den Blutkrankheiten, der Lues, ergibt sich zum Teil aus der Feststellung der Grundkrankheit, zum Teil aus der Beschaffenheit der Milzoberfläche und Konsistenz. Beim thrombophlebitischen Milztumor können die periodischen Blutungen aus dem Darmtrakt, die zeitweiligen hohen Temperaturanstiege und der über Jahre sich erstreckende chronische Verlauf als differentialdiagnostische Momente gegenüber dem Sarkom gewertet werden.

Den kleinen *Hämangiomen* und *Lymphangiomen* fällt keine klinische Bedeutung zu, den großen, erst wenn ihre Ausdehnung zur Raumbeengung führt, oder wenn nach Traumen oder auch spontan durch Berstung Blutungen erfolgen. Zur Diagnose des Hämangioms läßt sich manches Mal, neben der Größe der Milz, ein nachweisbares lokales Schwirren und Pulsieren heranziehen. Auch die *Cysten* treten nur dann klinisch in Erscheinung, bis sie eine gewisse Kapazität erlangt haben. Das Allgemeinbefinden des Patienten ist in der Regel wenig gestört, so lange keine Komplikationen einsetzen (Blutung, Infektion mit Abscedierung, Berstung); der Nachweis einer Fluktuation gelingt bei nicht zu fetten Bauchdecken und bei nicht zu prall gespannter Milzkapsel. Zur Differentialdiagnose muß noch außer dem bereits weiter oben Erwähnten, auf die Möglichkeit einer Verwechslung mit Cysten, die vom Pankreas, Ovarium, Mesenterium, Niere ausgehen, hingewiesen werden. Genaue Perkussion und Palpation, Funktionsprüfungen von Niere und Pankreas, der gynäkologische Befund, eine Röntgenaufnahme, das Blutbild werden zur Erhärtung der Diagnose herangezogen werden müssen.

Handelt es sich um einen *Echinokokkus*, so wird man unter allen Umständen auf die Probepunktion, um eine Aussaat zu vermeiden, so lange verzichten müssen, als die Cyste gegen die freie Bauchhöhle noch nicht vollkommen abgedichtet erscheint (s. weiter unten). Zur Erleicherung der Diagnose eines Echinokokkus wird man die Anamnese, die Eosinophilie, die Serumreaktion heranziehen.

G. Blutkrankheiten.

Aus der bisherigen Darlegung wird ersichtlich, daß bei Beurteilung der pathologischen Veränderungen der Milz, mehr als in anderen Organen, zu unterscheiden ist zwischen a) den *primären* Erkrankungen der Milz (z. B. Verletzungen, Tumoren, Cysten, Parasiten), b) jenen Veränderungen, welche auf Erkrankungen zurückzuführen sind, an denen sich die Milz *infolge ihrer funktionellen Eigenart beteiligt* (z. B. Sepsis, Typhus, Malaria) und c) ihrer Stellung innerhalb des retikuloendothelialen Systems, die eine hervorragende Rolle bei der normalen und pathologischen Blutbildung bedingt. Dadurch ist der Milz in der modernen Chirurgie ein besonderer Platz auch bei der Behandlung der sog. Blutkrankheiten gewährt. Sei es infolge einer *Hyperfunktion, Hypofunktion oder Dysfunktion* des Organs oder eines gestörten Gleichgewichts zwischen den verschiedenen Regulatoren der Blutbildung, die Rolle der Milz bei der *perniziösen Anämie*, beim *hämolytischen Ikterus*, bei einzelnen *hämorrhagischen Diathesen*, der *essentiellen Thrombopenie*, ist heute anerkannt und rechtfertigt in geeigneten Fällen das chirurgische Vorgehen auch für diese pathologischen Prozesse.

Wenn mitunter die an die Splenektomie geknüpften Erwartungen das erzielte Ergebnis überragen, wie z. B. bei der perniziösen Anämie, so ist der Grund dafür in drei Tatsachen zu suchen. Erstens stellt dann die veränderte Milz als solche nicht allein die Ätiologie der Erkrankung vor, zweitens können akzessorische oder Nebenmilzen noch bestehen bzw. das übrige Retikuloendothel eingreifen. Drittens kann es sich ereignen, daß versprengte Milzkeime (s. oben) nach erfolgter Splenektomie sich besonders entfalten und den früheren Zustand durch ihre eigene Wirksamkeit wiederherstellen; man spricht dann von einer *Milzregeneration*.

Die Erkennung der *Blutkrankheiten* (Leukämie, hämolytischer Ikterus, Anaemia gravis usw.) gehört in das Gebiet der internen Medizin, die dabei anzutreffenden Veränderungen an der Milz in das Gebiet der pathologischen Anatomie. Es sei daher auf diese beiden Disziplinen verwiesen.

H. Therapie der Milzkrankheiten.

Wenngleich die Kenntnis der Milzfunktion und ihrer Pathologie zu den Errungenschaften der letzten Dezennien gehören, hat schon die antike Welt aus rein empirisch gewonnenen Anzeigen an der Milz chirurgische Eingriffe versucht. Es wurde eingangs erwähnt, daß die Milz einen Blutbehälter darstellt, der sich namentlich bei schweren körperlichen Anstrengungen durch aktive Schwellung stark füllt und dem Träger durch Gewicht, Seitenstechen lästig wird. Das scheint der Grund gewesen zu sein, weshalb im Altertum bei Schnellläufern, um ihre Leistungsfähigkeit zu steigern, die Milz mit dem Glüheisen entfernt oder verkleinert wurde. Im 16. Jahrhundert sollen Zaccarelli wegen Splenomegalie, Viard wegen schwerer Verletzung die ersten Milzexstirpationen mit Erfolg ausgeführt haben. Aber erst 1893 wurde von Vulpius die erste große zusammenfassende Arbeit über die Operationen an der Milz veröffentlicht.

Auch in der modernen Medizin gebührt der Splenektomie der erste Platz unter den bei Erkrankungen der Milz angewendeten Verfahren. *Teilresektionen* aus dem Organe werden wegen der Schwierigkeiten bei der Versorgung der Wundfläche nur ungern geübt, sie sind in seltenen Fällen als *Probeexcision* oder bei streng abgekapselten *gutartigen Tumoren*, wenn die Gefahr der Nachblutung ausgeschaltet werden kann, zulässig. Die *Probepunktion*, ihre Indikationen und Gefahren wurde weiter oben im Abschnitt Diagnostik erörtert. Die *einfache Incision*, wobei es sich hier wohl lediglich um die Absceßincision oder die Eröffnung parasitärer oder sonstiger großer Cysten handeln kann, darf nur dann unternommen werden, wenn eine genügende Abdichtung gegenüber der freien Bauchhöhle durch Adhäsionen mit der Bauchwand vorhanden ist. Fehlt eine solche sekundäre Verlötung und ist die Indikation zur Incision gegeben, so muß in einem ersten Akt, also vor der Eröffnung des Abscesses oder Cyste, der zu inzidierende Abschnitt durch Nahtfixation an das parietale Bauchfell, sorgfältig extraperitonealisiert werden.

Die *konservative Chirurgie der Milz* z. B. bei Stichverletzungen, Rupturen wird gegenwärtig nur selten angewendet; verschließt man die Wunde mittels Naht und tamponiert dieselbe mit freitransplantiertem Netz oder einem frei entnommenen Muskelläppchen, so ist man trotzdem vor der Nachblutung oder Nekrose nicht geschützt, auch wenn man die temporäre Abklemmung der Arterie am Hilus anschließt. Die *Tamponade* der klaffenden oder vernähten Verletzung mit einem Mikulicztampon, Stryphnongaze oder Klauden wird in den meisten Fällen nur dann zu rechtfertigen sein, wenn befürchtet wird, daß der Allgemeinzustand des Patienten die Totalexstirpation nicht gestatten würde.

Die *Splenopexie*, d. i. die Fixation der mobilen Milz an die Rippen, an das Zwerchfell oder an das Bauchfell mittels starker Seidenfäden oder freitransplantierter Fascie wird nur in Ausnahmsfällen zu empfehlen sein.

Bei sehr geschwächten und herabgekommenen Individuen kann die Splenektomie etwa wegen maligner Tumoren, perniziöser Anämie oder essentieller Thrombopenie durch die *Ligatur der Arteria lienalis* ersetzt werden. Auch wenn die Exstirpation wegen zu ausgedehnten Verwachsungen mit dem Zwerchfell und den Nachbarorganen (wie bei der Perisplenitis) nicht möglich ist, wird man sich mit der Ligatur der Arterie begnügen müssen.

Von allen chirurgischen Verfahren bleibt jedoch die Entmilzung, die *Splenektomie*, die am häufigsten geübte und indizierte Methode. Sie wird ausgeführt: 1. bei den chirurgischen Erkrankungen der Milz und 2. bei einer Reihe sog. Blutkrankheiten, zu deren Entwicklung und Fortbestehen, nach dem heutigen Stande der Wissenschaft, der Milz ein ätiologischer Faktor zugesprochen werden muß. Zur *ersten Kategorie* gehören Verletzungen, Cysten, Echinokokken, Tumoren, Abscesse, mitunter die Wandermilz, mit oder ohne Stieldrehung, die Milznekrose. Bei der *zweiten Gruppe* ist man sich über die Indikationsbreite zur Entmilzung noch nicht völlig im klaren. Allgemein anerkannt ist die ausschlaggebende Wirkung des Eingriffes bei der essentiellen Thrombopenie und beim echten (familiären) hämolytischen Ikterus: man muß ihn für die Polycythaemia vera, für die Hämophilie, das Lymphogranulom, die verschiedenen Arten der Leukämie ablehnen. Wegen der sicheren und schnellen Besserung des Blutbildes und des Allgemeinbefindens nach der Milzexstirpation wegen perniziöser Anämie, wird man sie bei dieser Krankheit — trotz der eklatanten Erfolge mit der Bluttransfusion und mit der Leberdiät — immer noch anraten dürfen; mit dem Vorbehalte, daß die Besserung keine anhaltende sei und sich Rückfälle nach 6 Monaten bis zu 2 Jahren wieder einstellen können. Die rationelle Therapie der perniziösen Anämie wird eine Kombination zwischen interner und chirurgischer Behandlung sein. Die Entmilzungstherapie beim echten Morbus Banti, bei der GAUCHERschen Erkrankung und der Anaemia pseudoleucaemica infantum hat ebenfalls Anhänger unter den Chirurgen gefunden.

Die Frage, ob die *Splenomegalie,* also die abnorme Vergrößerung des Organs, nur aus der Indikation des Volums und des Gewichts der Milz Gegenstand einer Operation werden könnte, muß bejaht werden. In den subtropischen Gegenden viel häufiger, aber auch in unseren Breitegraden (z. B. Malariasplenomegalien nach dem Kriege) begegnet man Milzen von ansehnlichem Umfange und Gewicht (bis zu 2 kg und darüber), welche dem Träger derselben dauernd Beschwerden verursachen. In solchen Fällen ist der Arzt berechtigt, unabhängig von der Grundkrankheit, die Entmilzung vorzunehmen.

Die *Splenektomie* wird in allgemeiner Narkose, kann aber auch in lokaler Anästhesie ausgeführt werden. Je nach der Lage, Größe des Organs und den sekundären Verwachsungen, wird man die Schnittführung parallel zum linken Rippenbogen wählen oder sich durch temporäre Aufklappung des Rippenbogens besseren Zugang zum linken Hypochondrium verschaffen. Handelt es sich z. B. um einen abgesackten subdiaphragmalen Prozeß, so kann man auch den transdiaphragmalen Weg, mit oder ohne Eröffnung der Pleurahöhle, einschlagen. Von besonderer Wichtigkeit ist hervorzuheben, daß sich aus der topographischen Lage der Milz und ihres Stieles bestimmte Regeln für die Versorgung der Gefäße ergeben, die nicht außer acht gelassen werden dürfen. Oft reichen der Pankreasschweif und die große Kurvatur des Magens bis dicht an den Milzhilus heran; bei der Unterbindung der Arterie und Venen muß eine Schädigung des Pankreas und Magens peinlich vermieden werden, damit keine Nekrosen dieser Organe entstehen. Die Gefäße selbst sind oft — bei großem

Kaliber — leicht zerreißlich und sehr dünnwandig und dürfen nur mit aller Sorgfalt gefaßt werden. Auch bei technisch leicht durchführbarer Entmilzung, können *Komplikationen* eintreten, die den postoperativen Verlauf gefährden. Temperatursteigerungen werden fast immer nach der Milzexstirpation beobachtet, sie lassen sich durch reaktive und resorptive Prozesse im Operationsgebiet erklären, bilden aber auch einen Teil der Ausfallserscheinungen. Kleine Nachblutungen und Hämatome im Wundbett, retrograde Embolien mit Blutungen in den Magendarmtrakt gehören nicht zu den Seltenheiten. Es können sich auch Incarcerationserscheinungen einstellen, falls in den nunmehr leeren Recessus lienalis der Magen und einzelne Darmschlingen verzogen erscheinen. Linksseitige Pleuraergüsse dürfen nicht übersehen werden, da sie — falls keine prompte Resorption einsetzt — rechtzeitig abzupunktieren sind. Ferner ist auf die Atmung genau zu achten, da das Manipulieren am Zwerchfell während der Operation dessen Stillstand für einige Zeit verursachen kann.

Zum Schluß soll noch auf die *Strahlentherapie* hingewiesen werden. Sowohl die Röntgen- als auch die Radiumbehandlung haben in letzter Zeit auf diesem Gebiete namentlich bei gewissen bösartigen Tumoren (Sarkomen) Anwendung gefunden. Doch muß daran festgehalten werden, daß die Bestrahlungen derzeit noch nicht berufen erscheinen, in operablen Fällen den chirurgischen Eingriff zu ersetzen. Bei nicht stillbaren *parenchymatösen Blutungen* im Organismus kann die Röntgenbestrahlung der Milz von Erfolg begleitet sein.

Chirurgie der Hernien.

Von

Professor Dr. BURGHARD BREITNER-Wien.

Mit 27 Abbildungen.

SCHUH, der Vorgänger BILLROTHs in Wien, sagt, es „gibt kein Gebiet der operativen Chirurgie, wo sich die Kunst so glänzend bewährt, als in der Behandlung eingeklemmter Brüche". Dieser Ausspruch bleibt beachtenswert, wenn sich auch das Schwergewicht und die Leistung der operativen Chirurgie seither etwas verschoben hat. Die Kenntnis des Bruchleidens, die exakte Beurteilung des Falles, die richtige und rasche Indikationsstellung und in mancher Hinsicht die zweckmäßige Therapie müssen von jedem Arzt gefordert werden.

I. Allgemeines.

Unter *Hernie* (Bruch, „Leibschaden"), versteht man den *Austritt von Baucheingeweiden* aus der eigentlichen Leibeshöhle in einen von Bauchfell gebildeten und von den an der besonderen Stelle vorhandenen äußeren Decken überzogenen Sack.

Dieser pathologische Vorgang, der für die *äußeren* Hernien das Wesentliche darstellt, findet ähnliche Bilder bei der Schädel- und Brusthöhle, so daß auch von einer Hernia cerebri, von einer Lungenhernie gesprochen wird. Auch für gewisse traumatische Folgezustände am Muskelsystem wird die Bezeichnung Muskelhernie angewendet.

Bei allen diesen Zuständen gilt das *Erhaltensein der inneren Auskleidung* der betreffenden Leibeshöhle als Voraussetzung (Meningen, Pleura, Peritoneum). Sie unterscheiden sich dadurch von einem pathologischen Vorgang, bei dem es unter Zerreißung der Wandbekleidung zum Austritt von Eingeweide unter die Haut oder durch die mitverletzte Haut kommt. In diesen Fällen sprechen wir von subcutanem oder offenem *Prolaps*. Einen besonderen Typus dieses stellt die häufigste Form der traumatischen Zwerchfell-„Hernie" dar (s. S. 95).

Bei den *inneren* Hernien handelt es sich um den Eintritt eines Darmabschnittes in einen im Bereiche der Leibeshöhle gelegenen präformierten Peritonealsack.

Die Definition der Hernie rückt sogleich die Frage nach der *Ätiologie* in den Vordergrund. Hier sei zunächst bemerkt, daß voll ausgebildete Brüche beim Neugeborenen vorkommen, das es sich also um ein angeborenes Leiden handeln kann. Dies gilt in erster Linie für den *Nabelschnurbruch* (Hernia funiculi umbilicalis congenita). Aber während hier von einer Hemmungsmißbildung gesprochen werden kann, da es sich um ein Bestehenbleiben der außerembryonalen Leibeshöhle handelt, bieten andere angeborene Bruchformen (z. B. Leistenbruch) das vollkommene Bild der Hernie des Erwachsenen. Schon dieser Umstand weist daraufhin, daß es sich bei einer Art von Brüchen um eine entwicklungsgeschichtlich gegebene anatomische Grundlage handeln muß.

Bedingen besondere äußere Umstände, daß diese *Bruchanlage* unmittelbar
von dem Vorgang des Eingeweideaustrittes gefolgt ist, dann erscheint die
Hernia als angeborenes Leiden. Entfalten äußere Umstände erst im Verlaufe
des späteren Lebens ihre Wirksamkeit in dem genannten Sinne, so sprechen
wir von erworbenen Hernien. Aber auch deren Entstehung ist uns nur auf der
Basis einer Anlage denkbar. Dabei ist im Begriff Anlage naturgemäß enthalten,
daß es sich um bestimmte, anatomisch prädisponierte Örtlichkeiten handelt.

Demgegenüber kann eine Verletzung der Bauchwand (accidentelles Trauma,
Operation) diese an jeder beliebigen Stelle in einer Weise schädigen, daß es
allmählich meist unter der Einwirkung derselben äußeren Umstände zur Ausbuchtung einer Peritonealtasche mit nachrückendem Eingeweide kommt.
Diese postoperativen oder posttraumatischen Hernien stellen somit den rein-
sten Typus der erworbenen Brüche dar.

In gewissem Sinne bilden die sog. traumatischen Hernien (Unfallbrüche)
einen eigenen Typus. Es sei vorweggenommen, daß es sich bei ihrem Inerschei-
nungtreten gewöhnlich um die plötzliche Summation aller früher erwähnten
äußeren Umstände handelt, die eine Bruchanlage zum anatomischen Zustand
der Hernie werden lassen.

Pathologische Anatomie der Hernien.

1. Die äußeren Hernien.

Nach dem Gesagten mag es — wie erwähnt — verständlich sein, daß die
Vorstülpung des Peritoneums vor allem an anatomisch dazu geeigneten Stellen
statthat. Diese *Bruchpforten* finden sich in erster Linie dort, wo das feste Gefüge der Bauchwand eine natürliche Schwächung erleidet. Es sind dies die
Durchtrittsstellen des Samenstranges, der Schenkelgefäße, der Vasa obturatoria usw. durch die präperitoneale Fettlage. Auch jene Teile der Bauchwand,
die normalerweise durch ihren anatomischen Bau eine geringere Widerstandsfähigkeit besitzen (z. B. die Muskellücke des Petitschen Dreiecks, die Linea
alba abdominis), werden hier bedeutungsvoll.

a) Bruchpforte und Bruchkanal.

Diese anatomisch wohl charakterisierten Stellen der Bauchwand bilden die
Bruchpforte.

Nach der Ausdehnung der Bruchpforte spricht man vom *Bruchring* schlechthin (z. B. bei der Hernia lineae albae, beim Nabelbruch) oder von einem *Bruchkanal*, der als *geradliniger* (direkter Leistenbruch) oder als *schräger* Bruchkanal
(indirekter Leistenbruch) bezeichnet wird.

Die Form und Ausdehnung der Bruchpforte ist für die pathologischen Möglichkeiten, mithin für die prognostische Beurteilung des Falles wichtig. Sie
muß im Einzelfall erhoben werden, da es hierfür keine feststehenden Regeln
gibt. Im allgemeinen stellt die crurale Bruchpforte einen kurzen, geraden,
engen Kanal dar, während sich bei den anderen Hernienformen alle Weite-
grade finden. Eine kongenitale Hernie weist öfter eine weite Pforte auf, was
auch von einer lange bestehenden, oft reponierten Hernie gelten kann.

b) Der Bruchsack.

Die Bezeichnung „Bruchsack" bezieht sich nur auf die *Ausstülpung des
parietalen Peritoneums.* Die übrigen Bruchhüllen gehören nicht dazu.

Der Bruchsack dient nicht nur zur Unterscheidung der Hernie vom Prolaps,
sondern er bedingt eine Reihe wichtiger Eigenheiten, die dem Bruch im Verlaufe seines Bestehens zukommen können.

Seine Form und Größe ist von verschiedenen Bedingungen abhängig. Wie weit entwicklungsgeschichtliche Momente mitspielen, soll später (s. S. 80) besprochen werden.

Man unterscheidet den Hals, den Körper, den Boden des Bruchsackes. Weite und Länge des Halses richtet sich nach der Form der Bruchpforte und des Kanals. Körper und Fundus erscheinen entweder als glattwandige, glänzende Blase von verschiedener Form oder sie erleiden durch äußere Einflüsse vielfache Veränderungen, die für die klinischen Erscheinungen und für die Behandlung von Bedeutung werden können.

Als seröse Haut gehört der Bruchsack zu den sezernierenden Organen. Dies äußert sich in den verschiedenen Erscheinungsformen der angeborenen Brüche, der Hydrocele usw. (s. S. 81). Als seröse Haut beantwortet er aber auch die Einwirkungen der verschiedensten Art mit der Exsudation von Fibrin. Seröse, serofibrinöse, vor allem aber auch rein fibrinöse Exsudationen können z. B. an der Stelle eines fortgesetzten Druckes zur Verklebung gegenüberliegender Wandstellen und damit zu einer Abschnürung innerhalb des Bruchsackes (z. B. Nabelbruch), zur Bildung von Taschen und Kammern, von Strängen und Septen führen. Es kann zur Divertikelbildung kommen, zur Verdickung und Verwachsung einzelner Wandpartien mit den Bruchhüllen, zu ringförmigen Einengungen des Bruchsackkörpers usw. Spielen sich solche Vorgänge im Bruchsackhals ab, dann ist bei freiem Körper der völlige Verschluß des Bruchsackhalses möglich.

Die Bedeutung des Bruchsackes wird aber erst vollends klar, wenn man bedenkt, daß gerade er eine Art Spontanheilung des Bruches ermöglichen kann: wenn die spontan oder artifiziell (Druck) bedingten Verklebungen zum Verschluß des Bruchsackhalses und allmählich zur totalen Obliteration des Bruchsackkörpers führen. Dieser namentlich bei jugendlichen Individuen nicht zu seltene Vorgang gibt uns im Einzelfalle das Recht zur Anwendung konservativer Maßnahmen, die jedoch — das sei hier vorweggenommen — im allgemeinen ihre Berechtigung verloren haben.

Die Beachtung der Verhältnisse des parietalen Peritoneums gibt auch das Verständnis der sog. *Gleitbrüche*. Wenn bei weiter Bruchpforte und stetig zunehmender Größe des Bruches solche Organe der Leibeshöhle durch den Bruchring austreten, die normalerweise nur zum Teil vom parietalen Peritoneum bedeckt sind, da sie eigentlich außerhalb der Peritonealhöhle liegen und nur Wandbestandteile bilden (zum Teil das Coecum, Colon ascendens, Harnblase), dann bildet der sie bedeckende Peritonealanteil keinen freien Anteil des Bruchsackes, sondern er erscheint gewissermaßen als Peritoneum viscerale und das Organ selbst als Wandteil des Bruchsackes. Die Wichtigkeit dieses Verhaltens für das operative Vorgehen ist ohne weiteres klar.

Das Auffinden und Erkennen des Bruchsackes ist einer der wichtigsten Akte der Operation (siehe später!). Aber er spielt auch in der Frage der Ätiologie angeborener Hernien und in der Gestaltung der verschiedenen klinischen Bilder eine entscheidende Rolle.

c) Die Bruchhüllen.

Ihnen kommt im Vergleiche zum Bruchsack eine geringere Bedeutung zu. Die anatomischen Verhältnisse der gewöhnlichen Bruchpforte bringen es mit sich, daß außer der Fascia transversalis meist nur Haut, Unterhautfettgewebe und Fascia superficialis die peritoneale Ausstülpung bedecken. Aber selbst die Fascia transversalis kann beim Schenkelbruch fehlen, während bei der indirekten Inguinalhernie kleinen Umfanges der Bruchsack vom Musculus cremaster eingehüllt ist. Bei geringem Fettpolster liegt daher manchmal der

Bruchsack geradezu unmittelbar unter der Haut (Schenkelbruch, großer Nabelbruch alter Leute). Die Lumbalhernie (aus dem Trigonum lumbale Petiti) ist vom Musculus obliquus internus und transversus bedeckt.

Ein eigentümliches Bild bietet der bei großen, alten, längere Zeit eingeklemmten Hernien oft gewaltig verdickte Bruchsack. Man glaubt Hülle um Hülle, wie bei einer Zwiebel, abzulösen. Es handelt sich indes um die Aufspaltung des chronisch und durch akute Exsudationen um ein Vielfaches seiner ursprünglichen Stärke vermehrten Peritonealsackes. Allerdings ist in solchen Fällen die deutliche Trennung von den ebenfalls verdickten und miteinander verwachsenen eigentlichen Bruchhüllen nicht durchführbar.

d) Der Bruchinhalt.

Im allgemeinen entscheidet die Nähe der Bauchorgane zur Bruchpforte und ihre Beweglichkeit über den Eintritt in den Bruchsack. Deshalb werden Netz und das Ileum in seinem mittleren und oberen Anteil oder beide am häufigsten im Bruchsack angetroffen. Die Erfahrung lehrt jedoch, daß sich *gelegentlich jedes Baucheingeweide* als Bruchinhalt finden kann.

Die kurze Netzschürze Jugendlicher läßt uns das Netz im Bruchsack kleiner Kinder meist vermissen. Bei länger bestehenden Brüchen Erwachsener fehlt es selten. Beim reinen *Netzbruch* (Epiplocele) findet es sich oft als klumpig verdickter Randwulst mit derberen Narbenzügen, wobei auch häufig etwas seröse Flüssigkeit, Bruchwasser, im Bruchsack zu sehen ist. Eine Art fibröser und fettiger Hyperplasie ist für das Netz in alten, lange Zeit nicht reponierten Hernien geradezu charakteristisch.

Liegt Netz zusammen mit Darm im Bruchsack, so überlagert es gewöhnlich den Darm, mit dem es nur äußerst selten straffere Verklebungen eingeht. Verwachsungen mit dem Bruchsack sind hingegen häufig.

Tritt *Darm durch die Bruchpforte* aus (Enterocele), so kann es sich bei kleinen Hernien nur um ein Stück der Darmwand, um einen kleinsten Anteil des Darmrohres oder um eine größere Schlinge mit dem zugehörigen Mesenterialabschnitt oder schließlich um mehrere Schlingen handeln. In letzterem Falle wird ein *zuführender* und ein *abführender Schlingenschenkel* unterschieden. Die Kuppe der Schlinge kommt in den Fundus des Bruchsackes zu liegen. Der Bruchsackhals enthält den ein- und austretenden Schenkel und das gefaltete Mesenterium der Schlinge. Narbige Veränderung finden sich daher an diesem vielfach an dieser Stelle. In alten Hernien werden Verklebungen zwischen den Darmschlingen nicht so selten beobachtet.

Neben dem *Dünndarm* als Bruchinhalt tritt der *Dickdarm* an Häufigkeit weit zurück. Gewöhnlich handelt es sich um ein Stück des Colon transversum oder der Flexura sigmoidea, die in Nabel- und Leistenhernien gefunden werden. In rechtsseitigen Leistenbrüchen liegt ab und zu die Appendix, Ovarium, Tube, selbst der Uterus finden sich häufiger als Bruchinhalt als der Magen (s. S. 97), die Milz, die Gallenblase, ein Teil der Leber oder das Pankreas.

2. Die inneren Hernien.

Unter innerer Hernie versteht man die Verlagerung eines Darmabschnittes in eine normalerweise angelegte, jedoch abnorm erweiterte Bauchfelltasche innerhalb des Bauchraumes.

Solche Bauchfelltaschen sind der Recessus duodeno-jejunalis, der Recessus retrocoecalis, der Recessus intersigmoideus und die Bursa omentalis. Die Bruchpforte ist anatomisch genau gekennzeichnet: Flexura duodeno-jejunalis und Plica coecalis, Fächer des Mesosigma, Foramen Winslowii.

Den Bruchsack bildet das glatte, unveränderte Peritoneum. da hier Druck und andere Reizwirkungen wegfallen.

Als Bruchinhalt wird nur Dünndarm gefunden, und zwar entweder als kleinste Schlinge oder (TREITZsche Hernie) fast in seiner ganzen Ausdehnung.

Innere Hernien sind selten.

Über Zwerchfellhernien s. S. 95.

Die Entstehung der Hernien.

Bei der Erwähnung der Ätiologiefrage wurde auf die Schwierigkeit einer überzeugenden Einteilung der Brüche hinsichtlich des Vorganges ihrer Entstehung und Vergrößerung hingewiesen. Die theoretische Bedeutung dieser Frage wird durch ihre praktische Wichtigkeit für die Unfallsbegutachtung ergänzt.

Bei der ausgebildeten Hernie des Neugeborenen und bei der posttraumatischen Hernie besteht kein Zweifel. Dies gilt auch für jene Brüche, die plötzlich nach einer besonders heftigen Anstrengung der Bauchpresse klinisch nachweisbar in Erscheinung treten. Denn dieser Vorgang ist nur verständlich, wenn eine *Bruchanlage* bestanden hat.

Anders verhält es sich bei der großen Zahl von Brüchen, die im Laufe des Lebens allmählich sichtbar werden und für die eine Reihe von *Gelegenheitsursachen* angeschuldigt werden können. Hierher gehören alle Zustände, die entweder die Widerstandskraft der Bauchdecken verringern oder den Innerabdominaldruck oder die aktive Bauchpresse dauernd oder wiederholt wesentlich steigern. Dies sind: zu rascher Abmagerung führende Krankheiten, rasch zunehmende Fettsucht, rasch einander folgende Schwangerschaften, große intraabdominale Tumoren, Ascites, chronische Obstipation, Bronchitis mit gesteigertem Hustenreiz, Emphysem, erschwerte Harnentleerung (Phimose, Prostata-Hypertrophie) und andere. Daß aber selbst in diesen Fällen von einer individuellen Disposition mit einigem Recht gesprochen werden kann, beweist der Umstand, daß alle diese Ursachen immer nur bei einer Auswahl von Patienten wirksam werden und daß bei diesen sich häufig an mehreren Stellen mehr minder deutliche Bruchanlagen nachweisen lassen.

Ähnliches kann nun auch für jene Hernien behauptet werden, die — ohne daß eine der genannten Gelegenheitsursachen wirksam wäre — bei Leuten auftreten, deren Beruf eine immer wiederkehrende besondere Inanspruchnahme der Bauchpresse bedingt (Schwerarbeiter, Glasbläser und andere). Tritt bei solchen überdies eines der genannten die Entstehung begünstigenden Momente hinzu, dann wird das Auftreten des Bruches auch ohne besondere körperliche Disposition glaubwürdig. Dies wären dann, gleich den postoperativen Hernien, *erworbene* Hernien im strengsten Sinne.

Für den schrägen Leistenbruch des Mannes und für den Nabelbruch können immerhin entwicklungsgeschichtliche Momente angeschuldigt werden. Aber für eine Reihe anderer Hernienformen kommen diese in Wegfall. Wir sind daher berechtigt, eine einfache mechanische Genese anzunehmen. Der immer wieder gesteigerte intraabdominale Druck wirkt sich naturgemäß am Orte des geringsten Widerstandes (das sind die „natürlichen" Bruchpforten) aus. Ist es einmal zur Vortreibung einer kleinsten Peritonealausstülpung an einer dieser Stellen gekommen, dann ist durch Eintritt von Netz und Darm, durch die Wirkung ihrer Schwere, durch die zunehmende Dehnung der Bruchpforte die weitere Ausbildung der Hernie angebahnt. Es ist wahrscheinlich, daß auch durch den Zug einer lokalen Fettansammlung (präperitoneales Lipom), die außerdem zur Erweiterung der Bruchpforte beiträgt, der Entstehung einer Hernie Vorschub geleistet wird.

Der hier geschilderte Entstehungsmechanismus der Hernien offenbart gleichzeitig das Besondere ihres Wesens. Wiederholte erhöhte Anstrengung der Bauchpresse führt allmählich zur Ausbuchtung des Wandteiles des Peritoneums und zum Nachrücken von Baucheingeweide, das dann vermöge seiner Schwere im Bruchsack verbleibt. Es ist begreiflich, daß dieser Zustand eine Änderung erfährt, wenn die beiden auslösenden Momente wegfallen. Bei Nachlassen der Bauchpresse und beim Liegen des Patienten gleiten daher bei genügend weiter Bruchpforte die eingetretenen Baucheingeweide wieder in das Abdomen zurück. Nun liegt ein leerer Bruchsack vor, der in diesem Augenblick die Bezeichnung Hernie eigentlich nicht rechtfertigt. Aber es entspricht dem Sprachgebrauch, auch diesen Zustand als Hernie zu benennen.

Die Symptome der Hernien.

Hier soll nur von den Zeichen der sog. freien Hernie gesprochen werden.

Es liegt im Wesen der äußeren Hernien, daß sie als Ausstülpungen des Bauchfelles und Eintritt von Baucheingeweiden sich als *abnorme Vorwölbungen* der Bauchwand darbieten. Findet sich diese Vorwölbung an einer der typischen Bruchpforten und erfährt sie bei Vermehrung der Bauchpresse eine Vergrößerung, so ist schon damit das Vorhandensein einer Hernie sehr wahrscheinlich gemacht.

Um durch *Inspektion* allein einen möglichst klaren Eindruck zu bekommen, soll die *Untersuchung am stehenden Patienten* durchgeführt werden. Dabe, genügt oft ein leichter Hustenstoß, um einen Bruch, der beim liegenden Patienten spontan vollkommen verschwindet, sofort sichtbar zu machen. Handelt es sich bei dünnen Hautdecken um einen größeren Bruch, der durch plötzliches Pressen vorgetrieben wird, so kann man sogar ab und zu peristaltische Bewegungen wahrnehmen.

Häufiger können solche durch kurze schlagartige Berührungen oder durch *Perkussion* ausgelöst werden. Hierbei wird gleichzeitig ermittelt, ob Tympanismus oder leerer Schall hörbar ist. Ersterer ist hier nur über Gas enthaltenden Darmschlingen möglich. Mit flüssigem oder festem Inhalt gefüllter Darm gibt ebenso leeren Schall, wie wenn nur Netz oder ein parenchymatöses Organ vorliegt. Gedämpft tympanitischer Schall findet sich bei sehr verdickten Bruchhüllen oder bei lipomatös verändertem Netz über einer kleinen Schlinge.

Die *Palpation* bringt das wichtigste Symptom zur Ansicht: Die Möglichkeit, die Geschwulst nach der Bauchhöhle hin zum Verschwinden zu bringen, ihren Inhalt zu *reponieren.* Bei diesem Vorgang verrät sich zurückgleitender Darm durch ein unverkennbares, glucksendes Geräusch, während die Finger die weichen, glatten Schlingen häufig durchzutasten vermögen. Netz als Bruchinhalt fühlt sich körnig, klumpig an. Ehe es völlig reponiert werden kann, ist oft ein Widerstand in der Bruchpforte zu überwinden. Handelt es sich um eine Enteroepiplocele, so gleitet immer der Darm zuerst zurück. Folgt nach vollzogener Reposition der Finger unter Vorstülpen der Haut dem zurückweichenden Eingeweide, so vermag er jetzt den Bruchring abzutasten, wobei die glatte Innenfläche des Bruchsackes ein charakteristisches Tastgefühl wahrnehmen läßt.

Im Vergleich zur Eindeutigkeit und Besonderheit dieser *objektiven Zeichen* sind die *Angaben der Patienten* oft wesentlich unbestimmter. Bei Kindern kann man solche überhaupt nicht erwarten. Von Erwachsenen hören wir neben sehr genauen, auf guter Beobachtung ruhenden Schilderungen vorwiegend vage Beschwerden.

Schmerz ist in allen Abstufungen ein verhältnismäßig häufig genanntes Symptom. Im Beginne der Ausbildung z. B. einer Leistenhernie ist es meist nur ein unangenehmes, leicht schmerzliches Ziehen im Unterbauch, das sich erst allmählich auf die Inguinalgegend einstellt und bei größerer Anstrengung intensiver wird. In der Ruhe oder im Liegen läßt der Schmerz nach. Bald lernt es der Patient, bei Anstrengungen der Bauchpresse mit der Hand einen leichten Druck auf die empfindliche Stelle auszuüben und so den Schmerz abzuschwächen oder ganz auszuschalten. Große Hernien bereiten auffallend selten Schmerzen.

Hingegen sind sie bald von einer Neigung zu Obstipation begleitet. Auch *Verdauungsbeschwerden* im Sinne von Völlegefühl, Koliken, ja selbst Schmerzen in der Magengrube werden angegeben. Bei zunehmender Vergrößerung des Bruches bleibt oft ein schmerzhaftes Ziehen und das Gefühl einer belästigenden Schwere als störende Sensation bestehen, die manchmal auch im Liegen nicht ganz verschwindet.

Reicht ein Blasenzipfel in den Bruch, dann klagt der Patient über häufigeren Urindrang oder über ein in die Blase lokalisiertes Brennen. In den seltenen Fällen, da ein Ovarium im Bruchsack liegt, wird eine empfindliche Schwellung zur Zeit der Menses berichtet.

Die Diagnose der Hernien.

Die Symptomatologie der einfachen freien Hernien ist so eindeutig, daß bei richtiger Beobachtung der einzelnen Zeichen kein Zweifel an der Diagnose bestehen kann. Dies gilt für alle ausgebildeten Brüche der vorderen und seitlichen Bauchwand. Aber auch die erst in Entwicklung begriffenen Hernien sind in diesem Gebiet ohne Schwierigkeit festzustellen. Weniger groß ist dabei die Gewähr, daß die Klagen des Patienten auch wirklich alle durch die eben nachweisbare Hernie bedingt sind. Es ist bekannt, daß nicht zu selten bei einer epigastrischen Hernie gleichzeitig ein Ulcus duodeni gefunden wurde. Daß ein Bubo inguinalis, eine Hämatocele, ein Plattfuß und anderes Schmerzen in der Leistenbeuge verursachen können, darf nicht übersehen werden, wenn der Nachweis einer Hernie nicht gelingen will.

Differentialdiagnostische Schwierigkeiten im eigentlichen Sinne können die *Hydrocele bilocularis communicans* und ein *Varix der Vena saphena* an ihrer Einmündungsstelle in die Vena femoralis bedingen. In beiden Fällen gibt zunächst der Patient an, daß er die Geschwulst nur beim Stehen bemerkt oder daß sie dabei und bei plötzlicher Anstrengung deutlicher hervortritt; Angaben, die der Arzt objektiv bestätigen kann. Hier muß also das übrige diagnostische Rüstzeug in Anwendung gebracht werden.

Bei der Untersuchung im Stehen zeigt sich die Hydrocele bilocularis als pralle glatte Vorwölbung von eiförmiger Begrenzung mit einem unter das POUPARTsche Band zu verfolgenden Stiel. Der Perkussionsschall ist leer. Die Reposition gelingt nur zum kleinen Teil, soweit eben eine Mehrfüllung des inneren Zwerchsackes bewirkt werden kann. Dieser nunmehr prall gefüllte innere Zwerchsack kann bei dünnen Bauchdecken durchgetastet werden. Da die Reposition nicht völlig gelingt, der Bruchring mithin nicht abtastbar ist, muß die Diagnose freie Hernie fallen gelassen werden.

Die variköse Ausbuchtung der Vena saphena liegt an der Austrittstelle der Schenkelhernie. Wenn der Varix nicht von Gerinnseln erfüllt ist, ist er ausdrückbar. Aber der nachtastende Finger gelangt in keinen Bruchring. In der Druckdelle fehlt der elastische Anprall beim Hustenstoß. Gelingt die Expression und wird der Druck nach obenhin fortgesetzt, so füllt sich die Vorwölbung von unten her. Damit fällt die Diagnose Hernie endgültig.

Lassen sich die Symptome einer freien Hernie einwandfrei erweisen, dann muß zunächst die genaue *Lokalisationsdiagnose* versucht werden (Inguinal, crural, umbilical, paraumbilical usw.). Darauf soll bei Besprechung der einzelnen Hernienformen (S. 77) eingegangen werden. Es sei hier bemerkt, daß die Unterscheidung in angeborene oder „erworbene" (s. S. 59) Hernie bei fehlender Anamnese klinisch nicht gestellt werden kann.

Die Feststellung des Bruchinhaltes beschließt die Diagnose. Bei Beschreibung der Symptome wurde das Wesentliche darüber erwähnt. Darm oder Netz ist unschwer zu erkennen. Erhebt sich der Verdacht, daß ein Ovarium, eine Tube den Bruchinhalt bildet, vergesse man nicht auf die vaginale Untersuchung, die oft Klarheit zu schaffen vermag. Nennt der Patient Symptome, die auf eine Mitbeteiligung der Blase schließen lassen, gibt das Röntgenbild nach Blasenfüllung meist eindeutige Auskunft.

Bei lange bestehenden großen Brüchen hat man manchmal Schwierigkeiten mit der Reposition, während sie dem Patienten selbst rasch und schmerzlos gelingt. Man tut daher gut daran, den Patienten zunächst selbst einmal die Reposition vornehmen zu lassen. Schließlich verabsäume man nicht, auch die übrigen Bruchpforten bei dem Patienten zu untersuchen. Mutmaßt man eine Hernia obturatoria, ischiadica oder perinealis, ist eine genaue rectale (vaginale) Palpation unerläßlich. Posttraumatische freie Hernien geben keinem diagnostischen Zweifel Raum.

Die freien *inneren Hernien* bleiben symptomlos. Die Diagnose der Zwerchfellhernien siehe S. 98.

Die Prognose der Hernien.

Nach dem Gesagten stellen die Hernien einen ganz eigenartigen, in Genese und Erscheinungsform wohlumschriebenen pathologischen Zustand dar. Ihre Besonderheit kommt aber auch in den Möglichkeiten zum Ausdruck, die im Verlaufe des Bestehens einer Hernie eintreten können.

Zunächst ist eine Art von *Spontanheilung* bei angeborenen Brüchen möglich. Sie erfolgt, wenn z. B. beim Leistenbruch bei sehr enger Bruchpforte kein Eingeweide in den präformierten Bruchsack nachrückt, durch dessen völlige Obliteration. Beginnt diese am Bruchsackhals, dann wird zwar der Austritt von Baucheingeweide ebenfalls verhindert, der Bruchsack aber kann bestehen bleiben und durch die Sekretion seiner serösen Wandung zur cystischen Geschwulst werden. Die Hernie wird zur Hydrocele (s. S. 81).

Andererseits liegt es im Wesen des Entstehungsmechanismus der Brüche, daß eine stetige Größenzunahme zu beachten ist, die namentlich bei der Inguinalhernie und bei der Nabelhernie zu ganz gewaltigen Dimensionen der Bruchgeschwulst führen kann. Abgesehen von den dadurch bedingten Störungen der Darmtätigkeit wird die Hernie damit zum mechanischen Hindernis. Diese Entwicklung kann für keinen Fall abgelehnt werden, was für die Prognosenstellung von grundsätzlicher Bedeutung ist.

Vollends beherrscht aber wird die Prognose der Hernien durch die Möglichkeit der *Entzündung* und der *Incarceration.* Diese als „Bruchzufälle" bezeichneten Vorgänge können bei jeder Form der Hernie, in jedem Alter und zu jeder Zeit eintreten. Da die Incarceration unter allen Umständen das Leben des Patienten bedroht, die Inflammation oft ein schweres Krankheitsbild auslöst, immer aber das bisher harmlos erscheinende Leiden zu einem ernsten Zustand gestaltet, muß die Beurteilung jeder Form der Hernie von diesem Gesichtspunkt aus erfolgen.

Die freie, auch die symptomlose freie Hernie stellt daher in prognostischer Hinsicht einen Zustand dar, der ein ärztliches therapeutisches Vorgehen im Sinne seiner Beseitigung erfordert.

Die Bruchzufälle.

1. Die Entzündung.

Die akute Entzündung einer Hernie wird durch die Entzündung ihres Inhaltes ausgelöst. Sie ist deshalb pathogenetisch für den Bruch am wenigsten charakteristisch, während sie dies durch die Art ihres Verlaufes wird.

Obenan steht die *Appendicitis acuta im Bruchsack*, die fast ausschließlich bei rechtsseitigen Leistenhernien gefunden wird. Das Besondere liegt darin, daß sich die Entzündung in einem abgesackten Teil des Peritoneums abspielt, die freie Bauchhöhle daher bei den meist rasch im Bruchsackhals eintretenden Verklebungen gegen den Entzündungsherd abgeschlossen wird (WINIWARTER).

Kommt es zur Eiterbildung, so bleibt mithin diese auf den Bruchsack und auf ihre Einwirkung auf die Bruchhüllen beschränkt, so daß letzten Endes ein extraabdominaler Absceß zustande kommt.

Die Symptome, die diesen Hergang begleiten, können im Beginne denen einer intraabdominalen Appendicitis gleichen. Bald aber treten die diffusen peritonealen Reizerscheinungen (Aufstoßen, Erbrechen, Koliken, Windverhaltung) zurück. Die Bruchgeschwulst wird schmerzhaft, infolge der Exsudation prall gespannt, die Bruchhüllen werden infiltriert, gerötet; schließlich kann es zur Abscedierung nach außen kommen. Im Bruchsack befindliches Netz verfällt dabei meist der Gangrän.

Die Appendicitis kann aber natürlich auch im Bruchsack weniger stürmisch verlaufen, es kann zu rasch abklingenden Attacken kommen, die manchmal ihrer wahren Natur nach gar nicht erkannt werden.

Seltener führen andere Entzündungen von Abdominal*organen* (Salpingitis, Typhusperforation) zu akuten Entzündungen im Bruchsack. Bei diffuser Peritonitis kann Eiter auch in den Bruchsack eindringen. Auch von außen her (Furunkel) kann eine Entzündung ausgelöst werden.

Subakute Entzündungen werden bei Tuberkulose oder Carcinose des Bruchdarmes beobachtet.

Charakteristisch erscheinen die durch den Reiz wiederholter Traumen (Kleidung, Bruchband und andere) ausgelösten, zunächst symptomlos verlaufenden *chronischen* Entzündungen, die unmerklich weitgehende Veränderung des Bruches und seiner Hüllen herbeiführen können.

Diese Veränderungen, die fast immer als Folge aller Entzündungsformen auftreten, bestehen in den mannigfaltigsten Formen von *Verwachsungen* der Teile des Bruchinhaltes, der Wände des Bruchsackes, des Bauchinhaltes mit dem Bruchsack, des Bruchsackes mit den Bruchhüllen. Durch diese Verwachsungen geht die freie Hernie ihres am meisten charakteristischen Symptoms, der Reponibilität, verlustig. Damit entsteht in diagnostischer und prognostischer Hinsicht geradezu ein neues Krankheitsbild: die *Hernia irreponibilis* in der Form der *Hernia accreta*.

2. Die irreponible Hernie.

Obwohl die *Verwachsungen* im Bruchsack und jene des Bruchsackes mit der Umgebung in der weitaus überragenden Mehrzahl der Fälle den Zustand der Irreponibilität bedingen, während andere Momente (Kotstauung, unvermittelt größerer Eingeweideaustritt und anderes) seltener ursächlich wirksam sind, wird hier sprachlich das Schwergewicht auf das *Symptom, nicht* auf die

Ätiologie gelegt. Es ist wichtig, diese Gepflogenheit festzuhalten, da vom Augenblick der Irreponibilität an eine verwirrende Fülle klinischer Bilder möglich ist, die uns nicht nur differentialdiagnostisch beschäftigen, sondern die vor allem ein sicheres therapeutisches Vorgehen erfordern.

An sich betrachtet müßte es für einen Netzzipfel, für eine Dünndarmschlinge ohne Bedeutung sein, ob sie fallweise in die freie Bauchhöhle zurücktreten können, oder ob ihnen dies dauernd verwehrt ist. Aber schon der Umstand, daß es sich um normalerweise bewegliche und automatisch bewegte Gebilde handelt, macht es begreiflich, daß die subjektiven und objektiven Beschwerden durch die Behinderung der Peristaltik vermehrt und stationär werden. Wesentlicher ist, daß dadurch weitere pathologisch-anatomische Veränderungen ausgelöst werden.

Bei Erwähnung der Spontanheilung kam die exsudative Reaktion des Bruchsackperitoneums nach chronischen Traumen und Entzündungen zur Sprache. Wird nun das Netz an eine veränderte Stelle der Bruchsackwand angelötet, so kommt es im Bruchsacknetz durch Zug und Druck zu Zirkulationsstörungen. Es antwortet mit einer fibromatösen und lipomatösen Hypertrophie, die ein weiterer Grund der Irreponibilität wird. Das hypertrophische Netz engt den Bruchkanal und verhindert die Darmschlinge am Zurückgleiten. In dieser führen die Zirkulationsstörungen zur Verklebung der Schlingenschenkel. Die gestörte Motilität löst eine Hypertrophie der muskulären Darmwand aus, auch die Darmserosa wird verdickt, womit die ganze Schlinge massiver und damit ihre Rückverlagerung auch dadurch unmöglich wird. Der Kotstrom wird durch die Verminderung der Peristaltik verlangsamt, es kommt zu Stasen und passiver Dehnung der Schlinge. Die Vergrößerung des Bruchinhaltes, die Zunahme seines Gewichtes bewirken eine Vergrößerung des Bruchsackes. Neue Wandteile des Peritoneums, beträchtlichere Schlingenanteile rücken nach, die denselben Beeinflussungen unterworfen werden. Schließlich kann es zu ganz enormen Bruchgeschwülsten führen, die manchmal einer partiellen Eventration gleichkommen. Entsprechend der Wahllosigkeit der Verwachsungen bilden sich im ausgetretenen Darmkonvolut Abschnürungen und Abknickungen, die ein immer größeres Hindernis für die Peristaltik abgeben.

Die Zunahme der Beschwerden hält mit diesen Vorgängen Schritt. Der ziehende Schmerz in der Gegend des Bruches ist von Magenschmerzen begleitet, die nur eine vorsichtige Nahrungsaufnahme gestatten. Quälende Koliken, hartnäckige Obstipation verleiten zu erhöhter Anstrengung der Bauchpresse, die von neuen, oft heftigen Bruchschmerzen gefolgt ist. Berührung und Druck von außen her zeigen jetzt die universelle Empfindlichkeit der Bruchgeschwulst, die dadurch den Patienten in seiner Beweglichkeit schwer beeinträchtigt.

Ist dieses Stadium der Hernie erreicht, fallen diagnostische Schwierigkeiten weg. Sichtbare Peristaltik, stellenweiser Tympanismus, glucksende Darmgeräusche lassen nur eine Auffassung zu.

Im Anfangsstadium aber, oder wenn eine kleine irreponible Hernie stationär bleibt, stellt die Diagnose oft besonders bei Inguinal- und Cruralhernien ein schwieriges Problem dar.

Es ist einleuchtend, daß die prognostische Beurteilung eines irreponiblen Bruches noch ernster gefaßt werden muß, als die einer freien Hernie. Solange der Bruchdarm wegsam bleibt, erscheint das Leben des Patienten allerdings nicht unmittelbar bedroht. Aber sobald durch irgendwelche mechanische Momente (zunehmende Kotstauung, Schlingenknickung oder -torsion, Abschnürung durch einen Netzstrang usw.) die Wegsamkeit des Darmes aufgehoben wird, tritt jener Zustand ein, der als *Ileus*, als Darmverschluß, eine unmittelbare Lebensgefahr bedeutet.

Da das wesentliche Moment dieses Vorganges — mag er auf welche Weise immer zustande kommen (s. S. 66) — in der Abschnürung eines Schlingenlumens innerhalb des Bruches (Hals oder Körper) beruht, womit ihre Irreponibilität verknüpft ist, wird das Eintreten dieser Abschnürung mit der dadurch bedingten Unwegsamkeit als Incarceration, die Hernie selbst als *eingeklemmter Bruch, Hernia incarcerata,* bezeicht. Der auslösende Mechanismus tritt hier sprachlich vor das Symptom.

3. Die incarcerierte Hernie.

Trotzdem gewiß in jedem Falle von Brucheinklemmung verschiedene mechanische Momente gleichzeitig oder in rascher Folge wirksam sind, scheint eine Sonderung der Incarcerationsvorgänge in bestimmte Typen zweckmäßig. Auch hier müssen wir uns über den medizinischen Sprachgebrauch klar sein. Mit der Bezeichnung „incarceriert". beurteilen wir den inneren Zustand einer Hernie nach einem funktionellen Symptom. Pathologisch-anatomisch können wir nur die Irreponibilität feststellen.

Nun gibt es 2 klinisch scharf voneinander getrennte Vorgänge, die zwar zum selben Symptom führen, aber mechanisch nicht gleichartig verlaufen.

Das pathologisch-anatomische Substrat, das diesen Vorgängen zugrunde liegt, ist folgendes: Die besondere Anstrengung der Bauchpresse treibt in einen präformierten Bruchsack einen größeren Darmabschnitt vor. Dies gelingt durch eine plötzliche Überdehnung des Bruchringes, wobei eben

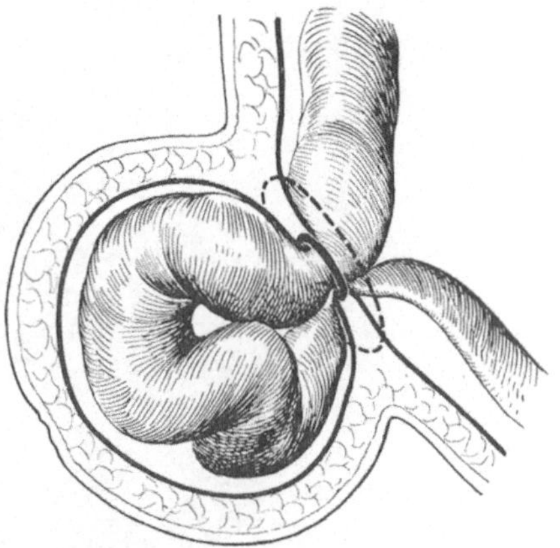

Abb. 1. Schema der elastischen Bruchreinklemmung.

die auf die Eingeweideschlinge wirkende vis a tergo stärker ist, als der elastische Widerstand der Bruchpforte. Sobald aber die Kraft des Anpralls und Durchtreibens erloschen ist, tritt die Elastizität der Bruchpforte wieder in Aktion und umschnürt nun die vorgefallene Schlinge in den Fußpunkten ihrer Schenkel. Diese Schlinge, die nur bei gewaltsamer Überdehnung des Bruchringes austreten konnte, ist nun für den wieder verengten Bruchring zu groß. Damit ist ihr der Rückweg verwehrt. Das Mißverhältnis von Schlingengröße und Bruchpforte wächst mit den Folgen der Abschnürung der Schlingenschenkel und ihres Gekröses. Die Kompression der Venen bedingt ein Ödem, das teils zur Bildung von Bruchwasser (und damit zur Raumbeengung von außen her), teils zur Transsudation in das Darmlumen führt. Die Gärungsgase in der Schlinge finden keinen Ausweg. Die in ihrer Zirkulation geschädigte Darmwand vermag sie nicht zu resorbieren. Die immer mehr zunehmende Blähung der Schlinge ist die Folge. Alle diese Umstände vermehren den Druck an der Stelle der Abschnürung, so daß nun zur Kompression der Mesenterialvenen auch die der arteriellen Gefäße tritt. Der vom Gefäßstamm fernste Punkt wird zuerst von der Auswirkung dieser Blutabsperrung getroffen. So kommt es, daß mit dem Auftreten und der Zunahme der Drucknekrose der im Bruchring liegenden Schlingenteile eine Nekrose der Schlingenkuppe im Fundus des Bruchsackes einhergeht.

Unterdessen hat die Peristaltik des vom Bruchring oral gelegenen Darmteiles das Hindernis vergebens zu überwinden gesucht. Bald macht sich auch hier zunächst bruchnahe die Stauung des Darminhaltes und die Schlingenblähung bemerkbar. Dieser Zustand schreitet immer mehr oralwärts fort, bis es zum Überlaufen von Dünndarminhalt in den Magen kommt. Das fäkulente Erbrechen hält an, bis das zum Teil toxisch, zum Teil reflektorisch geschädigte Herz erlahmt.

Man hat diese Form der „Einklemmung" die „*elastische Einklemmung*" genannt und ihr einen Vorgang gegenübergestellt, der als „*Koteinklemmung*" bezeichnet wird.

Das Wesen wird darin gesehen, daß eine plötzliche Überfüllung des zuführenden Schenkels einer Bruchschlinge den abführenden Schenkel im Bruchring bis zur Unwegsamkeit komprimiert. Dieser Vorgang ist leichter verständlich, wenn man eine im Bruchsack adhärente Schlinge voraussetzt, der das freie Spiel der Peristaltik versagt ist.

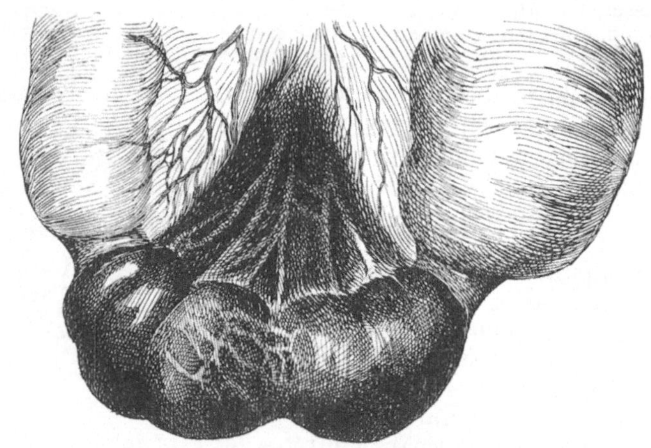

Abb. 2. Eingeklemmte gangränöse Darmschlinge.

Im klinischen Bild wird es sich daher häufiger um eine schon früher irreponible Hernie handeln. Da die akute Druckwirkung des elastischen Schnürringes nicht das auslösende Moment darstellt, verläuft die arterielle Zirkulationsschädigung weniger rasch, während die Unterbrechung der Darmwegsamkeit auch hier eine plötzliche ist.

Symptomatologie. Eine angeborene oder erworbene Hernie, die bisher keine Schmerzen verursachte und immer spontan oder mit geringer Beihilfe zurückging, tritt plötzlich im Anschluß an eine forcierte Anstrengung der Bauchpresse in etwas größerem Umfang als gewöhnlich aus. Dieses Austreten ist von einem heftigen stechenden Schmerz, Schweißausbruch, Blässe, nicht selten von Erbrechen oder einer vorübergehenden Ohnmacht begleitet. Die Bruchgeschwulst nimmt in der Folge noch etwas an Größe zu, ihre Empfindlichkeit steigert sich. Ein Versuch des Patienten, die Hernie wie sonst durch Niederlegen und leichten Druck zu reponieren scheitert auch unter Anwendung heißer Tücher und eines heißen Bades. Der Bauch wird aufgetrieben. Der Abgang von Winden und Stuhl ist sistiert.

Nach einer verschieden langen Periode, in der dieser Zustand sich nicht wesentlich ändert und nur heftige Koliken weiterbestehen, nimmt die Auftreibung des Abdomens zu. Der Brechreiz steigert sich zum Erbrechen. Anfangs besteht das Erbrechen aus Mageninhalt, dann finden sich gallige Beimengungen, später wird das Erbrochene bräunlich und zeigt einen faden, allmählich stuhlartigen Geruch. Schließlich können Kotbröckel entleert werden. Der Zustand des *Kotbrechens*, das „Miserere" ist eingetreten.

Unterdessen ist die Peristaltik im Bruchsack erlahmt, die abdominalen Koliken sind immer schwächer, der Bauch aufgetriebener geworden. Der Patient, der längst jede Nahrungsaufnahme verweigerte, verfällt. Das blasse Gesicht, die eingefallenen Augen, der kleine frequente Puls leiten das Erlöschen des Bewußtseins ein. Unter subnormalen Temperaturen tritt der Exitus letalis ein.

In der Symptomatologie bedingt die Verschiedenheit des Mechanismus einige, allerdings nicht wesentliche Züge. In gewissem Sinne sind übrigens beide Mechanismen bei beiden Formen wirksam.

Nach den oben geschilderten Entwicklungsmöglichkeiten einer irreponiblen Hernie ist auch eine allmählich einsetzende Aufhebung der Darmpassage verständlich. Der Augenblick ihres Eintrittes ist aber auch da ein akut einsetzendes Ereignis.

Es sei noch bemerkt, daß in Fällen mit primärer Unterbrechung der arteriellen Blutzufuhr die hier beschriebenen Vorgänge im Bruchdarm fehlen können

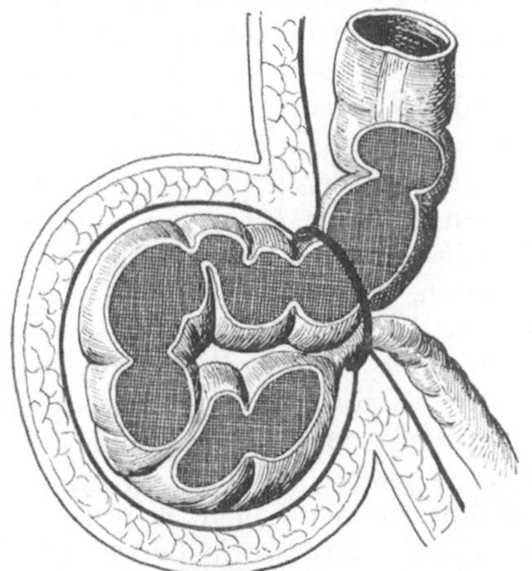

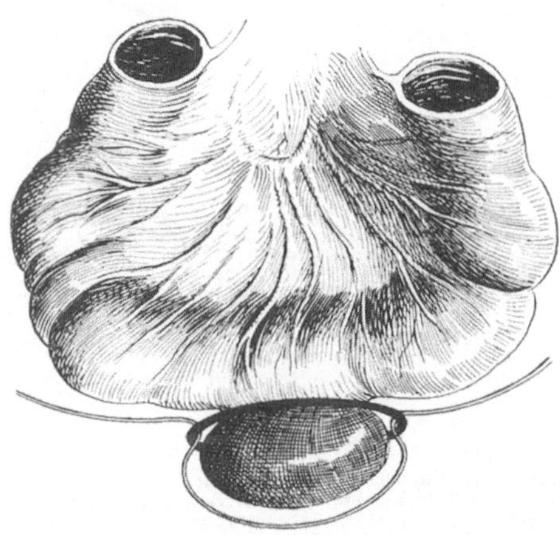

Abb. 3. Schema der Koteinklemmung. Abb. 4. Schema des Darmwandbruches.

und der Verlauf des ganzen Herganges ein rascherer sein kann. Auch der Ausgang der Darmeinklemmung entspricht zuweilen nicht dem hier dargestellten. Einmal kann es durch Durchwanderung von Darmbakterien durch die nekrotische Bruchdarmwand zur *Peritonitis im Bruchsack* kommen, die sich durch die Bruchpforte hindurch in die freie Bauchhöhle fortsetzt und auf diese Weise den Tod des Patienten bedingt. Hält hingegen die Bruchpforte dicht, dann entwickelt sich die Bruchsackperitonitis nach Perforation des nekrotischen Darmes zur *Bruchsackphlegmone*, die zur Perforation nach außen und als Kotfistel zur „Spontanheilung" der Incarceration führen kann.

Daß auch die verschiedene Höhe der Incarceration (oberes Jejunum, unteres Ileum, Dickdarm) von Einfluß auf einzelne Symptome ist, bedarf kaum einer Betonung. Ebenso begreiflich ist es, daß der völligen Wind- und Stuhlverhaltung vom Augenblick der Einklemmung an, die meist auch reflektorisch bedingt ist, eine oder selbst mehrere Stuhlentleerungen (spontan oder nach entsprechenden Maßnahmen) aus dem analwarts gelegenen Darmpartien vorausgehen können.

Neben diesen häufigsten Formen der Incarceration erfordern noch einige andere unsere Aufmerksamkeit, da sie uns leicht in der Beurteilung irrezuführen vermögen. Es sind dies der Darmwandbruch, die partielle Incarceration im Bruchsack, die Netzeinklemmung und die sog. retrograde Incarceration.

a) Der Darmwandbruch.

Bei einer sehr engen und straffen Bruchpforte ereignet es sich manchmal, daß nur ein Stück der Darmwand, gewöhnlich ein dem Mesenterialansatz gegenüberliegender Anteil, in den Bruchring eingepreßt wird (Littre, Richter).

Tritt nunmehr die elastische Einklemmung in Tätigkeit, so zeigen sich zunächst alle, zum Teil reflektorisch bedingten Erscheinungen der gewöhnlichen Darmincarceration. Auch die pathologischen Vorgänge im Bruchsack verlaufen im selben Sinne. Die subjektiven und objektiven Zeichen der Darmeinklemmung sind im vollen Umfang erweisbar, wobei nur die Kleinheit der Hernie, die manchmal vorher noch gar nicht bemerkt wurde, auffällt.

Bald ergibt sich, daß das entscheidende Symptom der incarcerierten Hernie ausbleibt: Nach Überwindung der reflektorischen Lähmung kommt es wieder zu Wind- und Stuhlabgang. Jedoch die schmerzhafte Geschwulst bleibt bestehen und im Verlaufe von Stunden oder Tagen bietet der jäh verfallende Patient ein Bild, das nur als diffuse Peritonitis gedeutet werden kann. Der letale Ausgang bestätigt es.

Wie bei der Incarceration einer ganzen Schlinge führt auch hier die Umschnürung des Darmwandteiles zur Gangrän, der die Perforation — diesmal in die freie Bauchhöhle — folgt.

Klinisch verläuft die Incarceration des Darmdivertikels (Meckelsches Divertikel) oder der Appendix annähernd gleich. Anatomisch sind die Bruchpforte der Schenkelhernie und der Hernia obturatoria bevorzugt.

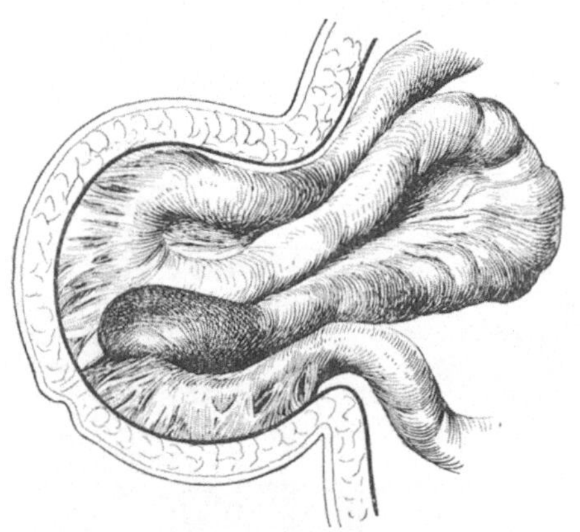

Abb. 5. Partielle Incarceration im Bruchsack. (Der Fußpunkt des unteren Schenkels der mittleren Schlinge ist incarceriert [dunkle Tönung in der Zeichnung].)

b) Die partielle Incarceration im Bruchsack.

Die Verwachsungen in einer großen, lange bestehenden irreponiblen Hernie bringen es mit sich, daß der Bruchsack keine einheitliche Höhle darstellt, sondern durch Netzstränge und Wandverklebungen in mehrere Kammern geteilt ist. Dies ist namentlich bei großen Nabelhernien der Fall. Jede dieser Kammern stellt mit ihrem Inhalt gewissermaßen einen eigenen Bruch dar. In einem solchen kann sich nun z. B. bei adhärenter Schlinge der Vorgang der Koteinklemmung isoliert abspielen, wobei an der eigentlichen gemeinsamen Bruchpforte keine Incarceration besteht.

Während sich nun die allgemeinen Einklemmungserscheinungen wie sonst entwickeln, ist der Bruch selbst zunächst nur teilweise schmerzhaft, ja er kann — wenn dies überhaupt vorher möglich war — auch teilweise reponiert werden. Damit ist die besondere Gefahr einer falschen Beurteilung gegeben, die erst durch den weiteren letalen Verlauf aufgedeckt wird.

c) Die Netzeinklemmung.

Wirkt sich die elastische Einklemmung an einem ausgetretenen Netzzipfel aus, so stellen sich Erscheinungen ein, die anfangs jenen des Darmwandbruches völlig gleichen. Aber selbst die ab und zu eintretende Gangrän des Bruchnetzes ist nur ganz selten von den deletären Folgen einer diffusen Peritonitis begleitet.

Gewöhnlich setzt die anfangs reflektorisch gelähmte Darmtätigkeit wieder ein, ja selbst die Zirkulation im Netz wird wieder hergestellt. Im schlimmsten Fall ist der Ausgang eine Phlegmone. In den meisten Fällen endet die Einklemmung als irreponible Netzhernie.

Die *Diagnose* ist im Anfang durch genaue Palpation manchmal möglich. Sonst entscheidet der Verlauf. Die Tatsache der Netzeinklemmung unterstützt die Richtigkeit der Annahme des Mechanismus der elastischen Incarceration, der von einigen Autoren angezweifelt wird.

d) Die retrograde Incarceration.

Diese Form der Einklemmung verdient unsere besondere Aufmerksamkeit, die durch die Seltenheit des Vorkommens nicht vermindert werden soll. Auch die Unstimmigkeit der Erklärungsversuche zwingt eher zur Beachtung des Krankheitsbildes. Dieses ist pathologisch und damit klinisch kein einheitliches. Aber für die Beurteilung besteht kein Unterschied.

Das klassische Bild der retrograden Incarceration ist der *Zweischlingenbruch,* dessen *intraabdominales Mittelstück* „Incarcerationserscheinungen" zeigt, während die beiden Bruchsackschlingen intakt sind.

Ein Teil dieser Fälle ist durch die *doppelte Knickung* des Mesenteriums des Mittelstückes im Bruchring hinlänglich erklärt.

Für die übrigen Fälle, bei denen das Mittelstückmesenterium bauchwärts vom Bruchringe liegt, sind die Er-

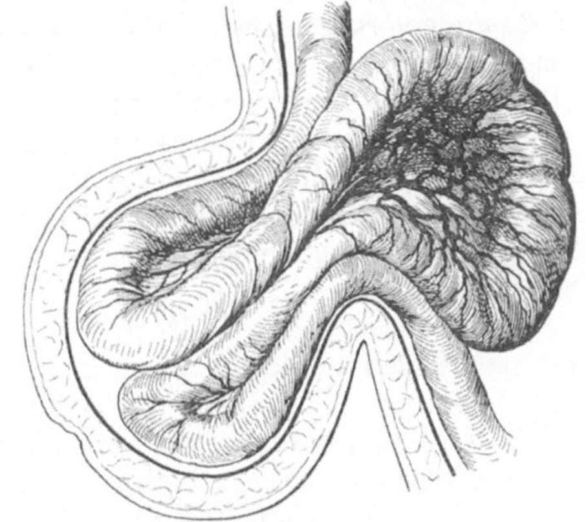

Abb. 6. Retrograde Incarceration.

nährungsstörungen durch eine Kompression desselben, durch Spannung und Zugwirkung der sich blähenden Verbindungsschlinge bedingt. Diese Blähung und Kotstauung wird in ihrer Wirkung einer Torsion gleichgesetzt.

Als Mechanismus dieser Form der Einklemmung werden zwei Möglichkeiten beschrieben:

1. Zwei Schlingen und das Mesenterium der Verbindungsschlinge im Bruchsack. Elastische Einklemmung. Abschluß der im Abdomen liegenden Verbindungsschlinge an beiden Enden. Gasdehnung. Die sich dehnende Schlinge zieht ihr Mesenterium aus dem Bruchring. Damit erlischt die Incarceration für die Bruchdarmschlingen. Der anämisierende Reiz bewirkt in der durch ihre Lagerung zum Ring charakterisierten Verbindungsschlinge über Hyperämie und Erschlaffung alle Erscheinungen der schweren Ernährungsstörung. Die wachsende Überdehnung der Schlinge führt zur Zugarkade (LORENZ) in ihrem Mesenterium.

2. Drei Schlingen im Bruchsack. Elastische Einklemmung. Durch Taxisversuche wird die mittlere reponiert. In das Abdomen zurückgleitend unterliegt sie, an beiden Enden abgeschlossen, der Gasüberdehnung, sie zieht ihr Mesenterium nach. Der weitere Vorgang verläuft wie oben.

Es ist klar, daß die fehlenden Erscheinungen im Bruchsack hier besonders leicht zur Fehldeutung verführen. Die Größe der Hernie, vorausgegangene Taxisversuche, die Schnelligkeit, mit der sich ein schweres Krankheitsbild entwickelt, der Nachweis einer „stehenden Schlinge" im Abdomen vermögen die Diagnose zu leiten.

Die Prognose ist bei dem Umstand, daß sich die Gangrän der Schlinge im freien Abdomen abspielt, eine durchaus schlechte.

e) Beurteilung der Hernien.

Während die akuten entzündlichen Erkrankungen, die Mißbildungen, die Geschwülste einer ziemlich einheitlichen Auffassung seitens der Ärzte und seitens des Laienpublikums begegnen, bringt es die Vielgestaltigkeit und der vollkommen verschiedene Verlauf selbst gleicher Bruchformen bei verschiedenen Menschen mit sich, daß die Beurteilung des Bruchleidens noch lange keine grundsätzliche und übereinstimmende ist. Es gibt immerhin eine nicht unbeträchtliche Zahl von Bruchträgern, die während ihres ganzen Lebens von ihrem Leiden kaum belästigt, geschweige denn gefährdet werden. Andere werden durch die an sich harmlose Methode des Okklusivverbandes („Bruchband") dauernd ihrer Beschwerde enthoben, während ab und zu eine operative Maßnahme versagt. Diese Tatsachen verleiten nicht nur den Laien zur Ablehnung des zielbewußten ärztlichen Vorgehens. Es gibt auch noch Ärzte, die einen „Bruchzufall" abwarten wollen, ehe sie zur Abhilfe raten.

Es ist nun ohne weiteres zuzugeben, daß auch bei den Hernien eine schablonenhafte Beurteilung nicht am Platze ist. Das Alter des Patienten, sein Beruf, seine übrige körperliche Beschaffenheit, seine äußeren Lebensumstände, die Bruchpforte und anderes müssen bei der Begutachtung jedes Falles in Rechnung gestellt werden.

Ebenso wie bei der Hydrocele des Kleinkindes (s. S. 81) die einfache Punktion mit nachfolgendem leicht komprimierendem Verband fast immer zur Verödung und damit zur Ausheilung genügt, kommen zahlreiche Kinderhernien (Nabelbruch, Inguinalhernie) unter Druckverbänden zum Verschwinden (über Einzelheiten wird später gesprochen werden). Eine Hernie, die bei ganz weiter Bruchpforte durch 40 Jahre und mehr keine Beschwerden machte, wird kaum eine Therapie herausfordern. Aber selbst wenn sie mit einigen Unannehmlichkeiten für den Träger verbunden ist, dürfen wir eine schwere chronische Bronchitis, Asthma, Emphysem, ein Vitium cordis, eine Prostatahypertrophie und anderes beim Patienten nicht übersehen. Für den, der körperlich schwer arbeiten muß, bedeutet jede Form der Hernie eine ungleich größere Gefahr, als für den geistigen Arbeiter. Schließlich müssen wir auch den gewöhnlichen Aufenthaltsort des Patienten (Spitalsnähe!) bedenken. Die Größe der Hernie beeinflußt unsere Beurteilung nur selten. In der Regel gestattet nur eine weite Bruchpforte die Entwicklung eines wirklich großen Bruches. Dabei ist aber die Gefahr der Einklemmung geringer als bei den kleinen straffen Bruchpforten (z. B. Cruralhernie), die auch oft nur kleine Hernien durchlassen.

Es muß unser Bestreben sein, in jedem Fall von unklarer irreponibler Hernie zu einem sicheren Bild der Verhältnisse zu kommen, auch wenn im Augenblick keine Gefährdung des Patienten zu bestehen scheint. Ab und zu entpuppt sich der vermutliche Bruch als ein wesentlich anderer Zustand und entscheidet damit über das Schicksal des Patienten.

Manchmal kommt alles darauf an, daß wir bei einer fraglichen Beurteilung an die Möglichkeit einer Hernie *denken* (innere Hernien, Zwerchfellhernie) oder daß wir z. B. das Bild der retrograden Incarceration gegenwärtig haben. Dem Patienten einen freien, zur Zeit beschwerdelosen Bruch als bedeutungslos hinzustellen, ist unter allen Umständen verfehlt. Oft bedarf es aber eingehender Überlegung, den *Zeitpunkt* einer radikalen Therapie richtig zu wählen (Schwangerschaft, Abmagerung u. a.).

Die gangbaren Behandlungsmethoden sollen im folgenden von allgemeinen Gesichtspunkten aus erörtert werden.

Die Therapie der Hernien.

Das einzig erstrebenswerte Ziel kann natürlich nur die dauernde Beseitigung des *pathologischen Zustandes* sein. Dieses Ziel ist mit wenigen Ausnahmefällen erreichbar, wenn man nicht gleichzeitig die Herstellung „normaler Verhältnisse" zu erreichen hofft. Bei posttraumatischen Hernien handelt es sich um pathologische Vorbedingungen und bei den übrigen Bruchformen müssen wir ab ovo eine abnormale Grundlage annehmen. Es kann also im wesentlichen vor allem nur darauf ankommen, die möglichen lebensbedrohenden Zwischenfälle auszuschalten — was wir in jedem Fall bewirken müssen — und dann erst zu versuchen, ob uns dies auf dem Wege der Beseitigung der Hernie gelingt. Wir sprechen daher bei der Therapie der Brüche von palliativen (konservativen) und radikalen Maßnahmen.

1. Palliative Behandlung.

Die früher erwähnte Neigung zu Verklebungen nach Druckwirkung hat sich die Therapie insoferne zu Nutze gemacht, als bei freien Hernien nach erfolgter Reposition durch einen den Bruchsackhals komprimierenden Verband die Verklebung des Bruchsackes zu erreichen getrachtet wird. Bei Kindern mit kleinen Hernien und enger Bruchpforte kann diese Verklebung bei zweckmäßiger Anlage des Verbandes erwartet werden. Eine Gewähr hierfür ist aber in keinem Fall gegeben und die Belästigung der Kinder durch den Verband darf nicht unterschätzt werden. Am ehesten hat das Verfahren Berechtigung bei *kindlichen Nabelhernien* (s. S. 77), bei denen nicht selten damit eine radikale *Heilung* erzielt wird.

Diese Wirkung kann beim Erwachsenen bei keiner Bruchform erhofft werden. Hier vermag eine konservative Maßnahme nur als palliative zu gelten.

Der Sinn dieser Behandlungsart ist der, nach erfolgter Reposition durch eine dauernd an den Bruchring angepreßte Pelotte das neuerliche Austreten von Eingeweide zu verhindern. Dies wird durch ein Bruchband (Bracherium) zu erreichen getrachtet, dessen Wirkung auf dem elastischen Druck einer Stahlfeder beruht.

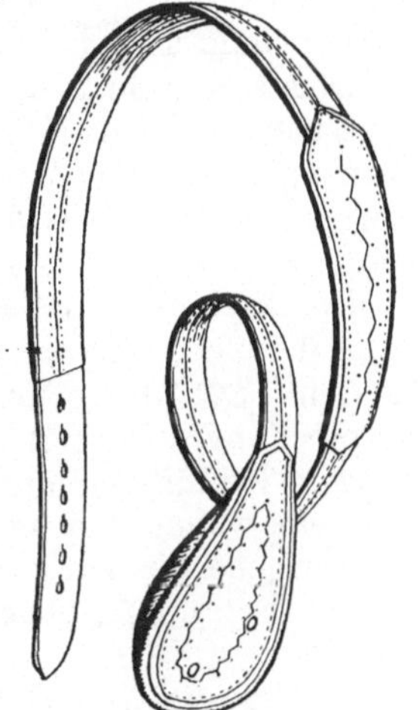

Abb. 7. Französisches Bruchband.

Abb. 7 zeigt das häufig verwendete französische Bruchband.

Vorbedingung für das Anlegen des Bruchbandes ist die *Reponibilität* des Bruches und das Vorhandensein des *knöchernen Widerstandes* gegen den Druck der Stahlfeder. Es kommt also nur die Leisten- und Schenkelbruchpforte in Frage. Bei allen anderen Hernien ist ein Bruchband sinnlos. Während mithin z. B. der Nabelbruch der Kinder in vielen Fällen einer konservativ-kurativen Behandlung zugänglich ist, ist der Nabelbruch der Erwachsenen nicht einmal für palliative Maßnahmen geeignet. Trotzdem werden auch dabei Bruchbänder noch häufig verordnet. Es muß zugegeben werden, daß eine genau angepaßte Hohlpelotte eine bedeutende Vergrößerung des Bruches verhindern kann. Sie ist dann in derselben Weise wirksam, wie jene Hohlpelotten, die über irreponiblen Brüchen getragen werden. Einzelheiten sollen später Erwähnung finden.

Man muß bedenken, daß ein Bruchband meistens nur einen unzureichenden Behelf darstellt, der außerdem den Träger sehr belästigt. Im Sommer, besonders für fettleibige Patienten oder für solche, die viele körperliche Bewegung zu machen gezwungen sind, bedeutet das Bruchband geradezu eine Qual. Es muß im Bett am Morgen angelegt und abends nach dem Niederlegen weggenommen werden. Leidet der Patient an häufigem Husten, so ist es nicht ratsam, das Bruchband während der Nacht abzulegen.

Der Arzt muß mit der Technik des Anlegens vertraut sein, er muß sich von der Leistung der Feder, der Tauglichkeit der Pelotte ein Bild machen können. *Ein schlecht sitzendes Bruchband ist schlechter als gar keines.* Eine wiederholte Kontrolle des Patienten ist unerläßlich. Dieser ist wieder aufmerksam zu machen, daß das Bracherium keine absolute Sicherheit gegen das Austreten der Hernie mit nachfolgender Incarceration gewährt, weshalb er bei irgendwelcher Veränderung seines Zustandes den Arzt aufsuchen soll. Ein schmerzendes Bruchband ist zu verbieten.

Als entscheidender Gesichtspunkt ist daher festzuhalten, daß *ein Bruchband nur dann* verordnet werden soll, *wenn* eine *radikale Maßnahme kontraindiziert* ist.

2. Radikale Behandlung.

Das Ziel der radikalen Behandlung der Hernien ist der möglichst *verläßliche operative Verschluß der Bruchpforte* nach vollkommener Reposition des unbeschädigten Bruchinhaltes und Entfernung des Bruchsackes.

Dieses Ziel muß bei jeder Bruchform und in jedem Stadium des Bruches angestrebt werden. Dabei ist besonders zu beachten, daß Hämatome, Wundeiterungen, ein nur bindegewebiger Verschluß oder Verwendung von früheren Narben vermieden wird, weil damit der Erfolg der Operation in Frage gestellt wird.

Die Methodik des Verschlusses ist bei den einzelnen Hernientypen in jedem Falle dieselbe, mag es sich um eine freie, akkrete oder incarcerierte Hernie handeln. Das übrige Vorgehen aber ist dabei so verschieden, daß eine getrennte Besprechung angezeigt scheint. Maßgebend für den Verschluß sind die *anatomischen Verhältnisse der Bruchpforte.* Dies gilt auch für die posttraumatischen Hernien, wenngleich sich für diese keine so strikten Regeln aufstellen lassen wie für jene an den typischen Bruchstellen.

Der Verschluß soll ein muskulärer sein und darf keine anderen Störungen auslösen.

Als *Gegenanzeigen* zur Operation nicht „dringlicher" Hernien haben zu gelten: Fieberzustand, progrediente Allgemeinerkrankungen, akute Erkrankungen des Respirationstraktes, jedweder akute oder chronische Eiterungsprozeß, Vitien, Nierenkrankheiten, Hautkrankheiten an der Operationsstelle.

Das *Alter* spielt keine wesentliche Rolle. Kindern im ersten Lebensjahr kann die Operation ebenso zugemutet werden, wie Patienten jenseits der 60, wenn sonst keine Kontraindikation besteht. Bei alten Brüchen mit sehr großer Bruchpforte ist die Gefahr der Einklemmung gering, dafür der Verschluß oft schwierig. Trotzdem soll dies nicht zur grundsätzlichen Ablehnung des Eingriffes verleiten.

a) Die radikale Behandlung der freien Hernien.

Der Operation einer freien Hernie hat eine genaue Vorbereitung des Patienten vorauszugehen. Der Darm wird einige Tage vorher gründlich entleert, eine einzelne Pustel in der Nähe des Operationsgebietes mit dem Paquelin ausgebrannt. Man überzeuge sich bei männlichen Patienten, ob keine Prostatahypertrophie oder Harnröhrenstriktur vorhanden ist. Blasenentleerung!

Das *Anästhesierungsverfahren* richtet sich nach der Lokalisation des Bruches. Wo es angängig ist, ziehen wir die *Lokalanästhesie* vor.

Es erleichtert — namentlich bei kleinen Brüchen — die Operation, wenn die Hernie bei der Operation nicht reponiert ist.

In jedem Falle muß der Bruchsackhals vollkommen dargestellt werden, so daß die Abtragung des Bruches an der Abgangsstelle des Bruchsackes vom parietalen Peritoneum erfolgen kann.

Bei Gleitbrüchen muß nach erfolgter Reposition hart am Übergang zum freien Bruchsack abgetragen (abgenäht) werden. Es empfiehlt sich, nach sorgfältiger Reposition des Bruchinhaltes und Mobilisierung des Bruchsackes die Verschlußnähte der Bruchpforte erst anzulegen und dann unter möglichster Entspannung der Bauchdecken zu knüpfen.

Vor der Hautnaht erfolgt eine *exakte Blutstillung*. Der Verschluß der Haut geschieht zweckmäßig mit Nähten (nicht mit Klammern), damit der für die ersten 24 Stunden aufgelegte Sandsack keine Schmerzen verursacht.

Nach der Operation wird dem Patienten im Bett eine solche Lage gegeben, daß die Nahtstelle womöglich etwas entspannt wird. Inhalationen erleichtern das Aushusten, Applikation von Heißluft wirkt gegen schmerzhafte Koliken. Man beachte die nicht zu seltene postoperative Harnverhaltung.

Die *Dauer* der erforderlichen *Bettruhe* richtet sich nach der Besonderheit des Falles.

b) Die radikale Behandlung irreponibler Brüche.

Das Endziel des Eingriffes ist dasselbe wie bei den freien Hernien, aber der Weg dahin durch die Mannigfaltigkeit der lokalen Veränderungen fallweise ein ganz verschiedener.

Man vermeide Repositionsversuche in den Tagen vor dem geplanten Eingriff. Hingegen ist ein planmäßiger, oft durch Wochen fortgesetzter *Versuch der Verkleinerung des Bruches* durch komprimierende elastische Verbände unerläßlich. Wird eine lange Zeit irreponible Hernie von bedeutendem Umfang durch die Operation reponiert, so kann es zu bedrohlichem Zwerchfellhochstand kommen. Das Abdomen ist nach unserer Vorstellung der plötzlichen Inhaltsvermehrung nicht gewachsen. Diese soll daher in eine allmähliche umgewandelt werden.

Bei sehr großen alten Brüchen ist es oft besser, in *Allgemeinnarkose* zu operieren.

Verwachsungen des Bruchsackes mit den Bruchhüllen erschweren seine Darstellung. Im Bruchsack adhärente Schlingen müssen sorgfältig (Serosaverletzung!) befreit und auf ihre Wegsamkeit untersucht werden. Netzstränge sind nur vor zentralen Ligaturen zu durchtrennen, da sonst die Gefahr einer intraabdominellen Nachblutung besteht. Netzklumpen werden am besten reseziert. Die oft sehr weite Bruchpforte muß übersichtlich dargestellt werden, da es manchmal nicht gelingt, mit den typischen Verschlußmethoden zum Ziele zu kommen. Bei übermäßig großen Brüchen ist im besonderen Falle die Darmresektion in Frage zu ziehen.

c) Die radikale Therapie eingeklemmter Hernien.

Wird der Kranke mit einer incarcerierten Hernie rechtzeitig — also möglichst früh — der Operation zugeführt, dann weist diese in Verlauf und Methodik keinen wesentlichen Unterschied gegenüber der Behandlung akkreter Hernien auf. Da dies aber oft der Widerstand des Patienten oder seiner Angehörigen oder äußere Umstände (Entfernung von einer chirurgischen Station) verbieten, muß manchmal auch heute noch ein Kompromiß gewählt werden. Dieser Kompromiß besteht in dem Versuch, die Incarceration auf nicht operativem Weg zu beheben. Wir bezeichnen diesen Vorgang als Taxis. Es sei hier auf das Eindringlichste betont, daß ein *Taxisversuch nur dann* in Frage kommt, *wenn* bezüglich der Diagnose *kein Zweifel* besteht und das Symptomenbild *keine schwere Darmschädigung* vermuten läßt.

Dort, wo die früher erwähnten Gegenanzeigen gegen die Operation einer Hernie bestehen, ist der Versuch der Taxis unter dieser Voraussetzung gestattet. Bei einem Kind im Stadium einer akuten Infektionskrankheit, bei einem bettlägerigen Phthisiker, bei einem schweren Diabetiker werden wir uns zuerst bemühen, die Taxis durchzuführen. Es muß uns nur immer gegenwärtig sein, daß die einmal bestandene Incarceration die Ausführung der Radikaloperation bei erster Möglichkeit unbedingt erfordert.

Tritt die Incarceration in einer schon früher irreponiblen Hernie ein, so ist dies an sich keine Kontraindikation zur Taxis.

α) *Die Taxis des eingeklemmten Bruches.*

Der Patient wird in eine Lage gebracht, bei der die Bauchdecken nach Möglichkeit entspannt sind. Während es eine Hand des Arztes zu verhindern trachtet, daß der Bruchinhalt neben die Bruchpforte gepreßt wird, übt die andere einen anfangs ganz leichten, nur allmählich sich steigernden, womöglich auf die ganze Bruchoberfläche verteilten Druck in der Richtung gegen die Bruchpforte aus. Bald verrät ein glucksendes Geräusch, daß sich eine Änderung des Bruchinhaltes vollzieht. Die Spannung der Geschwulst wird weicher und während man den Patienten immer wieder auffordert, tief zu atmen, um jede Spannung des Abdomens auszuschalten, verschwindet meist mit einem Schlag die Bruchgeschwulst unter lauten Darmgeräuschen. Das plötzliche Gefühl der Schmerzbefreiung bringt von seiten des Patienten die Bestätigung der geglückten Reposition.

Nun tastet man den Bruchring ab, um sein Freisein auch objektiv zu erweisen. Ein Bruchband oder ein improvisierter Verband verschließt die Bruchpforte. Die Beobachtung des Patienten in den nächsten Stunden ist dringend erwünscht, damit nicht einer der möglichen Zufälle bei der Taxis (s. u.) übersehen werde.

Gelingt die Taxis auch nach längerem Bemühen nicht, kann oft ein *heißes Bad* dazu verhelfen. Der Unterstützung durch Narkose wird man sich wohl nur in ganz seltenen Fällen bedienen.

Trotz der Seltenheit des Vorkommens muß auf die Möglichkeit der sog. „*Scheinreduktionen*" genau Bedacht genommen werden. Es handelt sich hierbei um Incarcerationen, die nicht durch den elastischen Bruchring, sondern durch Abschnürungen im Hals des Bruchsackes bedingt sind. Hier besteht die Möglichkeit, daß durch das Manöver der Taxis wohl der Inhalt des Bruchsackes und dieser selbst durch die Bruchpforte reponiert wird, daß aber die Einschnürung im Bruchsackhals intraabdominal fortbesteht. Man bezeichnet diesen Vorgang als „*reposition en bloc*". Damit verschwindet wohl die Bruchgeschwulst, aber die Zeichen der Einklemmung dauern an. Auch eine präperitoneale Verlagerung dieser Art ist möglich. Jede Art von Scheinreduktion erfordert sofortige Operation. Dasselbe gilt für alle Zwischenfälle, die sich gelegentlich bei einer Taxis ereignen können: Zereißung des Darmes, Abriß des Mesenteriums, Zerreißung des Bruchsackes und Austritt des im Bruchring eingeklemmten Darmes in die Bruchhüllen und anderes. Auch geringfügigere Störungen (Darmblutung nach Schleimhautzerreißung, Stenosen) werden nach geglückter Taxis ab und zu beobachtet.

β) *Die Operation des eingeklemmten Bruches.*

Die operative Behandlung des eingeklemmten Bruches ist in ihren Einzelheiten vielgestaltig wie jene der akkreten Hernie. Der wesentliche Akt, der beide Eingriffe von der Operation der freien Hernie unterscheidet und der das charakteristische Moment für die Operation des incarcerierten Bruches darstellt, ist die *Herniotomie*: die Beseitigung des Repositionshindernisses durch *Spaltung des Bruchringes*. Da bei längerem Bestehen der Einklemmung Ernährungsstörungen des Bruchinhaltes eintreten können, kommt die Reposition erst nach Behebung dieser Schäden in Frage. Resektion von nicht mehr lebensfähigem Netz oder Darm ist daher in einer Reihe von Fällen ein weiterer besonderer Akt der Operation. Schließlich kann es unter ganz besonders ungünstigen äußeren Umständen bei bereits bestehender Bruchsackphlegmone vorkommen, daß man sich mit der Spaltung dieser und der damit gegebenen Anlage eines Anus praeternaturalis in der Bruchpforte begnügen müßte.

Die *Operation der incarcerierten Hernie* ist — wenn überhaupt die Möglichkeit zu einem Eingriff gegeben ist — nach erfolglosem Taxisversuch *unbedingt auszuführen*.

Als Vorbereitung soll eine Spülung oder wenigstens Aushebung des Magens gemacht werden. Es ist namentlich bei älteren Patienten anzustreben, mit Lokalanästhesie auszukommen. Fast immer kann wenigstens ein Großteil der Operation damit durchgeführt werden.

Die Darstellung des Bruchsackes kann bei vorher akkreter Hernie oder länger andauernder Einklemmung insoferne schwierig sein, als die mächtige Verdickung und seröse — unter Umständen serös-blutige — Durchtränkung der Bruchhüllen die Grenzen der Schichten verwischt. Oft kann eine Lamelle nach der anderen, wie Zwiebelschalen, abgehoben und durchtrennt werden, bis das Ausfließen einer größeren Menge von Bruchwasser (s. S. 58) anzeigt, daß der Bruchsack eröffnet ist. Oft geben schon Farbe und Geruch des Bruchwassers Aufschluß über den Zustand des eingeklemmten Darmes. Braunrotes fäkulent riechendes Bruchwasser zeigt jedenfalls eine in ihrer Zirkulation bereits beträchtlich geschädigte Schlinge an. Aber die entscheidende Beurteilung der Lebensfähigkeit der incarcerierten Schlinge darf erst nach ihrer Befreiung vom incarcerierenden Ring und auch dann oft erst nach längerer Beobachtung erfolgen.

Nach Darstellung und Eröffnung des Bruchsackes und nach Spaltung des Bruchringes ist daher die *Behandlung der incarceriert gewesenen Schlinge* der nächste wichtige Akt. Dazu ist es unerläßlich, daß die Schlingenschenkel (bei Darmwandbrüchen wenigstens die ganze Schlinge) aus dem Abdomen hervorgeholt und so der Darm auf eine größere Strecke zur Ansicht gebracht wird. Ist dies nicht ohne weiters möglich, so wird das Abdomen von der Incision des Bruchringes aus eröffnet: *Herniolaparotomie*. Dabei ist streng darauf zu sehen, daß der verdächtige Darmabschnitt nicht in die Bauchhöhle zurückgleitet, ehe seine Lebensfähigkeit augenscheinlich ist. Deshalb muß es auch vermieden werden, den Bruchring vor Eröffnung des Bruchsackes und Inspektion des Incarcerates zu spalten.

Schon nach kurz bestehender Einklemmung erscheint die Schlinge livid, manchmal tiefblau verfärbt, wobei diese Änderung am schwersten im Bereich des Bruchpfortenanteiles und auf der Kuppe der Schlinge (Gefäßversorgung!) ausgesprochen ist. Nach der Befreiung erholt sich eine kurze Zeit und nicht allzustraff incarceriert gewesener Darm meistens rasch. Er wird rot, eine peristaltische Welle wird sichtbar, die Mesenterialgefäße pulsieren. Nun tastet der Finger die Bruchpforte innen ab, um die freie Kommunikation mit der Bauchhöhle zu erweisen. Nach sorgfältigem Abtupfen des Bruchwassers wird jetzt der Darm reponiert, der Bruchsackhals geschlossen, der Bruchsack abgetragen und die Bruchpforte in typischer Weise (je nach der vorliegenden Hernienform) vernäht. Die Beendigung der Operation gleicht jener der freien Hernien.

Tritt die Erholung des eingeklemmt gewesenen Darmstückes nicht rasch ein, so berieselt man die Schlinge mit warmer Kochsalzlösung und versucht, durch zarte Berührung Peristaltik auszulösen. Fühlt sich der Darm fest an und glänzt seine Serosa, kann seine Reposition gewagt werden. Wenn auch bei längerem Zuwarten und wiederholter Berieselung noch Zweifel bestehen, entscheidet das Ritzen der Serosa mit der Messerspitze. Blutet die geritzte Stelle, so haben wir die Gewähr der erhaltenen Zirkulation. Dabei soll auf die Stellen der „Schnürfurche" und auf die Schlingenkuppe besonders Bedacht genommen werden.

Wenn sich die Schlinge bei all diesen Maßnahmen nicht erholt, wenn sie sich *matsch* anfühlt, *bei matter Serosa keine Peristaltik* zeigt und nicht blutet, dann kann von ihrer Reposition keine Rede sein. Eine so veränderte Schlinge muß im Gesunden *reseziert* und die Kontinuität des Darmes durch Seit-zu-Seit-*Anastomose* hergestellt werden. Wurde nicht schon früher die Herniolaparotomie ausgeführt, erweist sie sich meist jetzt zur Reposition der Anastomosenstelle als nötig.

Bei eindeutig *gangränösem* Darm muß selbstverständlich ohne jeden weiteren Versuch *reseziert* werden. Dabei wird die Bauchhöhle vorsichtig gegen das Operationsgebiet abgedichtet, damit keine Infektion statthat. Nach erfolgter Resektion und Reposition des mit warmem Kochsalz abgespülten Darmes wird auch in diesen Fällen der Bruchsackhals exakt verschlossen und die Bruchpforte vernäht. Subfascial und subcutan wird jedoch drainiert, da eine prima intentio hier nicht erwartet werden kann und der Gefahr einer tiefen Phlegmone vorgebeugt werden soll.

Ein incarcerierter Darmwandbruch wird nach denselben Grundsätzen behandelt. Die bloße Übernähung ist zu verwerfen. Incarceriertes Netz wird weit im Gesunden abgetragen, wobei Massenligaturen wegen der Gefahr der Nachblutung zu vermeiden sind.

Liegen zwei Schlingen im Bruchsack, wovon wenigstens eine geschädigt erscheint, so ist — am besten durch Herniolaparotomie — unbedingt das Verbindungsstück aus dem Abdomen herabzuholen, da dessen Schädigung im Sinne der retrograden Incarceration möglich ist.

Bei primären Verdacht auf retrograde Incarceration ist eine breite Herniolaparotomie unerläßlich.

Zeigt sich die zuführende Schlinge in großer Ausdehnung abnorm gebläht, was namentlich bei eingeklemmtem Dickdarm häufig ist, so erweist sich ihre Entleerung durch Punktion oder Incision mit Absaugung des Inhaltes als sehr zweckmäßig.

Wenn zur Laparotomie und Entwicklung der Schlinge die Lokalanästhesie durch Allgemeinnarkose unterstützt werden mußte, so vergesse man nicht, daß zur Resektion und Anastomose die Narkose meist wieder ausgesetzt werden kann, während sie zur Reposition wohl wieder etwas vertieft werden muß.

Die notwendige Ausdehnung der Resektion darf uns an dem Grundsatz *sicher im Gesunden zu operieren,* nicht irre werden lassen. Die Erfolge der Resektion sind selbst bei alten Leuten gewöhnlich gute.

Die *Nachbehandlung* hat auf die Besorgung der Expektoration und früher Darmperistaltik Rücksicht zu nehmen. Wir scheuen uns nicht, ältere Patienten möglichst früh aufzusetzen und ihnen flüssige Nahrung zu reichen. Applikation von Heißluft unterstützt das Peritoneum im Kampfe gegen eine etwaige Infektion und fördert die Darmtätigkeit (postoperativer paralytischer Ileus!).

Resektion und Darmnaht werden nach den allgemein dafür gültigen Regeln ausgeführt (s. Abschnitt Chirurgie des Darmes).

II. Die einzelnen Bruchformen.

A. Brüche im Bereiche des Nabels.

Wir unterscheiden 3 Formen:

1. Die Hernia funiculi umbilicalis congenita.

Hier wird die Bezeichnung „Bruch" für eine Entwicklungshemmung abnormen Grades angewendet, da sie dessen anatomische Charakteristiken aufweist und an einer typischen Bruchpforte auftritt. Es handelt sich um das *Ausbleiben des normalen Verschlusses des Nabelringes,* so daß Baucheingeweide in einen ausgestülpten Peritonealsack zu liegen kommen, der vom Amnium, von der WHARTONschen Sulze und von den Nabelstranggefäßen umgeben ist. Die Bauchhaut begleitet den Bruchsack als kurze Röhre. Das Ausmaß der Hernie schwankt von Nußgröße bis zu fast völliger Eventration. Als Bruchinhalt findet sich demgemäß nur eine kleine Schlinge oder mit allen Zwischenstufen der größte Teil der Eingeweide. Die dünnen durchsichtigen Bruchhüllen lassen den Inhalt leicht erkennen.

Ganz kleine Hernien dieser Art verraten sich oft nur durch die Trichterform der Nabelschnurbasis.

Die *Diagnose* ist unmittelbar durch den Anblick gegeben. Die *Prognose* ist bei der großen Zerreißlichkeit der Bruchhüllen durch die leicht eintretende Infektion bei den meist auch sonst mißgebildeten und schwächlichen Kindern sehr getrübt. Bei völligen Eventrationen kann die Reposition in die zu kleine Bauchhöhle unmöglich sein.

Bei ganz kleinen Brüchen, die nach Abfall der Nabelschnur von Granulationen überwuchert und allmählich epithelisiert werden, mag es genügen, über einen sterilen Gazebauschen mehrere sich deckende Heftpflasterstreifen zu spannen, unter denen sich eine widerstandsfähige Nabelnarbe bildet.

Sonst kommt nur die *Operation* in Frage. Das Kind wird in warme Kissen gebettet, nachdem der Bruch ausgiebig mit warmer Kochsalzlösung überrieselt wurde. Der Eingriff hat in den ersten Lebensstunden zu erfolgen. Daher genügt ein Minimum an Narkoticum. Die Operation eröffnet den Bruchsack an der Hautgrenze, reponiert den Bruchinhalt, trägt Bruchsack und Hüllen ab und verschließt die Bruchpforte durch eine mehrschichtige Naht der beiden Rectusscheiden und der Rectusränder.

2. Die Hernia umbilicalis infantum.

Der Nabelring bildet infolge seines erst postfetal erfolgenden Verschlusses auch unter normalen Verhältnissen in den ersten Lebenswochen die am wenigsten widerstandsfähige Stelle der Bauchwand. Jede übermäßige und wiederholte Anstrengung der Bauchpresse (Schreien, Husten, Stuhlbeschwerden) wirkt sich daher dort im Sinne einer Vorstülpung des Peritoneums aus.

Die enge Bruchpforte (zwischen dem oberen Rand des Nabelringes und der obliterierten Nabelvene) läßt nur selten eine größere Entwicklung des Bruches zu. Außerdem wirkt die Schrumpfungstendenz des Nabelringes dieser Entwicklung entgegen. Einklemmungen sind sehr selten, Spontanheilungen auch jetzt noch möglich, die *Prognose* der bei genauer Untersuchung mit Sicherheit zu diagnostizierenden Brüche daher günstig.

Als *Therapie* erweist sich ein *Heftpflasterverband* in vielen Fällen der ersten Lebensjahre als ausreichend. Dieser Heftpflasterverband (s. oben!) wird so angelegt, daß nach Reposition des Bruches ein rundliches Gazestück auf die Bruchpforte aufgepreßt und durch einen straffgespannten Heftpflasterstreifen

niedergedrückt wird. Der Heftpflasterstreifen, der zu beiden Seiten je eine Hautfalte fixiert, wird nach oben und unten zur Hälfte von je immer einem weiteren
Heftpflasterstreifen dachziegelartig überdeckt. Der Verband kann, wenn er
sauber gehalten wird, einen Monat liegen bleiben. Ein fester Verschluß des auf
diese Weise entspannten Nabelringes tritt oft erst nach Monaten ein.

Die *radikale Operation* wird wie oben geschildert durchgeführt.

3. Die Hernia umbilicalis adultorum.

So gleichartig die meisten Nabelbrüche der Kleinkinder sind, so verschieden
zeigt sich der Nabelbruch der Erwachsenen. Von der nußgroßen symptomlosen,
nur bei angestrengter Bauchpresse sich vorwölbenden Hernie bis zur gewaltigen
irreponiblen, das gesamte Netz, einen Teil des Dickdarmes und Dünndarmes
enthaltenden Bruchgeschwulst gibt es alle Formen und Stufen und alle Grade
subjektiver Beschwerden der Kranken.

Als *ätiologisches* Moment kommen zur natürlichen Disposition, die der Nabelring darstellt, eine Reihe von Gelegenheitsursachen (s. S. 59) namentlich bei
Frauen, die denn auch das größte Kontingent der Patienten stellen. Häufig
ist gleichzeitig ein Fettbauch vorhanden.

Die Weite der Bruchpforte schwankt zwischen Extremen. Wie bei engen
Bruchpforten hier trotzdem große Hernien entstehen können, so verhindert
andererseits auch eine sehr weite Bruchpforte weder die Irreponibilität noch
die Incarceration. Die Lage der Bruchgeschwulst bedingt eine ständige Reibung
durch die Kleider, wodurch chronische Reizzustände des Peritoneums und
Durchscheuerung der sehr dünnen Bruchhüllen (fettlose Haut, Fascia transversalis) bewirkt wird. Die Irritation des Peritoneums führt zu Verwachsungen,
die besonders in großen Nabelbrüchen häufig zur Bildung von Septen innerhalb des
Bruchsackes und damit zur Kotstauung mit all ihren Auswirkungen Anlaß geben.

Die *Diagnose,* die durch die bloße Inspektion einwandfrei gegeben ist, hat
festzustellen, ob eine völlige oder teilweise Reposition möglich ist und was als
Bruchinhalt vermutet werden kann.

Die *Prognose* ist bei der Häufigkeit sekundärer Veränderungen und bei den
meist unbeeinflußbaren Gelegenheitsursachen nicht günstig.

Wie (S. 71) erwähnt, führen konservative Maßnahmen nicht zum Ziel.
Ein gutsitzendes Bauchmieder vermag zwar einige Symptome zu mildern,
vielleicht auch die Größenzunahme etwas aufzuhalten. Der Incarcerationsgefahr
kann aber weder damit noch mit irgendeiner Pelotte begegnet werden

Die *radikale Operation* ist daher die unbedingt indizierte und allein zweckmäßige Therapie.

Die Methodik des Eingriffes, die in großer Linie stets die gleiche ist, erfährt
durch Einzelheiten weitgehende Änderungen. Auch hier gibt es von der einfachen
Verschlußnaht bis zur schwierigsten Entwirrung der Situation alle Übergänge.

Die große *incarcerierte Nabelhernie* stellt oft diagnostisch und therapeutisch
ein bedeutendes Problem dar. Da es sich fast stets um eine Koteinklemmung
(S. 66) handelt, ist der Beginn der „Incarceration" oft weniger akut als bei
den elastischen Einklemmungen. Dazu kommt, daß die Einklemmung oft nur
eine der Bruchsackschlingen innerhalb einer Bruchsackkammer (s. S. 68)
betrifft, daß also der größere Teil des Bruches im Beginn der Incarceration weniger
schmerzhaft, ja zum Teil einwandfrei reponibel ist. Es wird eher das Bild
einer Entzündung auf der Basis einer schon früher wiederholt bestandenen Kotstauung hervorgerufen. Diese Umstände verleiten oft den Patienten und den
Arzt, die Annahme einer Incarceration fallen zu lassen, bis die Progredienz
der Erscheinungen des Ileus den rasch verfallenden Patienten der richtigen
Diagnose und damit der einzig möglichen Behandlung zuführt.

Große Nabelhernien sind meist Mehrschlingenbrüche, wodurch die Inspektion der Zwischenstücke notwendig wird.

Der Verschluß der Bruchpforte wird technisch auf verschiedene Weise zu erzielen versucht. Bei kleinen Brüchen genügt eine zweifache Fasciennaht (CHAMPIONNIERE). Bei größerer Bruchpforte bevorzugen wir die Methode von BRENNER. Bei dieser wird nach Verschluß der Bruchpforte aus der vorderen Rectusscheide rechts und links ein halbmondförmiger Lappen mit medialer Basis gebildet. Die äußeren Ränder dieser Lappen werden über der Bruchpforte median durch Nähte vereinigt, womit die Verschlußnaht versenkt wird. Die

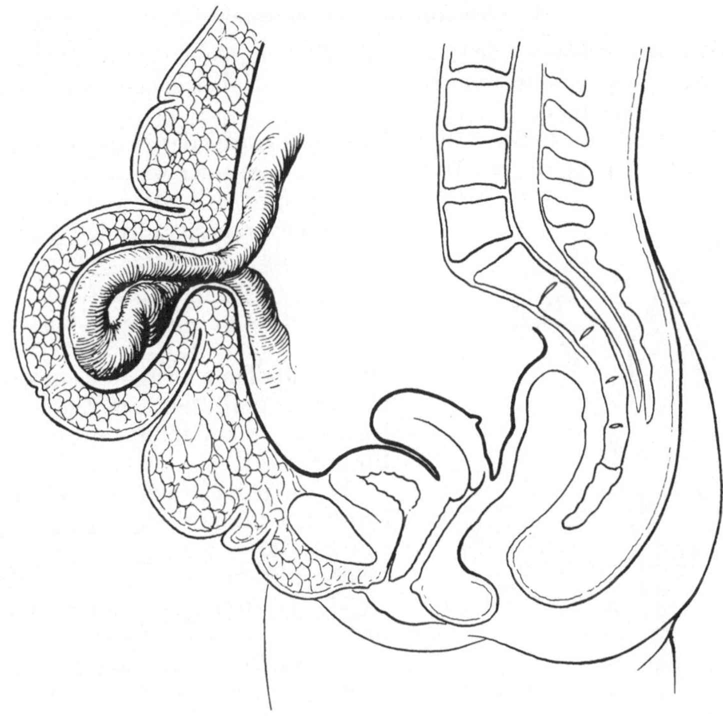

Abb. 8. Fettbauch, Bruchsack, Hernie.

Rectusränder werden nicht durch Nähte aneinander gebracht. Wohl aber können bei nicht zu großer Spannung die äußeren Schnittränder der Rectusscheiden ebenfalls durch Nähte aneinander fixiert werden.

Die Nachbehandlung erstrebt ein frühes Einsetzen der Darmtätigkeit.

Das Ziel eines exakten Verschlusses der Nabelbruchpforte wurde auf verschiedene andere Weise zu erreichen versucht. Vielfach werden die Methoden von MENGE und GRASER angewendet, die von einem Querschnitt durch die vordere Rectusscheide aus und durch deren Ablösung nach oben und unten die medialen Rectusränder darstellen und durch Naht vereinigen, worauf auch die Fascienblätter wieder in querer Richtung vereinigt werden. Auch MAYO wählt den Fascienquerschnitt und bildet einen oberen und unteren Fascienlappen, die er übereinander vernäht. Kommt bei sehr fettreichen Bauchdecken die Nabelhernie nicht im Zustand der Incarceration oder Entzündung zur Operation, so empfiehlt es sich, die Radikaloperation mit einer ausgedehnten *Fettreduktion* zu kombinieren. Zur Vermeidung der traumatischen Fettnekrose suchen wir mit großer Klinge die Bauchdecken mit querem Schnitt einzeitig bis zur Fascie zu durchsetzen und die Blutstillung durch Einlegen heißer nasser Gaze zu bewirken, um Ligaturen im Fettgewebe zu vermeiden (Walzel).

Bei jeder Operation führen wir grundsätzlich die *Omphalektomie* aus.

B. Die Hernien der Leistengegend.

Pathologische Anatomie. Die Brüche der Leistengegend scheiden sich in zwei wesentlich verschiedene Formen, die wir als äußeren, indirekten und als inneren, direkten Leistenbruch bezeichnen.

1. Der äußere Leistenbruch.

Der äußere Leistenbruch (Hernia inguinalis obliqua, lateralis, externa) ist in seiner Ätiologie — ebenso wie die Hernien in der Nabelgegend — entwicklungsgeschichtlich verständlich.

Im Laufe des fetalen Lebens wandert normalerweise der in der Lendengegend angelegte Hode in das Scrotum. Dabei stülpt er das seiner Vorderseite anliegende Peritoneum parietale vor sich her, wodurch dieses als sackförmige Ausbuchtung bis in das Scrotum gelangt. Dieser Processus vaginalis peritonei, der dem Samenstrang und dem Musculus cremaster innig anliegt und die Vorderfläche des Hodens als Tunica vaginalis propria testis überzieht, obliteriert am Ende des Fetallebens zu einem dünnen bedeutungslosen Strang.

Wenn jedoch aus uns bisher unbekannten Ursachen diese Verödung nicht eintritt, dann bleibt das Lumen der Peritonealausstülpung in offener Verbindung mit der Peritonealhöhle als präformierter Bruchsack bestehen (Abb. 9).

Aber selbst dann, wenn die Obliteration zur normalen Zeit und in ganzer Ausdehnung des Processus vaginalis peritonei zustande kommt, ist es verständlich, daß eine Art Ausbuchtungstendenz an der Stelle des Abganges der Ausstülpung übrig bleibt. Dies um so mehr, als hier eine anatomisch schwache Stelle der Bauchwand für immer besteht.

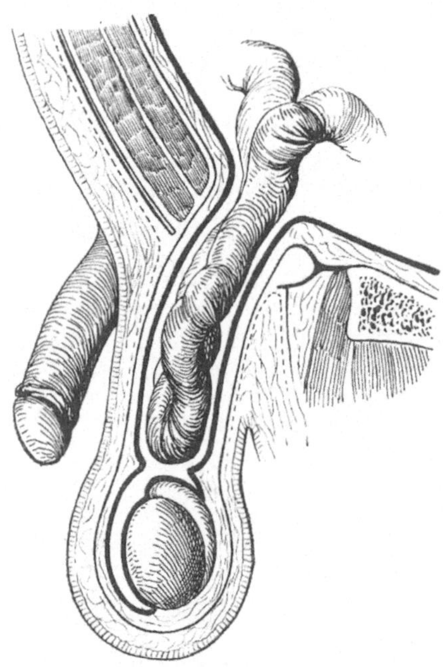

Abb. 9. Angeborene Leistenhernie.

Denn der *Weg des Hodens* (und Samenstranges) bei seiner Descendenz führt *durch die Schichten der Bauchdecke schräg hindurch,* womit eine Schwächung der Widerstandskraft gegenüber der Bauchpresse in jedem Falle gegeben ist. Dieser schräge Weg, der von hinten oben seitlich nach vorne unten medial verläuft, wird als *Leistenkanal* bezeichnet. Seine innere lateralgelegene Öffnung, der *innere Leistenring,* erscheint als Schlitz in der Fascia transversa, seine äußere Mündung, der *äußere Leistenring,* wird von den auseinander weichenden Schenkeln der Aponeurose des Musculus obliqu. externus gebildet (Abb. 10).

Der Leistenkanal besteht mithin auch unter normalen Verhältnissen, er ist jedoch vom Samenstrang, den Hodengefäßen und dem Musculus cremaster ausgefüllt. Kann unter Einstülpung der Haut mit dem Finger dieser vom äußeren Leistenring her in den Kanal eindringen, so sprechen wir von *offenem Leisten-*

kanal, von *Bruchanlage*, oder — wenn die Fingerkuppe am inneren Leistenring bei Hustenstößen einen deutlichen Anprall wahrnimmt — von *beginnender Hernie*.

Wir benennen den Zustand Hernia *interstitialis*, wenn der Finger schon innerhalb des Leistenkanals Peritoneum und Darm entgegendrängen fühlt. Tritt die Vorwölbung des Peritoneums sichtbar durch den äußeren Leistenring, so ist das Bild der *Hernia inguinalis obliqua completa* gegeben.

Die Dehnbarkeit des Scrotums ermöglicht eine bedeutende Zunahme der Bruchgeschwulst, die schließlich einen bis zu den Knien reichenden Tumor bilden kann, der auch die Haut des Penis zur Bedeckung aufbraucht (Abb. 19).

Bei weiblichen Individuen entspricht als anatomisches Gebilde dem Samenstrang das Ligamentum rotundum (teres), das zum Labium majus der entsprechenden Seite hinzieht.

Die *Bruchpforte* der schrägen äußeren Leistenhernie wird mithin durch den inneren Leistenring gebildet, in dessen Umrahmung der Beginn der peritonealen Vorwölbung den *Bruchsackhals* darstellt.

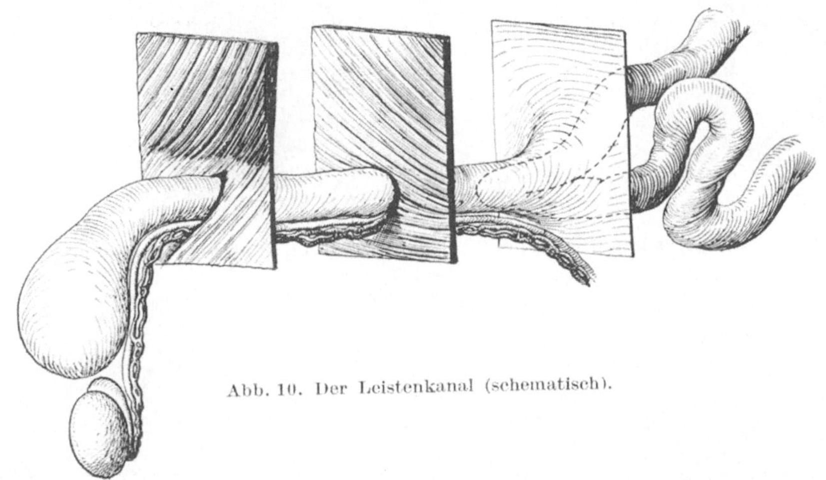

Abb. 10. Der Leistenkanal (schematisch).

Der Leistenbruch kann einseitig vorkommen oder beidseitig in derselben oder in verschiedener Form in Erscheinung treten. Ergeben sich schon daraus auch bei freien Hernien nicht immer sofort erkennbare Bilder, so gilt dies namentlich für die Kombination einer schrägen Leistenhernie mit gleichzeitiger Hernia directa (s. unten!) und vor allem mit jenen pathologischen Befunden, die durch die verschiednenen Obliterationsphasen des Processus vaginalis peritonei oder durch Anomalien im Descensus des Hodens bedingt werden. Zur *Diagnose* der Leistenhernie ist daher die Kenntnis dieser Möglichkeiten unerläßlich.

Der angeborene Bruchsack (die Hernia congenita) bedeutet, wie eben dargelegt wurde, den Zustand des völligen Ausbleibens der Obliteration des Processus vaginalis peritonei. Die vom Peritoneum überzogene vordere Hodenfläche bildet daher einen Teil der hinteren Bruchsackwand, der Hoden liegt mithin „im Bruchsack" (Abb. 19), in dessen Wandung auch der Samenstrang einbezogen ist.

Erfahrt der Processus vaginalis peritonei eine Abschnürung in der Höhe des oberen Hodenpoles, während die Obliteration unterhalb und oberhalb dieser Abschnürung unterbleibt, so bedingt die Sekretion des Peritoneums in den abgeschlossenen unteren Sack eine *Hydrocele testis*, während der abdominalwärts gelegene Anteil als Hernie bestehen bleibt: *Hernia inguinalis obliqua congenita* und *Hydrocele testis* (Abb. 11).

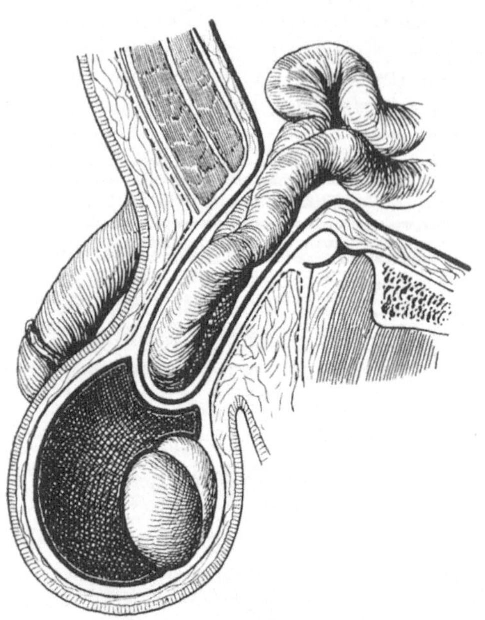

Abb. 11. Hernie und Hydrocele.

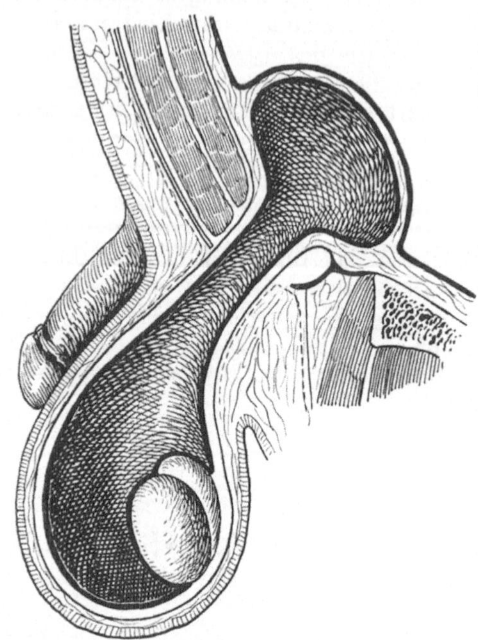

Abb. 12. Hydrocele bilocularis communicans.

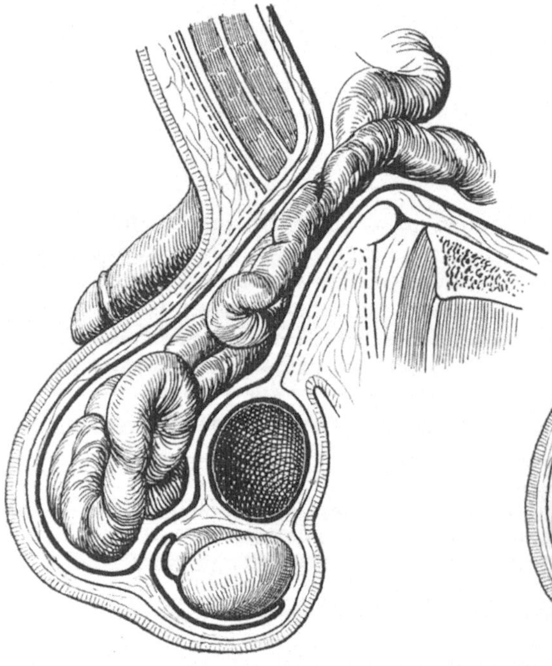

Abb. 13. Hernie und Hydrocele funiculi.

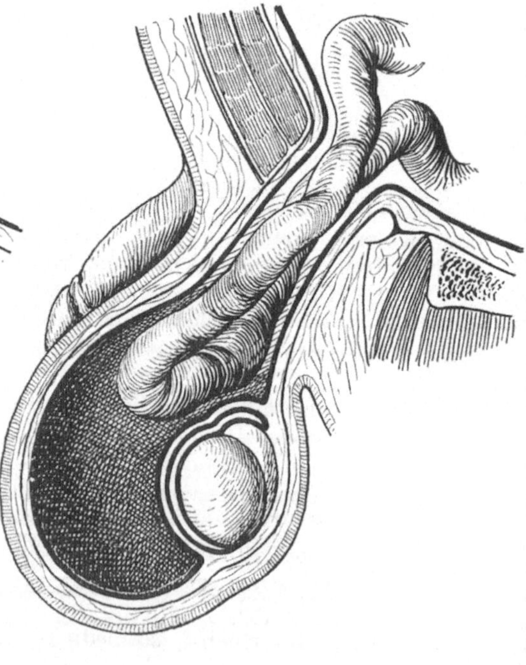

Abb. 14. Hydrocele hernialis.

Tritt die Obliteration nur an der Abgangsstelle in der Höhe des inneren Leistenringes ein, so reicht der Hydrocelensack durch den Leistenkanal und sich vorwölbend ins Abdomen: *Hydrocele bilocularis communicans* (Abb. 12).

Wenn es im Bereiche der Hodenvorderfläche zu normaler Verödung kommt, während diese am Abgang des Processus und an einer weiter scrotalwärts gelegenen, umschriebenen Stelle nicht zustande kommt, so ergibt sich *Hernia inguinalis obliqua congenita + Hydrocele funiculi* (Abb. 13).

Kommt zu diesem Bild noch eine Hydrocele testis, liegt eine *Hernia inguinalis obliqua + Hydrocele funiculi + Hydrocele testis* vor.

Ist der offengebliebene Bruchsack von Hydrocelenflüssigkeit erfüllt, spricht man von einer *Hydrocele hernialis* (Abb. 14).

Schließlich bezeichnet man die selteneren Vorkommnisse, daß eine Hernie sich gegen einen geschlossenen Hydrocelensack des Hodens oder des Samenstranges vorwölbt, als *Hernia encystica*.

Es kann auch vorkommen, daß eine Hernie vor eine Hydrocele funiculi oder hinter eine Hydrocele testis zu liegen kommt (Abb. 15).

Symptomatologie
(s. Allgemeines S. 60).

Diagnose. Alle diese Möglichkeiten müssen bei der Diagnosenstellung genau erwogen werden. Ihre klinische Erkennung geht aus den Abbildungen ohne weiters hervor. Trotzdem kann sie am Patienten großen Schwierigkeiten begegnen und manchmal unmöglich sein, was namentlich für irreponible Hernien gilt.

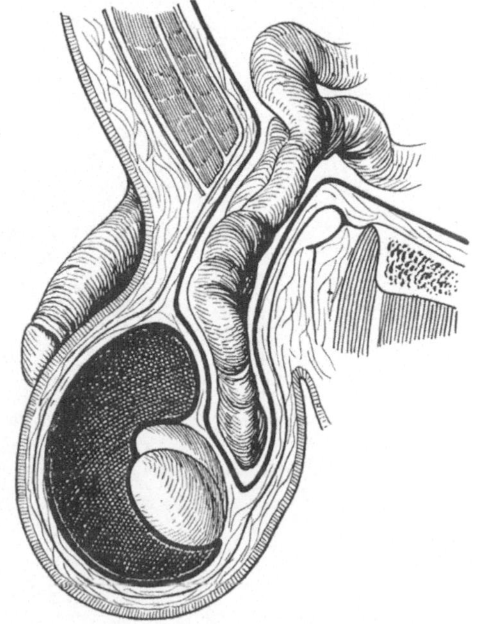

Abb. 15. Hernia inguinalis, hinter einer Hydrocele testis gelagert (schematisch).

Bei der Untersuchung beginne man stets auf der gesunden Seite. Sind beide Seiten verändert, taste man zunächst die Hoden ab, die bei Erwachsenen immer durch das „Organgefühl" erkannt werden können. Die Lage des Hodens zur Geschwulst klärt schon vieles auf. Ist er deutlich abgrenzbar und ist die übrige Geschwulst reponierbar, so entfällt die Möglichkeit einer Hydrocele testis. Es handelt sich vielmehr um eine freie Hernie, die angeboren oder erworben sein kann. Darüber gibt manchmal die Anamnese in bejahendem Sinne Aufschluß. Gelingt es, einen Teil der Geschwulst unter Darmgeräuschen zu reponieren, während ein unterer Teil, von dem der Hoden nicht abzutrennen ist, als glatter, eiförmiger Tumor sich als nicht reponierbar erweist, dann stellen wir die Diagnose Hernia inguinalis + Hydrocele testis.

In ähnlichem Sinne beurteilen wir die übrigen Möglichkeiten. *Wichtig* ist in jedem Falle die Entscheidung, *ob überhaupt eine Hernie vorliegt?*

Diese Entscheidung ist unter Umständen selbst dann nicht eindeutig im negativen Sinne möglich, wenn keines der sicheren Bruchzeichen vorhanden ist. Die Diagnose der Scrotalgeschwülste wird anderenorts (S. 205) besprochen. Hier sei nur mit allem Nachdruck darauf hingewiesen, daß die Frage nach dem

Vorhandensein einer Hernie die beherrschende ist. *Die verschiedenen Formen der Hydrocele, die Varicocele, das Lipom des Samenstranges, ein ektopischer Hode, ein kalter Absceß, inguinale Lymphdrüsen* können — wenn sie verkannt werden — im reizlosen Zustand oder im Stadium der Entzündungen (oder Torsion) nicht so verhängnisvoll für den Patienten werden wie einer der Bruchzufälle. Dabei darf die Netzhernie nicht geringer eingeschätzt werden, als der sichere Darmbruch. In einem irreponiblen Netzbruch kann sich eine kleine Schlinge leicht dem Nachweis entziehen.

Als allgemeine *diagnostische Richtlinien* können daher gelten: Genaueste Anamnese! Untersuchung des Patienten im Liegen und im Stehen. Nachweis

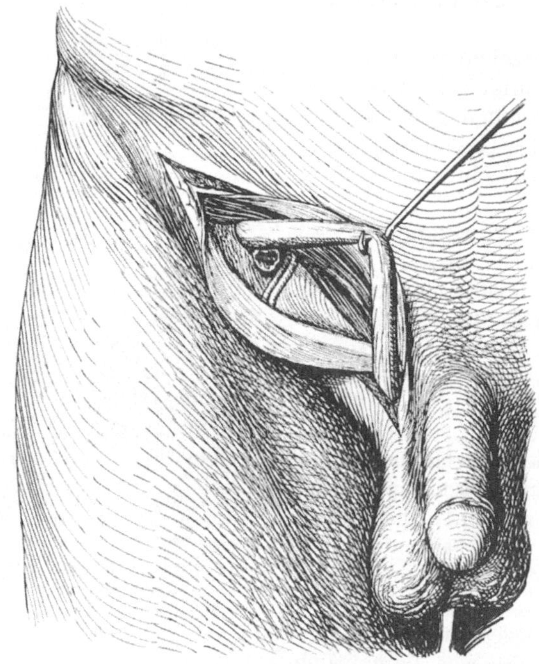

Abb. 16. Bassini-Operation I.
Die Fascie des Obliquus externus ist vom äußeren Leistenring her gespalten und nach beiden Seiten zurückgeschlagen. Dadurch erscheint medial der Musculus obliquus internus, lateral das Poupartsche Band. Der Cremaster ist durchtrennt, das Vas deferens mit Arteria spermatica und Plexus pampiniformis nach oben und medial vorgezogen, der Bruchsack gestielt und nach aufwärts geschlagen.

des bestehenden oder nicht bestehenden Zusammenhanges der Geschwulst mit der freien Bauchhöhle. Entscheidung: die Bruchpforte, nicht eine scheinbare Reponibilität (kalter Absceß!) oder Einfluß der Bauchpresse (präperitoneales Lipom)

Ist irgendeine Form der Hernie erweisbar, gilt die nächste Aufgabe der Feststellung der Begleitumstände (Hydrocele usw.). Kann eine Hernie nicht mit voller Sicherheit ausgeschlossen werden, ist der Fall — wenn keine der allgemeinen Gegenanzeigen bestehen — als Hernie zu behandeln.

Therapie. Gemäß dem im allgemeinen Teil über Prognose und Indikationsstellung erwähnten Überlegungen soll die Hernia inguinalis obliqua der chirurgischen Therapie zugeführt werden.

Konservative Maßnahmen (Bandagen) haben nur für eine beschränkte Art von Fällen Berechtigung: beim Kleinkind ein Bindenkompressionsverband, beim Erwachsenen ein Bruchband (s. S. 71). Bei sehr großen, nur teilweise reponiblen Scrotal(Labial)-Hernien muß als Vorbereitung zur Operation die elastische Entwicklung durchgeführt werden (S. 73).

Zur *radikalen operativen* Behandlung der Leistenbrüche verwenden wir das Verfahren von Bassini. Dieses stellt bei männlichen Patienten insoferne eine Abweichung von den übrigen Hernienoperationen dar, als hier die Verschluß- naht auf den Durchtritt des Samenstranges (und seiner Gefäße) Rücksicht zu nehmen hat. Im übrigen gelten die gleichen Regeln wie für jede Hernien- operation: Darstellung des Bruchsackhalses im Bruchring; Eröffnung des Bruch- sackes und Reposition des Bruchinhaltes; Abtragung des Bruchsackes an seinem Abgang und Verschluß des Peritoneum parietale. Im besonderen: vollkommene

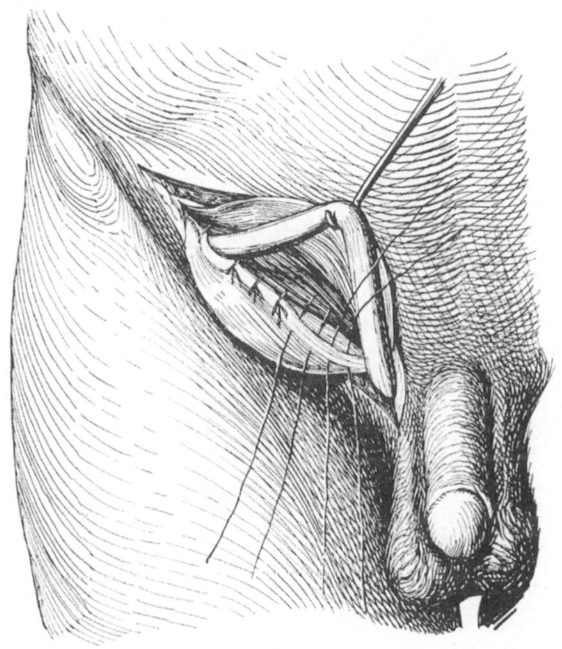

Abb. 17. Bassini-Operation II.
Der Bruchsack ist abgetragen, der Stumpf zurückgeglitten. Eine Bassini-Naht ist geknüpft, eine angelegt.

Einengung des Leistenkanales bei weiblichen Individuen, bei männlichen wird der Samenstrang über den neugeschaffenen muskulären Verschluß nach abwärts geleitet.

Dieser muskuläre Verschluß besteht darin, daß der *Musculus obliquus internus* (oder bei geringer Ausbildung desselben seine Fascie) durch Nähte *an das Ligamentum Pouparti* fixiert wird.

Die beiden charakteristischen Akte der Bassinischen Radikaloperation seien in folgenden Bildern festgehalten.

Wenn die Bassini-Nähte von der oberen Durchtrittsstelle des Vas deferens bis zum Tubercul. pubicum, dessen Periost mitgefaßt wird, geknüpft sind, kommt der Samenstrang auf diese Muskelplatte zu liegen. Über ihn wird nun die Fascie des Musc. obliqu. ext. und die Haut durch Nähte geschlossen.

Mußte bei der Operation der Hoden in die Wunde gebracht werden, was namentlich bei angeborenen Hernien unerläßlich ist, so soll nach der Operation für eine Hochlagerung des Scrotums, am besten durch eine untergelegte Tuchrolle, gesorgt werden.

Bei der Operation einer eingeklemmten Inguinalhernie, manchmal auch bei der einer großen, irreponiblen, muß der *Bruchring* gespalten werden. Diese *Spaltung* hat stets *nach oben und außen* zu erfolgen, damit nicht die an der medialen Seite der Bruchpforte ziehenden *epigastrischen Gefäße* verletzt werden. Die Lage dieser Gefäße zur Bruchpforte, die aus Abb. 18 ersichtlich ist, bedeutet eines der wesentlichen Unterscheidungsmerkmale des äußeren schrägen Leistenbruches, vom inneren geraden.

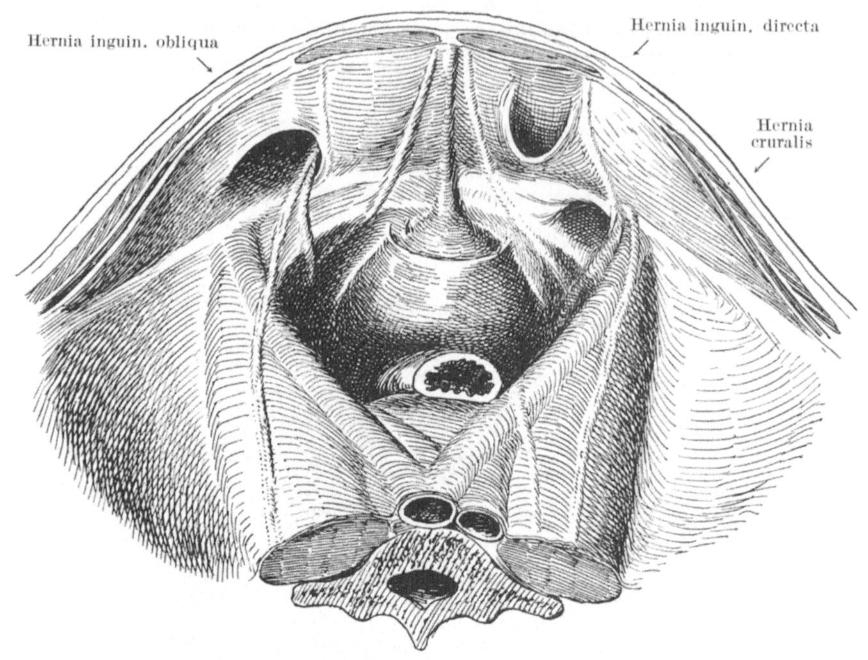

Abb. 18. Die Bruchpforten der Inguinalgegend von innen.

2. Die Hernia inguinalis interna directa.

Die Abb. 18 zeigt medial von der Plica epigastrica eine grübchenförmige Vertiefung der Bauchwand, die Fovea inguinalis medialis. Vor dieser liegt nach außen die Fascia transversalis und der subcutane Leistenring. Außer der Haut, der Subcutis und der zarten Cooperschen Fascie besteht mithin hier auf mehr weniger engumschriebener Stelle unmittelbar und geradlinig hinter dem äußeren Leistenring eine nur aus der Fascia transversalis gebildete Partie der Bauchwand.

Es ist verständlich, daß diese Region im Sinne der früher erwähnten Gelegenheitsursachen ein Punctum minoris resistentiae darstellt, daß mithin der Entstehung einer Hernie anatomisch sozusagen Vorschub geleistet wird.

Es ist aber auch andererseits klar, daß hier entwicklungsgeschichtliche Vorgänge keine Rolle spielen, daß also eine Hernie, die hier in Erscheinung tritt, den Charakter einer *erworbenen Hernie* hat.

Die *Bruchpforte* des direkten, inneren, geraden Leistenbruches wird innen vom Muscul. rectus, vom Obliquus int. und transversus oben, vom Poupartschen Band unten gebildet. Die epigastrischen Gefäße verlaufen lateral.

Gleich dem äußeren schrägen Leistenbruch tritt auch die Hernia directa durch den äußeren Leistenring, aber sie vermeidet den Leistenkanal. In das Scrotum oder Labium majus steigt die direkte Leistenhernie nur äußerst selten ab. Die Hernie zeigt sich meist als halbkugelige Vorwölbung über der runden Bruchpforte. Verwachsungen, die zur Irreponibilität führen und Incarcerationen werden fast nie beobachtet.

Der Hergang der Entstehung bringt es mit sich, daß die Hernia directa niemals angeboren ist, daß sie sich fast nur bei älteren Individuen (Männer überwiegen) findet und daß sie häufig beidseitig in gleicher Ausbildung angetroffen wird.

Dadurch entsteht das Bild symmetrischer, in der Medianlinie einander oft ganz genäherter, halbkugeliger Vorwölbungen, die meist nur im Stehen oder bei Anstrengungen der Bauchpresse sichtbar sind. Die Reposition durch geraden sagittalen Druck ist immer leicht möglich, die Bruchpforte als ringförmige Öffnung oberhalb des POUPARTschen Bandes abtastbar.

Diese Zeichen gestatten ohne Schwierigkeit die *Diagnose,* die bei gleichzeitigem Bestehen einer äußeren Leistenhernie noch einfacher zu stellen ist.

Die *Prognose* ist nach dem Gesagten wesentlich weniger ernst als beim schrägen Leistenbruch, die Indikationsstellung daher — namentlich in Hinblick auf das Alter und den Zustand des Patienten — keine so unbedingte wie bei jenem.

Die operative Therapie hat keine Rücksicht auf den nach außen und hinten verdrängten Samenstrang zu nehmen. Die Eröffnung des Bruchsackes kann — hier als einzige Ausnahme — oft unterbleiben. Die Peritonealblase wird invertiert und BASSINI-Nähte angelegt.

C. Der Schenkelbruch (Hernia cruralis).

Die Schenkelbruchpforte, durch die die Hernia femoralis austritt, stellt ebenso wie jene der direkten Leistenhernie eine anatomisch prädestinierte Stelle dar. Wie dort bedingen daher Gelegenheitsursachen ihre Entstehung, womit es erklärlich ist, daß sie niemals angeboren oder in frühen Lebensjahren beobachtet wird. Aber im Gegensatz zur direkten Leistenhernie stellt die Schenkelhernie infolge ihrer engen und straffen Bruchpforte ein prognostisch ernstes Bild dar.

Der Bruch entwickelt sich durch den *Schenkelkanal,* der innen mit der Fovea femoralis (Abb. 18) beginnt und unterhalb des POUPARTschen Bandes in der Lamina cribrosa endet. Die Begrenzung der eigentlichen Bruchpforte wird daher gebildet: oben vom Lig. Pouparti, lateral von der Gefäßscheide der großen Femoralgefäße, medial vom Lig. Gimbernati. Den Boden bildet der Musculus pectineus.

Das die Fovea femoralis von innen her auskleidende Peritoneum wird nur von lockerem Fett bedeckt, das von der Fascia transversalis überzogen ist. Das Fettgewebe erstreckt sich in jene Aussparung der Fascia lata des Oberschenkels, die nach außen und unten als Margo falciformis die Fossa ovalis begrenzt. Außer der meist siebförmig durchlöcherten Lamina cribrosa (die als straffes Gebilde in ganz seltenen Fällen den Bruchsack in einzelne Divertikel teilt) findet sich mithin nach Durchtrennung von Haut und Unterhautzellgewebe nur die Fascia transversalis und das lockere Fett vor dem Bruchsack gelegen.

Symptomatologie (s. Allgemeines).

Die Enge der Bruchpforte läßt die Cruralhernie nur selten eine auffallende Größe erreichen. Gewöhnlich führen die nicht unerheblichen Schmerzen, die auch durch eine freie Hernie ausgelöst werden, die Irreponibilität oder die hier häufige Incarceration (oft nur Darmwandbruch) früh zur Operation.

Während sehr kleine Femoralhernien leicht übersehen werden können, odei im Stadium der Einklemmung mit inneren Incarcerationen verwechselt werden, führen große Schenkelbrüche bei ungenauer Untersuchung zur Annahme einei Leistenhernie.

Die *Diagnose* hat daher folgende Punkte besonders zu beachten: die *Bruch-pforte* des Schenkelbruches liegt *unterhalb des* Poupartschen *Bandes.* Es muß daher dieses genau abgetastet werden. Wenn dies bei besonders fettleibigen Personen nicht möglich ist, hilft man sich mit der „Konstruktion seines Verlaufes" oder mit der Bestimmung der Lage, die die Hernie zu dem immer nachweisbaren Tuberculum pubicum einnimmt. Bei freien Hernien vollendet der Nachweis der Richtung des Bruchkanals die Unter-scheidung. Während dieses Moment für die Unterscheidung von direktem und indirektem Leistenbruch durch die allmähliche Streckung des Schrägkanales seine Bedeutung verliert, ist die nach aufwärts unter das Poupartsche Band führende Richtung des Schenkelkanales ein unverkennbares Zeichen. Allerdings gilt dies nur für reponible Brüche.

Irreponible Netzbrüche in der Crural-gegend sind manchmal äußerst schwierig mit Sicherheit zu deuten. Sie müssen von Drüsen-geschwülsten (Carcinommetastasen, Hutter), Senkungsabscessen, einem Varix der Vena saphena (s. S. 61) abgegrenzt werden. Auch die Ectopia testis femoralis muß bedacht werden.

Die *prognostische* Einschätzung ist bei der großen Neigung zu Verwachsungen und Incar-ceration durchaus ernst. Die Indikation zum Eingriff daher eine absolute. Da meist Frauen in den mittleren Lebensjahren von dem Leiden betroffen sind, ist eine konservative Therapie abzulehnen.

Die *Operation* erstrebt neben den allge-meinen Zielen der Hernienoperation den ver-läßlichen Verschluß der Bruchpforte, der hier zuweilen schwieriger ist. Als Normalverfahren gilt uns eine Nahtreihe, die den Musculus pectineus an das Poupartsche Band anheftet (Bassini-Billroth), wobei die Nähte soweit nach außen gelegt werden sollen, als es ohne Kompression der Vena femoralis möglich ist.

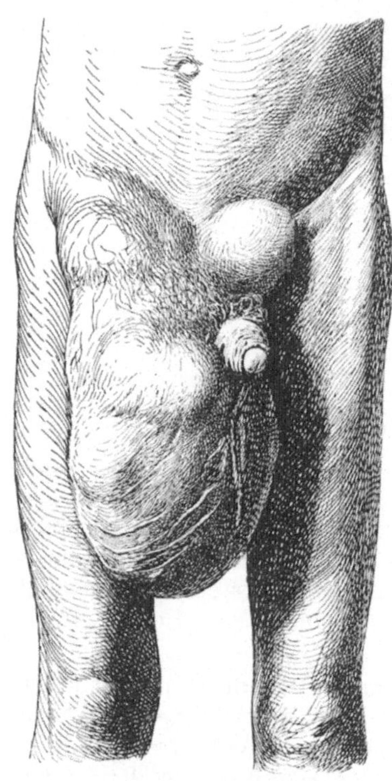

Abb. 19. Schenkelhernie links, Scrotalhernie rechts.

Sind diese Nähte nicht verläßlich anzulegen, so wird aus der Fascie und der Substanz des Musc. pectineus ein Läppchen mit oberer Basis geschnitten, nach oben umgeschlagen und mit dem freien Rand am Lig. Pouparti angenäht (Salzer). Roux befestigt nach Versorgung des Bruchsackes das Leistenband mit einer kleinen Metallklammer an den horizontalen Schambeinast. Die Klammer pflegt reaktionslos einzuheilen. Die Methode von Lotheissen (Naht des Musc. obliqu. int. und transv. medial von der Schenkelvene an das Periost des horizontalen Schambeinastes, lateral davon an das Poupart-sche Band) verschließt gleichzeitig die crurale und die inguinale Bruch-pforte.

D. Die Hernia epigastrica.

Die nächst häufige Bruchform stellen die Brüche im *Bereiche der Linea alba* dar, die, wenn sie in der Regio epigastrica liegen, als epigastrische Hernien, in unmittelbarer Nähe des Nabels als paraumbilicale Hernien bezeichnet werden.

Sie sind durchwegs erworbene Brüche ohne entwicklungsgeschichtliche Prädisposition. Sie entstehen vielmehr durch die bekannten Gelegenheitsursachen in der Weise, daß das Maschenwerk des Bindegewebes der Linea alba durch Druck des andrängenden Peritoneums allmählich an einer oder mehreren Stellen auseinander gedrängt wird, wodurch schließlich eine spaltförmige Bruchpforte zustande kommt.

Die klinische Beobachtung lehrt uns, daß dieser Vorgang ein ganz typischer ist. Wir unterscheiden 3 Stadien der Hernienbildung.

a) *Das präperitoneale Lipom.* Eine kleine umschriebene Fettanhäufung drängt sich knopfförmig durch eine feine Lücke des Bindegewebes. Damit ist

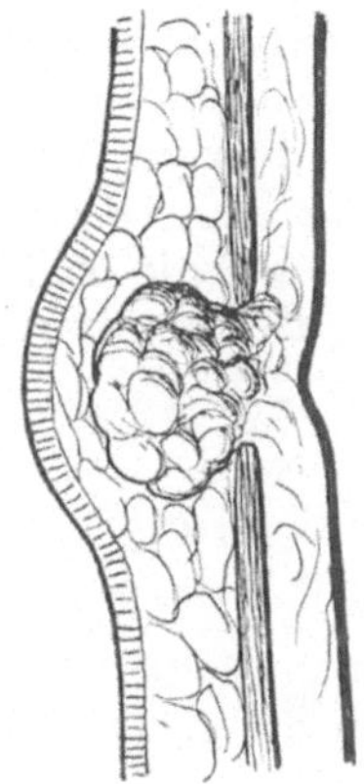

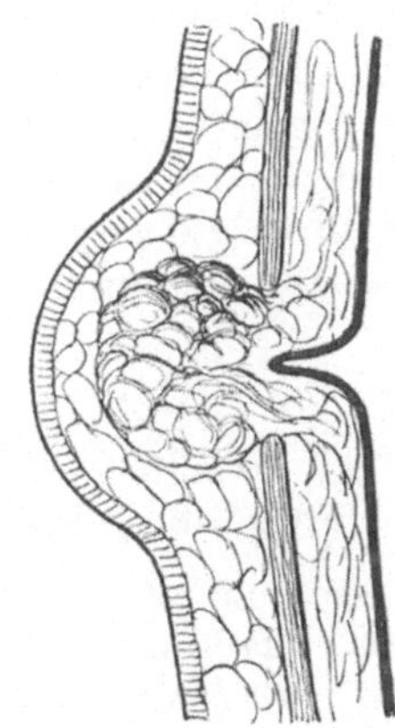

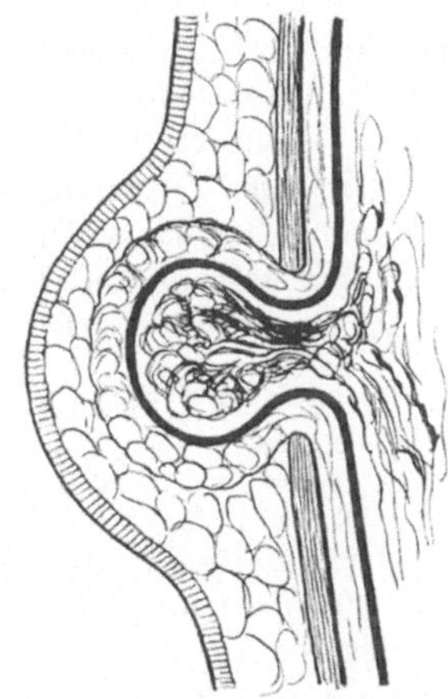

Abb. 20. Präperitoneales Lipom (schematisch).   Abb. 21. Präperitoneales Lipom und leerer Bruchsack (schematisch).   Abb. 22. Präperitoneales Lipom und Hernie (schematisch).

der erste Anstoß gegeben, daß sich die Erhöhung des intraabdominalen Druckes (die epigastrische Hernie findet sich zum größten Teil bei schwer arbeitenden Männern) an dieser geschwächten Stelle auswirkt. So kommt es unter zunehmender Ausdehnung des Spaltes, der bald eine runde Form annimmt, zur Vorwölbung einer kugeligen Fettgeschwulst.

b) Das innige Anliegen des Fettes an das Peritoneum führt dazu, daß dieses dem Vordringen des Fettes folgt und sich zunächst als schmaler Zipfel in die geschaffene Lücke einzwängt. Noch ist nicht genügend Raum, daß ein Eingeweide in diese Peritoneumausstülpung eintreten könnte. Der Zustand ist vielmehr durch einen leeren Bruchsack und das vorgelagerte, nunmehr subcutane Lipom charakterisiert.

c) Unter Fortwirkung der Ursachen erfährt allmählich die Bruchpforte eine solche Erweiterung, daß Netz, später auch Dünndarm oder Dickdarm, seltener ein Zipfel des Magens in den Bruchsack eintreten können. Der Zustand der epigastrischen Hernie s. *str.* ist gegeben.

Es ist bemerkenswert, daß diese Brüche über ein gewisses Maß nie hinausgehen und daß trotz der engen Bruchpforte niemals Incarcerationen beobachtet werden. Häufig kommt es dagegen zu Verwachsungen und damit zur Irreponibilität des ausgetretenen Netzes.

Symptome. In auffallendem Mißverhältnis zur gewöhnlichen Kleinheit des Bruches stehen die fast regelmäßig vorhandenen beträchtlichen subjektiven Beschwerden des Patienten. Lokaler Spontan- und Druckschmerz, Verdauungsstörungen, die sich zu häufigem Erbrechen steigern können, Furcht vor Nahrungsaufnahme, Obstipation, Koliken sind oft so ausgeprägt, daß ein schweres Magen- oder Gallenleiden vorzuliegen scheint. Dabei kann der Bruch so unscheinbar sein, daß er nur bei genauer Palpation festgestellt wird, während er der Inspektion entgeht. Wir müssen dann als Erklärung reflektorische Vorgänge annehmen, die vom adhärenten Netz ausgelöst werden. Andererseits können selbst ausgeprägte epigastrische Hernien symptomlos bestehen. Bei der Beurteilung der Beschwerden darf nicht vergessen werden, daß neben der Hernie eine Erkrankung des Magens oder Duodenums (Ulcus duodeni!) vorliegen kann, worüber uns eine dahingehende Untersuchung (Chemismus, Röntgen) aufklären wird.

Die subjektiven Beschwerden, die diesen Hernien anhaften, leiten unsere *Indikationsstellung.*

Therapie. Eine konservative Behandlung kommt nicht in Frage. Die *Operation* umschneidet den Bruch und eröffnet das Peritoneum unter- und oberhalb. Adhärentes Netz wird vorsichtig ligiert und durchtrennt, der Peritonealzipfel im Zusammenhang mit dem Lipom exzidiert, das Peritoneum geschlossen. Zum sicheren Verschluß wird die vordere Rectusscheide beiderseits inzidiert, die Rectusränder und darüber die durchtrennten Fascienblätter durch Nähte aneinander fixiert.

E. Seltene Bruchformen.
1. Die Hernia obturatoria.

Ungleich seltener als die bisher genannten Bruchformen findet sich eine Hernie, die die Durchtrittstelle der Gefäße und des Nerven durch die Fascienplatte des Foramen obturatum als *Bruchkanal* wählt.

Die innere Öffnung dieses Canalis obturatorius ist nach oben durch den horizontalen Schambeinast, nach unten von der Fascie und dem Musc. obturator internus begrenzt. Nach außen tritt er unter dem horizontalen Schambeinast hervor, während unterhalb der Musc. obturator externus, und unten und vorne der Musc. pectineus liegt.

Das Peritoneum, das sich unter dem Druck der Bauchpresse meist bei älteren abgemagerten Frauen in den Kanal vorwölbt, stülpt die Fascia transversalis und das lockere Fettgewebe vor sich her, um hinter dem medialen Rand des Pectineus seitlich vom Adductor longus hervorzukommen. Dabei bleiben die Vasa obturatoria und der Nervus obturatorius außen vom Bruchsack.

Diese Lagebeziehung erklärt ein Symptom, das in einer Anzahl von Fällen — besonders von incarcerierten — gefunden wird: das Howship-Rombergsche Symptom. Es handelt sich dabei um neuralgiforme Schmerzen im Gebiet des Nervus obturatorius, denen Parästhesien oder selbst Anästhesien parallel gehen. Als weiteres — ebenfalls im gewissen Sinne indirektes — Symptom wird häufig eine deutliche Beugung des Hüftgelenkes (Außenrotation, Abduction) beobachtet, während die direkte Wahrnehmung der Bruchgeschwulst, ja selbst ihre unzweifelhafte Feststellung durch Palpation (auch vom Rectum aus!) viel seltener möglich ist.

Sind die früher genannten Symptome ausgeprägt, dann ist eine *Diagnose* möglich. Die eingeklemmte Hernia obturatoria (häufig Darmwandbruch) wird, wenn diese Zeichen fehlen, meist als innere Incarceration (S. 59) gedeutet.

Die *Therapie* kann nur eine operative sein. Von einem Schnitt an der Vorderseite des Oberschenkels aus wird nach Verziehen oder Durchtrennung des Musc. pectineus die Bruchgeschwulst dargestellt. Wichtig ist, daß bei bestehender Incarceration die *Kerbung des Bruchringes* wegen der Lage der Gefäße nach *unten und innen* zu erfolgen hat.

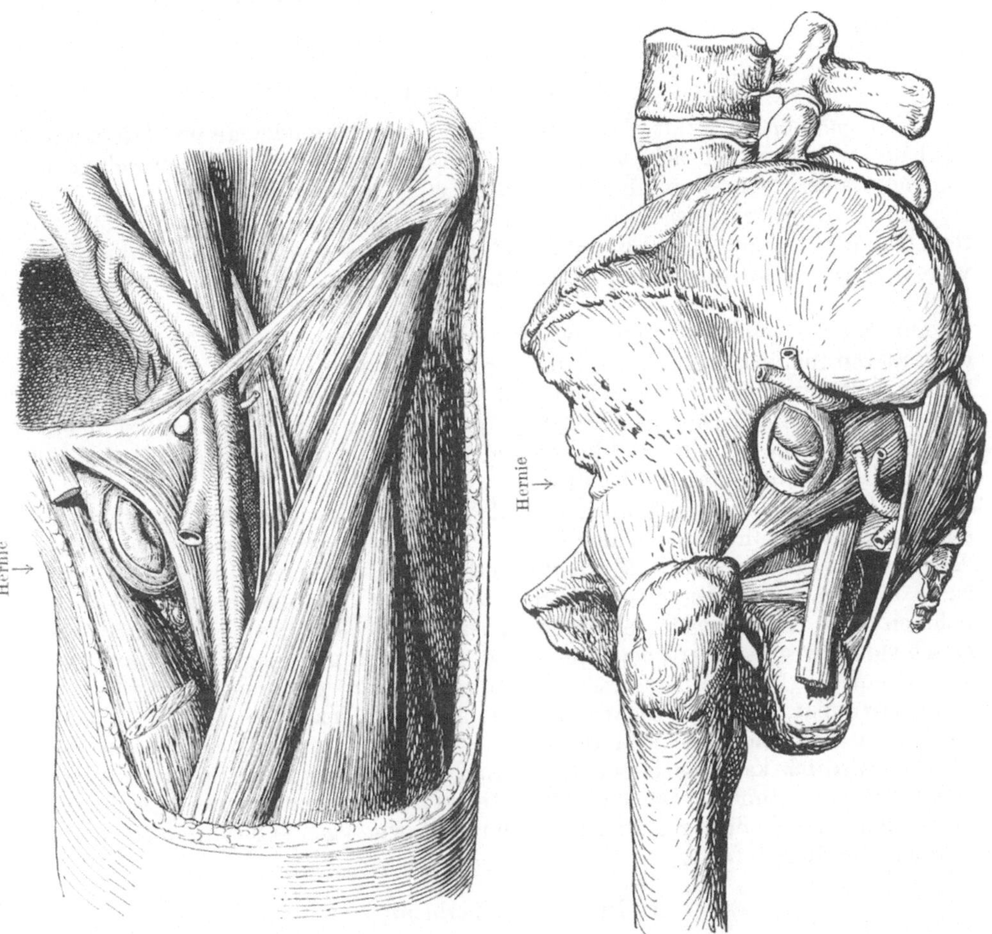

Abb. 23. Hernia obturatoria. Die Bruchhüllen und der Bruchsack sind eröffnet, eine Dünndarmschlinge als Bruchinhalt sichtbar.

Abb. 24. Hernia ischiadica. Die Bruchhüllen und der Bruchsack sind eröffnet, eine Dünndarmschlinge als Bruchinhalt sichtbar. Dargestellt ist eine Hernia suprapiriformis.

2. Die Hernia ischiadica.

Seltenheit des Vorkommens und das Überwiegen bei Frauen in höherem Alter ist auch für diese Hernienform bezeichnend. Sie zeigt sich in 3 Typen: als *Hernia suprapiriformis* (Austritt am oberen Rand des Musc. piriformis entlang des unteren Randes der Incisura ischiadica); als *Hernia infrapiriformis* (Austritt zwischen dem unteren Rand des Musc. piriformis und dem Ligamentum sacrospinosum) und als *Hernia spinotuberosa,* die aus dem Foramen ischiadicum minus austritt (Abb. 24).

Solange es sich nur um kleine freie Hernien handelt, entziehen sie sich meist der Feststellung. Große Brüche, die gelegentlich vorkommen, erscheinen als

Tumor unter dem Glutaeus maximus. Sie können mit einem Lipom oder einem kalten Absceß verwechselt werden. Der lokalisierte Druckschmerz wird bei gleichzeitigen Incarcerationserscheinungen zur richtigen *Diagnose* leiten.

Die *Operation* legt durch Durchtrennung des Glutaeus maximus die Bruchgeschwulst frei. Aus Abb. 24 ist ersichtlich, daß die Lage der Art. glutaea sup. und infer. eine Erweiterung des Bruchringes nach oben und hinten verbietet.

3. Die Hernia lumbalis.

Der Lendenbruch wählt als Austrittspforte das obere oder untere Trigonum lumbale, wobei namentlich im sehnigen Ursprungsteil des äußeren schiefen Bauchmuskels ein wohlumschriebener Bruchring bestehen kann.

Das *obere Lendendreieck* wird von der 12. Rippe und dem hinteren Musc. serratus, den beiden Musc. obliqu. und transversus abdominis und (hinten) von Quadratus lumborum begrenzt. Das untere entspricht dem Petitschen Dreieck.

Zur erworbenen Bruchpforte werden diese Räume wie die Austrittstelle der direkten Inguinalhernie, der Cruralhernie und andere durch die oft erwähnten Gelegenheitsursachen, nicht selten aber auch — ähnlich der epigastrischen Hernie — durch die Durchwachsung präperitonealer Lipome. Auch Traumen können eine Rolle spielen. Bei kongenitalen Defekten in dieser Region werden solche Brüche angeboren beobachtet.

Wie bei der Hernia ischiadica auffallend oft ein Ovarium als Bruchinhalt angetroffen wird, findet sich hier fast nur das Kolon (rechts ascendens, links descendens). Dadurch wird die *Diagnose* erleichtert, die nur auf die Möglichkeit eines Lipoms, eines Abscessus frigidus oder einer Muskelhernie Bedacht zu nehmen hat. Die ausgebildete Lumbalhernie erscheint als über faustgroße Geschwulst zwischen Darmbeinkamm und 12. Rippe und zeigt die Symptome von Darm als Inhalt. In diesem Stadium ist auch die freie Lumbalhernie diagnostizierbar. Treten Incarcerationssymptome hinzu, so ist bei dieser Bruchform das Bild ohne weiteres klar.

Die *Therapie* kann auch bei der Hernia lumbalis nur eine operative sein. Bandagen sind sinnlos. Die Operation versorgt den Bruch in der gewohnten Weise und verschließt durch Nähte, die durch die vorliegende Situation erfordert werden, die Bruchpforte.

4. Die Hernia perinealis.

Auch das Diaphragma pelvis kann zur Vorstülpung einer Hernie Raum geben, die als Beckenbodenbruch in verschiedenen Formen auftreten kann. Die Durchtrittstellen der Gefäße sind hier wie im Foramen obturatum die anatomisch präformierten Pforten, die bei schwindendem Fett und erschlafften Muskelgrenzen (daher auch hier häufiger bei Frauen nach wiederholten Geburten und im höheren Alter) dem Andrängen der Bauchpresse nachgeben.

Bleibt die Bruchgeschwulst oberhalb des Musc. levator, wird sie als *Hernia endopelvina* bezeichnet. Durchsetzt sie ihn in einer der physiologischen Breschen bis in die Fossa ischiorectalis, so wird sie zur *Hernia perinealis*. Als solche kann sie am unteren Rand des Musc. glutaeus maximus sichtbar werden und einer Hernia ischiadica gleichen.

Diesen als *lateralen* Beckenbodenbrüchen beschriebenen Formen stehen jene gegenüber, die einem Prolaps des Uterus, der Scheide, der vorderen Rectalwand parallel gehen und als *mediale* Perinealhernien (*Elytrocele*, Proctocele usw.) bezeichnet werden. Ihre Kombinationsformen mit einem Blasenbruch (als

Cystoproctocele und Cystoelytrocele) haben nicht nur pathologisch-anatomische Bedeutung. Mag auch ihre genaue klinische *Diagnose* schwierig sein, so ist ihre Vermutung für die *operative Therapie* von großer Wichtigkeit, sollen unerwartete Verletzungen bei den entsprechenden Prolapsoperationen vermieden werden.

5. Die Hernia ventralis lateralis.

Als typische Form des seitlichen Bauchwandbruches werden Hernien beschrieben, die am äußeren Rectusrand in der Höhe der Linea semicircularis Spigeli austreten. Die anatomische Schwäche der Bauchwand an dieser Stelle gibt die Bedingung zu ihrer Entwicklung.

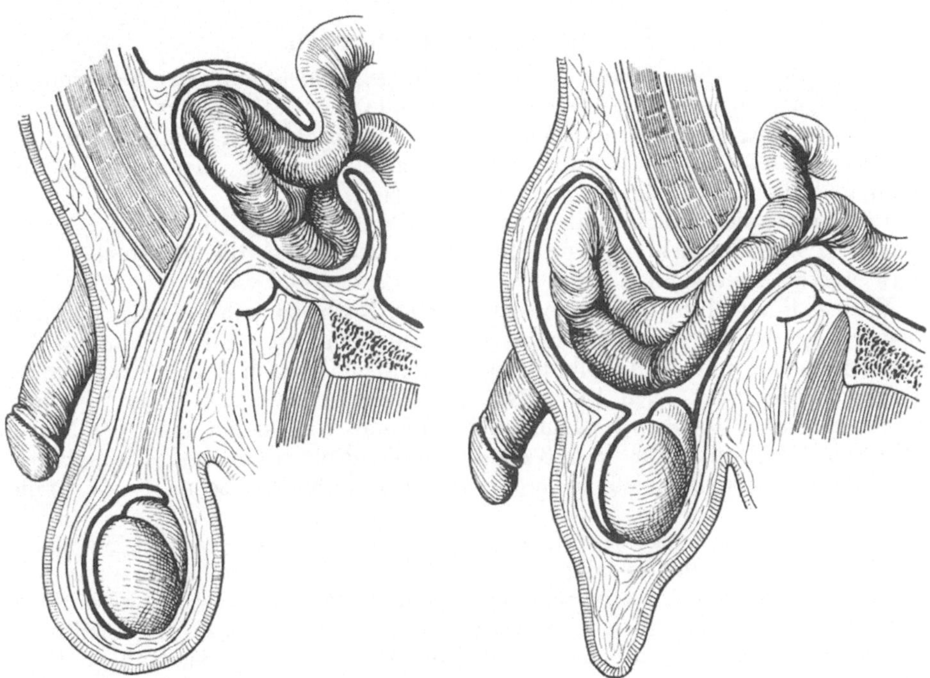

Abb. 25. Hernia interstitialis properitonealis (schematisch). | Abb. 26. Hernia inguinalis subcutanea (schematisch).

6. Die Hernia interparietalis inguinalis.

Die interparietalen Leistenbrüche bilden insoferne eine eigene wohlcharakterisierte Bruchform, als sie trotz ihres Austrittes aus dem inneren Leistenring nicht dem gewöhnlichen Weg der Inguinalhernien folgen, sondern sich zwischen den *Schichten der Bauchwand* ausbreiten. Dadurch entfällt namentlich bei kleinen Brüchen das wichtigste Symptom — die äußere Bruchgeschwulst — wodurch die Beurteilung des Zustandes sehr erschwert wird.

Diese Hernien treten entweder überhaupt nicht in den Leistenkanal ein, sondern bleiben *praeperitoneal* liegen (Abb. 25).

Oder sie schieben sich als *Hernia interstitialis* zwischen den Musc. obliquus internus und die Fascie des Obliquus ext.

Manchmal passieren sie den Leistenkanal und den äußeren Leistenring, treten aber nicht in das Scrotum ein, sondern lagern sich unter der Haut: *Hernia inguinalis subcutanea* (Abb. 26).

Einen besonderen Typus stellen jene Brüche dar, bei denen ein scrotaler und außerdem ein intraparietaler Bruchsack besteht. Man bezeichnet sie als *Hernia inguinalis interstitialis bilocularis.*

Als Grund dieses Verhaltens muß die Unmöglichkeit der normalen Ausbreitung auf Grund eines mechanischen Hindernisses angenommen werden, als welches manchmal der unvollendete Descensus des Hodens angeschuldigt werden kann. Auch ein schlechtsitzendes Bruchband mag ab und zu dieses Vorkommnis bedingen.

Die *diagnostischen* Schwierigkeiten sind verständlich. Der Nachweis sicherer Bruchsymptome wird auf den richtigen Weg führen. Die operative Therapie ist identisch mit jener der übrigen Leistenbrüche.

F. Der Bauchnarbenbruch.

Außer den bisher genannten entwicklungsgeschichtlich oder anatomisch verständlichen Bruchpforten können noch alle jene Stellen der Bauchwand zur Entwicklung einer Hernie geeignet sein, die durch einen krankhaften Prozeß (Defekt, Lähmung, Eiterung) oder durch ein Trauma oder durch beides in ihrer Widerstandsfähigkeit beeinträchtigt sind.

Die Narben der Bauchwand, soferne sie alle ihre Schichten betreffen, geben daher oft zur Entwicklung von Hernien Veranlassung, die als solche ohne Schwierigkeit zu erkennen sind.

Wird z. B. eine junge Operationswunde oder Narbe zu früh der ungehemmten Auswirkung der Bauchpresse ausgesetzt, dann kann es zur Überdehnung des ganzen Gebietes und zur Ausbildung einer Hernie im ganzen Ausmaß der Wunde kommen. Dies kann auch bei notwendiger oder ungewollter Sekundaheilung eintreten. Dabei besteht die Möglichkeit, daß das Peritoneum unter der Narbe nicht zum Verschluß kam, so daß eigentlich ein Prolaps vorliegt. Die herniöse Vorwölbung kann natürlich auch nur an einer umbeschriebenen Narbenstelle auftreten.

Die subjektiven Beschwerden und die klinischen *Symptome* gleichen jenen der Hernien überhaupt (s. allgemeiner Teil).

Therapie. Bei sehr breiter Bruchpforte kann ein Bauchmieder eine wesentliche Erleichterung bringen. Bei der *Operation*, die immer das beste therapeutische Verfahren darstellt, ist zu bedenken, daß der Darm oft unter der Haut und mit dieser breit verwachsen angetroffen wird, und daß der Verschluß der Bruchpforte durch die Retraktion der Muskulatur großen Schwierigkeiten begegnen kann.

G. Die inneren Hernien.

Zu dem im allgemeinen Teil (S. 68) Erwähnten sei hier noch bemerkt, daß die *Diagnose* aller Formen solange unmöglich ist, als Symptome fehlen. Aber auch chronische Darmstörungen lassen meist nur eine Vermutung zu. Ja selbst bei Incarcerationserscheinungen ist eine genaue Feststellung der vorliegenden Hernienform kaum möglich.

Nur bei jenen seltenen Einklemmungen, die nach Gastroenterostomie beobachtet werden, wenn der Mesocolonschlitz ungenäht blieb (Eiselsberg), oder die in einem Raum zwischen zuführender Anastomosenschlinge — Mesenterialwurzel — Mesocolon zustande kommen (Winkelbauer), kann die vorausgegangene Operation den Weg weisen.

Hierher gehören auch die Zwerchfellhernien.

Die *Operation* der inneren Hernien besteht im allgemeinen in einer Laparotomie, die erst einen Einblick in die vorliegenden Verhältnisse gestattet. Zeigt die Befreiung des Incarcerates, daß noch lebensfähiger Darm vorliegt, so besteht die Aufgabe in dem Verschluß der inneren Bruchpforte, für den sich besondere Regeln nicht aufstellen lassen. Bei Darmgangrän muß reseziert werden.

H. Die Zwerchfellhernien.

Sie bilden klinisch und pathologisch-anatomisch ein durchaus eigenes Kapitel, das durch die Erfahrungen des Weltkrieges eine bedeutende Bereicherung erfuhr.

Das Wesen dieser Bruchform besteht darin, daß entweder durch die normalen Durchtrittstellen oder durch gewaltsam entstandene Öffnungen im Zwerchfell eine freie Verbindung der beiden Leibeshöhlen entsteht. Der negative Druck im Thoraxinnern bewirkt dabei ein Ansaugen beweglicher Baucheingeweide in den Brustraum. Dadurch und durch die stete Bewegung des Zwerchfelles wird der spontane Verschluß der Zwerchfellücke verhindert. Es ergibt sich mithin ein Dauerzustand, der als *Hernia diaphragmatica* bezeichnet wird.

Schon der Entstehungsmechanismus ergibt die Einteilung in *echte und falsche Hernien* oder — besser ausgedrückt — in Hernie und Prolaps. Für die Beurteilung im klinischen Sinne und für die Therapie ist diese Unterscheidung ohne Belang. Es sei nur festgehalten, daß auch 2 Beobachtungen von echten traumatischen Hernien vorliegen, bei denen also ein von Peritoneum (bzw. Pleura) gebildeter Bruchsack gefunden wurde.

1. Die angeborenen Formen.

Bei angeborenem totalem Zwerchfelldefekt ist die Lebensdauer beschränkt. Kurative Maßnahmen kommen nicht in Frage.

Einen Zustand eigener Art bedeutet die sog. *Eventratio diaphragmatica,* wobei das Zwerchfell als atrophische Membran erhalten, also keine freie Verbindung von Brust- und Bauchhöhle gegeben ist. Das schlaffe Segel des Zwerchfells bietet jedoch der ansaugenden Kraft des Brustraumes keinen Widerstand, so daß ein Teil der Baucheingeweide in den Thorax zu liegen kommt. Die *Relaxation des Zwerchfells* ist mithin der Grund dieser veränderten Topik, die — wegen des Schutzes durch die Leber — fast ausschließlich links beobachtet wird. Als ätiologisches Moment wird ein Geburtstrauma (Phrenicusschädigung links) oder die idiopathische Entartung des Zwerchfells, die in einer Verfettung der Muskelfasern besteht, angenommen.

Echte oder falsche angeborene Hernien finden ihre Bruchpforte in den natürlichen Zwerchfellücken: Hiatus oesophageus, Parasternalspalt (LARREY-sche Lücke).

Symptome. Wie für die vorgenannten Bruchformen und die inneren Hernien überhaupt gilt auch für die Zwerchfellhernien, daß sie sich erst im Zustande der Einklemmung bemerkbar machen. Die vagen Symptome, die in seltenen Fällen vorher vom Patienten wahrgenommen werden, können in keiner Weise als pathognomonisch gelten. Die Symptomlosigkeit des Zustandes war vielmehr Veranlassung, daß man die freie Zwerchfellhernie ablehnte und diese Ablehnung auch irrtümlich auf die irreponible traumatische Zwerchfellhernie übertrug.

Die subjektiven und objektiven Symptome der angeborenen Zwerchfellhernien sind auch deshalb so wenig charakteristisch, da sie meist durch die Verlagerung kleiner Darmabschnitte ausgelöst werden, also auch im Einklemmungsfalle die allgemeinen Zeichen nur eines Dünndarmileus hervorrufen. Erst die heutigen Tages bei Abdominalerkrankungen der verschiedensten Art kaum mehr unterlassene Röntgenuntersuchung deckt den Zustand oft mit einem Schlage auf und das nicht selten überraschend, denn die diaphragmatische

Hernie kann — und dies gilt namentlich für die traumatische — klinisch mit großer Wahrscheinlichkeit diagnostiziert werden, wenn nur daran gedacht wird.

Von Bedeutung ist die Röntgenuntersuchung, besonders bei sog. „rudimentärer Eventration" und vor allem für die Entscheidung, ob nicht der ganze Zustand durch eine Relaxatio diaphragmatica bedingt ist. Die Möglichkeit einer exakten klinischen *Diagnose* auf Grund der physikalischen Untersuchungsmethoden ist sehr begrenzt.

Die *Prognose* der angeborenen Zwerchfellhernie deckt sich mit jener der Hernien überhaupt.

Die *Therapie* (s. S. 99) kann nur eine operative sein.

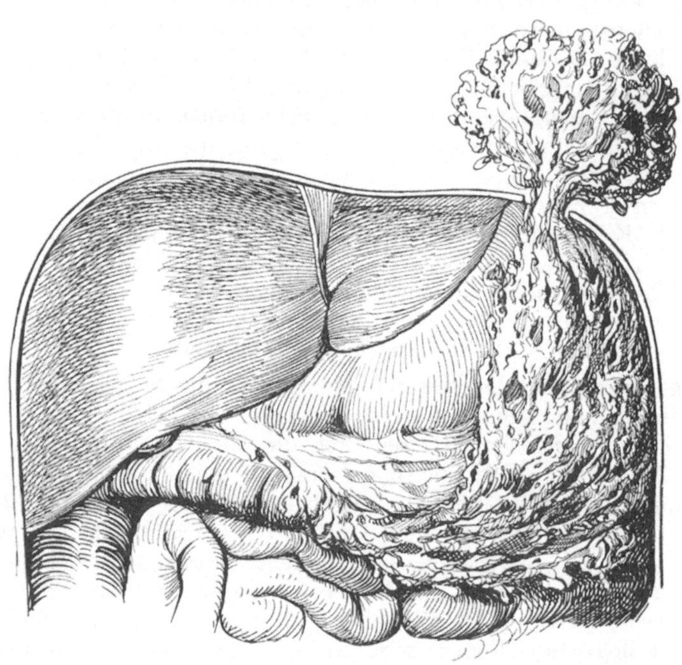

Abb. 27. Hernia diaphragmatica.

2. Die traumatischen Formen.

Die Perforation des Zwerchfelles erfolgt nur in seltenen Fällen durch eine stumpfe Gewalt. Dabei kommt es meist zur Mitverletzung anderer Organe (Leber, Milz, Darm), die das Symptomenbild beherrschen (Kunz).

Der gewöhnliche Vorgang ist die Stich- oder Schußverletzung des Zwerchfelles.

Pathologische Anatomie. Die einfachste Form eines Prolapses, die dabei zustande kommt, ist der Vorfall eines Netzzipfels durch das Zwerchfell und die äußere Haut. Der im Bereiche des Thorax liegende Einstich kennzeichnet den Zustand eindeutig.

Wird er nicht richtig gedeutet und zwingen nicht anderseitige Symptome zu einem Eingriff, so kommt es zum Bilde der *chronischen* traumatischen Zwerchfellhernie. Ihr Wesen beruht in einem zum Teil *irreponiblen Prolaps von Baucheingeweiden* durch die Zwerchfellücke in den Thoraxraum. Dieser Prolaps tritt wohl ausschließlich sofort im Augenblick der Verletzung ein, gleichgültig ob dieselbe von der Bauch- zur Brusthöhle oder umgekehrt verläuft. Das beweglichste Organ der Bauchhöhle prolabiert zuerst und oft allein: das *Netz*. Es wird in den Thorax hineingerissen und später narbig an die Wunde der Thoraxwand (Weichteile, Rippenfraktur) fixiert. Folgt *Dickdarm* oder *Dünndarm* durch die Wunde nach, so gleiten diese (namentlich letzterer) meist später wieder ins Abdomen zurück, um ab und zu wieder durch den inzwischen narbig starr gewordenen Bruchring vorzufallen („fakultativer Prolaps"). Da die überwiegende Anzahl auch der traumatischen Hernien links zur Beobachtung kommt, wird auch die Milz und noch häufiger der linke Leberlappen um den Rand des Bruchringes herumgebogen und so zum Teil in den Thorax reichend angetroffen.

Am wichtigsten ist die Beteiligung des *Magens* an der Verlagerung. Von ihm tritt entweder ein großer Teil des dem Zwerchfell anliegenden Fundus in den Thorax oder bei entsprechend großer Zwerchfellücke folgt der Magen dem Netz, Quercolon und Lig. gastrocolicum fast in seiner Gänze nach. Dabei erfährt er eine Drehung um seine quere Achse, so daß er tatsächlich „auf den Kopf gestellt" wird. Die meist durch den Schuß mitverletzte Serosa verklebt am Bruchring oder im Thorax, wodurch der Magen in der pathologischen Stellung erhalten wird.

Bei der Kleinheit der Hautwunden, die eine moderne Schußverletzung setzt, ist das Vorkommnis des äußeren Netzprolapses ungleich seltener. Auch hier sind zunächst die schweren Läsionen anderer Organe für den Gesamteindruck entscheidend. Aber schon die Schußrichtung muß den Verdacht auf die Zwerchfellverletzung lenken. Dazu kommen, wenn keine anderen schweren Zerstörungen vorliegen, bei den klassischen Formen der traumatischen Hernia diaphragmatica eine Reihe bezeichnender

Symptome. Die akut der Verletzung folgenden Erscheinungen bestehen in beängstigender Atemnot, Unwohlsein, Brechreiz, Blutspucken.

Schon darin kommt der „Zweihöhlenschuß" zum Ausdruck. Bluthusten und Blutbrechen sistieren gewöhnlich bald. Am längsten hält oft eine geringe Erschwerung der Nahrungsaufnahme an.

Die Symptome der chronischen traumatischen Zwerchfellhernie sind gegeben durch jene von seiten des Zwerchfells selbst, von seiten der verlagerten Baucheingeweide und von seiten der Brustorgane.

Als typisch für das verletzte Zwerchfell gilt der Schmerz in der linken Schulter, das Phrenicussymptom (OEHLECKER): „Projizierung des durch den Phrenicus heraufgeleiteten Reizes auf die Haut des vom 3. und 4. Cervicalsegment versorgten Bezirkes." Der Reiz ist bedingt durch Adhäsionen der verlagerten Bauchorgane und durch den Folgezustand des Hämothorax. Symptome von seiten der Baucheingeweide treten je nach den prolabierten Organen in Erscheinung. Zug und Druck im Abdomen ohne präzise Lokalisation, wiederholt wechselnd und ohne eindeutigen Charakter, werden durch das verlagerte und verschiedentlich gezerrte und schrumpfende Netz bedingt.

Das prolabierte Kolon löst das Gefühl von Schwere im Oberbauch und Brustraum aus und führt oft zu hartnäckiger Obstipation.

Häufige Übelkeit, Aufstoßen, Brechneigung, intermittierendes Unvermögen zu schlucken, LEICHTENSTERNs Dysphagia paradoxa (große Bissen und große Flüssigkeitsmengen werden leicht geschluckt, während der Patient kleine Bissen und kleine Mengen nicht hinunterbringt); Flüssigkeitsplätschern im linken Brustraum, Schmerzen im linken Oberbauch sind die subjektiven Angaben des Kranken, die durch den verlagerten Magen bedingt werden. Die Dysphagia paradoxa kann als Beweis für die erfolgte Drehung des verlagerten Magens aufgefaßt werden.

Die Verdrängung der Brustorgane ist von Atemnot, Beklemmungsgefühl, Herzklopfen, Angst gefolgt. Zwerchfellhochstand und Beeinträchtigung der

Funktion der linken Lunge, Verwachsungesbeschwerden seitens der Pleura, alte Rippenfrakturen sind mitschuldig an den vielerlei Klagen der Patienten über abnorme Sensationen im Brustraum, denen Orth zugesellt: „Abflußbehinderung des venösen Blutes im Pfortadergebiet, verursacht durch die erschwerte Einmündung der Vena cava inferior in das rechte Herz infolge der Verlagerung desselben."

Alle subjektiven Beschwerden werden durch körperliche Anstrengung verstärkt.

Dieser Zustand kann Jahre hindurch ohne wesentliche Änderungen bestehen. Als physikalischer Befund kann ein steter Wechsel des Perkussionsschalles und Atemgeräusches bei Untersuchungen zu verschiedenen Zeiten erhoben werden.

Häufig aber kommt es einmal plötzlich zu einem akut einsetzenden Symptomenkomplex, der — allerdings unrichtig im pathologisch-anatomischen Sinne — als „Incarceration" der Zwerchfellhernie bezeichnet wird. Dabei sind die Erscheinungen je nach der Mitbeteiligung des Magens schon in der Latenzperiode verschieden.

Bei einer Gruppe der Fälle hält das Wohlbefinden, das sich bald nach der Verletzung einstellte, weiterhin an. Außer einem häufigen Gefühl von vagen Magenbeschwerden, die unabhängig von der Nahrungsaufnahme bestehen, und außer einer öfter wiederkehrenden unerklärlichen Atemnot, sind Appetit und Stuhl regelmäßig. Irgendwelche Schmerzattacken werden nicht beobachtet. Einige Monate nach der Verletzung entwickelt sich plötzlich nach harter körperlicher Anstrengung das schwerste Bild eines hohen Darmverschlusses, begleitet von hochgradiger Atemnot, exzessiver Schmerzhaftigkeit entlang des linken Rippenbogens und raschem Verfall des Patienten.

Die zweite Gruppe der Verletzten ist durch wiederholte akute Schmerzanfälle im linken Oberbauch mit heftigem Erbrechen, vollkommenem Unvermögen der Nahrungsaufnahme und schwerem Krankheitsgefühl gekennzeichnet. Die Anfälle sind durch Perioden vollkommenen Wohlbefindens voneinander getrennt. Das auslösende Moment für die akuten Erscheinungen ist jedesmal durch überreichliche Nahrungsaufnahme gegeben.

In beiden Gruppen handelt es sich um eine akute Unwegsamkeit der Magenpassage, die aber durch zwei ganz verschiedene Ereignisse bedingt wird. Bei Vorfall des Magenfundus handelt es sich um die *Incarceration einer* Littre*schen Hernie des Magens*; beim *Totalprolaps* des Magens (und damit des Quercolons) um einen Volvulus beider um eine Vertikalachse. Dabei stehen die Erscheinungen von seiten des Magens durchaus im Vordergrund.

Beim Volvulus des Magens und beim incarcerierten Magenwandbruch sind Schmerzen entlang des linken Rippenbogens charakteristisch. Der im Thorax fixierte Magen läßt den linken Oberbauch eingesunken erscheinen. Auf diese Weise erklärt sich die Beschreibung des Kahnbauches bei Magenvorfall. Der beweglich verlagerte, maximal gedehnte und gefüllte Magen drückt das linke Zwerchfell nach abwärts und bedingt eine Vorwölbung unter dem Rippenbogen. Die künstliche Aufblähung bei intrathorakalem Magen hat eine Vorwölbung des linken Epigastriums zur Folge.

Asymmetrie der Thoraxbewegung bei der Atmung. Beim akuten Magenvolvulus: Tympanie links vom Herzen und „in die Herzfigur hinein" (Hess) Sucussio Hippocratis im Brustraum. Fehlen des Atemgeräusches. Paradoxe Bewegung der Dämpfung ad basim des linken Thorax.

Bei der „Incarceration" des isoliert prolabierten Dickdarms (auch dabei handelt es sich um eine Torsion mit Abschnürung der Gefäße) oder Dünndarms bestehen die Symptome des Darmverschlusses.

Diagnose. Hier hat die fortschreitende Erfahrung wesentliche Erfolge erzielt. Die chronische latente diaphragmatische Hernie wird heute meistens erkannt, nicht minder die „incarcerierte". Unter den ersten in der Literatur niedergelegten 245 Zwerchfellhernien wurde dagegen nur 4mal die Diagnose mit Bestimmtheit oder Wahrscheinlichkeit gestellt.

Von Bedeutung für die Diagnose ist vor allem die Rekonstruktion der Schußrichtung. Granatsplitterverletzungen, ermattende Geschosse, Steckschüsse scheinen öfter von Zwerchfellhernien gefolgt zu sein. Die anamnestischen Angaben sind nur in den seltensten Fällen negativ. Bei akuter oder chronischer rezidivierender Incarceration scheint das Auftreten der Erscheinungen nach dem Essen für Magenwandbruch, nach anstrengender Arbeit für Verlagerung und Torsion des ganzen Magens zu sprechen. Bei beweglich in den Thorax verlagertem Wandteil des Magens können die Beschwerden nach reichlicher Nahrungsaufnahme geringer sein.

Die *Röntgenuntersuchung* gibt nach Verabreichung von Kontrastmahlzeit und nach Einlauf von Kontrastaufschwemmung evtl. unter Benützung einer mit Quecksilber oder Wismutbrei gefüllten Sonde Aufschluß über die vorgefallenen Magendarmteile und über ihre Beweglichkeit. Hochstand der Magenblase, Verdrängung des Herzens nach rechts. Sanduhrform des Magens (zwei Flüssigkeitsspiegel), Übergehen eines Flüssigkeitsspiegels in den anderen. Die Beachtung des Zwerchfellkonturs gegenüber der Magengrenzlinie und die Feststellung der paradoxen Bewegung des Magenschattens entscheiden zwischen traumatischer Hernie und kongenitaler Eventration. Bei Verlagerung des Kolons (meist Flexura lienalis) ist die Verziehung von rechts unten nach links aufwärts charakteristisch.

Es kann im allgemeinen gesagt werden, daß die Diagnose unter Anwendung aller Hilfsmittel fast immer zu stellen ist, wenn nur an die Möglichkeit einer diaphragmatischen Hernie überhaupt gedacht wird.

Die diagnostische Präzisierung, ob Wandvorfall oder Totalprolaps des Magens besteht, ist von Bedeutung für die unmittelbare *Prognose* des einzelnen Anfalles. Sie ist bedeutungslos für die *Indikationsstellung* als solche, die in jedem erkannten Fall auf unverzügliche Operation zu lauten hat.

Therapie. Die moderne Chirurgie hat die konservativen Methoden endgültig verdrängt.

Die engere Frage, ob der Weg der Laparotomie oder der Thorakotomie gewählt werden soll, muß fallweise entschieden werden. Manchmal erweist sich eine Kombination beider als nötig.

Die Aufgabe der Operation besteht in der Rückverlagerung der Eingeweide in das Abdomen und im Verschluß der Zwerchfellücke. Beides ist oft außerordentlich schwierig. Ausgedehnte Verwachsungen können eine Mobilisierung des Magens kaum möglich machen, so daß als einzige Methode die breite Spaltung des Zwerchfells und das Anlegen einer Gastroenterostomie übrig bleibt. Dieser Eingriff kann auch durch den schlechten Zustand des Patienten als der zweckmäßigste erscheinen.

Auch der Verschluß des Zwerchfelloches begegnet oft außerordentlichen Schwierigkeiten. Die ideale Methode stellt die direkte Naht dar. Gelingt diese nicht, kommt die Mobilisierung der Insertionsstelle durch Rippenresektion, die Naht der Zwerchfellwunde an die Pleura costalis oder eine Fascientransplantation in Frage. Nach gelungenem Verschluß oder ohne diesen können Baucheingeweide zur Plombe des Zwerchfelloches verwendet werden (Magen, Leber, Milz). Als Hilfsoperation hat sich die Phrenicusausschaltung bewährt.

Der Gefahr des Pyopneumothorax nach der Operation soll durch präventive Campherinjektionen oder durch die Einführung von Kalk (Januschke) begegnet werden.

Die Resultate der operativen Therapie sind zunehmend günstigere.

Die Wichtigkeit des Krankheitsbildes und die kurze Zeit seiner näheren Kenntnis mögen eine *Zusammenfassung* der wesentlichsten Punkte rechtfertigen.

Ist das Zwerchfell an solcher Stelle und in solcher Ausdehnung durchbohrt, daß ein Prolaps des Magens statthaben kann, so tritt dieser unmittelbar nach der Verletzung ein und bleibt — von jenen Schwankungen, die durch den verschiedenen Füllungszustand des Organes bedingt sind, abgesehen — dauernd bestehen.

Der Prolaps des Magens kann ein partieller sein, wobei der Fundus vorfällt und durch Verwachsungen in der Bruchpforte fixiert bleibt. In diesem Falle bildet er das einzige prolabierte Organ. Es besteht eine Littresche Hernie des Magens.

Durch übermäßige Nahrungsaufnahme, vielleicht auch durch schwere körperliche Anstrengung kann es in einem solchen Falle zu einem dem Mechanismus der Koteinklemmung ähnlichen Vorgang kommen.

Der Totalprolaps des Magens ist mit einer Drehung des Organs um seine Längsachse verbunden. Die Reinheit dieser Drehung wird durch die Lage und Größe der Zwerchfellücke modifiziert. Diese erste Torsion des Magens bedingt an sich nicht eine völlige Okklusion von Kardia und Pylorus oder eines von beiden.

Erst die zweite Drehung des Magens um die Vertikalachse, hervorgerufen durch eine gewaltsame Lageveränderung infolge schwerer Anstrengung oder anderweitiger mechanischer Momente führt zu vollkommenem Verschluß.

Primär vorgefallener Dickdarm oder Dünndarm gleitet gewöhnlich später in das Abdomen zurück. Ihre nachträgliche „Incarceration" bei neuerlichem Vorfall ist in den meisten Fällen durch Torsion ihres Mesenteriums bedingt.

Besondere Umstände (Verwachsungen und Knickungen) können in seltenen Fällen auch eine strangulierende Okklusion des vorgefallenen Magens oder Darmes mit konsekutiver Gangrän nach sich ziehen.

Diese Feststellungen haben im wesentlichen für Zwerchfellhernien jeder Art Gültigkeit.

Die Frage einer konservativen Therapie ist in keinem Falle mehr diskutierbar.

Urologische Chirurgie.

Von

Privatdozent Dr. **Th. Hryntschak** und Professor Dr. **H. Rubritius**-Wien.

Mit 26 Abbildungen.

I. Die Chirurgie der Nieren und Harnleiter.

Von

Professor Dr. **Hans Rubritius**-Wien.

A. Untersuchungsmethoden.

Für die richtige Erkennung und Beurteilung der Erkrankungen der Nieren und Harnleiter ist vor allem eine gute Anamnese von großem Wert. Sie allein kann uns in manchen Fällen schon wichtige Hinweise auf den Sitz und die Art der Erkrankung geben. Die Untersuchungsmethoden, welche uns zur Verfügung stehen, kann man in zwei Gruppen einteilen; solche welche von jedem Arzte ohne besondere fachliche Vorkenntnisse angewendet werden können, es sind dies die Inspektion, die Palpation und eine genaue chemische, bakteriologische und mikroskopische Harnuntersuchung; ferner solche, welche erst in den letzten Dezennien ausgebildet wurden und ein gewisses Maß von Vertrautheit und Erfahrung voraussetzen, wie die Cystoskopie, der Ureterenkatheterismus, die verschiedenen Methoden zur Prüfung der Nierenfunktion und die Anwendung des Röntgenverfahrens.

Die *Inspektion* ergibt bei normal großen und normal gelagerten Nieren keine Besonderheiten, da diese Organe im allgemeinen nicht sichtbar sind. Wenn bei sehr dünnen und schlaffen Bauchdecken eine Niere stark vergrößert und gesenkt ist, so kann man unterhalb des Rippenbogens eine Vorwölbung sehen, welche die Bewegungen der Atmung mitmacht, d. h. sich bei tiefer Inspiration senkt, bei der Ausatmung wiederemporhebt. Bei entzündlichen Prozessen der Nierenhüllen kann man manchmal rückwärts neben der Wirbelsäule zwischen letzter Rippe und Darmbeinkamm ein Ödem der Hautdecken feststellen.

Die *Palpation* der Niere geschieht immer bimanuell und entweder in flacher Rückenlage oder Halbseitenlage des Patienten. Der Untersucher steht immer auf der Seite des Kranken, auf welcher er die Niere tasten will. Bei der rechten Niere greift die linke Hand nach rückwärts unter die letzte Rippe, die rechte trachtet vorne unter dem Rippenbogen das Organ zu erreichen. Bei der linken Niere ist die linke Hand vorne, die rechte rückwärts. Während der Untersuchung läßt man den Patienten tief Atem holen, damit der untere Nierenpol unter den Rippenbogen herunterrückt und übt mit beiden Händen einen gleichmäßigen Druck aus. Eine normal große und nicht gesenkte Niere kann sich der Palpation vollkommen entziehen. Eine vergrößerte Niere kann man für gewöhnlich tasten. Wir können dann auch ihre Konsistenz und Form feststellen. Die Palpation gibt uns auch Aufschluß über Lageveränderungen der Nieren.

Letztere können entweder nur leicht gesenkt oder aber manchmal auch abnorm beweglich sein. Durch die Palpation überzeugen wir uns ferner auch von der Druckschmerzhaftigkeit der Niere. Wir üben zu diesem Zweck bei der bimanuellen Untersuchung von vorne nach rückwärts einen Druck in gleicher Stärke auf das Organ aus. Der Vollständigkeit halber schließen wir immer noch eine Palpation der vorderen Bauchdecken an und tasten so eventuelle Schmerzpunkte, welche für eine Erkrankung des Harnleiters von Bedeutung sein können. Das unterste blasennahe Stück des Harnleiters ist der Palpation von der Scheide oder vom Mastdarm her zugänglich. Besonders bei Frauen gelingt es manchmal, den verdickten und schmerzempfindlichen Harnleiter im seitlichen Scheidengewölbe zu tasten. Bei Männern gelingt dies über der Prostata und den Samenblasen nur selten, zumal letztere Organe sehr häufig miterkrankt sind.

Von *Harnuntersuchungen* sind in jedem Falle von Erkrankung einer Niere oder eines Harnleiters die gewöhnlichen chemischen Methoden auszuführen, also vor allem die Untersuchung auf Eiweiß und Zucker. Die mikroskopische Untersuchung des Sedimentes hat namentlich auf das Vorkommen von roten und weißen Blutkörperchen und Zylindern zu achten, in zweiter Linie auf das Vorhandensein von Mikroorganismen und unorganischen Stoffen. Der Nachweis von Bakterien im Harn geschieht entweder durch entsprechende Färbung des Sedimentes oder durch Kultivierung des Harnes auf verschiedenen Nährböden. Äußerst wichtig erscheint der Nachweis von Tuberkelbacillen im Harnsediment mit der Färbemethode nach Ziehl-Nielsen, welche besonders sorgfältig und wiederholt durchgeführt werden muß.

Die *Cystoskopie* und die *Sondierung der Harnleiter* sind überaus wertvolle Untersuchungsmethoden, da durch diese der weitere Ausbau der gesamten Nieren- und Harnleiterchirurgie erst ermöglicht wurde. Das erste brauchbare Cystoskop gab uns 1888 Max Nitze, seitdem hat die technische Vervollkommnung der Instrumente überaus große Fortschritte gemacht. Bezüglich der Technik der Cystoskopie verweise ich auf den Abschnitt: ,,Chirurgie der Blase''. Die Harnleitercystoskope werden einläufig und doppelläufig konstruiert, je nachdem, ob man nur einen oder beide Ureteren gleichzeitig sondieren will (s. Abb. 1). Die Harnleiterkatheter sind etwa 70 cm lang, aus einem Seidengespinst mit Lacküberzug hergestellt und haben gewöhnlich eine Dicke von Nr. 5 oder 6 der Charrièreschen Skala. Die wichtigste Vorrichtung an einem Harnleitercystoskop ist der Albarransche Hebel, welcher von außen mittels einer Schraube betätigt wird. Mit diesem gelingt es, der in das Gesichtsfeld vorgeschobenen Spitze des Ureterkatheters verschiedene Richtung zu geben und sie auf diese Weise in die Harnleitermündung einzuführen. Aber auch schon vor der Ausführung des Ureterenkatheterismus kann uns die einfache Cystoskopie wichtige Aufschlüsse über die Erkrankung einer oder beider Nieren geben. So können wir beurteilen, ob und in welchem Grade die Blase miterkrankt ist; wir sehen ferner die beiden Ureterostien, schließen aus dem Umstand, daß nur ein solches vorhanden ist, darauf, daß einseitiger Nierenmangel vorliegt. Wir beobachten die Harnleiterostien, sehen deren Kontraktionen und das Ausströmen des Harnes aus denselben und erkennen auch, ob der entleerte Harn klar, trüb oder blutig ist. Bei der Ausführung des Ureterenkatheterismus ist das Einführen der Katheterspitze in das Ureterostium der schwierigste Akt, der schon eine ziemliche Übung erfordert. Voraussetzung ist natürlich, daß man die Harnleitermündungen gut sieht, denn auch da können sich mitunter Schwierigkeiten ergeben. Ist die Spitze einmal im Ostium, so gelingt das Vorschieben des Katheters im Harnleiter gewöhnlich leicht. Wenn wir den Harn aus der Niere nur auffangen wollen, so schieben wir den Katheter etwa 10—15 cm weit hinauf. Schon nach ganz kurzer Zeit beginnt der Harn in wechselnden Intervallen abzutropfen, derart, daß immer eine Folge von 3—10 Tropfen ausfließt. Wenn wir zwecks Röntgen-aufnahme des Nierenbeckens dieses mit einem Kontrastmittel füllen oder wenn wir aus therapeutischen Gründen eine Einspritzung ins Nierenbecken machen wollen, so müssen wir den Katheter bis ins Nierenbecken hinaufbringen. Daß die Katheterspitze dort angelangt ist, erkennt man daran, daß der Harn jetzt in kontinuierlicher Tropfenfolge abfließt.

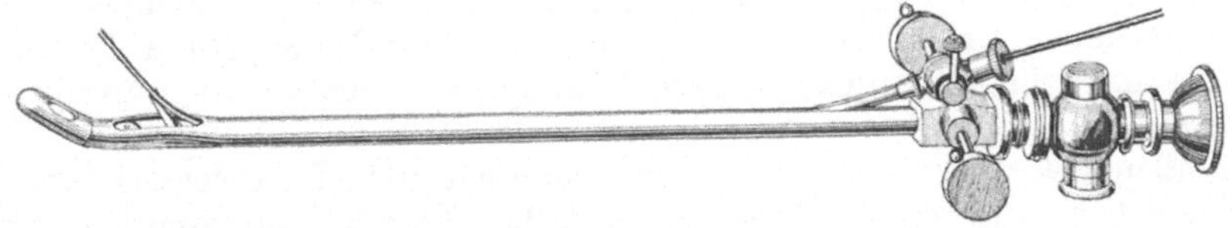

Abb. 1. Einläufiges Harnleitercystoskop mit ALBARRANschem Hebel, Ureterenkatheter.

Wir sind also mit dem Ureterenkatherismus imstande, den Harn aus beiden Nieren getrennt aufzufangen, müssen uns aber dabei vor Augen halten, daß wir die aus dem Harnleiter abgetropfte Harnmenge nur einer Untersuchung auf ihre Qualität unterziehen können. Aus der in einer bestimmten Zeit abgeflossenen Quantität können wir keine Schlüsse ziehen, da erfahrungsgemäß ein Teil des Harnes neben dem eingeführten Katheter in die Blase abfließt. Auch übt der ins Nierenbecken eingebrachte Katheter häufig einen Reiz auf die Nierenarbeit aus, so daß die Niere auf den Ureterenkatheterismus manch-mal mit einem Übermaß von Harn-absonderung, manchmal wieder mit einem Versiegen derselben reagiert. Da aber die chirurgischen Krank-heiten der Nieren vielfach einseitig sind, so ist damit, daß wir den Harn einer Niere allein auf abnorme Be-standteile, Blut, Mikroorganismen und Leukocyten prüfen können, schon ein großes Stück Arbeit für die Dia-gnose dieser Krankheiten geleistet. — Eine weitere Untersuchungsmethode, welche namentlich in den letzten Jahren besonders ausgebildet wurde, steht uns in dem *Röntgenverfahren* zur Verfügung. Wir sehen auf einem guten Röntgenbild die Größe des

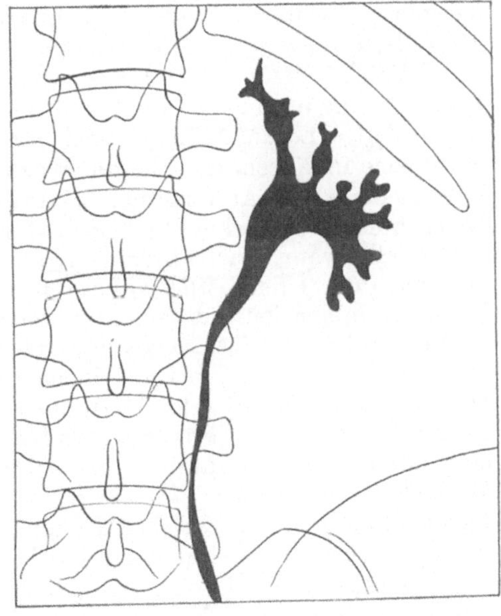

Abb. 2. Pyelographie, normales Nierenbecken.

Nierenschattens und kalkdichte Stellen in seinem Bereiche, bzw. im Verlaufe des Harnleiters, also Steinbildungen aller Art. Außerdem haben uns VOELCKER und v. LICHTENBERG ein Verfahren in die Hand gegeben, das Nierenbecken, bzw. den Harnleiter nach Einführung eines Ureterenkatheters mit einem schattengebenden Mittel zu füllen. So sind wir imstande, instruktive Bilder des Nierenbeckens, Er-weiterungen desselben und ebenso des Harnleiters zu gewinnen. Als Kontrast-mittel besitzen wir heute in der $10^0/_0$igen Jodnatriumlösung (RUBRITIUS) und der $25^0/_0$igen Bromnatriumlösung (BRAASCH) zwei vollkommen unschädliche Stoffe, welche durch Kochen sterilisiert keinerlei Schädigung des Nierenparenchyms herbeiführen. Das Kontrastmittel wird nach ausgeführtem Ureterenkatheterismus mit einer 10-ccm-Rekordspritze unter leichtem Druck ins Nierenbecken eingespritzt. Die Injektion wird so lange fortgesetzt, bis in der Nierengegend ein leichter Druckschmerz auftritt, der durch die Spannung im Nierenbecken begründet erscheint. In neuester Zeit hat man versucht, die Harnwege durch intravenöse Einverleibung hochkonzentrierter Jodlösungen auf dem Röntgenbilde darzustellen (intravenöse Pyelographie; Roseno: Pyelognost; Swift-v. Lichtenberg: Uroselectan). Es gelingt auf diese Weise schon 10 Minuten nach der intravenösen Injektion gute Füllungsbilder beider Nierenbecken und Harnleiter zu erzielen.

Mit allen diesen angeführten Methoden sind wir in die Lage versetzt, viel oder alles zur richtigen Erkennung einer chirurgischen Nierenerkrankung beizutragen. Das genügt aber noch nicht für die Nierenchirurgie. Denn letztere ist vielfach darauf eingestellt, das erkrankte Organ durch Operation entfernen zu müssen. Da tritt nun noch die Frage an uns heran, ob die eine zurückzulassende Niere, allein auf sich angewiesen, dazu befähigt sein wird, nach Fortnahme des erkrankten Organes die gesamte von den Nieren zu leistende Arbeit allein zu übernehmen. Wir müssen also neben der *anatomischen Diagnose* auch noch eine *funktionelle Diagnose* stellen. Diesem Zweck dienen die verschiedenen Methoden, welche man unter der „*funktionellen Nierendiagnostik*" zusammenfaßt. Am meisten in Verwendung steht vor allem wegen ihrer bestechenden Einfachheit die *Indigocarminprobe* (Voelcker und Joseph). Das Indigocarmin erscheint, wenn man es intramuskulär einspritzt nach 6—10 Minuten, nach intravenöser Einverleibung nach 2—4 Minuten als blauer Farbstoff im Harn. Man verwendet eine 0,4%ige Lösung. Im Handel bekommt man Indigocarmintabletten, von denen eine in 20 ccm destillierten Wasser aufgekocht wird. Die Methode findet in zweierlei Form Anwendung. Einmal als sog. *Chromocystoskopie*, d. h. man beobachtet im Cystoskop die beiden Harnleitermündungen und wartet den Zeitpunkt ab, wann nach beendeter Einspritzung der erste blaue Harnwirbel aus einem der Ureterostien ausgestoßen wird. Die zweite Form der Anwendung ist die Kombination mit dem Ureterenkatheterismus. Der Farbstoff wird also intramuskulär oder intravenös injiziert, die Ureterenkatheter werden eingeführt und nun wartet man, bis aus ihnen die ersten gefärbten Tropfen abfließen. Das Indigocarmin färbt den Harn zuerst grünlich, später blau, in zunehmender Intensität. Aus einer verlangsamten Indigocarminausscheidung schließen wir auf eine herabgesetzte Funktion. In Amerika namentlich wird an Stelle dieser Methode vielfach die *Phenolsulfophthaleinprobe* angewandt, ebenfalls eine Farbstoffmethode, bei welcher die quantitative Farbstoffbestimmung mit dem Autenriethschen Colorimeter ermöglicht ist. Die *Phloridzinprobe* beruht auf der Eigenschaft des Phloridzins eine vorübergehende Glykosurie zu erzeugen, welche durch eine aktive Tätigkeit der Nieren zustande kommt und bei kranken Nieren ausbleibt. 15—30 Minuten nach Einspritzung von 0,01 Phloridzin in einer 1%igen Lösung erfolgt die Zuckerausscheidung im Harn. Je später sie auftritt, desto schwerer ist die Nierenfunktion geschädigt. Auch diese Probe kann mit den getrennt aufgefangenen Harnen aus jeder Niere zur Anwendung gebracht werden. Nur kurz erwähnt sei noch die *Säure- und Alkalimethode* nach Rehn, welche auf der wichtigen Beteiligung der Nieren an der Konstanterhaltung der Ionenkonzentration des Blutes beruht. Denn es ist eine Hauptaufgabe der Nieren, dem Organismus durch rasche Ausscheidung eines Plus an Säure oder Alkali das notwendige Säure-Alkali-Gleichgewicht zu erhalten.

Diesen Methoden steht eine ganze Reihe anderer gegenüber, welche es uns ermöglichen, den Grad einer bestehenden Insuffizienz beider Nieren hinsichtlich ihrer Zusammenarbeit zahlenmäßig zu bestimmen. Die *Blutkryoskopie* beruht auf der Tatsache, daß bei destruierenden Nierenprozessen eine Erhöhung der molekularen Konzentration des Blutes vorhanden ist, welche in einer Erniedrigung des Blutgefrierpunktes zum Ausdrucke kommt. Die Zahl — 0,56 ist als der Normalwert anzusehen; Werte um — 0,60 herum und noch weniger deuten auf eine bestehende Niereninsuffizienz.

Die Bestimmung des *Reststickstoffes* gibt uns eine Zahl, welche die Anreicherung des Blutes mit Harnstoff anzeigt, also mit Substanzen, welche von normalen Nieren ausgeschieden, bei kranken Organen aber im Blut retiniert werden.

Und endlich der *Wasser- und Konzentrationsversuch,* welcher am Gesamtharn aus beiden Nieren geprüft wird, eine Methode, auf welche wir noch bei den Erkrankungen der Prostata zu sprechen kommen.

B. Symptome der chirurgischen Nieren- und Harnleitererkrankungen.

Der *Schmerz* und die *Blutung,* bzw. das *Blutharnen,* die *Hämaturie,* sind die häufigsten Begleiterscheinungen chirurgischer Nierenerkrankungen. Der *Schmerz* wird vorne unter dem Rippenbogen und rückwärts zwischen letzter Rippe und Darmbein neben der Wirbelsäule empfunden und strahlt für gewöhnlich nach unten in die Bauchdecken und in die Genitalorgane aus. Man unterscheidet krampfartige Schmerzen, welche in ihrer Intensität ein An- und Abschwellen erkennen lassen, die sog. *Nierenkoliken* und *dumpfe Nierenschmerzen,* welche mehr oder weniger gleichmäßig durch längere Zeit anhalten. Die ersteren kommen namentlich häufig bei der Nierensteinkrankheit vor, wenn ein kleines Konkrement aus dem Nierenbecken in den Harnleiter eindringen will, bzw. den Weg durch den Ureter angetreten hat. Sie dauern gewöhnlich 4—12 Stunden an, sind oft von einer solchen Heftigkeit, daß Kollapszustände auftreten; nicht selten sind sie auch von Erbrechen und stärkerer Auftreibung des Leibes, Stuhl- und Windverhaltung begleitet. Die dumpfen Nierenschmerzen kommen häufig dadurch zustande, daß die Niere vorübergehend durch eine Verlegung des Harnleiters verschlossen ist, was sehr oft durch Harnleitersteine, aber auch durch Blutgerinnsel herbeigeführt wird. Die Schmerzen, welche bei der Absperrung einer Niere auftreten, sind besonders heftig und werden von dem Kranken am meisten rückwärts empfunden. Auf andere Weise kommen Schmerzen zustande, wenn das Nierenparenchym durch eine straffe, verdickte Capsula fibrosa oder durch eine pathologisch veränderte Fettkapsel zusammengedrückt und eingeengt wird. Aber auch entzündliche Prozesse des Nierenbeckens und des Nierenparenchyms lösen heftige Schmerzen aus.

Die *Hämaturie* bei Nieren- und Harnleitererkrankungen ist immer eine totale, das in der Blase angesammelte Blut mischt sich dem Harn bei und wird mit diesem entleert; zum Unterschiede von der initialen und terminalen Hämaturie, bei welcher die Harnentleerung durch einige Tropfen Blut eingeleitet, bzw. beendigt wird, während der Harn vollkommen blutfrei sein kann. Je nach der Menge der Blutbeimengung unterscheiden wir eine mikroskopische oder makroskopische Hämaturie. Bei ersterer ist der Harn in seiner Farbe unverändert, sein Sediment enthält eine große Menge von Erythrocyten. Bei stärkerer Blutbeimengung erscheint der Harn einfach trüb. Bei noch größerer Blutung ist er fleischwasserähnlich oder dunkel- bis braunrot gefärbt. Manchmal sieht man in einem solchen Harn Blutgerinnsel von der Gestalt eines Regenwurmes, welche als Ausgüsse eines Harnleiterabschnittes anzusehen sind. Hämaturien beobachten wir bei Verletzungen der Nieren, besonders häufig bei Nieren- und Harnleitersteinen, bei Tumoren der Niere und des Nierenbeckens, aber auch bei der Nierentuberkulose, namentlich in deren Anfangsstadien, und bei gewissen Formen der chronischen Nephritis. Bei sehr erheblichen Blutungen stellen sich im Verlauf der Blutung dann auch noch Nierenschmerzen ein, wenn der Harnleiter durch Blutgerinnsel verstopft ist.

Von einer *Pyurie* sprechen wir dann, wenn der Harn im Sediment Eiterzellen enthält. Die Reaktion des Eiterharnes ist sauer oder alkalisch, bei saurer Reaktion besteht immer Verdacht auf Tuberkulose, bei alkalischer Reaktion muß man an eine Infektion durch Staphylokokken oder Bacterium coli denken. Die Leukocyten sieht man im mikroskopischen Bild entweder frei oder zu Klümpchen zusammengeballt. Die häufigsten Infektionserreger, welche eine Pyurie hervorrufen, sind Bacterium coli, Staphylokokken, Streptokokken und Tuberkelbacillen. Manchmal finden wir im Harn, bzw. seinem Sediment kolossale Mengen von Bakterien, ohne daß klinisch irgendwelche Zeichen einer Infektion bestehen und ohne daß die Zahl der Leukocyten im Sediment erheblich vermehrt wäre. Wir sprechen dann von einer *Bakteriurie*; eine solche tritt auf, wenn die Niere die in irgendeinem Herde des Körpers in reichlichem Maße gebildeten Mikroorganismen abtransportiert.

Verschiedene Nierenkrankheiten beeinflussen auch die in 24 Stunden abgehende *Harnmenge*. Bei einem normalen Menschen beträgt diese 24stündige Menge etwa 1500 ccm. Wir sprechen von einer *Polyurie,* wenn diese Menge erheblich überschritten ist, von einer *Nykturie,* wenn namentlich in der Nacht große Harnmengen abgeschieden werden, von einer *Oligurie* dann, wenn die 24stündige Harnmenge erheblich unter das Normalmaß heruntersteigt und von einer *Anurie,* wenn überhaupt kein Harn abgegeben wird; und da müssen wir wieder unterscheiden, ob überhaupt kein Harn in den Nieren gebildet wird oder ob beide Nieren durch irgendeinen pathologischen Vorgang abgeschlossen sind, so daß der Harn nicht in die Blase gelangen kann, *wahre und falsche Anurie.* Schließlich müssen wir uns noch mit dem Begriff: *Urämie* vertraut machen, jenes schweren Krankheitsbildes, welches bei vollkommen insuffizienten Nieren durch eine Anhäufung von Stickstoff und anderen Retentionsstoffen im Blut verursacht wird. Das Symptomenbild der Urämie beobachten wir als Endstadium eines beiderseitigen destruierenden Nierenprozesses. Diese Retentionsurämie geht mit einer starken Erhöhung des Reststickstoffes einher, während die prognostisch weniger ernste, eklamptische oder Krampfurämie keine nennenswerte Erhöhung des Reststickstoffes zeigt.

Auch *Veränderungen im Typus der Harnentleerung* beobachten wir bei verschiedenen Erkrankungen der Nieren; besonders häufig begegnen wir der sog. *Pollakisurie.* Von einer solchen sprechen wir dann, wenn der Kranke überaus häufig urinieren muß. Eine vorhandene Pollakisurie muß uns stets an Nierentuberkulose denken lassen. Sie kommt aber auch bei der Pyelitis vor.

C. Verletzungen der Nieren und Harnleiter.

Es gibt *subcutane und offene* Nierenverletzungen. Die subcutanen werden durch direkte oder indirekte Gewalt herbeigeführt (Stöße, Schläge, Auffallen auf die Lendengegend), sie sind meistens isolierte Kontusionen, bzw. Rupturen der Niere, nur selten sind andere Organe mitverletzt. So konnte Küster unter 306 subcutanen Nierenverletzungen 222 solche ohne Nebenverletzungen zusammenstellen. Die rechte Seite wird häufiger betroffen, als die linke, weil die rechte Niere etwas tiefer gelegen ist als die linke. Bei Männern werden häufiger subcutane Nierenverletzungen beobachtet als bei Frauen, da Männer einerseits durch die schwerere körperliche Arbeit öfter gröberen Insulten ausgesetzt sind und da bei Frauen andererseits die vorspringenden Darmbeinkämme, das starke Fettpolster und die Art der Kleidung einen gewissen Schutz gewähren. Nach GEBELE unterscheidet man nach dem Grad der Verletzung 1. Läsionen der Nierenkapsel, 2. umschriebene Kontusionsherde der Nierensubstanz. 3. Risse der Nierensubstanz, welche bis zu den Kelchen oder bis zum Nierenbecken reichen, 4. vollständige Zertrümmerung der Niere und endlich 5. Verletzungen des Nierenstieles.

Das Symptomenbild ist beherrscht von dem Shock und von der Blutung, welche teils ins Nierenbecken, teils in den perirenalen Raum erfolgt. Es können auf diese Weise große Blutungsherde zustande kommen, welche vom Zwerchfell bis zur Fossa iliaca reichen und das Peritoneum abheben. Der Shock führt zu schweren Kollapsen, die Schmerzen sind teils durch die Spannung der Kapsel infolge des Blutergusses teils durch die Absperrung der Niere infolge Verstopfung der Harnleiter mit Blutgerinnseln erklärt. Singultus und Meteorismus deuten auf ein retroperitoneales Hämatom. Im weiteren Verlaufe kann es zu Vereiterungen des Blutergusses und der zertrümmerten Gewebsmassen kommen. Die *Prognose* richtet sich nach dem Grade der Blutung, ebenso die *Behandlung*. Bei stärkerer Blutung muß die betreffende Niere operativ freigelegt werden; je nach ihrem Zustande kann man eine Naht oder eine Tamponade vornehmen. Bei stärkeren Zertrümmerungen muß die Niere entfernt werden.

Die *offenen Verletzungen* der Nieren sind entweder Stich- und Schnittverletzungen oder aber Schußverletzungen. Letztere sind meistens durch Bauchschüsse hervorgerufen und gehen gewöhnlich mit Verletzungen anderer Organe einher.

Harnleiterverletzungen sind meistens subcutan durch eine Quetschung des Bauches (Uberfahrenwerden) hervorgerufen. Abgesehen von den gleich nach der Verletzung auftretenden Störungen in der Harnentleerung können die Harnleiterverletzungen auch noch später durch Atonie des Ureters zur Bildung von Hydronephrosen Veranlassung geben.

D. Mißbildungen.

Wir unterscheiden Mißbildungen 1. des Nierengewebes, 2. der Nierenform, 3. der Nierenlage, 4. der Nierenzahl und 5. der Harnleiterzahl.

1. Mißbildungen des Nierengewebes.

Unter den *geweblichen Mißbildungen* muß zunächst die *angeborene Cystenniere* besprochen werden. Das anatomische Bild einer Cystenniere zeigt das Organ stark vergrößert und das Parenchym substituiert durch Cysten von Erbsen- bis Weinbeergröße. Diese angeborene Gewebsveränderung der Nieren wird so gut wie immer *doppelseitig* beobachtet. Die Entstehung dieser Mißbildung reicht wahrscheinlich in den dritten Fetalmonat zurück. Man nimmt heute an, daß die Harnkanälchen erster, zweiter und auch dritter Ordnung nicht zum Anschluß an die Sammelröhrchen gelangen und auf diese Weise cystisch erweitert werden.

Bei *Kindern* können Cystennieren eine enorme Größe erreichen. Vielfach erfolgt auch durch diese Mißbildung eine Absterben der Frucht im fetalen Leben. Aber auch bei *Erwachsenen* beobachten wir diese Mißbildung. Cystennieren können *lange symptomlos* ohne jede Krankheitszeichen verlaufen. Später sind *Anfälle von Urämie* charakteristisch, welche oft folgenlos vorübergehen. Gewöhnlich sind *in beiden Lendengegenden große Geschwülste* zu tasten, welche durch die bestehende Cystenbildung eine höckerige Oberfläche haben. Die 24stündige Harnmenge ist vermehrt. Ab und zu treten *starke Blutungen* und

Schmerzen dumpfer Natur auf. Für die *Diagnose* ist der Nachweis einer Vergrößerung beider Nieren maßgebend und das Pyelogramm beider Seiten, welches sehr häufig einen auffallend gestreckten Verlauf der Nierenkelche erkennen läßt. Eine *Behandlung kommt* nur dann in Frage, wenn eine bedrohliche Blutung auftritt. Hat man mit dem Cystoskop festgestellt, aus welcher Seite die Blutung stammt, so kann man die Freilegung der blutenden Niere vornehmen, muß sich aber nach Payr auf die Zerstörung der einzelnen Cysten durch *Ignipunktur* beschränken, da wegen der Doppelseitigkeit dieser Mißbildung die Nephrektomie des einen Organes streng kontraindiziert ist.

2. Mißbildungen der Nierenform.

Unter den *Abweichungen der Nierenform* gewinnen namentlich die *Verschmelzungsnieren* klinische Bedeutung, vor allem die sog. *Hufeisenform,* bei welcher es zu einer Verschmelzung der unteren Nierenpole gekommen ist, so daß beide Nieren einen nach oben offenen Bogen bilden, während das Mittelstück, Isthmus, vor der Wirbelsäule liegt. Durch den Druck des Isthmus auf die großen Gefäße und deren sympathische Nervengeflechte werden eine Reihe von Symptomen ausgelöst, welche zusammengenommen ein charakteristisches Krankheitsbild ergeben: nervöse Störungen, Verdauungsstörungen, Schmerzen im Unterleib, besonders wenn die Wirbelsäule nach hinten gebogen wird, die aber in Ruhe- und Rückenlage wieder verschwinden. Die *Diagnose* wird durch die Pyelographie erhärtet, vor allem durch die Feststellung, daß die Längsachsen der beiden Schenkel der Hufeisenniere nach unten konvergieren. Die *operative Behandlung* einer Hufeisenniere besteht darin, daß man den Isthmus durchquetscht, durchschneidet und die Schnittränder durch Naht versorgt.

Es kommt aber auch vor, daß beide Nieren auf einer Seite angelegt sind und daselbst eine Verschmelzung erfahren in Form eines L oder S. Bei ersterer Form sind die unteren Pole verschmolzen, die eine Niere steht quer und senkrecht zur anderen; bei der anderen Form ist der untere Pol der einen Niere mit dem oberen Pol der anderen verwachsen, so daß eine S-förmige Figur resultiert. Die Diagnose wird auch hier ausschließlich durch die Pyelographie gestellt.

3. Mißbildungen der Nierenlage.

Unter den *Abweichungen der Nierenlage* kommt der *gekreuzten Dystopie* und der sog. *Beckenniere* klinische Bedeutung zu. Bei ersterer finden wir die ortgerechte Niere in gewöhnlicher Lage, während die gekreuzte daruntersitzt. Gekreuzt nennen wir sie deswegen, weil sich in diesem Falle die beiden Harnleiter überschneiden. Die ortswidrig verlagerte Niere ist gewöhnlich abgeplattet und kleiner. Von besonderer praktischer Bedeutung ist die sog. Beckenniere, weil sie zu Stuhlbeschwerden, auch zum Ileus und bei Frauen zu Störungen der Menstruation, der Schwangerschaft und der Geburt führen kann, da sie tief im kleinen Becken fixiert ist.

Die Wanderniere.

Anhangsweise soll hier gleich die Pathologie und Klinik der *Wanderniere* *(Ren mobilis)* besprochen werden. Die Wanderniere ist keine eigentliche Mißbildung. Als solche muß nur die dystope Niere aufgefaßt werden, welche charakterisiert ist durch eine Verkürzung des Harnleiters und durch einen abnorm tiefen Ursprung der Gefäße. An dem Zustandekommen der Wanderniere sind in gleicher Weise beteiligt: Veränderungen der Fascia renalis, der Fettkapsel, des Nierenstieles, des Peritoneums und ein abnormer intraabdomineller Druck.

Die Fascia renalis besteht aus einem vorderen und rückwärtigen Blatt, welche beide einen nach unten offenen Trichter bilden, der unter bestimmten Verhältnissen eine Senkung des Organes erlaubt. Das wichtigste Moment für die *Ätiologie der Wanderniere* sind aber *weniger anatomische. Ursachen,* als ganz besonders *ein bestimmter Konstitutionstypus,* der sog. *Habitus asthenicus* (konstitutionelle Minderwertigkeit des Mesenchyms und Schwäche des gesamten Bindegewebsapparates). Dieser Habitus erklärt die Disposition und schafft Verhältnisse, die lediglich eines auslösenden Momentes zur Ausbildung der Verlagerung bedürfen. Solche Momente sind: starke Abmagerung, Erschlaffung der Bauchdecken, Traumen. Das *überwiegende Vorkommen* der Wanderniere *bei Frauen* erscheint durch den schwächeren Bindegewebsapparat, das im Verhältnis zur engen unteren Thoraxapertur verhältnismäßig breite Becken, wiederholte Schwangerschaften ohne genügende Wochenbettspflege erklärt. Die *rechte* Seite ist ganz besonders disponiert durch den normalen Tiefstand der rechten Niere.

Bei einer ausgebildeten Wanderniere ist der Nierenstiel verlängert, der Harnleiter erscheint geschlängelt, manchmal geknickt und im weiteren Verlaufe überdehnt. In manchen Fällen kommt es zur Ausbildung einer Hydronephrose; doch spielt nach neueren Anschauungen die Wanderniere in der Ätiologie der Hydronephrose nicht mehr jene Rolle, welche ihr früher beigemessen wurde. Durch den Druck des Organes, namentlich der gesenkten rechten Niere auf das Duodenum und die Gallenblase werden Symptome seitens letzterer Organe ausgelöst. Das Symptomenbild wird vervollständigt durch Schmerzen, welche namentlich nach körperlichen Anstrengungen auftreten, und durch anfallsweise auftretende Zustände von heftigen Koliken begleitet von Erbrechen, Schwindel und Kollaps. Diese Krisen werden als „*Einklemmung*" der Wanderniere bezeichnet und teils durch eine Knickung der Hilusgefäße, teils durch einen Abschluß des Ureters und starke Überdehnung des Nierenbeckens erklärt.

Die allgemeinen nervösen Erscheinungen, welche eine Wanderniere hervorruft, sind bei weiblichen Kranken — und um solche handelt es sich meistens — großenteils funktioneller Natur.

Die *Diagnose* der Wanderniere wird durch die Palpation und die Pyelographie gestellt. Bei der Palpation muß man berücksichtigen, daß das Organ vor der Untersuchung aus seiner Nische heraustreten muß. Dies geschieht durch schüttelnde Bewegungen des Oberkörpers in sitzender Lage; meistens genügt es schon, den Patienten vor der Untersuchung umhergehen zu lassen. Das Pyelogramm gibt uns Aufschluß über die Form und Stellung des Nierenbeckens und damit der Niere selbst. Von besonderem Wert erscheint es, das Pyelogramm bei einer Wanderniere zuerst am liegenden und dann am stehenden Patienten anzufertigen. Auf diese Weise kann man einen Maßstab für den Grad der Senkung ermitteln. Ebenso werden Knickungen, Erweiterungen, Schlängelungen und Schleifenbildungen des Harnleiters ansichtig gemacht.

Die *Behandlung* soll bei geringerem Grade von Nierensenkung eine rein konservative sein. Wir verordnen das Tragen einer gut passenden, die Niere stützenden Bandage. Eine operative Behandlung kommt wohl nur in Frage, wenn sich die oben beschriebenen Krisen, also Schmerzanfälle mit Stauungserscheinungen in der Niere, häufig wiederholen. Die Technik der Nephropexie wird noch besprochen werden.

4. Mißbildungen der Nierenzahl.

Abweichungen der Nierenzahl und der Nierengröße. Der *einseitige Nierenmangel* ist überaus selten und kommt bei Männern ungefähr doppelt so häufig vor als bei Frauen. *Überzählige Nieren* werden etwas häufiger beobachtet.

In der Regel findet sich am oberen bzw. unteren Pol einer normalen Niere eine überzählige, etwas kleinere Nierenhälfte mit einem eigenen Nierenbecken und eigenem Harnleiter. Klinische Bedeutung gewinnen diese überzähligen Nieren insoferne, als sie sehr häufig erkranken (Pyonephrose, Hydronephrose, Tuberkulose).

5. Mißbildungen der Harnleiterzahl.

Entwicklungsstörungen der Harnleiterzahl und des Harnleiterverlaufes. Zu den häufigsten Mißbildungen der Niere zählt die Verdoppelung der Nierenbecken und der Harnleiter, welche einseitig aber auch doppelseitig bei ungefähr 30% aller Menschen vorkommt. Die Verdoppelung des Harnleiters betrifft manchmal nur einen Teil desselben. Die beiden Harnleiter verlaufen eine Strecke weit getrennt und vereinigen sich vor der Einmündung in die Blase *(Gabelung, Ureter fissus)*. Bei einer vollkommenen Verdoppelung bleiben die Harnleiter in ihrem ganzen Verlauf getrennt und münden auch getrennt. Der Harnleiter des oberen Nierenbeckens verläuft zunächst medialwärts, kreuzt in der Höhe des Beckeneinganges den des unteren Nierenbeckens, gelangt auf dessen laterale Seite und mündet in der Blase an einer tieferen Stelle. Der tiefer (= caudal) mündende Harnleiter stammt also immer vom oberen (= kranial) gelegenen Nierenbecken. Es gibt aber auch *abnorme Mündungen des einen Ureters* bei Verdoppelungen. So kann der eine Harnleiter beim Manne in der hinteren Harnröhre, bei der Frau in der Urethra oder im oberen Abschnitt der Vagina münden. Manche von den verdoppelten Harnleitern münden in der Blase entweder blind oder mit stark verengter Öffnung.

Wenn ein Harnleiter in seinem untersten Abschnitt blind endigt oder mit stark verengter Öffnung in die Blase mündet, so kommt eine merkwürdige Veränderung im Bereiche der Harnleitermündungen zustande, einerlei, ob es sich um Harnleiter handelt, welche auf jeder Seite doppelt angelegt sind oder um solche, welche nur in der Einzahl vorhanden sind. Diese Veränderung der Harnleitermündung, welche man als *blasige oder cystische Erweiterung des untersten Harnleiterendes* bezeichnet, kommt dadurch zustande, daß sich zwischen der Schleimhaut und der Muskulatur der Blase eine cystische Auftreibung entwickelt, durch welche die Harnleitermündungen vorgewölbt werden. Die Größe einer solchen kugeligen Vorwölbung schwankt in weiten Grenzen von der einer Erbse bis zu der einer Walnuß, kann aber auch noch größer werden. Im cystoskopischen Bild sieht man an einer oder an beiden Ureterostien diese cystischen Vorwölbungen, welche nur von einer durchschimmernden Schleimhaut bedeckt sind. Man kann ferner im Cystoskop beobachten, wie diese blasigen Vorwölbungen in ihrer Größe wechseln. Ist das Maximum von Anfüllung einer solchen Cyste erreicht, so sieht man manchmal aus einer winzigen Harnleitermündung etwas Harn austreten, daraufhin fällt die cystische Vorwölbung ganz oder teilweise zusammen. Bei Frauen und kleinen Mädchen beobachtet man mitunter, wie solche blasige Erweiterungen in Form eines Prolapses durch die Harnröhre herausgepreßt werden und sich dann wieder zurückziehen. Neben Beschwerden beim Harnlassen vornehmlich krampfartiger Natur bestehen auch Schmerzen in den zugehörigen Nieren, welche durch den gänzlichen oder teilweisen Verschluß des Harnleiters zu erklären sind.

Für die *Behandlung* dieser Veränderung an den Harnleitermündungen kommen *endovesicale* und *chirurgische Maßnahmen* in Frage. Oft gelingt es auf endovesicalem Wege mit der Elektrokoagulationssonde (s. Abschnitt: Chirurgie der Blase) eine bestehende kleine Harnleitermündung zu erweitern oder, wenn keine vorhanden ist, durch Zerstörung der Schleimhaut an der höchsten Kuppe der Vorwölbung eine solche zu bilden. Versagt dieses

Verfahren, so ist es notwendig, die Blase auf chirurgischem Wege zu öffnen, die Cystenwand breit zu inzidieren, eventuell abzutragen und die Schleimhaut des untersten Harnleiterendes mit der der Blase durch Naht zu vereinigen.

E. Die Hydronephrose.

Ätiologie und pathologische Anatomie. Unter *Hydronephrosen* oder *Sacknieren*, von älteren Autoren auch *Uronephrosen* genannt, versteht man eine sackartige Erweiterung des Nierenbeckens und der Kelche auf Kosten des Nierenparenchyms, welch letzteres einer allmählich fortschreitenden Zerstörung anheimfällt. Von einer *Pyelektasie* sprechen wir dann, wenn das Nierenbecken eine Erweiterung aufweist, an der aber das Kelchsystem nicht beteiligt ist. Die *Pyonephrosen*, welche von manchen Autoren gemeinsam mit den Hydronephrosen als „Retentionsgeschwülste der Niere" zusammengefaßt wurden, müssen von den Hydronephrosen als eigenes Krankheitsbild abgegrenzt werden, da sie als primäre Ursache eine eitrige Einschmelzung des Parenchyms voraussetzen. Diese Abgrenzung ist allerdings sehr erschwert, wenn eine Hydronephrose einer *Infektion* anheimfällt. In diesem Stadium ist es oft unmöglich, festzustellen, ob es sich um eine Hydronephrose mit nachfolgender Infektion oder um eine primäre, durch eitrige Einschmelzung entstandene Pyonephrose handelt. Die Pyonephrosen sollen an anderer Stelle besprochen werden. Man teilt die Hydronephrosen, abgesehen von der bereits angedeuteten Unterscheidung in *aseptische* und *infizierte,* nach ihrer Genese in *angeborene* und *erworbene,* nach dem jeweiligen Befund in *offene, geschlossene* oder *intermittierende* Hydronephrosen ein. Bei *angeborenen* Hydronephrosen sieht man oft Kombinationen mit anderen Entwicklungsfehlern. Die *erworbenen* Hydronephrosen können nach ihrer Entstehungsursache in zwei große Gruppen eingeteilt werden. Bei den einen besteht ein *mechanisches Abflußhindernis,* welches mannigfaltiger Art sein kann, sowohl was sein Wesen als auch seine Lokalisation anbelangt. Hierher gehören sämtliche, wie immer geschaffene Abflußhindernisse vom Meatus externus der Urethra angefangen bis zum Orificium pelvicum des Ureters. Liegt das Hindernis in der Harnröhre oder in der Blase, so können sich beiderseitige Hydronephrosen entwickeln. Ist die Störung höher lokalisiert, dann kommt eine Hydronephrose der entsprechenden Seite zustande. Das Hindernis selbst kann in den Harnwegen, aber auch außerhalb derselben gelegen sein und ist in letzterem Falle durch eine Verlagerung oder Verdrängung der Harnwege bedingt (Geschwülste des weiblichen Genitales). Nicht gar so selten begegnen wir akzessorischen, durch abnorme Teilung der Arteria renalis bedingten Nierengefäßen, welche über das Nierenbecken oder über den Harnleiter knapp unter dem Becken hinziehen und eine Verlegung ihres Lumens verursachen. Bei der zweiten großen Gruppe finden wir keinerlei mechanische Abflußhindernisse. Die Entstehung der Hydronephrose wird bei diesen Fällen dadurch zu erklären versucht, daß man eine *Störung in der Dynamik des Nierenbeckens bzw. des Harnleiters* annimmt, die entweder auf einer *Innervationsstörung* oder auf einer *Atonie des Ureters* beruht, einerlei, ob dieselbe angeboren oder erworben ist. Man faßt die so entstandenen Sacknieren unter der Gruppe der „*dynamischen Hydronephrosen*" zusammen. *Offene* Hydronephrosen sind dadurch charakterisiert, daß ihr Abfluß durch den Harnleiter bis zu einem gewissen Grade erfolgen kann, während bei *geschlossenen* durch ein Abflußhindernis ein kompletter Verschluß des Sackes entstanden ist. Unter *intermittierenden* Hydronephrosen versteht man diejenigen, bei welchen zeitweilig (z. B. durch Ureterknickung s. Wanderniere) ein Verschluß eintritt, der sich wieder lösen kann, so daß Abfluß und Verschluß miteinander abwechseln.

Pathologisch anatomisch findet man eine Erweiterung des Nierenbeckens und der Kelche und eine damit verbundene Druckatrophie des Nierenparenchyms mit Abflachung der Papillen und Obliterierung der Glomeruli. In erster Linie wird die Marksubstanz später auch die Rindensubstanz befallen. Schließlich ist die ganze Niere in einen bindegewebigen Sack umgewandelt, in dessen Wandungen nur noch geringe, oft bloß mikroskopisch nachweisbare Reste von Nierengewebe vorhanden sind. Der zuerst wenig diluierte Harn wird bei Zunahme der Erkrankung immer dünner, bis er im Endstadium vollkommen wasserartig ist, daher der Name „Hydronephrose".

Symptomatologie. Die Hydronephrosen können lange Zeit vollkommen symptomlos verlaufen. Bisweilen treten Beschwerden auf, welche man eher auf eine Erkrankung des Darmtraktes zu beziehen geneigt ist; so das Gefühl der Völle, Druck in der Oberbauchgegend, unbestimmte Magenbeschwerden, Verdauungsstörungen. Deutlicher wird der Hinweis auf die Erkrankung erst dann, wenn das unbestimmte Druckgefühl in eine Lendengegend lokalisiert wird. Voraussetzung für einen solchen mehr oder weniger symptomlosen Verlauf ist allerdings, daß keine Infektion hinzukommt. Denn abgesehen von den mit der Infektion als solcher verbundenen Allgemeinerscheinungen, treten stets auch Symptome in den Vordergrund, die schon deutlicher auf die Erkrankung hinweisen, wie Schmerzen in der betreffenden Nierengegend, Blasenbeschwerden und eventuell Nierenkoliken. Zu den Hauptsymptomen einer Hydronephrose, auch wenn keine Infektion vorliegt, gehören die *Nierenkoliken*. Sie entstehen durch einen Verschluß des Hydronephrosensackes durch Knickung oder Spasmus des zugehörigen Ureters. Bei Patienten mit intermittierender Hydronephrose beobachten wir zuweilen, daß zur Zeit der Schmerzanfälle wenig Harn produziert wird und auch eine Vergrößerung der Niere nachweisbar ist. Wenn nun der Harn zur Zeit dieses Verschlusses klar, nach Lösung desselben aber trüb ist — eine bei infizierten Hydronephrosen häufige Erscheinung — dann ist der Hinweis auf eine Sackbildung um so deutlicher. Der Harn ist bei aseptischen Hydronephrosen klar, bei infizierten trüb. In vereinzelten Fällen treten auch Hämaturien auf, deren Zustandekommen mit Blutungen „ex vacuo" erklärt wird.

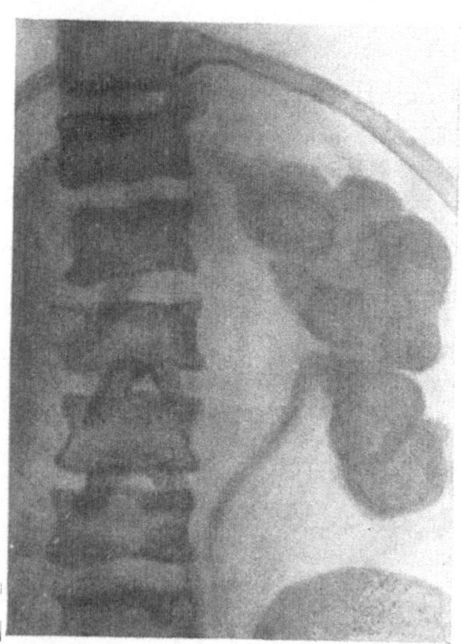

Abb. 3. Riesige Hydronephrose, kegelförmige Erweiterung der Kelche. (Aus Rumpel: Handbuch der Urologie Bd. 4.)

Diagnose und Differentialdiagnose. Zu den angeführten Symptomen, die manchmal einen deutlichen Hinweis auf die Erkrankung liefern, kommt noch der objektive Befund einer *tastbaren Geschwulst* in der Lendengegend. Von soliden Geschwülsten der Niere unterscheidet sich die Hydronephrose durch den Wechsel des Füllungszustandes, so daß sie einmal als weicher fluktuierender Sack, ein andermal als prall elastischer Tumor imponiert. Die *cystoskopische Untersuchung* liefert kaum einen Hinweis auf die Art der Erkrankung, höchstens daß es manchmal gelingt, bei bimanuellem Druck auf den Tumor eine deutliche Verstärkung des Harnstromes aus der betreffenden Harnleitermündung hervorzurufen. Öfters beobachten wir eine träge kontinuierliche Harnentleerung aus dem Ureterostium. Die *funktionelle Diagnose* zeigt uns die vollständige Insuffizienz des ergriffenen Organes an. Der Ureterenkatheterismus kann zumeist die Diagnose der Sackniere insoferne sichern, als nach Einführung eines Harnleiterkatheters ins Nierenbecken der Inhalt des Sackes in stärkerem Strahl so lange abfließt, bis letzterer ganz entleert ist. Bei liegendem Harnleiterkatheter können wir das Abfließen durch Druck auf den Tumor verstärken. *Die am meisten überzeugende objektive Sicherung der Diagnose liefert uns die Pyelographie.* Bei dieser Untersuchungsmethode wird die sackartige Umwandlung der Niere durch das Röntgenbild deutlich veranschaulicht (s. Abb. 3).

Differentialdiagnostisch kommen vor allem Steine der Niere in Betracht, da beide Erkrankungen zu Koliken und Blutungen führen. Die Entscheidung bringt das Röntgenbild. Die soliden Geschwülste der Niere sind durch die starke Blutung charakterisiert, Cystennieren sind beinahe immer doppelseitig und haben eine höckerige Oberfläche.

Die *Prognose* ist bei einseitigem Prozeß relativ günstig, da die Erkrankung nur langsam fortschreitet und gewöhnlich erst bei bestehender Infektion bedrohliche Erscheinungen hervorruft. Eine besondere Gefahr ist das Platzen eines großen Hydronephrosensackes. Bei beiderseitigen Hydronephrosenbildungen droht dem Patienten der Tod durch Urämie.

Therapie. Bei einer bestehenden einseitigen Hydronephrose kommt als einzige Therapie nur die *Nephrektomie* in Betracht. Bei beginnender Erweiterung des Nierenbeckens ist vielleicht durch Dauerdrainage mittels Harnleiterkatheter manchmal eine Rückbildung möglich. Diese Möglichkeit gestaltet sich noch günstiger, wenn abnorm verlaufende Gefäße des Nierenstieles oder andere strangartige Gebilde, welche durch Knickung des Harnleiters zur Hydronephrosenbildung geführt haben, auf operativem Wege durchtrennt werden können. Wichtig ist ferner in therapeutischer Hinsicht die Prophylaxe. Bestehende Stenosen des Ureters oder cystische Dilatationen des vesicalen Harnleiterendes müssen beseitigt werden. Mit einem Wort die Beseitigung aller auslösenden mechanischen Abflußhindernisse kann im Beginn der Erkrankung eine weitere Ausdehnung des Hydronephrosensackes verhüten. Aber auch verschiedene konservative Operationen sind am Nierenbecken ausgeführt worden. Ich erwähne nur die Raffung des Nierenbeckens, die plastischen Operationen zur Verkleinerung des Nierenbeckens und die Neueinpflanzung des oberen Harnleiterendes ins Nierenbecken bei abnorm hohem Abgang des Ureters vom Nierenbecken.

F. Die Steinkrankheit der Nieren und Harnleiter.

Pathogenese und pathologische Anatomie. Als Steine bezeichnet man Gebilde von harter Konsistenz und krystalloider Zusammensetzung, welche aus normalem oder pathologischem Harn stammen. Sie entstehen am allerhäufigsten in Hohlräumen der harnbildenden Organe, also meistens im Nierenbecken, in den Kelchen, seltener in den Harnkanälchen, im letzteren Fälle bezeichnet man sie als *Parenchymsteine.* Harnleitersteine sind gewöhnlich herabgewanderte Nierensteine. Es kann aber auch ab und zu vorkommen, daß Harnleitersteine im Harnleiter gebildet werden, wenn eine zur Steinbildung disponierende Ursache vorhanden ist (Ureterstenosen, Erkrankungen der Harnleiterwand, Geschwüre).

Die *Größe der Nierensteine* ist überaus schwankend, vom Nierensand, der als rosaroter Niederschlag dem Harngefäß anhaftet, bis zur monströsen Größe eines das ganze Kelchsystem und das Nierenbecken ausfüllenden sog. Korallensteines (s. Abb. 4). Von den kleinsten Konkrementen bewegen sich die Nierensteine in allen Größen bis zu ganz ungewöhnlichen Ausmaßen. So wurden Steine beschrieben, welche ein Gewicht von mehr als 1000 g hatten. Auch die *Zahl* der in einer Niere gebildeten Steine ist verschieden. Häufig sind es Einzelsteine; es kann aber auch das ausgeweitete Becken durch Hunderte von kleinen Konkrementen ausgefüllt sein.

Die *Ursachen der Steinbildung* sind uns noch völlig unbekannt. Eine gewisse Bedeutung hat die Art der Ernährung. Für die Erklärung der letzten Ursache der Steinbildung ist heute ausschließlich die Lichtwitzsche Theorie geltend, welche den Prozeß der Konkrementbildung durch einen kolloidchemischen Vorgang zu erklären sucht. In dem kolloidhaltigen Harn sind die Krystalloide im Übermaß löslich. Durch die Anwesenheit der Kolloide werden also die steinbildenden Krystalloide am Ausfallen gehindert. Kommt es irgendwo zu einer Anreicherung von Kolloiden, so ist die Vorbedingung zur Steinbildung gegeben, indem sich Niederschläge von Krystalloiden absetzen. Zur Entstehung von Konkrementen ist es dann weiterhin noch notwendig, daß der oben erwähnte Niederschlag von Steinbildnern irgendwo haften bleibe. An der normalen Wand der Harnwege ist eine derartige Haftung unmöglich, wohl aber an einer lädierten Stelle oder an einem Fremdkörper (Parasiten, Gerinnsel, Eiterklumpen, Epithelien).

Gewisse Faktoren tragen zur Steinbildung bei; so der *vermehrte Kalkgehalt des Blutes* (konsumierende Knochenerkrankungen), vor allem aber die *Harnstauung* durch Ureterstrikturen, Knickungen des Harnleiters, Verengerungen eines Kelchhalses. Auch durch *neurogene Prozesse* werden Stauungen im Harn-

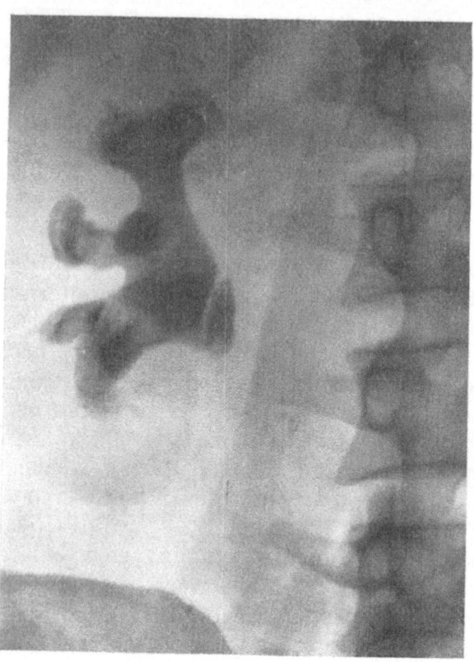

Abb. 4. Korallenstein.

system hervorgerufen (Steinbildung bei Rückenmarkserkrankungen und spinalen Traumen) und endlich kommt der *bakteriellen Infektion* des Nierenbeckens eine gewisse Bedeutung zu. Konstitutionelle Momente spielen insoferne eine Rolle, als man bei angeborenen Anomalien der Nieren und Harnleiter unverhältnismäßig häufig Steinbildung beobachtet.

Die *rechte* Seite wird vielleicht etwas *häufiger* betroffen *als die linke,* außerdem aber finden wir in einem erheblichen Prozentsatz der Fälle (10—16%) *doppelseitige Steinbildung.*

Nach ihrer chemischen Zusammensetzung unterscheidet man *saure Steine:* Harnsäuresteine, Urate, Oxalate; *alkalische:* Phosphate; *indifferente:* Xanthin-, Cystin-, Indigo-, Schwefelsteine. Die Harnsäuresteine sind gewöhnlich klein, von glatter Oberfläche, hellgelb bis braun. Die Urate sind etwas weicher und von weißlich grauer Farbe. Die Oxalate kommen gewöhnlich als Einzelsteine vor, sind von schwarzbrauner Farbe, sehr hart und an ihrer Oberfläche mit warzenartigen oder stachlichen Fortsätzen versehen. Die Phosphatsteine können oft

sehr groß werden und sind von grauweißer Farbe. Je nachdem, ob die Steinbildung mit einer Infektion des Nierenbeckens einhergeht oder nicht, unterscheiden wir *aseptische* und *infizierte Steine.* . .

Die Steinbildung ruft in den Nieren, den Nierenhüllen und den Harnleitern
verschiedene *pathologisch-anatomische Veränderungen* hervor, welche namentlich
bei infizierten Steinen ganz erheblich sein können. Es entwickelt sich zunächst
eine Pyelitis mit aufgelockerter hyperämischer Nierenbeckenschleimhaut. Mit
dem Weiterschreiten der Infektion kommt es zur entzündlichen Infiltration
im Nierenparenchym, Pyelonephritis, mit anfangs sklerotischen Veränderungen
und späterer eitriger Einschmelzung. So bildet sich allmählich zunächst eine
partielle, dann eine die ganze Niere
ergreifende Pyonephrose aus. Die
Fettkapsel zeigt eine derbe Infiltration des Fettgewebes, namentlich
im Bereiche des Nierenbeckens.

**Symptomatologie der Steinkrank-
heit.** Nierensteine sind durch drei
Kardinalsymptome charakterisiert:
den *Schmerz,* die *Hämaturie* und den
Steinabgang. Sie fehlen beinahe in
keinem Falle; allerdings kommt es
ab und zu einmal vor, daß die Krankheit völlig symptomlos verläuft und
die Kranken erst durch den trüben
Harn veranlaßt werden, ärztliche
Hilfe aufzusuchen.

Die Schmerzen treten in zweierlei
Form auf; 1. als Koliken, 2. als
dumpfe Schmerzen. Der Ausgangspunkt der Schmerzen ist die Niere
oder der Harnleiter, von hier strahlen
sie in die Harnröhre und in den
Mastdarm aus. Weiters beobachtet
man Ausstrahlungen in den Hoden,
bei Frauen in die Scheide, in das

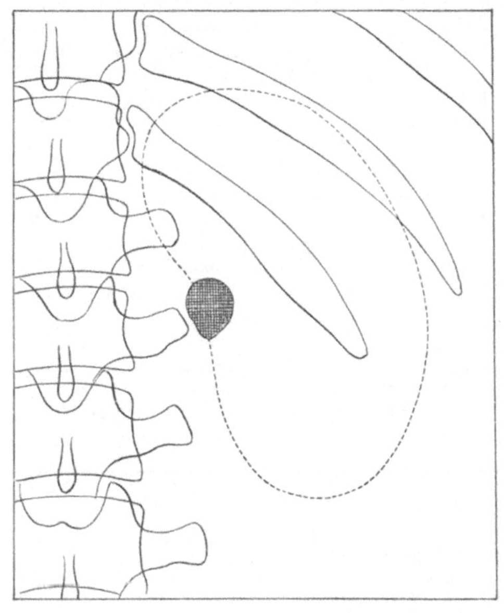

Abb. 5. Nierenbeckenstein, Nierenkontur gut
zu sehen.

Hüftgelenk und in die untere Extremität. Während eines Kolikanfalles ist die
Harnsekretion gewöhnlich herabgesetzt, doch bestehen Blasentenesmen; unter
krampfartigen Schmerzen werden stets nur wenige Tropfen eines stark kon-
zentrierten oder blutigen Harnes entleert.

Die Hämaturie tritt in verschiedenen Abstufungen in Erscheinung. Sehr
häufig begegnen wir nur einer mikroskopischen Hämaturie. Immerhin aber
müssen *Erythrocyten im Harnsediment großen Verdacht auf ein Konkrement* in
den Harnwegen erregen. Manchmal tritt die Hämaturie nach Erschütterungen
auf oder nach längerem Herumgehen.

Der Abgang von kleinen Steinchen erfolgt sehr häufig als Abschluß einer
Kolik, vollzieht sich aber manchmal auch ohne Schmerzen und ohne Blutung.
Harnleitersteine machen im allgemeinen dieselben Symptome wie Nierensteine.

Für die *Diagnose* der Nieren- und Harnleitersteine fällt dem *Röntgenverfahren*
die Hauptaufgabe zu. Letzteres Verfahren hat in den letzten Jahren eine derartige technische Vervollkommnung erfahren, daß es uns beinahe immer gelingt
vorhandene Konkremente in den Harnwegen auf die Röntgenplatte zu bringen.
Nur etwa in 3% der Fälle gelingt dies nicht. Die Methode des röntgenologischen
Steinnachweises birgt auch verschiedene Fehlerquellen. So werden manchmal

Schatten festgestellt, welche uns einen Stein vortäuschen, wo keiner vorhanden ist. Zum Nachweis, ob ein Konkrementschatten der Niere angehört oder nicht,

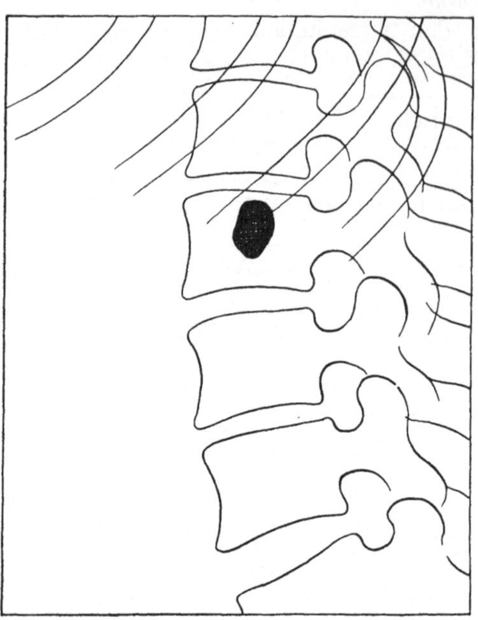

Abb. 6. Nierenbeckenstein, seitliche Aufnahme. Projektion auf den Wirbelkörper.

hat uns Sgalitzer eine Methode angegeben, welche darin besteht, daß man an die Aufnahme in Rückenlage noch eine seitliche Aufnahme anschließt. Ein Nierenstein muß auf der seitlichen Aufnahme sich innerhalb der Wirbelkörper projizieren. Liegt der Schatten außerhalb der Wirbelkörper, so liegt kein Nierenstein vor (s. Abb. 6). Bei der röntgenologischen Feststellung von Steinen im unteren Harnleiterabschnitt können oft Phlebolithen Veranlassung zu Täuschungen geben. Deswegen pflegen wir die Aufnahme stets nach Einführung eines schattengebenden Harnleiterkatheters vorzunehmen und identifizieren nur solche Konkrementschatten als Harnleitersteine, welche dem Katheterschatten unmittelbar anliegen oder sich mit ihm decken (s. Abb. 7).

In *differential-diagnostischer* Hinsicht ist vor allem zu bemerken, daß eine rechtsseitige Nierensteinkolik mit einem *akuten* Anfall von *Appendicitis* oder mit einer *Gallensteinkolik* verwechselt werden kann. Die Unterscheidung von der akuten Appendicitis wird noch schwieriger, wenn letztere, wie es häufig vorkommt, mit einer mikroskopischen Hämaturie einhergeht. Für die Diagnose ,,Nierenkolik‘‘ spricht neben den Schmerzen im Verlauf des Harnleiters und Ausstrahlungen nach unten eine exquisite Druckschmerzhaftigkeit der zugehörigen Niere, während auf die Diagnose ,,akute Appendicitis‘‘ neben der Druckschmerzhaftigkeit des Mac Burneyschen Punktes das Rovsingsche Symptom hindeutet.

Viel weniger Schwierigkeiten begegnen wir bei der Unterscheidung einer rechtsseitigen Nierenkolik von einer Gallensteinkolik. Die erkrankte Gallenblase ist vorne unter dem Rippenbogen am meisten druckschmerz-

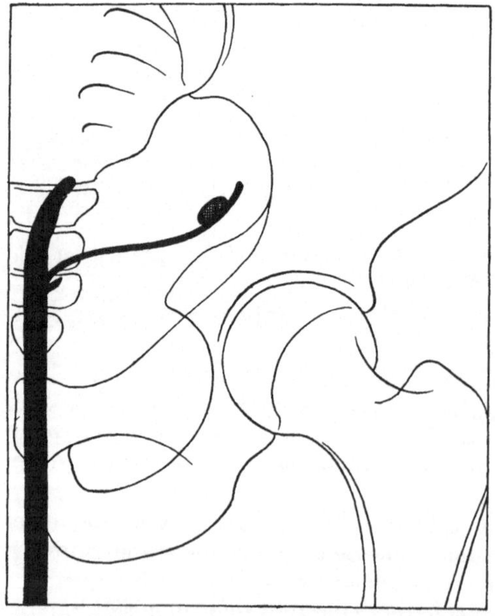

Abb. 7. Stein im untersten Abschnitt des Harnleiters (in diesem ist ein schattengebender Ureterkatheter eingeführt).

haft, die Schmerzen strahlen in das rechte Schulterblatt und in das rechte Schultergelenk aus. *Niemals* aber *beobachtet man bei der Gallensteinkolik*

Ausstrahlungen der Schmerzen in das Genitale und in die untere Extremität, wie sie bei der Nierenkolik stets beobachtet werden.

Schwere Nierenkoliken gehen oft mit einer ganz kolossalen *Darmlähmung* einher, so daß ein echter Darmverschluß vorgetäuscht wird. Hier kann uns nur eine genaue Anamnese über den Beginn und die Art der zuerst aufgetretenen Schmerzen Aufschluß geben. Außerdem zeichnet sich die Darmlähmung bei der Nierenkolik durch eine gleichmäßige Auftreibung des Leibes aus ohne sichtbare Steifungen einzelner Darmschlingen.

Es sind auch schon Versuche unternommen worden, die verschiedenen Schmerzattacken, wie sie von Niere, Gallenblase, Appendix oder Duodenum ausgehen, durch paravertebrale Anästhesie auseinanderzuhalten (LÄWEN), da erfahrungsgemäß die Innervation eines jeden Organes durch die Ausschaltung gewisser Segmente aufgehoben werden kann. Es sind dies für die Niere die Segmente D XII und L I, für den Harnleiter L II—IV, für die Gallenblase D X, für den kranken Wurmfortsatz L I und II.

Von *anderen Erkrankungen der Niere,* welche mit plötzlich auftretenden Schmerzanfällen einhergehen, wären zu erwähnen: Die *akute Pyelitis,* bei welcher uns aber stets die Feststellung eines leukocyten- und bakterienreichen Harnes auf die richtige Fährte führen wird. Gewisse Fälle von chronischer herdförmiger *Glomerulonephritis* können mit Nierenkoliken einhergehen, welche den Steinkoliken vollkommen gleichen. Hier wird nur das Röntgenbild imstande sein, die richtige Diagnose zu stellen. Auch Hydronephrosen können Nierenkoliken hervorrufen, sie werden sich aber immer leicht durch das Pyelogramm feststellen lassen.

Therapie der Steinkrankheit. Die *Behandlung der Nieren- und Harnleitersteine* ist hauptsächlich eine operative, doch kommen für gewisse Fälle, namentlich aber für die Prophylaxe der Nierensteinkrankheit, auch konservative Maßnahmen in Frage. Für die *Prophylaxe* gipfelt die Therapie in dem Bestreben, eine ausgiebige Diurese und damit eine erhebliche Verdünnung des Harnes herbeizuführen. Wir verordnen also *Trinkkuren* mit destilliertem Wasser, weil nach der Ansicht ROVSINGS die Anwendung alkalischer Mineralwässer manchmal ein schnelleres Wachstum der Steine durch Ansetzung von Phosphatschalen an ein schon vorhandenes Konkrement zur Folge haben kann. Da das destillierte Wasser nicht gut schmeckt und von den Patienten nicht gerne genommen wird, so verwenden wir gerne Trinkkuren mit Gasteiner Thermalwasser, welches einen so geringen Prozentsatz an mineralischen Bestandteilen enthält, daß es dem destillierten Wasser kaum nachsteht. Überaus wichtig ist die *Diät;* sowohl im prophylaktischen Sinne, als auch zu dem Zwecke, um nach operativer Entfernung eines Steines eine Rezidive zu verhüten. Die Diätvorschriften müssen verschiedene sein, je nach der chemischen Zusammensetzung des Steines. Bei Harnsäuresteinen und Uraten muß die Kost eine purinfreie sein, also Einschränkung von Fleisch und Fleischsuppen. Bei Oxalaten sind Tee, Kakao, Spinat, Tomaten, süße Speisen zu verbieten. Bei Phosphaten ist namentlich der Genuß von grünen Gemüsen einzuschränken.

Besondere konservative Behandlungsmaßnahmen erheischen die oft winzig kleinen im Harnleiter festgeklemmten Steine. Neben einer energischen Trinkkur verordnen wir gerne *Glycerin* wegen seiner stark harntreibenden Wirkung. Wir geben täglich 3—4 Eßlöffel reines Glycerin vermischt mit Citronensaft. Außerdem können wir durch endovesicale Maßnahmen in manchen Fällen einen festgeklemmten Ureterstein mobilisieren: so durch Einführung eines oder mehrerer dünner Harnleiterkatheter, durch welche anästhesierende Lösungen und Gleitmittel (Glycerin) eingespritzt werden; andere Methoden haben den Zweck, den Harnleiter unterhalb des festsitzenden Konkrementes zu dilatieren.

Bei der *operativen Behandlung* der Nierensteine handelt es sich entweder um die einfache Entfernung eines Steines aus der Niere oder um die operative Beeinflussung, bzw. Eliminierung von Folgezuständen, welche sich in der Niere unter dem Einflusse der Steinbildung eingestellt haben. Für die *Entfernung des Steines* stehen uns *zwei Methoden* zur Verfügung; die *Pyelotomie* und die *Nephrotomie*. In manchen Fällen müssen wir uns mit einer Nierendrainage begnügen *(Nephrostomie)*. Ist das Organ durch die Steinbildung zerstört, so kommt die *Nephrektomie* in Frage.

Ob ein Stein entfernt werden soll, hängt im allgemeinen davon ab, ob er aseptisch oder infiziert ist, in welchem Grade er das Allgemeinbefinden des Patienten durch Schmerzen und Blutungen in eingreifender Weise alteriert, ferner von der Größe des Steines. Die *Indikationen* zur Entfernung von Nierensteinen sind noch nicht einheitliche. Im allgemeinen kann man aber sagen, daß ein *Stein der einmal eine Größe erreicht hat, daß seine Ausstoßung auf natürlichem Wege unmöglich erscheint, der ferner dem Träger starke Schmerzen und erhebliche Blutungen bereitet, zu entfernen ist*. Ist die steintragende Niere außerdem noch infiziert, so werden wir uns zur Operation um so leichter entschließen.

Von den beiden Operationsmethoden zur Steinentfernung wird die Pyelotomie immer mehr in Anwendung gebracht, während die Nephrotomie nur für die großen und verwachsenen Steine reserviert bleibt, welche durch die Pyelotomie nicht entfernt werden können.

Die Hauptdomäne für die Nephrektomie sind die *Steinpyonephrosen*. Doch soll man an die Nephrektomie immer erst dann herangehen, wenn wirklich eine ausgedehnte Zerstörung und eine vollständige Insuffizienz des betreffenden Organes vorliegt, da wir immer mit der Möglichkeit einer späteren Steinbildung in der zurückgelassenen Niere rechnen müssen.

Für die *Entfernung von Steinen aus dem Harnleiter* gilt der Grundsatz, erst alle konservativen Maßnahmen zu erschöpfen, bevor man zur Operation schreitet. Der häufigst gewählte und beste Zugangsweg zum Harnleiter ist der *extraperitoneale*, wie er später noch beschrieben werden soll.

Einer besonderen Besprechung müssen wir noch die *doppelseitige Nephrolithiasis* unterziehen. Hier heißt es, so konservativ als nur möglich operieren. Handelt es sich auf beiden Seiten um größere Konkremente, welche erhebliche Schmerzen verursachen, so wird man zuerst die eine und dann die andere Seite operativ angehen. Liegen die Verhältnisse so, daß auf der einen Seite eine Steinpyonephrose mit äußerst herabgesetzter Funktion, auf der anderen Seite z. B. ein Nierenbeckenstein vorliegt, so wird man zunächst den Stein aus dem Nierenbecken entfernen und damit gewissermaßen diese Niere zu einem funktionstüchtigen Organ zu gestalten trachten, während man in einer zweiten Sitzung die Nephrektomie des zerstörten Organes ausführt.

Komplikation (Anurie). *Die schwerste Komplikation im Verlaufe der Nierensteinkrankheit ist die Anuria calculosa.* Sie tritt ein bei doppelseitigem Steinverschluß, aber auch bei einseitiger Steineinklemmung. In letzterem Falle kommt es zur Anurie, a) wenn eine Solitärniere vorliegt, b) wenn die zweite Niere zerstört und insuffizient ist und c) wenn die zweite Niere durch renorenalen Reflex beeinflußt ist; wir sprechen dann von einer *reflektorischen Anurie*. Diese müssen wir definieren: als das Versiegen der Harnsekretion in einer bisher voll leistungsfähigen Niere infolge plötzlicher Absperrung des anderen Organes.

Die *Behandlung der Anuria calculosa* ist zunächst eine konservative. Vor allem muß der beiderseitige *Harnleiterkatheterismus* ausgeführt werden. Mit diesem gelingt es oft den verlegenden Stein zu verschieben oder seitwärts zu drängen, so daß der Katheter bis ins Nierenbecken vordringen kann und der

Harnabfluß ermöglicht ist. Liegt in einem Organ eine reflektorische Anurie vor, so ist ebenfalls die Möglichkeit vorhanden, die Harnsekretion durch Einführung eines Harnleiterkatheters wieder in Gang zu bringen. Da die reflektorische Anurie von dem anderen Organ aus durch die Nervi splanchnici beeinflußt wird, so hat man Versuche unternommen, die nervöse Versorgung der reflektorisch abgesperrten Niere durch *Paravertebralanästhesie* zu unterbrechen, um das Organ auf diese Weise wieder funktionstüchtig zu machen. Derartige Versuche waren in einigen Fällen auch schon von Erfolg begleitet.

Hat aber die Anurie einmal länger als 48 Stunden angedauert, so ist die strikte Indikation zur Operation gegeben. Die *Operation der Wahl* ist in solchen Fällen die *Eröffnung der abgesperrten Niere durch eine Nephrostomie,* also die Anlegung einer Nierenfistel. Liegt einseitiger Verschluß mit Reflexanurie der anderen Seite vor, so ist womöglich die verschlossene Niere zu eröffnen. Die Feststellung, welches die verschlossene Niere ist, wird allerdings manchmal großen Schwierigkeiten begegnen.

G. Die Geschwülste der Nieren, des Nierenbeckens und der Nierenhüllen.

1. Geschwülste der Niere.

Pathologische Anatomie. Die Geschwülste der Nieren sind überaus vielgestaltig in ihrem histologischen Aufbau. GRAWITZ hat im Jahre 1883 eine Gruppe von Tumoren besonders hervorgehoben, bei denen er zeigen konnte, daß sie histologisch große Ähnlichkeit mit der Struktur der normalen Nebennierenrinde besitzen. Sie sind charakterisiert durch helle, glasige, polygonale Zellen, die sich um ein feines Capillarnetz gruppieren. Makroskopisch bilden sie große Knollen innerhalb des Nierenparenchyms, welche sich auf dem Durchschnitt durch ihre ockergelbe Farbe auszeichnen. Keinesfalls aber nehmen diese Geschwülste immer in der Nähe der Nebenniere, also etwa im oberen Pol ihren Ausgangspunkt, sondern können auch in der Mitte oder im unteren Pol auftreten. Sie brechen gerne in das Nierenbecken durch und verursachen dann schwere Hämaturien. Sehr häufig aber erfolgt auch Durchbruch in die großen Venenstämme; namentlich in der Vena renalis findet man sehr häufig Geschwulstzapfen, welche sich bis in die Vena cava verfolgen lassen. GRAWITZ hat diese Tumoren als *Hypernephrome* bezeichnet, vielfach werden sie auch GRAWITZ-*Tumoren* genannt.

Die Hypernephrome stellen die Mehrzahl aller beim Erwachsenen beobachteten Nierentumoren dar.

Hinsichtlich der Häufigkeit reihen sich ihnen die *embryonalen Geschwülste* an, welche man am häufigsten bei Kindern in den ersten 5 Lebensjahren beobachtet. Sie werden auch als *maligne Nierengeschwulst der Kinder* oder *malignes Nephrom* bezeichnet. Es handelt sich meist um sehr große derbe Tumoren von glatter Oberfläche.

Gegenüber diesen beiden Tumorarten sind die echten *Carcinome* und *Sarkome* der Niere überaus selten.

Sowohl die Hypernephrome, als auch die Carcinome und Sarkome zeigen überaus rasches Wachstum durch direktes Übergreifen auf die Nachbarorgane und durch Metastasenbildung, welche in allen Organen, vornehmlich aber in den Lungen, in der Leber, in den Knochen und im Gehirn beobachtet wird.

Klinik und Diagnose. Leider verursachen Nierentumoren anfangs so gut wie keine Krankheitserscheinungen. Unter den Symptomen, welche später auftreten, sind der *tastbare Tumor,* die *Schmerzen* und die *Hämaturie* zu nennen. Bei sehr großen Tumoren ist die vordere Bauchwand vorgewölbst, man sieht die respiratorische Verschieblichkeit. Der Nachweis des Tumors geschieht durch die Palpation, deren Technik bereits in dem Kapitel Untersuchungsmethoden besprochen wurde. Es sei aber an dieser Stelle noch einmal darauf verwiesen, daß die Palpation große Übung und Erfahrung erfordert, denn nur die Hände eines Geübten und Erfahrenen werden imstande sein, eine nur um Weniges vergrößerte und in ihrer Konsistenz veränderte Niere palpatorisch nachzuweisen. Aufgabe der Palpation ist es auch, die Operabilität des Tumors festzustellen, welche wir nach seiner Beweglichkeit, aus dem sog. Ballottement der Geschwulst beurteilen. Diagnostische Bedeutung kommt auch dem Verhalten des Dickdarmes zu, der bei Nierentumoren niemals hinter der Geschwulst angetroffen wird. Unterstützt wird der palpatorische Tumornachweis durch das Röntgenverfahren. Bei der einfachen Röntgenaufnahme stellen wir die Größe des Nierenschattens fest, durch die Pyelographie sind wir imstande, Verziehungen des Nierenbeckens, wie sie durch den Druck der Geschwulst entstehen, festzustellen.

Die *Schmerzen* bei einer bestehenden Nierengeschwulst sind durch den Druck auf die Nachbarorgane bzw. deren Verdrängung zu erklären.

Der *Hämaturie* kommt sehr große diagnostische Bedeutung zu. Sie tritt bei Nierengeschwülsten immer sehr heftig auf, sistiert einige Zeit, um dann wieder einzusetzen. Dabei ist charakteristisch, daß sie stets unvermittelt, ohne Vorboten und ohne Veranlassungsursache auftritt. Sie hat also einen intermittierenden Charakter. Das entleerte Blut ist immer frisches reines Blut. Durch die cystoskopische Untersuchung sind wir in der Lage, festzustellen, aus welcher Niere die Blutung stammt. *Eine einseitige stärkere Nierenblutung sollte auch bei palpatorisch nicht nachweisbarer Geschwulst stets den Verdacht auf Nierentumor erregen.* Die *funktionelle Nierendiagnostik* läßt uns bei Nierentumoren vielfach im Stich, da der Tumor z. B. nur eine Hälfte der Niere einnehmen kann, während die andere noch über genügend funktionsfähiges Parenchym verfügt. Aber auch die fehlende Nierenfunktion auf der Seite eines palpabeln Tumors beweist nicht unbedingt, daß ein Tumor der Niere vorliegt, da eine Geschwulst in der Nachbarschaft z. B. den Harnleiter verlegen kann, so daß kein Harn produziert wird.

Sehr häufig beobachten wir bei Nierentumoren *Stauungen in* den *Venen* des Unterbauches und der unteren Extremitäten, namentlich aber im Plexus pampiniformis. In letzterem Falle entwickelt sich eine *Varicocele*, welche zum Unterschiede von der gewöhnlichen Varicocele in ruhiger Rückenlage nicht verschwindet (Hochenegg).

Es kommt auch manchmal vor, daß die Metastasenbildung der Feststellung des primären Nierentumors voraneilt. So werden nicht gar so selten überaus heftige Schmerzen in einem Knochen, ja sogar Spontanfrakturen beobachtet, ohne daß eine Geschwulstbildung in der Niere vorhanden wäre, bzw. klinisch festgestellt werden konnte.

In manchen Fällen beobachtet man bei Hypernephromen eine erhebliche *Steigerung des Blutdruckes*, welche nach Exstirpation des Tumors verschwindet. Auch *Fiebersteigerungen* werden bei Nierentumoren beobachtet, welche durch Resorption von toxischen Zerfallsprodukten des Tumors erklärt werden.

Differentialdiagnose. Bei der *Nierentuberkulose* beobachten wir im Beginn der Erkrankung manchmal profuse Blutungen, noch bevor Eiter- und Tuberkelbacillen im Harn nachweisbar sind. Der weitere Verlauf, vor allem aber das Auftreten der Eiterung wird in solchen Fällen Klärung bringen.

Erheblichen Schwierigkeiten begegnen wir manchmal bei *nephritischen Blutungen*, welche überaus heftig sein können. Doch fehlt bei der Nephritis die Tumorbildung, außerdem tritt die Blutung meistens doppelseitig auf.

Bei Blutungen aus *Hydronephrosen* wird uns die Pyelographie Aufschluß geben.

Blutungen bei angeborenen *Cystennieren* treten zwar sehr häufig einseitig auf, doch wird der palpatorische Nachweis von beiderseitig vergrößerten Nieren mit buckeliger Oberfläche die Annahme einer beiderseitigen Cystenniere nahelegen.

Therapie. Jeder klinisch nachgewiesene Nierentumor muß auf operativem Wege entfernt werden. Von einer Röntgen- oder Radiumbehandlung hat man bisher bei Nierentumoren keinerlei Erfolg gesehen. Die Operation soll nur dort ausgeführt werden, wo die Geschwulst noch gut beweglich ist und wo noch keine Metastasen aufgetreten sind. Die einzig in Betracht kommende Operationsmethode ist also die *Nephrektomie*, welche sich bei größeren Tumoren wegen der stark erweiterten Venen im Bereiche der Fettkapsel, wegen bestehender Verwachsungen mit dem Bauchfell und wegen verschiedener Komplikationen am Nierenstiel mitunter recht schwierig gestalten kann. Es kommt sehr häufig vor, daß bei großen Tumoren die Geschwulst über den Nierenhilus herausreicht, daß sich Geschwulstzapfen in die Vena renalis bis in die Vena cava hinein verfolgen lassen. Auch Lymphdrüsenpakete in der Umgebung der Gefäße können die Unterbindung des Nierenstieles überaus erschweren.

2. Geschwülste des Nierenbeckens.

Man unterscheidet *gutartige papilläre Geschwülste (Papillome)* und *bösartige, papilläre Geschwülste (Zottenkrebse)*.

Die *gutartigen Papillome* bestehen aus sehr zarten weichen Zotten, welche sich auf der Schleimhaut des Nierenbeckens bilden und rasch ausbreiten. Von hier gehen sie auf die des Harnleiters über und nehmen bald die gesamte Harnleiterschleimhaut ein, so daß eine mächtige Verdickung des Harnleiters in seiner Gänze entsteht. Vom Harnleiter geht die Papillombildung auch auf die Blase über. Im cystoskopischen Bild sieht man dann sehr häufig aus dem Harnleiterostium Papillomzotten heraushängen, während kleinere Papillome um die Harnleitermündung herum gruppiert sind. Die Verbreitung des Prozesses geschieht also durch den Harnstrom.

Die *malignen Papillome* sind denen der ersten Gruppe sehr ähnlich, nur sind die Zotten etwas gröber und zeichnen sich durch größeren Gefäßreichtum aus. Doch ist die Malignität nicht ohne weiteres festzustellen. Auch bei der histologischen Untersuchung finden sich Zellatypien oft erst im Geschwulstboden, nicht aber in den Zotten. Das Wachstum und die Verbreitung auf das ganze Nierenbecken, den zugehörigen Harnleiter und die Blase ist ähnlich wie bei den gutartigen Geschwülsten.

Symptome. Im Vordergrund der Erscheinungen steht die *Hämaturie*. Heftige intermittierende Blutungen treten unvermittelt auf und wiederholen sich häufig. Die Blutungen kommen gewöhnlich dadurch zustande, daß kleine Zotten abgerissen werden oder nekrotisieren. In manchen Fällen beobachtet man nach Einführung eines Ureterenkatheters ins Nierenbecken eine stärker auftretende Blutung, welche mit einer Verletzung von Papillomzotten durch die Spitze des Katheters zu erklären ist.

Der palpatorische Nachweis einer *vergrößerten Niere* gelingt beim Nierenbeckenpapillom sehr oft nicht. Nur manchmal können wir eine Vergrößerung der Niere feststellen, welche nach einem reichlichen Blutabgang wieder verschwindet. Dieser Wechsel zwischen vergrößertem Organ und einem solchen von normaler Größe ist charakteristisch für die Geschwülste des Nierenbeckens und kommt dadurch zustande, daß sich im Nierenbecken durch Verlegung des Harnleiters mit Blutgerinnseln oder Geschwulstzotten Retentionen von Blut und Harn bilden, welche nach Lösung des Verschlusses wieder verschwinden *(Hydro-* bzw. *Hämatonephrose)*.

Auch die *Schmerzen* sind bei Nierenbeckenpapillomen nicht charakteristisch. Sie sind manchmal kolikartiger Natur, wenn der Abfluß aus dem Nierenbecken behindert und die Niere deutlich vergrößert ist. Dann wird auch der früher trübe, bzw. blutige Harn klarer.

Die **Diagnose** wird durch die *Cystoskopie* und die *Pyelographie* gestellt. Bei ersterer sehen wir, wie schon erwähnt, häufig Papillomzotten aus einem Harnleiterostium herausragen. Wir stellen ferner die Seite fest, aus welcher das Blut stammt. Durch den Ureterenkatheterismus wird oft eine Blutung angefacht. Die Pyelographie stellt eine Erweiterung des Nierenbeckens fest, manchmal einen Füllungsdefekt.

Die **Behandlung** sowohl der gutartigen, als auch der bösartigen Nierenbeckenpapillome muß eine sehr *radikale* sein. Es genügt also nicht die Nephrektomie allein, sondern es ist erforderlich, auch den ganzen Ureter bis zu seinem Eintritt in die Blase zu exstirpieren. Eine derartige Radikalität wurde nach verschiedenen Mißerfolgen als notwendig erkannt, weil die Feststellung, ob ein Nierenbeckenpapillom gutartiger oder bösartiger Natur ist, äußerst schwierig erscheint und gewöhnlich erst nach genauester mikroskopischer Durchmusterung entschieden werden kann.

3. Geschwülste der Nierenhüllen.

Die hierher gehörigen Geschwülste nehmen ihren Ausgang entweder von der fibrösen Kapsel oder vom perirenalen Fett. Zu den ersteren gehören *gutartige Fibrome,* welche nicht sonderlich groß werden. Von der Capsula adiposa aus entwickeln sich *lipomatöse Tumoren* wie Lipome, Fibrolipome, Fibromyxolipome und Sarkome. Letztere können oft zu kolossal großen Geschwülsten auswachsen. Die Niere selbst ist dann durch den Druck des Tumors abgeplattet und flächenhaft zusammengedrückt.

Die kleinen gutartigen Fibrome machen nur selten Beschwerden. Die großen Fettkapselgeschwülste bilden riesige Tumoren, welche leicht durch die Palpation festzustellen sind. Ihre Behandlung kann nur eine operative sein.

H. Die chirurgische Behandlung der Nephritis

geht zurück auf die Namen Harrison und Edebohls. Ersterer machte bei einer Scharlachnephritis unter der Diagnose „Nierenabsceß“ einen Einschnitt in das Nierenparenchym und erzielte einen überraschenden Erfolg für den weiteren Verlauf der Nephritis. Edebohls führte bei Frauen öfters Nephropexien aus, bei denen er manchmal die Capsula propria entfernte. Als er einen solchen Fall zum 2. Male operieren mußte, sah er zu seiner großen Überraschung große und starke Blutgefäße im Bereiche des jungen Narbengewebes um die Niere. Er gründete darauf seine Ansicht, daß man durch die Entkapselung einen Kollateralkreislauf vom Narbengewebe zum Nierenparenchym erzielen könne. Die experimentelle Forschung konnte allerdings diese Befunde Edebohls nicht bestätigen. Immerhin wurde die *Decapsulation* der Niere von nun an bei verschiedenen entzündlichen Prozessen sehr häufig ausgeführt und es bedurfte großer operativer Erfahrungen, um aus der großen Zahl der verschiedenen Nephritisformen und -Phasen diejenigen herauszuheben, bei welchen die Decapsulation Erfolg bringen kann.

Unter den Formen der *akuten Glomerulonephritis* sind es namentlich diejenigen, welche im Anschluß an eine Angina, einen Scharlach oder ein Erysipel aufgetreten sind. Treten bei solchen Nephritiden lebensbedrohliche Symptome, wie Anurie und Urämie auf, dann besteht die Indikation, eine Decapsulation auszuführen. Diese Operation ist dann manchmal imstande, die Anurie bzw. Oligurie zu beheben.

Auch bei den *chronischen Nephritiden* ist im Stadium der Anurie und Urämie, sowie bei akuten Exazerbationen mit dem Auftreten von Blutungen die Decapsulation dann angezeigt, wenn alle therapeutischen Maßnahmen konservativer Art versagt haben.

Ganz besondere Erfolge hat aber die Decapsulation aufzuweisen bei gewissen Formen der chronischen *herdförmigen Glomerulonephritis*, welche mitunter *mit schweren Blutungen* einhergehen. Man hat sie deswegen auch als „*Nephritis haematurica*" bezeichnet. Sie sind dadurch charakterisiert, daß die Hämaturien ganz unvermittelt auftreten, während in den blutfreien Intervallen keine sonderlichen Anzeichen für eine Nierenentzündung bestehen. Diese „*nephritischen Massenblutungen*" oder „*essentiellen Nierenblutungen*", wie man sie früher nannte, kommen immer durch einen kleinen nephritischen Herd zustande. Sie treten auch vielfach einseitig auf. Nach übereinstimmender Ansicht beinahe aller Chirurgen mit Erfahrung auf diesem Gebiete wirkt in diesen Fällen die Decapsulation prompt, indem sie imstande ist, die nephritische Blutung sofort zum Sistieren zu bringen.

Manche von diesen chronischen Herdnephritiden gehen auch mit starken Schmerzen einher. Auch diese *Nierenschmerzen auf nephritischer Basis* werden durch die Decapsulation günstig beeinflußt.

J. Die Nierentuberkulose.

Ätiologie, pathologische Anatomie und Pathogenese. Die Niere kann wie alle anderen Organe des Körpers *akut* im Verlauf einer *Miliartuberkulose* ergriffen werden. Die Erkrankung ist dann meistens doppelseitig und geht in dem Bilde der allgemeinen Miliartuberkulose auf, hat somit für den Chirurgen keine weitere Bedeutung. Anders verhält es sich bei der 2. Form der Nierentuberkulose, der sog. *chronischen,* die auch als *chirurgische Nierentuberkulose* bezeichnet wird; hierher gehört die kavernöse oder käsig-ulceröse, ferner die fibröse Form und der tuberkulöse Infarkt. Anhangsweise sei erwähnt, daß es auch eine bei Phthisikern auftretende Nephritis gibt. In neuerer Zeit wird diese *tuberkulöse Nephritis als* tuberkulotoxische aufgefaßt. Sie spielt für die Nierenchirurgie dann eine Rolle, wenn bei Vorhandensein eines käsig-kavernösen Prozesses in dem einen Organ das andere von einer solchen Nephritis befallen ist.

Nach heute allgemein geltender Ansicht entsteht die chronische Nierentuberkulose ausnahmslos hämatogen, während man früher an eine von der Blase oder den unteren Harnwegen aufsteigende Infektion gedacht hat. Diese ursprüngliche Annahme lag dadurch nahe, daß die Erkrankung gewöhnlich mit Blasenerscheinungen beginnt. Die heute herrschende Ansicht von der hämatogenen Entstehung wird auch experimentell gestützt. Die Nierentuberkulose (wir verstehen in den folgenden Ausführungen unter dieser Bezeichnung immer nur die zweite der oben angeführten Formen) ist *im Anfang fast immer einseitig*. Die ersten Herde zeigen sich im Markbereich in der Nähe der Kelche und Papillen. Von hier breitet sich der Prozeß in der Niere aus, es kommt zur Konfluenz mehrerer Tuberkel, zum käsigen Zerfall, sodann zur Kavernenbildung und schließlich zum Bilde der sog. tuberkulösen Pyonephrose, die sich von den gewöhnlichen Pyonephrosen durch den charakteristischen käsigen Eiter und evtl. noch vorhandene Knötchen unterscheidet. Durch die Eindickung des Eiters und Bildung von Inkrustationen (sog. Mörtelniere) kann bei einer tuberkulösen Pyonephrose, wenn dieselbe gegen die Blase abgeschlossen ist, eine Spontanheilung vorgetäuscht werden, doch ist diese immer nur eine vorübergehende, der Prozeß kann jederzeit wieder aufflackern, kann die zweite noch gesunde Niere in die Gefahr der tuberkulösen Infektion bringen und so das Leben des Patienten bedrohen. Die zweite Niere kann mitunter auf aufsteigendem Wege von der tuberkulös erkrankten Blase aus ergriffen werden, sie kann aber auch auf hämatogenem Wege erkranken. Auch die Hüllen der Niere erleiden bei weiterem Fortschreiten des Prozesses entzündlich schwartige Veränderungen; Nierenbecken und Ureter erkranken gewöhnlich schon früher. Der Ureter erscheint in seiner Wand erheblich verdickt, außerdem entwickelt sich eine schwartige Periureteritis, welche manchmal frühzeitig die wahre Diagnose des Leidens bzw. die Seitenlokalisation gestattet, da sie der Palpation vom Mastdarm oder von der Scheide aus zugänglich ist.

Symptomatologie und Diagnose. Die Nierentuberkulose macht im Anfang mitunter nur Allgemeinerscheinungen, wie Müdigkeit, Gewichtsabnahme usw., nur selten gibt in diesem Stadium eine zufällig vorgenommene Harnuntersuchung, die eine geringe Albuminurie und Pyurie aufzeigt, einen Hinweis auf die Nierenerkrankung. Noch seltener sind die Fälle, bei denen es gleich im Beginn des Leidens zu Blutungen bzw. Koliken der entsprechenden Seite kommt. Die Blutungen sind durch Herde an den Papillenspitzen erklärt, welche auf die Nierenbeckenschleimhaut übergreifen. Die Verlaufsart aber, welche an Häufigkeit weitaus überwiegt, ist durch *das frühzeitige Auftreten von Blasensymptomen* charakterisiert. Die Kranken müssen sehr häufig urinieren, leiden unter quälendem Harndrang, die Miktion selbst bereitet heftige Schmerzen. Die Kapazität der Blase wird immer geringer, ja es kann sogar zur Inkontinenz kommen. Diese Blasenbeschwerden setzen entweder ganz akut ein oder entwickeln sich in allmählich steigernder Form. Diese verschiedenen Arten des Verlaufes bergen die große Gefahr in sich, daß das Leiden vom Arzte häufig verkannt wird, und daß viel Zeit mit der Behandlung der vermeintlichen Blasenerkrankung verloren geht, solange es noch möglich gewesen wäre, durch eine frühzeitige Operation den Patienten radikal zu heilen. *Es kann daher nicht oft und eindringlich genug darauf verwiesen werden, daß der Arzt bei einer länger dauernden Cystitis an eine Tuberkulose der Niere denken muß.* Die Empfindlichkeit der Blase gegen Spülungen, die Überempfindlichkeit gegen die bei gewöhnlichen Blasenkatarrhen wirksamen Silbersalze geben oft einen deutlichen Hinweis auf die tuberkulöse Genese der Blasenerkrankung. Weitaus seltener als die fast regelmäßig vorkommenden Erscheinungen seitens der Blase, welche nur in seltenen Ausnahmefällen fehlen, deuten Symptome von seiten der Niere selbst auf eine tuberkulöse Erkrankung des Organes hin; dazu gehören die bereits angeführten Blutungen und Koliken, manchmal auch unbestimmte ziehende Schmerzen in einer Nierengegend und dem Verlaufe des Harnleiters entsprechend. Fieber tritt gewöhnlich nicht auf, es kommt nur bei Mischinfektionen vor.

Diagnose. Die Diagnose der Nierentuberkulose stützt sich im allgemeinen auf den Befund von Eiter und Tuberkelbacillen im Harn. Die Färbung des Sedimentes auf Tuberkelbacillen muß bei den schon erwähnten länger dauernden Blasenkatarrhen zu wiederholten Malen vorgenommen werden, doch darf selbst der oftmalig negative Ausfall bei einem klinisch bestehenden Verdacht auf Tuberkulose den Arzt nicht beruhigen; er muß ihn vielmehr bewegen, durch andere Untersuchungsmethoden weiter nach der Ursache der Erkrankung zu fahnden. Ein wichtiges Hilfsmittel dazu ist die *kulturelle Untersuchung* auf *Tuberkelbacillen* und der sog. *Tierversuch*, der darin besteht, daß Meerschweinchen mit dem Sediment des Harnes geimpft werden. Der Harn reagiert bei der Nierentuberkulose gewöhnlich sauer. Mischinfektionen, welche seine Reaktion evtl. verändern, kommen nicht selten vor, doch muß hervorgehoben werden, daß im allgemeinen das Vorhandensein eines eitrigen Harnes, bei welchem Eitererreger in Form der gewöhnlichen Bakterienarten nicht gefunden werden können, den Verdacht auf Tuberkulose besonders nahelegt. Kommen noch die schon besprochenen Allgemeinerscheinungen dazu, so müssen der Befund von *sterilem Eiter* und erhebliche *Blasenbeschwerden*, die jeder lokalen Behandlung trotzen, den Verdacht auf Tuberkulose schon zu einer Wahrscheinlichkeitsdiagnose verdichten.

Blasenerscheinungen, die immer sekundärer Natur sind, kommen sowohl bei der Nierentuberkulose als auch bei der Genitaltuberkulose des Mannes vor. Kann letztere ausgeschlossen werden, dann ist der Hinweis auf die Nierentuberkulose eindeutig, und es handelt sich nunmehr bloß um die Frage, welche Niere erkrankt ist, bzw. ob beide ergriffen sind. Für die Seite des Leidens geben manchmal die Angaben des Patienten über Schmerzen oder Koliken einen Anhaltspunkt, einen weiteren gewinnt man, wenn die Palpation eine vergrößerte und druckempfindliche Niere feststellt, wobei aber die Möglichkeit der kompensatorischen Vergrößerung einer gesunden Niere in Betracht gezogen werden muß. Auch der palpatorische Nachweis des unteren, verdickten Ureterendes kann für die Seitenlokalisation herangezogen werden.

Ein wertvolles Hilfsmittel zur Stützung der Diagnose sowohl, als auch der Seitenlokalisation gibt uns die *Cystoskopie*. Diese zeigt uns fast immer Veränderungen in der Blase (nur äußerst selten kommen Ausnahmen von dieser Regel vor), die einen deutlichen Hinweis auf die tuberkulöse Genese des Leidens und den Sitz desselben geben. Schon im Beginn der Erkrankung zeigt die Harnleitermündung Veränderungen, angefangen von der Schwellung ihrer Lippen bis zur Umwandlung der normalerweise spaltförmig geschlossenen Öffnung in ein kraterförmiges Loch. An der Blasenwand vor allem in der Umgebung einer Harnleitermündung oder um dieselbe gruppiert sieht man tuberkulöse Knötchen und charakteristische Geschwüre mit speckigem Belag. Oft finden sich bei weiter vorgeschrittenen Prozessen solche Geschwüre auch an anderer Stelle der Blase, die aber gewöhnlich auch durch ihre Lokalisation auf die Seite der Erkrankung hinweisen (z. B. an der entsprechenden Seite des Blasenscheitels).

Bei weiterem Fortschreiten des Leidens werden die Veränderungen der Blase immer schwerer. Ihre Wand wird infiltriert und es entwickelt sich schließlich unter stets abnehmender Kapazität die typische tuberkulöse *Schrumpfblase*. Die cystoskopische Untersuchung einer so schwer erkrankten Blase stellt oft die größten Anforderungen an die Technik des Untersuchers und gestaltet sich zu den schmerzvollsten und schwierigsten Eingriffen, so daß wir genötigt sind, diese Untersuchung nur unter gründlicher Anästhesie (evtl. Epiduralanästhesie, manchmal sogar Narkose) vorzunehmen.

Die *Indigocarminprobe* gibt uns in Verbindung mit der cystoskopischen Untersuchung einen weiteren Aufschluß über den Sitz der Erkrankung, da zumeist schon im Beginn des Leidens eine Verspätung der Farbstoffausscheidung der kranken Seite eintritt. Bei schweren Veränderungen in einer Niere fehlt die Blauausscheidung vollkommen. Sollte durch die Chromocystoskopie die

Seitendiagnose noch nicht einwandfrei gefestigt sein, so muß uns der Ureterenkatheterismus darüber Aufschluß geben. Er erbringt uns eindeutig den Beweis einer tuberkulösen Nierenerkrankung durch den Befund von Eiter und Tuberkelbacillen im aufgefangenen Nierenharn. Den Ureterenkatheterismus der gesunden Seite trachten wir nach Tunlichkeit zu vermeiden, um nicht von der Blase infektiöses Material in die gesunde Niere einzuschleppen.

Die *Pyelographie* ist bei dem geringsten Verdacht einer Nierentuberkulose absolut *kontraindiziert*, da sie durch die Dehnung des Nierenbeckens zur Propagierung des tuberkulösen Prozesses, evtl. zur Miliartuberkulose führen kann, aber andererseits auch keinen entscheidenden Aufschluß gibt. Sollten alle Untersuchungsmethoden zur Auffindung der erkrankten Seite versagt haben, so bleibt uns als letzte diagnostische Zuflucht die *probatorische Freilegung beider Nieren*, an welche sich gewöhnlich die Exstirpation des erkrankten Organes anschließen wird.

Für die *Differentialdiagnose* kommen eigentlich nur andersartige eitrige Nierenerkrankungen in Frage, vor allem die Pyelonephritis, auf welche wir noch zu sprechen kommen werden.

Verlauf und Prognose. Der Verlauf des Leidens kann sowohl hinsichtlich der Zeitdauer als bezüglich der Progredienz der Erkrankung ein sehr verschiedenartiger sein. Das Leiden hat, wenn sich auch vorübergehende Besserungen einstellen, eine unaufhaltsam fortschreitende Tendenz und führt durch das Übergreifen auf die zweite Niere schließlich zum Tode. Je frühzeitiger daher die Exstirpation der erkrankten Niere vorgenommen wird, um so günstiger gestaltet sich die Prognose, weshalb *die Erkennung des Leidens im Frühstadium eine der wichtigsten diagnostischen Forderungen ist.* Nach Exstirpation des erkrankten Organes heilen die Blasenveränderungen oft spontan ab, gewöhnlich aber unter entsprechender Behandlung.

Therapie der Nierentuberkulose. *Als einzige erfolgversprechende und heute allgemein anerkannte Behandlungsart der Nierentuberkulose kommt bei einseitigem Sitz des Leidens nur die Nephrektomie in Frage.* Ist die Erkrankung beiderseitig, so wird die Exstirpation der schwerer erkrankten Niere nur dann vorgenommen, wenn sie den Kranken durch Eiterverhaltung, Blutung oder Fieber schwer gefährdet, obwohl man sich hierbei bewußt sein muß, daß eine Dauerheilung nicht zu erwarten ist. Anders ist es bei toxischer Schädigung der zweiten Niere, da hier die Entfernung des zerstörten Oganes eine vollkommene Wiederherstellung des restierenden bringen kann. Die *Technik der Nephrektomie* bietet bei der Nierentuberkulose gewöhnlich keine besonderen Schwierigkeiten. Es ist nur notwendig den miterkrankten Harnleiter weit nach unten zu verfolgen. Von verschiedenen Maßnahmen zur Verödung des Ureters, wie Herausnähen, bzw. Herausleiten des Ureterstumpfes, Zerstörung seiner Schleimhaut mit starken Carbolsäurelösungen und Elektrokoagulation usw., ist man abgekommen. Wir unterbinden den Harnleiter möglichst tief unten, durchtrennen ihn zwischen zwei Ligaturen mit dem Thermokauter und sorgen dafür, daß der abgebundene Stumpf gut in Fettgewebe eingebettet ist. Letztere Art der Harnleiterversorgung gibt beinahe niemals zur Fistelbildung Veranlassung.

Bei beiderseitiger Nierentuberkulose wird gewöhnlich nur eine *allgemein symptomatische Therapie* in Betracht kommen (Tuberkulin-, Helio- und Klimatotherapie). Aber auch nach gelungener Nephrektomie ist Sonnenbestrahlung im Höhenklima eine gute Nachbehandlung. Zur *Behandlung der Blasentuberkulose* eignen sich in erster Linie ölige Präparate in Form von Instillationen (ohne Blasenspülung!), vor allem das *Gomenolöl*, welches am wirksamsten zu sein scheint.

Die *Resultate* der Nephrektomie bei einseitiger Nierentuberkulose müssen im allgemeinen als günstige bezeichnet werden. Die unmittelbare Operationsmortalität ist gering. Wenn man noch die Todesfälle innerhalb der ersten 6 Monate nach der Operation dazu rechnet, so beträgt sie etwa 12%. Die Fernmortalität beträgt 10—15%, so daß also die Gesamtsterblichkeit aller Operierten etwa 25% ausmacht, was also bedeutet, daß etwa 3/4 aller Operierten durch die Operation geheilt werden. Bei Männern sind die Fernresultate etwas ungünstigere wegen der Häufigkeit der Genitaltuberkulose, welche sich oft an eine Nierentuberkulose anschließt. Nach WILDBOLZ entscheidet sich das Schicksal der Nephrektomierten innerhalb der ersten 2 Jahre nach der Operation. Ist der Kranke nach diesem Zeitraum beschwerdefrei, sein Harn eiter- und bacillenfrei geworden, so ist ein endgültiges Andauern der Heilung mit größter Wahrscheinlichkeit anzunehmen.

K. Pyelitis, Pyelonephritis, Pyonephrose, Peri-, Epi- und Paranephritis.

1. Die Pyelitis

ist eine *Entzündung der Nierenbeckenschleimhaut*. Bei der *akuten* Form ist die Schleimhaut dunkelrot gefärbt, samtartig geschwollen und an manchen Stellen von Blutungen durchsetzt. Bei der chronischen Form ist die Schleimhautschwellung gewöhnlich schon geschwunden, es ist aber mittlerweile zur Bildung von Lymphknötchen und inselförmiger Einlagerung von lymphocytärem Gewebe gekommen. Wir sprechen dann von einer *Pyelitis granulosa*. Beim Vorherrschen von drüsigen Epithelwucherungen bezeichnen wir diese Form als *Pyelitis glandularis*. Wenn es zur Ausbildung von kleinen Cystchen gekommen ist, welche die ganze Nierenbeckenschleimhaut und auch den Anfangsteil des Ureters bedecken, so sprechen wir von einer *Pyelitis cystica*. Es gibt dann noch eine *Pyelitis polyposa* und *ulcerosa*, je nachdem ob Schleimhautverdickungen und Wucherungen oder Geschwürsbildungen im Vordergrunde stehen.

Jede Pyelitis ist durch Mikroorganismen hervorgerufen. Der häufigste Erreger, den wir aus einem pyelitischen Harn züchten können, ist das *Bacterium coli* mit seinen verschiedenen Abarten. Hinsichtlich der Häufigkeit an zweiter Stelle steht der *Staphylokokkus*. Sehr häufig begegnen wir *Mischinfektionen* der beiden genannten Erreger. Es folgen dann Streptokokkus, Proteus, Typhus und Paratyphus, verschiedene Diplokokken und der Gonokokkus. *Ungefähr 70% aller Pyelitisfälle sind durch Bacterium coli hervorgerufen*. Dabei ist noch zu erwähnen, daß das Bacterium coli sehr häufig andere Infektionen, darunter auch die Tuberkulose, überwuchert. Es kommt aber auch vor, daß wir bei einer bestehenden Staphylokokkenpyelitis diesen Erreger nach entsprechender Behandlung nicht mehr im Harn nachweisen können, dafür finden wir dann Bacterium coli, welches sich also gewissermaßen auf dem durch den Staphylokokkus vorbereiteten Boden eingenistet hat.

Bei *Frauen* ist die Pyelitis ungleich häufiger als bei Männern und wird in der Überzahl der Fälle durch *Bacterium coli* hervorgerufen. Bei *Männern* überwiegen dagegen die verschiedenen *Kokkenarten*. Auf den Infektionsweg zum Nierenbecken kommen wir noch bei der Pyelonephritis zu sprechen.

Begünstigt wird das Auftreten einer *Pyelitis durch Stauungen* im Harnsystem aller Art, also Phimosen, Strikturen, eingekeilte Steine und Fremdkörper, Prostatahypertrophie, Nierenbeckensteine und Mißbildungen der Ureteren und des Nierenbeckens.

Wir unterscheiden eine *akute* und eine *chronische* Pyelitis, eine *primäre*, welche ein vorher ganz gesundes Nierenbecken ohne nachweisbare Ursache befällt, und eine *sekundäre*, welche im Anschluß an andere allgemeine Erkrankungen (Typhus, Grippe) oder an bestehende Erkrankungen der Harnwege auftritt. Die Pyelitis kommt sowohl bei Erwachsenen, als auch bei Kindern vor. Eine besondere Stellung nimmt die *Graviditätspyelitis* ein, deren Besprechung den Rahmen dieses Lehrbuches überschreiten würde.

Die *akute Pyelitis* setzt mit hohem *Fieber*, vielfach mit einem *Schüttelfrost* ein. Zumeist bestehen auch starke *Schmerzen* in der Lendengegend. Das Fieber geht bei geeigneter Behandlung in 4—5 Tagen zurück, kann aber auch wochenlang andauern. Wenn auch toxische Allgemeinerscheinungen wie Erbrechen, Durchfälle usw. bestehen, so entwickelt sich ein schweres Krankheitsbild. Im Harn findet man zahlreiche in Häufchen angeordnete *Leukocyten* und die *Infektionserreger*, welche die Krankheit hervorrufen.

Die *Diagnose* erscheint neben dem klinischen Verlauf und dem Palpationsbefund (druckschmerzhafte Niere) durch das Sediment des Harnes gesichert, welcher mittels Ureterkatheter aus der Niere entnommen ist.

Die *Behandlung* besteht in Bettruhe, Wärmeapplikation, entsprechender reizloser Diät, reichlicher Flüssigkeitszufuhr. Zur Desinfektion der Harnwege geben wir entweder innerlich Urotropin, 3—6 halbgrammige Tabletten täglich, oder Cylotropin (Urotropin-Salicylsäure-Coffein-Präparat) intravenös. Doch muß betont werden, daß Urotropin nur bei saurem Harn wirksam ist. Bei Pyelitiden, welche durch Kokken hervorgerufen werden, sieht man oft schöne Heilerfolge nach intravenösen Injektionen von *Neosalvarsan*. Unterstützt wird die interne Behandlung durch *Nierenbeckenspülungen*, welche in der Weise ausgeführt werden, daß man einen Harnleiterkatheter in das kranke Nierenbecken einführt und durch diesen 1—2%ige Argentum nitricum-Lösung in Mengen von 2—3 ccm einspritzt. Manchmal genügt schon der evakuatorische Katheterismus des Nierenbeckens, der darin besteht, daß man den Katheter längere Zeit liegen läßt, um den gesamten, im Nierenbecken gestauten Inhalt ablaufen zu lassen. In besonders hartnäckigen Fällen bringt manchmal eine *Vaccinebehandlung* Erfolg. Die Vaccine wird aus abgetöteten Kulturen des Erregers hergestellt, den man aus dem Nierenbeckenharn gezüchtet hat.

2. Die Pyelonephritis

ist eine *eitrige Entzündung des Nierenparenchyms*. Eigentlich ist die Bezeichnung „Pyelonephritis" für diejenigen Fälle reserviert, bei denen die eitrige Entzündung vom Nierenbecken auf die Niere übergegriffen hat. Bei der *eitrigen Nierenentzündung* ist das Nierenparenchym primär auf hämatogenem Wege erkrankt. Es ist aber oft unmöglich, weder pathologisch-anatomisch noch klinisch die Pyelonephritis von der eitrigen Nephritis abzugrenzen.

Pathologische Anatomie. Bei *hämatogener Infektion* ist die Niere vergrößert und hyperämisch. In der Rindensubstanz liegen durch die Capsula fibrosa durchschimmernd, weißliche oder gelbliche Herde von Stecknadelkopf- bis Erbsengröße, welche nach Abziehen der fibrösen Kapsel noch deutlicher hervortreten. Man sieht dann diese Herde etwas über die Oberfläche erhaben, in Gruppen vereinigt von einem roten Hof umgeben. Manche von diesen Herden werden schon durch das bloße Abziehen der Kapsel eröffnet, sie erweisen sich als kleine Abscesse, aus denen sich Eiter entleert. In der Marksubstanz sind die Herde weniger zahlreich und haben hier eine mehr längliche Gestalt. Bei *urogener oder aufsteigender Infektion*, welche vom Nierenbecken auf das Parenchym übergeht, sieht man die Herde streifenförmig oft in Form eines Keiles angeordnet, wobei die Keilspitze einer Papille, die Keilbasis der Nierenoberfläche entspricht. Die Herde in der Marksubstanz sind länglich, oft perlenschnurartig aneinandergereiht, fächerartig angeordnet; später treten auch kleine Herde in der Rindensubstanz auf. Wenn sich einmal die eitrige Infektion über das ganze Nierenparenchym ausgebreitet hat, so kann man aus der Anordnung und der Art der Herde nicht mehr erkennen, ob die Infektion vom Nierenbecken auf das Parenchym übergegriffen hat oder ob sie auf hämatogenem Wege entstanden ist. Wenn benachbarte kleine Herde miteinander konfluieren, so hat das die Entstehung eines *Nierenabscesses* zur Folge. Ein solcher kann die fibröse Kapsel abheben und in weiterer Folge durch diese in die Fettkapsel durchbrechen. Es kann auch zur Einschmelzung von größeren Partien kommen, wodurch große Eiterherde entstehen, die nekrotische Parenchymsequester enthalten. Eine besondere Form der eitrigen Nephritis ist der *Nierenkarbunkel*, eine tumorartige Bildung, welche sich auf dem Durchschnitt scharf vom normalen Parenchym absetzt und viele kleine eingesprengte Eiterherde aufweist. Der Nierenkarbunkel entsteht durch einen embolischen Bakterieninfarkt, am häufigsten durch Staphylokokken.

Bei einer abgeschwächten Infektion kann das eben beschriebene akute Stadium in ein chronisches übergehen. Eine solche Niere weist an ihrer Oberfläche tiefe narbige Einziehungen auf, auf ihrem Durchschnitt starke Narbenbildung durch Bindegewebssklerose.

Infektionswege. Eine eitrige durch Bakterienembolie entstandene *metastatische Nephritis suppurativa* setzt einen Eiterherd im Körper voraus, von welchem *auf hämatogenem Wege* die Infektion ins Nierenparenchym gelangt ist. Solche Herde sind Furunkel, Karbunkel, Anginen, Erkrankungen der Nase und ihrer Nebenhöhlen, Osteomyelitis, puerperale Erkrankungen, aber auch Typhus und Scharlach. Dabei ist besonders darauf hinzuweisen, daß Eiterherde, welche im Bereiche des uropoetischen Systems liegen, ganz besonders gerne zur eitrigen Metastasenbildung im Nierenparenchym Veranlassung geben. Es sind dies besonders Entzündungsherde im Bereiche der Urethra prostatica und der Prostata. Wenn solche Herde durch instrumentelle Eingriffe oder durch eine allzu energisch durchgeführte Lokalbehandlung aufflackern, so kommt es sehr häufig unter stürmischen Allgemeinsymptomen zu pyogenen Niereninfektionen, welche oft bald wieder abklingen (Katheterfieber). Ein zweiter Weg ist der *lymphogene*, wie wir ihn so häufig durch Übertritt von Bakterien aus dem Darm zur Niere beobachten (Koliinfektion). Der dritte Weg endlich ist der *aufsteigende*. Dabei kann die Infektion: a) durch den Harnstrom, welcher im Ureter stagniert, nach aufwärts schreiten, b) in den Lymphwegen längs der Ureterwand aufsteigen, und c) im Bereiche der Schleimhaut sich von der Blase auf die des Ureters und des Nierenbeckens ausbreiten.

Das *Symptomenbild* ist bei schweren Fällen von hämatogener oder urogener Infektion ein gleiches. Der Beginn ist oft blitzartig mit Schüttelfrösten, hohem Fieber und starken Schmerzen in einer Nierengegend, welche längs des Ureters ausstrahlen. Die Schüttelfröste können sich in kurzen Abständen wiederholen. Das Allgemeinbefinden ist sehr beeinträchtigt. Der Kranke sieht verfallen aus, klagt über starkes Durstgefühl, dabei ist die Zunge trocken und rissig. Gewöhnlich besteht auch Brechreiz, Singultus, und ein sehr frequenter Puls. Bei schweren septischen Allgemeinerscheinungen deutet oft nur ein starker Druckschmerz im Winkel zwischen letzter Rippe und Wirbelsäule, sowie eine reflektorische Muskelspannung der Oberbauchgegend auf eine Erkrankung der Niere hin. Der Harn ist bei der hämatogenen Infektion im Anfang oft fast unverändert. Später treten Leukocyten auf, manchmal können Mikroorganismen nur kulturell nachgewiesen werden. Bei der auftseigenden Infektion ist der Harn, so wie bei der Pyelitis, stark eitrig. Es gibt im Gegensatz zu diesen schweren Fällen auch milde Formen, welche bei entsprechender Behandlung in wenigen Tagen in Heilung übergehen. Aber auch bei diesen Fällen werden häufig Rezidiven beobachtet. Die Funktion der erkrankten Niere kann bei einem kleinen Herd vollkommen ungestört sein. Bei einer weiteren Ausbreitung der Erkrankung kommt es natürlich zu einem erheblichen Ausfall derselben.

Die **Diagnose** ist bei den schweren septischen Fällen oft nur aus dem Druckschmerz im Rippenwirbelsäulenwinkel und der reflektorischen Muskelspannung zu stellen. Bei den Fällen mit mehr chronischem Verlauf deutet der Harnbefund auf die Art der Erkrankung. Wir finden im Sediment reichlich Leukocyten und Mikroorganismen. Ein Harnbefund *mit Leukocyten und Bakterien* spricht also für *Pyelonephritis*, ein solcher *mit reichlichen Leukocyten ohne Mikroorganismen* muß stets den Verdacht auf *Tuberkulose* erwecken.

Die **Behandlung** kann bei leichten Fällen eine rein *konservative* sein und besteht der Hauptsache nach in intravenöser Einverleibung von Cylotropin, Ruhelage, Umschlägen, entsprechender reizloser Kost. Bei schweren Fällen mit septischen Allgemeinerscheinungen muß stets eine *Operation ins* Auge gefaßt werden. Es fragt sich nur, zu welchem Zeitpunkt eine solche auszuführen ist. Diese Entscheidung ist manchmal recht schwierig und richtet sich nach der Schwere der Erscheinungen. Im allgemeinen werden wir aber bei häufig sich wiederholenden Schüttelfrösten, hohem Fieber und erheblichen Schmerzen, die Operation nicht lange hinausschieben. Unter den in Frage kommenden Operationsmethoden steht an erster Stelle die *Decapsulation*. Mit diesem Eingriff sind wir imstande, die oberflächlichen Rindenabscesse zu eröffnen, aber andererseits auch eine gute Durchblutung des Organes herbeizuführen, welche es bewirkt, daß auch tiefergelegene Herde zur Ausheilung gelangen können. Mit der Decapsulation wurden nach verschiedenen Berichten schon sehr gute Erfolge erzielt. Bei schweren Fällen müssen wir Incisionen in das Nierenparenchym (Nephrotomie) ausführen oder zum mindesten, um günstige Abflußverhältnisse zu schaffen, eine Nierenfistel (Nephrostomie) anlegen. Bei größeren konfluierenden Herden in der Tiefe des Parenchyms, also bei Nierenabscessen, muß die *Nephrotomie* ausgeführt werden, bei welcher durch einen Parenchymschnitt der Herd breit eröffnet werden soll; neben der Eröffnung ist auch für eine ausgiebige Drainage des Herdes zu sorgen. Ist der Prozeß streng einseitig und weist die erkrankte Niere hochgradige Parenchymzerstörungen auf, so kommt auch die *Nephrektomie* in Frage, vorausgesetzt natürlich, daß das andere Organ eine gute Funktion aufweist.

3. Die Pyonephrose.

Auch für die **Ätiologie** der Pyonephrose spielen Abflußhindernisse des Nierenbeckens und der einzelnen Kelche, vor allem aber Steine, die größte Rolle. Wenn es durch eine solche Abflußhemmung und durch Infektion zu einer vollständigen eitrigen Einschmelzung größerer Teile des Nierenparenchyms gekommen ist, so liegt eine Pyonephrose vor, welche also gewissermaßen *das irreparable Endprodukt der vorangegangenen eitrigen Niereninfektion* darstellt.

Pathologische Anatomie und Pathogenese. Die Pyonephrosen erreichen gewöhnlich keine so erhebliche Größe wie die Hydronephrosen, weil die Starrheit der durch sklerotische Prozesse verdickten Kapseln der weiteren Ausdehnung des Eitersackes, einen gewissen Widerstand leistet. Oft gehen die

Pyonephrosen mit einer Schrumpfung des Organes einher *(pyelonephrotische Schrumpfniere)*. Zum Unterschied von den Hydronephrosen, bei welchen das Nierenbecken zu einem großen Sack umgewandelt ist, in welchen sämtliche Kelche aufgegangen sind, zeigen die Pyonephrosen auf dem Durchschnitt gewöhnlich ein vielkämmeriges Aussehen. Die Kelche sind zu großen Höhlen ausgedehnt, die Kelchhälse sind verengt. Diese Verengerung ist bedingt durch starke Bindegewebsbildung und durch Hineinwuchern von Fett der Capsula adiposa zwischen die einzelnen Pyramiden. Der Inhalt einer solchen Höhle ist Eiter von verschiedener Beschaffenheit. Die Wände der Höhlen zeigen oft starke Inkrustation. Häufig bilden sich Phosphatsteine mit schwarzer Oberfläche aus. Ganz bedeutende Veränderungen erfahren die Nierenhüllen. Es kommt zu einer Verschmelzung zwischen der bindegewebigen und der Fettkapsel. Beide erscheinen zu einer mächtigen Schwarte umgewandelt, welche aus fettdurchsetztem, knorpelharten Gewebe besteht. Diese Verdickung der Kapseln macht die Niere manchmal unbeweglich, geht aber auch auf das Nierenbecken und auf den Harnleiter über. Bei Frauen sind Pyonephrosen viel häufiger als bei Männern. Als Ursache dafür müssen die bei Frauen so häufigen Nierenbeckenentzündungen (Koliinfektionen, Graviditätspyelitis) und verschiedene Erkrankungen der Genitalorgane, bzw. des Puerperiums angeführt werden. Die zweite Niere ist oft auf toxischem Wege durch Resorption septischer Produkte aus der Pyonephrose erkrankt, im Sinne einer chronischen Nephritis.

Da die Pyonephrose das Endstadium einer eitrigen Niereninfektion darstellt, so zeichnet sie sich dementsprechend durch einen mehr oder weniger symptomlosen *Verlauf* aus. Es bestehen gewöhnlich nur Schmerzen in dem erkrankten Organ, welche auf Druck erheblich gesteigert werden, ab und zu treten Nierenkoliken auf, wenn durch abgehende Steine oder Eitergerinnsel der Harnleiter verstopft wird.

Die **Diagnose** wird aus der Beschaffenheit des Harnes, welcher eitrig ist, und der Vergrößerung des Organes gestellt. Das erkrankte Organ ist auf Druck schmerzhaft, durch die derbe Schwartenbildung oft fixiert, so daß es die Atembewegungen nicht mitmacht, und zeigt eine buckelige Oberfläche. Fluktuation kann man nur selten nachweisen wegen der Verdickung der Kapsel. Die cystoskopische Untersuchung zeigt uns das Austreten von Eiterharn aus der betreffenden Harnleitermündung. Oft sieht man, wie sich aus dem Ureterostium Eiterwürste träge herauswälzen und zu Häufchen auf dem Blasenboden ansammeln. Die Funktionsdiagnose erweist vollständige Insuffizienz des Organes. Die Pyelographie gibt mitunter überzeugende Bilder von der Zerstörung des Organes, sie versagt aber dann, wenn der dicke Eiter durch das dünne Lumen des Kathethers nicht abfließen kann, weswegen sich die Hohlräume nicht mit dem Kontrastmittel füllen können.

Behandlung. Für gewöhnlich kommt bei einer einseitigen Pyonephrose, welche eine vollständige Zerstörung des Organes aufweist, bei gesunder zweiter Niere, einzig und allein die *Nephrektomie* in Frage. Diese Operation kann sich wegen der Einbettung des Organes in derbe Schwarten, wegen der starken Verwachsungen namentlich mit dem Peritoneum mitunter recht schwierig gestalten. Wir sind daher oft genötigt, die Niere intracapsulär zu entfernen, was einige Schwierigkeiten bei der Unterbindung des Nierenstieles bietet. Die zurückbleibende Wundhöhle muß dann ausgiebig drainiert werden. Ist die Funktion des anderen Organes durch toxische Produkte erheblich geschädigt, so wird man sich zunächst mit der breiten Eröffnung des pyonephrotischen Sackes begnügen und die *Nephrektomie in einem zweiten Akt ausführen*, bis sich die Funktion des zurückzulassenden Organes unter dem Einflusse ausgiebiger Drainage gebessert hat. Wegen der Einlagerung des pyonephrotischen Sackes in derbe Schwarten und wegen starker Verwachsungen sind wir oft genötigt, von einer Nephrektomie zunächst einmal abzusehen, weil diese Operation übermäßig große technische Schwierigkeiten bieten würde und für den Kranken ein allzu schwerer Eingriff wäre. Auch in solchen Fällen begnügen wir uns vorläufig mit der *Nephrostomie* und breiten Eröffnung aller Eiterhöhlen und führen die subcapsuläre Nephrektomie in einer zweiten Sitzung aus.

4. Die Peri-, Epi- und Paranephritis.

Wir bezeichnen nach Israel als *Perinephritis* eine *Entzündung der Capsula fibrosa*, als *Epinephritis* eine solche der *Capsula adiposa* und als *Paranephritis* eine *Entzündung des retroperitonealen Gewebes* hinter der Fascia retrorenalis.

Man kann 3 Formen der *Perinephritis* unterscheiden: Zunächst die *fibröse* Form, bei welcher die bindegewebige Kapsel in eine derbe, manchmal knorpelharte Hülle umgewandelt ist, welche außen milchweiß erscheint und durch Druck auf das Nierenparenchym mitunter erhebliche Schmerzen auslöst (Perinephritis dolorosa). Bei der *eitrigen* Form entwickeln sich subcapsuläre Abscesse. Die *seröse* Form ist charakterisiert durch einen Erguß von seröser Flüssigkeit zwischen Niere und bindegewebiger Kapsel. Daher auch die Bezeichnungen „perirenale Hydronephrose" und „Hydrocele renis". Eine derartige Flüssigkeitsansammlung unter der Kapsel ruft Schmerzen hervor und bewirkt manchmal eine erhebliche Vergrößerung der Niere, welche verschiedenen Schwankungen unterworfen ist. Es sind Fälle beschrieben, bei denen durch Punktion mehrere Liter seröser Flüssigkeit entleert wurden. Wenn eine dieser Formen von Perinephritis unerträgliche Schmerzen hervorruft, so ist ein operativer Eingriff angezeigt, welcher darin besteht, daß man die Niere aus der krankhaft veränderten Bindegewebskapsel löst und die Kapsel abträgt.

Der *Epinephritis* begegnen wir sehr häufig als *fibrös-lipomatöser Form*, so bei Nephrolithiasis, bei Pyonephrosen und bei chronischer Pyelonephritis. Es handelt sich um einen chronischen Zustand, bei welchem Bindegewebs- und Fettkapsel der Niere zu einer derben Schwarte verschmolzen sind, in welche Fett hineingewuchert ist. Die *eitrige Epinephritis* kann *als eigene metastatische Erkrankung* auf hämatogenem Wege entstehen oder von einer Infektion der Niere fortgeleitet sein. Bei der metastatischen Form rührt die Infektion häufig von einem Furunkel, Karbunkel oder einer Phlegmone her. Es kommt zu einer Eiterung im Bereiche der Nierenfettkapsel innerhalb der Fascia retrorenalis. Letztere wird aber sehr häufig durchbrochen, so daß sich die Eiterung auf das Fettlager hinter der genannten Fascie ausbreitet. Wir haben es dann mit einer *Paranephritis* zu tun, welche gewöhnlich zur Ausbildung von großen *(paranephritischen) Abscessen* führt.

Die epi- und paranephritischen Eiterungen beginnen gewöhnlich mit einem Schüttelfrost, hohem Fieber und dumpfen Schmerzen der betreffenden Seite. Ist die Infektion mehr am oberen Pol lokalisiert, so kommen noch Schmerzen bei der Atmung hinzu. Kommt es zur Eiterbildung in der Nähe des unteren Nierenpoles, so greift die Entzündung auch auf den Musculus psoas über, wodurch die vollständige Streckung im Hüftgelenk beeinträchtigt wird, weshalb das Bein im Hüftgelenk leicht flektiert gehalten wird. Auch eine Skoliose der Lendenwirbelsäule mit der Konkavität nach der kranken Seite kann sich ausbilden. Die Nierengegend ist äußerst druckschmerzhaft; man tastet ein unbewegliches, flaches Infiltrat; die Lendengegend erscheint vorgewölbt, die darüber befindlichen Hautpartien zeigen eine ödematöse Schwellung.

Die **Behandlung** besteht in möglichst frühzeitiger Eröffnung der Eiterherde durch retroperitonealen Schnitt wie zur Freilegung der Niere.

L. Erkrankungen der Harnleiter.

Die verschiedenen Erkrankungen der Harnleiter gesondert zu besprechen erübrigt sich, weil die häufigsten von ihnen bereits im Zusammenhang mit den analogen Erkrankungen der Nieren besprochen wurden; so die Mißbildungen hinsichtlich der Zahl der Harnleiter und ihrer fehlerhaften Mündung, die blasige Erweiterung des unteren Ureterendes, ebenso die Verletzungen. Auch der *Ureteritis* bei aufsteigenden Prozessen und bei der Tuberkulose wurde bereits Erwähnung getan. Von *Tumoren* der Harnleiter haben nur die Papillome klinische Bedeutung, welche auch bereits beschrieben wurden. Es verbleiben also nur die *Strikturen der Harnleiter*. Diese entwickeln sich nach einem Trauma, einer Ureteritis, einer Tuberkulose, einem Geschwür herrührend von einem Stein. der längere Zeit an einer Stelle eingeklemmt war, aber auch ohne nachweisbare Ursache. Sie bedingen eine Stauung im Nierenbecken mit allen ihren deletären Folgen. Es sei aber hervorgehoben, daß man mit der Diagnose: Harnleiterstriktur sehr vorsichtig sein muß, da Hindernisse beim Harnleiterkatheterismus oft durch einen Spasmus der Uretermuskulatur verursacht sind. Die Behandlung besteht einzig und allein in der Sondierung durch Harnleiterkatheter, welche man in zunehmender Stärke einführt.

M. Allgemeine Operationslehre.

Für die Freilegung einer Niere stehen uns zwei Zugangswege zur Verfügung. Der eine ist der Weg durch die Bauchhöhle, der *transperitoneale*, der andere, zumeist gebräuchliche, ist der *retroperitoneale* oder *lumbale* (Abb. 8) Weg.

Im folgenden sollen nun die einzelnen Operationen an der Niere kurz beschrieben werden.

1. Die Decapsulation.

Für ihre Ausführung ist im allgemeinen kein großer Schnitt erforderlich. Auch ein vollständiges Luxieren des Organes ist nicht notwendig. Wenn die von ihrer Fettkapsel entblößte Niere vorliegt, so wird am konvexen Rand in die Capsula propria renis ein kleiner Einschnitt gemacht, durch welchen eine Hohlsonde unter die Kapsel geschoben wird, über welcher die Incision der Kapsel schrittweise längs deren ganzer Konvexität erfolgt. Sodann wird mit dem Zeigefinger die Kapsel von der Nierenoberfläche bis zum Hilus abgelöst und dort mit der Schere abgetragen. Nur äußerst selten kommt es dabei zu oberflächlichen Blutungen aus dem Nierenparenchym, welche durch vorübergehende Tamponade gestillt werden.

2. Die Nephropexie.

Für die operative Behandlung der Wanderniere wurden in früherer Zeit eine Unzahl von Methoden angegeben, welche beinahe alle wieder verlassen wurden. Ich erwähne nur die verschiedenen Modifikationen der Anheftung der Niere an die letzte Rippe mittels ausgeschnittener Streifen aus der Capsula propria. Im allgemeinen haben sich nur zwei Methoden wegen ihrer guten Dauererfolge bewährt. Bei dem Verfahren von REHN wird die bewegliche Niere in die richtige Lage gebracht und durch ihren unteren Pol eine Nadel mit starkem Seidenfaden geführt. Letzterer wird vorher unterhalb der 12. Rippe durch die ganze Thoraxwand durchgeführt und dann vorne oberhalb der Rippe herausgeleitet. Die Knotung des Fadens erfolgt außen über der Haut auf einem untergelegten Gazetupfer. Frangenheim befestigt die freigelegte und an ihrer hinteren Wand von der Fettkapsel entblößte Niere in der Weise, daß er das Peritoneum der rückwärtigen Bauchwand an die Muskulatur (Ileopsoas) annäht und auf diese Weise eine Tasche für die in richtige Lage gebrachte Niere formiert.

3. Die Nephrotomie.

Die vollständige Spaltung der Niere zu diagnostischen Zwecken oder zur Freilegung von Steinen und entzündlichen Herden hat wegen der Gefahr der Nachblutungen an Bedeutung eingebüßt. Gewiß erfordern manche Prozesse in der Niere Einschnitte in das Nierenparenchym, dagegen erscheint die früher zu diagnostischen Zwecken oft angewendete Spaltung der Niere bis zum Nierenbecken vollkommen verlassen. Um entzündliche Herde in der Niere zu eröffnen oder Steine aus dem Nierenparenchym zu entfernen, verwenden wir kleine Nephrotomieschnitte, welche entweder im Bereiche des konvexen Nierenrandes in der Längsrichtung oder nach Marwedel in querer Richtung ausgeführt werden. Zu einer typischen Operation hat sich die Nephrolithotomie gestaltet, welche den Zweck verfolgt, Steine aus dem Nierenbecken zu entfernen. Zu diesem Behufe wird in der Mitte des konvexen Nierenrandes eine 1—2 cm lange Incision ausgeführt, etwa 1 cm tief. Von diesem Schnitt aus dringt der Zeigefinger oder eine geschlossene Kornzange stumpf bis ins Nierenbecken vor und extrahiert den vorhandenen Stein. Je nach dem Zustand des Nierenbeckens wird darauf die Nierenparenchymwunde entweder exakt durch Naht geschlossen oder das Nierenbecken durch ein in die Nephrotomiewunde eingeführtes Gummirohr drainiert. Für die Naht der Nierenwunde benützen wir die Matratzennaht, welche mit langen, geraden Nadeln ausgeführt die Niere absteppt. Außerdem muß die Capsula propria durch Knopfnähte exakt geschlossen werden.

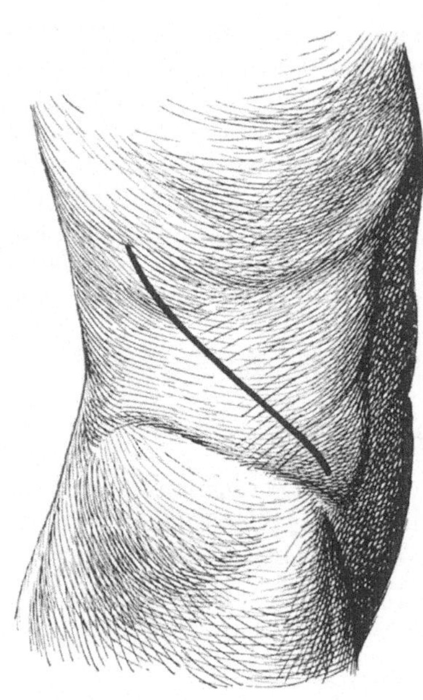

Abb. 8. Hautschnitt zur Freilegung der Niere. (Nach v. Bergmann-Israel.)

4. Die Pyelolithotomie,

eine Operation, welche als überaus schonender Eingriff heute beinahe ausschließlich im Dienste der Entfernung von Nierenbeckensteinen in Verwendung steht. Nach vollständiger Luxierung der Niere wird das Organ emporgehalten und auf stumpfem Wege die rückwärtige Fläche des Nierenbeckens freigemacht. Durch einen kleinen radiär gestellten, meist nur 1 cm langen Schnitt wird das Nierenbecken eröffnet, der evtl. vorhandene Stein extrahiert; gewöhnlich gelingt es von diesem Schnitte aus mit dem eingeführten Finger das ganze Nierenbecken und auch den oberen und unteren Kelch auszutasten. Darauf wird das Nierenbecken durch einige Knopfnähte exakt geschlossen und evtl. zum Schutz dieser Nahtreihe ein Fettlappen aufgenäht; ein Gummidrain kommt zur Stelle der Naht.

5. Die Nephrektomie.

Um eine Niere vollständig zu entfernen, muß sie allseitig aus ihren Verbindungen gelöst sein und gut luxiert werden. Man wendet sich nun vom oberen Pol am inneren Rande nach abwärts zum Nierenstiel, welcher auf stumpfem Wege, namentlich von dem umgebenden Fett befreit werden muß. Gelingt es die einzelnen Elemente des Nierenstiels, Arterie und Vene, zu isolieren, so werden diese doppelt unterbunden und zwischen beiden Ligaturen durchschnitten. Vielfach ist dies aber nicht so einfach, namentlich dann, wenn der Nierenstiel sehr kurz ist und starke Verwachsungen vorhanden sind. Dann wird der ganze Stiel mit einer gebogenen Klemme (Nierenstielklemme) gefaßt und über der Klemme eine starke Ligatur durchgeführt, welche alle Elemente des Nierenstieles zusammen ligiert. Erst nach der Durchtrennung des Nierenstieles wende man sich an die Freilegung und Druchtrennung des Ureters. Ist dieser vollkommen bloßgelegt, so erfolgt seine Durchtrennung zwischen zwei Ligaturen, je nach der Art der Erkrankung, entweder mit der Schere oder mit dem Thermokauter, letzteres namentlich bei eitriger Ureteritis. Die Versorgung des miterkrankten Harnleiters bei der Nierentuberkulose wurde bereits besprochen.

6. Operationen am Harnleiter.

Alle bisher am Harnleiter ausgeführten Operationen anzuführen und zu beschreiben, würde den Rahmen dieses Lehrbuches überschreiten. Es soll daher nur die Zugangsoperation zur Bloßlegung des Harnleiters auf retroperitonealem Wege beschrieben werden. Die Lagerung des Kranken ist dieselbe wie bei Nierenoperationen. Auch der Schnitt entspricht dem zur Bloßlegung der Niere, ist also ein lumbaler Schrägschnitt, nur wird er nicht soweit nach oben hinaufgeführt, dafür erfährt er nach abwärts eine Verlängerung bis gegen die Mittellinie. Er verläuft also über dem Darmbeinkamm und weiter unten parallel mit dem Lig. Poupartii und über der Symphyse bis zur Mittellinie, wobei evtl. auch der gleichseitige Musculus rectus durchschnitten werden muß. Soll der Harnleiter nur in seinem tieferen abdominellen Anteil oder im kleinen Becken bloßgelegt werden, so empfiehlt es sich, die Operation in Rückenlage des Patienten auszuführen. Nach Durchtrennung der Muskulatur wird auf stumpfem Wege das Bauchfell von seiner Unterlage abgeschoben und medialwärts verzogen. Der Harnleiter haftet am Bauchfell stärker an als an der Beckenwand und wird gewöhnlich schon bei diesem Akt mit dem Bauchfell zur Seite gezogen. Handelt es sich darum, einen Stein aus dem Harnleiter zu entfernen, so wird der betreffende Abschnitt des Harnleiters, in welchem der Stein auf Grund des Röntgenverfahrens festgestellt wurde, freigelegt, seine Wand über dem Stein eingeschnitten, das Konkrement extrahiert und die Harnleiterwunde dann womöglich in querer Richtung vernäht, um eine Stenose zu vermeiden.

II. Chirurgie der Blase.

Von

Privatdozent Dr. Theodor Hryntschak-Wien.

A. Untersuchungsmethoden.

1. Inspektion, Palpation, Perkussion.

Der Untersuchung des Urogenitalapparates muß stets eine Inspektion des entkleideten Patienten vorangehen. Man achte auf den Gesichtsausdruck des Kranken, die Farbe und den Turgor der Hautdecke, auf das eventuelle Vorhandensein von Ödemen an den Augenlidern oder der Knöchelgegend und nehme eine Prüfung der Pupillen und Patellarsehnenreflexe vor. Bei der Untersuchung des Abdomens kann man eine stärker gefüllte Blase schon durch die bloße Inspektion bei mageren Bauchdecken als Vorwölbung, einem graviden Uterus gleich, feststellen und auch durch die Palpation fühlen; bei geringerer Blasenfüllung oder stärkeren Bauchdecken leistet der Nachweis einer Dämpfung über der Symphyse durch Perkussion bessere Dienste. Auch durch die bimanuelle Untersuchung in Rückenlage des Patienten, wobei der rechte Zeigefinger im Rectum, die linke Hand flach über der Symphyse liegt, gelingt es in vielen Fällen, die gefüllte Blase oder, nach Entleerung der Blase, infiltrierende Tumoren der Blasenwand, Steine und Fremdkörper durch Palpation sicher zu stellen.

2. Harnuntersuchung[1].

Die *makroskopische Untersuchung* des Harnes berücksichtigt Farbe und Durchsichtigkeit des Harnes, sowie die Art einer eventuell vorhandenen Trübung. Die Trübung kann durch Salze oder organische Bestandteile hervorgerufen sein; zu ersteren zählen die Phosphate, Carbonate und Urate, zu letzteren Epithelzellen, Blut, Eiter, Prostatasekret, Sperma, Bakterien und Fett. Die Unterscheidung ist auf Grund des Ultzmannschen Schemas zu treffen, ergänzt durch die *mikroskopische Untersuchung* des ausgeschleuderten Sedimentes, das zuerst nativ und dann, nach Trocknen, mit Methylenblau gefärbt betrachtet wird. Im Bedarfsfalle ist auch die Färbung nach Gram und nach Ziehl-Neelsen heranzuziehen. Das Nativpräparat soll vor allem zum Nachweis von Zylindern, roten Blutkörperchen und Krystallen dienen, das gefärbte Präparat gibt Aufschluß über den Gehalt des Harnes an Epithelien, Leukocyten und Bakterien. Die sog. geschwänzten Epithelien stammen keineswegs, wie dies leider noch in sehr vielen Büchern zu finden ist, lediglich aus den „oberen Harnwegen", können daher auch nicht als Zeichen einer Erkrankung des Nierenbeckens angesehen werden; das Epithel der Blase, Harnleiter und Nierenbecken ist vielmehr ein vollkommen gleichartiges (sog. Übergangsepithel). Die Epithelzellen der obersten Lagen, die Schirm oder Parapluiezellen, sind im gefärbten Präparat als große

---

[1] Die Kenntnis einer normalen Harnuntersuchung wird vorausgesetzt, es sind daher hier nur einige für die urologische Untersuchung besonders wichtige Methoden angeführt.

polygonale Zellen, die der tieferen Epithelschichten als längliche, schmale Zellen mit einem schwanzartigen Fortsatz zu sehen.

Ultzmannsches Schema zur Erkennung von Harntrübungen.

Die Trübung des Harnes bei Erhitzen desselben in der Eprouvette.

verschwindet	wird dichter	bleibt unverändert, selbst nach Zusatz von Essigsäure
Die Trübung besteht aus sauren harnsauren Salzen (Sedimentum lateritium) *Uraturie*	Die Trübung besteht entweder aus kohlensauren Erden — Carbonaturie, oder aus Erdphosphaten — Phosphaturie, oder aus eitrigem katarrhalischen Sekret — Pyurie	Die Trübung besteht aus leichtvermehrtem Schleimsekret: *Mucinurie,* oder aus Spermatozoen: *Spermaturie,* oder aus Bakterien: *Bakteriurie*

Nach Zusatz von wenigen Tropfen Essigsäure

verschwindet die Trübung mit Gasentwicklung *Carbonaturie*	verschwindet die Trübung ohne Gasentwicklung *Phosphaturie*	bleibt die Trübung unverändert: *Pyurie*

Die mit dem Harn ausgeschiedenen, als Sediment ausgefallenen Salze sind auch mikroskopisch an ihrer charakteristischen Form leicht erkennbar. *Urate:* feine, amorphe, dicht gelagerte Körnchen. *Harnsäure:* Krystalle in Wetzstein-, Tonnen-, Drusen-, Hantelform. *Oxalsaurer Kalk:* Krystalle in Briefkuvertform. Sedimente des alkalischen Harns sind der *basisch phosphorsaure Kalk* oder *Magnesia:* kleine amorphe Körnchen. *Kohlensaurer Kalk:* ebenso. Von Uraten sind diese Sedimente leicht zu trennen, da sie sich bei Einfließenlassen eines Tropfens Essigsäure unter das Deckglas ohne bzw. mit Aufbrausen lösen, die Urate dagegen nur bei Kalilaugezusatz verschwinden. *Neutraler phosphorsaurer Kalk:* keilförmig zugespitzte Prismen. *Phosphorsaure Magnesia:* unregelmäßige rhombische Tafeln. *Tripelphosphat* (phosphorsaure Ammoniakmagnesia): Sargdeckelkrystalle.

Von den *chemischen Eiweißproben* bewährt sich am besten die mit 20% Sulfosalicylsäure; wenige Tropfen dem klaren bzw. klarfiltrierten Harn zugesetzt rufen bei Eiweißgehalt eine Trübung hervor. Zur Donnéschen *Probe* auf *Eiter* werden zu ungefähr 5 ccm Harn 1—2 ccm 10%ige Kalilauge hinzugefügt; bei Umschütteln bildet sich bei Vorhandensein von Eiter eine gelatinöse Masse, wovon man sich durch Übergießen von einer Eprouvette in die andere überzeugen kann; auch bleiben die beim Umschütteln entstehenden Luftblasen im Harne gleichsam hängen und steigen nur ganz langsam an die Oberfläche.

Von den *physikalischen* Untersuchungsmethoden sind die Bestimmung des spezifischen Gewichtes mittels Urometers, sowie die der Harnreaktion mittels Lackmuspapieres die wichtigsten. Auch der *Geruch* des Harnes gibt oft Aufklärungen, mit Kolibacillen infizierter Harn besitzt einen faden, süßlichen Geruch; der Geruch bei Erkrankungen der Blase, die mit nekrotischen Prozessen einhergehen, ist ein ganz charakteristischer, freilich mit Worten nicht zu schildern.

3. Die instrumentelle Untersuchung der Blase.

Katheter und Sonden. Es gibt ihrer Konsistenz nach drei Arten von Instrumenten, die wir aus diagnostischen oder therapeutischen Gründen in die Blase einzuführen haben: *weiche* Gummikatheter, *halbstarre* Seidengespinstkatheter und -sonden sowie *Metall*katheter und -sonden; zu dieser letzteren Gruppe ist auch der Blasenspiegel (Cystoskop) und das Instrument zur Steinzertrümmerung, der Lithotriptor, zu rechnen.

Die *Sterilisation* aller Instrumente hat stets durch Kochen zu geschehen, da nur auf diese Weise eine verläßliche Keimfreiheit zu erreichen ist. Selbst die mit einer Optik versehenen Instrumente (Cystoskope) neuester Konstruktion vertragen das Einbringen in kochendes Wasser ohne Schaden.

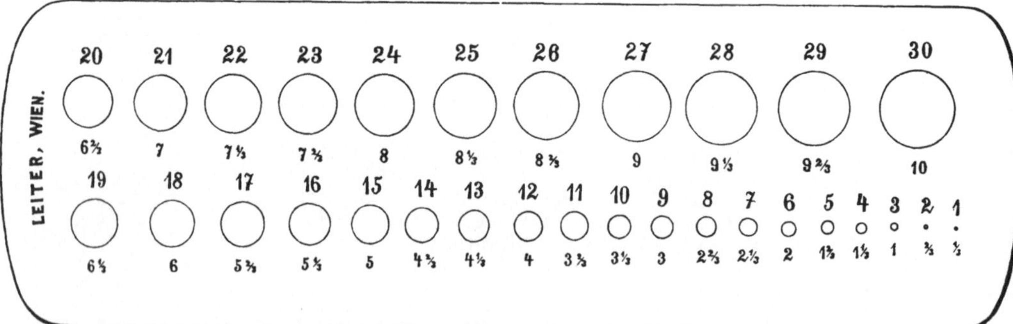

Abb. 9. Kathetermaß (*Filière*).

Vorbereitung zum Katheterismus. Stets muß man daran denken, daß durch das Einführen von Instrumenten die in der vorderen Harnröhre normalerweise vorhandenen Keime in die Blase verschleppt werden können oder daß eine Läsion der Harnröhrenwand die Eintrittspforte für Eiterbakterien mit folgender lokaler oder Allgemeininfektion (sog. Harnfieber) abgeben kann. Besondere Vorsicht ist bei nicht infiziertem Restharn der Blase (s. darüber S. 146) sowie bei allen entzündlichen Erkrankungen der Harnröhre oder der Prostata geboten. Das Einführen von Instrumenten soll stets nur am liegenden Patienten vorgenommen werden, nach sorgfältiger Reinigung des Meatus urethrae bzw. der Vulva mit einem Sublimattupfer. Als *Gleitmittel* zum Einfetten der Instrumente ist niemals Vaselin, sondern steriles Glycerin oder Öl, am besten eines der zahlreichen im Handel befindlichen sterilen Kathetergleitmittel in Tuben zu verwenden.

Die verschiedenen Katheterformen und ihre Einführung. Die Größe aller in die Blase einzuführenden Instrumente wird nach der Charrièreschen (französischen) *Skala* bemessen, eine Nummer dieser bedeutet ¹/₃ mm Durchmesser. Eine mit den verschiedenen Nummern in Form von Löchern versehene Platte wird Kathetermaß, *Filière* genannt (Abb. 9).

Für den normalen Katheterismus ist der *Gummikatheter* das Instrument der Wahl; der *Nelatonkatheter* besitzt ein stumpfes, der *Tiemannkatheter* (Abb. 10, Nr. 3 u. 4) ein leicht abgebogenes dünneres Ende mit etwas verdickter Spitze. Besonders letztere Form ist für jeden Katheterismus beim Mann (vor allem bei

Prostatahypertrophie) zu empfehlen. Sein weiches leicht abgeknicktes Ende gleitet, wenn er der Vorschrift entsprechend mit der Konkavität nach oben eingeführt wird, längs der oberen Harnröhrenwand, die keinerlei Ausbuchtungen besitzt, zumeist ohne Schwierigkeiten in die Blase. Findet sich an einer Stelle ein]Widerstand, so suche man nicht diesen mit Gewalt zu überwinden, sondern ziehe den Katheter etwas zurück und schiebe ihn nach leichter Drehung um seine Längsachse erneut vor.

Auch für den Katheterismus bei der Frau ist ein Gummikatheter anzuraten, wofür ein jeder der eben beschriebenen „männlichen" Katheter verwendet werden kann. Es gibt auch eigene „weibliche" Gummikatheter in der Form von kurzen *Nelatonkathetern*. Glaskatheter sollen wegen der Gefahr des Abbrechens des vorderen Endes nicht angewendet werden, eher noch die kurzen „weiblichen" Metallkatheter.

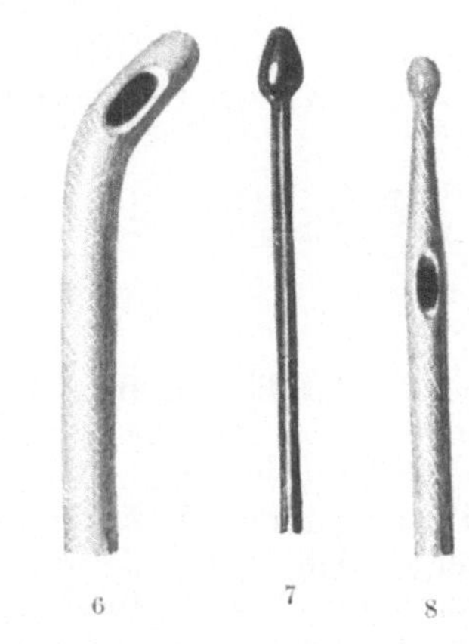

Abb. 10. Kathetertafel. 1 Malécot. 2 Pezzer. 3 Tiemann. 4 Nélaton. 5 Bicoudé. 6 Mercier. 7 Guyon. 8 Striktur-Katheter.

Die *halbsteifen Katheter* bestehen aus einem mit Lack überzogenen Seidengespinst; sie sind in der Kälte ziemlich steif, nach dem Erwärmen aber fast so weich wie Gummikatheter. Sie haben entweder die gerade Form von *Nelatonkathetern*, oder ihr vorderes, das Katheterauge tragende Ende ist etwas abgeknickt (*Mercierkatheter*, Abb. 10, Nr. 6). Halbsteife Katheter werden in der modernen Urologie nahezu nur mehr bei Strikturen verwendet, und zwar solche mit konischer geknöpfter Spitze (s. Abb. 10, Nr. 8). Zu den halbsteifen Instrumenten gehören noch: die *Guyonkatheter* (Abb. 10, Nr. 7), ein dünner Seidengespinstkatheter mit knopfförmig verdicktem Ende, er dient zur Instillation von Flüssigkeiten in die Blase oder hintere Harnröhre; die

Bougie à boule, analog einem *Guyonkatheter* aussehend, jedoch ohne Lumen; die zur Behandlung der Striktur dienenden filiformen Bougies (Abb. 22). Die Einführung dieser Instrumente geschieht analog der eines Gummikatheters.

Zu den *starren Instrumenten* gehören die Metallkatheter und die Harnröhrensonden, ferner die Cystoskope und der Lithotriptor. Metallkatheter werden nahezu niemals mehr verwendet außer zum Evakuieren der Steintrümmer nach der Lithotripsie sowie in Form des LEFORTschen Strikturkatheters mit anschraubbarer Leitbougie (Abb. 22). Die Harnröhrensonden besitzen eine sich etwas verjüngende (konische) Spitze (Abb. 11). Die zweckmäßigste Krümmung ist die gewöhnliche DITTELsche Krümmung, seltener werden Sonden mit stärkerer BENIQUÉscher Krümmung verwendet. Die sogenannten Steinsonden (Abb. 12) sind Sonden mit zylindrischem kurzem Ende, das sich daher leicht frei in der Blase bewegen läßt, sie werden zur Untersuchung der Blase nach Steinen verwendet, wenn sich die Einführung eines Cystoskopes als untunlich erweist.

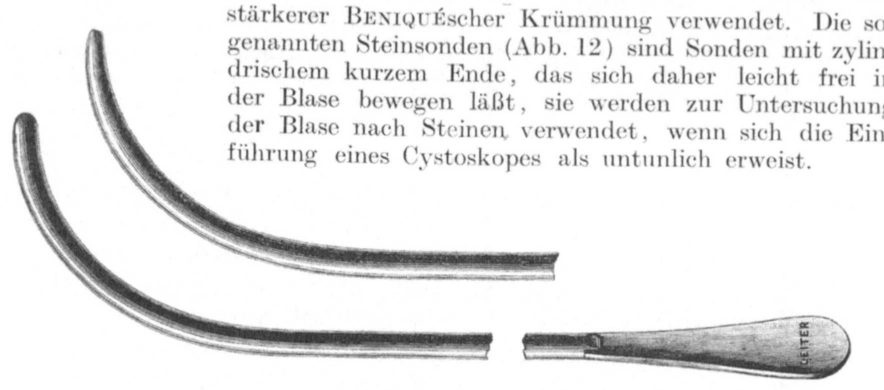

Abb. 11. Harnröhren-Metallsonden mit DITTELscher Krümmung.

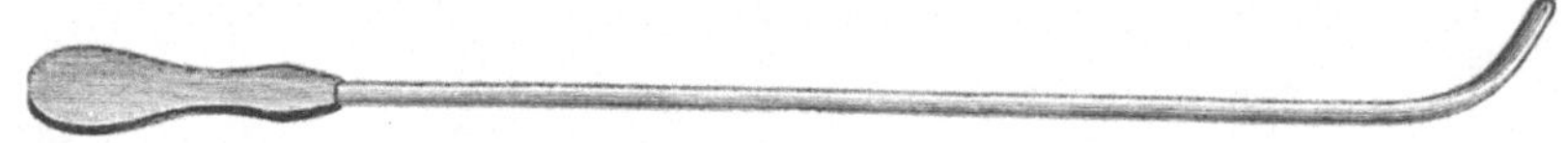

Abb. 12. Steinsonde.

Technik der Einführung. Bei der Einführung von Metallinstrumenten beim Manne steht der Arzt zweckmäßigerweise links vom Patienten; der Schaft der Sonde wird zuerst parallel dem Abdomen gehalten und die Spitze in die Urethra anterior eingeführt (1. Akt); der Penis wird dann über die Sonde gleichsam hinübergezogen, wobei sie um 90° erhoben wird, so daß sie jetzt senkrecht zur Horizontalebene steht. In diesem Momente (2. Akt) liegt ihre Spitze am Bulbus urethrae knapp vor dem Sphincter ext. Der 3. Akt besteht darin, daß der Sondenschaft bis unter die Horizontale gesenkt wird, wobei die linke Hand den Penis losläßt. Die Sondenspitze gleitet jetzt durch den Sphincter ext. und gelangt ohne weitere Schwierigkeit durch die Urethra prostatica in die Blase. Um sich dessen zu vergewissern, kann man versuchen, die Sonde etwas um ihre Längsachse zu drehen; dies gelingt nur, wenn die Sondenspitze bereits in der Blase, also frei liegt. Der schwierigste Moment, der Eintritt der Sonde in die hintere Harnröhre, ist auf die Weise leichter zu gestalten, daß man entweder mit zwei Fingern der linken Hand vom Perineum aus die Sondenspitze hebt, oder daß man die Sonde mit der *linken* Hand senkend die rechte Handfläche auf das Abdomen knapp über die Symphyse auflegt und dabei einen Druck nach abwärts ausübt.

Dauerkatheter. Wenn es notwendig ist eine Dauerdrainage der Blase mittels Katheters durchzuführen, so verwende man hierfür stets einen Gummikatheter, am besten einen Nelaton; Seidengespinstkatheter soll man in der Harnröhre nur *ausnahmsweise* liegen lassen, da sich dabei der Lack von der Oberfläche loslöst und der nun rauhe Katheter starke Reizungen der Harnröhrenwand verursacht. Metallkatheter dürfen niemals, auch nicht für wenige Stunden, wegen Gefahr von Decubitalgeschwüren in der Harnröhre belassen werden.

Der mit seinem Auge gerade ins Blasencavum reichende Gummikatheter wird am Penis in verschiedener Weise befestigt, am einfachsten durch zwei Heftpflasterstreifen, die an beiden Seiten des Gliedes nach vorne laufend, den vorher gut mit Benzin gereinigten Katheter umgreifen. Es gibt auch selbsthaltende Katheter, die vor allem als Dauerkatheter bei Frauen in Betracht kommen, deren Ende kugelig aufgetrieben ist. Durch einen Metallstift wird der Katheter bei der Einführung gespannt, wodurch die kugelige Auftreibung ausgeglichen wird (Katheter nach PEZZER, Abb. 10, Nr. 2).

Jeder längere Zeit in der Harnröhre liegende Katheter wirkt als Fremdkörper und ruft eine mechanische Urethritis hervor, die bei mangelnder Wartung Anlaß zu Komplikationen (Epididymitis, paraurethrale Eiterungen) geben kann.

4. Cystoskopie.

Das Cystoskop besteht aus einem nach Art der Metallsonden (Steinsonde) geformten Metallrohr, gewöhnlich Charrière 16—19, das in seinem Inneren den optischen Apparat und in seinem schnabelförmig aufgebogenen Ende ein Metallfadenlämpchen trägt (Abb. 13). Der optische Apparat ist entweder im

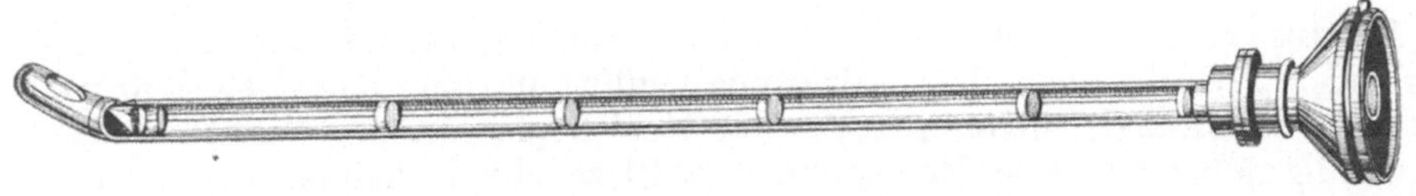

Abb. 13. Untersuchungscystoskop. (Die vordere Wand entfernt, um die Anordnung der Linsen darzustellen.)

Cystoskop fixiert, eingekittet (normales *Untersuchungcsystoskop*) oder in einem gesonderten Rohr montiert, so daß er bei in der Blase liegenden Cystoskop entfernt werden kann. Bei dieser Art von Blasenspiegel (Spüluntersuchungscystoskop) kann man die Blase dann durch den Cystoskopschaft hindurch spülen und füllen. Das *Ureterencystoskop* (Abb. 1) besitzt außerdem noch einen gesonderten Kanal, durch den ein oder zwei Ureterenkatheter hindurchgeführt werden können.

Es gibt dann ferner noch Cystoskope, bei denen durch den gleichen Schaft je nach Bedarf die Untersuchungsoptik oder eine dünnere Optik mit einer Vorrichtung zum Durchführen zweier Ureterenkatheter eingelegt werden kann. Auf dem gleichen Prinzip ist auch das *Operationscystoskop* konstruiert, mittels dessen die Verwendung verschieden geformter Instrumente für intravesicale Eingriffe (Fremdkörperzange, Schere, Koagulationssonden und -messer) möglich ist. Diese Cystoskope besitzen sämtliche eine Spülvorrichtung, derart, daß sie an einen Irrigator angeschlossen die Füllung und Entleerung der Blase während der Cystoskopie gestatten; im Falle einer Blut- oder Eiterbeimengung zum Harn ein großer Vorteil.

Der optische Apparat besteht aus einer Kombination von Linsen; ein ungefähr 2,5 cm von der Objektivlinse entferntes Objekt wird in normaler Größe gesehen (bei allen neueren Instrumenten in natürlicher Lage, d. h. seitenrichtig und „aufrechtstehend", während bei den alten Instrumenten der Gegenstand

„auf dem Kopfe stand"). Vergrößert sich die Distanz zwischen Linse und Gegenstand, so kommt dieser verkleinert, verringert sich die Entfernung, so kommt er vergrößert zur Darstellung. Die Betrachtung eines Gegenstandes kann mittels des Cystoskops nicht nach Art eines Fernrohres, wobei die Blickrichtung der Längsachse des Instrumentes parallel geht, geschehen, sondern nach Art eines Periskopes, bei dem die Blickrichtung mit der Längsrichtung des Instrumentes eines rechten Winkel bildet, man sieht also sozusagen „um die Ecke". Der das sich nicht erwärmende („kalte") Lämpchen speisende elektrische Strom wird mittels einer an dem Instrument angebrachten Klemme zugeführt.

Technik. Es empfiehlt sich, nur durch Kochen keimfreigemachte Cystoskope (Fa. Leiter, Wien) zu verwenden, da die früher gebräuchliche Sterilisation durch Waschen mit Seifenspiritus und Alkohol oder durch Formalindämpfe keine absolute Sicherheit gewährt.

Eine Anästhesie erübrigt sich in den meisten Fällen, wenn möglichst dünne Instrumente verwendet werden und das Einführen mit der notwendigen Zartheit geschieht. Ist jedoch eine solche erwünscht, so injiziert man 10 ccm einer 5%igen Novocainlösung in die vordere Harnröhre, der Meatus wird durch fünf Minuten zugedrückt und die Lösung durch Ausstreichen der Harnröhre nach rückwärts zu in die Urethra posterior hineinmassiert. Man kann aber auch von vornherein einen Guyonkatheter in die Urethra prostatica einführen und unter langsamen Zurückziehen die Novocainlösung über die ganze Harnröhre verteilen. Bei Schrumpfblasen oder übergroßer Empfindlichkeit der Patienten ist die Epiduralanästhesie empfehlenswert.

Die Blase wird mittels Katheter entleert, reingespült, mit 150 ccm 3%iger Bor- oder physiologischer Kochsalzlösung gefüllt und nun das Cystoskop nach Art einer Metallsonde eingeführt. Für die Cystoskopie sind drei Vorbedingungen notwendig: Möglichkeit der Reinspülung der Blase, Möglichkeit einer genügenden Blasenfüllung zwecks Entfaltung ihrer Wand und entsprechende Durchgängigkeit der Harnröhre. Die Reinspülung der Blase kann behindert sein durch Beimengung von Blut oder Eiter. Das Fassungsvermögen der Blase (Kapazität) für die eingespritzte Flüssigkeit kann durch Entzündungen oder andere Erkrankungen leiden, so daß schon die Einspritzung von 50 ccm starken Harndrang hervorruft; die Durchgängigkeit der Harnröhre kann durch Strikturen, Stein, Verziehungen der Harnröhre, sowie durch Tumoren der Harnröhre und Prostata beeinträchtigt sein.

Ist das Instrument bei am Rücken mit gespreizten Beinen liegenden Patienten in die Blase eingeführt und das vorher ausprobierte Licht eingeschaltet worden, so werden jetzt systematisch alle Teile der Blase abgeleuchtet; an der Seite des okularen Endes des Cystoskops, die der Objektivlinse entspricht, befindet sich ein Knopf, an dem stets ein Finger des Untersuchenden liegen muß, um zu wissen, nach welcher Seite die Objektivlinse gerichtet ist. Die normale Blasenschleimhaut hat eine gelbe Farbe, ist glatt und glänzend, von feinen Gefäßen durchzogen. Am Scheitel der Blase ist (beim liegenden Patienten) stets eine Luftblase zu sehen. An der dem Rectum zugewandten Blasenseite befindet sich das Trigonum, kenntlich an seiner dreieckigen Form und seiner roten Farbe, die durch zahlreiche gegen das Orificium vesicae konvergierend verlaufende Blutgefäße bedingt ist. An seinen be den distalen Ecken liegen die beiden Ureterenmündungen, zwischen denen sich das stets etwas vorspringende Ligamentum interuretericum, die hintere Begrenzung des Trigonums, ausspannt. Wird das Instrument etwas herausgezogen, so kommt der Sphincter vesicae ins Gesichtsfeld, der normalerweise eine glatte konkave Konfiguration besitzt. Durch Heben und Senken des äußeren Cystoskopendes kann die

Entfernung der Objektivlinse von der betrachteten Schleimhautpartie geändert werden; ist die Objektivlinse weiter von der Schleimhaut entfernt, so überblicken wir ein größeres Areal und sehen die Schleimhaut verkleinert, liegt die Linse nahe der Schleimhaut, so engt sich bei gleichzeitiger Vergrößerung der betrachteten Stelle das Gesichtsfeld ein. Dementsprechend muß man stets, um einen Überblick zu gewinnen, die Schleimhaut zuerst von größerer Entfernung aus einstellen und erst dann zur genauen Inspektion etwaiger auf pathologische Veränderungen verdächtiger Stellen die Linse nahe an diese heranbringen.

5. Die Röntgenuntersuchung der Blase.

Die leere oder mit Harn gefüllte Blase ist am Röntgenfilm nur recht undeutlich sichtbar, es ist zu ihrer Darstellung daher notwendig, die Blase mit einer schattengebenden Flüssigkeit zu füllen. Hiefür stehen zur Verfügung: $10^0/_0$ige Jodnatrium- oder $20^0/_0$ige Bromnatriumlösung. Am besten bewährt sich eine $20^0/_0$ige Lösung von Jodipin- oder Lipjodolöl, da sie im Gegensatz zu den wässerigen Lösungen vom Patienten ohne jede Reizerscheinung vertragen wird. An Stelle einer schattengebenden Lösung kann man auch Luft oder Sauerstoff, nie mehr als 100 ccm, in die Blase einbringen, insbesondere dann, wenn es sich um die Darstellung von in die Blase vorragenden Gebilden handelt (Steine, Fremdkörper, Tumoren, paravesicale Prozesse mit Ödem der Schleimhaut). Wegen der Gefahr der Embolie empfiehlt es sich jedoch, sowohl von Luft wie auch von Öl bei blutenden Tumoren lieber Abstand zu nehmen.

Bei der Röntgenuntersuchung der Blase geht man so vor, daß man zunächst nach Einführen eines Katheters die *Röntgendurchleuchtung* am stehenden oder liegenden Patienten vornimmt und dabei die oben erwähnte schattengebende Lösung oder Luft einfüllt (*Cystoradioskopie*). Durch Drehung des Kranken kann man die Kontur fast aller Teile der Blasenwand und ihre eventuell vorhandenen Formveränderungen am Röntgenschirm sehen und in geeigneter Stellung eine die Veränderungen festhaltende „gezielte" Aufnahme anfertigen. Außerdem kann man dabei die Bewegungen der Blasenwand, den Eintritt der Blasenkontraktion an der Umformung des bei der ruhenden Blase ovalen Blasenschattens in eine kreisrunde Form sowie den Ablauf der Miktion beobachten. In diesem Momente ist auch darauf zu achten, ob nicht eine Füllung eines oder beider Nierenbecken eintritt (Insuffizienz der Uretermündungen). Die *Röntgenaufnahme* geschieht entweder in unmittelbarem Anschluß an die Durchleuchtung oder es wird ein Bild des am Rücken liegenden Kranken (anteroposteriore Aufnahme) nach entsprechender Füllung der Blase gemacht. Zur Darstellung von Blasensteinen eignet sich gut die axiale Aufnahme (Sgalitzer), wobei der Patient auf der Platte sitzt und der Zentralstrahl die Blase in möglichst kraniocaudaler Richtung durchdringt. Der Blasenschatten wird dabei nicht auf das Kreuzbein, sondern vielmehr auf die Weichteile des Beckenausganges projiziert; auch Veränderungen der vorderen und hinteren Blasenwand sind nur in dieser Aufnahmsrichtung darstellbar. Man kann auch bei speziellen Indikationen Aufnahmen der Blase in schräger oder rein seitlicher Richtung vornehmen.

Indikationen zur Röntgenuntersuchung der Blase sind bei jenen Erkrankungen gegeben, bei denen eine Ergänzung des cystoskopischen Befundes wünschenswert ist, ferner in jenen seltenen Fällen, in denen sich eine Cystoskopie als nicht durchführbar erweist. Blasensteine sind am besten nach Luftfüllung der Blase darstellbar. Bei Tumoren der Blase verschafft uns die Röntgenuntersuchung (zuerst Füllung der Blase mit Jodipin, Aufnahme, Ablassen der Flüssigkeit, Luftfüllung, nochmals Aufnahme oder Durchleuchtung) als wertvolle Ergänzung des cystoskopischen Befundes ein Urteil über die Größe des Tumors, über sein Stielverhältnis und über den Grad der Tumorinfiltration der Blasenwand. Von größter Wichtigkeit ist die Aufnahme bzw. Durchleuchtung der mit einer schattengebenden Lösung gefüllten Blase beim Blasendivertikel; wobei Anzahl, Größe, Lage, Stielverhältnis sowie Entleerungsmechanismus des Divertikels zumeist mit größter Klarheit ersichtlich werden. Auch beim Prostataadenom wird zuweilen die Röntgenuntersuchung nach Luftfüllung der Blase aus diagnostischen Gründen ausgeführt werden müssen.

Röntgenuntersuchung der Harnröhre. Anhangsweise sei hier noch der Röntgenuntersuchung der Harnröhre gedacht. Die gleichen *wässerigen* [1] Lösungen wie sie für die Blase in Verwendung stehen werden mit einer am Meatus urethrae angesetzten Spritze in die Harnröhre langsam injiziert und dabei zunächst die Durchleuchtung und dann die Aufnahme in halber Seitenlage vorgenommen. Vor allem sind es die postgonorrhoischen und traumatischen Strikturen, die dabei mit aller Deutlichkeit zur Ansicht gebracht werden können, ferner Verlauf und Verästelung von Harnröhrenfisteln, Harnröhrendivertikel sowie Gestaltsveränderungen der Urethra prostatica.

B. Störungen der Harnentleerung.

1. Veränderungen der Harnbeschaffenheit.

a) **Hämaturie** (s. S. 105).

b) **Pyurie** (s. S. 106).

c) **Bakteriurie.** Finden sich im Harnsediment nur Bakterien in großen Mengen, wobei Leukocyten vollkommen fehlen oder nur vereinzelt vorhanden sind, so spricht man von einer Bakteriurie. Der Harn zeigt hierbei makroskopisch eine gleichmäßige, opalescierende Trübung, die beim Umschütteln wolkenartige Schlieren bildet. Die mikroskopische Untersuchung klärt über die Art der Bakterien auf.

d) **Die Phosphaturie, Carbonaturie, Uraturie und Oxalurie** rühren von einer Trübung durch die entsprechenden Salze her, der Harn ist bei den beiden ersteren neutral oder leicht alkalisch, bei letzteren sauer, eine Oxalurie kann aber auch bei alkalischem Harn vorkommen. Bei der Phosphaturie bildet sich zuweilen an der Oberfläche des Harnes ein irrisierendes Häutchen von Magnesiumphosphat. Die Trübung des Harnes ist eine gleichmäßige, die Erkennung nach dem Ultzmannschen Schema oder bei mikroskopischer Untersuchung des Sediments eine leichte (s. S. 137).

2. Veränderungen der Harnmenge.

Der normale gesunde Mann sondert im Durchschnitt innerhalb 24 Stunden eine Harnmenge von 1500 ccm ab, die Frau etwas weniger; freilich hängt die Menge des sezernierten Harnes auch von der Menge der getrunkenen Flüssigkeit und dem Grade der Flüssigkeitsabgabe durch Haut und Lunge, der normalerweise ungefähr ein Drittel der zugeführten Flüssigkeitsmenge beträgt, ab. Eine Vermehrung über die normalerweise abgesonderte Flüssigkeitsmenge wird als *Polyurie* bezeichnet, tritt diese nur bei Nacht auf, so spricht man von *Nykturie,* in welchem Falle der Nachtharn den Tagharn an Menge übertrifft. Unter *Oligurie* versteht man eine Verminderung der Harnmenge innerhalb von 24 Stunden. Das Sistieren einer Harnabsonderung überhaupt nennt man *Anurie.*

---

[1] Jodipinöl ist, insbesondere bei früheren Verletzungen oder wenn vorher ein starres Instrument durchgeführt wurde, wegen der Gefahr der Fettembolie hier nicht zu verwenden.

Bei der Anurie unterscheidet man weiter eine *wahre Anurie*, wobei die Nieren keinen Harn sezernieren und eine *falsche Anurie*, wo ein Verschluß der Harnleiter die Ursache ist, daß kein Harn in die Blase gelangen kann. Die Anurie ist strenge zu trennen von der *kompletten Harnverhaltung*, beiden gemeinsam ist die Unmöglichkeit einen Harn zu entleeren; bei der Anurie gelangt kein Harn in die Blase (die Blase ist also leer), bei der kompletten Harnretention dagegen ist die Blase übermäßig gefüllt, kann aber nicht entleert werden.

3. Veränderungen der Harnentleerung.

a) Pollakisurie oder Pollakiurie wird eine vermehrte Miktionsfrequenz genannt, der Kranke muß öfter als normal seine Blase entleeren. Sie findet sich bei *normaler* nicht erkrankter Blase, wenn die Nieren eine überaus große Harnmenge produzieren, also bei Polyurie; ebenso dann, wenn der Fassungsraum der Blase durch ihr von außen anliegende und sie komprimierende Gebilde leidet, wie z. B. durch den graviden Uterus, große Tumoren des Ovariums oder des Uterus. Ist der Harndrang stärker als normal und schmerzhaft, so spricht man von Dysurie oder *dysurischer* Pollakisurie; er kann weiters eine solche Intensität erreichen, daß der Kranke seinen Harn keinen Augenblick länger zurückzuhalten imstande ist, er muß seine Blase auf der Stelle entleeren — Harndurchbruch, falsche oder dysurische Inkontinenz. Die dysurische Pollakisurie ist die Folge von akuten entzündlichen Erkrankungen der Blase oder hinteren Harnröhre, ferner von Prostatahypertrophie, Tumor, Stein oder von Erkrankungen der die Blase versorgenden Nerven oder Nervenzentren.

b) Inkontinenz wird die Unfähigkeit des Kranken, den Harn zurückzuhalten, genannt. Es gibt eine *falsche* Inkontinenz, hervorgerufen durch übermäßig gesteigerten Harndrang (s. den vorhergehenden Absatz) und eine *echte* Inkontinenz, wobei bei leerer oder nur wenig gefüllter Blase durch eine kongenitale oder erworbene Insuffizienz des Blasensphincters der Harn in Tropfenform (Harnträufeln, Stillicidium) oder in Schüben (Harndurchbruch) bei erhaltener oder verloren gegangener Empfindung hierfür abgeht. Im Gegensatz zur Inkontinenz bei leerer Blase gibt es auch eine solche bei voller Blase; aus der überdehnten Blase entleert sich der Harn tropfenweise, ohne daß der Patient es hindern kann, entweder ständig oder nur bei Nacht (Incontinentia paradoxa, Incontinence par regorgement). Diese paradoxe Inkontinenz findet sich bei der Prostatahypertrophie im dritten Stadium und bei cerebralen und spinalen Leiden, bei denen eine Parese des Detrusors und des Sphincters besteht; sie ist mit einer kompletten oder inkompletten Harnverhaltung vergesellschaftet.

c) Harnverhaltung. Wenn der Kranke trotz gefüllter Blase nicht urinieren kann, so spricht man von *kompletter*, kann er wohl urinieren, ohne aber imstande zu sein, seine Blase *vollständig* zu entleeren, so spricht man von *inkompletter Harnretention*. Die dabei in der Blase zurückbleibende spontan nicht entleerbare Harnmenge wird als *Restharn* bezeichnet. Die komplette Harnverhaltung kann entweder akut einsetzen und dann wieder verschwinden oder es besteht von einem gewissen Zeitpunkt an eine ständige vollständige Harnverhaltung.

Die Ursachen der Harnverhaltung können sein: Veränderungen in der Harnröhre (Strikturen, Fremdkörper, Steine, Tumoren), in der Sphinctergegend (Prostataabsceß, -hypertrophie, -carcinom, Blasenhalsstarre), in der Blase (Tumoren, die den Ausgang verlegen, Füllung der Blase mit Blutgerinnsel, die sog. „Bluttamponade der Blase", das kongenitale Blasendivertikel), Störungen im Innervationsmechanismus der Blase, und schließlich bei der Frau außerhalb der Blase liegende Ursachen (Lageanomalien des Uterus, Myome) und Lageveränderungen der Blase (Cystocele).

Dem Restharn kommt in der Pathologie des Harntraktes deshalb eine besondere Bedeutung zu, da er außerordentlich leicht zu einer Infektion prädisponiert, da Infektionen des Restharnes keinerlei Tendenz zur Ausheilung, wohl aber zur Ascendenz gegen die Nieren zu zeigen und da durch die Rückstauung des Harnes Erweiterungen der Ureteren und Nierenbecken und Druckschwund des Nierenparenchyms eintritt. Auch eine Bildung bzw. ein Wachstum von Steinen wird durch einen Restharn wesentlich gefördert.

d) **Veränderungen des Harnstrahles.** Ein spiralig gedrehter, geteilter oder flacher Harnstrahl ist kein Zeichen einer Erkrankung der Harnröhre. Krankhaft ist ein abnorm dünner Harnstrahl (bei Strikturen der Harnröhre, des Meatus, bei engen Phimosen) sowie ein solcher, der eine Verminderung der Projektionskraft zeigt (Striktur, Prostataerkrankung, spinale Blasenlähmung). Eine plötzliche Unterbrechung des Harnstrahles kommt vor bei Blasensteinen, bei Sphincterspasmen und beim kongenitalen Blasendiverdikel.

C. Mißbildungen der Harnblase.

1. Die Blasenspalte.

Die häufigste unter den seltenen Mißbildungen der Blase ist die angeborene *Blasenspalte*, Ectopia (Exstrophia) vesicae. Oberhalb der dabei zumeist gespaltenen Symphyse wölbt sich durch einen Defekt in der Bauchwand die Blasenschleimhaut als samtartiger, roter Wulst, insbesondere bei Anspannung der Bauchpresse, nach außen vor; am unteren, symphysennahen Ende der Vorwölbung liegen die beiden Harnleitermündungen. Die Harnröhre bzw. der Penis sind zumeist ebenfalls gespalten, die Hoden nicht deszendiert.

Symptomatologie und Prognose. Durch den ständig abtropfenden Harn kommt es zu Ekzemen der Haut, die freiliegende Blasenschleimhaut zeigt Verhornung des Epithels mit Neigung zu maligner Degeneration, das Freiliegen der Uretermündungen ist die Ursache für ascendierende Pyelonephritiden.

Therapie. Exstirpation der Blase mit Schluß der Bauchdecken und Implantation des Trigonums mit den Harnleitermündungen ins Rectum (Operation nach Maydl).

Außer der unvollständigen Blasenspalte ist noch die *Urachusfistel* zu erwähnen, die aus dem Allantoisgang, der normalerweise obliteriert und sich zum Lig. umbilicovesicale med. umbildet, bei ausbleibender Verödung entsteht. Das Ausbleiben der Obliteration nur im untersten Anteil des Urachus ist die Ursache für das Entstehen eines *Urachusdivertikels*.

2. Das kongenitale primäre Blasendivertikel.

Man versteht darunter sackförmige Ausstülpungen der Blase, die mit dem Blasencavum nur durch eine enge Öffnung in Verbindung stehen. Das primäre Divertikel ist scharf zu trennen von den sekundären Divertikeln, die sich bei Hypertrophie der Blasenwandmuskulatur (Trabekelblase) bilden und hernienartige Ausstülpungen der *Blasenschleimhaut allein* zwischen die auseinandergewichenen Muskelbündel der Blase darstellen; das primäre Divertikel dagegen enthält in seiner Wand alle Schichten einer normalen Blase. Sein Vorkommen beschränkt sich auf drei Stellen der Blase, die infolge der Anordnung der Muskelzüge hierzu prädisponieren: und zwar die Umgebung der beiden Harnleitermündungen und den Scheitel der Blase.

Symptomatologie. Das kongenital bereits ausgebildete oder zumindest in seiner Anlage vorhandene Blasendivertikel macht so lange keine Störungen der

Harnentleerung, als der Harnabfluß aus der Blase ungehemmt oder solange keine Infektion des Harnes eingetreten ist. Erst eine Erschwerung des Harnabflusses (Striktur, Prostatahypertrophie oder -absceß) bewirkt durch den dabei in der Blase während der Miktion herrschenden erhöhten Druck eine fortschreitende Ausweitung und Vergrößerung des Divertikelsackes, der Harn entleert sich während der Miktion nur zum Teil nach außen, zum Teil strömt er in das Divertikel, um dann nach beendigter Miktion wieder in die Blase zurückzufließen; es stellt sich infolgedessen sofort oder nach kurzer Zeit erneuter Harndrang ein, der Patient ist gezwungen in kurzer Zeit neuerlich zu urinieren, es entsteht die für das Divertikel charakteristische „Miktion in zwei Zeiten". Ist bei bestehendem Blasendivertikel eine Harninfektion einmal eingetreten, so gelingt wegen des bei dieser Erkrankung stets vorhandenen Restharnes ihre Bekämpfung nur außerordentlich schwer; infolge des im Divertikel stagnierenden eitrigen Harns kann dann weiterhin die Entzündung auf die Divertikelwand übergreifen (Diverticulitis) oder sie überschreitend (Peridiverticulitis) schwere Eiterungen in seiner Umgebung, eventuell mit folgender Peritonitis hervorrufen. Auch Steine und Tumoren bilden sich oft in Divertikelsäcken aus.

Diagnose. Bei der Cystoskopie sieht man ein *kreisrundes*, schwarzes Loch, in das die Schleimhautfalten radiär einstrahlen und das zumeist von einem Muskelwulst nach Art eines Sphincters umgeben ist. Die sekundären Divertikel dagegen stellen sich cystoskopisch als *unregelmäßig eckig begrenzte*, zumeist flache Ausstülpungen der Schleimhaut dar, bei denen jede Andeutung einer Sphincterbildung fehlt. Zur Bestimmung der Größe und der Stielverhältnisse eines Divertikels ist die Röntgenuntersuchung nach Füllung der Blase mit einer schattengebenden Flüssigkeit unerläßlich (s. Abb. 10 im Abschnitt „Allgemeine Röntgenologie").

Therapie. Suprapubische Exstirpation des Divertikelsackes ohne Eröffnung des Peritoneums (extraperitoneal) oder nach Extraperitonisation der Blase (Eröffnung des Peritoneums, Resektion des der Blase adhärenten Peritonealbezirkes, Vernähen des Peritoneums). Zumeist ist es notwendig die Blase zwecks Erleichterung der Präparation des Divertikelsackes zu eröffnen. In jedem Falle muß auch im gleichen oder einem späteren Akt die Beseitigung des Harnabflußhindernisses vorgenommen werden. Die Mortalität der Radikaloperation ist eine geringe, die funktionellen Resultate ausgezeichnete.

D. Verletzungen und Rupturen der Blase.

Die Verletzungen der Blase können bestehen in 1. offenen Verletzungen: Schuß-, Stich- und Pfählungs- sowie Operationsverletzungen, 2. subcutanen Verletzungen; a) von innen aus angreifende Verletzungen z. B. bei der Lithotripsie durch Mitfassen der Blasenwand, Anspießen der Blase durch Fremdkörper; b) von außen aus angreifende durch Knochensplitter bei Beckenbruch.

Bei Verletzungen der Blase ist der Grad der Blasenfüllung von größter Wichtigkeit, da gewisse Verletzungsformen durch Sprengwirkung nur bei stark gefüllter Blase sich ausbilden können, so z. B. die *Rupturen* der Blase, die bei Verschüttungen, Hufschlag, Fußtritt auf den Unterbauch, Sturz bei Alkoholisierten, brüskem Auspumpen der Steintrümmer nach Lithotripsie entstehen. Eine durch pathologische Prozesse geschädigte Blasenwand disponiert besonders zu Rupturen, die sich in solchen Fällen sogar als Spontanrupturen oder bei stärkerer Anspannung der Bauchpresse z. B. bei der Miktion und der Entbindung, einstellen können. Auch die offenen Verletzungen, wie beispielsweise eine Schußverletzung, können bei gefüllter Blase, abgesehen von dem Durchschuß selbst, zu einem Bersten der Blasenwand führen.

Symptomatologie. Shock (Blässe, kleiner frequenter Puls, beschleunigte Atmung), Harndrang, dabei kein oder nur geringer Abgang von leicht blutigem Harn. Liegt die Verletzung extraperitoneal, so fließt der Harn in das perivesicale Gewebe und führt dort, wenn nicht ein baldiger spontaner oder operativer Verschluß ein Nachströmen verhindert, durch die fast nie ausbleibende Infektion zu schweren Harnphlegmonen. Bei intraperitonealer Verletzung folgen bei sterilem Harn infolge seiner Resorption durch das Bauchfell bald urämische Erscheinungen, bei infiziertem Harn eine Peritonitis.

Diagnose. Shock, Schmerz, trotz Harndrang keine Miktion; lag die Verletzung extraperitoneal, so findet sich über der Symphyse eine von der Norm abweichende Dämpfung, lag sie intraperitoneal, so fehlt eine Dämpfung überhaupt. Das Verhalten der Dämpfung ist von differentialdiagnostischer Wichtigkeit gegenüber einer *Zerreißung der Harnröhre,* bei welcher die stark gefüllte Blase über der Symphyse durch Palpation und Perkussion nachweisbar ist.

Therapie. Ein Katheterismus ist wegen der Infektionsgefahr womöglich zu vermeiden, und nur anzuwenden, wenn er aus diagnostischen Gründen nicht zu umgehen ist; es gelingt zumeist unschwer, den Nelatonkatheter in die Blase vorzuschieben (im Gegensatz zu Zerreißungen der Harnröhre). Aus dem Katheter fließt dann kein oder nur wenig blutiggefärbter Harn ab (s. auch S. 186). Stets ist eine frühzeitige Freilegung eventuell Eröffnung der Blase mit Naht der Verletzungsstelle, bei intraperitonealer Verletzung außerdem noch ein Verschluß des Bauchfelles indiziert. Durch eine suprapubische Drainage wird bis zur Verheilung der Blasenwunde der Harn abgeleitet.

E. Fremdkörper der Blase.

1. Durch die Blasenwand eingewanderte Fremdkörper, z. B.: Knochensequester bei Caries des Beckens, Ligaturen aus infizierten Operationsbezirken nahe der Blase oder Nähte, die versehentlich die Blasenwand mitgefaßt hatten (BASSINI, gynäkologische Operationen), Kotstein nach perforiertem Absceß der Appendix.

·2. Nach Verletzungen: Knochen oder Holzsplitter, Geschosse. Zurückgelassene Tupfer.

3. Durch die Urethra eingeführte Fremdkörper: Haarnadeln, Bleistifte, Kerzenstücke, Gräser, · Halme. Ferner abgebrochene Glas- oder Gummikatheterstücke, Vaselinklumpen,

4. In der Blase entstandene oder von den Nieren herabgewanderte Steine.

Symptomatologie. Schmerzen und schmerzhafter Harndrang, eventuell blutiger Harn hervorgerufen durch die ständige Läsion der Blasenschleimhaut durch den Fremdkörper; Cystitis infolge der sich bald einstellenden Infektion. Bleiben Fremdkörper längere Zeit liegen, so inkrustieren sie sich, schneller bei infiziertem, langsamer bei sterilem Harn, zumeist mit Phosphat oder Carbonatsalzen; eine Ausnahme hiervon machen blanke Metalle. Spitze Fremdkörper können eine perforierende Verletzung der Blasenwand mit je nach dem extra- oder intraperitonealen Sitz wechselnden Folgeerscheinungen hervorrufen.

Diagnose. Die Anamnese ist oft nur mit Vorsicht zu werten, Aufschluß gibt die Cystoskopie, bei strahlenundurchlässigen Fremdkörpern auch die Röntgenuntersuchung.

Therapie. Kleine Fremdkörper werden am besten durch endovesicale Maßnahmen mittels Lithotriptor oder Evakuationspumpe, durch das Operationscystoskop oder — bei Frauen — neben dem Cystoskop eingeführte Instrumente entfernt. Gelingt dies nicht, so ist ebenso wie von vornherein bei großen spitzen

Fremdkörpern und penetrierenden Verletzungen die Sectio alta vorzunehmen. Bei Haarnadeln kann man nach cystoskopischer Feststellung der Lage versuchen, sie unter Leitung des Auges entweder mit einer Schlinge oder einem Häkchen zu fassen und mit ihrer Umbiegungsstelle voraus durch die Urethra zu entfernen. Hat sich die Spitze gegen die untere Blasenwand zu verspießt, so versuche man, sie gegen die Vagina durchzustoßen und auf diese Weise zu extrahieren. Wachs- oder Paraffinstücke, ebenso die durch oftmaligen Gebrauch von Vaselin als Kathetergleitmittel entstandenen Fremdkörper schwimmen in der Blasenfüll- flüssigkeit; durch in die Blase gebrachtes Benzin (30—50 ccm) werden diese Fremdkörper aufgelöst und hernach ausgespült. Ist es gelungen, den Fremdkörper auf endovesicale Weise zu entfernen, so ist es bei Vorhandensein von Läsionen der Blasenwand zwecks glatter Ausheilung vorteilhaft, für einige Tage einen Dauerkatheter einzulegen.

F. Der Blasenstein.

Die *Ursache* der Bildung von Blasensteinen ist noch nicht geklärt. Störungen oder Verminderung der Schutzkolloide des Harnes, Harnstauung und Harn- infektion spielen neben der Konstitution des Kranken und äußeren Momenten (unzweckmäßige Ernährung, Stoffwechselstörungen, Erkrankungen der Blase) eine Rolle. Aus der Niere in die Blase gewanderte Steine können daselbst liegen bleiben und sich vergrößern.

Nach ihrer *chemischen Zusammensetzung* unter- scheidet man Steine des sauren Harnes: Urat- (Harn- säure), Oxalat- und Xanthinsteine; ferner Steine des alkalischen Harnes: Phosphat- und Carbonatsteine. Schließlich gibt es noch die gemischten Steine, die schichtenweise aus verschiedenen Salzen bestehen; am häufigsten Urat- oder Oxalatsteine mit einem Mantel von Phosphat oder Carbonat. Die Cystin-

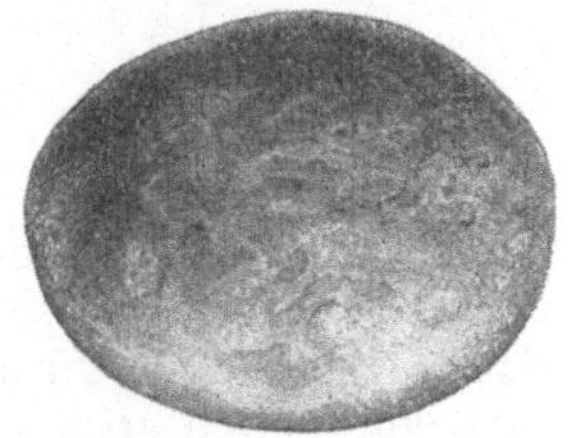

Abb. 14. Uratstein.

steine treten, zumeist familiär, als Ausdruck einer Anomalie des Eiweißstoff- wechsels auf und entwickeln sich unabhängig von der Harnreaktion.

Man unterscheidet ferner *primäre Blasensteine*, die sich in keimfreiem Harn ohne erkennbare Ursache bilden und *sekundäre Steine*, für deren Bildung eine veranlassende Ursache erkennbar ist, so z. B. ein Fremdkörper der Blase, Rest- harn, Harninfektion. Bei vielen primären Steinen ist es unmöglich zu entscheiden, ob sie von vornherein in der Blase entstanden oder von der Niere herabgelangt sind und sich in der Blase nur vergrößert haben.

Die häufigsten Steine sind die Urat-, es folgen dann die Phosphat- und Oxalatsteine. Zumeist finden sich jedoch mehrere Salze schichtenweise an ein- und demselben Konkrement vor. Blasensteine kommen fast nur beim Mann zur Beobachtung, da bei der Frau durch die kurze und weite Harnröhre auch größere Steine leichter bei der Miktion ausgestoßen werden.

Die *harnsauren Steine* bestehen zumeist aus einem Gemisch von Harnsäure und harnsauren Salzen, sind von hellbrauner Farbe, von runder oder eiförmiger Form, von glatter Oberfläche; sie geben im Röntgenbild zumeist nur einen sehr schwachen Schatten, sind oft überhaupt nicht auf die Platte darstellbar (Abb. 14—16).

Die *Oxalatsteine* bestehen fast zur Gänze aus oxalsaurem Kalk, sind von dunkelbrauner oder schwarzer Farbe, von kugeliger Form und sehr unebener, stacheliger Oberfläche (Maulbeer- oder Morgensternform). Am Röntgenbilde sind sie gut sichtbar (Abb. 15).

Xanthin- und *Cystin*steine sind gelblich, leicht durchscheinend, wachsartig, röntgenologisch schattengebend.

Phosphat- und *Carbonat*steine haben eine schmutzigweiße Farbe, eine rundliche, oft aber ganz unregelmäßige Form und eine körnige krystallinische Oberfläche. Die gemischten Steine wurden bereits früher erwähnt (Abb. 16).

Anhangsweise seien noch die sog. *Eiweiß-* (Fibrin-) und *Bakterien*steine erwähnt, weich-elastische, weiß bis graugelbliche Gebilde, in die sich oft Phosphatsalze in geringer Menge einlagern.

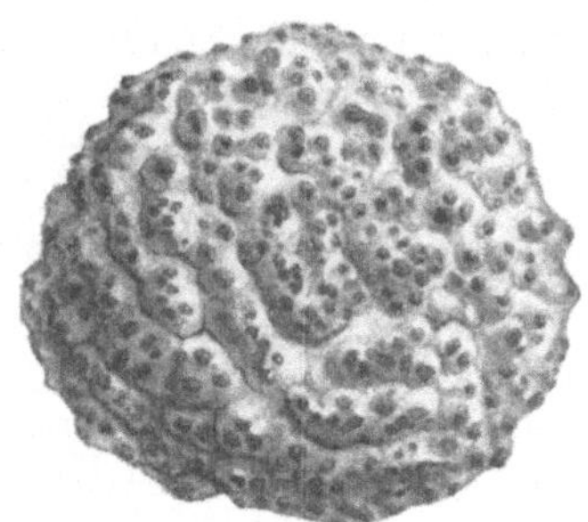

Abb. 15a. Oxalatstein.

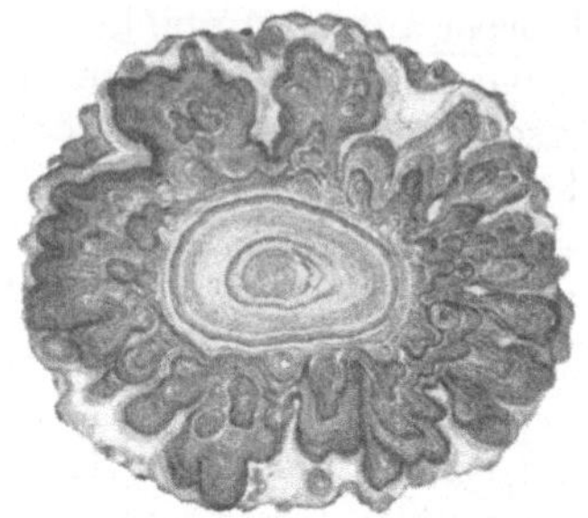

Abb. 15b. Querschnitt: Uratkern, Oxalatmantel.

Symptomatologie. Die charakteristischen Zeichen eines Blasensteines sind *Hämaturie, Schmerzen* und *Störungen der Harnentleerung.* Die Blutbeimengung zum Harn ist selten eine hochgradige, oft nur als terminale Hämaturie; sie exazerbiert bei Bewegungen, verringert sich bei ruhiger Rückenlage. Die Schmerzen werden insbesondere bei Erschütterungen durch Fahren, Reiten usw. empfunden, strahlen gegen die Eichel oder den Damm aus und verschwinden

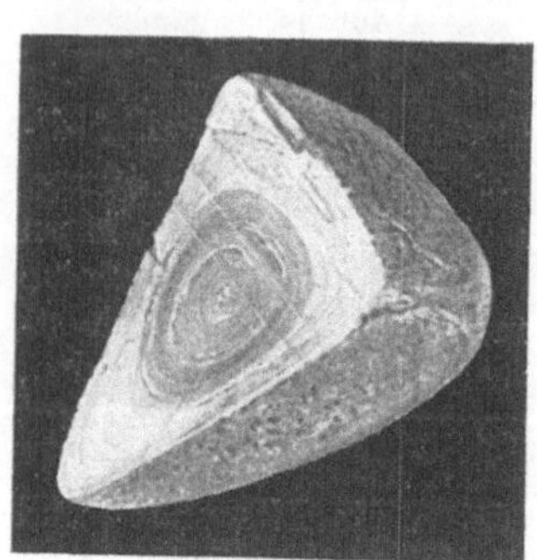

Abb. 16. Facettierter gemischter Stein. Durchschnitt: Uratkern, Phosphatmantel.

bei Rückenlage, da dabei der Stein von dem empfindlichen Blasentrigonum weg in den Blasenfundus rollt. Die Störungen der Harnentleerung bestehen in Pollakisurie infolge mechanischer Reizung des Trigonums durch den Stein und Unterbrechung des Harnstrahles, wenn sich der Stein vor das Orificium vesicae legt. Eine häufige Begleiterscheinung von Blasensteinen ist die Harninfektion (Cystitis).

Diagnose. Sie wird vermutet aus den charakteristischen Störungen der Harnentleerung und der konstanten, wenn auch zeitweise nur mikroskopischen Hämaturie; oft finden sich zahlreiche Krystalle im Harnsediment. Der Nachweis eines Blasensteines geschieht am besten mittels des Cystoskops, wobei man auch Größe, Form, Zahl, Farbe der Steine bestimmen kann. Die Untersuchung mit der Steinsonde oder mittels Röntgenaufnahme tritt an Bedeutung gegenüber der Cystoskopie mehr in den Hintergrund.

Therapie. Die Methode der Wahl ist die Steinzertrümmerung mittels des Lithotriptors (CIVIALE 1824) mit nachfolgendem Auswaschen der Steintrümmer (Evakuationspumpe von BIGELOW). Der Vorteil gegenüber der suprapubischen Eröffnung der Blase liegt in der raschen Wiederherstellung des Patienten, den geringeren Gefahren und der fast völlig fehlenden Mortalität.

Kontraindikationen gegen die Lithotripsie bestehen, wenn der Stein so groß ist, daß er vom Lithotriptor nicht gefaßt werden kann, wenn der Stein zu hart ist (große Oxalatsteine), wenn er in einem Divertikel oder in einer tiefen Tasche hinter einer Prostatahypertrophie liegt und wenn als Kern des Steines ein Fremdkörper zu vermuten oder nachzuweisen ist.

Technik der Lithotripsie. Der Lithotriptor wird nach Anästhesierung der Harnröhre in die mit 1%ige Novocainlösung gefüllte Blase eingeführt, bei entsprechender Haltung des Instrumentes fällt der Stein zwischen die geöffneten Branchen, die jetzt geschlossen werden und den Stein in mehrere Trümmer zerquetschen. Die einzelnen Steintrümmer sind neuerdings zu fassen und weiter zu zerkleinern und werden dann mittels eines dicken Metallkatheters, an den die BIGELOWsche Saugpumpe angesetzt wird, aus der Blase ausgewaschen. Durch cystoskopische Kontrolle überzeugt man sich am Ende der Operation von der völligen Steinfreiheit der Blase. Bei infiziertem Harn sorgt wenige Tage hindurch ein Dauerkatheter für eine gute Drainage der Blase und schützt die zumeist lädierte Harnröhre vor der Benetzung durch den infizierten Harn.

Technik der Sectio alta. Sie wird nahezu stets in Lokalanästhesie vorgenommen. Rhombische Umspritzung des Operationsfeldes mit $^{1}/_{2}\%$ige Novocainlösung oder nur schichtenweise Infiltration in der Schnittlinie nach Füllung der Blase mit 100 ccm 1%iger Novocainlösung. Medianschnitt von der Symphyse nach aufwärts durch Haut und Fascie, die beiden M. recti werden stumpf auseinandergedrängt, das Peritoneum soweit wie möglich kopfwärts zurückgeschoben; nun erscheint der Scheitel der Blase, die nach Abfließenlassen der Novocainlösung durch den Katheter zwischen zwei Haltefäden eröffnet wird. Nach Entfernen der Steine (Cystolithotomie) wird die Blasenwand entweder vollständig durch Catgutnähte, die aber die Schleimhaut niemals mitfassen dürfen, geschlossen und ein Dauerkatheter durch die Harnröhre eingelegt oder aber die Blase wird durch ein rechtwinkelig abgebogenes, dickes Gummirohr (suprapubisches Steigrohr) von oben her durch wenige Tage drainiert.

Ist eine dauernde Blasenfistel (Cystostomie) anzulegen, so wird in die suprapubische Blasenwunde ein Pezzerkatheter wasserdicht eingenäht.

Nach Entfernung des Steines muß zwecks Vermeidung von Rezidiven eine Nachbehandlung einsetzen: Bekämpfung der Harninfektion und des Restharnes, Regelung der Diät, die je nach der chemischen Natur des Steines einzurichten ist (s. darüber S. 117).

G. Die entzündlichen Erkrankungen der Harnblase.

1. Cystitis.

Als Cystitis bezeichnet man eine entzündliche Erkrankung der Harnblase; zumeist ist die Cystitis nur eine Teilerscheinung einer Infektion im Urogenitalapparate oder sie ist die Folge oder Komplikation einer anderen Erkrankung der Blase oder Blasenumgebung.

Ein trüber Harn allein ist noch keineswegs das Zeichen einer Cystitis, da die Eiterbeimengung ja aus der Harnröhre, der Prostata oder aus den Nierenbecken her stammen kann. Auch das Vorhandensein des Symptoms der Pollakisurie spricht ebensowenig mit absoluter Sicherheit für das Bestehen einer Cystitis wie seine Abwesenheit für das Fehlen einer Blasenentzündung. Für die Diagnose ist vielmehr das Zusammentreffen einer Reihe subjektiver wie objektiver Symptome erforderlich, die wichtigste, niemals zu unterlassende Entscheidung freilich kommt der Cystoskopie zu.

In der Ätiologie sind *chemische Reizungen* (Formaldehyd durch zu große Urotropindosen, Canthariden, Teerfarbstoffe, zu hoch konzentrierte Blasenspülmittel) nur selten von Bedeutung, eine ausschlaggebende Rolle dagegen spielen nahezu in allen Fällen die *Mikroorganismen*; allerdings mit der Einschränkung, daß neben den Bakterien zur Entstehung einer Blasenentzündung noch ein zweiter *schädigender Faktor* vorhanden sein muß: 1. Läsionen der Schleimhaut (durch Katheter, Steine, Fremdkörper) oder der Blasenwand (Operationen in der Umgebung der Blase, Mastdarm-, gynäkologische Operationen, Entbindungen), 2. Harnretention (Restharn), 3. venöse Hyperämie der Schleimhaut durch gynäkologische Erkrankungen, Obstipation, Erkältung und ähnliches.

Die weitaus häufigsten Cystitiserreger sind die *Kolibacillen*, es folgen dann Staphylo- und Streptokokken, Proteus; zu den selteneren Bakterien gehören Typhus, Paratyphus, Influenza, Pneumoniebacillen, Pyocaneus. Die nur selten zur Beobachtung kommenden sog. *abakteriellen* Pyurien sind möglicherweise erst durch ein Zugrundegehen der Bakterien keimfrei geworden.

Der *Infektionsweg*, den die Bakterien einschlagen, kann ein vierfacher sein: 1. von der Harnröhre aus (*urethrogener* Infektionsweg) durch Katheter oder als fortschreitende Entzündung von einer Urethritis oder Prostatitis aus; beim weiblichen Geschlecht von außen durch die kurze Harnröhre; 2. mit dem Harnstrom *(deszendierender, nephrogener* Infektionsweg), wobei entweder die Bakterien von den Nieren ausgeschieden werden, ohne dort oder im Nierenbecken eine Erkrankung hervorzurufen, oder im Anschluß an entzündliche Erkrankungen der oberen Harnwege; 3. von der Nachbarschaft aus über die *Lymphwege* (Erkrankung des Mastdarmes, der Appendix, Einrisse des Hymens) oder durch ein direktes Übergreifen der Entzündung oder durch Einbruch eines Abscesses (der Prostata, Samenblasen, weiblichen Adnexe; appendikulärer Absceß); 4. der seltene *hämatogene (metastatische)* Infektionsweg ist die Folge von Bakterienembolien der Blasenschleimhaut.

Symptomatologie. Im *akuten* Stadium besteht häufiger unbezwinglicher Harndrang *(Dysurie und Pollakisurie),* verbunden mit zumeist sehr heftigen Schmerzen, oft nach beendeter Miktion quälender Blasenkrampf (Tenesmen), der auch auf den Mastdarm übergreifend zu wiederholtem schmerzhaftem Stuhldrang Veranlassung geben kann. Die Schmerzen sitzen in der Blasengegend und strahlen gegen den Damm oder längs der Harnröhre aus, während der Nacht oder bei Bettruhe sind die Beschwerden gemildert. Wesentliche Temperatursteigerungen gehören nicht zum Bilde einer akuten unkomplizierten Cystitis, ein Beginn mit Schüttelfrost und hohem Fieber weist stets auf eine Mitbeteiligung anderer Organe, vor allem Prostata oder Nierenbecken hin. Oft werden am Schluß der Miktion aus der geschwollenen, blutüberfüllten Blasenschleimhaut einige Tropfen Blut gleichsam wie aus einem Schwamm durch die heftigen Blasenkontraktionen herausgepreßt (terminale Hämaturie).

Das Vorhandensein einer Cystitis bringt stets gewisse Gefahren mit sich wegen der Möglichkeit des Übergreifens der Infektion auf die übrigen Organe des Urogenitalapparates, insbesondere ist bei akuter Cystitis ein „Nach-Aufwärtspressen" (Rückfluß) von infiziertem Harn gegen die Nierenbecken zu durch die heftigen wiederholten Blasenkrämpfe zu befürchten. Diese Gefahr gilt besonders für den infizierten Restharn, der übrigens auch zur Bildung von Blasensteinen disponiert, die wiederum durch Läsionen der Blasenwand die Blasenentzündung ungünstig beeinflussen.

Im *chronischen* Stadium sind die subjektiven Beschwerden weitaus geringer, es besteht zumeist nur eine mäßige Pollakisurie mit geringen Schmerzen, doch können diese auch vollständig fehlen.

Diagnose. Pollakisurie, Dysurie und Pyurie sind die Charakteristica einer akuten Cystitis, die freilich oft nur *eine* Lokalisation einer allgemeinen Harninfektion darstellt bzw. Komplikation einer anderen Erkrankung des Urogenitalsystems sein kann. Man darf sich daher niemals mit der Diagnose „Cystitis" allein begnügen, sondern muß stets durch eine genaue urologische Untersuchung nach der Ursache der Blasenentzündung und nach eventuell vorhandenen Komplikationen suchen.

Der Harn enthält, ein für jede Cystitis typischer Befund, stets Eiter, nahezu stets, wie bereits früher erwähnt, Bakterien, im Beginn zumeist auch Blut. Eiweiß ist in dem Eiter- bzw. Blutgehalt entsprechend stets in geringer Menge vorhanden. Die Harnuntersuchung ist nach den früher gegebenen (S. 136) Regeln durchzuführen, chemische und mikroskopische Untersuchung des Sediments, insbesondere Feststellung der Bakterienart. Bei *Frauen* ist zur Untersuchung *niemals der spontangelassene Harn* zu verwenden, er muß vielmehr stets durch Katheter entnommen werden.

Bei Männern läßt man zur Unterscheidung zwischen Urethritis und Cystitis den Harn in zwei Gläser entleeren *(Zwei-Gläser-Probe)*. Bei einer *Urethritis* ist der Harn im ersten Glase trüb, im zweiten klar, bei einer *Cystitis* sind beide Gläser gleichmäßig getrübt. Bei einer *Urethrocystitis* wieder sind wohl *beide* Gläser trüb, das erste aber mehr als das zweite. Die Abgrenzung einer Cystitis von einer eitrigen *Prostataerkrankung* geschieht mittels der *Drei-Gläser-Probe*, wobei im Falle einer Prostatitis der im mittleren Glas enthaltene Harn klar ist; auch durch mikroskopische Untersuchung des exprimierten Prostatasekretes kann die Diagnose einer Prostatitis erhärtet werden. Ist eine Cystitis mit einer Prostatitis kombiniert, so muß vor Vornahme der Prostataexpression die Blase mit einer sterilen Lösung vorher klargespült werden.

Die wichtigsten Aufschlüsse sind durch die Cystoskopie zu erreichen, die allerdings im akuten Stadium, in dem die Blasenkapazität 20—30 ccm nicht übersteigt, kaum durchführbar und gefährlich ist. Erst wenn nach einigen Tagen die Reizerscheinungen der Blase nachgelassen haben, kann und soll die Blasenspiegelung vorgenommen werden, da eine zielbewußte Behandlung erst nach genauer ätiologischer und topischer Diagnosenstellung möglich ist.

Cystoskopisches Bild der Cystitis. Der leichteste Grad ist gekennzeichnet durch eine diffuse Gefäßinjektion, die vordem gelbe Blasenschleimhaut hat jetzt eine rote Farbe, bedingt durch zahlreiche, noch gut als solche unterscheidbare Blutgefäße *(Hyperämie)*. Bei Fortbestehen der Cystitis wird die Schleimhaut von einem entzündlichen Exsudat durchtränkt, die in gesundem Zustand wie Glas durchsichtigen Epithelzellen werden undurchsichtig, die Gefäßzeichnung verschwindet und die Schleimhaut weist einen diffusen roten Farbton auf, erscheint verdickt, gequollen, samtartig, uneben. Blutungen in der Schleimhaut erscheinen als hell- bis dunkelrote scharf begrenzte Stellen (Cystitis *haemorrhagica)*; bei chronischen Cystitiden findet man oft kleine halbkugelige knötchenförmige Vorwölbungen, bedingt durch follikuläre Infiltrate (Cystitis *follicularis* oder *granularis*) oder kleine zumeist mit klarem Inhalt gefüllte Cystchen, hervorgegangen durch zentrale Verflüssigung in den sog. Brunnschen Zellnestern (Cystitis *cystica*). Öffnen sich solche Cystchen gegen das Blasenlumen, so kann es zu einer wahren Produktion von Schleim kommen (Cystitis *glandularis*); bei manchen Formen länger bestehender Cystitis kommt es zu einer Proliferation kleiner senkrecht zur Oberfläche verlaufender Gefäßchen, die mit einem Epithelmantel bekleidet sind (Cystitis *proliferans papillomatosa*). An der akut entzündeten Schleimhaut kommen ferner umschriebene Nekrosen des Epithels mit Bildung von *Ulcera* vor, die von einem mehr oder minder dickem Fibrinbelag bedeckt sein können. Entzündliche oder neoplasmatische Erkrankungen, die von außen auf die Blase übergreifen, rufen daselbst das sog. *bullöse Ödem* hervor, traubenartig angeordnete, helle, wie an einem Stiel hängende ödematöse Cystchen.

Therapie. Diese gliedert sich in 1. Allgemeinbehandlung, 2. Lokalbehandlung der Blase, 3. Bekämpfung der Harninfektion.

Allgemeinmaßnahmen. Bettruhe, Wärme in Form von Thermophor oder heißen Bädern, reizlose Kost, Regelung des Stuhlganges. Gegen den schmerzhaften Harndrang Narkotica und Antispasmodica, am besten in Form von Suppositorien (Morphium, Pyramidon, Papaverin, Belladonna). Von Blasentee macht man erst nach Abklingen der akuten Erscheinungen Gebrauch.

Lokale Behandlung. Die Lokalbehandlung wird mittels Spülungen oder mittels Instillationen vorgenommen. Bei einer *Spülung* verwendet man größere Mengen einer indifferenten oder bactericiden Lösung, die die Blase reinigt und gleichzeitig auch eine chemische Wirkung besitzt. Die *Instillation* besteht in der Einbringung einiger weniger Kubikzentimeter einer zumeist beruhigenden und gleichzeitig bactericid wirksamen Lösung oder Suspension in den Blasenhohlraum, in dem sie nach Entfernung des Katheters möglichst lange verbleiben soll. Eine Lokalbehandlung soll in den ersten Tagen unterlassen werden, nur bei stärkerer terminaler Hämaturie Instillation weniger Tropfen einer $^1/_2^0/_0$igen Arg. nitr.-Lösung aufs Trigonum mittels Guyonkatheters. Später dann Instillation von sterilen Ölen mit medikamentösen Zusätzen mittels eines dünnen weichen Katheters ($1^0/_0$ Anästhesin-Novojodinöl, Kollargolöl). Im chronischen Stadium sind Blasenspülungen mit $3^0/_0$iger Bor-, Preglscher Jodlösung, Rivanol 1:5000 und Silbernitrat 1:4000—2000 empfehlenswert. Auch die oben erwähnten Öle, ebenso das $4^0/_0$ige Chlorsilbermetem sind oft von gutem Nutzen. Bei der Durchführung der Spülung soll man nur auf 40° erwärmte Lösungen verwenden und nie mehr als 50 ccm auf einmal einspritzen; tritt auch schon bei dieser geringen Menge Harndrang auf, so ist die Spülung besser zu unterlassen und nur Instillationen zu verwenden.

Die Bekämpfung der Harninfektion. Die Therapie richtet sich nach der Art der vorgefundenen Bakterien.

Kolibacillen. Das Prinzip der Behandlung besteht in schnell aufeinanderfolgendem Wechsel in der Harnreaktion, wodurch der Nährboden für das Wachstum der Kolibacillen verschlechtert wird (Säure-Alkali-Therapie). Der Harn wird zunächst durch große, drei Tage hindurch gegebene orale Dosen von Speisesoda stark alkalisch gemacht, in den darauffolgenden drei Tagen wird durch Ammoniumchlorid per os (6, 6 und 9 g pro die) eine stark saure Harnreaktion hervorgerufen. Während der Alkaliperiode große Flüssigkeitsmengen, wenig Eiweiß, viel Obst und Gemüse in der Nahrung. Während der Säuerungsperiode muß der Patient dursten; viel Eiweiß, wenig Obst und Gemüse; gleichzeitig Urotropin, das nur in saurem Harn Formaldehyd abspaltet und dadurch schädigend auf die Bakterien wirkt, per os (2—3 g täglich) oder intravenös (Cylotropin).

Staphylo-Streptokokken. Intravenöse Neosalvarsaninjektion 0,15 3mal wiederholt mit einem Intervall von je 2 Tagen oder Spirocid per os (5 Tage je 2 bis 3 Tabletten). Diese Therapie kann auch mit der obengenannten kombiniert werden.

2. Besondere Formen der Cystitis.

a) **Purpura vesicae.** Diese unter akuten Erscheinungen einsetzende Blasenentzündung steht mit der gleichnamigen Bluterkrankung in keinerlei Zusammenhang, der Name rührt vielmehr von dem außerordentlich charakteristischen cystoskopischen Befund her, der in normaler gelber Schleimhaut zumeist zahlreiche, blutspritzerähnliche, hellrote subepitheliale Hämorrhagien aufweist. Die *Entstehungsursache* der Purpura ist unbekannt, man beobachtet jedoch ein gehäuftes Auftreten nach Erkältungen, sowie im Anschluß an Grippe, Anginen, Zahncaries usw.; ein abnorm hoher Pepsingehalt des Harnes bei stark saurer Reaktion wurde von Blum als Ursache der Purpura angenommen.

Symptomatologie. Plötzlich einsetzende Pollakisurie mit schmerzhaften Blasentenesmen. Gestörtes Allgemeinbefinden, Schüttelfröste und hohes Fieber nur dann, wenn die Krankheit auch Nierenbecken und Harnleiter befallen hat. Der Harn ist bei der Purpura zumeist nur leicht getrübt und enthält charakteristische, weiße oder leicht blutig gefärbte kleine Membranen.

Im *Sediment* sind in der allerersten Zeit nur Erythrocyten, bald auch Leukocyten vorhanden, Bakterien sind nicht in allen Fällen nachweisbar.

Der cystoskopische Befund ändert sich, wenn die Krankheit ohne Behandlung einige Tage andauert, es kommt zu einer diffusen Cystitis, die in diesem Stadium oft schwer von der hämorrhagischen Cystitis zu unterscheiden ist. Da das Epithel über den Blutungen bald nekrotisiert, bilden sich weiterhin Ulcerationen aus, die wiederum eine sorgfältige differentialdiagnostische Abgrenzung gegenüber tuberkulösen Ulcera notwendig machen.

Therapie. Zumeist genügt das *Alkalisieren des Harnes* durch Na. bicarbonat per os, um ein rasches Verschwinden der Blasenbeschwerden zu erreichen. Hat die Erkrankung bereits zu allgemein cystitischen Erscheinungen geführt, so hat die Behandlung dem Rechnung zu tragen.

b) **Cystitis tuberculosa.** Eine primäre Cystitis tuberculosa gibt es (praktisch genommen) nicht, sie ist stets die Folge einer Nieren-, seltener einer Genitaltuberkulose. Nach Feststellung einer Blasentuberkulose muß daher stets nach dem primären Erkrankungsherd geforscht werden.

Symptomatologie. Am Beginne bestehen zumeist cystitische Erscheinungen geringen Grades bei fehlender oder nur leichter Harntrübung. Akute Blasensymptome kommen am Beginn einer Cystitis tuberculosa nur selten vor, doch kann sie sich an eine andersartige Blasenerkrankung, die unter stürmischen Erscheinungen begonnen hatte, anschließen. Die vorgeschrittene Cystitis tuberculosa ist ein äußerst qualvolles Leiden, schwere, außerordentlich schmerzhafte Blasentenesmen folgen einander in kurzen Intervallen, insbesondere wenn es zur Ausbildung einer tuberkulösen *Schrumpfblase* gekommen ist.

Diagnose. Der Befund einer *Pyurie ohne Bakterien* im mit Methylenblau gefärbten Präparat muß stets den Verdacht auf eine Tuberkulose des Harntraktes hervorrufen, insbesondere dann, wenn die *Harntrübung bereits längere Zeit* besteht und auf interne Therapie und Blasenspülungen keine Besserung gezeigt hat. Die Reaktion des Harns ist, wenn keine schwere Mischinfektion besteht, stets eine saure. Im nach Ziehl-Neelson gefärbten Präparat findet man in der Mehrzahl der Fälle die charakteristischen Tuberkelbacillen, evtl. ist der Tierversuch oder die kulturelle Untersuchung (nach Löwenstein) heranzuziehen. Das Vorhandensein eines tuberkulösen Herdes in Nebenhoden, Prostata oder Samenblasen spricht für die tuberkulöse Natur einer langdauernden Cystitis. Die *cystoskopische* Diagnose ist dann leicht, wenn sich in der Blase die typischen, von einem roten Hof umgebenen, gelblich-weißen Tuberkelknötchen finden; diese zerfallen später an ihrer Spitze und bilden die tuberkulösen Geschwüre, die zumeist an der Uretermündung der erkrankten Seite oder am Blasenscheitel sitzen. Die übrige Blasenschleimhaut ist, wenn keine Mischinfektion vorliegt, nur wenig verändert. Das unregelmäßig begrenzte tuberkulöse Ulcus bietet, wenn keine Knötchen an seinem Rand zu sehen sind, an und für sich keine absolut charakteristischen Kennzeichen. Es ist daher in jedem Fall von Geschwürsbildung in der Blase stets an eine Tuberkulose zu denken, eine sorgfältige Untersuchung des Harnsediments, der Nierenfunktion kombiniert mit Ureterenkatheterismus ergibt genügend Kriterien für die Differentialdiagnose. Tuberkulöse Veränderungen der Blase können aber auch in Form von einzelnen geröteten und gewulsteten Infiltrationsherden der Schleimhaut vorkommen. Auch hier sitzen die Veränderungen zumeist an der Uretermündung der erkrankten Seite, die gerötet, succulent, stark vorspringend erscheint und zuweilen ein so starkes bullöses Ödem zeigt, daß sich die Vermutung eines in der Harnleitermündung steckenden Steines oder eines Papilloms aufdrängen kann.

Therapie. Die Therapie der Blasentuberkulose muß zunächst und hauptsächlich auf die Entfernung des primären Herdes (zumeist in der Niere) gerichtet sein. Die Blase heilt dann gewöhnlich ohne weitere Therapie aus; wenn die Nierenerkrankung doppelseitig ist oder der primäre Herd in Prostata oder Samenblasen liegt, dann muß man versuchen, eine vorsichtige Lokalbehandlung einzuleiten, ebenso nach der Nephrektomie, wenn die ulcerösen Veränderungen bereits höhere Grade angenommen hatten. Arg. nitricum-Spülungen werden von tuberkulösen Blasen so schlecht vertragen, daß dies geradezu differentialdiagnostisch zu verwerten ist; am besten bewährt sich eine Rivanollösung 1 : 5000. Im allgemeinen sind den Spülungen Instillationen vorzuziehen, und zwar mit Anästhesin-Novojodin- (S. 154) oder 5—10% Gomenolöl, ferner von 1—2% wässeriger Methylenblaulösung. Bei den ganz schweren Formen von Blasentenesmen (Schrumpfblase) wirkt jede Lokaltherapie nur schmerzsteigernd, hier kann man durch Ableitung des Harnes mittels Cystostomie oder doppelseitiger Einnähung der Ureteren in die Haut dem Kranken Erleichterung verschaffen.

In der interen Therapie kein Urotropin (außer bei Mischinfektionen), da es zumeist reizend wirkt; Guajacol carb. 0,5 mehrmals des Tages oder 3mal pro die Methylenblau 0,1 durch 5 Tage. Bei schweren Tenesmen Morphin (0,02) – Papaverin (0,08) – Atropin (Extr. Belladonnae 0,02) in Suppositorien.

c) **Ulcus simplex vesicae.** Häufiger bei Frauen als bei Männern bildet sich in einer sonst nur geringgradig entzündlich veränderten Blasenschleimhaut ein Geschwür aus; die Verminderung der Blasenkapazität ist eine beträchtliche, dementsprechend die subjektiven Beschwerden hochgradige: starke Vermehrung der Miktionsfrequenz und starke Schmerzen nach der Entleerung. Das cystoskopische Bild der Geschwüre ergibt kein sicheres Kriterium zur Abgrenzung gegenüber der Tuberkulose; die lange Dauer, die schweren subjektiven Beschwerden machen die Diagnose wahrscheinlich, die dann gestützt wird durch das Fehlen von Knötchen in der Blase und von Tuberkelbacillen im Harn sowie durch das normale Ergebnis der Nierenuntersuchung. Einer Therapie gegenüber verhält sich diese Geschwürsbildung außerordentlich refraktär, Spülungen, Instillationen, Ätzungen, Kauterisationen und schließlich die chirurgische Excision des Ulcus sind indiziert. Die Rezidivgefahr ist eine recht beträchtliche.

Das *Ulcus incrustatum* wird von vielen als ein späteres Stadium des Ulcus simplex aufgefaßt. Man findet cystoskopisch eine oder mehrere, von einem rotem Hof umgebene Stellen der Blasenschleimhaut, denen weiße, mit Kalksalzen inkrustierte flottierende Membranen aufsitzen. Die subjektiven Beschwerden sind noch heftiger als beim Ulcus simplex, hervorgerufen durch die dabei nie fehlende starke diffuse Cystitis und die von den nekrotischen Membranen sich abstoßenden Inkrustationen, die auch zu wahren Steinbildungen Anlaß geben können. Die Ätiologie ist unbekannt, in manchen Fällen ist ein Zusammenhang mit dem Puerperium nachzuweisen. Als Therapie kommt hier ein Curettement des Ulcus oder die Operation in Frage.

d) **Seltene Blasenerkrankungen.** Die *Syphilis* der Blase kommt seltener im sekundären, zumeist im tertiären Stadium vor. Cystitische Erscheinungen verschiedener Stärke, Hämaturie, cystoskopisch verringerte Kapazität, Rötung, Papeln, Geschwüre der Blasenschleimhaut. Auf spezifische Behandlung schnelle Ausheilung. Die *Aktinomykose* entsteht immer sekundär durch Übergreifen der Entzündung von der Nachbarschaft, zumeist vom Darm. Die Behandlung ist eine symptomatische. Die *Bilharziosis* der Blase entsteht durch die aus dem Blut in die Blasenschleimhaut gelangenden Eier des Distomum haematobium, wodurch es zu Ödem, Blutungen, Ulcera und entzündlichen Neubildungen der Blase kommt. Die Krankheit hat in verschiedenen tropischen Ländern eine sehr große Bedeutung.

H. Neubildungen der Blase.

Die häufigsten Tumoren der Blase sind die Papillome, die papillären Carcinome und die infiltrierenden Plattenepithelkrebse; selten nur kommen Adenome, Myome, medulläre und Gallertcarcinome sowie Sarkome vor.

Die histologisch *gutartigen Papillome* besitzen eine ausgesprochene Tendenz zur Bildung von Impftumoren auf der Blasenschleimhaut, sowie zu maligner Umbildung, sie sind daher als präcanceröse Erkrankung aufzufassen.

Als eine zur Tumorentwicklung prädisponierende Erkrankung sind chronische, auf die Blase einwirkende Reize anzusehen, wie sie durch chronische mit starker Eiterung einhergehende Entzündungen, durch Steine und durch Beschäftigung mit Anilinfarben (Anilinkrebs) hervorgerufen werden.

Symptomatologie. Das wichtigste Symptom eines Blasentumors ist die Hämaturie, die unbeeinflußt von Bewegungen (im Gegensatz zu den Blasensteinen) plötzlich und ohne Schmerzen sich einstellt, um ebenso plötzlich wieder oft auf lange Zeit zu verschwinden (sog. *symptomlose* oder richtiger *monosymptomatische Hämaturie,* da außer ihr kein anderes Krankheitssymptom sich bemerkbar macht). Die Blutung ist oft so heftig, daß es zur Bildung von Blutkoagula kommt, die auch die ganze Blase erfüllen und dadurch eine komplette Harnverhaltung bedingen können *(Bluttamponade der Blase).* Weitere Störungen der Harnentleerung sind gegeben, wenn Tumorzotten sich in den Blasenhals einklemmen (Harnverhaltung), wenn der Tumor einen großen Teil des Blasencavums ausfüllt oder durch Infiltration der Blasenwand ihre Ausdehnbarkeit herabsetzt (Verringerung der Blasenkapazität, Pollakisurie). Häufig tritt bei Blasentumoren eine Harninfektion dazu, insbesondere bei nekrotisch zerfallenden Carcinomen, so daß häufige, schmerzhafte Miktionen bei blutigeitrigem oder jauchig zersetztem Harn bestehen.

Diagnose. Eine monosymptomatische Hämaturie mit Blutgerinnsel bei eiterfreiem Harn und ohne auf einen Nierentumor hinweisenden Beschwerden (Nierenkoliken, Tumor der Nierengegend) ist pathognomonisch für einen Blasentumor. Die Diagnose ist mit Sicherheit durch das Cystoskop zu stellen, die mikroskopische Harnuntersuchung gestattet nur ausnahmsweise den Nachweis von Tumorzotten, die bimanuelle Untersuchung nach Entleerung der Blase gibt nur in seltenen Fällen ein Urteil über die Größe des Tumors und Infiltration der Blasenwand; über den Wert der Röntgenuntersuchung s. S. 144.

Cystoskopische Merkmale für ein *benignes* Papillom: der zottige Tumor sitzt gestielt, nicht breitbasig auf, die Blasenschleimhaut ist in der Umgebung des Tumors nicht verändert, die Oberfläche des Tumors ist nicht nekrotisch. Die Form der Zotten, ob schlank und spitz oder kurz und plump ergibt kein Kriterium für den Charakter des Neoplasmas.

Prognose. Die große Neigung der papillären Geschwülste zur Bildung von Impfmetastasen und Rezidiven erfordert auch nach ihrer Zerstörung eine ständige cystoskopische Nachkontrolle. Fernmetastasen kommen nahezu nur bei den infiltrierenden Carcinomen vor.

Therapie. Aus der früher erwähnten Auffassung der *„benignen"* Papillome als präcanceröse Erkrankung ergibt sich die Schlußfolgerung, bei der Entfernung womöglich keine frischen Wunden zu setzen, um dort die Bildung carcinomatöser Impftumoren zu verhindern. Es ist daher die Exstirpation des Tumors von der operativ eröffneten Blase aus möglichst einzuschränken und dafür die endovesicale Zerstörung des Tumors durch Elektrokoagulation oder Chemokoagulation anzuwenden. Von endovesicalen Maßnahmen kommt noch die Exstirpation des Tumors mittels der BLUMschen Schlinge in Betracht. Die Elektrokoagulation geschieht mit Hilfe eines Diathermieapparates derart, daß eine große Bleielektrode unter das Gesäß des Patienten geschoben wird; der zweite Pol wird von einer knopfförmigen Elektrode gebildet, die durch das Ureteren- oder Operationscystoskop eingeführt und in den Tumor hineingedrückt wird, der nach Einschalten des Stroms um die Elektrode herum nekrotisch wird. Bei der Chemokoagulation werden mittels eines Ureterkatheters einige Tropfen Trichloressigsäure auf den Tumor getropft.

Bei kleineren die Blasenwand nicht infiltrierenden *malignen Tumoren* Elektro- oder Chemokoagulation, sonst Resektion der Blasenwand weit im Gesunden. Ist dies wegen der Ausbreitung oder des Sitzes des Tumors nicht möglich, Kauterisation des Tumors von der eröffneten Blase aus. Die Prognose dieser Operation ist jedoch eine sehr ungünstige; die technisch nicht so schwierige Totalexstirpation der Blase ist derzeit noch nicht als Methode der Wahl zu betrachten, da die Versorgung der Ureteren durch Implantation in den Darm (oder die Haut) die Gefahr der ascendierenden Pyelonephritis mit sich bringt. Eine Röntgen- oder Radiumbehandlung muß stets versucht werden, allzuviel darf man sich jedoch von ihr nicht erhoffen.

J. Nervös bedingte Störungen der Blasenfunktion.

1. Cerebrale und spinale Affektionen.

Gewisse Erkrankungen des *Gehirns,* insbesondere wenn sie einen *Verlust des Bewußtseins* zur Folge haben, wie Verletzungen des Schädels, Commotio cerebri, Apoplexie, Epilepsie, Encephalitis epidemica verlaufen ebenso wie Erkrankungen der Meningen (Meningitis) und komatöse Zustände mit einer kompletten Harnverhaltung, die später von *automatischen Blasenentleerungen* (auf kleine Hautreize hin, aber auch ohne diese, entleert sich die Blase ohne Willen des Patienten im Strahle) abgelöst werden kann.

Verletzungen des *Rückenmarks,* sowie eine Reihe von Erkrankungen, von denen die häufigsten Tabes dorsalis, multiple Sklerose, Syringomyelie sind, führen zu Störungen der Harnentleerung im Sinne einer kompletten oder inkompletten Harnverhaltung. Bei Querschnittsläsion besteht zunächst eine komplette Harnretention, der später dann unvollständige reflektorische Blasenentleerungen *(Blasenautomatie)* folgen.

Die Störungen der Blasenentleerung bei *Tabes* sind deshalb von Wichtigkeit, da sie oft das erste Symptom dieser Erkrankung darstellen. Sie beginnen zumeist mit abnorm selten auftretendem Harndrang, die Miktion ist erschwert, der Harnstrahl kraftlos, es besteht Restharn und Nachträufeln. Seltener sind die Reizerscheinungen, wie Harndurchbruch und die außerordentlich schmerzhaften Blasenkrisen. Die *Diagnose* ist zu stellen aus dem neurologischen Befund, der Möglichkeit, die Blase durch Druck über der Symphyse auszupressen („ausdrückbare Blase", Symptom von Wagner-Jauregg), dem Nachweis von Restharn bei Fehlen sonstiger mechanischer Ursachen und bei der Cystoskopie aus dem Vorhandensein einer Trabekelblase sowie dem Offenstehen des Sphincter int., so daß der sonst bei der Blasenspiegelung niemals sichtbare Colliculus seminalis im Gesichtsfeld erscheint (Schrammsches Phänomen). Beim Einführen von Instrumenten ist die geringe Empfindlichkeit der Harnröhre auffallend.

Therapie. Bei allen mit Bewußtseinsstörungen einhergehenden Erkrankungen ist der Entleerung der Blase besondere Aufmerksamkeit zu widmen: täglich zweimaliger Katheterismus, wenn der Restharn 300 ccm übersteigt, strengste Einhaltung der Asepsis wegen der großen Gefahr der Infektion des Restharnes (Gefahr der ascendierenden Pyelonephritis und Steinbildung in den Nieren), stets Harndesinficientia per os oder intravenös; bei infiziertem Harn am besten Dauerkatheter.

2. Pollakisuria nervosa.

Trotz normalem Harn- und Organbefunde besteht eine hochgradige Vermehrung der Miktionsfrequenz, der Harndrang kann dabei so plötzlich und stark auftreten, daß es sogar zu einem Harndurchbruch (nervöse Inkontinenz) kommt.

Diagnose. Charakteristisch sind die normalen Miktionspausen bei psychischer Ablenkung und bei Nacht. Die urologische Untersuchung muß sich mit großer Sorgfalt auf den ganzen Urogenitalapparat erstrecken, um eine beginnende Nierenerkrankung (Tuberkulose, Stein) oder geringe als Reiz wirkende Veränderungen nicht zu übersehen.

Therapie. Entfernung eventuell vorhandener, wenn auch geringer Veränderungen, zumeist am Trigonum, Blasenhals oder hinterer Harnröhre; ferner Lapisinstillationen, Sonden, psychische Behandlung.

3. Enuresis infantum.

Das Bettnässen kann nur bei Nacht (Enuresis nocturna) oder bei Tag (Enuresis diurna) oder kombiniert auftreten. Als Ursache kommt eine hereditäre Belastung, segmentale Minderwertigkeit, Funktionsstörungen der Drüsen mit innerer Sekretion (Thyreoidea, Hypophyse, Testes), Erkrankungen der nervösen Zentren (Epilepsie, Meningo-Myelocele), des Urogenitalapparates (Phimose, Balanitis, Fluor, Blasensteine, entzündliche Blasen- oder Nierenerkrankungen) und schließlich des Darms (Fissura ani, Würmer) in Betracht.

Diagnose. Genaue Untersuchung in genannter Richtung, um andere Erkrankungen auszuschließen. Ist eine organische Grundlage nicht auffindbar, so muß man die Enuresis als funktionelle Neurose auffassen.

Therapie. Öfteres Aufwecken des Nachts, flüssigkeitsarme Kost; Strafen oder Drohungen sind nutzlos; Suggestivtherapie; Lapisinstillationen; epidurale Injektion (nach Cathelin) mit 20 ccm physiologischer Kochsalzlösung; allgemein kräftigende Behandlung; Versuch mit Organpräparaten.

III. Chirurgie der Prostata.

Von

Professor Dr. Hans Rubritius-Wien.

A. Prostatitis und Prostataabsceß.

Die entzündlichen Veränderungen der Prostata nehmen in der Pathologie dieses Organes den breitesten Raum ein. Die *akute*, sowie die *chronische Prostatitis* verdanken ihre Herkunft am häufigsten der *Gonorrhöe*. Außerdem aber kann eine Prostatitis auch durch mancherlei andere Ursachen zustande kommen. Die häufigste Entstehungsart ist das *Übergreifen eines Entzündungsprozesses von der rückwärtigen Harnröhre* auf die Prostata. Auf diesem Wege geht meistens die Gonorrhöe auf die Prostata über; aber auch bei Harnröhrenkatarrhen anderer Ätiologie als der Gonorrhöe, wie wir sie oft im Verlaufe einer Dauerkatheterbehandlung, eines chronischen Blasenkatarrhes, bei Blasensteinen und Harnröhrenstrikturen beobachten, kommt es mitunter zu einem Übergreifen des Prozesses auf die Prostata. Der *lymphogene Infektionsweg* vermittelt das Übergreifen von Entzündungsprozessen der Nachbarschaft, also am häufigsten von solchen, welche im Mastdarm und um denselben herum lokalisiert sind. (Rectale und periproktitische Eiterungen, Mastdarmfisteln u. a.) Überaus häufig entsteht eine Prostatitis auf *hämatogenem* Wege. Man hat Eiterungen der Prostata bei pyämischen Prozessen gesehen, ferner im Anschluß an schwere Infektionskrankheiten, wie Typhus und Pneumonie. Nicht gar so selten sehen wir Prostataabscesse nach Grippe, Anginen, Furunkeln und Karbunkeln auftreten.

Symptomatologie. Bei der leichtesten Form der Prostatitis, der einfachen Kongestion der Drüse besteht ein Druckgefühl im Mastdarm und in der Gegend des Dammes. Daneben leichter Harndrang, das Harnlassen ist etwas erschwert und schmerzhaft. Beim zweiten Grade, der *parenchymatösen Entzündung*, bei welcher bereits entweder nur ein Lappen oder das ganze Organ bienenwabenartig von kleinen Abscessen durchsetzt ist, sind die Beschwerden schon viel erheblichere. Die Schmerzen im Mastdarm sind gesteigert und haben bohrenden Charakter. Die Harnentleerung vollzieht sich langsam unter großen Schmerzen. Der Harn ist dabei noch klar. Ganz plötzlich und unvermittelt kann es zu einer akuten Harnverhaltung kommen. Die Schmerzen nehmen im Verlaufe der Erkrankung erheblich zu und strahlen gegen den Damm, gegen das Kreuz, in beide Oberschenkel und in die Glans penis aus. Sie steigern sich in ganz besonderem Maße bei der Harnentleerung und bei der Stuhlentleerung. Dazu kommt Fieber und manchmal stellen sich auch Schüttelfröste ein. Bei der rectalen Untersuchung, welche außerordentlich schmerzhaft ist, erweist sich die Prostata übermäßig groß, ihre Oberfläche glatt und gespannt. Die Drüse kann in ihrer Gänze betroffen, der Prozeß kann aber auch nur halbseitig lokalisiert sein. Meistens gehen diese Erscheinungen bei entsprechender Behandlung im Verlauf von 5—6 Tagen zurück. Wenn dies nicht der Fall ist, so ist anzunehmen, daß der Prozeß fortschreitet. Es kommt zu einer weiteren erheblichen Steigerung aller Symptome, vor allem der Schmerzen. Das Allgemeinbefinden ist durch hohes Fieber, Schüttelfröste, Durstgefühl und vollständige Appetitlosigkeit arg in Mitleidenschaft gezogen. *Die übermäßigen Schmerzen, das hohe Fieber mit Schüttel-*

*frösten, die Erschwerung der Harn- und Stuhlentleerung und das schwer beein-
trächtigte Allgemeinbefinden charakterisieren das klinische Bild des Prostataabscesses.* Dieser ist in diesem Stadium noch auf die Prostatakapsel beschränkt.

Im weiteren Verlaufe erfolgt der Durchbruch des Eiters in ein benachbartes
Hohlorgan oder in das umgebende Zellgewebe und gibt in letzterem Falle Anlaß
zur Ausbildung einer *periprostatischen Phlegmone.* Am häufigsten bricht der Eiter
in die Harnröhre oder in den Mastdarm durch. Die Ruptur der Harnröhre vollzieht sich oft gelegentlich einer Miktion oder eines Katheterismus. Mit dem Eiterdurchbruch können alle Krankheitserscheinungen plötzlich schwinden, der Harn
enthält jetzt große Mengen von Eiter, die Heilung vollzieht sich rasch. Ist aber
die Perforationsöffnung zu klein, so stellen sich immer wieder Eiterretentionen
ein, welche sich durch Fieberanstieg dokumentieren. Breitet sich der Absceß
gegen das Rectum hin aus, so kann man an der großen Geschwulst im
Mastdarm an einer oder mehreren Stellen Erweichungen mit Schwellung der
darüber liegenden Schleimhaut nachweisen, bis sich endlich die in den Mastdarm vorspringende Prostatageschwulst als großer fluktuierender Tumor
präsentiert. *Aber nicht bei jedem Prostataabsceß kann man bei der rectalen Untersuchung Fluktuation nachweisen.* Bei der periprostatischen Phlegmone kann der
Eiterungsprozeß gegen den Damm fortschreiten, sich in der Fossa ischiorectalis
ausbreiten und neben dem Mastdarm nach außen durchbrechen, er kann aber
auch seinen Weg gegen die Blase zu nehmen und der Durchbruch erfolgt dann
über der Symphyse, in der Inguinalgegend oder an der Innenseite des Oberschenkels. Überaus selten erfolgt der Durchbruch in die Bauchhöhle. Die
periprostatischen Phlegmonen geben, wenn sie nicht rechtzeitig durch ausgiebige Incision und Drainage eröffnet werden, häufig Veranlassung zur Ausbildung schwerer lebensbedrohender Allgemeininfektionen. Der Eiterungsprozeß kann andererseits in einen chronischen übergehen, indem sich ausgedehnte Infiltrate mit zahlreichen fistelförmigen Durchbrüchen entwickeln,
deren definitive Heilung oft sehr lange Zeit in Anspruch nimmt.

Die **Diagnose** der akuten Prostatitis bietet gewöhnlich keine besonderen
Schwierigkeiten. Die charakteristischen Schmerzen und der rectale Palpationsbefund lassen beinahe niemals einen Zweifel aufkommen. Schwierigkeiten kann
in manchen Fällen die rechtzeitige Erkennung von Absceßbildungen bereiten,
namentlich dann, wenn die eitrige Einschmelzung sich nicht in den an den Mastdarm angrenzenden Partien, sondern in der Umgebung der prostatischen Harnröhre vollzieht.

Die **Prognose** der akuten Prostatitis ist im allgemeinen günstig. Beim
Prostataabsceß ist sie schon ernster zu bewerten, namentlich wenn es sich um
ältere Menschen handelt. Es kommt immer darauf an, den Absceß rechtzeitig
durch Operation zu eröffnen.

Die **Behandlung der akuten Prostatitis** ist eine rein konservative; Bettruhe,
Regelung des Stuhlganges und antiphlogistische Maßnahmen. Die Kälte-
applikation bewerkstelligen wir vom Mastdarm aus mit dem sog. *Arzberger-*
Apparat, ein Metallkolben von der Länge und Stärke eines Zeigefingers, der
von kaltem Wasser durchflossen ist und auf diese Weise gekühlt wird. Diesen
Arzberger-Apparat lassen wir 2—3mal täglich etwa 20 Minuten lang anwenden;
das durchfließende Wasser soll eine Temperatur von 8—12° haben. Gegen die
starken Schmerzen verordnen wir Opium, Morphin oder Extractum bella-
donne in Form von Stuhlzäpfchen. Tritt eine Harnverhaltung ein, so ist der
Katheterismus notwendig. Da das Einführen eines Katheters überaus schmerzhaft ist, so wählen wir einen Katheter aus Weichgummi von nicht zu starkem
Kaliber und trachten den Katheterismus mit größter Zartheit und Schonung
vorzunehmen. Bei sehr großer Empfindlichkeit wird es sich empfehlen, vorher

eine Cocain-Adrenalinlösung in die Harnröhre einzuspritzen (2%ige Novocainlösung mit Adrenalinzusatz). Überaus wirksam hat sich in der Behandlung der
akuten Prostatitis die *Proteinkörpertherapie* erwiesen (Aolan). Die Behandlung
der chronischen Prostatitis gipfelt in der Applikation eines „warmen Arz-
bergers" (38⁰—42⁰ C) und in der Massage der Prostata.

*Die Behandlung des Prostataabscesses ist eine rein chirurgische. Wenn wir
einen Absceß nachgewiesen haben, so besteht die Notwendigkeit, ihn sobald als
möglich durch Incision zu eröffnen. Das Warten auf einen spontanen Durchbruch
kann leicht eine septische Allgemeininfektion und damit das letale Ende herbeiführen.*

Die *Methode der Wahl* für die *Eröffnung eines Prostataabscesses* ist die *Freilegung der Prostata vom Damme aus* mit nachfolgender Incision der Drüse. Der
anzuwendende Hautschnitt ist der Zuckerkandlsche bogenförmige, prärectale
Schnitt (s. Abb. 17).

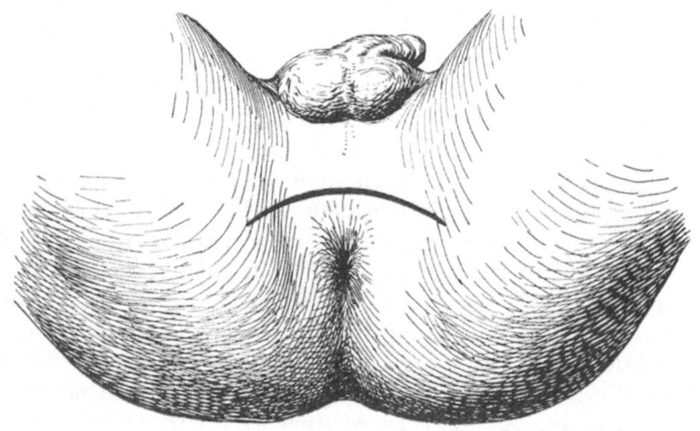

Abb. 17. Prärectaler Bogenschnitt. (Nach O. Zuckerkandl.)

B. Die Tuberkulose der Prostata.

Ätiologie. Das Auftreten einer Tuberkulose der Prostata wird durch verschiedene Schädlichkeiten des Prostatagewebes wie z. B. sexuelle Exzesse,
noch viel häufiger aber durch vorangegangene gonorrhoische oder andere Entzündungen begünstigt. Sie tritt gewöhnlich zwischen dem 20. und 40. Lebensjahr auf. Selten erkrankt die Prostata auf hämatogenem Wege, viel häufiger
greift die Erkrankung von tuberkulös erkrankten Nachbarorganen, wie Samenblase, Harnblase, auf die Drüse über. Von der Prostata aus kommt es in den
meisten Fällen zu einer Ausbreitung der Krankheit auf die Nebenhoden, entweder auf dem Lymphwege oder durch das Vas deferens. Bei den meisten
Fällen von Genitaltuberkulose, bei welcher also Prostata, Samenblasen und
Nebenhoden ergriffen sind, läßt es sich nicht entscheiden, von welchem Organ
die Erkrankung ausgegangen ist. In neuerer Zeit neigt man mehr der Ansicht
zu, daß die Urogenitaltuberkulose gleichzeitig mit verschiedenen Herden in
den einzelnen Organen des männlichen Urogenitalapparates zum Ausbruche
kommt.

Pathologische Anatomie. Es kommt zunächst zur Bildung von Tuberkeln
in den Drüsenläppchen, welche sich zu Konglomeraten von Linsen- bis Haselnußgröße vereinigen. Die Verkäsung folgt bald nach. Auf diese Weise entstehen Abscesse, welche in die Harnröhre durchbrechen oder aber zu Fistel-

bildungen am Damm und um den Mastdarm herum Veranlassung geben können. In die so entstandenen Kavernen ist oft ein großer Teil der Harnröhre einbezogen. Es entwickelt sich dann eine Art Vorblase, in welcher sich der Harn ansammelt. Wenn auch der Blasenhals in die Zerstörung einbezogen ist, so entsteht Inkontinenz.

Symptome. Eine Tuberkulose der Prostata macht oft lange Zeit hindurch gar keine lokalen Beschwerden, es werden nur Allgemeinerscheinungen beobachtet wie Müdigkeit, Appetitlosigkeit, Nachtschweiße und leichte Fiebersteigerungen. Erst im weiteren Verlaufe stellt sich vermehrter Harndrang ein, brennende Schmerzen beim Urinieren und namentlich am Ende der Miktion; die Schmerzen werden oft in der Spitze des Penis empfunden. Außerdem besteht ein Druckgefühl in der Dammgegend. Sehr häufig beobachtet man einen blutigeitrigen Ausfluß aus der Harnröhre, auch das Sperma kann blutig tingiert sein. Die Palpation vom Mastdarm aus läßt eine erhebliche Vergrößerung der Prostata namentlich in ihren seitlichen Partien nachweisen. Man tastet kleinere und größere, derbe, druckempfindliche Verhärtungen, durch welche die Oberfläche höckerig und unregelmäßig erscheint. Bei mäßigem Druck auf die Drüse kommt Eiter aus der Harnröhre. Im weiteren Verlaufe tastet man im Mastdarm ausgedehnte derbe, stellenweise erweichte Infiltrate, welche das kleine Becken ganz auszufüllen scheinen und in welche auch die Samenblasen einbezogen sind. Die Erkrankung bleibt selten auf die Prostata beschränkt, sie geht sehr oft auf die Samenblasen, auf die Nebenhoden, auf die prostatische Harnröhre und auch auf die Harnblase über.

Die **Prognose** ist immer vorsichtig zu stellen und wegen des Übergreifens auf andere Organe und der Gefahr der Miliartuberkulose ernst zu werten.

Die **Diagnose** ist gewöhnlich schon durch den Palpationsbefund gegeben. Eine Expression von Eiter aus der Drüse oder eine Cystoskopie sind nicht angezeigt, da durch alle diese Manipulationen leicht infektiöses Material in die Blut- und Lymphbahnen eingepreßt werden kann. Sehr selten gelingt es, im Ausfluß aus der Harnröhre oder im Harn Tuberkelbacillen nachzuweisen.

Die **Therapie** wird sich in den meisten Fällen auf eine roborierende Allgemeinbehandlung mit klimatischen Kuren und Sonnenbestrahlung beschränken müssen. Von der operativen Behandlung, namentlich von der radikalen Exstirpation der Prostata auf perinealem Wege, ist man wegen der schlechten Erfolge ganz abgekommen. In manchen Fällen bringt die Röntgenbestrahlung einigen Erfolg. Bei einer bestehenden Genitaltuberkulose gehen wir gewöhnlich so vor, daß wir die operativ leicht zugänglichen Herde, die beiden Nebenhoden, exstirpieren und die Prostatatuberkulose einer Röntgenbehandlung unterziehen, welche durch Klimato- und Heliotherapie noch unterstützt wird.

C. Die Neubildungen der Prostata und die Prostatahypertrophie.

Unter den eigentlichen Neubildungen der Prostata nehmen die *malignen Geschwülste*, die *Carcinome* und *Sarkome* den breitesten Raum ein. Nur sehr selten ist die Prostata der Sitz und Ausgangspunkt von *gutartigen Neubildungen* wie *Fibromyome*, *Fibrome*, *Myome* und *Leiomyome*. Nach dem Ergebnisse moderner Forschung muß aber auch die sog. „*Prostatahypertrophie*" den gutartigen Neubildungen zugezählt werden, denn es handelt sich bei ihr um eine echte Adenombildung.

1. Die Prostatahypertrophie.

Mit dem Ausdrucke „*Prostatahypertrophie*" bezeichnen wir das anatomische und klinische Krankheitsbild einer im höheren Mannesalter auftretenden Vergrößerung der Drüse, welche mit gewissen Veränderungen der inneren Harnröhrenmündung und des Blasenhalses einhergeht, wodurch in erster Linie Störungen in der Harnentleerung hervorgerufen werden. Die Vergrößerung der Drüse ist durch eine adenomatöse Neubildung innerhalb des Drüsenparenchyms bedingt. Wir würden daher die Erkrankung besser als „*Adenoma prostatae*" oder „*periurethrales Adenom*" bezeichnen, doch hat sich der Namen „*Prostatahypertrophie*" so eingebürgert, daß wir ihn am besten beibehalten. Und dies um so mehr, als auch vom pathologisch-anatomischen Standpunkt die Frage noch nicht ganz geklärt ist, ob es sich dabei um eine echte Adenombildung oder um eine Hyperplasie von Teilen des Drüsenparenchyms handelt.

Pathologische Anatomie und Pathogenese. Die als „Prostatahypertrophie" bezeichnete Gewebsmasse entwickelt sich innerhalb der Prostatadrüse, in erster Linie um den proximalen Teil der prostatischen Harnröhre herum, also in der Partie vom Samenhügel aufwärts bis zur Blase. Die äußere Form dieser Geschwulst imitiert die Gestalt der normalen Prostata, man kann an ihr zwei seitliche Lappen feststellen, welche die Urethra prostatica umklammern und in der Regel auch einen Mittellappen, welcher als kegelförmiges oder halbkugeliges Gebilde in das Blaseninnere hineinragt und die innere Harnröhrenmündung umgibt. Die Größe dieser Geschwulstbildung ist sehr variabel und schwankt von der einer Haselnuß bis zu der einer Orange. Die ganze Geschwulstmasse ist in eine Kapsel eingebettet, aus welcher sie sich gewöhnlich leicht ausschälen läßt. Diese Kapsel enthält atrophische und zusammengedrückte Elemente der eigentlichen Prostatadrüse, so daß wir also annehmen müssen, daß diese chirurgische Kapsel nichts anderes ist, als die durch den Druck der neugebildeten Gewebsmasse verdrängte Prostata, welche zu einer Art Schale umgewandelt ist. Der obere in die Blase vorspringende Teil der Neubildung ist nur von der Blasenschleimhaut bedeckt, die Schleimhaut der Urethra prostatica haftet der Geschwulstmasse fest an und die zu einer Schale, bzw. zur chirurgischen Kapsel umgewandelte Prostata ist nach unten verdrängt. Charakteristisch ist noch, daß sich die neugebildete Gewebsmasse immer innerhalb des inneren Blasensphincters entwickelt. Nach der Enukleation zeigt sie manchmal in der Mitte eine Einschnürung, welche von dem Druck des inneren Sphincters herrührt. Die als Prostatahypertrophie bezeichnete Geschwulst entwickelt sich also innerhalb der Prostatadrüse, innerhalb des inneren Sphincters, innig angelagert an den proximalen Teil der prostatischen Harnröhre und des Blasenhalses. Diese Feststellungen haben zu der Annahme geführt, daß die Gewebsneubildung gar nicht von der eigentlichen Prostatadrüse ihren Ausgangspunkt nehme, sondern von rudimentären oder akzessorischen, submukösen Drüsen in der unmittelbaren Umgebung der Urethra prostatica. Im *histologischen Bilde* sieht man in der neugebildeten Geschwulst alle Gewebsarten vertreten, welche die normale Prostatadrüse aufbauen, also Drüsensubstanz, glatte Muskelfasern und Bindegewebe. In der überwiegenden Mehrzahl der Fälle macht die Drüsensubstanz die Hauptmasse aus, was uns dazu berechtigt, von einer Adenombildung zu sprechen. Doch gibt es auch Fälle, bei denen es innerhalb der adenomatösen Wucherungen zu knotenförmigen Anhäufungen von glatter Muskulatur oder von fibrösem Bindegewebe gekommen ist, wodurch adenomyomatöse oder adenofibromatöse Geschwulstbildungen zustande kommen.

Bei einer längere Zeit bestehenden Prostatahypertrophie kommt es zu charakteristischen *Umbildungen im Bereiche des gesamten Harnapparates*. Die *innere Harnröhrenmündung*, welche sich normalerweise als seichtes Grübchen präsentiert, wird durch die adenomatöse Wucherung zerklüftet, verzogen und stellenweise von kleinen oder größeren Geschwulstknoten überlagert (s. Abb. 18). Der *Blasenboden* erscheint durch die Geschwulstmasse gehoben. Die *Harnröhre* erfährt durch die umklammernde Neubildung zunächst eine Verlängerung, welche 3—3¹/₂ cm betragen kann. Sie ist in ihrem prostatischen Anteil erweitert, durch den seitlichen Druck der Adenommassen säbelscheidenartig eingeengt,

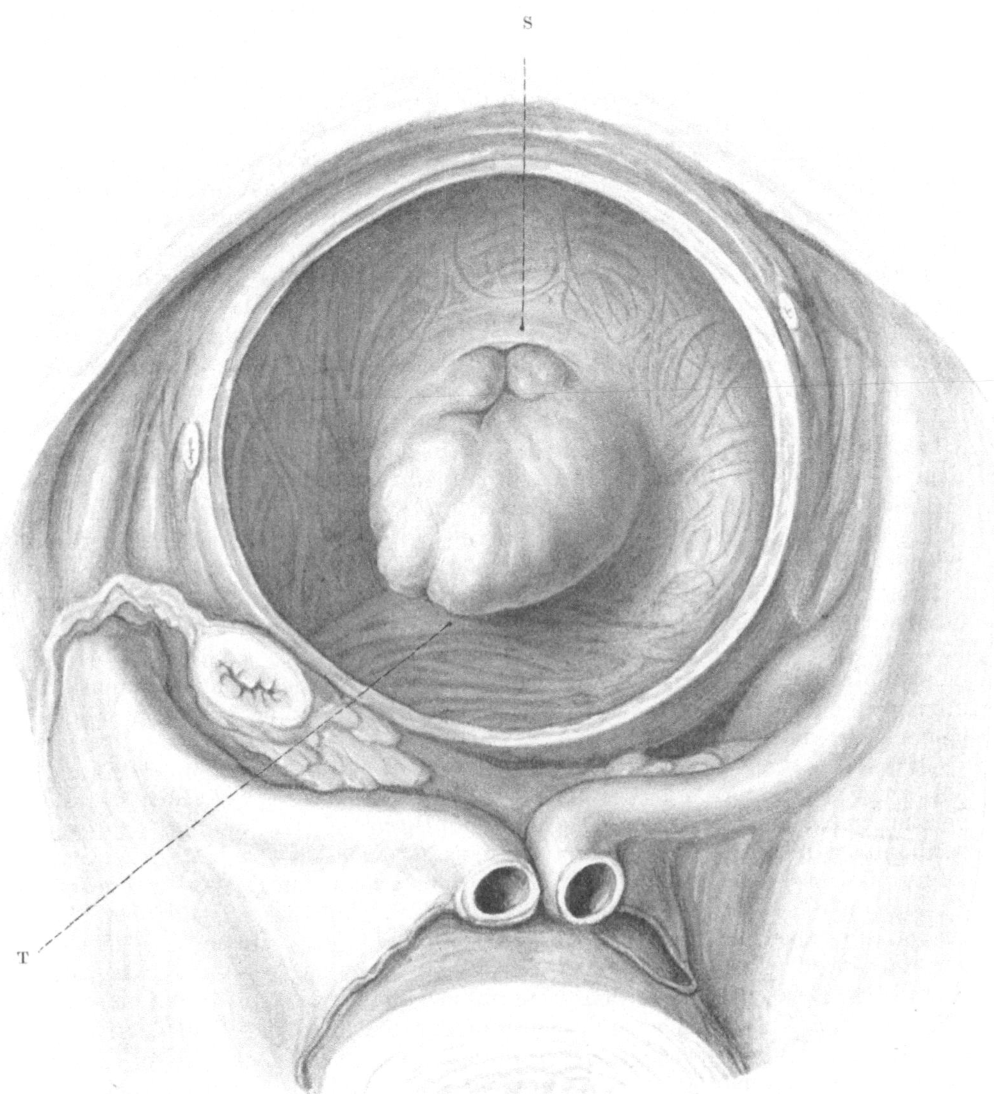

Abb. 18. Prostatageschwulst, das Orificium urethrae umgreifend. Blase abgekappt. S Sphincterrand. T Torus interuretericus. (Nach TANDLER-ZUCKERKANDL.)

abgeplattet und zu einem mächtigen Spalt erweitert. Da die einzelnen Geschwulstknoten nicht immer symmetrisch gelagert sind, so zeigt die Harnröhre verschiedene Deviationen und Knickungen. Der normalerweise nach vorne konkave, halbkreisförmige Bogen der Urethra prostatica erfährt dort, wo die Geschwulstbildung hinter dem Samenhügel beginnt, eine Abknickung in Form eines nach vorne offenen stumpfen Winkels. Der *Musculus detrusor vesicae* zeigt eine mächtige Arbeitshypertrophie, welche durch die Ausbildung stark vorspringender, hypertrophierter Muskelbündel zum Ausdrucke kommt, die wir als *Trabekel* bezeichnen. Die untersten Abschnitte der *Harnleiter* sind durch die Detrusorhypertrophie verengt. Dort, wo der Harnleiter aus der Blase austritt, ist er rechtwinklig abgeknickt und zeigt in seinem oberen Verlauf eine mitunter recht beträchtliche Erweiterung. Diese Erweiterung setzt sich auch auf das Nierenbecken fort, ja sogar auf das Nierenparenchym, indem durch den erhöhten Innendruck im Nierenbecken die Papillenspitzen abgeplattet werden und das Parenchym eine gewisse Kompression aufweist.

Kommt es im Verlauf der Erkrankung zu einer *Infektion*, so setzt sich diese von der prostatischen Harnröhre auf die Blase und von da auf die Ureteren, Nierenbecken und auch auf das Nierenparenchym fort. Von der prostatischen Harnröhre aus kommt es aber auch zu Entzündungserscheinungen innerhalb der neugebildeten Geschwulstmasse und auf dem Wege der Ductus deferentes zu Entzündungen und eitrigen Einschmelzungen der Nebenhoden.

Als weitere Komplikation muß die *carcinomatöse Entartung* der neugebildeten Adenomknoten erwähnt werden, welche nach verschiedenen Zusammenstellungen in etwa $15^0/_0$ der Fälle auftritt.

Über die *Ätiologie* der Prostatahypertrophie herrscht noch vollständige Unklarheit. Es ist nur festgestellt, daß sie im höheren Lebensalter, etwa nach dem 65. Lebensjahre klinisch in Erscheinung zu treten pflegt.

Bei der Beurteilung der *Häufigkeit* der Erkrankung müssen wir uns vor Augen halten, daß nicht jede Vergrößerung der Drüse im Sinne einer Hypertrophie klinische Erscheinungen hervorrufen muß. Nach allgemeinen Berechnungen würde sich ergeben, daß beiläufig jeder 5. Mann des 6., 7. und 8. Lebensdezenniums an Prostatabeschwerden leide, woraus man schon auf ein ziemlich häufig vorkommendes Leiden schließen kann.

Symptomatologie. Die Symptome stellen sich in steigernder Intensität allmählich ein; man unterscheidet im Verlauf der Erkrankung 3 Stadien, welche genau charakterisiert sind.

Das erste, *prämonitorische oder Reizstadium* ist durch Störungen der Harnentleerung charakterisiert, vor allem häufiges Urinieren *(Pollakisurie)* und verlangsamtes und erschwertes Harnlassen *(Dysurie)*. Das häufige Urinieren wird anfangs nur in der Nacht empfunden, später auch bei Tag. Das erschwerte Urinieren bezieht sich sowohl auf ein verlangsamtes Eintreten der Miktion, als auch auf die verlängerte Dauer im Ablaufe derselben. Das Allgemeinbefinden ist vorläufig noch nicht gestört, der Harn ist klar. Im weiteren Verlauf wird der Harnstrahl träge, fällt von der Harnröhrenmündung direkt zu Boden, die nächtlichen Miktionsbeschwerden erfahren eine Steigerung und treten gewöhnlich erst etwa 4 Stunden nach einem gesunden und kräftigen Schlaf[illegible]auf, also gewöhnlich nach Mitternacht; von diesem Zeitpunkt an bis z[um] [illegible] Morgen ist das Urinieren häufig und erschwert. Diese nächtliche Polla[illegible] und Dysurie erklärt sich aus der unter dem Einfluß der Bettwärm[e] [illegible] einstellenden Kongestion der Drüse. Alle Momente, welche geeignet [illegible] eine Vermehrung der Blutfülle in den Organen des kleinen Beckens herv[illegible]en, bringen eine beträchtliche Steigerung der Symptome mit sich, also lang[illegible] auf gepolsterten Möbeln, Obstipation, übermäßiges Essen und Trink[illegible] kältungen.

Das zweite Stadium, das der *Retention* bzw. der *Blaseninsuffizienz*[illegible] ein, wenn die Muskulatur der Blase durch die erhöhte Inanspruchnahme h[y]pertrophisch geworden ist. Dem Zustand der muskulären Hypertrophie folgt [illegible] Zustand der Erschlaffung, ein Nachlassen des Tonus der Blasenmuskulatur. Damit tritt eine Insuffizienz des Blasenmuskels ein. Der insuffiziente Muskel braucht, um noch überhaupt eine Wirkung erzielen zu können, eine größere Anfangsfüllung der Blase. Diese Harnmenge, welche wir als *Rest- oder Residualharn* bezeichnen, bleibt stets in der Blase zurück, weil der insuffiziente Blasenmuskel gewissermaßen erst von dieser Füllung an eine Wirkung im Sinne der Austreibung ausüben kann. Aber noch bevor es soweit gekommen ist, kann plötzlich ein Zustand eintreten, der sich manchmal ganz unvermittelt, aus bestem Wohlbefinden heraus einstellt. Es kommt bei dringendstem Harnbedürfnis zur gänzlichen Unmöglichkeit den Harn zu lassen, ein Zustand, den wir als *akute Harnverhaltung* bezeichnen. Auch den Eintritt dieses Ereignisses müssen wir mit einem besonderen Grad von Kongestionierung der Drüse in Zusammenhang bringen. Eine solche akute Harnverhaltung kann manchmal mit einem einmaligen Katheterismus vollständig behoben sein, der Kranke ist dann in sein früheres Erkrankungsstadium zurückversetzt. Bei der akuten Harnverhaltung haben wir es mit einer *kompletten Harnretention* zu tun. Wenn in einer Blase Restharn vorhanden ist, so sprechen wir von einer *inkompletten chronischen Harnverhaltung*, durch diese ist eigentlich das zweite Stadium im Verlaufe der Krankheit charakterisiert. Um sie festzustellen, fordern wir den Kranken auf, vor unseren Augen zu urinieren. Ist dies geschehen, so führen wir einen Katheter in die Blase ein und fördern mit diesem den Restharn zutage. Die Menge des Residualharnes bleibt gewöhnlich eine Zeitlang konstant, um mit zunehmenden Beschwerden zu wachsen. Trotz der kleinen Einzelportionen von Harn, welche mühsam entleert werden, ist die 24stündige Tagesmenge jetzt schon erheblich vermehrt. Diese *Polyurie* kann sich bis auf 2 und 3 l täglich steigern. Bei einem solchen Zustand treten auch schon Magenbeschwerden auf, Störungen in der Verdauung, Obstipation, Appetitlosigkeit.

Das dritte Stadium ist das der *chronischen kompletten Retention*. Die Blase hat sich immer mehr ausgedehnt, die Restharnmengen sind immer größer geworden. Mit der zunehmenden Ausweitung der Blase verliert der Detrusor vollkommen seine Fähigkeit, sich erfolgreich zu kontrahieren, so daß schließlich die Blase einen großen schlaffen Sack darstellt, aus dem überhaupt kein Harn mehr herausbefördert werden kann. In diesem Stadium kommt es häufig zur unfreiwilligen Entleerung kleinster Harnmengen während des tiefen Schlafes, ein Zustand, den man aber nicht mit einer Inkontinenz verwechseln darf, da aus der übermäßig gefüllten Blase nur ganz geringe Mengen, oft nur wenige Tropfen unwillkürlich abgehen. Wir bezeichnen diese Erscheinung als *Ischuria paradoxa*. Hand in Hand mit einer länger dauernden kompletten Retention geht eine Erweiterung der Harnleiter und der Nierenbecken einher. Das Nierenparenchym ist einer gewissen Druckwirkung ausgesetzt und so bilden sich allmählich Veränderungen in den Nieren aus, welche sich in die schon oben erwähnte *funktionelle Polyurie* auswirken. Die Kranken leiden unter einem starken Durstgefühl, trotz großer Flüssigkeitsaufnahme kommt es zu einer Eindickung des Blutes, zu einer Abnahme des Körpergewichtes und zu allgemeinen Austrocknungserscheinungen (trockener Zunge, Appetitlosigkeit, hartnäckige Obstipation). Alle diese Erscheinungen können sich noch zurückbilden, wenn eine dauernde Druckentlastung der Blase durch einen Dauerkatheter einsetzt. Hat aber die Harnstauung schon längere Zeit angehalten, so stellen sich in den Nieren Veränderungen ein im Sinne einer hydronephrotischen Druckatrophie des Nierenparenchyms. Es entwickeln sich die Erscheinungen der *Urämie*. Wenn außer den beschriebenen Nierenschädigungen auch noch eine aufsteigende oder hämatogene Infektion der Nieren mit eitriger Einschmelzung größerer oder kleinerer Teile des Nierenparenchyms dazukommt, so entwickelt sich das klinische Bild der *septischen Harnvergiftung*.

Im ganzen Verlauf der Erkrankung kommt es sehr häufig zu *Blutungen*. Diese Hämaturien bei Prostatikern sind wieder durch eine Kongestionierung der Drüse bedingt und werden dementsprechend durch Erkältungen, Diätfehler usw. ausgelöst. Eine solche Hämaturie ist oft das erste Symptom, durch welches der Kranke auf sein Leiden aufmerksam gemacht wird. Eine starke Blutung setzt auch ein, wenn man bei einer stark überdehnten Blase im Stadium der kompletten Retention eine vollständige Entleerung durch Katheterismus vornimmt. Durch die rapide Druckentlastung bersten sehr leicht die stark erweiterten Venen im Bereich der Blasenschleimhaut und es kommt zu heftigen Blutungen (Blutung „*ex vacuo*").

Unter den *Komplikationen* im Verlaufe der Prostatahypertrophie steht die *Infektion* an erster Stelle. Durch die häufige Einführung eines Katheters besonders aber dann, wenn wir genötigt sind, einen Dauerkatheter in die Harnröhre einzulegen, entwickelt sich eine Urethritis mit eitrigem Ausfluß aus der Harnröhre. Im Gefolge einer solchen Urethritis kommt es sehr oft zur Ausbildung einer einseitigen oder beiderseitigen Epididymitis. Die allerhäufigste Komplikation ist die Cystitis, welche sich bei jedem Prostatiker früher oder später einstellt. Die Überdehnung der Blase mit dem stagnierenden Restharn, die Hyperämie ihrer Schleimhaut, die verminderte Resistenz der Kranken in hohem Alter gegen Infektionen überhaupt schaffen überaus günstige Verhältnisse. Der akute Blasenkatarrh mit einer erheblichen Verschlimmerung der Miktionsbeschwerden einhergehend, besteht gewöhnlich nicht sehr lange, sondern geht bald in ein chronisches Stadium über, welches jahrelang bestehen und die schwersten Grade erreichen kann. Die Cystitis dokumentiert sich in erster Linie in einer Trübung des Harnes. Im weiteren Verlaufe kommt es auf aufsteigendem Wege zu *Infektionen des Nierenbeckens*. Auch da begünstigt die Ausweitung des Nierenbeckens den Eintritt der Infektion. Vom Nierenbecken geht die Infektion auf das *Nierenparenchym* über. Letzteres erkrankt aber im Verlaufe einer Prostatahypertrophie viel häufiger auf hämatogenem Wege. Kleinen Traumen, welche der entzündeten prostatischen Harnröhre öfters durch den Katheterismus zugefügt werden, folgen häufig Infektionen des Nierenparenchyms, welche sich klinisch durch Schüttelfröste und Temperaturanstieg dokumentieren. Solche Attacken können in wenigen Tagen wieder zurückgehen, meistens aber halten sie längere Zeit an, beeinträchtigen in erheblichem Maße das Allgemeinbefinden und führen einen septisch kachektischen Zustand herbei, die bereits oben erwähnte *Urosepsis*.

Allgemeine Diagnose. Die einfachste Methode zur Feststellung einer Vergrößerung der Prostata ist die *digitale Exploration des Mastdarmes*. Sie wird entweder in Knieellenbogenlage oder an dem stehenden über einen Tisch gebeugten Patienten vorgenommen und gibt uns über Größe, Konfiguration und Konsistenz der Drüse Aufschluß. Die hypertrophierte Prostata präsentiert sich als kugelige, beiderseits gleichweit nach außen ausladende, also symmetrisch angelegte Geschwulst, welche durch eine mediane Rinne in zwei Hälften geteilt ist. Die Größe der Geschwulst schwankt von der kleinen, die Größenverhältnisse einer normalen Prostata kaum überschreitenden bis zur faustgroßen, kugeligen Vorwölbung, deren obere Grenze oft kaum zu erreichen ist. Die Oberfläche ist immer glatt und gleichmäßig, zeigt keinerlei Vorsprünge oder Zapfen und auch keine Unterschiede in der Konsistenz. Letztere ist derb elastisch. Die *chronische Prostatitis* kann sich ebenfalls als kugelige Geschwulst präsentieren. In ihrer Konsistenz werden aber gewöhnlich derb elastische Partien von deutlich infiltrierten, etwas härteren Stellen abzugrenzen sein. Diese Infiltrate liegen gewöhnlich in den lateralen Partien und sind auf Druck empfindlich. In dem exprimierten Sekret lassen sich reichlich Eiterzellen nachweisen.

Bei der *Prostatatuberkulose* fällt die Unebenheit der Oberfläche auf, dellenartig eindrückbare Partien wechseln mit auffallend harten Stellen ab, die Größenzunahme bezieht sich oft nur auf einen Seitenlappen. Das *Prostatacarcinom* ist durch eine ganz besondere Härte der Geschwulst charakterisiert. Es kann nur ein Teil der Drüse von einem solchen brettharten Zapfen eingenommen sein oder aber die ganze Drüse. Sie erscheint dann höckerig und unregelmäßig in der Form. Bei den *Prostatasteinen*, die vielfach mit Absceßbildungen kombiniert sind, findet man auffallend harte Partien innerhalb einer solchen von weicherer Konsistenz, dazu kommt noch in manchen Fällen das charakteristische Crepitationsgefühl, welches jeden diagnostischen Zweifel ausschließt.

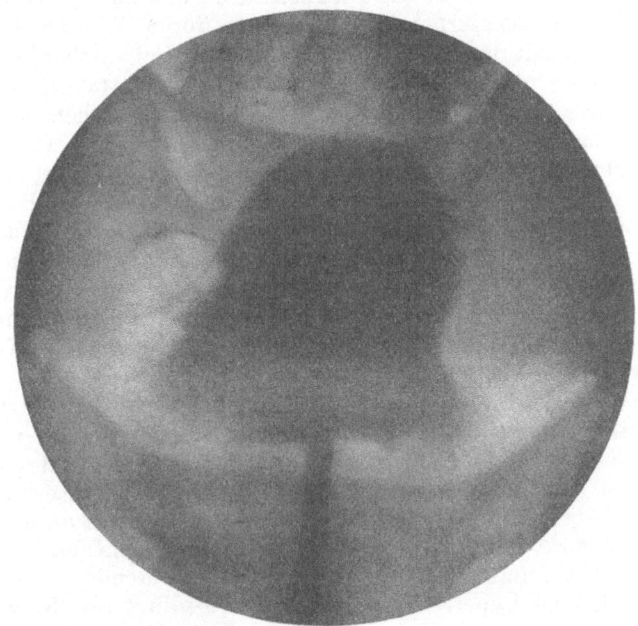

Abb. 19. Blase bei Prostatahypertrophie. (Aus BLUM-RUBRITIUS: Handbuch der Urologie Bd. 5.)

Mit der rectalen Palpation können wir nur die gegen den Mastdarm vorspringenden Teile der hypertrophierten Drüse feststellen. *Bei negativem Rectalbefund kann also trotzdem eine Hypertrophie bestehen*, sie zeigt aber dann ein ausschließlich blasenwärts gerichtetes Wachstum. Bei sehr schlaffen Bauchdecken kann uns mitunter die bimanuelle Untersuchung in Rückenlage des Patienten, bei welcher ein Finger der rechten Hand in den Mastdarm eingeführt wird, während die linke die Bauchdecken über der Symphyse dem Mastdarm entgegendrückt, Aufschluß über die absolute Größe der Geschwulst geben. Diese bimanuelle Untersuchung orientiert uns auch über den Füllungszustand der Blase bei vorhandenem Restharn.

Diagnostische Bedeutung gewinnt auch die typische *Verlängerung der Harnröhre*, welche wir bei der Einführung eines Katheters in die Blase nachweisen können.

Die *Cystoskopie* zeigt uns die Umbildung des Blasenhalses, aber auch sekundäre Veränderungen in der Blase selbst, vor allem die Hypertrophie des Detrusor durch die stark in die Blase vorspringenden Trabekel. Es muß aber gleich hier erwähnt werden, daß die Cystoskopie nicht bei jedem Prostatiker angezeigt erscheint. Wenn die Blase noch nicht infiziert ist, wenn der Harn also noch klar ist, so werden wir eine Cystoskopie lieber vermeiden, namentlich dann, wenn es sich um die bloße Erstellung der Diagnose handelt. Das Orificium internum urethrae, welches wir normalerweise im Cystoskop in Form eines scharfen, konkaven, etwas dunkler gefärbten Schleimhautsaumes sehen, erscheint bei der Prostatahypertrophie nicht mehr glatt und zart, sondern höckerig und eingenommen von verschiedenen kugeligen, konvex vorspringenden Vorwölbungen, welche sich kulissenartig überschneiden oder in Form eines V zusammenstoßen. Die bedeckende Schleimhaut ist dunkelrot gefärbt und viel blutreicher als die der Blase.

Einen wertvollen Behelf für die Diagnose der Prostatahypertrophie besitzen wir auch in dem *Röntgenverfahren*. Es gelingt durch Füllung der Blase mit Sauerstoff oder mit Luft den hypertrophischen Drüsenteil anschaulich zu machen. Wenn wir die Blase mit einem der gebräuchlichen Kontrastmitteln füllen, so gewinnen wir Blasenbilder, welche uns die charakteristischen Veränderungen der Prostatikerblase aufzeigen. Der untere Blasenkontur ist gerade, liegt manchmal querfingerbreit über der Symphyse oder noch höher (bei der normalen Blase ist der untere Kontur konkav und reicht unter den oberen Rand der Symphyse), der Blasengrund ist breiter, weiter ausladend als die Scheitelpartien, wodurch die Blase die Gestalt einer Birne bekommt. Man ersieht also aus solchen Bildern, wie die hypertrophierte Prostata nicht nur die Verlängerung der prostatischen Harnröhre bedingt, sondern auch den Blasengrund in seiner Gänze hebt. Bei hochgradiger Trabekelbildung erscheinen die Konturen der Blase unscharf und gewellt (s. Abb. 19).

Differentialdiagnostische Bedeutung gewinnen verschiedene Erkrankungen, welche ebenfalls mit Harnretentionen einhergehen. Neben verschiedenen Affektionen des inneren Sphincters und fibrösen Contracturen des Blasenhalses ist es vor allem die *Tabes dorsalis*, welche vielfach Blasenstörungen auslöst, die dem klinischen Bilde der Prostatahypertrophie überaus ähnlich sind.

Spezielle Diagnose. Diese hat die Aufgabe in einem Fall, bei welchem wir erkannt haben, daß das die Miktion erschwerende Hindernis einzig und allein durch eine hypertrophierte Prostata bedingt sei, festzustellen, inwieweit durch die Erkrankung der ganze Harnapparat im ganzen oder in seinen einzelnen Abschnitten funktionell geschädigt ist. Vor allem wird es sich darum handeln, in jedem Falle ein Bild über den Grad der funktionellen oder anatomischen Nierenschädigungen zu gewinnen. Als man anfing die Prostatahypertrophie chirurgisch zu behandeln, war die Mortalität eine ganz bedeutende. Erst mit der Erkenntnis, daß die Chancen der Operation von dem jeweiligen Zustand der Nieren abhängig sind, war es möglich, die Mortalität günstiger zu gestalten. Wir können also über die *Prognose* eines Falles erst dann Aufschluß gewinnen, wenn wir über die Funktion der Nieren orientiert sind.

Für die Funktionsprüfung der Nieren steht heute der *Verdünnungs- und Konzentrationsversuch* an erster Stelle. Diese Methode hat sich überall eingebürgert und muß als *Methode der Wahl für die Prognosenstellung* bei der Prostatahypertrophie bezeichnet werden.

Nachdem der Patient durch längere Dauerkatheterbehandlung eine gleichmäßige Diurese erlangt hat und das Gleichgewicht zwischen Flüssigkeitsaufnahme und -abfuhr hergestellt ist, bekommt der Patient an einem Tage früh um $^1/_2$8 Uhr $1^1/_2$ l Flüssigkeit zu trinken (Tee, Wasser). Während des ganzen Versuches liegt der Dauerkatheter, der Patient wird im Bett gehalten. Von $8^1/_2$ Uhr an werden die Harnmengen zunächst halbstündig gesammelt, ihre Mengen bestimmt, ebenso ihr spezifisches Gewicht. Von 10—12 Uhr erfolgt die Bestimmung der Quantitäten nach 1stündigen, ab 12—8 Uhr abends nach 2 stündigen Pausen. Außerdem wird noch der Nachtharn bis 8 Uhr früh des folgenden Tages gesammelt. Den ganzen Tag über bekommt der Patient reine Trockenkost und keinerlei Flüssigkeit. Die ermittelten Zahlen (Harnmengen und deren spezifische Gewichte) werden in einer Tabelle eingetragen.

Bei einem Falle mit ungestörter Nierenfunktion sind die ersten Halbstundenportionen sehr große, in den ersten 4 Stunden (also bis 12 Uhr) wird der größte Teil der eingenommenen Flüssigkeit ausgeschieden, die spezifischen Gewichte sinken in den Vormittagsstunden und steigen in den Nachmittagsstunden an, schwanken also gewöhnlich zwischen 1000 und 1025. Wenn der Patient in den ersten 4 Stunden mindestens $^2/_3$ der eingenommenen Flüssigkeit ausscheidet und wenn die spezifischen Gewichte eine Differenz von 15 aufweisen, halten wir die Nierenfunktion noch für soweit günstig, um den Kranken einer Operation unterziehen zu können.

Therapie. In den letzten Jahren hat die chirurgische Behandlung der Prostatahypertrohpie sehr viel an Terrain gewonnen, die konservative Behandlung ist ganz bedeutend in den Hintergrund gedrängt. Es sollen daher hier nur diejenigen konservativen Maßnahmen angeführt werden, welche gegen einzelne Symptome der Krankheit gerichtet einerseits in den Anfängen des Leidens am Platze sind, andererseits aber auch in vorgeschrittenen Stadien Anwendung finden müssen, wenn andere schwere Erkrankungen jeden operativen Eingriff ausschließen.

In den Anfangsstadien der Krankheit nehmen hygienisch diätetische Maßnahmen einen breiten Raum ein, welche namentlich die dem Kranken drohenden Schädlichkeiten ausschalten sollen, also Vermeidung von Erkältungen aller Art und anstrengenden Körperbewegungen. In der Ernährung müssen namentlich für die Abendmahlzeit nur leicht verdauliche Speisen gewählt werden; Alkohol ist zu vermeiden, ebenso übermäßiger Wassergenuß.

Zu den allerwichtigsten Maßnahmen der symptomatischen Behandlung gehört der *Katheterismus.* Er ist indiziert bei der akuten Harnverhaltung und bei den chronischen inkompletten Retentionen. Der Katheterismus muß beim Prostatiker mit allen Regeln der Aseptik und äußerst schonend und zart ausgeführt werden. Man verwendet zum Katheterisieren der prostatischen Harnröhre *ausschließlich Katheter aus weichem Gummi* mit vorne leicht aufgebogenem und zugespitzten Schnabel, die sog. „*Tiemannkatheter*" (s. Abb. 10). Für die Ausführung des Katheterismus ist eine bequeme Lagerung des Patienten erforderlich. Wenn man nicht auf dem Untersuchungstisch, sondern im Bett katheterisiert, so geben wir dem Kranken ein hartes Kissen unter das Becken, damit dieses erhöht ist. Die Glans penis wird mit Sublimatbauschen gut gereinigt, der ausgekochte Katheter direkt dem Behälter, in dem er gekocht wurde, entnommen. Es ist selbstverständlich, daß der den Katheterismus ausführende Arzt vorher seine Hände gut mit Seife und Bürste in heißem Wasser gewaschen und mit Alkohol abgerieben hat. Als Gleitmittel für den Katheter kommen flüssige (durch Kochen sterilisiertes Öl oder Glycerin in einer etwas breiteren Eprouvette) oder solche weicher Konsistenz, welche in Tubenform käuflich sind, in Betracht.

Bei einer inkompletten Retention hängt es von der Menge des Restharnes ab, wie oft am Tage die Blase mit dem Katheter zu entleeren ist. Bei Mengen von etwa 300 ccm genügt ein einmaliger Katheterismus. Bei Mengen bis 500 ccm muß schon 2mal im Tage katheterisiert werden. Bei noch größeren Quantitäten noch öfter. Bei der chronischen kompletten Retention ist der Kranke auf den regelmäßigen evakuatorischen Katheterismus angewiesen. Eine solche, längere Zeit bestehende chronische komplette Retention bildet sich selten zurück. Wenn wir einen solchen Kranken mit einer außerordentlichen Überdehnung seiner Blase in Behandlung bekommen, so dürfen wir die stark gefüllte Blase beim ersten Katheterismus *niemals vollständig entleeren*, weil es sonst zu einer Blutung „ex vacuo", kommen kann. Wir gehen also gewöhnlich so vor, daß wir am ersten Tag 500 ccm und dann täglich um 100 ccm mehr abfließen lassen. Ist dann die Blase einmal vollständig entleert, so setzt der regelmäßig mehrmals im Tag vorzunehmende Katheterismus oder die Dauerkatheterbehandlung ein. Auch als Dauerkatheter benützen wir nur den Tiemannkatheter; er wird vorne an der Glans penis entweder mit einem Bändchen oder mit Heftpflaster befestigt. Besteht bei solchen Patienten außerdem eine Cystitis, so muß an den Katheterismus jedesmal eine Spülung der Blase angeschlossen werden.

Die *operative Behandlung* gliedert sich in eine *palliative* und in eine *radikale*, welche die Enukleation der gewucherten Adenommassen zur Aufgabe hat. Unter den palliativen operativen Maßnahmen steht die Anlegung einer *suprapubischen Blasenfistel* an erster Stelle.

Die *Cystostomia suprapubica* ist als dringlicher Eingriff namentlich dann angezeigt, wenn sich bei einem Prostatiker mit stark überdehnter Blase der Katheterismus als unmöglich erweist. Aber auch in weniger dringlichen Fällen, wenn z. B. der Katheterismus große Schwierigkeiten bereitet oder jedesmal Blutungen und Fieberanfälle auslöst, müssen wir an die Ausführung dieser Operation denken. Und endlich kommt die Anlegung einer Blasenfistel in Frage bei den Patienten mit schwer geschädigter Nierenfunktion, bei welchen auch eine längere Zeit durchgeführte Behandlung mit dem Dauerkatheter keine Besserung der Nierenschädigung herbeigeführt hat.

Die Operation wird in Lokalanästhesie mit Umspritzung des Operationsterrains vorgenommen und besteht im Prinzip in der Einnähung eines Pezzerkatheters in die Blase. *Eine so angelegte Blasenfistel funktioniert immer ausgezeichnet.* In der Folgezeit wird der Pezzerkatheter in Zeiträumen von 4 bis 6 Wochen gewechselt. Der in der Blase befindliche Katheter wird mit einer Kornzange, welche ihn tief in der Fistel faßt, mit einem Ruck herausgezogen. Der neu einzuführende Pezzerkatheter wird auf einem Mandrin so weit angespannt, daß sich sein Wulst ganz in die Länge verzieht, wird gut mit Öl eingefettet und sofort nach Herausziehen des alten Katheters durch die Fistel in die Blase eingeführt. Bei bestehender Infektion muß die Blase durch den Fistelkatheter öfters gespült werden. Der Katheter ist für gewöhnlich mit einem Stöpsel verschlossen, bei eintretendem Harnbedürfnis wird er hervorgezogen, der Stöpsel abgenommen und die Blase entleert.

Die *radikale Entfernung des Prostataadenoms (Prostatektomie)* ist heute eine wohlausgebildete Operation, für deren Ausführung uns zwei Zugangswege zur Verfügung stehen. Der häufigst angewandte Weg durch die Blase, die *suprapubische Prostatektomie,* wurde zuerst von Mac Gill ausgeführt, doch gebührt Freyer das Verdienst, diese Operation weiter ausgebildet und überaus populär gemacht zu haben. Die *perineale Prostatektomie geht* zurück auf den Namen Otto Zuckerkandl, welcher im Jahre 1889 für den Zugangsweg den prärectalen Bogenschnitt empfohlen hat.

Die Prostatektomie ist angezeigt:

1. Bei einem Kranken ohne Restharn, wenn sich häufig akute Harnverhaltungen einstellen, wenn der notwendige Katheterismus erhebliche Schwierigkeiten bereitet, wenn es häufig zu Blutungen kommt, wenn durch die quälenden Miktionsbeschwerden die Nachtruhe des Kranken dauernd gestört ist und wenn

eine Infektion der Harnwege besteht, welche durch konservative Maßnahmen nicht gebessert werden kann.

2. Bei kleineren Restharnmengen etwa bis 200 ccm müssen für die Beurteilung der Operationsnotwendigkeit sonstige Beschwerden des Kranken herangezogen werden. Sind letztere erheblich, so wird man sich auch schon bei kleineren Restharnmengen zur Operation entschließen.

3. Bei größeren Restharnmengen und chronischer kompletter Retention.

4. Bei Komplikationen, wie sie die Steinbildung in der Blase und größere Blasendivertikel darstellen (s. Abschnitt: Erkrankungen der Harnblase).

5. Bei Verdacht auf carcinomatöse Entartung des Prostataadenoms.

Die *Vorbehandlung* besteht in der Anlegung eines Dauerkatheters und Behandlung der Infektion. Wenn sich bei einem Kranken schon früher oder im Verlaufe der Dauerkatheterbehandlung häufig *Nebenhodenentzündungen* einstellen, so tut man gut, in einem Vorakt unter Lokalanästhesie die beiden Vasa deferentia freizulegen und nach doppelter Ligatur durchzuschneiden. Kommen wir mit der Dauerkatheterbehandlung nicht zum Ziele, sind wir nicht imstande die bestehende schwere Infektion zu bekämpfen oder eine erhebliche Schädigung der Nierenfunktion zu bessern, so kommt die Anlegung einer Blasenfistel in Frage. *Die suprapubische Fistel ist in den meisten Fällen imstande, die geschädigte Nierenfunktion in kürzeren oder längeren Zeitabschnitten so weit zu bessern, daß wir dann in einem zweiten Akt die Prostatektomie ausführen können.* Diese *zweizeitige Prostatektomie* wird in neuerer Zeit immer häufiger geübt, weil man zur Erkenntnis gelangt ist, daß wir mit ihr die Grenzen der Operationsmöglichkeit viel weiter ziehen können und in die Lage versetzt sind, auch schwerkranke Patienten mit quälenden Symptomen der Operation zuzuführen und ihnen Heilung zu bringen, Kranke, welche früher einem traurigen Katheterleben überantwortet waren. *Wir führen also die zweizeitige Prostatektomie aus:*

1. bei schwierigem Katheterismus und wenn der Dauerkatheter nicht vertragen wird,

2. wenn die Dauerdrainage der Blase sich für längere Zeit als notwendig erweist,

3. bei schwerer Infektion der Harnwege und

4. wenn wir dem Patienten mit Rücksicht auf sein Alter und seinen sonstigen Zustand den Eingriff nicht in einer Sitzung zumuten können und uns von einer Teilung des operativen Vorgehens in zwei Akte einen günstigeren Erfolg versprechen.

Bevor wir uns der Besprechung der *Technik der Prostatektomie* zuwenden, einige Worte über das *Anästhesierungsverfahren*! Wir haben es bei Ausführung der Prostatektomie durchwegs mit alten Patienten zu tun, daher müssen wir die Operation so gestalten, daß auch hohe Grade der gewöhnlichen Alterskrankheiten, wie Bronchitis, Emphysem, Arteriosklerose, hochgradige Herzveränderungen usw., sowie auch höchstes Alter (9. Lebensdezennium) keine Gegenanzeige gegen die Operation bilden. Dies wird ermöglicht durch eine *tadellose örtliche Schmerzbetäubung, welche eine sichere Vermeidung der Allgemeinnarkose verbürgt.* Die Methode der Wahl ist für die suprapubische Prostatektomie die *Epiduralanästhesie* (30 ccm einer $1^0/_0$igen Novocain-Adrenalinlösung werden durch den Hiatus sacralis in den Epiduralraum eingespritzt) *mit ergänzender Infiltration* ins Cavum Retzii (fächerförmig) und in die vordere Bauchwand nach BRAUN (zu diesem Zwecke werden ungefähr 80—100 ccm einer $0,2^0/_0$igen Tutocain-Adrenalin- oder einer $0,5^0/_0$igen Novocain-Adrenalinlösung verbraucht). Für die perineale Prostatektomie genügt die Epiduralanästhesie allein.

Technik der suprapubischen oder transvesicalen Prostatektomie.

Nach Freilegung der Blase wird dieselbe in etwa 3—4 cm Länge eröffnet und hierauf die Blasenschleimhaut über dem prominenten Prostatalappen oder, wenn kein solcher vorspringt, um das Orificium internum herum kreisförmig inzidiert. Der Zeigefinger der rechten Hand dringt von der Incision aus vor und schält in der richtigen Schichte den hypertrophierten Knoten aus. Ist der hypertrophierte Knoten allseitig ausgeschält, so hängt er gewöhnlich nur noch an der prostatischen Harnröhre, welche nach Emporziehen des Knotens mit der Schere durchtrennt wird. Ist die Blutung aus der Prostataloge erheblich, so führen wir die Tamponade derselben aus. Nach vollendeter Blutstillung kommt ein mindestens fingerstarkes Gummidrain in die Blase, dem an der Seite ein dünner Gummischlauch angeschweißt ist (MARIONsches Steigrohr); das starke Rohr wird über die Hautwunde hinausgeleitet, dort mit einem Kniestück aus Glas und einem längeren Schlauch verbunden, der in eine am Bett befestigte Flasche abgeleitet wird. Das dünnere Rohr ragt ebenfalls über die Hautwunde empor, ist mit einem Stöpsel verschlossen und dient zum Ausspülen der Blase. Die Blasenwunde wird bis auf das Gummirohr durch Catgutnähte exakt verschlossen, ein Drain ins Cavum Retzii, Naht des oberen Teiles der Bauchdeckenwunde in mehreren Etagen.

Die *Nachbehandlung* nach dieser Operation hat neben der Wundbehandlung und Schmerzstillung, auch der Pflege des Allgemeinzustandes gerecht zu werden. Zunächst muß der Harnabfluß aus der Blase gut funktionieren. Sammelt sich Blut in der Blase an, so werden Gerinnsel das aufsteigende Rohr verlegen und andererseits unter heftigen Tenesmen durch die Harnröhre abgehen. Gegen diese Tenesmen verordnen wir Stuhlzäpfchen mit Extractum Belladonnae oder Codein. Bei Verlegung des Steigrohres muß man mittels vorsichtiger Spülungen durch den dünnen Schlauch trachten, die Blutkoagula herauszubefördern. Funktioniert aber die Harnentleerung klaglos, so vermeiden wir in den ersten Tagen die Spülungen. Wenn das Prostatabett tamponiert wurde, so muß der Tampon am 5. oder 6. Tag herausgezogen werden. Zu diesem Zwecke wird das Steigrohr entfernt und der Tampon durch kräftigen Zug vorgezogen. Nach der Entfernung des Steigrohres können wir entweder sogleich einen Dauerkatheter durch die Harnröhre in die Blase einlegen oder noch für einige Zeit eine suprapubische Drainage etablieren (durch ein dünneres Rohr oder durch einen Pezzerkatheter). Unter Dauerkatheterbehandlung schließt sich die Blase gewöhnlich nach 2—3 Wochen.

Bei der *zweizeitigen Prostatektomie* geht man so vor, daß man die bestehende suprapubische Blasenfistel auf scharfem Wege umschneidet und mobilisiert. Gewöhnlich haben sich derbe Narbenmassen zwischen äußerer Haut und Blase ausgebildet, welche exzidiert werden müssen, damit die Blasenwand frei von Narben vorliegt. Die Blasenöffnung wird nun erweitert und die Prostatektomie angeschlossen.

Für die *perineale Prostatektomie* benützen wir den schon oben bei der Operation des Prostataabscesses beschriebenen prärectalen Bogenschnitt.

Bezüglich der *Wahl der Methode* wäre zu bemerken, daß die perineale Prostatektomie immer mehr durch die suprapubische verdrängt wird. Letztere Methode besticht durch den einfachen Zugangsweg und durch die klare Übersicht über die Blase und über die Verhältnisse am Blasenhals. Die Gesamtmortalität schwankt zwischen 7 und 8%, doch ist es in der letzten Zeit gelungen, namentlich durch die zweizeitige Operation, die Resultate erheblich zu bessern und die Mortalität auf rund $4^0/_0$ herabzudrücken.

2. Die malignen Neubildungen der Prostata.

a) Prostatasarkom.

Die primären *Sarkome* der Prostata kommen viel seltener vor als die *Carcinome*. Sie entwickeln sich hauptsächlich im jugendlichen Alter. Der Krankheitsverlauf ist bei Kindern ein überaus stürmischer, sie erliegen dem Leiden gewöhnlich schon in wenigen Monaten. Unter den Symptomen nehmen Störungen seitens der Harnentleerung die erste Stelle ein, welche sich bis zur vollständigen Harnverhaltung steigern können. Bei entsprechender Größe des Tumors verlegt dieser den Mastdarm und es kommt zu Störungen in der Stuhlentleerung. Ausstrahlende Schmerzen sind beim Sarkom selten. Sehr bald entwickelt sich eine schwere Kachexie, die Größe des Tumors schwankt; mitunter wachsen aber die Geschwülste kolossal an. Auch Metastasenbildung ist häufig. Die chirurgische Behandlung hat sich meistens als erfolglos erwiesen, da die Patienten früher oder später einem Rezidiv erlagen. Von konservativen Behandlungsarten wurde am häufigsten die Radiumbestrahlung versucht.

b) Prostatacarcinom.

Das *Prostatacarcinom* ist eine Erkrankung des höheren Alters und tritt am häufigsten im 6. Lebensdezennium auf. Es kann sich *in der eigentlichen intakten Prostatadrüse* oder aber *in einer bestehenden Prostatahypertrophie* entwickeln. Im ersteren Falle können mitunter Blasenerscheinungen vollkommen fehlen. So begegnen wir oft Fällen, bei denen uns die charakteristische Metastasenbildung und die schwere Kachexie zur Annahme führt, daß ein Prostatakrebs vorliegen könne. Bei anderen Fällen wieder bestehen Störungen seitens der Miktion, man stellt sehr bald im Bereiche der Drüse einen Tumor fest, der aber ein verhältnismäßig langsames Wachstum zeigt. Im Gegensatze dazu wächst die Geschwulst mitunter überaus rasch zu enormer Größe heran, zeigt sehr bald derbe Verwachsungen mit dem Beckenbindegewebe, so daß der ganze Beckenring bei der rectalen Palpation als ein steinhartes diffuses Infiltrat imponiert. Oft stehen die Störungen der Miktion in keinem Verhältnis zur Größe des Tumors. Kommt es aber zu Störungen der Blasenentleerung, so entwickelt sich ein der Prostatahypertrophie ganz ähnliches Krankheitsbild, bei welchem auch die Infektion der Harnwege nicht ausbleibt, zumal dann, wenn der Tumor auf die Blase übergreift und exulceriert.

Ein überaus häufiges und bedeutsames Symptom ist die *Hämaturie*. Sie hat intermittierenden Charakter und hält gewöhnlich während der ganzen Dauer der Erkrankung an.

Geradezu charakteristisch für das Prostatacarcinom sind *große Schmerzen*. Anfangs nur in der Gegend des Dammes; später strahlen sie aus in die Penisspitze, in die Tiefe des Beckens, gegen das Kreuzbein und in die Oberschenkel.

Bei den meisten Prostatacarcinomen kommt es zur Ausbildung von *Metastasen*; zunächst in den Drüsen des kleinen Beckens und denen längs der großen Gefäßstämme. Seltener entwickeln sich Metastasen in den inneren Organen, dagegen um so häufiger in den *Knochen*. Sie entwickeln sich im Knochenmark und durch Auflagerung neuer Knochensubstanz kommt es zu ausgedehnter Sklerose und Eburnisation des Knochens. Ergriffen werden besonders die Knochen des Beckens, der unteren Extremitäten, die Schädelknochen, die Rippen und die Clavicula. Die Knochenmetastasen neigen auch zu Spontanfrakturen.

Die *Diagnose* des Prostatacarcinomes erscheint durch den Nachweis eines Prostatatumors gesichert. Schwere Kachexie, Störungen der Blasenentleerung Hämaturien, Schmerzen und Auftreibungen in den Knochen, ferner Schmerzen ischialgischer Natur werden stets den Verdacht auf einen Prostatakrebs lenken.

In der *Therapie* nehmen die konservativen Behandlungsarten einen viel breiteren Raum ein als die chirurgischen. *Eine erfolgversprechende operative Behandlung ist nur in den Frühstadien möglich.* Die radikale Totalexstirpation der Prostata wegen Carcinom geht zurück auf den Namen Billroth. Die Operation wird beinahe immer auf dem perinealen Wege ausgeführt und kommt nur bei solchen Fällen in Frage, bei welchen das Carcinom die Prostatakapsel noch nicht überschritten hat.

Als *Palliativoperation* kommt die *suprapubische Blasenfistel* in Frage, wenn die Blasenentleerung schwer oder ganz behindert ist.

Für die nicht mehr radikal zu operierenden Fälle bleibt die *Röntgentiefenbestrahlung* oder die *Radiumtherapie* vorbehalten.

D. Steine der Prostata.

Man unterscheidet Konkremente im Prostataparenchym, sog. *endogene Steine*, und solche, welche aus den Nieren oder der Harnblase in die prostatische Harnröhre transportiert wurden und hier in die Prostata hinein weiter wachsen, *exogene Steine*.

Im allgemeinen sind Prostatasteine eine ziemlich *seltene* Erkrankung. In ätiologischer Hinsicht wäre zu bemerken, daß sie sich meistens auf Grund einer gonorrhoischen Infektion entwickeln.

Symptome. Klinische Erscheinungen verursachen Prostatasteine eigentlich erst dann, wenn sie eine bestimmte Größe erreicht haben oder wenn sie eine Entzündung des Drüsengewebes hervorrufen. In letzterem Falle beherrscht die Entzündung das klinische Bild. Aber auch ohne Entzündungserscheinungen bestehen *Schmerzen* in der Dammgegend, welche sich namentlich beim Sitzen steigern. Andere Schmerzempfindungen begleiten die Miktion. Die Harnentleerung ist vielfach gestört. Es besteht Harndrang, erschwertes Urinieren, manchmal Inkontinenz, Nachträufeln nach beendeter Miktion und plötzliches Abbrechen des Harnstrahles. Von *Störungen in der Sexualsphäre* werden häufige schmerzhafte Pollutionen, eine Abnahme der Potenz und mitunter Hämospermie beobachtet.

Mit dem Eintritt einer Infektion sind die Schmerzen erheblich gesteigert.

Die *Diagnose* stützt sich auf die *rectale Palpation* und auf das *Röntgenbild*. Eine Prostata, welche Steine beherbergt, zeichnet sich durch große Härte aus; namentlich dort wo die Steine oberflächlich liegen, kann man sie als harte, unnachgiebige Vorsprünge tasten. Liegt der Stein in einer Absceßhöhle, so wechseln weiche, eindrückbare, fluktuierende Stellen mit auffallend harten ab. Sind multiple Steine vorhanden, so hat man bei der Abtastung der Drüse das deutliche Gefühl der Crepitation. Im Röntgenbild lassen sich die Prostatasteine gut darstellen, namentlich wenn man die Blase vorher mit Luft gefüllt hat.

Therapie. Kleinere Steine, welche bereits eine Perforation der Schleimhaut der Harnröhre hervorgerufen haben, kann man versuchen durch Massage aus der Prostata herauszudrücken und in die Harnröhre zu befördern. Doch wird dies nur selten gelingen. *Größere* und multiple *Steine* muß man, wenn sie erhebliche Beschwerden verursachen, *operativ entfernen*. Noch rascher wird man sich zur Operation entschließen, wenn neben der Steinbildung ein Prostataabsceß besteht. Man legt die Prostata auf perinealem Wege frei, schneidet tief ins Drüsenparenchym ein und entfernt die Steine. Auf diesem Wege wurden die meisten Prostatasteine entfernt.

IV. Chirurgie der Samenblasen.

Von

Privatdozent Dr. THEODOR HRYNTSCHAK-Wien.

A. Entzündungen der Samenblasen.

Eine Spermatocystitis entsteht durch Fortschreiten einer entzündlichen Erkrankung der Harnröhre, Blase, Prostata, Hoden oder Nebenhoden, seltener nur auf metastatischem Wege. Die häufigste Ursache ist eine gonorrhoische Harnröhrenentzündung, als Erreger kommen Gonokokken oder andere banale Keime in Betracht.

Symptomatologie. Die *akute* Spermatocystitis, zumeist vergesellschaftet mit einer akuten Prostatitis, macht drückende, dumpfe Schmerzen im Damm, die gegen den Rücken zu ausstrahlen, das Sitzen ist erschwert, schmerzhaft; beim Absetzen des Stuhles nehmen die Schmerzen zu. Hohes Fieber ist niemals zu vermissen, vor allem, wenn es zu einer Ansammlung gestauten Eiters in einer Samenblase kommt, beim sog. *Empyem der Samenblase.*

Die *chronische* Spermatocystitis geht entweder aus akuten Formen hervor oder tritt von vornherein unter weniger heftigen Erscheinungen auf. In den Rücken hinaufstrahlende Schmerzen, erhöhte sexuelle Reizbarkeit, häufige Pollutionen und Erektionen; eine Entleerung von Eiter und Blut mit dem Sperma *(Pyo-Hämospermie)* ist zuweilen zu beobachten. Im Verlauf einer Spermatocystitis auftretende *Koliken* können ihre Ursache entweder in der Samenblase selbst bei plötzlicher Stauung des Sekretes haben (Samenblasenkoliken) oder werden durch Übergreifen der Entzündung auf den Ureter (Nierenkoliken) hervorgerufen. Die chronische Vesiculitis seminalis ist in vielen Fällen als Ursache immer wieder rezidivierender rheumatischer Beschwerden von Bedeutung.

Diagnose. Hierbei ist die rectale Untersuchung von größter Bedeutung, die analog der Prostatapalpation durchgeführt wird. In normalen Fällen palpiert man rechts und links der Mittellinie oberhalb der Prostata die Samenblasen nur dann, wenn sie mit Sekret gefüllt sind, als weichelastische, wurstförmige, scharf abgegrenzte Gebilde, deren Betasten oder Ausstreichen nicht schmerzhaft ist.

Bei akuten Entzündungen ist die Samenblase stark vergrößert, druckschmerzhaft, bei einem Empyem ist sie als mächtiger fluktuierender, birnförmig konfigurierter Tumor zu fühlen. Die chronische Spermatocystitis zeigt bei der Palpation eine mehr oder minder harte Konsistenz, glatte oder höckerige Oberfläche, die Abgrenzung der Samenblasen gegen die Umgebung ist unscharf, bei lange dauernden Entzündungen kann das ganze Organ in ein hartes, schwieliges Gewebe gleichsam eingebettet sein.

Bei der akuten Samenblasenentzündung muß man infolge Übergreifens der Entzündung über ihre Wand hinaus stets mit der Möglichkeit einer Thrombophlebitis in den großen Venen, die die Samenblasen umgeben, rechnen; es ist daher wegen der Gefahr septischer Embolien durch Losreißen solcher Thromben die *Massage*, selbst aus diagnostischen Überlegungen, strengstens kontraindiziert. Im Gegensatz hierzu ist die Massage bei den chronischen Formen auch aus diagnostischen Gründen von größter Bedeutung, da bei nicht eindeutigem Palpationsbefund erst der Nachweis zahlreicher Leukocyten im exprimierten, aus der Urethra austropfendem Sekret die Diagnose sichert. Bei trübem Harn wird nach Reinspülung der Blase diese mit Borwasser gefüllt und die Prostata massiert. Das ausgedrückte Prostatasekret entleert der Kranke zugleich mit der Blasenfüllflüssigkeit, jetzt erst wird die Massage der Samenblasen vorgenommen und das abtropfende Sekret mikroskopisch untersucht.

Therapie. Bei der akuten Spermatocystitis keine Massage, sondern Bettruhe, Regelung des Stuhles, heiße Sitzbäder oder besser noch zweimal täglich Anwendung des Mastdarmthermophors (Apparat von ARZBERGER), parenterale Eiweißtherapie. Bei starker Eiteransammlung ist die operative Eröffnung und Drainage des Empyems von einem perinealen Schnitt aus notwendig.

Bei den chronischen Formen die gleiche konservative Therapie kombiniert mit Massagen der Samenblasen bis zum Verschwinden der Leukocyten aus dem exprimierten Sekret. Ichthyolsuppositorien (Ichthyol 0,2—0,3) sollen die Resorption der entzündlichen Infiltrate beschleunigen.

B. Tuberkulose der Samenblasen.

Bei tuberkulösen Erkrankungen des Genitalapparates sind auch sehr häufig die Samenblasen mit inbegriffen (s. das Kap. Nebenhodentuberkulose), eine isolierte Samenblasentuberkulose dagegen kommt, schon wegen ihrer geringen subjektiven Beschwerden, nur selten zur klinischen Beobachtung.

Symptomatologie. Unbestimmte Beschwerden in der Dammgegend mit einem Gefühl des Druckes oder der Schwere daselbst, nur in den selteneren Fällen, in denen es zu einer stärkeren Verkäsung und größerer Eiteransammlung in den Samenblasen kommt, bestehen stärkere Beschwerden, insbesondere dann, wenn das das Organ umgebende Gewebe in die tuberkulöse Infiltration einbezogen wurde. Durchbruch einer verkästen Samenblase ins Rectum oder in die Blase ist selten.

Diagnose. Der rectale Palpationsbefund ergibt eine derbe Samenblase mit einzelnen oder zahlreichen harten über die Oberfläche vorspringenden Knoten, die, wenn sie verkäst sind, eine gewisse Fluktuation aufweisen. Auch große, mehr glattwandige Tumoren werden in den Anfangsstadien oder bei rasch fortschreitender Verkäsung beobachtet. Die Abgrenzung gegenüber nicht tuberkulösen Entzündungen wird durch den Nachweis anderer tuberkulöser Herde im Urogenitalapparat erleichtert. Niemals darf, etwa zum Nachweis von Leukocyten oder Tuberkelbacillen im Expressionssekret, eine Massage tuberkuloseverdächtiger Samenblasen vorgenommen werden, da ebenso wie bei der banalen akuten Spermatocystitis mit der Möglichkeit einer Thrombophlebitis gerechnet werden muß; die Gefahr einer miliaren oder meningealen Tuberkulose durch Losreißen solcher Thromben ist eine sehr große. Die Kuppen der Samenblasen sind überdies in individuell wechselndem Ausmaße von Peritoneum überzogen, ein Übergreifen der tuberkulösen Entzündung auf das Bauchfell kann zu einer raschen Propagation der Tuberkulose Anlaß geben. Und schließlich muß daran gedacht werden, daß durch die Massage bacillenhaltiger Eiter gegen ein Venenlumen zum Durchbruch gebracht werden kann.

Behandlung. Eine operative Therapie kommt nur äußerst selten in Frage, und zwar nur dann, wenn eine große Eiteransammlung mit hohem Fieber sich vorfindet. Bei vorhandener Hoden- oder Nebenhodentuberkulose hat die operative Entfernung dieser Organe einen günstigen Einfluß auf den Verlauf einer Samenblasentuberkulose. Von konservativen Maßnahmen seien hier nur die Suppositorien mit Ichthyol und Jodkalizusatz erwähnt, die die Resorption beschleunigen sollen. Die übrige Allgemeinbehandlung ist die gleiche wie bei der Nebenhodentuberkulose (siehe S. 204).

C. Geschwülste der Samenblasen.

Neubildungen der Samenblasen sind äußerst selten, von den gutartigen wurden Myome und Fibrome, von den bösartigen Carcinome und Sarkome beobachtet.

V. Chirurgie des Penis.

Von

Privatdozent Dr. Theodor Hryntschak-Wien.

A. Die Phimose.

Eine Phimose liegt vor, wenn die Umschlagstelle des äußeren und inneren Blattes der Vorhaut so enge ist, daß ein Zurückschieben des Praeputiums über die Glans nur schwer oder ganz unmöglich wird, ein Zustand, der angeboren oder erworben vorkommt; die erworbene Phimose ist zumeist eine Folge entzündlicher Veränderungen (chronische Balanoposthitis, Ulcus molle), selten nur neoplasmatischen oder traumatischen Ursprunges. Bei Neugeborenen ist eine mäßige Verengerung der Vorhautöffnung physiologisch, ebenso epitheliale Verklebungen der Vorhaut mit der Glans.

Die Vorhaut ist bei der *atrophischen* Phimose kurz, der Präputialring dünn, bei der *hypertrophischen* Phimose ist die Vorhaut lange, verdickt, gewulstet und rüsselförmig.

Symptomatologie. Die Enge des Präputialringes führt zu einer Erschwerung der Miktion, die Kinder können nur unter starkem Pressen und Schmerzen ihre Blase entleeren. Die Folgen sind einerseits Auftreten von Leisten- oder Nabelbrüchen und Mastdarmvorfall, andererseits Harnstauungen im Vorhautsack, der während der Miktion ballonförmig aufgetrieben wird. Der nach beendigter Miktion im Vorhautsack zurückgebliebene Harn tropft nur allmählich ab und führt infolge seiner Zersetzung zu sich stets wiederholenden Entzündungen der Eichel und der Vorhaut. In selteneren Fällen kommt es zur Bildung von Kalkinkrustationen im Vorhautsack, den *Präputialsteinen.* Der in solchen Fällen für die Miktion notwendige erhöhte Druck ist der Anlaß zur Entstehung von Erweiterungen der Blase, Harnleiter und Nierenbecken und hydronephrotischer Atrophie des Nierenparenchyms.

Therapie. Sie hat als Prophylaxe bereits bei Kindern mit enger Vorhautöffnung einzusetzen durch öfteres Zurückstreifen der Vorhaut über die Glans, frühzeitiges Lösen der epithelialen Verklebung zwischen Vorhaut und Eichel, eventuell stumpfes Erweitern des Präputialringes mittels einer Kornzange. Nach Lösen der epithelialen Verklebung mittels einer stumpfen Sonde oder eines Gazebausches wird die Glans mit sterilem Paraffinum liquidum bestrichen, ein Vorgang, der in den nächsten Tagen zu wiederholen ist, um eine neuerliche Verklebung zu verhindern. Hochgradige Phimosen, bei denen die stumpfe Erweiterung zu keinem Ziel führt, sind operativ zu beseitigen.

Als Operationsmethode wird die *dorsale Incision der Vorhaut* kaum mehr geübt, da sie ein schlechtes kosmetisches Resultat ergibt. Besser ist die *Circumcision,* wobei vom inneren Vorhautblatt mehr als vom äußeren reseziert wird, um die Narbe, die durch die Vereinigung der beiden Blätter mittels Catgutnähten entsteht, an die innere Seite der Vorhaut zu verlegen. Es gibt ferner noch eine große Anzahl von Operationsmethoden, bei denen durch verschiedene Schnittführung und Naht eine weite Vorhautöffnung bei gutem kosmetischen Erfolg zu erreichen ist.

B. Die Paraphimose.

Sie entsteht, wenn die zu enge Vorhaut über die Eichel zurückgestreift wird und nicht mehr nach vorne geschoben werden kann. Die Vorhaut schnürt

die Eichel ab, die ebenso wie die Vorhaut selbst stark anschwillt und eine blaurote
Farbe zeigt. Infolge des Druckes des Schnürringes auf die Harnröhre kann die
Harnentleerung unmöglich werden. Bei länger dauernder hochgradiger Para-
phimose kann es zu einer Gangrän der Eichel und der Harnröhre kommen.

Die **Diagnose** ist ohne Schwierigkeit zu stellen, jedoch vergesse man nie,
daß ähnliche Bilder durch aus verschiedenen Gründen um die Eichel gelegte
Fremdkörper (z. B. Haare oder Bindfäden) verursacht sein können, die in
der ödematös gequollenen Vorhaut sich dem Blick leicht entziehen.

Therapie. Starkes Einfetten und Kompression der Eichel zwischen den
Fingern einer Hand und kräftiges Vorstreifen der Haut des Penis, der von
der zweiten Hand ganz umschlossen gehalten wird. Stets hat man darauf zu
achten, daß wirklich der einschnürende Ring und nicht etwa nur die übrige
Vorhaut nach vorne gebracht wird. Gelingt die unblutige Reposition nicht,
dann muß durch eine dorsale Incision der Schnürring gespalten werden. Die
plastische Phimosenoperation ist erst in einem späteren Zeitpunkt, nach Ablauf
der entzündlichen Erscheinungen, vorzunehmen.

Angeborene Kürze des Frenulums. Ein zu kurzes Frenulum verhindert auch bei genügend
weiter Vorhaut das Zurückziehen dieser über die Eichel, kann eine Abknickung des erigierten
Membrums nach unten bewirken oder gar infolge der Schmerzen eine Erektion verhindern.

C. Verletzungen des Penis.

Bei stumpfen Verletzungen der Schwellkörper kommt es zu einem großen
Bluterguß, der die Haut auf weite Strecken blauschwarz verfärbt. Eine Kompression der Harnröhre durch das Hämatom kann eine Harnverhaltung hervorrufen. Gleichzeitige Verletzungen der Harnröhre sind häufig. Wenn die subcutane Zerreißung bei erigiertem Zustand des Penis (zumeist beim Coitus)
eintritt, so spricht man von einer *Fractura penis.* Reißt die Vorhaut an ihrer
Anheftungsstelle an der Eichel ringsherum ab, so kann der Penis unter die Haut
des Scrotums, der Symphysengegend oder des Oberschenkels verlagert werden,
Luxatio penis.

Therapie. Ist die Harnröhre unverletzt und das Hämatom gering, so
konservative Therapie. Bei stärkeren Blutergüssen ist es besser, die Koagula
durch eine Incision zu entfernen, die blutenden Stellen zu umstechen und die
Albuginea durch Naht wieder zu schließen, um auf diese Weise die Bildung von
sonst entstehenden derben Schwielen, die eine Erektion stark erschweren, ja
unmöglich machen können, zu verhindern. Bei offenen Verletzungen, bei denen
auch die Harnröhre mit eröffnet wurde, steht die Behandlung dieser im Vordergrund. Offene Verletzungen des Gliedes ohne Verletzung der Harnröhre sind
nach allgemeinen chirurgischen Grundsätzen zu versorgen. Bei der Luxatio
penis ist eine schnelle Reposition vor allem schon deshalb vorzunehmen, weil
sich ja sonst bei der ersten Miktion der Harn in das Unterhautzellgewebe
entleeren müßte.

D. Entzündliche Erkrankungen des Penis.
1. Balanitis (Eicheltripper).

Entzündungen der Eichel (Balanitis), der Vorhaut (Posthitis) oder beider
(Balano-Posthitis) entstehen als Folge von Stagnation des normalen Sekrets
(Smegmas) bei mangelnder Reinhaltung, insbesondere bei Phimosen, wo ja außer
dem Smegma auch der stagnierende sich zersetzende Harn noch eine Rolle
spielt; ferner bei akuter Gonorrhöe, wo der Eiter, auch hier vor allem bei enger
Vorhautöffnung, einen entzündungsauslösenden Reiz ausübt, bei Ulcus molle
und bei luetischen Prozessen. Von großer Wichtigkeit ist es, bei einer Balanitis

den Harn stets auf Zucker zu untersuchen, da auch der Diabetes hierzu disponiert. Außer diesen katarrhalischen eitrigen Entzündungen gibt es noch wohlumschriebene spezifische Formen, die Balanitis erosiva, ulcerosa und gangraenosa, hervorgerufen durch einen grampositiven, vibrioähnlichem Mikroorganismus bzw. eine gramnegative Spirochäte.

Symptomatologie. Rötung der Eichel, bei stärkeren Graden eitrige Sekretion, Rötung und Ödem des Praeputiums, entzündliche Schwellung des am Dorsum penis verlaufenden Lymphstranges und Schwellung der Inguinaldrüsen. Bei länger dauernder Entzündung entstehen auf Glans und Vorhautinnenfläche Ulcerationen.

Therapie. Tägliche Reinigung mit H_2O_2, hernach Zinksalbe oder Bestauben mit Dermatol oder Zinkpuder. Bei Phimosen Spülungen des Vorhautsackes, bei stärkeren Entzündungsgraden dorsale Spaltung.

2. Cavernitis.

Die Entzündung der Schwellkörper kommt außer bei Verletzungen vor allem bei entzündlichen Erkrankungen der Harnröhre (Urethritis gon., bei Dauerkatheter) vor. Es bilden sich zunächst schmerzhafte Infiltrate im Schwellkörper aus, die, wenn sie erweichen, eröffnet werden müssen, da sonst die Gefahr besteht, daß durch ein Weiterfortschreiten des Entzündungsprozesses eine Pyämie entsteht. Die Ausheilung der Cavernitis geht unter Bildung einer schwieligen Narbe vor sich, die den Penis bei Erektion mehr oder minder stark abknickt *(Chorda venerea)*, so daß daraus eine Impotentia coeundi entstehen kann. In der *Differentialdiagnose* ist auf Lues zu achten.

3. Induratio penis plastica.

Harte plattenförmige, seltener strangförmige Einlagerungen in der Albuginea oder dem Septum, die sich allmählich und schmerzlos entwickeln. Die *Ätiologie* ist völlig ungeklärt, Vererbung scheint eine Rolle zu spielen. Die *Beschwerden* bestehen in Behinderung der Erektion infolge Abknickung des Penis, als *Therapie* kommt die Exstirpation nur bei ganz umschriebenen Verhärtungen in Frage, sonst am besten Radiumbehandlung, heiße Bäder, Jod- und Hg-Salben. Die Heilungsaussichten sind wenig günstig, Rezidive häufig.

E. Geschwülste des Penis.

Die *gutartigen* Neubildungen kommen am Penis in Form der spitzen Kondylome (Condylomata acuminata) vor, papilläre Wucherungen, die mit Vorliebe die Eichel und die Vorhaut befallen. Sie entstehen zumeist nach entzündlicher Reizung der Vorhaut oder der Eichel. *Therapie.* Abtragung mit scharfem Löffel oder Schere in Lokalanästhesie.

Von den *bösartigen* Neubildungen kommt das Sarkom äußerst selten, viel häufiger das Carcinom zur Beobachtung (beim Mann macht es 4—5% aller Krebsgeschwülste aus), und zwar als verhornender Plattenepithelkrebs von papillomatösem, blumenkohlartigen Aufbau oder als krebsiges Geschwür, in der Regel an der Eichel und an der Innen- oder Außenfläche der Vorhaut sitzend. Seine Neigung zu Zerfall und Verjauchung gibt den Anlaß zu äußerst übelriechenden Absonderungen und bei weiterem Fortschreiten zur Ausbildung großer sich selbst auf Scrotum und Bauchhaut erstreckender zerfallender Geschwürsflächen. Bei seiner Weiterverbreitung bevorzugt das Peniscarcinom hauptsächlich die Corpora cavernosa penis; das Corpus cavernosum urethrae kann lange Zeit vom Krebswachstum verschont bleiben. Verhältnismäßig frühzeitig werden die inguinalen Lymphdrüsen ergriffen, später auch die Iliakaldrüsen. Auch die Metastasierung erfolgt vor allem auf dem Lymph- seltener auf dem Blutwege.

Diagnose. Solange kein Zerfall oder keine Verjauchung eingetreten ist, die die Diagnose zu einer unzweifelhaften machen, ist eine Verwechslung mit gutartigen papillären Tumoren, den spitzen Kondylomen und mit syphilitischen Erkrankungen möglich. Die Wassermannsche Reaktion, die Rückbildung auf antiluetische Behandlung und die Probeexcision sollen in diesen Stadien vor Einschlagen einer radikalen Therapie vorgenommen werden.

Therapie. Amputatio penis 2—3 cm weit hinter der Geschwulst mit Ausräumung der Inguinaldrüsen. Der Schwellkörper der Harnröhre muß ein kurzes Stück weiter distal durchschnitten werden, damit bei der späteren Narbenretraktion die Harnröhrenöffnung nicht an die Unterfläche des Penis verlagert wird. Die Operation erfolgt durch Umschnüren des Penis an seiner Wurzel in Blutleere, die Albuginea der Corpora cavernosa wird durch Naht vereinigt. Die Erfolge der Radikaloperation sind günstige. Dauerheilung wird in 40—60% beobachtet.

Hat die Tumorinfiltration bereits auf die proximalen Anteile des Penis übergegriffen, so ist die Exstirpatio penis auszuführen. Die neue Harnröhrenöffnung wird mit oder ohne Resektion eines Teiles der Haut des Scrotums hinter dieses verlagert.

VI. Chirurgie der Harnröhre.

Von

Privatdozent Dr. Theodor Hryntschak-Wien.

A. Mißbildungen.
1. Die Hypospadie.

Die Öffnung der Harnröhre, der Meatus urethrae ext., kann, statt an der Spitze der Eichel zu liegen, an deren Unterfläche oder in dem Sulcus coronarius verlagert sein, *Hypospadia glandis*, Eichelhypospadie, oder weiter rückwärts, an der Unterfläche des Penisschaftes, zwischen Eichel und Scrotum sich befinden, *Hypospadia penis* (Abb. 20), von der Glans bis zur Harnröhrenöffnung verläuft dann oft eine seichte Rinne. Der Penis selbst ist verkümmert und durch Hautfalten nach abwärts gebogen. Eine Vorhaut findet sich nur an der oberen Seite der Eichel, das Frenulum fehlt. Am seltensten kommt die *Hypospadia scrotalis* oder *perinealis* vor, die Harnröhrenmündung liegt dabei in der Scrotalfurche oder am Damm. Der Scrotalsack ist in seiner Mitte gespalten, seine beiden Hälften täuschen, Schamlippen gleich, ein weibliches Genitale vor, dies um so mehr, als der dabei zumeist verkümmerte Penis ein einer Klitoris ähnliches Aussehen gewinnt (*Pseudohermaphroditismus*).

Beim weiblichen Geschlecht verursacht eine geringe Hypospadie, bei der sich die Harnröhre in der oberen Vaginalwand öffnet, keinerlei Beschwerden. Bei weitergehender Spaltung der kurzen weiblichen Harnröhre macht sich als Hauptsymptom eine Inkontinenz bemerkbar; da die Klitoris dabei stark entwickelt sein kann, können sich auch hier Schwierigkeiten hinsichtlich der Geschlechtsbestimmung einstellen.

Symptomatologie. Die Beschwerden bei der Hypospadie des Mannes bestehen in einer Abweichung des Harnstrahles nach unten, der bei der Hypospadia glandis bedeutungslos ist, bei weiter rückwärts gelegener Harnröhrenmündung aber das Einnehmen einer hockenden Stellung bei der Harnentleerung notwendig macht. Sehr häufig ist bei der Hypospadia glandis und penis eine Verengerung der Harnröhrenöffnung vorhanden, so daß sich Schwierigkeiten bei der Harnentleerung mit teilweiser oder völliger Harnverhaltung oder sogar Incontinentia paradoxa ergeben; infolge des erschwerten Sekretabflusses aus der Harnröhre und der Dilatation der gestauten Harnwege besteht auch eine erhöhte Bereitschaft für Infektionen der Harnröhre, Blase und Nierenbecken. Bei der Hypospadia perineoscrotalis dagegen fehlen, wegen der weiten Öffnung, Schwierigkeiten in der Harnentleerung; infolge der ständigen Benetzung der Scrotalhaut und der Oberschenkel mit Harn aber bilden sich oft hartnäckige Ekzeme aus. Störungen der Kohabitationsfähigkeit sind vorhanden, wenn der Penis eine besonders bei der Erektion sich bemerkbar machende starke Abknickung nach unten aufweist. Je weiter die Harnröhrenmündung nach rückwärts verlagert ist, um so ungünstiger wird es überdies mit der Zeugungsfähigkeit bestellt sein.

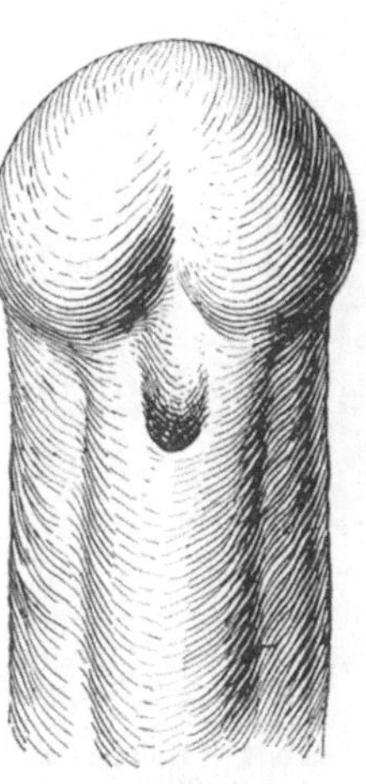

Abb. 20. Hypospadia penis.

Behandlung. Wenn nicht eine Verengerung der Harnröhrenmündung vorliegt, benötigt die Hypospadia glandis keine weitere Behandlung. Die unblutige Dehnung oder die einfache Spaltung der Stenose des Meatus genügt zumeist nicht, da durch den sich ausbildenden Narbenring eine neuerliche Verengerung entsteht; es ist daher besser die Spaltung mit einer kleinen Plastik zu verbinden. Bei der Hypospadia penis ist möglichst frühzeitig, bereits im Kindesalter, eine operative Korrektur der Penisdeformität indiziert, da sonst eine mangelhafte Entwicklung und bleibende Mißbildung des Gliedes nicht verhindert werden kann. Erst in einem späteren Zeitpunkt ist dann die plastische Verlegung der Harnröhrenmündung an die Spitze der Eichel zu versuchen, wofür zahlreiche Operationsmethoden angegeben wurden (einfache Tunnelisation der Eichel, Anfrischung der Rinnenränder mit Naht, Plastik mit Lappenbildung, Transplantation von Venenstücken oder Haut), die zumeist eine temporäre Ableitung des Harnes mittels einer Blasenfistel notwendig machen.

2. Die Epispadie.

Die Epispadie ist ungleich seltener als die Hypospadie. Je nach dem Sitz der Harnröhrenmündung auf dem Dorsum penis unterscheidet man eine *Epispadia glandis* (Abb. 21), *penis* und *totalis*; bei der Epispadia glandis liegt die Öffnung an der oberen Fläche der Eichel, das Glied selbst ist zumeist nur wenig verändert, bei der Epispadia penis befindet sich die Harnröhrenöffnung an irgendeiner Stelle zwischen Sulcus coronarius und der Symphyse, von ihr aus erstreckt sich zumeist eine mit Schleimhaut bekleidete Rinne bis gegen die Eichel zu. Der Penis ist nahezu stets verkümmert und besitzt eine nach oben gerichtete Verkrümmung. Bei der Epispadia totalis besteht stets auch eine Spaltbildung der Symphyse und des Blasenschließmuskels (Ekstrophia vesicae, s. S. 146) die Blase selbst ist vorgefallen. Auch andere Mißbildungen im übrigen Geschlechtsapparate sind häufig vorhanden.

Auch bei der Frau kommen, allerdings sehr selten, Epispadien verschiedenen Grades zur Beobachtung, die Harnröhrenöffnung liegt dann oberhalb der Klitoris, die gespalten ist (klitorische subsymphysäre Epispadie); bei der totalen Epispadie ist gewöhnlich auch eine Blasenspalte vorhanden.

Symptomatologie. Liegt die Harnröhrenmündung nahe dem Penisende, so können bis auf die ungewöhnliche Richtung des Harnstrahles Erscheinungen fehlen, die Potentia coeundi und generandi ist mehr oder minder ungestört. Bei Lage der Harnröhre nahe der Symphyse besteht eine zeitweise (beim Bücken, Husten, körperlichen Anstrengungen) oder ständige Inkontinenz, in diesen Fällen ist auch die Kohabitations- und Zeugungsfähigkeit schwer gestört oder aufgehoben.

Behandlung. Auch hier ist analog der Hypospadie zunächst eine operative Korrektur der Form des Penis, später dann die Bildung einer neuen Harnröhre durch Plastik durchzuführen. Bei bestehender Inkontinenz gibt es zu deren Behandlung (oder zumindestens Besserung) eine Reihe von Operationsmethoden: Verengerung des Harnröhrenlumens, Längsfaltung und Drehung der neuen Harnröhre, Umschlingung des Blasenausganges mit den Musculi pyramidales und andere mehr.

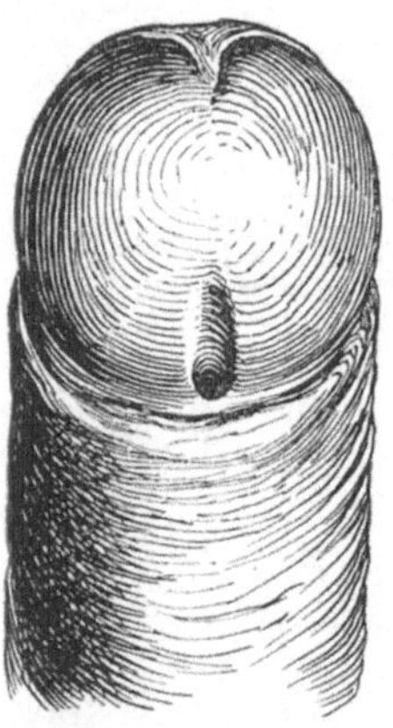

Abb. 21. Epispadia glandis.

3. Harnröhrendefekte und Obliterationen.

Vollständiger Mangel oder vollständige Obliteration der Harnröhre wurden nur selten beobachtet. Häufiger kommen partielle Obliterationen vor, und zwar an jeder Stelle der Harnröhre, auch multipel, am häufigsten im Bereich der Eichel. Ein häutiger Verschluß des Orificiums ext. kann durch eine dünne Membran (Verklebung, Conglutinatio) oder durch ein derberes Gewebe (Atresie) zustande kommen. Das Haupt*symptom* bildet die Harnstauung, die *Diagnose* ist aus der mit Harn strotzend gefüllten Harnröhre leicht zu stellen.

Therapie. Stumpfe Eröffnung der Harnröhre bei Verklebung, scharfe bei Atresie. Bei weiter rückwärts gelegenen Obliterationen zunächst Eröffnung der Harnröhre, später dann plastische Operation.

4. Angeborene Verengerungen.

Sie kommen am häufigsten am Orificium ext. urethrae vor und können durch Spaltung des Meatus mittels Kauters oder Messers mit nachfolgender Naht behoben werden. Eine Dilatation mit Sonden ist nicht zu empfehlen wegen folgender Narbenbildung. Weitere kongenitale Stenosen werden am Übergang des Eichelteiles in den kavernösen Teil der Harnröhre und in der Urethra prostatica in der Gegend des Colliculus seminalis beobachtet. Sie können entweder aus einer ringförmigen Verengerung bestehen oder es finden sich Klappen, Falten oder Schleimhautbänder. Die angeborenen Verengerungen kommen auch multipel vor.

Symptomatologie. Schwierigkeiten bei der Miktion, der Harn kann nur mit starkem Pressen und in dünnem Strahl entleert werden, die Blase kann bis zum Äußersten gefüllt sein und das Symptom der paradoxen Inkontinenz zeigen. Infolge der Stenose besteht eine Dilatation der Harnwege, die sich nach aufwärts fortsetzen kann, so daß es zu einem hydronephrotischen Schwund des Nierenparenchyms kommt. Blase, beide Ureteren und Nierenbecken bilden in solchen hochgradigen Fällen mächtige, breit miteinander in Verbindung stehende Säcke, der Tod tritt an Urämie, wenn nicht vorher schon an einer schweren Harninfektion ein.

5. Angeborene Erweiterungen.

Divertikel bei beiden Geschlechtern kommen fast nur an der unteren Harnröhrenwand vor. Sie bilden Säcke, die sich beim Urinieren füllen, nach der Miktion mehr oder minder vollständig entleeren und durch Druck ganz ausgepreßt werden können. Die *Symptome* sind Störungen der Harnentleerung, besonders Nachträufeln; da der Harn im Divertikel stagniert und sich zersetzt, kommt es zu Infektionen, Steinbildungen und hartnäckigen Entzündungen des Sackes und darüber hinaus des gesamten Harntraktes. Die *Diagnose* ist aus der Schwellung, insbesonders wenn sie bei der Miktion größer wird, durch Inspektion oder Palpation (eventuell vom Rectum aus) zu stellen, weiterhin hilft die Untersuchung mit Bougies oder Katheter, die Harnröhrenspiegelung, sowie die Röntgenaufnahme der Harnröhre nach vorheriger Injektion einer schattengebenden Flüssigkeit (BrNa, INa). Die *Therapie* kann nur in der Excision des Divertikels oder Resektion der Harnröhre bestehen.

6. Doppelbildungen der Harnröhre.

Die Urethra duplex ist selten, kommt nahezu nur beim Mann vor. Entweder ist die ganze Harnröhre bis zur Blase oder nur ihr vorderer Teil bis zur Symphyse verdoppelt. Sie gewinnt ein therapeutisches Interesse nur bei einer gonorrhoischen Infektion; wenn eine Excision nicht möglich ist, muß man versuchen, den akzessorischen Gang der ganzen Länge nach zu spalten oder durch Zerstörung der Schleimhaut seine Lumen zur Verödung zu bringen.

B. Verletzungen der Harnröhre.

1. Die Verletzungen der Harnröhre können *von außen* her entstehen durch Stich- oder Schußwunden, durch Pfählung und durch eine stumpfe Gewalt, wobei zumeist die Pars bulbosa oder membranacea gegen die Symphyse oder das Schambein selbst angepreßt und ganz oder nur zum Teil durchrissen wird. Auch an der Durchtrittsstelle der Harnröhre durch das Trigonum urogenitale kann bei stärkeren äußeren Gewalteinwirkungen, z. B. Verschüttungen, ein Abreißen der Harnröhre vorkommen. Bei Beckenfrakturen schließlich kann ein Knochensplitter die Urethra zerreißen oder durchspießen. Schwächere Gewalteinwirkungen können sich auf eine Zerreißung des Corpus cavernosum urethrae ohne Eröffnung der Mucosa der Harnröhre beschränken. Bei totaler Kontinuitätstrennung der Harnröhre weichen ihre beiden Enden weit auseinander.

Ist die Haut über der Urethralverletzung nicht durchtrennt, so findet das Blut keinen Abfluß nach außen, es entsteht ein periurethrales Hämatom; durch das Eindringen des Harns ins Gewebe kommt es zur Ausbildung einer Harninfiltration.

Symptome. Schmerzen, Blutungen aus der Harnröhre, die Harnentleerung ist erschwert oder ganz unmöglich, Schwellung der Verletzungsstelle durch Blut und Harn, der bei jedem Miktionsversuch in die Wunde gepreßt wird. Auch bei nicht infiziertem Harn läßt, wegen des normalerweise vorhandenen Keimgehaltes der vorderen Harnröhre, eine Infektion der Wundhöhle und eine Harnphlegmone gewöhnlich nicht lange auf sich warten.

Diagnose. Die Anamnese, Blutung aus der Harnröhre, die Verfärbung der Haut, die von außen oder vom Rectum her fühlbare Schwellung, die erschwerte Miktion oder komplette Harnverhaltung ermöglichen die Erkennung einer Harnröhrenverletzung. *Differentialdiagnostisch* kommt, wenn trotz stärkeren Dranges kein Harn entleert werden kann, eine Verletzung der Blase in Frage.

Die Zunahme der Schwellung der Harnröhre bei jedem Miktionsversuch, die über der Symphyse durch Perkussion feststellbare starke Blasenfüllung sprechen für eine Harnröhrenzerreißung, die Entscheidung bringt der Katheterismus, der bei einer Blasenverletzung leicht gelingt, aber keinen oder nur eine geringe Menge blutigen Harns zutage fördert (s. auch S. 148).

Behandlung. Kann der Verletzte seinen Harn entleeren, so genügen ruhige Lage und kalte Umschläge; womöglich kein Katheterismus wegen der Gefahr der Infektion des Hämatoms. Dieser ist nur zu versuchen, wenn komplette Harnverhaltung oder große Schwierigkeiten bei der Miktion bestehen; im Falle des Gelingens wird dadurch nicht nur dem Harn Abfluß verschafft, sondern auch eine Harninfiltration verhindert und die oft sehr häufige Blutung gestillt. Besser ist es freilich, die Harnröhrenenden operativ freizulegen und zu vernähen (s. S. 189). Eine Sectio alta zur Ableitung des Harnes erweist sich hierbei als zweckmäßig. Die suprasymphysäre Blasenpunktion kann zur Entleerung der Blase ausgeführt werden, wenn der Katheterismus nicht gelingt und die Operation nicht sofort vorgenommen werden kann. Bei Harnphlegmonen weite und ausgiebige Eröffnung des infizierten Gewebes durch zahlreiche lange Schnitte und Schaffung eines freien Abflusses für den Harn; eine Naht der Harnröhre ist in diesem Momente nicht indiziert.

Nach jeder Harnröhrenverletzung besteht — ob sie genäht wurde oder nicht — die Gefahr der traumatischen Striktur (über deren Behandlung s. S. 188).

2. Verletzungen der Harnröhre *von innen aus* geschehen durch unvorsichtiges Einführen von Kathetern oder Metallinstrumenten (Cystoskope, Lithotriptor), insbesonders bei Strikturen und Prostatahypertrophie, wobei entweder das Instrument in einer künstlich geschaffenen Tasche stecken bleibt (unvollständiger *falscher Weg*, fausse route) oder das Hindernis durchbohrend wieder in die Harnröhre bzw. in die Blase gelangt (vollständiger falscher Weg). Aus onanistischen Motiven eingeführte Fremdkörper können, ebenso wie abgehende Harnsteine, Verletzungen der Harnröhrenschleimhaut bedingen.

Symptome. Mäßige Schmerzen, Blutung aus der vorderen Harnröhre, initiale oder totale Hämaturie. Oft stellt sich dann durch die Blutung und Anschwellung der verletzten Schleimhaut eine komplette Harnverhaltung ein, die klinischen Erscheinungen richten sich nach der vorhanden gewesenen Grundkrankheit und nach der Schwere der Verletzung. Es besteht die Gefahr der Harninfiltration, eines periurethralen Abscesses oder eines Abscesses in einem Prostataadenom, sowie septischer Erscheinungen bei infiziertem Harn.

Behandlung. Ist der Harnabfluß gewährleistet, so nur Harnantiseptica. Besteht Restharn oder komplette Harnverhaltung, vorsichtige Einführung eines weichen Katheters, der als Dauerkatheter befestigt wird. Gelingt dies nicht, so Blasenpunktion oder besser noch Cystostomie. Auch zur Stillung einer *stärkeren Blutung* ist das Einlegen eines Verweilkatheters anzuraten, ebenso, um die Benetzung der Verletzungsstelle in der Harnröhre mit *infiziertem Harn* hintanzuhalten.

Technik der Blasenpunktion. Rasieren der Schamhaare, Waschen der Haut. Knapp oberhalb der Symphyse wird die mitteldicke mit einer Rekordspritze armierte Injektionsnadel senkrecht zur Oberfläche eingestochen und der Harn aspiriert. Die capilläre Blasenpunktion ist nicht ganz ungefährlich; normalerweise liegt eine stark gefüllte Blase der vorderen Bauchwand direkt an, unter pathologischen Verhältnissen aber kann eine Peritonealduplikatur an der Symphyse adhärent sein. Das Einstechen einer Nadel würde in einem solchen Fall das Peritoneum 2mal verletzen und könnte bei infiziertem Harn Anlaß zu einer Peritonitis geben. Auch Verletzungen einer Darmschlinge in einer solchen Duplikatur des Bauchfelles wurden schon beobachtet. Auf jeden Fall aber ist die Anwendung dickerer Kanülen verboten, insbesondere des dicken FLEURANT-schen „Blasen“-Troikarts. Die sicherste Methode in Fällen, in denen die Einführung eines Katheters durch die Harnröhre nicht gelingt, ist die operative Anlegung einer Blasenfistel.

C. Verengerungen der Harnröhre.

Unter Striktur der Harnröhre versteht man eine Abnahme der Dehnungsfähigkeit der Harnröhrenwand mit Verminderung ihres Kalibers verursacht durch derbe, schrumpfende bindegewebige, zirkuläre Narben als Folge von Entzündungen oder Verletzungen (*entzündliche* und *traumatische* Strikturen). Die entzündlichen Strikturen des Mannes sind in der weitaus überwiegenden Mehrzahl Folgen einer überstandenen Gonorrhöe, nur selten kommen sie bei Tuberkulose, Lues oder nach Ulcus molle vor. Nach einer Gonorrhöe vergehen zumeist 5—10 Jahre, ehe es zu den klinischen Symptomen einer Striktur kommt. Bei der Frau sind Verengerungen der Harnröhre sehr selten, und zwar traumatischen (Entbindung), tuberkulösen oder luetischen Ursprungs. Verengerungen der äußeren Harnröhrenmündung dagegen sind bei alten Frauen als Folge chronischer, entzündlicher Prozesse häufiger zu beobachten.

Der *Sitz* der gonorrhoischen (richtig ausgedrückt: postgonorrhoischen) Striktur ist nahezu stets die vordere Harnröhre, am häufigsten die Pars bulbosa. Es können sich auch in derselben Harnröhre mehrere, *multiple* Strikturen bilden. Die traumatischen Strikturen finden sich zumeist in der hinteren Harnröhre und sind gewöhnlich in der Einzahl. Man unterscheidet ferner *zentrale* und *exzentrische* Strikturen, je nachdem ob der Eingang in die Striktur in der Mitte des Harnröhrenlumens liegt oder nicht, sowie *weite* und *enge* Strikturen, je nachdem ob nur eine verminderte Dehnungsfähigkeit der Harnröhre oder eine tatsächliche narbige Verengerung vorliegt. Der Verlauf des Harnröhrenlumens innerhalb der Striktur ist zumeist ein gewundener, seine Länge und sein Kaliber ist außerordentlich verschieden. Bei der Erschwerung der Miktion spielt nicht nur die tatsächliche Verengung, sondern auch die Länge der Striktur und das damit verbundene Ausmaß des Elastizitätsverlustes der Harnröhrenwand eine Rolle.

Symptomatologie. Der Kranke muß bei der Harnentleerung stark pressen, der Harnstrahl ist dünn, fadenförmig oder aber der Harn fällt tropfenweise, kraftlos senkrecht zu Boden, die Miktion nimmt eine lange Zeit in Anspruch. (Ein spiralig gedrehter aber dicker und kräftiger Harnstrahl hat mit einer Striktur nichts zu tun, er findet sich bei vollkommen normalen Harnröhren.) Nach Beendigung der Miktion sickern noch einige Tropfen Harn nach (Nachträufeln).

Eine plötzliche, kongestive Schwellung der Striktur nach reichlichem Alkoholgenuß, Stuhlverhaltung, zu lange hinausgeschobener Miktion oder nach Erkältung verlegt das Lumen vollständig, der Kranke kann trotz stärkstem Pressen keinen Tropfen Harn mehr entleeren (akute komplette Harnretention).

Hinter der Striktur staut sich der Harn und es kommt dort zu einer Erweiterung der Harnröhre — retrostrikturale Erweiterung —, die Dilatation kann sich auch auf die Blase und die höheren Harnwege fortsetzen. Bei überdehnter Blase findet ein ständiges Abträufeln von Harn, zunächst nur des Nachts, später auch bei Tag statt (Überlaufen der Blase, Incontinentia paradoxa). Ein unsanftes Einführen eines Instrumentes, wobei eine mehr oder minder tiefe Läsion gesetzt wird, kann das Eindringen von Bakterien und Harn in das Gewebe, sowie eine Harninfektion zur Folge haben. Aber auch sonst läßt unter dem Einfluß der Harnstauung die Harninfektion zumeist nicht lange auf sich warten. Außer der Harnröhre werden noch häufig Prostata und Nebenhoden von der Entzündung ergriffen, auch ascendierende Nierenbecken- und Nierenaffektionen (Pyelonephritis) bedrohen das Leben des Kranken. Der eitrige Harn, der sich in der retrostrikturalen Erweiterung befindet, verursacht oft eine *Periurethritis* und einen *periurethralen Absceß*, der entweder zu dem schweren Krankheitsbild der schnell fortschreitenden Harnphlegmone führt oder im günstigeren Falle nach außen durchbrechen und zu einer *Harnröhren-fistel* Veranlassung geben kann.

Diagnose. Sie ist im Anfangsstadium der Erkrankung aus den vom Kranken vorgebrachten Beschwerden nicht ohne weiteres zu stellen. Die Palpation der Harnröhre von außen gestattet in vielen Fällen den Nachweis einer narbigen Verdickung. Sicherheit erbringt nur eine entsprechende instrumentelle Unter-suchung; sie wird vorgenommen durch Einführen einer Metallsonde Nr. 20 oder einer Bougie à boule, wobei man am Hängenbleiben des verdickten Knopfes an der Striktur beim Zurückziehen des Instrumentes die Verengerung fühlen

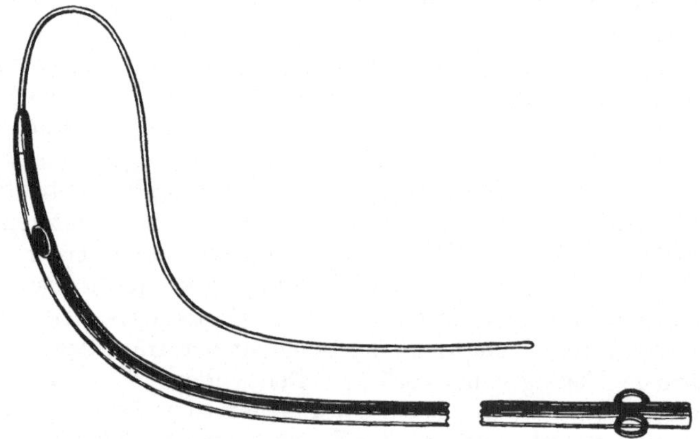

Abb. 22. LEFORT-Striktur-Katheter mit anschraubbarer Leitbougie.

kann. Am sichersten aber ist die Einführung eines weichen *Tiemannkatheters* (Nr. 18—14); ergibt sich hierbei ein unüberwindliches Hindernis, so soll der nächste Versuch mit einem halbsteifen geknöpften Seidenkatheter („Striktur-katheter“, s. Abb. 10, Nr. 8) gemacht werden. Wenn auch dieser die Verengerung nicht passiert, dann nehme man die Hilfe der filiformen Bougie in Anspruch. Über-windet eine einzelne nicht die Striktur, so führe man mehrere nebeneinander ein, mit Geduld gelingt es stets, eine Bougie durchzubringen. Daß man tat-sächlich in der Blase ist, erkennt man daran, daß man das äußere Ende der Bougie ganz in den Meatus hineindrücken kann, ohne daß es zurückfedert. Die filiforme Bougie trägt an ihrem distalen Ende ein Metallschraubengewinde, das auf einen Metallkatheter (LEFORT-Katheter s. Abb. 22) paßt. Mit der Bougie als Führungssonde wird nun der Metallkatheter (Charr. Nr. 8) ein-geführt, die Bougie rollt sich dabei in der Blase auf. Durch den Katheter wird der Restharn entleert und, wenn nötig, gleich eine Blasenspülung angeschlossen.

Therapie. Konservative Verfahren. Ist die Einführung einer filiformen Bougie gelungen, so wird diese am besten als Dauerbougie befestigt. Hatte der Kranke eine komplette Harnverhaltung, so kann er nun bei liegender Bougie ohne allzu-große Schwierigkeiten seinen Harn entleeren. Jeden Tag wird dann ein um zwei Nummern höherer Lefortkatheter eingeführt, der einige Minuten liegen bleibt. Hat man auf diese Weise Charr. 12 oder 14 erreicht, so kann man versuchen, einen sog. Strikturkatheter in die Blase einzuführen, der dann wieder als Dauerkatheter befestigt und nach 1—2 Tagen mit einem um 2 Charr. Nummern größeren vertauscht wird. Von Charr. 14 an soll an Stelle des halbsteifen Strikturkatheters der weiche Tiemannkatheter in gleicher Weise verwendet werden, und zwar bis zu Charr. 20; die weitere Dilatation erfolgt mit Metallsonden bis Nr. 24 oder 26.

Komplikationen, wie Harnröhrenfieber als Folge einer Infektion, die trotz genauen Einhaltens der Vorschriften der Asepsis eintreten kann, Epididymitis, Periurethritis, Cystitis, Prostatitis können uns zwingen, die Dilatationen zu unterbrechen. Die beste Behandlung ist in diesem Falle das Einlegen eines Dauerkatheters, der die Striktur gerade noch leicht passiert; auf diese Weise wird die Harnröhre vor der Benetzung mit dem infizierten Harn bewahrt und eine Drainage der infizierten Blase durchgeführt. Auch eine stärkere Blutung nach Einführen einer Sonde — die aber, wenn nicht ein falscher Weg vorliegt, kaum bedrohliche Grade annimmt — erfordern Pausen in der Dilatationsbehandlung, evtl. das Einlegen eines Dauerkatheters.

Chirurgische, blutige Verfahren. Hierfür steht die *Urethrotomia interna* zur Verfügung. Sie besteht darin, daß eine gerillte Metallsonde, analog dem Lefortkatheter mit einer Leitbougie versehen, durch die Striktur hindurch geführt wird; in ihr als Schiene läuft ein kleines dreieckiges Messerchen, dessen Schneide an seiner Spitze gedeckt ist, und das durch die Striktur hindurchgedrückt den narbigen Ring durchschneidet (Urethrotom nach MAISONNEUVE). Die Blutung ist zumeist eine sehr geringe, der für einige Tage eingelegte Dauerkatheter stillt sie vollkommen. Die Indikation für diesen Eingriff ist gegeben, wenn 1. ein rascher und gesicherter Abfluß des Harnes nötig ist, wie bei der Urosepsis, 2. wenn es sich um harte, unnachgiebige, resiliente Strikturen handelt, 3. wenn die Sondierung der Striktur jedesmal großen Schwierigkeiten begegnet, 4. wenn nach jeder Sondierung eine stürmische Reaktion eintritt.

Die *Urethrotomia externa* besteht in der operativen Freilegung (vom Damm aus) und Resektion der Striktur, die beiden Harnröhrenenden werden dann miteinander durch Naht vereinigt. Sie wird angewendet bei stark ausgedehnten Strikturen mit mächtiger callöser Bindegewebsentwicklung, wie man sie insbesondere bei traumatischen Verengerungen häufig sieht.

Technik der Urethrotomia externa. In Steinschnittlage des Patienten wird die Haut über der Striktur durchtrennt, das durch eine Sonde markierte periphere Harnröhrenende ist leicht zu finden, die Striktur wird reseziert und nun das zentrale Harnröhrenende aufgesucht — wozu in manchen Fällen die retrograde Bougierung von der eröffneten Blase aus nicht zu umgehen ist — Vereinigung beider mobilisierter Harnröhrenenden durch Naht. Die Ableitung des Harnes geschieht bis zur Wundheilung am besten durch eine Cystostomie.

D. Periurethrale Abscesse und Harninfiltration.

Periurethrale Entzündungen, wie sei bei einer Urethritis acuta (zumeist gonorrhoica) durch Eiteransammlung in den MORGAGNI- oder LITTRÉschen Drüsen oder bei eitriger Entzündung der COWPERschen Drüsen und zentral von einer Harnröhrenstriktur entstehen, können anfangs harte, später dann fluktuierende Infiltrate im Verlauf der Harnröhre oder am Perineum bilden; sie können sich resorbieren oder aber erweichen und brechen dann, wenn nicht beizeiten operativ eröffnet, spontan nach außen durch, wodurch es zur Entstehung der Harnröhrenfistel kommt. Diese *lokalisierte* periurethrale Entzündung ruft Schwellung und Rötung der Haut, starke Schmerzen und Fieber hervor.

Bei Verletzungen der Harnröhre und bei Strikturen kann es zu einem Eindringen von Harn und Bakterien ins Gewebe kommen; infolge des erschwerten oder gänzlich unmöglichen Harnabflusses wird bei der Miktion oder dem Miktionsversuch der Harn tiefer in die Gewebsspalten gepreßt und es entwickelt sich das Bild der *Harnphlegmone.* Die Haut des Dammes und des Gliedes ist stark gespannt, teigig, ödematös, blaurot verfärbt, das Scrotum kann bis zu Kopfgröße anschwellen. Die Harninfiltration breitet sich dann weiter in den Bindegewebsräumen des kleinen Beckens aus, auch die Bauchhaut kann bis weit hinauf die eben beschriebenen Veränderungen aufweisen. Solche Patienten zeigen ein schwerkrankes Aussehen, trockene Zunge, kleinen beschleunigten Puls, hohes Fieber und Schüttelfröste. Eine akute Sepsis oder septische Embolien führen rasch zum Tod, wenn die operative Therapie nicht frühzeitig genug einsetzt.

Es gibt auch chronisch verlaufende Formen der periurethralen Infektion, die sich vor allem durch Ausbildung derber Infiltrate mit nur mäßigen Schmerzen und geringer Temperatursteigerung auszeichnen. Auch in diesen schwieligen Infiltraten kann es zu einer Erweichung kommen, die dann nach außen durchgebrochen, Anlaß zu hartnäckigen oft multiplen torpid aussehenden Fisteln geben.

Therapie. Kleine lokalisierte Infiltrate können konservativ behandelt werden, so lange sie noch keine Fluktuation zeigen; in diesem Falle ist die Eröffnung des Eiterherdes vorzunehmen. Harnphlegmonen sind ohne jeden Zeitverlust durch mehrere ausgiebige Schnitte breit zu eröffnen und mit H_2O_2 getränkter Gaze auszulegen. Von besonderer Wichtigkeit ist es, für einen freien Harnabfluß zu sorgen, entweder durch Katheter oder Anlegen einer perinealen oder suprapubischen Blasenfistel.

E. Harnröhrenfisteln.

Außer den im vorherigen Abschnitt beschriebenen Ursachen entstehen Fisteln noch bei Verletzungen, Tuberkulose und Carcinom der Harnröhre. Bei Frauen sind außer Verletzungen vor allem Drucknekrosen durch den kindlichen Kopf bei der Entbindung die häufigsten Ursachen für Urethro-Vaginalfisteln.

Therapie. Sie richtet sich nach Lage, Länge und Ursache der Fistel. Sorge für freien Harnabfluß genügt oft für eine Heilung nicht lange bestehender Fisteln. Alte Fisteln müssen exzidiert, die Urethralwunde genäht werden, oft muß eine Lappenplastik zu Hilfe genommen werden. Rekto-Urethralfisteln machen die operative Trennung von Rectum und Harnröhre und Naht jedes der beiden Gebilde notwendig.

F. Harnröhrensteine.

Sie stammen zumeist aus den oberen Harnwegen, bleiben in der Harnröhre vor der Fossa navicularis oder hinter Strikturen liegen und können sich allmählich immer mehr und mehr vergrößern (sekundäre Steine). Die primär in der Urethra entstandenen Steine sind außerordentlich selten.

Symptomatologie. Ein plötzliches Steckenbleiben des Steines erzeugt Schmerzen, Unterbrechung oder Einengung des Harnstrahles, evtl. Blutungen. Steine der hinteren Harnröhre machen quälenden Harndrang, bei längerem Verweilen können periurethrale Abscesse und Harninfiltration die Folge sein.

Diagnose. Die charakteristische Anamnese, die Palpation, wenn der Stein weit genug vorne sitzt, das Hindernis bei Einführen eines Instrumentes, evtl. eine Urethroskopie machen eine Erkennung leicht.

Therapie. Extraktion von der Harnröhre aus mittels Pinzette oder Fremdkörperzange. Sitzt er weit rückwärts, kann man mittels Katheters versuchen, ihn in die Blase zurückzuschieben. Sonst Operation (Urethrotomia ext., Sectio alta).

G. Geschwülste der Harnröhre.

a) **Gutartige Tumoren.** Am häufigsten kommen Polypen und Papillome vor, in der vorderen Harnröhre überwiegen die Papillome, in der hinteren die polypösen Wucherungen. Sie entstehen zumeist auf entzündlicher Grundlage. Manchmal verlaufen sie symptomlos, manchmal unter den Erscheinungen einer chronischen Urethritis, zuweilen sind sie die Ursache für verschiedene subjektive Beschwerden wie Brennen, Jucken, Harndrang, sowie sexuelle Störungen. Zu den objektiven Erscheinungen gehören in erster Linie Blutungen, die je nach dem Sitz, zu initialer oder terminaler Hämaturie oder auch zu Hämospermie (blutig gefärbte Samenergüsse) führen. Fibrome und Angiome, sowie Varicen sind selten. Cysten der Harnröhre entstehen durch Sekretretention in den Drüsen oder in dem Ductus ejaculatorii.

Diagnose. Sie ist nur durch Endoskopie der vorderen bzw. der hinteren Harnröhre zu stellen.

Therapie. Die kaustische Zerstörung der gutartigen Tumoren wird mittels des Urethroskopes vorgenommen. Größere Cysten müssen operativ ausgeschält werden.

b) **Bösartige Tumoren.** Äußerst selten kommen Sarkome, häufiger Carcinome vor. Bei der Frau finden sie sich zumeist an der äußeren Harnröhrenmündung, beim Mann in der vorderen Harnröhre. Schmerzen bei der Miktion, Symptome der Urethritis (blutig seröser Ausfluß) und der Striktur (Behinderung der Harnentleerung). Größere Tumoren sind von außen palpabel, die Inguinaldrüsen können vergrößert und hart sein. Ein Durchwuchern des Carcinoms nach außen führt zu einer Harnröhrenfistel.

Diagnose. Sie kann mittels Endoskopie der Harnröhre, wobei auch nötigenfalls eine Probeexcision vorgenommen wird, mit Sicherheit gestellt werden.

Therapie. Beim Carcinom versagt die endoskopische Behandlung, der Tumor muß weit im Gesunden, evtl. unter Ausräumung der regionären Lymphdrüsen, entfernt werden. Außer der Amputation des Penis kann auch die Entfernung von Hoden und Scrotum bei weiter vorgeschrittenen Fällen sich als notwendig erweisen.

H. Entzündliche Erkrankungen der Harnröhre.

1. Urethritis.

Die Urethritis gehört wohl zu den häufigsten Erkrankungen der Harnröhre, zumeist ist sie durch Gonokokken bedingt. Andere Formen der auf dem Wege des Geschlechtsverkehrs erworbenen Harnröhrenentzündungen, bei denen die Erreger zumeist unbekannt sind, werden als *Urethritis simplex* oder *catarrhalis* bezeichnet. Es gibt ferner noch *chemische* und *mechanische* Urethritiden, erstere hervorgerufen durch Einspritzung reizender Substanzen, letztere durch Einfuhren von Fremdkörpern aus masturbatorischen Gründen, durch einen oft wiederholten Reiz, z. B. beim Radfahren oder beim Reiten und schließlich als Folge therapeutischer Eingriffe, wie bei Dauerkatheter, bei dem eine Harnröhrenentzündung mit eitrigem Sekret mit großer Regelmäßigkeit zu beobachten ist.

Ohne hier weiter auf die Klinik und Therapie der Harnröhrenentzündung einzugehen, sei nur in kurzem ein chirurgischer Eingriff, nämlich die Harnröhrenspiegelung, besprochen, die am besten mittels des von Glingar angegebenen Urethroskopes vorgenommen wird.

Die *Urethroskopie*, die Besichtigung der Harnröhrenwand gliedert sich in die Spiegelung der vorderen Harnröhre (bis zum Sphincter ext.) und in die der hinteren Harnröhre (vom Sphincter ext. bis zur Blase). Für die Spiegelung der vorderen Harnröhre, *Urethroscopia anterior*, werden gerade Metallröhren verschiedener Stärke verwendet, die Beleuchtung geschieht mittels reflektierten Lichtes, das Gesichtsfeld entspricht der Öffnung des Harnröhrentubus. Man kann sich dabei über das Vorhandensein und den Grad der Entzündung orientieren, die Mündung der Lakunen und Drüsen einstellen und sehen, ob diese erkrankt sind, bzw. ob sie sich in Abscesse oder Cysten verwandelt haben. Papillome, Ulcera mollia, Varicen oder Angiome sind als Ursache sonst nicht aufklärbarer Blutungen zu erkennen. Durch den Harnröhrentubus hindurch kann man unter Leitung des Auges *diagnostische* (Sekretabnahme) und kleine *therapeutische* (Ätzung, Kauterisation, Absceßeröffnung) *Eingriffe* vornehmen.

Für die Urethroskopie der hinteren Harnröhre verwendet man vorne leicht abgebogene Rohre, selten wird sie analog der Urethroscopia ant. „trocken", sondern nahezu stets als *Spülurethroskopie* vorgenommen. Die Beobachtung geschieht hierbei mittels eines in den Tubus eingeführten optischen Systems unter ständiger Wasserspülung, die Beleuchtung mittels eines kleinen mit der Optik eingeführten Lämpchens. Die verschiedenen Veränderungen der hinteren Harnröhre, des Colliculus und des Sphincter int. können auf diese Weise nicht nur beobachtet, sondern auch durch neben der Optik eingeführte Instrumente behandelt werden.

2. Tuberkulose der Harnröhre.

Die Tuberkulose der Harnröhre entsteht nahezu stets im Gefolge einer Prostata-, Blasen- oder Nierentuberkulose, und zwar in Form einer Urethritis oder einer tuberkulösen Striktur. Die Verengerung der Harnröhre bei der Tuberkulose ist hervorgerufen entweder durch tuberkulöse Infiltrate in der Harnröhrenschleimhaut oder durch wahre zirkuläre Narbenstrikturen.

Therapie. Eine Abheilung einer Harnröhrentuberkulose kann nur nach chirurgischer Entfernung, bzw. Heilung jener Organe des Urogenitaltraktes, die den primären Herd abgegeben haben, erwartet werden. Erst wenn die spezifischen Veränderungen aus der Harnröhre verschwunden sind, darf an eine instrumentelle Dehnung einer dann noch restierenden Narbenstriktur geschritten werden. Vorher ist jedes nicht unbedingt notwendige Einführen eines Instrumentes zu unterlassen, da dies den Anstoß zu einer generalisierten Tuberkulose geben kann.

VII. Chirurgie des Scrotums.

Von
Privatdozent Dr. Theodor Hryntschak -Wien.

A. Verletzungen.

Stumpfe Verletzungen führen zu oft großen und ausgedehnten Hämatomen, die sich bei Hochlagerung des Scrotums schnell resorbieren. Bei offenen Verletzungen soll die primäre Nahtvereinigung, bei Verdacht auf Infektion mit Einlegen eines Drains vorgenommen werden. Die Naht ist besonders bei Vorfall eines oder beider Hoden von großer Bedeutung.

B. Entzündungen des Hodensackes.

Auch an kleine Verletzungen des Hodensackes kann sich ein Erysipel anschließen, die damit verbundene Rötung wird wegen der Pigmentierung der Scrotalhaut leicht übersehen; die Diagnose ist aus dem hohen Fieber und dem Fortschreiten der Rötung über das Scrotum hinaus zu stellen. Die Therapie ist die gleiche wie bei einem Erysipel an anderen Körperstellen, nur wenn die Spannung der Scrotalhaut eine sehr starke ist, sollen der drohenden Gangrän wegen Incisionen gemacht werden.

Phlegmonöse Entzündungen des Scrotums können circumscript oder diffus auftreten, in letzterem Falle schreiten sie im lockeren Zellgewebe des Hodensackes sehr schnell vorwärts. Als Ursache kommen infizierte Verletzungen, sowie eitrige Prozesse des Gliedes und der Harnröhre, der Hoden und Nebenhoden in Betracht. Auch hier muß wegen der Gefahr der Hautgangrän mit frühzeitigen Incisionen vorgegangen werden.

C. Mächtige Vergrößerungen

des Scrotums finden sich bei Ödem des Scrotums, bei Herz- und Nierenkrankheiten. Ferner bei der *Elephantiasis scroti*, die bei wiederholten chronischen Entzündungen, vor allem aber als Folge einer Lymphstauung durch die Filaria sanguinis sich ausbildet. Als *Therapie* kommt die Excision größerer Teile des Scrotums in Frage.

D. Geschwülste

des Hodensackes: die häufigsten sind die Atherome der Scrotalhaut, die oft in sehr großer Anzahl auftreten. Von den übrigen Tumoren wäre nur das Carcinom noch zu erwähnen, das als Schornsteinfeger- oder Paraffinkrebs (Berufserkrankung) in Form von krebsigen Ulcerationen in Erscheinung tritt. Die *Differentialdiagnose* gegenüber anderen im Scrotum vorhandenen Geschwüren ist aus den harten, gewulsteten, sehr unregelmäßigen Randpartien zu stellen. Als *Therapie* gibt die Excision im Gesunden mit Ausräumung der inguinalen Lymphdrüsen sehr gute Resultate.

VIII. Chirurgie des Hodens und Nebenhodens.

Von

Privatdozent Dr. THEODOR HRYNTSCHAK-Wien.

A. Angeborene Anomalien und deren Folgen.

1. Defekte und Überzahl der Hoden.

Das Fehlen eines Hodens wird *Monorchie*, das beider Hoden *Anorchidie* genannt. Im ersteren Falle ist die eine Scrotalhälfte leer, der andere Hoden zumeist hypertrophisch, es bestehen keine funktionellen Ausfallserscheinungen. Beim Fehlen *beider* Hoden, wobei übrigens Nebenhoden und Vas deferens vorhanden sein können, ist der körperliche Habitus und das psychische Verhalten des Patienten weitgehend beeinflußt, da infolge Fehlens der Inkrete der männlichen Keimdrüsen die Entwicklung des männlichen Charakters unterbleibt *(Eunuchoidismus)*; Penis und Prostata sind dabei unterentwickelt. Bei der *Hyperorchidie* ist ein dritter, zuweilen auch vierter Hoden vorhanden, das

überzählige Organ braucht aber keineswegs immer ins Scrotum descendiert
zu sein. Eine abnorme Kleinheit eines oder beider Hoden wird als *Mikrorchie*
bezeichnet oder als *Hypoplasie*, wenn das angeboren kleine Organ später keinen
Samen produziert.

2. Störungen des Descensus testiculorum.

Die Wanderung der Hoden aus der Bauchhöhle in den Hodensack (Descensus testis) soll normalerweise beim neugeborenen Knaben bereits vollendet
sein, kann aber auch noch in den ersten Lebensmonaten, ja vereinzelt sogar
später noch eintreten. Auf dieser Wanderung kann der Hoden an den verschiedensten Stellen zurückgehalten werden bzw. vom normalen Weg abweichend
an abnormaler Stelle liegen bleiben. Man unterscheidet *Retentio testis abdomi-*
nalis (Bauchhoden), und zwar je nach der Lage des Hodens im Bauche eine
Retentio abdominalis lumbalis bzw. iliaca. Es liegt ein *Monorchismus* vor,
wenn nur *ein* Hoden und ein *Kryptorchismus*, wenn beide Hoden in der abnormen
Lage festgehalten sind. Weiters, und zwar ungleich häufiger kann der mangelhaft descendierte Hoden im Leistenkanal sich befinden, *Retentio testis inguinalis*,
wobei der Hoden innerhalb des Inguinalkanals, an seinem äußeren Ende oder
bereits eine kurze Strecke außerhalb zu finden ist.

Von einer Retentio testis auseinander zu halten ist der *ektope Hoden* (Hoden-
verlagerung), der entweder vor seiner Wanderung durch den Leistenkanal
oder auch später von seinem normalen Wege abgekommen ist und an *falscher*
Stelle sich vorfindet. Dementsprechend unterscheidet man eine *Ectopia testis*
cruralis, wobei der Hoden durch den Leistenkanal oder durch den Schenkel-
ring die Bauchhöhle verlassen hat, ferner eine *Ectopia testis inguinalis*, bei der
der Hoden außerhalb des Canalis inguinalis, aber an falscher Stelle zu finden
ist. (E. scrotofemoralis, Lage des Hodens zwischen Schenkel und Scrotum;
E. perinealis, Lage am Damm.)

Ätiologie. Ererbte Entwicklungsanomalie, abnorme Fixation durch peritoneale Verwachsungen im Fetalleben, Verlegung des Zuganges zum Leistenkanal
durch ein anderes Organ, abnorme Enge des Kanals, abnorme Kürze der Samen-
stränge.

Symptomatologie und Verlauf. Die Anomalien im Descensus der Hoden
sind vererblich und kommen oft in mehreren Generationen einer Familie vor.
Der retinierte Hoden ist klein, schlaff, atrophisch, wobei die Atrophie vor allem
den *generativen Anteil* des Organs, weniger die Leydigschen Zellen betrifft.
Die Entwicklung der sekundären Geschlechtsmerkmale ist bei Kryptorchen
in den meisten Fällen nicht beeinträchtigt, während die Spermatogenese (bei
Erhaltensein des Geschlechtstriebes) gewöhnlich fehlt. Da die Atrophie des
retinierten bzw. ektopen Hodens auf einen ständig auf ihn einwirkenden Druck
(Druck der Eingeweide, der Bauchmuskulatur, des Canalis inguinalis, von Bandagen bei Hernien, wodurch auch die Blutzirkulation behindert wird) zurückgeführt wird, muß dies bei der einzuschlagenden Therapie berücksichtigt werden.
Der in der Bauchhöhle liegende Hoden gibt kaum Anlaß zu Beschwerden, der
im Leistenkanal befindliche dagegen löst Schmerzen bei brüsken Bewegungen,
Anstrengung, bei Druck oder Schlag auf diese Gegend aus. Ferner auch dann,
wenn durch eine venöse Stauung ein Anschwellen des Organs eintritt. Die
plötzlich auftretenden Schmerzen können so stark sein, daß es zu Stuhlverhaltung, Erbrechen und Kollaps kommen kann. Die Kombination einer Retentio
testis mit einer Leistenhernie ist außerordentlich häufig.

Komplikationen. Bei Lageanomalien besitzt der Hoden ein abnorm langes
Mesorchium, so daß er besonders frei beweglich ist, wodurch es leicht zu einer

Stieldrehung, zur *Hodentorsion* kommt. Analoge bedrohlich aussehende Erscheinungen werden auch durch die *Einklemmung* des Hodens hervorgerufen; dabei wird durch eine plötzliche Erhöhung des intraabdominellen Druckes, beispielsweise durch einen starken Hustenstoß, der Hoden durch einen engen Leistenkanal hindurchgepreßt, der dann den Samenstrang an seiner Durchtrittsstelle abschnürt. Der Hoden schwillt stark an und wird sehr druckempfindlich. Weitere Gefahren drohen dem an abnormer Stelle liegendem Organ bei Entzündung der Harnröhre und Blase, insbesondere bei der Urethritis gonorrhoica, da gerade das verlagerte Organ häufig und wiederholt Sitz einer *Epididymitis* sein kann. Aus neueren großen Statistiken geht schließlich hervor, daß der retinierte Hoden, vor allem aber der Leistenhoden eine besondere *Disposition zur Entwicklung maligner Geschwülste* zu besitzen scheint.

Diagnose. Die Erkennung des ein- oder doppelseitig in der Bauchhöhle retinierten Hodens macht zumeist keine Schwierigkeiten, da eine oder beide Hälften des Scrotums leer gefunden werden. Bei der Differentialdiagnose Kryptorchismus-Anorchidie kann man sich nach den sekundären Geschlechtsmerkmalen richten, die nach der Pubertät in letzterem Falle mangelhaft ausgebildet sind, in ersterem Falle dagegen nur selten Störungen aufweisen. Liegt der Hoden außerhalb des Leistenkanals, so ist er als kleiner, weicher, rundlicher oder ovaler Körper zu fühlen, der beim Betasten zwar keinen Schmerz, aber ein charakteristisches unangenehmes Gefühl (Hodenschmerz, Hodengefühl) auslöst. Das Vorhandensein eines Cremasterreflexes an einem fraglichen Leistenhoden spricht für einen solchen, das Fehlen allerdings nicht dagegen. Bei Kindern ist die Erkennung eines retinierten Hodens wegen der Kleinheit des Organes und des stärkeren Fettpolsters oft erschwert. Ist eine Hernia scrotalis vorhanden, so kann bei Nichtdaraufachten das Fehlen des Hodens an normaler Stelle übersehen werden. Ist es zu einer Entzündung in einem retinierten Hoden gekommen, so ist die Verwechslung mit einer Erkrankung eines Organes des Bauchraumes (z. B. Appendix, oder mit einer Hernia incarcerata) nicht zu befürchten, wenn das Fehlen eines Hodens im Scrotum der Aufmerksamkeit nicht entgangen ist.

Therapie. *Bauchhoden.* Da die Frage, ob der ins Scrotum operativ hinabgebrachte Hoden voll funktionsfähig wird, noch keineswegs im positiven Sinn entschieden ist, kann eine solche Operation wohl nicht als streng indiziert gelten. Eine entzündliche oder neoplasmatische Erkrankung des retinierten Organs wird freilich stets einen operativen Eingriff erforderlich machen. *Dammhoden* ergeben, da sie nur geringe Beschwerden machen, keinen Grund für eine Operation. Anders der *Leistenhoden*, der auch erst nach Beginn des 7. Lebensjahres operativ ins Scrotum hinabgebracht werden soll, wenn er nicht vorher schon stärkere Beschwerden verursacht, da nach dieser Zeit ein spontanes Tiefertreten kaum mehr zu erwarten ist. Bei Säuglingen oder Kindern unter dem angegebenen Alter kann man, freilich ohne sichere Hoffnung auf Erfolg versuchen, durch weiche oder aufblasbare Gummipelotten den Hoden zum Hinabsteigen in den Hodensack zu bringen.

Die *Operation* besteht zunächst in der Auslösung des oft stark verwachsenen Hodens, dann in einer Mobilisierung und Dehnung des Samenleiters und der ihn begleitenden Gefäße, in der Durchtrennung aller sich anspannenden Bindegewebszüge, vor allem aber in der Ablösung, Durchtrennung und Versorgung eines zumeist vorhandenen Processus vaginalis wie bei einer Hernienoperation mit nachfolgendem Verschluß der Bruchpforte (nach BASSINI). Die Fixation des hinabgezogenen Hodens geschieht entweder bloß durch entsprechend engen Verschluß des Leistenkanals oder dadurch, daß der Samenstrang oder der

Hoden selbst (Orchidopexie) in verschiedenster Weise mit oder ohne elastischen Zug in seiner neuen Stelle festgehalten wird. Eine Durchtrennung der Art. spermatica ist auch in Fällen, in denen sonst eine genügende Verlängerung des Samenstranges nicht erreicht werden kann, nicht zu empfehlen, obwohl bei Erhaltenbleiben der Art. deferentialis allein die Ernährung des Hodens, insbesonders bei Kindern, gewährleistet sein soll. Besser ist es in solchen Fällen den Hoden präperitoneal unter die Bauchmuskulatur zu verlagern. Wenn eine Hernie die Indikation für die Operation abgibt, ist stets gleichzeitig die Orchidopexie auszuführen.

3. Die Torsion des Hodens und des Samenstranges.

Bei normaler Lage des Hodens ist an seiner hinteren Kante der Nebenhoden zu fühlen. Eine abnorme Stellung des Hodens liegt vor, wenn der Nebenhoden nach vorne sieht (Drehung um 180° um eine vertikale Achse, *Inversio testis verticalis*) oder der Hoden gleichsam nach der Seite umgefallen ist (Drehung um eine Querachse, Inversio testis horizontalis); in diesem Falle ist sein oberer Pol nach vorne oder gar nach unten gerichtet.

Unter *Torsion* des Hodens versteht man seine Drehung um die Längsachse um 360° oder mehr, wodurch der Samenstrang spiralig gedreht wird und ein Verschluß der Gefäße mit Unterbrechung der Blutversorgung entsteht; diese hat, wenn sie nicht rechtzeitig, das heißt längstens innerhalb 24—48 Stunden behoben wird, eine Nekrose des Organs zur Folge. Damit diese Drehung des Hodens um seinen „Stiel", den Samenstrang, zustande kommen kann, müssen abnorme anatomische Verhältnisse vorliegen, dergestalt, daß wie es beim Leistenhoden die Regel ist, ein Mesorchium fehlt, oder dieses besonders lang ist. Weiters kann die Tunica vaginalis zu weit, der Hoden selbst zu klein sein, oder es liegen Anomalien der Samenstranganheftung vor, oder der Hoden ist mangelhaft im Scrotum befestigt, mit einem Wort, der Hoden „pendelt" gleichsam frei beweglich am Samenstrang. Über den Mechanismus, der eine Hodentorsion hervorruft (sie kommt zumeist wenn auch nicht ausschließlich in jugendlichem Alter vor), besteht eine Anzahl von Theorien: starke Kontusionen, plötzliche starke Muskelanstrengungen, plötzliche Kontraktionen des M. cremaster, die Übertragung der Drehbewegung des Körpers beim Gehen werden als Erklärung hierfür angeführt.

Symptomatologie. Die klinischen Erscheinungen sind verschieden, je nachdem ob die Drehung eine komplette oder inkomplette ist und ob sie in kurzer Zeit sich löst bzw. gelöst wird oder nicht. *Inkomplette Torsionen* machen plötzlich auftretende, einer akuten Epididymitis ähnliche starke nach oben zu in die Leistengegend ausstrahlende kolikartige Schmerzen, die von Üblichkeiten begleitet sein können. Das Organ fühlt sich geschwollen und druckschmerzhaft an, wobei der Hoden als mehr glatte, der Nebenhoden als höckerige Geschwulst imponiert. Löst sich die Torsion spontan oder wird der Hoden durch manuelle Mithilfe nach kurzer Zeit wieder in seine normale Lage gebracht, so klingen die beschriebenen Erscheinungen ab. Ist die Stieldrehung des Hodens eine *komplette* und andauernde, so gesellen sich zu den oben beschriebenen Erscheinungen noch Erbrechen, peritoneale Reizerscheinungen, Schwindel, Ohnmachtsanfälle und Fieber hinzu; die Haut des Scrotums ist gerötet, infiltriert, ödematös, ein Erguß in die Scheidenhäute des Hodens im Sinne eines Stauungstranssudates fehlt selten. Das Bein der betreffenden Körperseite wird zumeist in flektierter Stellung festgehalten. Ist es bereits öfter zu Hodentorsionen ohne *völligen* Verschluß der zuführenden Blutgefäße gekommen, so bildet sich eine Atrophie des Hodens und eine Verdickung des Nebenhodens aus.

Diagnose. Man muß sich vor einer Verwechslung mit einer incarcerierten Hernie, mit einer akuten Orchitis oder Epididymitis hüten. Außer den Symptomen hilft hierbei die Anamnese, vor allem in Hinblick auf ähnliche bereits früher durchgemachte Anfälle und auf ein vorangegangenes Trauma. Insbesondere muß man an eine Hodentorsion denken, wenn ein Leistenhoden vorliegt, bei dem die Stieldrehung weitaus häufiger als bei normalliegendem Hoden vorkommt. Gegen die incarcerierte Hernie spricht die außerordentlich große Schmerzhaftigkeit der Geschwulst, das Fehlen von Zeichen eines Darmverschlusses, ebenso das evtl. Fehlen eines Hodens im Scrotum.

Therapie. Im Anfangsstadium der Hodentorsion oder bei inkompletter Stieldrehung kann man versuchen, den Hoden durch entsprechende Drehung in seine richtige Lage zurückzubringen. Zwecks Vermeidung weiterer Anfälle empfiehlt es sich, eine operative Fixation des Organs vorzunehmen. Gelingt es nicht, die Torsion durch konservative Methoden aufzuheben, so ist die Indikation zu einer sofortigen operativen Freilegung gegeben. Hierbei zeigt sich erst nach Detorquierung des Organs, ob der blaurot bis schwarz verfärbte Hoden diese Farbe beibehält oder ob infolge einer nun einsetzenden besseren Durchblutung auf seine Erholung zu rechnen ist. Kann in diesem Falle die Semicastratio vermieden werden, so muß unbedingt eine Fixation des Hodens vorgenommen werden, die bei Leisten- oder ektopischen Hoden freilich auf Schwierigkeiten stoßen kann.

4. Die Einklemmung des Hodens.

Zu ganz ähnlichen klinischen Erscheinungen wie die Hodentorsion führt die Hodeneinklemmung, die auf die Weise entsteht, daß ein retinierter Hoden durch den Leistenkanal herausgepreßt und in dieser Stellung festgehalten wird, wobei eine Strangulierung des Samenstranges eintritt. Seltener kommt es bei schon descendiertem Hoden zu einer retrograden Einklemmung in den Leistenkanal. Die Folgen für das Hodenparenchym sind die gleichen wie bei der Torsion des Hodens. Die *Differentialdiagnose* hat hier vor allem eine incarcerierte Hernie auszuschließen; die Überlegungen hierbei sind die gleichen wie bei der Hodentorsion, als *Therapie* kommt auch hier nur die baldige Operation in Frage.

5. Störungen der Samenbereitung und -entleerung.

Eine Verminderung der normalen Menge (6—15 ccm) des Ejaculats, das sich aus den Absonderungen der Hoden, Prostata und Samenblasen zusammensetzt, wird *Oligospermie*, eine abnorme Menge *Polyspermie* genannt. Ein vollständiger Mangel jeglichen Ejaculats, *Aspermie*, ist bedingt durch pathologische Prozesse, die den Austritt des Ejaculats aus der Harnröhre versperren (Strikturen der Harnröhre, Zerstörungen der Prostata und der Ductus ejaculatorii). Gelangt das Ejaculat wohl nach außen, enthält es aber nur wenige Samenfäden, so spricht man von einer *Oligozoospermie*, fehlen Samenfäden überhaupt, von einer *Azoospermie*. Sind Samenfäden wohl vorhanden, aber unbeweglich, so liegt eine *Nekrozoospermie* vor. Die Azoospermie kommt bei angeborenen Hodenanomalien wie Anorchidie und Kryptorchismus, ferner erworben bei Verlust beider Hoden, sowie bei Erkrankungen vor, die mit der Zerstörung des Parenchyms beider Organe geendet haben. Ebenso als *Obliterationsazoospermie* bei Verschluß der samenableitenden Wege, wie doppelseitige Epididymitis oder Funikulitis, Verschluß der Ductus ejaculatorii nach Prostataeiterungen oder Operationen.

Sind pathologischerweise dem Sperma Blut oder Eiter beigemischt, so spricht man von einer *Hämo-* bzw. *Pyospermie.* Die Ursache kann in allen Organen liegen, die der Samen bei seiner Ableitung zu passieren hat.

.Anhangsweise sei noch der Schäden gedacht, die das Hodenparenchym durch *Alkohol, Nicotin, Röntgen- und Radiumstrahlen* erleidet. Chronischer Alkoholismus führt zu schweren Schädigungen, ja zum Untergang des Samenepithels, auch bei Nicotinabusus werden Atrophien der Samenkanälchen beobachtet. Die Röntgenbestrahlung hat einen Untergang der Samenzellen zur Folge, während die SERTOLISchen und LEYDIGSchen Zellen erhalten bleiben. War die angewandte Strahlenmenge nicht allzugroß, so kommt es dann wieder zu einer völligen Restitutio ad integrum. Analoge Verhältnisse finden sich nach Radiumbestrahlung. Eine Schädigung der Nachkommenschaft tritt nicht ein.

B. Verletzungen des Hodens, Nebenhodens und Samenstranges.

1. Stumpfe Verletzungen.

Quetschungen und Kontusionen kommen bei der verhältnismäßig wenig geschützten Lage des Hodens nicht so selten vor, sind von äußerst heftigen Schmerzen begleitet und können zu Erbrechen, Atemnot und auch zu Ohnmachtsanfällen sowie zum Bilde eines schweren Shocks führen. Analog zur Commotio cerebri wurde dieses schwere Krankheitsbild *Commotio testis* bezeichnet, ob es hierbei auch zu plötzlichen Todesfällen kommen kann, ist nicht einwandfrei festgestellt.

Die Verletzungen des Hodens können von Blutungen ins Hodenparenchym begleitet sein, die, wenn sie große Ausdehnung gewinnen, infolge der den Hoden umhüllenden unnachgiebigen Albuginea eine Drucknekrose zur Folge haben. Kleinere Blutungen werden unter Narbenbildung resorbiert, wobei eine mehr oder minder hochgradige Atrophie des Hodens resultiert. Nur selten kommt es bei sehr heftiger Gewalteinwirkung zu einem Platzen der Albuginea mit Prolaps der Samenkanälchen, die dann nekrotisch werden. Bei stumpfen Hodenverletzungen ist das betroffene Organ geschwollen, außerordentlich druckempfindlich, in diesem Moment ist der Anteil des Hodens bzw. des Nebenhodens an der Schwellung schwer feststellbar. Ist, wie es zumeist der Fall ist, der Nebenhoden das stärker affizierte Organ, so fühlt sich dieser, wenn nach einigen Tagen die Schwellung etwas zurückgegangen ist, insbesondere an seinem unteren Ende stark vergrößert und schmerzhaft an. Der Samenstrang ist infolge seiner leichten Verschieblichkeit nur selten der Gefahr einer stumpfen Verletzung ausgesetzt.

Durch eine entsprechend angreifende Gewalteinwirkung kann es zu einer Dislokation des Hodens *(Luxatio testis)* aus seiner normalen Lage kommen, der Hoden kann an die gleichen Stellen verlagert werden, die von der Ectopia testis her (Luxatio testis abdominalis, cruralis, perinealis, pubica) bekannt sind.

Diagnostisch werden sich aus Anamnese und Befund kaum Schwierigkeiten ergeben können.

Therapie. Bei geringgradigen stumpfen Verletzungen genügt es, Bettruhe, Hochlagerung des Hodens und kalte Umschläge zu verordnen. Eine Eisblase ist besser ganz zu vermeiden; die Blutung in die Hodensubstanz, die von der nahezu unnachgiebigen Albuginea fest umschlossen wird, führt allein schon zu einer Beeinträchtigung der Blutversorgung des Parenchyms, durch die intensive Kälte und durch das Gewicht des Eisbeutels könnte es dann leicht zu einer völligen Nekrose kommen. Langsamer als die Schmerzhaftigkeit geht die Schwellung des Hodens und Nebenhodens zurück, knotige

Verdickungen können noch lange vorhanden sein. Ist die Blutung in das Hodenparenchym eine beträchtliche, so muß man einen oder mehrere Entspannungsschnitte durch die Albuginea anlegen. Bei der Luxatio testis kann man im akuten Stadium eine Reposition auf unblutigem Wege versuchen, die auch zumeist von Erfolg begleitet ist, später dann führt nur eine Operation zum Ziel.

2. Wunden des Hodens.

Diese sind um vieles seltener als die stumpfen Verletzungen. Bei Stichwunden quellen aus der Albuginea die Samenkanälchen vor; es ist am besten, nach Abtrennung des vorgefallenen Gewebes die Albuginea durch Naht sobald wie möglich zu verschließen. Von diesem Verschluß muß man nur dann absehen, wenn der Druck im Hoden durch ein größeres Hämatom gesteigert, sowie, wenn es zu einer Entzündung des Hodenparenchyms gekommen ist. In solchen Fällen muß durch breite Spaltung der Albuginea eine Druckentlastung herbeigeführt werden.

C. Nicht spezifische Entzündungen des Hodens und Nebenhodens.
1. Die akute Hodenentzündung.

Die Orchitis acuta tritt nach Traumen, *Orchitis traumatica*, bei entzündlichen Erkrankungen der Harnröhre, der Prostata oder Samenblasen, der Harnblase *(Orchitis urethralis)*, metastatisch und schließlich als fortgeleitete Entzündung bei einer Epididymitis acuta auf. Bei der traumatischen Orchitis sind entweder Bakterien schon vorhanden gewesen oder die Verletzung schafft einen Locus minoris resistentiae, so daß sich Bakterien dort ansiedeln und entwickeln können. Die Hodenentzündung bei eitrigen Erkrankungen der Harn- oder Geschlechtsorgane ist selten, niemals sind Gonokokken, sondern stets pyogene Bakterien die Erreger. Weitaus die häufigste Entstehungsart der Orchitiden ist die hämatogene; hier steht an erster Stelle die Orchitis bei Mumps, die mit Vorliebe am 6—8. Tage der Parotitis epidemica sich ausbildet. Aber auch bei den verschiedensten Infektionskrankheiten und septischen Prozessen kommen metastatische Orchitiden vor.

Symptomatologie. Unter Fiebererscheinung Schwellung des Hodens auf doppelte Größe und darüber, die eiförmige Geschwulst ist von glatter Oberfläche, der nicht vergrößerte Nebenhoden ist an ihrer hinteren Fläche gut zu palpieren, wenn nicht ein stärkerer Erguß in die Tunica vaginalis propria (Hydrocele symptomatica) die Palpation erschwert. Es bestehen starke spontane Schmerzen, in die Leisten und bis ins Kreuz ausstrahlend, sowie große Schmerzhaftigkeit auf Druck. Der Verlauf ist bei der Mumpsorchitis ein milder, während bei den urethralen Orchitiden Fieber und Schwellung oft lange Zeit andauern und es auch zu einer Abszeßbildung kommen kann. Wird dem Eiter nicht beizeiten Abfluß verschafft, so kann es zum Durchbruch durch die Haut kommen (Hodenfistel, Fungus benignus testis). Wenn auch bei den meisten Orchitiden das Organ erhalten werden kann, so ist doch seine Funktion entsprechend den narbigen, fibrösen Veränderungen der Samenkanälchen schwer geschädigt, es kommt zu einer Atrophie des Hodens, vor allem bei der Mumpsorchitis (in $50^0/_0$ aller Fälle).

Differentialdiagnose. Schwierigkeiten können sich gegenüber der akuten Epididymitis, der Hoden-Nebenhodentuberkulose und den Hodentumoren (genaueres über die letzten zwei Krankheiten siehe dort) ergeben. Die akute Epididymitis entsteht zumeist, die Orchitis fast niemals im Verlauf einer gonorrhoischen Urethritis. Bei der *Epididymitis* findet sich die schmerzhafte Schwellung an der hinteren Fläche des Hodens, sie ist fast immer mit aller Deutlichkeit vom nicht vergrößerten Hoden abgrenzbar (Abb. 23). Der Samenstrang ist meist mehr oder minder infiltriert und schmerzhaft, die Haut des Scrotums gerötet oder ödematös. Bei der *Orchitis* ist der Nebenhoden unverändert palpabel, das Vas deferens selbst immer frei, die Scrotalhaut zwar gedehnt, sonst aber unverändert, die Schmerzen im Hoden und im Kreuz erfahren im Gegensatz zur Nebenhodenentzündung durch ruhige Rückenlage und Hochlagerung des Scrotums kaum eine Milderung.

Therapie. Zunächst konservative Behandlung: Bettruhe, Hochlagerung des Scrotums, kalte Umschläge (kein Eis). Geht die schmerzhafte Schwellung und das Fieber nicht in kurzer Zeit zurück, so empfiehlt sich eine Spaltung der Albuginea mit sofortiger nachfolgender Naht, um Prolaps und Nekrose der Samenkanälchen zu vermeiden. Finden sich größere oder multiple Abscesse, so daß eine Naht der Albuginea nicht rätlich erscheint, so ist die Semicastratio angezeigt.

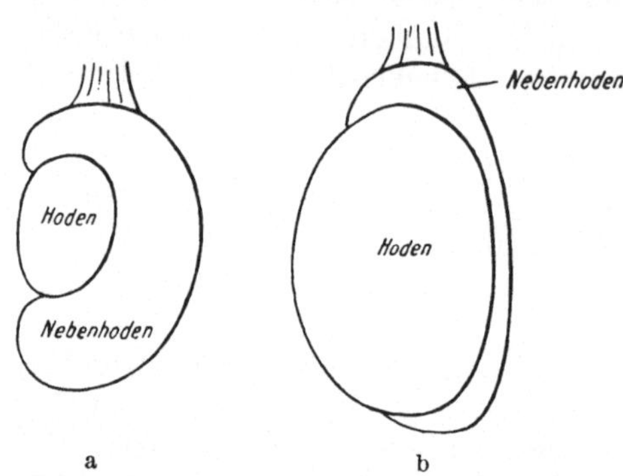

Abb. 23. Schematische Darstellung des Verhältnisses des Hodens zum Nebenhoden. a bei Epididymitis; b bei Orchitis. (Nach KOCHER.)

2. Die chronische Hodenentzündung.

Die Orchitis chronica ist zumeist tuberkulöser oder luetischer Natur (siehe diesbezüglich die betreffenden Kapitel). Die nicht spezifischen chronischen Entzündungen gehen entweder aus den akuten hervor oder haben von vornherein eine schleichende Entwicklung. Man unterscheidet dabei eine diffuse Orchitis chronica, wo es auf Grund einer chronischen interstitiellen Entzündung zu einem Zugrundegehen der Samenkanälchen und zu einer Fibrosis testis kommt und eine Orchitis chronica circumscripta, wobei sich gewöhnlich nur ein kirsch- bis walnußgroßer Absceß (chronischer Hodenabsceß) im Parenchym findet.

3. Epididymitis acuta.

Eine akute Nebenhodenentzündung kann sich bei allen eitrigen Krankheiten der hinteren Harnröhre, Blase, Prostata oder Samenblasen entwickeln, wobei die Bakterien entweder durch antiperistaltische Bewegungen des Samenleiters oder auf dem Wege der Lymphbahnen in die Epididymis gelangen. Als auslösende Ursache ist zuweilen ein Trauma, das die Genitalorgane betrifft (E. traumatica), zu beschuldigen, auch instrumentelle Eingriffe (Katheterismus, Spülungen) können die gleiche Folge haben. Als Erreger kommen vor allem die Gonokokken in Betracht, weiterhin banale pyogene Bakterien wie Staphylo-, Streptokokken und Coli oder es liegt eine Mischinfektion vor.

Die *metastatische* Form der E. acuta, z. B. nach Angina, Furunkel, Typhus oder bei infektiösen Erkrankungen der Harnorgane, wird recht selten beobachtet. Als E. *erotica* (auch *antiperistaltica* genannt) wird eine plötzlich ohne Fieber auftretende schmerzhafte Schwellung bezeichnet, die nach langer sexueller Abstinenz bei wiederholter frustraner geschlechtlicher Erregung sich einstellt; zumeist genügt das Anlegen eines gut sitzenden Suspensoriums, um diese kongestive Schwellung zum Verschwinden zu bringen.

Symptomatologie und Verlauf. Unter starken Schmerzen kommt es zu einer Anschwellung des Nebenhodens entweder in seiner ganzen Ausdehnung oder nur der Cauda oder des Caput der Epididymis. Die Schmerzen strahlen gegen die

Leisten zu aus, insbesondere dann, wenn auch der Samenstrang ergriffen ist *(Funiculitis acuta)*, der dann als federkiel- bis kleinfingerdicker, vergrößerter Strang zu fühlen ist. In solchen Fällen sind auch peritoneale Reizerscheinungen zu beobachten, wie Üblichkeit oder Erbrechen und Stuhlverhaltung. Fieber bis gegen 39° fehlt niemals, auch Schüttelfröste können sich einstellen. Der vergrößerte Nebenhoden umgreift von rückwärts schalenförmig den Hoden und ist deutlich von ihm abgegrenzt zu fühlen, solange nicht eine akute Hydrocele durch ihre Größe eine genaue Palpation unmöglich macht. Die Haut des Scrotums ist gerötet, infiltriert oder ödematös. In manchen Fällen kann man auch eine entzündliche Schwellung von Prostata und Samenblasen nachweisen. Nach wenigen Tagen gehen zumeist die stürmischen Erscheinungen, Fieber, Schmerzen und Schwellung zurück und man palpiert nun einen von derben Infiltraten oder Knoten durchsetzten Nebenhoden. In seltenen Fällen kommt es zu einer Einschmelzung des entzündeten Gewebes, zu einer Abszeßbildung: die Haut des Scrotums ist über dieser Stelle unverschieblich, gespannt, bald ist eine Fluktuation nachweisbar und es tritt ein Durchbruch des Eiters nach außen ein. Eine Nebenhodenentzündung zieht nahezu stets einen narbigen Verschluß der Nebenhodengänge nach sich, so daß, wenn die Epididymitis doppelseitig auftritt, Azoospermie und Impotentia generandi die Folge sind, während die Potentia coeundi keine Schädigung aufweist.

Prophylaxe. Insbesondere bei der Urethritis gonorrhoica und bei liegendem Dauerkatheter, aber auch bei jeder mit Harninfektion einhergehenden Erkrankung des Harntraktes ist die Gefahr einer Epididymitis gegeben. Bei akuten Erkrankungen der Harnröhre hüte man sich daher vor dem Einführen von Instrumenten und weise die Patienten an, körperliche Anstrengungen und sexuelle Aufregung zu meiden, sowie zum Schutz vor Quetschungen der Hoden ein gut passendes Suspensorium zu tragen.

Diagnose. Die Diagnose einer akuten Nebenhodenentzündung macht keine Schwierigkeiten, eine Verwechslung mit der übrigens recht seltenen akuten Orchitis ist kaum zu befürchten. Stets ist die Ätiologie der Entzündung zu erforschen aus Anamnese, Untersuchung eines Harnröhrensekrets oder von Harnfilamenten auf Gonokokken, Untersuchung des Harnsediments auf Bakterien, rectaler Untersuchung.

Differentialdiagnose. Gegenüber der Orchitis acuta s. S. 199. Eine unter geringen Schmerzen und Schwellung auftretende Epididymitis kann zuweilen von einer rasch sich entwickelnden tuberkulösen Nebenhodenentzündung nicht leicht unterschieden werden. Hier hilft vor allem die Anamnese sowie der Befund am übrigen Urogenitalapparat, eventuell auch erst der Verlauf.

Therapie. Zunächst Bettruhe, Hochlagerung des Scrotums (am einfachsten durch ein zirkulär um die beiden Oberschenkel des Patienten gelegtes und an seinen beiden Enden aneinander befestigtes Handtuch, auf das der Hodensack gelagert wird) und häufig gewechselte kalte Umschläge. Kein Eisbeutel. Die parenterale Eiweißtherapie (intramuskuläre Injektion von abgekochter, frischer Kuhmilch, beginnend mit 3 ccm oder Aolan oder anderen käuflichen Präparaten, Eigenblut) trägt zu einem raschen Ablauf der Erscheinungen und Milderung der Schmerzen bei. Hiefür sind auch intravenöse Chlorcalcium-Injektionen von gutem Nutzen.

Mit endourethralen Eingriffen während einer Epididymitis sei man möglichst zurückhaltend und nehme sie nur vor, wenn sie unvermeidbar sind (z. B. bei kompletter oder inkompletter Harnretention). Eine lokale Gonorrhöebehandlung hat unbedingt zu unterbleiben. Sind die akuten Erscheinungen, Ödem des Scrotums und die große Schmerzhaftigkeit geschwunden, so ist es rätlich, mit Hitzeapplikation in Form von heißen Umschlägen, Thermophor oder Diathermie zu beginnen, um eine rasche Resorption der entzündlichen Infiltrate zu erreichen. Gute Dienste hierbei leistet auch die Auflage von Leinwandläppchen, die mit Jodsalbe (Judi puri 0,1, Kali jodati 3,0, Vaselini 3,0) bestrichen wurden. Bei Verdacht auf Absceßbildung, wovon man sich ohne Schaden durch Probepunktion mit einer dicken Rekordspritzennadel und Aspiration überzeugen kann, muß durch eine kleine Incision dem Eiter freier Abfluß verschafft werden.

4. Epididymitis chronica.

Sie geht zumeist aus einer akuten Nebenhodenentzündung hervor, selten nur entwickeln sich allmählich Infiltrate im Nebenhoden, die nur geringe Schmerzhaftigkeit zeigen. Als Erreger kommen banale pyogene Bakterien in Betracht (*Epididymitis simplex* oder *fibrosa*). Daß Traumen dabei eine Rolle in der Ätiologie nicht abzusprechen ist, beweisen die zuweilen nach Hernienoperationen (Bassini) auftretenden chronischen Nebenhodenentzündungen.

Der *Verlauf* ist ein durchaus gutartiger, nie kommt es zu einem Übergreifen auf den Hoden, fast nie zu einer Absceßbildung.

Die *Diagnose* hat sich vor allem vor einer Verwechslung mit einer tuberkulösen Epididymitis zu hüten (s. S. 203).

Die *Therapie* kann sich bei absolut sichergestellter Diagnose auf Anwendung von Wärme und Jod- oder Ichthyolsalben beschränken. In zweifelhaften Fällen muß die Epididymektomie ausgeführt werden, wozu man sich um so eher entschließen kann, als ja durch die Narbenbildung ohnehin dem Samen der Durchgang durch den Nebenhoden verschlossen ist, der Patient durch die Entfernung des Nebenhodens demnach keinerlei Einbuße erleidet.

D. Spezifische Entzündungen des Hodens und Nebenhodens.

1. Tuberkulose des Hodens, Nebenhodens und Samenstranges.

Tuberkulöse Erkrankungen des Genitaltraktes entstehen niemals als erste Tuberkuloselokalisation im Organismus (Primäraffekt), sondern vielmehr stets hämatogen von einem anderen Primärherd (in der Lunge, Drüsen, Tonsillen und Darm) aus. Ist einmal *ein* Organ des Geschlechtsapparates betroffen (bei 200 Obduktionen von an Genitaltuberkulose verstorbenen Männern konnte gefunden werden, daß in $50^0/_0$ die Prostata, in je $25^0/_0$ Nebenhoden und Samenblase das zuerst befallene Organ — den „genitoprimären Herd" — darstellte), so kann sich die Infektion auch auf die anderen Genitalorgane auf dem Blut- (hämatogene Infektion) oder Lymph- (lymphogene Infektion) Wege fortsetzen oder sie verbreitet sich weiter durch die natürlichen Kanäle der Organe (intrakanalikuläre Infektion). Es kann z. B. von einer erkrankten Prostata aus durch Stauung des Samenleiterabflusses (infolge der Verlegung seiner Mündung in die Harnröhre) bacillenhaltiger Eiter das Vas deferens oder den Nebenhoden infizieren oder aber die Tuberkelbacillen gelangen durch antiperistaltische Bewegungen des Samenleiters direkt in den Nebenhoden, wo sie dann Fuß fassen können.

Der *Hoden* selbst erkrankt an Tuberkulose nahezu niemals primär, stets erst durch Fortleitung der spezifischen Entzündung vom zuerst erkrankten *Nebenhoden* her, eine Feststellung, der hinsichtlich der Therapie eine besondere Bedeutung zukommt. Im Gegensatz zum Nebenhoden, in dem eine wirkliche Ausheilung nicht vorkommt, sind im Hoden narbige Ausheilungen tuberkulöser Herde beschrieben worden.

Symptomatologie. Die Tuberkulose tritt im Nebenhoden nur selten in Form einer akuten Epididymitis mit starken Schmerzen, schnell einsetzender Schwellung und mit Rötung der Haut auf. Es bilden sich vielmehr zumeist ohne oder mit nur geringen Beschwerden langsam und schleichend harte Knoten aus; frühzeitig kommt es auch zu einer Veränderung des Vas deferens, das entweder im ganzen verdickt ist, oder was häufiger der Fall ist, nur an einzelnen Stellen harte Verdickungen aufweist, die perlen- oder rosenkranzartig angeordnet sind. Die Scrotalhaut ist zunächst über der geschwollenen Epididymis glatt verschieblich, tritt jedoch eine eitrige Einschmelzung einzelner Knoten auf, so ist auch die Haut gerötet, infiltriert, unverschieblich. Unter fortschreitender Verdünnung der Haut kommt es dann zu einem Durchbruch des Eiters und Ausbildung einer Fistel oder einer großen torpid aussehenden Geschwürsfläche. In solchen vorgeschrittenen Fällen ist zumeist auch der Hoden schon von tuberkulösen Herden durchsetzt. Wächst tuberkulöses Granulationsgewebe aus einer Perforationsöffnung heraus, so spricht man von *Fungus testis benignus tuberculosus.*

Prognose. Die Nebenhodentuberkulose ist als ernstes Leiden aufzufassen, Ihre Gefahr besteht vor allem in der Weiterverbreitung der Erkrankung im Geschlechts- und im Harntrakt, sowie in der Erfahrungstatsache, daß gerade die Träger einer Nebenhodentuberkulose, selbst jahrelang nach Beginn des Leidens, an tuberkulöser Meningitis oder Miliartuberkulose zugrunde gehen können.

Diagnose. Finden sich harte knotige Verdickungen im Nebenhoden, fehlen eindeutige Hinweise einer vorgeschrittenen Tuberkulose wie Geschwüre oder Fisteln, die sich im Gegensatz zu luetischen Fisteln zumeist an der hinteren oder unteren Seite des Scrotums öffnen, so ist zunächst anamnestisch die Art des Krankheitsbeginnes zu erheben. Ein allmählicher Beginn ohne ausgesprochene Schmerzen, ohne Fieber und ohne Rötung der Scrotalhaut spricht für Tuberkulose. *Differentialdiagnostisch* kommt hier in Betracht die chronische banale Epididymitis fibrosa und die seltene Epididymitis luetica. Zur Abgrenzung von der Epididymitis simplex hilft der Nachweis anderer tuberkulöser Lokalisationen im Urogenitaltrakt, vor allem eventuell vorhandene charakteristische Veränderungen am Vas deferens, Niere und Blase, die Reaktionen nach WILDBOLZ und nach OPPENHEIM.

Die *Eigenharnreaktion* nach WILDBOLZ beruht darauf, daß die mit dem Harn ausgeschiedenen Zerfallsprodukte der Tuberkelbacillen (Antigene), intracutan injiziert, eine Reaktion analog einer Tuberkulinprobe hervorrufen, bei der Urethralprobe nach OPPENHEIM wird ein Tropfen unverdünntes Tuberkulin hinter die Fossa navicularis deponiert. Starke eitrige Sekretion mit Ödem des Meatus am nächsten Tag sprechen für die tuberkulöse Natur der Nebenhodenerkrankung.

Eine Aufklärung der Natur einer chronischen Epididymitis ist unter Umständen auch aus dem Verlauf zu erhalten, wenn nämlich unter Ruhigstellung, Jodsalbe und Hitzeeinwirkung die Schwellung nicht zurückgeht, es vielmehr zu einer Verlötung und Erweichung eines Knotens kommt. Im Zweifelsfalle ist die Epididymektomie anzuraten. Selbst wenn die tuberkulöse Epididymitis mit akuten Entzündungserscheinungen beginnt, sind diese bei weitem nicht so heftig, die Temperatursteigerung nicht so hoch wie bei der banalen akuten Epididymitis. Im übrigen entscheidet auch Anamnese und Befund hinsichtlich vorangegangener oder bestehender gonorrhoischer oder sonstiger Harninfektion. Ob sich eine tuberkulöse Epididymitis später auf eine gonorrhoische Nebenhodenentzündung gleichsam aufpfropfen kann, darüber sind die Meinungen geteilt. Ein Ausfluß aus der Harnröhre ist bei der Genitaltuberkulose selten; Veränderungen des Harnes finden sich, wenn eine zerfallene kavernöse Prostatatuberkulose besteht (bei der sich wohl stets ein einwandfreier Palpationsbefund ergibt) sowie bei gleichzeitiger Nieren-(Blasen-)tuberkulose.

Therapie. Im Anfangsstadium, wenn akute Entzündungserscheinungen vorhanden sind, Behandlung ähnlich einer akuten Epididymitis, doch kann man schon in diesem Stadium mit Quarzlampenbestrahlung des ganzen Körpers beginnen. Sind die akuten Erscheinungen zurückgegangen, so schreite man zur Behandlungsmethode der Wahl, der *Epididymektomie,* die in Lokalanästhesie von einem kleinen Schnitt aus vorgenommen wird; das Vas deferens wird dabei möglichst weit zentral, womöglich im Gesunden ligiert und abgetragen. Nur wenn sich der Hoden bei der Operation als erkrankt heraustellt, muß man die Semikastration ausführen. Durch eine frühzeitige chirurgische Entfernung des tuberkulösen Nebenhodens wird der ungleich wertvollere Hoden vor der Erkrankung bewahrt, die in der Mehrzahl der Fälle bereits vorhandene Tuberkulose der Prostata und des Samenstranges günstig beeinflußt. Geschlechtskraft und Geschlechtsempfinden wird auch bei doppelseitiger Operation nicht beeinträchtigt, da die Träger der inneren Sekretion, die Hoden, erhalten bleiben.

Von *konservativen* Maßnahmen stehen die Quarzlicht- und Röntgenbestrahlung zur Verfügung, erstere ist als wertvolle unterstützende Behandlung neben Eisen, Arsen, Jod, Liege- und Mastkuren auch nach der Operation anzuwenden; durch die Röntgenbestrahlung wird die Bindegewebsbildung angeregt, es kann zu einer Abkapselung der Herde kommen, wahre narbige Heilungen dürfen kaum erwartet werden. Tuberkulinkuren sind, nur wenn mit größter Vorsicht angewendet, zuweilen von gutem Nutzen.

2. Die Syphilis der Hoden und Nebenhoden.

An Lues erkrankt im Gegensatz zur Tuberkulose fast stets nur der Hoden, in Ausnahmsfällen nur der Nebenhoden. Die Syphilis des Hodens kann als kongenitale Lues bei Knaben bereits in den ersten Tagen oder auch erst nach dem ersten Lebensjahre auftreten; bei Erwachsenen kommt sie im sekundären oder tertiärem Stadium der Syphilis als interstitielle Entzündung, als *Orchitis fibrosa* (Fibrosis testis syphilitica) oder in Form von Gummen *(Orchitis gummosa)* ein- oder doppelseitig vor.

Symptome. Die syphilitische Orchitis entwickelt sich außerordentlich selten in akuter Form, charakteristisch ist die schmerzlose, ganz allmähliche Ausbildung einer bald mehr diffusen bald mehr knotigen Schwellung ohne Beteiligung des Vas deferens. Die Vergrößerung des Hodens hält sich in bescheidenen Grenzen, nur bei Gummenbildung kann eine Anschwellung auf Gänseeigröße beobachtet werden. Eine begleitende Hydrocele erreicht niemals eine nennenswerte Größe. Bricht ein Gumma nach außen durch, so entsteht am Scrotum ein schmierig belegtes Ulcus mit unterminierten Rändern, die Durchbruchstelle liegt, was *differentialdiagnostisch* gegenüber einer tuberkulösen Fistel von Wichtigkeit ist, stets an der vorderen Seite des Scrotums. Infolge des bei der luetischen Erkrankung auftretenden Schrumpfungsvorganges kommt es zu einer Zerstörung der Samenkanälchen.

Diagnose. Der ganz allmähliche Beginn, die Schmerzlosigkeit, die fehlende Beteiligung des Nebenhodens und des Vas deferens sowie eine positive Wassermannreaktion gestatten unschwer die Diagnose, die noch gestützt wird von einem guten Erfolg der antisyphilitischen Therapie. Von größter Bedeutung ist die Unterscheidung einer Orchitis luetica von den bösartigen Hodentumoren. Die seltene luetische Epididymitis dagegen macht große differentialdiagnostische Schwierigkeiten gegenüber einer Epididymitis fibrosa und tuberculosa (siehe darüber S. 203).

Therapie. Die Behandlung der Grundkrankheit bringt auch die Schwellung zum Rückgang, nur wenn diese Therapie frühzeitig eingeleitet wurde, kann mit einem Erhaltenbleiben der Spermatogenese gerechnet werden.

E. Tumoren des Hodens und Nebenhodens.

1. Echte Neubildungen des Hodens und Nebenhodens.

Die nicht häufig vorkommenden Neoplasmen des Hodens in gutartige und bösartige Geschwülste einzuteilen stößt auf Schwierigkeiten. Besser ist es drei Formen zu unterscheiden: Bindesubstanz-, epitheliale- und dreikeimblättrige (tridermale) Tumoren.

1. Unter den *Bindesubstanzgeschwülsten* sind zu den gutartigen Tumoren zu rechnen die Fibrome, Lipome, Myxome, Rhabdo- und Leiomyome, Chondrome und Osteome, die zumeist in Kombinationsformen auftreten; zu den bösartigen gehören die Rund-, Spindel- und Riesenzellensarkome sowie die von den LEYDIGschen Zellen ausgehenden Zwischenzellentumoren.

2. Die *epithelialen* Geschwülste kommen vor als gutartige Adenome oder Cystadenome, sowie als bösartige großzellige Hodentumoren (Seminome), die auch als embryonale maligne Hodentumoren bezeichnet werden.

3. Die *tridermalen* Geschwülste (WILMSsche Tumoren) bestehen aus Abkömmlingen aller drei Keimblätter. Man unterscheidet die Dermoidcysten (cystische Teratome, cystische Embryome), die Teratome (Embryome) und die teratoiden Mischgeschwülste (embryoide Geschwülste). Auch die Chorionepitheliome gehören wahrscheinlich zu dieser Gruppe.

Klinisch kommt der verschiedenen Einteilung bzw. Benennung der Tumoren keine große Bedeutung zu, da sie sämtliche wegen ihrer außerordentlichen Malignität in gleicher Weise zu behandeln sind. Ätiologisch lassen sich keine Zusammenhänge mit einer früher durchgemachten entzündlichen Erkrankung feststellen, während traumatische Einflüsse öfter als auslösende Ursache angeführt werden, wohl nur in dem Sinne, daß dadurch ein bestehender Tumor zu schnellerem Wachstum angeregt wurde, oder daß ein in den Tumor stattfindende Blutung und Schwellung die Aufmerksamkeit des Patienten erregte. Kryptorche Hoden scheinen von maligner Geschwulstbildung häufiger als normal descendierte befallen zu werden.

Symptomatologie. Die malignen Hodentumoren kommen zumeist zwischen dem 20. und 50. Lebensjahre zur Entwicklung, bei Kindern sind sie außerordentlich selten. Das Anwachsen eines Hodens mit nur geringen in die Leisten ausstrahlenden Schmerzen zu einem zunächst glattem, eiförmigen Tumor, an dem man dann aber bald *härtere vorspringende Knoten* durchtasten kann, ist charakteristisch, ebenso die fehlende Beteiligung des Samenstranges. Der Nebenhoden ist an der Rückseite des Tumors unverändert palpabel.

Diagnose. Ein schmerzlos herangewachsener, harter, höckeriger Tumor des Hodens, wobei Nebenhoden und Samenstrang unverändert geblieben sind, muß stets den dringenden Verdacht auf ein malignes Neoplasma hervorrufen. Besondere Aufmerksamkeit ist bei der Palpation dem oberen Pol des Scrotaltumors zuzuwenden; ist hier der Nebenhodenkopf palpatorisch abgrenzbar, so spricht dies für Hodentumor, ebenso wenn bei Druck hier ein „Hodengefühl" auslösbar ist; ist der Nebenhodenkopf dagegen in die Resistenz einbezogen, muß man an eine Hydro- oder Hämatocele denken.

Differentialdiagnostisch kommt vor allem die Abgrenzung eines Hodentumors von der Tuberkulose und der Lues in Betracht. Tuberkulöse Erkrankungen des Hodens und Nebenhodens sind anzunehmen durch die zumeist vorhandene Beteiligung des Samenstranges und der Prostata, ebenso dann, wenn es zu Verlötung des Tumors mit der Scrotalhaut gekommen ist, die bei Tumoren nur selten zu beobachten ist *(Fungus malignus)*. Eine zugegebene Lues in der Anamnese oder ein positiver Wassermann machen eine Orchitis luetica sehr wahrscheinlich, der gute Erfolg einer antiluetischen Kur sichert diese Diagnose.

Die Diagnose eines malignen Tumors in einem kryptorchen Hoden ist dann naheliegend, wenn bei *Fehlen eines Hodens im Scrotum* abdominelle Beschwerden, Störungen der Darmpassage oder des Harnabflusses auftreten oder ein Tumor, der je nach der Länge seines Mesorchiums fixiert oder frei beweglich ist, in der unteren Bauchhälfte zu fühlen ist.

Verlauf und Therapie. Die Hodentumoren zeichnen sich durch eine besondere Bösartigkeit aus. Sehr frühzeitig findet man Metastasen in den regionären Lymphdrüsen, die sich nicht in der Leistenbeuge befinden, sondern retroperitoneal längs der Vasa spermatica bis zum Nierenhilus erstrecken. Auch Metastasierungen in nahezu sämtliche Organe des Körpers kommen vor.

Zur Behandlung steht die operative Entfernung des Hodens, eventuell kombiniert mit der Entfernung der regionären Lymphdrüsen auf retroperitonealem Wege, sowie die Röntgen- und Radiumbehandlung zur Verfügung. Erstere ist, wenn nicht schon klinisch nachweisbar retroperitoneale Lymphdrüsenmetastasen bestehen, durchzuführen und zweckmäßigerweise eine prophylaktische Röntgenbestrahlung der regionären Lymphdrüsen anzuschließen. Die Bestrahlung allein ist anzuwenden bei allen primär inoperabel erscheinenden Tumoren sowie bei Metastasen, da Sarkome, Teratome und Seminome auf Röntgen- oder Radiumbestrahlung so gut anzusprechen scheinen, daß Metastasen verschwinden bzw. ein zunächst inoperabel erscheinender Tumor dann doch einer Exstirpation zugeführt werden kann. Trotz allem bleiben die Resultate hinsichtlich einer Dauerheilung äußerst schlechte, sie scheint kaum höher als bei 25% zu liegen.

2. Cysten des Hodens und Nebenhodens.

Cystische Bildungen des Hodens und Nebenhodens verdanken ihre Entstehung einer Erweiterung der Samenkanälchen hinter einer Stenose, entzündlicher oder traumatischer Natur, einer Erweiterung blind endigender aberrierender Gänge oder einer Erweiterung rudimentärer embryonaler Gebilde: der MORGAGNIschen ungestielten Hydatide, die dem oberen Pol des Hodens, der gestielten Hydatide, die dem Nebenhodenkopf aufsitzt; der Paradidymis, die am unteren Ende des Vas deferens liegt. Je nachdem ob sich im Inhalt Samenfäden finden oder dieser nur aus einer klaren oder milchig getrübten Flüssigkeit *ohne* Spermatozoen besteht, spricht man von einer *Spermatocele* bzw. *Galaktocele*. Die Spermatocele kann sich je nach ihrem Sitz in den Scheidenhautsack hineinentwickeln (intravaginale Spermatocele) oder gegen den Samenstrang zu wachsen (extravaginale Spermatocele). Im Gegensatz zur Hydrocele ist der Cysteninhalt niemals von gelber Farbe. Die ein- oder mehrkammerigen Cysten kommen in allen Lebensaltern vor und können eine beträchtliche Größe erreichen.

Symptomatologie und Diagnose. Die selten glatte, zumeist buckelige, transparente, vom oberen Pol des Hodens oder Nebenhodens ausgehende Geschwulst wächst nur langsam ohne Schmerzen zu verursachen und übertrifft selten die Größe eines Apfels. Von der Hydrocele unterscheidet sie sich durch ihre umgekehrte birnförmige Gestalt (Stiel nach unten) sowie dadurch, daß der Hoden am unteren Ende der Cyste zuweilen um seine Längsachse gedreht zu fühlen oder bei Druck am „Hodengefühl" zu identifizieren ist. Im Zweifelsfalle gibt die Punktion die Entscheidung: der Inhalt der Spermatocele ist wasserklar, zuweilen weißlich getrübt und enthält zumeist die mikroskopisch leicht zu erkennenden Samenfäden. Die Reaktion ist neutral oder leicht alkalisch das spezifische Gewicht unter 1010, der Eiweißgehalt niedrig. Die Hydrocelenflüssigkeit hat eine gelbe oder grünliche Farbe, alkalische Reaktion, ein spezifisches Gewicht über 1020 und enthält viel Eiweiß.

Therapie. Als Behandlung dieses gutartigen Leidens kommt die Incision oder besser noch die Exstirpation des Sackes in Betracht.

3. Tumoren des Samenstranges.

Zu den häufigsten Geschwülsten gehören die Lipome des Samenstranges, die oft eine beträchtliche Größe erreichen. Dann Fibrome und Myxome. Hoden und Nebenhoden sind bei diesen Tumoren unverändert palpabel. Unter Umständen können diese primär gutartigen Geschwülste in bösartige übergehen. Als primär maligner Tumor kommt das Sarkom vor.

F. Die Hodentransplantation.

Die Hodentransplantation kommt bei Atrophie oder Verlust beider Hoden in Betracht (Verlust durch Unfall, Tuberkulose, maligne Geschwülste), ferner nach Forschungen der jüngsten Zeit bei frühzeitigem Altern und männlicher Impotenz, sowie bei einer Reihe von Erkrankungen, für die eine Indikation gegenwärtig noch keineswegs feststeht.

Als *Transplantationsmaterial* steht zur Verfügung: Menschenhoden *(Autoplastik,* wobei ein gesunder Teil des am Patienten selbst operativ entfernten Hodens an anderer Stelle implantiert wird oder *Heteroplastik,* Verwendung des Hodens eines anderen Mannes) und Hoden höherer Affengattungen.

Die *Resultate* hinsichtlich der Einheilung sind keine sicheren, selbst wenn solche zu beobachten waren, war es nach längstens 3—4 Jahren zur Resorption des Implantates gekommen. Die Transplantation einer dünnen Hodenscheibe, lebenswarm entnommen, wurde an einer ganzen Reihe von Körperstellen ausgeführt, am besten scheint sich die Außenfläche des M. obliquus abdominis ext. in der Leistengegend oder die Tunica propria eines vorhandenen Hodens hiefür zu eignen.

G. Die Varicocele.

Unter Varicocele oder Krampfaderbruch versteht man eine variköse Erweiterung und Schlängelung der im Samenstrang verlaufenden Venen des Plexus pampiniformis. Als Ursache der Varicocele, die fast stets nur links zu beobachten ist, wird, da sie vor allem in jugendlichen Alter vorkommt, der starke Blutandrang zu den Geschlechtsorganen in diesem Lebensalter, die Länge der klappenlosen verhältnismäßig dünnen Vena spermatica, sowie ihre rechtwinkelige Einmündung in die Vena renalis sin. (rechts mündet die V. spermatica direkt in die V. cava in einem spitzen Winkel ein) und schließlich das normale tiefere Herabhängen des linken Hodens (tatsächlich findet sich rechts fast niemals eine hochgradigere Venenerweiterung) beschuldigt. Auch mit einem oft gleichzeitig vorkommenden offenen Leistenkanal wird die Erweiterung der Samenstrangvenen in Zusammenhang gebracht.

Nur kurz sei an dieser Stelle der *symptomatischen Varicocele* gedacht, die darin besteht, daß die stärkere Füllung der Venen auch bei horizontaler Lage des Patienten bestehen bleibt; sie ist auf eine Abflußbehinderung der Vena spermatica durch einen Nierentumor oder (selten) durch eine große Pyonephrose zurückzuführen (HOCHENEGGsches Symptom).

Symptome. Während in vielen Fällen auch eine höhergradige Erweiterung der Samenstrangvenen keinerlei Beschwerden hervorruft, bestehen solche bei manchen Patienten in ziehenden, neuralgiformen Schmerzen des Hodens und Samenstranges, die sich gegen die Leisten zu erstrecken. Auch über Hitzegefühl und stärkeres Schwitzen der einen Scrotalhälfte wird geklagt. Die neurotischen Symptome, die sich bei diesen Patienten oft vorfinden, mahnen zur Vorsicht bei der Beurteilung der Rolle, die den anatomischen Veränderungen in diesem Krankheitsbilde zukommt; umsomehr, da die geringe Entwicklung der Venektasien in vielen Fällen in Widerspruch zu den vorgebrachten Beschwerden steht.

Diagnose. Sie ist aus dem tiefen Herabhängen des einen Hodens und den zahlreichen, bläulich durch die Haut hindurchschimmernden Venen, die bei der Palpation das Gefühl eines Klumpens von Würmern bieten, stets leicht zu stellen. Der Hoden ist zumeist kleiner als auf der anderen Seite, von schlaffer Konsistenz, zuweilen in seiner Längsachse horizontal gestellt, gleichsam umgefallen. Die Haut des Scrotums ist verdünnt, in schlaffe Falten gelegt. Bei Rückenlage des Patienten verschwindet die pralle Füllung der Venen, die sich auch zwischen zwei Fingern leicht zentralwärts ausstreifen lassen.

Die *Differentialdiagnose* gegenüber reponiblen Hernien macht selten Schwierigkeiten, da eine Hernie sich in Rückenlage des Patienten beim Husten vorwölbt, die Varicocele dagegen durch eine Kontraktion des Cremasters nach aufwärts gezogen wird.

Die **Behandlung** besteht in der Aufklärung des Patienten über die Harmlosigkeit seines Leidens, in der Verordnung eines gut sitzenden Suspensoriums, von kalten Abwaschungen des Scrotums und in dem Verbot einer zu Blutstauung im Unterleib führenden anstrengenden körperlichen Beschäftigung, sowie sexueller Exzesse; eine geregelte Stuhlentleerung ist von Wichtigkeit. Sind trotz dieser Vorschriften die Beschwerden nicht zu bessern, so kann in Lokalanästhesie die Unterbindung und Resektion der erweiterten Venen, eventuell kombiniert mit einem Verschluß des Leistenkanales nach BASSINI und Verlagerung des Samenstranges (Operation nach NARATH) vorgenommen werden. Abgesehen davon, daß diese Operation das Leiden keineswegs auf die Dauer beseitigt, ist sie auch wegen der Gefahr einer Embolie, einer partiellen oder totalen Atrophie des Hodens und des Auftretens einer Hydrocele nur bei strengster Indikation auszuführen.

IX. Chirurgie der Scheidenhäute.

Von

Privatdozent Dr. THEODOR HRYNTSCHAK-Wien.

A. Verletzungen der Scheidenhäute.

Das *extravaginale Hämatom*, H. tunicae vaginalis communis, entsteht, wenn sich Blut in das lockere Bindegewebe zwischen Tunica vag. communis und propria ergießt, sie ist zumeist mit einem Hämatom des Samenstranges kombiniert. Als Ursache kommt die Einwirkung einer stumpfen Gewalt oder Verletzungen in Frage. Ist die Blutung eine stärkere, so kann sie zu einer dunkelblauen bis schwarzroten Verfärbung der Scrotalhaut führen. Hat eine Verletzung von Gefäßen des Samenstranges stattgefunden, so kann die Blutung sich bis nach oben in das lockere Bindegewebe der Fossa iliaca erstrecken, wo sie bei genügender Größe einen von außen fühlbaren Tumor hervorruft. Ist die Blutung zum Stehen gekommen, so tritt eine allmähliche Resorption ein, nur selten bildet sich durch Abkapselung des Hämatoms eine Cyste aus.

Differentialdiagnostische Schwierigkeiten können sich nur insoferne ergeben, als ein großes, derbes, in den Leistenkanal reichendes, druckschmerzhaftes Hämatom den Gedanken an eine incarcerierte Hernie aufkommen lassen könnte.

Die Ursache der Entstehung sowie die Verfärbung der Haut, das Fehlen von
Erscheinungen einer Darmstenose jedoch geben genügend Anhaltspunkte für
die richtige Erkennung.

Die *Therapie* beschränkt sich auf Bettruhe, anfangs kalte, später warme
Umschläge, nur bei weiter wachsenden Hämatomen kommt die operative Blutstillung in Frage.

Das *intravaginale Hämatom,* H. tunicae vaginalis propriae, entsteht durch eine
Blutung in eine bereits vorhandene Hydrocele oder auf die Weise, daß durch
Ruptur des parietalen Blattes der Tunica vag. propria Blut in diese hinein-
gelangt.

Die *Differentialdiagnose* gegenüber dem extravaginalen Hämatom ist dadurch
gegeben, daß bei diesem der Hoden frei palpabel ist, daß das Hämatom keine
scharfe Abgrenzung zeigt, sondern sich auch nach oben zu gegen den Samenstrang erstreckt und über kurz oder lange durch Resorption verschwindet. Beim
intravaginalen Hämatom dagegen ist der Hoden in die Geschwulst einbezogen,
die Blutgeschwulst ist scharf abgegrenzt und zeigt keinerlei Neigung zur Aufsaugung.

Dementsprechend soll die *Therapie* keine Zeit mit konservativen Maßnahmen
verlieren, sondern durch Punktion oder Eröffnung des Hämatoms dieses zum
Verschwinden bringen, bevor durch den konstanten Druck der Hoden einer
Atrophie verfällt.

B. Die Hydrocele.

Unter *Hydrocele* (Wasserbruch) versteht man eine Ansammlung seröser
Flüssigkeit zwischen den Blättern der Tunica vaginalis propria (Abb. 24 und
25 b). Man spricht von einer *Hydrocele testis* (Abb. 25 c), wenn sich der
Processus vaginalis nach dem erfolgten Descensus testis geschlossen hat; steht
er mit der Bauchhöhle in einer mehr oder minder weit offenen Verbindung, so
entsteht eine *Hydrocele communicans* (Abb. 25 e) bzw. wenn es zu einem Vorfall von Darm oder Netz gekommen ist, von einer *Hydrocele hernialis* (Abb. 25 f),
bei der *Hydrocele testis bilocularis* steht der im Scrotum befindliche Sack mit
einem zweiten, gegen die freie Bauchhöhle abgeschlossenen oberhalb des Leistenringes befindlichen Sack in Verbindung.

Eine *Hydrocele funiculi spermatici* (Abb. 25 d) entsteht, wenn der längs des
Samenstranges liegende Teil des Processus vaginalis peritonei offengeblieben
ist und es dort zu einer Ansammlung von Flüssigkeit kommt. Besteht zwischen
dieser Hydrocele und der Peritonealhöhle eine *offene Verbindung*, so spricht
man von einer *Hydrocele funiculi spermatici communicans,* setzt sich dagegen
der Hydrocelensack durch den Leistenring hindurch, wo er stets eine Einschnürung erfährt, gegen die Peritonealhöhle fort, *ohne* mit ihr eine freie Verbindung zu haben, so liegt eine *Hydrocele funiculi bilocularis* vor.

Die *akute Hydrocele* (Periorchitis serofibrinosa acuta) entsteht als Folge
eines Traumas, ferner am häufigsten im Verlauf einer Epididymitis oder Orchitis,
seltener bei verschiedenen Infektionskrankheiten. Bei kleinen Kindern entsteht
oft plötzlich eine akute Hydrocele ohne deutlich erkennbare Ursache.

Symptomatologie. Unter Fieber bildet sich eine leichte Schmerzhaftigkeit
und druckempfindliche Schwellung in einer Scrotalhälfte aus, wobei die
Haut des Scrotums gerötet und ödematös sein kann. Diese akute Flüssigkeitsansammlung saugt sich zumeist im Verlauf weniger Tage oder Wochen wieder
auf, kann aber auch weiter bestehen bleiben und geht dann in die chronische
Hydrocele über. Eine Vereiterung eines serösfibrinösen Ergusses (Periorchitis
purulenta) ist selten, am häufigsten noch bei infizierten penetrierenden Verletzungen und bei abscedierenden Epididymitiden. Wird die Eiteransammlung

nicht beizeiten eröffnet, so kann es durch die Haut des Scrotums hindurch zum Durchbruch nach außen kommen.

Chronische Hydrocele (Periorchitis serosa chronica). Die Hydrocele ist eine außerordentlich häufige Erkrankung, die entweder aus einer akuten Hydrocele oder Hämatocele hervorgeht oder von vornherein schleichend sich entwickelt. Als ursächliche Momente kommen dabei häufig unbemerkte Traumen, chronisch verlaufende entzündliche Erkrankungen und Geschwülste des Hodens oder Nebenhodens in Betracht. Man nennt diese Art des Wasserbruchs *symptomatische* oder *sympathische* Hydrocele, im Gegensatz zu den Spontanhydrocelen, bei denen keine Ursache für die Entstehung zu finden ist. Auch die angeborene Hydrocele ist auf ähnliche Entstehungsursachen, die schon intrauterin auf den Hoden eingewirkt haben, zurückzuführen, oder sie entsteht durch Schädigung der Hoden während der Entbindung. Schwindet eine angeborene Hydrocele nicht in den ersten 6 Lebensmonaten, so muß man eine kongenitale Syphilis in Betracht ziehen. Der Inhalt einer Hydrocele ist eine klare oder leicht getrübte Flüssigkeit von gelblicher oder grünlicher Farbe (s. S. 206). In älteren Hydrocelen kommen die sog. Hydrocelenkörperchen vor, kleine gestielte oder ungestielte Gebilde aus derbem Bindegewebe mit Kalkeinlagerungen.

Symptomatologie. Die chronische Hydrocele entsteht schmerzlos, sind Schmerzen vorhanden, so sind sie auf eine Erkrankung des Hodens oder Nebenhodens zurückzuführen. Ist die Flüssigkeitsansammlung eine sehr große, so kann sie durch ihr Gewicht und durch den Zug am Samenstrang dem Träger Unannehmlichkeiten bereiten oder durch Verziehung bzw. Kompression der Harnröhre Schwierigkeiten bei der Miktion (ja selbst bei einem Katheterismus) hervorrufen. Durch Benässen mit Harn und durch das ständige Reiben der Geschwulst am Oberschenkel bilden sich häufig Ekzeme aus. Die Spermatogenese ist gestört, es resultiert daher bei doppelseitiger Hydrocele eine Sterilität, die aber nach Entleerung der Flüssigkeit wieder schwinden kann.

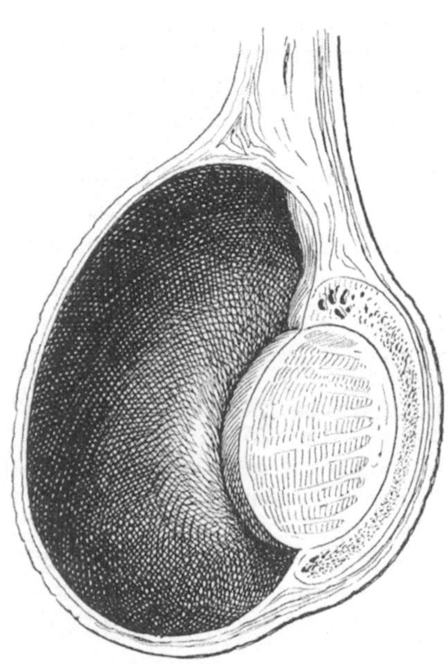

Abb. 24. Querschnitt durch eine Hydrocele testis.

Diagnose. Die Hydrocele testis bildet eine Geschwulst von glatter Oberfläche und birnförmiger Gestalt, bei der die Breitseite nach unten gerichtet ist. Die Abgrenzung nach oben zu ist eine scharfe, durch Kompression läßt sich die Geschwulst nicht verkleinern. Eine Fluktuation ist deutlich nachweisbar, ausgenommen an ihrer hinteren Fläche, wo Hoden und Nebenhoden sich befinden. Wichtig ist die *Prüfung auf Transparenz,* die so vorgenommen wird, daß eine Lichtquelle z. B. ein elektrisches Taschenlämpchen auf die eine, das Stethoskopende auf die gegenüberliegende Seite der Hydrocele angelegt wird. Bei Hämatocelen, bei stark getrübtem Inhalt oder bei dicker Fibrinauflagerung nach längerem Bestande kann diese Transparenz fehlen. Von großer Wichtigkeit ist die *Unterscheidung einer Hydrocele von einer Hernie.* Die Hernie 1. setzt sich wie mit einem Stiel in die Bauchhöhle fort, 2. zeigt eine Größenzunahme beim Husten und Pressen, 3. ist reponierbar, 4. zeigt tympanitischen Perkussionsschall, 5. keine Fluktuation und keine Transparenz, 6. hat keine so glatte gleichmäßige Oberfläche wie die Hydrocele. Freilich können manche dieser Unterscheidungsmerkmale fehlen, z. B., wenn die Hernie incarceriert oder akkret ist und nicht Darm, sondern Netz sich im Bruchsack befindet. Auch die Hydrocele communicans (testis oder funiculi spermatici) entleert sich beim Niederlegen und kommt beim Aufstehen wieder zum Vorschein, doch findet ihr Größerwerden von unten nach oben, bei der Hernie von oben nach unten statt. Eine große Scrotalhernie kann direkt einer Hydrocele aufsitzen, so daß die ganze Geschwulst einen einheitlichen Eindruck macht. Die Unterscheidung ist zu treffen aus dem leeren Perkussionsschall der Hydrocele.

Die *Hydrocele funiculi spermatici* liegt als plätter, länglicher oder eiförmiger, fluktuierender Körper den Gebilden des Samenstranges an und ist von ihnen ebenso wie vom Hoden und Nebenhoden sowie gegen den Leistenring zu scharf abgrenzbar; sie zeigt deutliche Fluktuation und Transparenz, läßt sich zwar verschieben, aber durch Druck nicht verkleinern und verändert auch bei Husten und Pressen ihre Größe nicht.

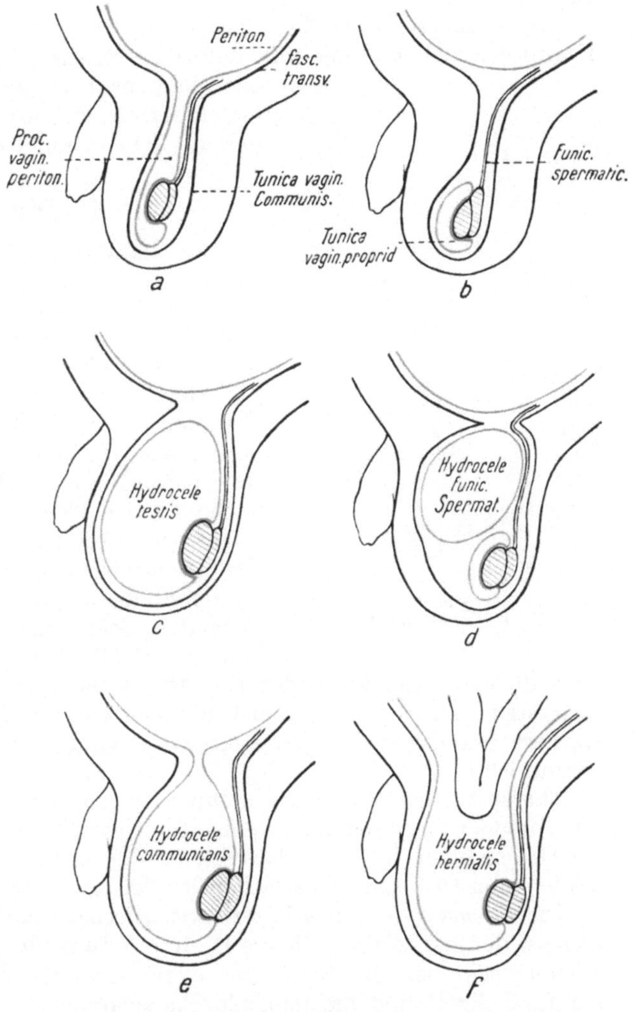

Die **Behandlung** einer *akuten* Hydrocele ist ähnlich der einer akuten Epididymitis, bzw. richtet sie sich nach der Grundkrankheit, durch die sie hervorgerufen wurde. Bei

Abb. 25a—f. Schematische Darstellung der einzelnen Formen der Hydrocele. (Aus SULTAN: Spezielle Chirurgie [LEHMANNS Handatlanten, II. Teil, 1910].)

stärkerer Schwellung und Schmerzhaftigkeit ist zu punktieren; ergibt die Punktion einen eitrigen Inhalt oder ist dies schon aus den klinischen Symptomen zu schließen, so zögere man nicht mit einer breiten chirurgischen Eröffnung.

Bei der *chronischen* Hydrocele kann die Behandlung konservativ oder radikal sein. Erstere besteht in der Punktion mit einem dünnen Troikart oder einer dicken Rekordspritzennadel, die an der vorderen Wand des Hydrocelensackes etwas unterhalb der Mitte eingestochen wird, nachdem man sich überzeugt hat, daß der Hoden an der hinteren Fläche der Geschwulst liegt. Zumeist füllt sich der Hydrocelensack nach einigen Wochen bis Monaten wieder auf seine frühere Größe. Von der Injektion einer entzündungserregenden Flüssigkeit in den Sack, um durch die Entzündung eine Verwachsung der beiden Blätter der Tunica vaginalis zu erzielen, wird in letzter Zeit kaum mehr Gebrauch gemacht, da dabei häufig Schmerzen entstehen und das Ergebnis ein durchaus unsicheres ist.

Die radikale Behandlung ist die *Operation*. In Lokalanästhesie wird der Hydrocelensack eröffnet und entweder reseziert (Operation nach BERGMANN) oder bloß nach rückwärts um Hoden und Nebenhoden herum umgekrempelt und in dieser Stellung vernäht (Operation nach WINKELMANN, Abb. 26).

C. Die Hämatocele.

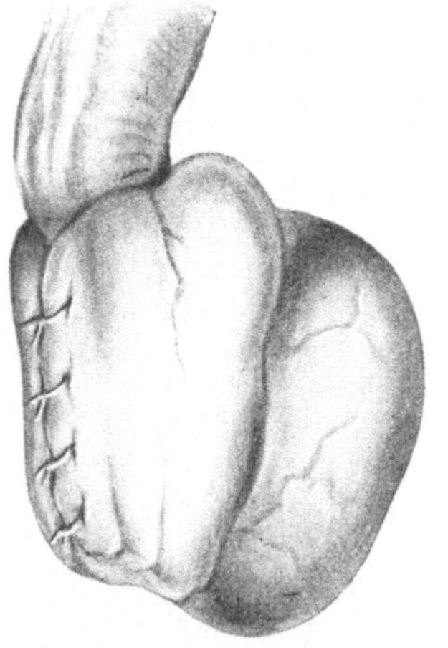

Abb. 26. Hydrocelenoperation. (Nach WINKELMANN.)

Die *Haematocele testis* (Periorchitis haemorrhagica) ist ein blutiger Erguß zwischen die beiden Blätter der Tunica vaginalis propria, sie kommt durch entzündliche Veränderungen der Scheidenhaut, durch Erkrankungen oder Veränderungen der Gefäßwände, durch den Hoden treffenden Traumen oder durch Blutungen in eine bereits bestehende Hydrocele zustande. Durch Auflagerungen von Bindegewebsmembranen auf die Innenfläche der Scheidenhaut erfährt diese oft eine beträchtliche Verdickung, auch Verkalkungen und Verknöcherungen können sich dort entwickeln.

Symptomatologie. Ohne oder unter nur geringen ziehenden Schmerzen kommt es allmählich oder auch ganz plötzlich zu einer Schwellung einer Scrotalhälfte. Die Form der Hämatocele ist analog der einer Hydrocele, die Konsistenz ist jedoch zumeist derber, eine Fluktuation ist, wenn bereits stärkere Wandverdickungen eingetreten sind, nicht nachweisbar, eine Transparenz fehlt.

Therapie. Da eine Rückbildung nahezu nie zu beobachten ist, vielmehr die Veränderungen der Scheidenhäute progredienten Charakter haben und auch die Gefahr einer Infektion besteht, ist die operative Entfernung der Scheidenhäute indiziert. Eine Kastration erweist sich nur selten als notwendig.

Die *Haematocele funiculi spermatici* (Perispermatitis haemorrhagica) entsteht zumeist durch Traumen, die die Hydrocele funiculi spermatici treffen und unterscheidet sich von ihr durch eine etwas derbere Wand, eine geringere Druckempfindlichkeit und die fehlende Transparenz.

Therapeutisch kommt die operative Entfernung des Sackes in Betracht.

Chirurgie der Wirbelsäule.

Von

Professor Dr. **Otto Frisch** - Wien.

Mit 12 Abbildungen.

I. Die Verletzungen der Wirbelsäule.

A. Der Wirbelbruch.

Der Bruch eines Wirbels kann durch ein direktes Trauma oder auch indirekt zustande kommen. Die *direkten* Gewalteinwirkungen treffen zumeist die Wirbelsäule von hinten; das Auffallen eines Balkens, Sturz mit dem Rücken auf einen kantigen Gegenstand, Überfahrenwerden können zum Bruch eines oder mehrerer Wirbel führen. Weniger schwere Traumen erschöpfen sich zuweilen im Abbruch eines Dorn- oder Querfortsatzes oder in einer Fraktur der hinteren Bogenhälfte. Doch können direkte Traumen (Schußverletzung) auch ausgedehnte Zertrümmerung des Wirbelkörpers hervorrufen.

Die auf *indirektem* Wege zustande gekommenen Brüche betreffen meistens den Wirbelkörper; sie entstehen entweder durch eine Stauchung (Kompressionsfraktur) oder durch eine übermäßige und gewaltsame Biegung der Wirbelsäule. Letztere muß den Rumpf mit großer Wucht treffen, denn die Elastizität der Wirbelsäule ist sehr bedeutend; nehmen doch allein die als Puffer dienenden Bandscheiben den 4. Teil der Länge der ganzen Wirbelsäule ein. Auch wirken die hier reichlich vorhandenen und kräftigen Bänder hemmend gegenüber abnormen Bewegungen.

Der *Kompressionsbruch* kommt durch Pressung zustande, wenn die Wirbelsäule plötzlich in der Längsrichtung komprimiert wird (Sturz auf das Gesäß bei aufrechter Körperhaltung, Absturz mit dem Lift). Wir sehen ihn zumeist an den Brustwirbeln, die durch ihre Verbindung mit dem Thorax wesentlich unbeweglicher sind als die Hals- und Lendenwirbel. Durch die Gewalt des Traumas wird der Wirbelkörper in sich zusammengepreßt; seine Höhe kann dadurch um die Hälfte und mehr verringert werden. Da im hinteren Teil des Körpers mehr kompakte Substanz enthalten ist als vorne, wohl auch die Gelenke und Wirbelbogen im Augenblick der Kompression eine Stütze bieten, kommt es leicht dazu, daß der Knochen vorne mehr komprimiert wird als hinten; er bekommt dadurch eine *Keilform* mit der vorderen Bogenhälfte als Basis. Die Folge davon ist eine Knickung der Wirbelsäule nach vorne. Die ebenfalls nicht seltene konzentrische Kompression des Wirbelkörpers führt oft zu einer Verbreiterung seines Querschnittes, ein Symptom reiner Quetschung, wie wir es in ähnlicher Weise bei der Fraktur des Os naviculare pedis zuweilen sehen.

Der andere Typus der indirekten Korpusbrüche ist ein *Biegungsbruch* und kommt durch eine gewaltsame Flexion der ganzen Wirbelsäule zustande. Dies geschieht fast regelmäßig durch eine *übermäßige Beugung* des Rumpfes nach vorne. Dabei bricht aus naheliegenden Gründen jener Wirbel am leichtesten, der im Scheitel der Krümmung liegt. Der Hergang der Verletzung besteht gewöhnlich darin, daß bei aufrechtem Rumpf ein schweres Gewicht den Kopf, Nacken oder die obere Rückenhälfte trifft und vehement nach vorne biegt (Verschüttung, Sturz des sich überschlagenden Autos auf den Nacken, Deckeneinsturz in Bergwerken). Die häufigsten auf diese Art entstehenden Wirbelbrüche beobachtet man zwischen dem 10. Brust- und 2. Lendenwirbel. Der Mechanismus besteht hier wohl auch in einer Kompression, aber nur insoferne als sie der Druckspannung an der Konkavität eines durch Biegung brechenden Stabes entspricht. Daß dabei infolge der Gliederung der Wirbelsäule regelmäßig eine schiebende Komponente mit im Spiele ist, beweist die dabei auftretende *Bruchlinie,* die zumeist schräg von hinten oben nach vorne unten durch das Korpus verläuft, mehr noch die Tatsache, daß gar nicht selten zur Fraktur eine *Luxation* hinzukommt, indem das obere Fragment nach Lösung seiner gelenkigen Verbindung nach vorne abgleitet (Abb. 1).

Wenn auch eine zur Fraktur führende Biegung der Wirbelsäule meistens nach vorne geschieht, wozu schon die natürliche Krümmung des Rückens Anlaß gibt, kommen doch auch Wirbelfrakturen durch Reklination wie auch durch seitliche Flexion vor. Bei ersteren werden die Wirbelkörper distrahiert, die brechende Gewalt wird sich daher eher in den Bogen, den Gelenk- und Dornfortsätzen auswirken. Auch durch übermäßige Torsion kann es zu Wirbelbrüchen kommen, doch sind diese Verletzungen selten und atypisch.

Symptome und Diagnose. Was zunächst die isolierte Fraktur eines der *Fortsätze* des Wirbelbogens betrifft, so sind die Erscheinungen relativ gering. Allerdings können begleitende epidurale Blutergüsse wie auch Erschütterungen des Markes zu vorübergehenden Leitungsstörungen der Medulla führen, häufiger kommen Wurzelläsionen zur Beobachtung, die sowohl primär wie sekundär infolge von Druck des sich bildenden Callus heftige Schmerzen auslösen können; dies besonders nach Brüchen der Querfortsätze der Lendenwirbel. Abbrüche der Dorne, die einzigen Wirbelverletzungen, welche durch Nachweis von abnormer Beweglichkeit und Crepitation zu diagnostizieren sind, haben ähnlich wie auch die Brüche der Gelenkfortsätze zumeist nur eine vorübergehende Steifheit des Rückens zur Folge. In den ersten Tagen nach der Verletzung sind alle Rumpfbewegungen, zumal die Vorwärtsbeugung schmerzhaft. Frakturen der Dornfortsätze kommen zuweilen als reine Rißbrüche (M. rhomboidei) zur Beobachtung.

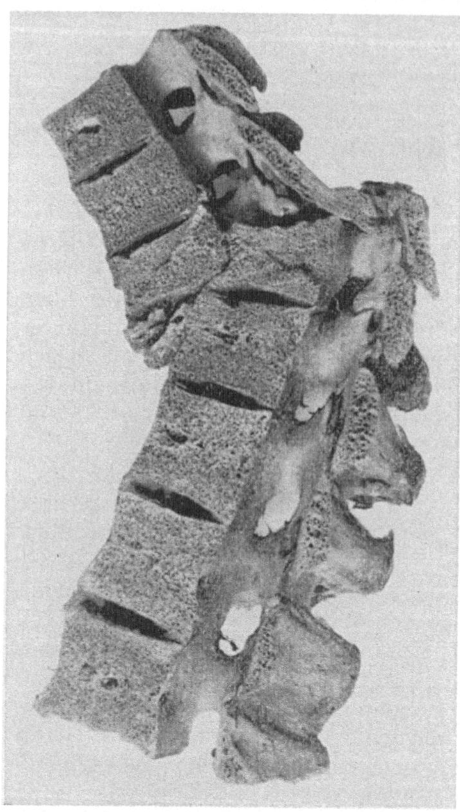

Abb. 1. Luxationsfraktur der unteren Brustwirbelsäule mit Durchquetschung des Rückenmarkes. (Aus Bauer: Frakturen und Luxationen.)

Ganz anders tritt der Wirbelbruch in Erscheinung, wenn der tragende Teil des Knochens, das *Corpus vertebrae* frakturiert ist. Auch ohne Mitverletzung des Rückenmarkes bringt die Fraktur des Wirbelkörpers zumeist die Begleiterscheinungen der schweren Verletzungen mit sich. Der oft im Shock Eingelieferte klagt über heftige lokale oder gürtelförmige Schmerzen. Auch wenn keine Rückenmarksverletzung vorliegt, besteht anfangs oft ein taubes Gefühl oder die Empfindung von Bleischwere in den Beinen; Aufrichten des Rumpfes, besonders aber Drehbewegungen desselben werden ängstlich vermieden. Die Untersuchung des Rückens, wozu der Verletzte vorsichtig von mehreren Personen zur Seite gedreht werden muß — denn durch ungeschicktes Anfassen des Kranken kann eine sekundäre Verletzung des Rückenmarkes zustande kommen — läßt oft auf den ersten Blick den Bruch erkennen: An der Stelle der Verletzung findet man das deutliche *Hervortreten eines Dornes*. Dieses Symptom ist meistens auffallender, als die ihm zugrunde liegende Knickung der Wirbelsäule infolge des Korpusbruches. Die traumatische *Kyphose (Gibbus)* tritt im Bereich der Brustwirbelsäule eher in Erscheinung als an der lordotischen Hals- und Lendenwirbelsäule, hier entsteht durch die keilförmige Kompression des Wirbelkörpers nur eine Verminderung der Lordose. Neben dem auffallenden Hervortreten eines Dornes, der in der Regel dem nächsten *über* der Bruchstelle befindlichen Wirbel entspricht, erkennt man auch eine deutliche Vergrößerung des Zwischenraumes zwischen diesem Dornfortsatz und seinen Nachbarn. Die gewöhnlichen für andere Knochenbrüche charakteristischen Fraktursymptome fehlen fast regelmäßig. Ein sich hier entwickelndes Hämatom kommt nicht an die Oberfläche des Körpers, abnorme Beweglichkeit und Crepitation sind ebenfalls nicht vorhanden; eine daraufhingerichtete Untersuchung ist unter allen Umständen zu unterlassen, dagegen ist die lokale Druck- und Klopfempfindlichkeit sowie der *Fernschmerz*, dessen Prüfung durch einen kurzen Schlag auf den Scheitel oder einen leichten Stoß der aufgelegten Hände auf die Schultern vorgenommen wird, besonders dann zu prüfen, wenn andere deutliche Erscheinungen vor allem ein sichtbarer Gibbus oder das Vortreten eines Dornes fehlen. Dies kommt

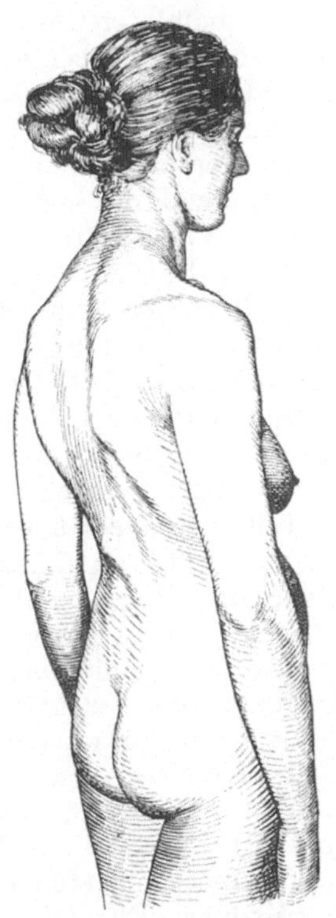

Abb. 2. Kompressionsfraktur mit Hervortreten eines Dornes. (Aus SCHANZ: Prakt. Orthopädie 1928.)

nicht selten vor, denn es gibt Wirbelbrüche, die mit sehr geringer Destruktion des gebrochenen Knochens einhergehen. In diesen Fällen ist außer dem positiven Ausfall der Prüfung auf Klopf- und Fernschmerz, einer vorliegenden *Functio laesa* besondere Bedeutung beizumessen: Der Verletzte hat selbst das Gefühl der Belastungsinsuffizienz seiner Wirbelsäule, er hält sich steif und unterläßt ängstlich alle Bewegungen des Rumpfes, vorwiegend die Beugung. Ist der Bruch schon älter, geht der Verletzte herum, so vermeidet er die geringste Erschütterung, also auch das feste Auftreten; ein schleichender Gang, langsames vorsichtiges Wenden des Körpers, Aufstützen beider Hände während des Niedersetzens sind die äußeren Zeichen bestehender Insuffizienz der Wirbelsäule. Daneben gibt es Fälle, die subjektiv und objektiv so wenig Erscheinungen machen, daß sie oft erst viele Wochen später oder selbst erst nach Jahren durch gelegentliche Röntgenuntersuchung erkannt werden. Da andererseits Wirbelbrüche mit einer augenblicklichen vollständigen Zerquetschung des Rückenmarkes einhergehen können, ergibt es sich, daß die Schwere der Verletzung den größten Schwankungen unterliegt (Abb. 2).

Die *Mitverletzung des Rückenmarkes* ist aus naheliegenden Gründen eine recht häufige und äußerst schwere Komplikation der Wirbelbrüche. Haben wir in der Medulla doch ein vom Knochen allseits eng umschlossenes weiches und höchst empfindliches Organ, dessen Verletzung wegen der reichhaltigen gedrängt nebeneinander verlaufenden Bahnen von viel schwereren Folgen begleitet ist, als etwa eine Läsion der Gehirnrinde in gleichem Ausmaß. Zerstörte Leitungsbahnen bringen einen irreparablen Ausfall ihrer Funktion mit sich. Durch das Übereinanderschieben der Fragmente zumal bei den schweren Luxationsfrakturen infolge indirekter Gewalteinwirkung kann das Rückenmark vollkommen zerstört sein, so daß die beiden Stümpfe durch die eingedrungene Knochenmasse voneinander getrennt sind. Die augenblickliche Folge dieser Querschnittsunterbrechung ist eine *vollständige motorische und sensible Lähmung* (Paraplegie) jenes Körperabschnittes, dessen nervöse Versorgung von Bahnen geschieht, die unterhalb des verletzten Wirbels aus dem Rückenmark austreten. Je höher oben die Verletzung zustande gekommen ist, desto größer ist der gelähmte Bezirk, in dessen Bereich alle Bewegung und Empfindung, selbst die Reflexe erloschen sind. Tritt die komplette Querschnittsläsion im oberen Halsmark ein, so ist auch die Leitung des N. phrenicus unterbrochen und tritt der Tod durch Atemstillstand ein. Je tiefer unten die Verletzung liegt, desto tiefer rückt auch die obere Grenze der Lähmung. Verletzungen im unteren Halsteil haben motorische und sensible Störungen der Arme, des Rumpfes und der Beine, zuweilen auch abnorm hohe Temperatursteigerungen zur Folge. Unterhalb des dritten Lendenwirbels, wo das Rückenmark als solches nicht mehr besteht, sich vielmehr bereits in die Cauda equina aufgelöst hat, führt die Querschnittsläsion nur mehr zur Blasen- und Mastdarmlähmung, sowie zur lokalen Anästhesie des Dammes, der Analgegend und des Genitale.

Die Querschnittsläsion des Rückenmarkes muß nicht die Folge seiner Durchtrennung sein, sie tritt auch — in diesem Falle oft vorübergehend — durch *Erschütterung*, intramedulläre *Blutung* und durch *Kompression* ein. In allen diesen Fällen kann sie zunächst komplett sein, so daß die Frage, ob eine Durchtrennung des Markes vorliegt oder nicht, im Anfang zuweilen schwer zu beantworten ist und erst der weitere Verlauf darüber Aufschluß bringt. Blitzartig im Augenblick des Traumas eintretende Lähmungen sprechen allerdings für Durchquetschungen der Medulla. Eine lokale sehr heftige Erschütterung kann analog einer schweren Commotio cerebri einen vorübergehenden vollkommenen Funktionsausfall des Organes zur Folge haben; länger andauernd sind die Leitungsstörungen bei Hämatomyelie; die durch Zerreißung intramedullärer Gefäße entstehende, sich zumeist in der grauen Substanz des Rückenmarkes ausbreitende Blutung führt vorwiegend zu Motilitätsstörungen im Bereich der unteren Körperregion. Die Kompression des Rückenmarkes kommt durch lokale Einengung des Wirbelkanals zustande ohne Verletzung der Medulla. Sie kann plötzlich auftreten, wenn ein Fragment die meist unverletzt bleibende Dura gegen den Kanal vorbuchtet, oder sie entsteht allmählich durch ein zunehmendes epidurales Hämatom.

Die sich aus obengenannten Ursachen ergebenden Leitungsstörungen gehen in der Regel spontan zurück oder können ähnlich wie im Falle der Entfernung eines Tumors des Rückenmarkes auf operativem Wege durch Entlastung der Medulla behoben werden.

Alle *totalen Querschnittsläsionen* haben durch Unterbrechung der spinalen Innervation der quergestreiften Schließmuskel des Rectums und der Urethra eine *Harn- und Stuhlverhaltung* zur Folge. Bereits unmittelbar nach der Verletzung ist der Kranke nicht mehr imstande, willkürlich die Blase zu entleeren. Durch den natürlichen Tonus des Sphincter urethrae bleibt die Harnröhre verschlossen, auch wenn die Blase stark gefüllt ist *(Retentio urinae)*; erst wenn der gewaltige intravesikale Druck den Sphincterwiderstand übersteigt, kommt es zum Abgang von Urin (Harnträufeln), wobei die Blase dauernd meist so stark gefüllt bleibt, daß sie über der Symphyse deutlich zu tasten ist (Ischuria paradoxa); es fließt eben nur so viel ab als durch die vis a tergo entleert werden kann.

Die Folgen der *Mastdarmlähmung* sind abhängig von der Konsistenz des Stuhles. Hier ist der Schließmuskel regelmäßig schlaff, so daß flüssiger Stuhl abfließt; ist letzterer hingegen fest, was infolge der verminderten Nahrungsaufnahme und der meist bestehenden Lähmung höherer Darmabschnitte die Regel ist, so kommt es trotz Erschlaffung des Sphincter ani zur Stuhlverhaltung. Die Kotsäule bleibt im Rectum liegen und dickt zu harten Knollen ein.

Es kommen auch nicht selten partielle Läsionen des Rückenmarkes vor, Verletzungen die etwa nur die eine Seite des Markes betreffen, während die andere ihre Leitungsfähigkeit behalten hat. Von der im Querschnitt vorliegenden Ausdehnung der Zerstörung, sowie von ihrer Segmentlokalisation gibt oft eine exakte Prüfung der Sensibilitäts- und Mobilitätsgrenzen sowie der Status der vorhandenen, erloschenen oder gesteigerten Reflexe ein recht genaues Bild.

Die **Prognose** der Wirbelbrüche hängt von der Schwere der Verletzung ab. Ist das Rückenmark mitverletzt, so ist sie desto schlechter, je größer die Zerstörung desselben ist und vor allem je höher dieselbe sitzt. Durch einfache Kompression oder infolge von Blutung aufgetretene Leitungsstörungen können vollständig zurückgehen. Eine Lähmung der unteren Extremitäten, der Blase und des Mastdarms nach Durchquetschung des Rückenmarkes ist nicht allein quoad functionem dieser Organe absolut infaust, sie ist auch quoad vitam schlecht, denn die sekundären Folgen, ein meist auftretender schwerer Decubitus besonders der Kreuzbeingegend und die Infektion der Blase haben im gelähmten Gebiet nur wenig Tendenz zur Heilung, um so mehr zur Ausdehnung. Die meisten von einer vollständigen Durchtrennung des Rückenmarkes begleiteten Wirbelbrüche führen trotz sorgfältigster Pflege innerhalb von Monaten oder Jahren an fortschreitendem Decubitus (Erysipel, Osteomyelitis des Kreuzbeins, Sepsis) oder Cystopyelitis und Urosepsis zum Tode.

Auch bei den scheinbar leichtesten Kompressionsbrüchen, die anfangs nur als Kontusionen gedeutet oder ganz übersehen wurden, kann in der Folge ein recht schwerer Zustand eintreten. Infolge einer oft recht spät ($^1/_2$—1 Jahr) und unter dem Einfluß zu früher Belastung sich entwickelnden Knochenatrophie im Bereich der Bruchlinien kommt es ganz *allmählich zu einem Zusammensintern der spongiösen Substanz des Wirbelkörpers,* so daß der Knochen, der anfangs selbst am Röntgenbild kaum eine Veränderung aufwies, mit der Zeit die Gestalt annimmt als wäre er primär schwer komprimiert worden. Damit treten aber auch die Erscheinungen einer solchen Verletzung auf. Allmählich nehmen die längst abgeklungenen Schmerzen wieder zu, die Wirbelsäule wird unbeweglich und belastungsinsuffizient, Druckerscheinungen der spinalen Wurzeln treten auf und selbst ein Gibbus kann entstehen; eine solche *Spätfolge* nach einem Kompressionsbruch kann begreiflicherweise leicht mit einer Tuberkulose des Wirbelkörpers verwechselt werden: Sie wurde das erste Mal von KÜMMEL richtig erkannt und beschrieben (KÜMMELsche *Krankheit*).

Therapie. Bei allen Maßnahmen, die bei der provisorischen Versorgung, wie auch später während der ersten Wochen der Behandlung getroffen werden, muß mit größter Sorgfalt darauf geachtet werden, daß das Rückenmark nicht noch sekundär lädiert wird. Da selbst scheinbar vollständige Durchtrennungen desselben sich später oft als teilweise Kompressionen mit rückbildungsfähiger

Leitungsstörung herausstellen, müssen alle Manipulationen ausnahmslos mit der *größten Schonung* des Rückgrates und unter Vermeidung jeder Belastung, vorwiegend aber jeder Beugung, vorgenommen werden. Besteht eine traumatische Kyphose so ist in frischen Fällen dann ein *Versuch einer Reposition* gerechtfertigt, wenn eine im Augenblick der Verletzung eingetretene Lähmung vorliegt. Liegt keine Schädigung der Medulla vor, so darf auch bei hochgradigem Gibbus keine Stellungskorrektur vorgenommen werden, denn auch bei geschickter Ausführung des Repositionsmanövers, das in starker Extension und Kontraextension unter gleichzeitigem Druck auf den vorspringenden Dornfortsatz besteht, kann, da wir nicht unter der Leitung des Auges manövrieren, eine artifizielle Schädigung des Rückenmarkes geschehen.

Statt des Versuches einer Reposition, die ohne Narkose und ohne brüske Gewaltanwendung vorzunehmen ist, kann in geeigneten Fällen die *Laminektomie* ausgeführt werden; doch wird es sich in der Regel empfehlen, damit

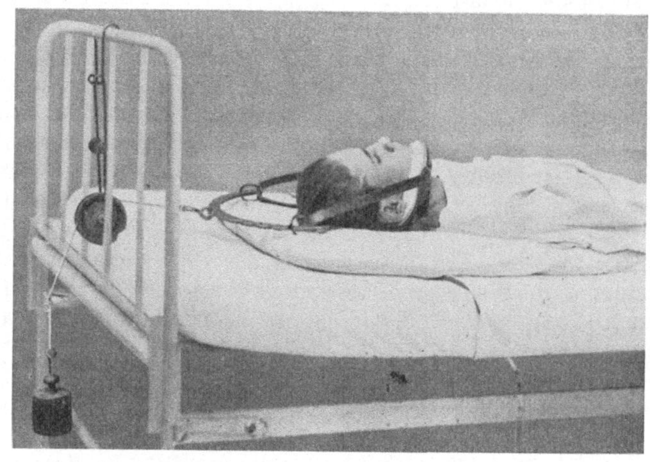

Abb. 3. Glissonsche Schlinge.

einige Wochen zu warten; während dieser Zeit ergibt sich aus den Veränderungen der vorliegenden nervösen Symptome die Antwort auf die anfangs meist unlösbare Frage; ist die vorliegende Lähmung auf eine Zerstörung des Rückenmarkes zurückzuführen, oder ist sie nur die Folge einer Kompression desselben?

In letzterem Falle kann ähnlich den Verhältnissen wie sie beim Vorhandensein eines Endothelioms der Rückenmarkshäute vorliegen durch die Eröffnung des Wirbelkanales und Beseitigung der Kompression eine sehr rasch eintretende und wesentliche Besserung der Leitungsstörung erzielt werden. Die Bedenken, daß bei bereits frakturiertem Wirbelkörper die Entfernung der hinteren Bogenhälfte eine Schwächung der restlichen Stütze des Knochens zur Folge haben, haben sich praktisch als unbegründet erwiesen. Die Entfernung oder Abmeißelung eines groben Korpusfragmentes, das, wie dies zumeist der Fall ist, von vorne das Rückenmark drückt, ist technisch schwer ausführbar, aber auch nicht notwendig; das Wesentliche der Operation liegt in der Dekompression und diese wird durch Entfernung des Dornes und der hinteren Bogenhälfte bis zu den Wurzeln der Gelenkfortsätze erreicht. Bei bestehender Lungenkomplikation, hohem Alter des Verletzten, Fieber und schwerem Decubitus ist die Operation nicht auszuführen; im allgemeinen ergibt sich durch die genaue Abwägung von Indikation

und Kontraindikation, daß nur in einem kleinen Bruchteil der Wirbelbrüche
mit Rückenmarksschädigung die Operation berechtigt ist.

Die *klassische Behandlung* der Wirbelkörperbrüche, gleichviel ob das Rückenmark beschädigt ist oder nicht, besteht in der *Dauerextension der Wirbelsäule*
in Rückenlage des Verletzten. Sie geschieht durch Anbringung der GLISSONschen
Schlinge, eines gut gepolsterten Lederringes, der Hinterhauptschuppe, Warzenfortsatz, Kieferrand und Kinn faßt. Die seitlich an diesem Ring angebrachten
Riemen führen divergierend (damit Ohren und Wangen nicht gedrückt werden)
zu den Enden eines quer über dem Scheitel schwebenden Metallstabes; an der
Mitte des letzteren setzt der Extensionszug an, der mit einer Schnur über eine
am Kopfende des Bettes angebrachten Rolle geleitet wird. Da die Reibung des
Körpers auf der Unterlage infolge der breiten Berührungsfläche sehr groß ist,
wird das Gewicht der Extension desto größer sein müssen, je tiefer unten der
frakturierte Wirbel sitzt. Aus diesem Grunde ist schon bei Brüchen der Brustwirbelsäule eine *Gegenextension* notwendig, die durch Anbringung eines Heft-
pflasterstreckverbandes an beiden Unterschenkeln bewerkstelligt werden kann.
In der Regel genügt das einfache Hochstellen des Bettes an seinem Kopfende;
das Gewicht des herabgleitenden Körpers bewirkt dann die Gegenextension;
allerdings muß auch hier wieder an den großen Reibungswiderstand zwischen
Körper und Unterlage gedacht werden; ein Heben des Bettendes um weniger
als 10 cm ist zumeist illusorisch; da andererseits die Angriffsfläche der Extension
am Kopf von recht geringer Ausdehnung ist, ein permanenter Zug hier unangenehm empfunden wird und leicht zu schmerzhaftem Druck führt, ist es
desto schwerer eine wirkliche, wenn auch geringe Distraktion im verletzten
Abschnitt der Wirbelsäule zu erreichen, je tiefer der Wirbelbruch sitzt. Zudem
muß der Kranke oft auf einem Wasserkissen liegen, was in gleichem Sinne
ungünstig wirkt.

Wo kein Kreuzbeindecubitus vorliegt wird der Patient am besten auf Roß-
haarmatratzen gelegt; dabei kann die Stelle des Wirbelbruches noch durch ein
kleines flaches Poster unterstützt werden; in frischen Fällen kann dadurch, zumal
wenn eine kräftige Längsextension wirkt, eine allmähliche Verringerung der
Kyphose, eine Stellungsverbesserung der Fragmente erreicht werden. Doch darf
die Wirkung eines Streckverbandes an der gebrochenen Wirbelsäule nicht mit
jener einer Extremitätenfraktur verglichen werden. In der Regel wird damit
nicht mehr erzielt als eine geringe Verminderung des Fragmentdruckes, sowie
die Ruhigstellung der Wirbelsäule. Während der Mahlzeiten, wie zur Erholung
des Kranken aus seiner Zwangslage kann unbeschadet mehrmals des Tages
für je eine Stunde die Extension außer Tätigkeit gesetzt werden.

Von ganz besonderer Wichtigkeit ist die Prophylaxe des Decubitus und der
Cystitis, bzw. dort, wo diese beiden Komplikationen bereits eingetreten sind,
ihre Behandlung. Gegenüber Druck gefährdet sind auch ohne Mitverletzung
des Rückenmarkes, in erster Linie das Kreuzbein, die Gesäßbacken, ferner die
Fersen, Dornfortsätze (besonders der Gibbus), die Spina scapulae und durch
die GLISSONsche Schlinge der Margo mandibulae. Noch viel leichter tritt ein
Decubitus auf, wo die Haut unempfindlich ist, der Kranke einen sonst schmerzhaften Druck nicht fühlt; deshalb ist bei Gelähmten das Wundliegen nur bei
äußerst sorgfältiger Pflege zu vermeiden. Da der Decubitus — einmal vorhanden
— die Behandlung und Pflege wesentlich erschwert und obendrein eine Trübung
der Prognose bedeutet, ist seiner Prophylaxe besondere Bedeutung beizulegen.
Gerade in den ersten Wochen da der Verletzte so wenig als möglich bewegt
werden soll, ist die dauernde Rückenlage gefährlich; dabei sind bei Mageren
der Mangel an Fettpolster, bei schweren Patienten das große Gewicht und die
relative Unbeweglichkeit Momente, die das Wundliegen begünstigen. Das

Wichtigste zu seiner Vermeidung ist eine *glatte, trockene,* mäßig weiche aber federnde *Unterlage des Rumpfes.* Faltenbildung im Leintuch muß vermieden werden. Feuchtigkeit der aufruhenden Haut kann durch Ankleben leicht zur Faltenbildung führen, auch leistet sie an sich der Druckschädigung Vorschub. Fersen und Ellbogen werden vor Druck durch Unterlegen von kranzförmigen Wattepolstern geschützt. Weiters ist die Widerstandsfähigkeit der Haut zu heben, indem man sie täglich soweit sie der Unterlage aufruht und besonders im Bereiche des Kreuzbeines mit Campherspiritus oder Franzbranntwein kräftig einreibt, lufttrocken werden läßt und mit Talcum reichlich einpudert. Dazu ist der Verletzte von seiner Unterlage vorsichtig und möglichst gleichmäßig in die Höhe zu heben, wozu mehrerer geschickte und kräftige Gehilfen nötig sind. Täglich muß der ganze Rücken besonders das Ende des Kreuzbeines, bei fettleibigen Kranken die Gesäßbacken *inspiziert* und die geringste verdächtige Rötung zwecks Anregung der Zirkulation massiert werden. Wo weniger Gefahr einer sekundären Rückenmarksschädigung besteht, ist bei drohendem Decubitus, wie auch zur Behandlung eines bereits bestehenden die zeitweise Seitenlage angezeigt. Dieselbe kann abgewechselt und auf mehrere Stunden des Tages ausgedehnt werden.

Zur Prophylaxe des *Decubitus* gehört es auch, Blasen- und Mastdarmstörungen so zu behandeln, daß eine Benässung und Beschmutzung des Bettes durch die Abgänge vermieden wird.

Ist eine Drucknekrose eingetreten, wozu wenige Stunden in schlechter Lage genügen können, so ist dieselbe auf das sorgfältigste zu behandeln; die Ausheilung eines tiefen Decubitalgeschwüres bedarf zumeist mehrerer Monate; der täglich nötige Verbandwechsel bedeutet eine wesentliche Erschwerung der Pflege und ist für den Verletzten schmerzhaft und ermüdend. Die Gefahr, daß sich vom Druckgeschwür aus eine fortschreitende Phlegmone entwickelt, ist bei Decubitus der Kreuzbeingegend, zumal wenn hier alle sensiblen Nerven gelähmt sind, besonders groß. Im günstigsten Falle ist dabei die Heilungstendenz äußerst gering, nicht selten aber kommt es zur Entwicklung eines Erysipel, das erfahrungsgemäß in gelähmten Bezirken einen sehr ausgedehnten besonders schweren Verlauf nimmt. Ein großer Prozentsatz der Wirbelbrüche mit Rückenmarksverletzung geht an den Komplikationen eines Kreuzbeindecubitus zugrunde.

Bei tiefer sitzender Querschnittsläsion beschränkt sich die *Darmlähmung* allein auf die *Muskulatur des Rectums.* Die Folge davon ist eine Stauung und Eindickung des Stuhls, der durch die Kontraktion des Sphincter internus nicht entleert werden kann. Eine nach mehreren Tagen vorgenommene Digitaluntersuchung zeigt, daß der Mastdarm mit harten Knollen angefüllt ist, die trotz Erschlaffung des Sphincter externus nicht entleert werden können. Hier ist oft die digitale Ausräumung notwendig.

Durch Regelung der Diät, Verabfolgung von leichten Laxantien, in anderen Fällen von stopfenden Mitteln, muß die Darmtätigkeit soweit gefördert, bzw. gehemmt werden, daß jeden 2. bis 3. Tag auf ein Klysma eine einmalige Entleerung erfolgt. Durchfälle, die den Kranken sehr ermüden und schwächen, überdies leicht zu einer Befeuchtung und Verunreinigung führen, sind mit energischen Mitteln (Rotwein, Wasserschokolade, Tannalbin, Tinctura opii) zu bekämpfen.

Bei höheren Querschnittsläsionen, die zu einer Lähmung der Bauchmuskeln und auch zur Parese höherer Darmabschnitte führen, entsteht leicht ein *Meteorismus,* der infolge der Aussichtslosigkeit laxierender Mittel sehr schwer zu bekämpfen ist. Durch den dadurch bedingten Zwerchfellhochstand kann es zur Atelectase der Lungenbasis und zur hypostatischen Pneumonie kommen, die in diesen Fällen um so leichter eintritt, als die Lähmung der Bauchmuskeln die Expektoration erheblich erschwert.

Die Unmöglichkeit des willkürlichen *Harnlassens* erfordert ein regelmäßiges Katheterisieren. Da der Kranke die starke Spannung der überfüllten Blase nicht fühlt, ist in jedem Falle von Querschnittsläsionen an die Gefahr der Überdehnung zu denken und die Blase rechtzeitig künstlich zu entleeren. Meist genügt ein zweimaliger Katheterismus während 24 Stunden, was mit Beachtung strengster Asepsis zu geschehen hat. Dadurch kann es gelingen, eine Infektion der Blase dauernd fernzuhalten. Zumeist tritt allerdings früher oder später eine Cystitis auf, die, wenn sie nicht behandelt wird, sehr schwere Grade annehmen kann und in der Folge zur aufsteigenden Infektion und Nierenbeckeneiterung führt. Pyelonephritis und Urosepsis ist neben einer schweren Infektion auf dem Boden eines Decubitalgeschwüres die zweithäufigste Todesursache der Gelähmten.

Außer einer Allgemeinbehandlung durch Verabfolgung von Salol, Urotropin, Blasentee (Herb. Herniariae, Folia uvae ursi āā), der Vermeidung von Alkohol und Gewürzen, ist bei bestehendem Blasenkatarrh die tägliche Spülung der Blase mit Kochsalzlösung, $3^0/_0$iger Bor- oder $0,1^0/_0$iger Lapislösung vorzunehmen. In schweren Fällen mit Blutharnen und Fieber, sowie bei übelriechendem sehr trübem Urin, ist die Blase dauernd leer zu halten durch Liegenlassen eines Verweilkatheters. Derselbe muß wegen der Gefahr der Inkrustierung alle 4 bis 6 Tage gewechselt werden. Trotzdem verursacht er zumeist eine (traumatische) Urethritis, die seine zeitweise Entfernung erfordert.

Regelmäßig — also auch dann, wenn nach monatelanger Behandlung sich keine Spur einer Besserung der vollkommen unterbrochenen Sensibilität und Mobilität einstellt, Blase und Mastdarm dauernd gelähmt bleiben und die Beine wie Fremdkörper dem Rumpfe anhangen — ist die *Entstehung von Contracturen* zu bekämpfen. Durch die dauernde Rückenlage und Unbeweglichkeit des Körpers liegen die Beine (zumeist wegen der häufigen Blasenbehandlung etwas gespreizt) ausgestreckt im Bett. Die Schwere des Vorfußes, vorwiegend aber der Druck der Bettdecke führt — wenn dagegen nicht angekämpft wird — zur Bildung eines Spitzfußes, der durch Schrumpfung der Beugemuskeln sowie durch intraartikuläre Verklebungen und Verwachsungen allmählich kontrakt wird, d. h. er läßt sich später auch passiv außer durch starke Gewalteinwirkung nicht mehr beheben. In ähnlicher Weise werden die Knie in Streckstellung steif. Durch tägliche passive Bewegungen kann dieser Zustand vermieden werden. Über die Füße empfiehlt es sich eine Reifenbahre zu geben und die Fußsohle durch Polster in annähernd rechtwinkliger Stellung gestützt zu halten.

Oft ist die Schädigung des Rückenmarkes von solcher Art, daß *spastische* Lähmungen auftreten, daß in den aktiv unbeweglichen Bezirken eine gesteigerte Reflexerregbarkeit besteht, die zu häufig sich wiederholenden schmerzhaften, oder auch zu dauernden Zusammenziehungen der Beine, der Bauch- oder Beckenmuskeln (Priapismus) führt. Eine Bekämpfung der sich daraus ergebenden Zwangsstellungen ist erfolglos, auch wegen Decubitusgefahr zu vermeiden.

Die Extensionsbehandlung ist im allgemeinen nur für die ersten 4—6 Wochen notwendig; später hat sie keinen Zweck mehr; bleiben die Lähmungserscheinungen bestehen, so beschränkt sich fernerhin die Behandlung allein auf die sehr sorgfältige Pflege.

Bestand keine Läsion des Rückenmarkes oder sind die diesbezüglichen Erscheinungen geschwunden, so ist der Verletzte mit Hilfe eines *Stützapparates* allmählich auf die Beine zu bringen. Letzterer hat den Zweck eine weitere Kyphosierung der Wirbelsäule, die durch die Belastung in aufrechter Haltung eintreten könnte zu verhindern, muß also ruhigstellen; weiters kann der Apparat auch in mäßigem Grad entlasten, wenn er so angefertigt ist, daß der ober der Fraktur befindliche Teil des Körpers vom Apparat gestützt und ein Teil seiner Last auf einen gesunden Abschnitt des Skeletes, der unter der Bruchstelle liegt, übertragen wird. So kann ein Teil der Last des Kopfes bei Halswirbelbrüchen auf die Schultern, des ganzen Oberkörpers bei Brüchen der Lendenwirbelsäule auf die Darmbeinkämme abgeleitet werden. Es sind hier die gleichen Verbände und Apparate zu verwenden, wie sie zur Behandlung der Spondylitis tuberculosa (s. diese) angegeben sind.

Auch bei jenen Kompressionsbrüchen der Wirbelsäule, die sowohl objektiv wie subjektiv nur wenig Erscheinungen zeigen, ist als Prophylaxe gegen die Kümmellsche Krankheit eine mehrmonatliche Fixierung im Stützapparat empfehlenswert.

Wenn auch nicht oft, so kommt es doch vor, daß Verletzte mit irreparabler und kompletter Querschnittsläsion des unteren Brust- oder des Lendenmarkes durch Jahre am Leben erhalten werden, daß es gelingt, Decubitus und Pyelitis dauernd fernzuhalten. Der trostlose Zustand der Lähmung führt leicht zu Depressionen des armen Kranken und ist aus diesem Grunde der Versuch zu machen, auch in diesen Fällen durch Anbringung einer entsprechenden Apparatur den Patienten vorübergehend auf die Beine zu bringen. Ein exakt angefertigter Schienenhülsenapparat, der den Rumpf stützt und Knie- und Hüftgelenk in Streckstellung sperrt, kann es dem Kranken ermöglichen mit Hilfe einer Gehschule durch abwechselnde Drehbewegungen des Beckens ein wenig sich vorwärts zu bewegen. Wenn dieser Erfolg auch nur bescheiden ist und für die Umgebung einen traurigen Eindruck erweckt, dem Kranken bedeutet er doch zumeist einen Lichtblick und er schöpft neue Hoffnung.

B. Die Luxationen der Wirbelsäule.

Reine Verrenkungen eines Wirbels (ohne gleichzeitigen Bruch) kommen fast ausschließlich in der Halswirbelsäule vor. Dies hat zwei Gründe: erstens ist die Halswirbelsäule der weitaus beweglichste Teil des Rückgrates, was nicht allein im Bau ihrer einzelnen Glieder begründet ist, sondern zum großen Teil daran liegt, daß die elastischen Bandscheiben im Verhältnis zu den Wirbelkörpern hier besonders hoch sind; zweitens sind die kleinen und flachen Gelenkflächen der Halswirbel eher horizontal gestellt im Gegensatz zu den vertikal orientierten Gelenkflächen der Brust- und Lendenwirbel. Dadurch ist der Entstehung einer Luxation durch forcierte Drehung oder Beugung des Halses Vorschub geleistet.

Das anatomische Bild der Wirbelverrenkung besteht regelmäßig darin, daß die unteren Gelenkfortsätze des höheren Wirbels nach Zerreißung der Kapsel ihren Kontakt mit den oberen Gelenken ihres unteren Nachbarwirbels verloren haben und nach vorne getreten sind. Wenn dies nur auf einer Seite geschieht (*einseitige* Wirbelluxation), so ist damit eine fixierte Drehung des Kopfes nach der gesunden Seite und eine geringe Achsenknickung der Wirbelsäule verbunden. Sind *beide* unteren Gelenke desselben Wirbels in gleicher Weise luxiert, so bleibt wohl die Symmetrie erhalten, es tritt aber durch das Nachvornerücken des luxierten Wirbels (mitsamt seinen oberen Nachbarn inkl. dem Kopf) eine *Stufe* auf. Im Profil betrachtet zeigt sich eine Verschiebung in der Flucht der Wirbel; der oberhalb der Luxation befindliche Anteil der Wirbelsäule ist etwas (etwa 1 cm) nach vorne gerückt.

Mitunter kommt es auch zur ein- oder doppelseitigen *Subluxation,* darin bestehend, daß der Gelenkteil des luxierten höheren Wirbels über seinen unteren Nachbarn nicht hinüberspringt, wie bei der vollständigen Luxation, sondern auf der Höhe der schiefen Gleitfläche verharrt.

Der der Verletzung zugrunde liegende *Mechanismus* ist entweder eine unvermittelt heftige Beugung des Kopfes oder eine forcierte Drehung nach der Seite. Letztere führt zur einseitigen Verrenkung oder Subluxation, während die Beugungsluxationen meist doppelseitig sind; sie werden bei Verschüttungen, Sturz vom Pferde oder hohen Turngeräten beobachtet; auch beim Kopfsprung in zu seichtes Wasser kann diese Verletzung als Folge übermäßiger Beugung des Kopfes zustande kommen.

Wegen der andersgearteten Gelenkverbindungen zwischen Atlas und Hinterhaupt, sowie zwischen Epistropheus und Atlas kommen hier andere Formen der Luxation zur Beobachtung. Die sehr seltene Verrenkung des *Kopfes* kann

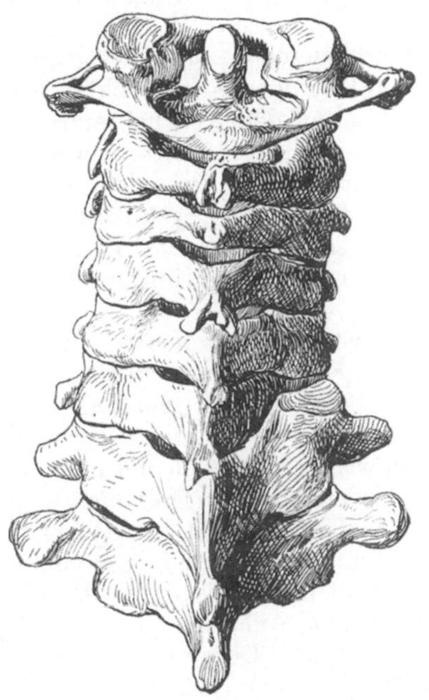

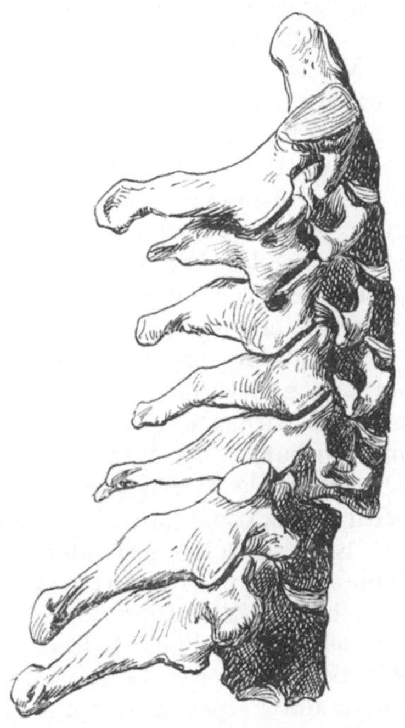

Abb. 4. Drehungsluxation des 6. Halswirbels. Abb. 5. Vollständige Luxation zwischen 6. und 7. Halswirbel.

sowohl einseitig als doppelseitig auftreten, geschieht aber ausschließlich nach *hinten*, was bei Verrenkungen zwischen den Halswirbeln fast nie beobachtet wird. Ein heftiger Stoß, der den Kopf bei fixierter Halswirbelsäule von vorne trifft (Abschermechanismus), kann zum Abgleiten der Gelenkkörper des Hinterhauptbeines hinter die Gelenksflächen des Atlas führen. Der Kopf verharrt hierauf in zurückgebeugter Stellung, starr fixiert.

Bei den Verrenkungen zwischen *Epistropheus* und *Atlas* spielt der Zahn des ersteren eine bedeutende Rolle; während er bei den Rotationsluxationen zwischen diesen beiden Wirbeln als Drehpunkt keine Lageveränderung gegenüber seiner Umgebung erleidet, wird er bei der doppelseitigen Verrenkung nach vorne durch das Lig. alare abgebrochen. Diese die Luxation begleitende Fraktur kann infolge des Umstandes, daß im selben Augenblick der seiner Stütze beraubte Atlas bedeutend nach vorne rückt, die Veranlassung zur Zerquetschung des Rückenmarkes geben, womit blitzartig der Tod eintritt („Bruch des Genickes"); doch sind Fälle beobachtet worden, wobei sich die Gewalt mit dem Bruch ohne Dislokation des Zahnfortsatzes erschöpft hat und unter dem Schutz der hier außerordentlich starken Bänder das Rückenmark verschont blieb. Auch Luxationen des Dens hinter das Lig. alare sind beschrieben worden. Die Seitengelenke erleiden dabei die gleichen ein- oder doppelseitigen Verrenkungen wie bei den typischen Beugungsluxationen der unteren Halswirbel.

Die Mitverletzung des *Rückenmarkes* ist wie bei den Brüchen der Wirbelsäule auch bei den Verrenkungen eine lebensgefährliche Komplikation. Sie kommt auch bei den Luxationen unterhalb des Epistropheus vor, allerdings nicht so häufig wie durch den Bruch des Zahnfortsatzes. Bei Drehungsluxationen wird sie kaum beobachtet, hier sieht man zuweilen Wurzelläsionen, dagegen kann bei Beugungsluxationen durch Einengung des Wirbelkanales infolge der Stufenbildung des Rückgrates eine Quetschung des Markes zustande kommen. Vorübergehende Markschädigungen durch Erschütterung, Zerrung oder Blutung sind nicht selten.

Weitere, die einfache Wirbelluxation komplizierende, *Mitverletzungen* sind Bogenbrüche, die besonders am Atlas oder Epistropheus beobachtet werden. An den tieferen Halswirbeln sieht man nicht selten den Abbruch eines der an der Luxation beteiligten Gelenkfortsätze, auch die Abrißfraktur eines Dornes durch übermäßige Spannung des Lig. nuchae kommt vor. Ausgedehnte Bänderrisse, sowie Quetschungen der Bandscheiben sind wohl regelmäßige Mitverletzungen der Wirbelluxationen. Bei durch sehr vehemente Beugung eingetretenen Verrenkungen kann durch das herabgedrückte Kinn ein Bruch des Sternum entstehen.

Symptome und Diagnose. Wie bei den meisten Luxationen tritt auch hier im Augenblick nach der Verletzung eine *starre Fixation* im verrenkten Gelenk ein. Es wird also der Kopf bzw. die Halswirbelsäule steif gehalten, dabei — mit Ausnahme der Luxation des Kopfes nach hinten — nach *vorne geneigt* sein. Die bilaterale Symmetrie ist dabei nicht gestört, wenn es sich um eine doppelseitige Luxation handelt; wohingegen bei der einseitigen (Drehungs)Luxation der Kopf nach der gesunden Seite gedreht ist. Haltung und Beweglichkeit des Kopfes ist um so freier, je tiefer unten die Luxation zustande gekommen ist.

Über die Stelle der Verletzung und den Grad der vorliegenden Dislokation ein richtiges Bild zu erhalten, ist nicht immer leicht; Anhaltspunkte dazu finden wir bei genauerer Betrachtung und Betastung der Dornfortsätze, eventuell durch die Palpation der ersten vier Wirbelkörper vom Rachen aus.

Handelt es sich um eine vollständige und doppelseitige Luxation, so beträgt die sich daraus ergebende Verschiebung der Wirbelsäule an der Verletzungsstelle ungefähr 1 cm. Diese *Stufe* ist, besonders wenn es sich um die untere Halswirbelsäule handelt an der Flucht der Dornfortsätze zu tasten, bei höher sitzenden Luxationen durch die Palpation vom Munde aus. Häufig ist — zumal bei mageren Individuen — die Verschiebung der Wirbelsäule schon allein bei Betrachtung des Halses im Profil zu erkennen; dabei sieht man zuweilen das deutliche *Vorspringen eines Dornfortsatzes*; derselbe entspricht jenem Wirbel, auf welchem der luxierte aufliegt. Zwischen diesem und dem nächstfolgenden Dorn ist ein auffallend großer *Zwischenraum,* hervorgerufen durch die meist deutliche Knickung der Wirbelsäule nach vorne; noch deutlicher tritt die Entfernung der benachbarten Dornfortsätze in Erscheinung, wenn eine Subluxation vorliegt, wobei die Spitzen der Gelenkfortsätze aufeinander reiten und außer der Beugung noch eine Dehiszenz zwischen den beiden Wirbeln vorliegt.

Bei der *einseitigen* (Drehungs-)Luxation besteht keine nennenswerte Verschiebung an der Verrenkungsstelle nach vorne. Die hier vorliegende *fixierte Drehung* nach der gesunden Seite ist bei vollständiger Luxation deutlicher als bei unvollständiger. In letzterem Falle ist wieder die Neigung stärker, hervorgerufen durch das Reiten der Gelenkflächen aufeinander. Die Fixation in reiner

Beugestellung spricht demnach für doppelseitige, Drehung des Kopfes nach der Seite für einseitige Luxation. In beiden Fällen kann die Verrenkung vollständig sein oder in einer Subluxation bestehen. Im ersteren Falle sind Beugung des Kopfes bzw. Drehung stärker ausgeprägt als bei der unvollständigen Verrenkung. Genaueren Aufschluß über die vorliegende Verletzung, vorwiegend ihre Segmentlokalisation ergibt die Röntgenaufnahme.

Therapie. Bei jeder frischen Luxation der Halswirbelsäule soll die Reposition versucht werden, zumal wenn eine begleitende Läsion des Rückenmarkes vorliegt, die, wenn sie allein die Folge einer Kompression ist (was nie mit Sicherheit ausgeschlossen werden kann), durch die Reduktion der verschobenen Wirbel behoben wird. Die Einrenkung ist nicht ungefährlich, denn durch das Repositionsmanöver kann es zu einer sekundären Verletzung des Rückenmarkes kommen. Aus diesem Grunde ist bei einer nicht mehr frischen Luxation, die keinerlei Mitverletzung der Medulla zur Folge hatte, die Reposition zu unterlassen; dies gilt besonders für Verrenkungen der obersten Halswirbel.

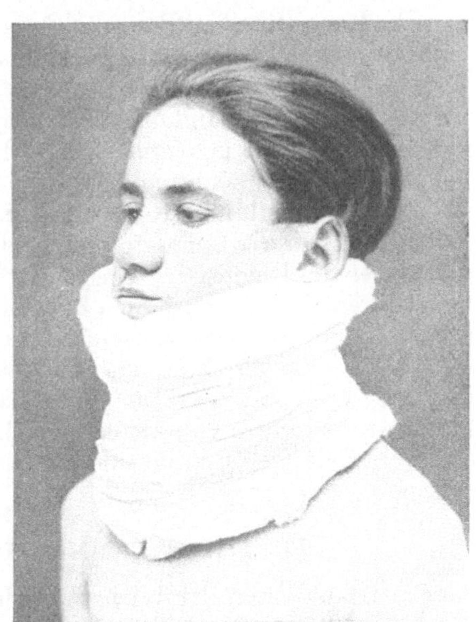

Abb. 6. Schanzsche Krawatte.

Die Einrichtung verursacht dort die geringsten Schwierigkeiten, wo eine einseitige Subluxation vorliegt, hier genügt oft ein kräftiger Zug am Kopf mit Neigung nach der gesunden und Drehung nach der kranken Seite, um die aufeinander reitenden Spitzen der Gelenkfortsätze nach der richtigen Seite voneinander abgleiten zu lassen. Bei der vollständigen Verhackung des Gelenkfortsatzes, vorwiegend bei der doppelseitigen Beugungsluxation ist dieses Manöver oft mit Schwierigkeiten verbunden. Wo dies zu erwarten ist, soll die Einrenkung in tiefer Narkose vorgenommen werden; dabei ist darauf zu achten, daß während des Exzitationsstadiums die Halswirbelsäule verläßlich fixiert wird, da andernfalls eine Verletzung der Medulla eintreten kann.

Zur Ausführung des Repositionsmanövers legt man den Verletzten mit dem Bauch auf einen Tisch, so zwar, daß sein Kopf den Rand desselben überragt. Während nun ein Assistent an den Schultern eine kräftige Gegenextension ausübt, hält der Operateur den Kopf in beiden Händen und führt mit ihm die jeweils nötigen Bewegungen aus. Dabei ist zu achten, daß jedwede *Beugung gefährlich* ist und unter allen Umständen unterlassen werden muß.

Bei der einseitigen Verhackung muß dem oft sehr kräftigen *Zuge* eine *Neigung* des Kopfes nach der Gegenseite folgen; indem sich dabei die Gelenkfortsätze an der gesunden Seite des luxierten Wirbels aufeinander stemmen, wird der nach vorne und unten dislozierte, luxierte Gelenkfortsatz über seinen unteren Partner hinübergehebelt, was durch *Drehung* und gleichzeitiger *Verschiebung* des verrenkten Wirbelsäulenabschnittes nach hinten unterstützt wird.

Die doppelseitige vollständige Luxation wird, wenn ihre Einrenkung nicht durch einfachen Zug gelingt, wie eine einseitige reponiert, indem man zuerst die eine Seite, hierauf die andere, wie früher beschrieben, behandelt.

Ist die Reposition gelungen, was sich oft durch ein Einrenkungsgeräusch kundtut, so sind starre Fixation und pathologische Haltung verschwunden.

Bei einfachen Fällen, vor allem nach der Reposition der unteren Halswirbel, genügt zur Ruhigstellung die Fixation des Kopfes durch einen leicht extendierenden Verband in Form der Schanzschen Krawatte. Dieselbe besteht darin, daß eine sehr dicke Wattelage um den Hals durch zirkuläre Bindentouren fixiert wird; zieht man letztere besonders in der Mitte des Halses stark an, so erzielt man damit eine Distraktion zwischen Schulter und Kopf. Der Verband drückt nicht, wenn die Polsterung (Brunssche entfettete Watte) 20 cm dick ist. Man kann auch einen Pappschienenverband anwenden, wobei der naß anmodellierte Karton sich an Hinterkopf, Kinn und Schultern stützt; er behält nach Erhärten seine Form.

Der Reposition im Bereiche der ersten zwei Halswirbel ist wegen der hier erhöhten Gefährdung des Rückenmarkes regelmäßig eine mehrwöchentliche *Extensionsbehandlung* im Bette anzuschließen. Dieselbe empfiehlt sich auch dort, wo die Reposition mißlungen ist, oder nicht versucht wurde. Es kommt vor, daß sich durch die kontinuierlich wirkende Längsextension nach Tagen unmerklich die Luxation spontan reponiert. Weiters erfordern jene nicht gar seltenen Fälle eine Behandlung im Streckverband, wobei infolge eines begleitenden Bruches eines oder mehrerer Gelenkfortsätze oder eines Wirbelbogens zwar die Reposition, nicht aber die Retention gelingt. Endlich ist bei jeder begleitenden Schädigung des Rückenmarkes, gleichviel ob die Reposition vorgenommen wurde oder nicht, ein Extensionsband anzulegen.

Wo eine länger dauernde Entlastung oder Fixierung der Halswirbelsäule angezeigt erscheint (Fraktur), kann nach mehrwöchentlicher Extensionsbehandlung eine über einen Gipsabguß gewalkte Lederkrawatte, die die Last des Kopfes auf die Schultern überträgt und die Halswirbelsäule ruhigstellt, getragen werden.

II. Die Krankheiten der Wirbelsäule.

Die Krankheiten der Wirbelsäule haben ihren Sitz mit wenigen Ausnahmen entweder in den Wirbelkörpern oder in den Wirbelgelenken. Die meisten Knochen- und Gelenkserkrankungen, die an anderen Stellen des Skeletes beobachtet werden, können auch an einem Wirbel Platz greifen. So sehen wir die Tuberkulose, die Lues, die Osteomyelitis, metastatische Carcinome und anderes in der Spongiosa der Wirbelkörper, in den Gelenken die verschiedenen Formen der akuten und chronischen Arthritis. Außer diesen gibt es Allgemeinerkrankungen des Skeletes, die zu Deformierungen der ganzen Wirbelsäule oder eines Teiles derselben führen, sich weniger in einer Herderkrankung des Knochens äußern als in seiner Verbildung unter dem Einfluß der Belastung. Hierher gehören die Skoliose, die rachitischen und osteomalacischen Verkrümmungen, sowie die Haltungsanomalien. Sie werden im Abschnitt über Mißbildungen und Deformitäten besprochen.

A. Die Spondylitis tuberculosa.

Die tuberkulöse Wirbelentzündung (*Malum Pottii,* von Pott zuerst in ihrem Wesen erkannt) ist keine seltene Erkrankung; sie nimmt unter den Knochentuberkulosen des ganzen Skeletes ungefähr den 5. Teil ein. Wenn sie auch häufig genug am Erwachsenen, selbst im höheren Lebensalter, auftritt, so ist sie doch zumeist eine Krankheit des Kindesalters (3. bis 6. Lebensjahr.) Dabei kann die Krankheit in jeder Höhe der Wirbelsäule Platz greifen; im Kindesalter wird vorwiegend die untere Brustwirbelsäule oder auch der Hals, im höheren Alter etwas häufiger die Lendenwirbelsäule befallen. Dabei beschränkt sich die Krankheit durchaus nicht immer auf einen Wirbel, es sind oft mehrere benachbarte Wirbelkörper von der Caries betroffen.

Die pathologisch-anatomischen Veränderungen bestehen im wesentlichen im Auftreten eines tuberkulösen Knochenherdes, und zwar zumeist in der vorderen Hälfte des Wirbelkörpers und nahe einer der beiden Bandscheiben. Der zur Verkäsung und Einschmelzung führende *Erweichungsprozeß* hat die Bildung kleinster (Detritus) oder auch größerer Sequester zur Folge, deren allmählicher Abbau mit einer oft sehr reichlichen Eiterung verbunden ist. Letztere führt zur Bildung sog. *Kongestionsabscesse,* die an Ort und Stelle verharren und den erkrankten Wirbelkörper umspülen, oder auch nach Ablösung des vorderen Längsbandes auf durch Fascien, Muskel- und Gefäßscheiden vorgezeichnetem Wege eine oft weite Wanderung antreten, um entfernt vom Herde der Erkrankung als *Senkungsabsceß* an die Oberfläche zu treten. Der Eiter ist dünn, meist hellgelb und geruchlos. Er enthält außer Leukocyten viel Detritus und so spärlich Tuberkelbacillen, daß sie im mikroskopischen Bild nur selten gefunden werden. Trotzdem kommt es fast regelmäßig zur tuberkulösen Infektion der Fistelgänge und der Absceßwand, in deren Schichten dann reichlich Tuberkelknötchen zu finden sind. Zu Beginn seines Weges vom erkrankten Wirbel nach abwärts verläuft der Eiter oft subperiostal und führt dadurch nicht selten zur sekundären Infektion eines oder mehrere der unteren Nachbarwirbel.

In seinem weiteren Verlauf nimmt der Senkungsabsceß den Weg des geringsten Widerstandes. Bei der Caries der oberen Halswirbel verläuft er hinter dem Pharynx

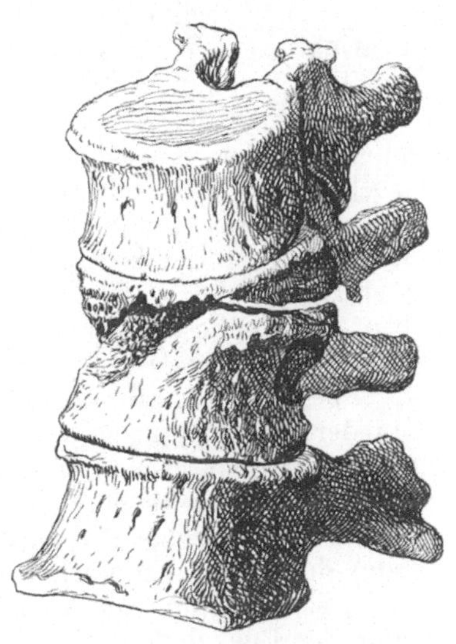

Abb. 7. Spondylitis tuberculosa.

und *Oesophagus,* kann hier durchbrechen oder auch seitlich am Hals an die Oberfläche kommen. Er kann an der Innen- oder Außenseite des Kopfnickers, in seltenen Fällen, dem Plexus brachialis folgend in der Achselhöhle zutage treten. Die von der unteren Hals- und oberen Brustwirbelsäule stammenden Abscesse senken sich entlang der Aorta im hinteren Mediastinum, von dem aus sie in den Oesophagus perforieren können oder, häufiger, durch den Aortenschlitz hinter dem Peritoneum parietale bis zur *Fossa iliaca* gelangen. Dort stagniert zumeist der Eiter und kann eine große fluktuierende Geschwulst bilden, oder er wandert weiter und gelangt, in der Lucuna vasorum unter dem POUPARTschen Band durchtretend, an die Innenseite des Oberschenkels. Von der unteren Brust-, sowie der Lendenwirbelsäule kommender Eiter verläuft zunächst infolge des starken Widerstandes des hier sehr kräftigen Lig. longitudinale anterius eine Strecke weit unter demselben um später seitwärts durchzubrechen und damit in die Muskelscheide des M. psoas zu geraten *(Psoasabsceß).* In seinem weiteren Verlauf dringt auch hier der Eiter entlang den Schenkelgefäßen in den Oberschenkel. In anderen Fällen tritt der Absceß in die Scheide des M. quadratus lumborum und kommt in der Lende zutage.

Außer diesen typischen Wegen der Senkungsabscesse gibt es noch andere. Häufig sieht man den Eiter nach hinten durchbrechen und neben der Dornfortsatzreihe an die Oberfläche kommen. Seltener sieht man Abscesse zwischen

den Rippen, an der vorderen Bauchwand oder an der Hinterseite des Oberschenkels; auch entlang dem Mastdarm kann der Eiter seinen Weg finden
und in Gestalt eines periproktitischen Abscesses an die Oberfläche treten. Zur
Absceßbildung kommt es ungefähr in $^1/_4$ aller Fälle von Spondylitis tuberculosa.

Die Folge einer fortschreitenden Destruktion des Wirbelkörpers ist, daß
derselbe früher oder später *unter der Last des über ihm befindlichen Körperabschnittes einbricht.* Da die Zerstörung im Gefüge des Knochens fast regelmäßig
vorne Platz greift, kommt es hier zum Einstürzen der gelichteten und geschwächten Spongiosamasse, während die Gegend der Bogenwurzeln intakt
bleibt. Daraus ergibt sich eine Knickung der Wirbelsäule nach vorne. Es tritt
ein Buckel *(Gibbus)* auf. Dabei entspricht der auf dem Scheitel der Krümmung
tastbare Dornfortsatz in der Regel dem oberen Nachbarn des in sich eingesunkenen Wirbelkörpers. Der Gibbus entsteht selten plötzlich; er kann durch
ein geringfügiges Trauma auftreten (pathologische Fraktur); häufiger kommt er
allmählich, fast unmerklich, zustande, indem unter dem gleichzeitigen Einfluß
der Belastung und der langsam im Laufe von Wochen zunehmenden Einschmelzung der Knochenmassen, die erhaltenen horizontalen Flächen des
Wirbels näher aneinanderrücken.

Der Grad der Einknickung ist sehr verschieden, der Knochen kann mehr
konzentrisch in sich zusammenknicken, womit kaum ein Gibbus verbunden
ist, er kann außer nach vorne gleichzeitig zur Seite eingesunken sein, womit
neben der Kyphose auch eine Skoliose in Erscheinung tritt. Ist der Buckel
spitzwinkelig (*anguläre* Kyphose), so ist die Destruktion zumeist auf einen
Wirbel beschränkt, während der Gibbus mehr abgerundet ist (*arkuäre* Kyphose),
wenn der Erweichungsprozeß sich auf mehrere benachbarte Wirbel erstreckt.
Er wird deutlicher hervortreten, wenn er an einer Stelle auftritt, die physiologischerweise bereits nach hinten konvex ist, also an der Brustwirbelsäule,
während dort, wo das Rückgrat normalerweise lordotisch gekrümmt ist (Hals,
Lende) durch das Einbrechen der vorderen Korpus-Spongiosa zunächst kein
Buckel, sondern nur eine Verminderung der Konkavkrümmung entsteht. Der
Beginn der Buckelbildung läßt sich zumeist in einem deutlichen *Vortreten eines
Dornfortsatzes* erkennen, das um so deutlicher wird, je weiter der Destruktionsprozeß fortschreitet. Bei ausgedehnter Zerstörung mehrerer benachbarter
Wirbelkörper kann es zu sehr hochgradiger Buckelbildung kommen und damit
ein Winkel der Wirbelsäule von 90^0 und weniger entstehen.

Eine *Schädigung des Rückenmarkes*, die in ungefähr $10^0/_0$ aller Wirbelkörpertuberkulosen auftritt, ist, trotz der oft sehr erheblichen Deformierung der Wirbelsäule, nur selten auf eine Kompression von seiten des Knochens zurückzuführen;
sie beruht in der Regel auf einer teils mechanischen, teils entzündlichen Alteration
durch Granulationswucherungen. Das fungöse Granulationsgewebe bildet sich
wie bei anders lokalisierter Knochentuberkulose auch reichlich im Bereich
spondylitischer Herde und breitet sich wo es Raum findet auch in der weiteren
Umgebung aus. So findet man oft den erkrankten Wirbelkörper umwuchert
von gefäßarmen, speckigen Massen von Granulationsgewebe, die, wenn sie
hinter den Wirbelkörper gelangen, die Dura mater zunächst verdrängen und sich
vor ihr nach oben und unten ausbreiten. Im weiteren Verlaufe kann es zum
Durchbruch eines Abscesses und zur Meningitis tuberculosa kommen, oder es
wuchert das fungöse Gewebe in und durch die Schichten der Pia mater und
komprimiert das Rückenmark direkt. Es kann dadurch zu lokalen Erweichungsprozessen in der Medulla kommen. Eine tatsächliche tuberkulöse Entzündung
findet sich im Mark selbst kaum jemals vor; die Bezeichnung Kompressionsmyelitis, wie sie für die Reiz- und Lähmungserscheinungen bei schwerer
Spondylitis gebräuchlich ist, besagt demnach keine Entzündung des Markes,

sondern die Folge einer *Kompression durch entzündliches Ödem und Granulationsgewebe,* das sich seltener innerhalb, zumeist außerhalb der Meningen ausbreitet und einen Druck auf das Mark ausübt.

Symptome und Diagnose. Die ersten Erscheinungen der beginnenden Spondylitis bestehen in der Regel in einem dumpfen und kontinuierlichen Schmerz, der zunächst nicht genau lokalisiert werden kann, oft in die Beine oder gürtelförmig um den Rumpf ausstrahlt. Bei kleinen Kindern bemerkt man, daß sie weniger lebhaft werden, Unlust am Spiel zeigen, zum Weinen neigen und nachts oft unvermittelt aufschreien. Oft fällt es auf, daß sie sich schwer aus der Rückenlage erheben, sie neigen sich dabei zur Seite und ziehen sich am Bettrand mit den Händen in die Höhe; die ersten *Schmerzen,* über die sie klagen, treten beim Niesen und Husten auf und werden in den Bauch lokalisiert. Schon bald kann man eine *Steifheit* der Wirbelsäule beobachten, die besonders beim Bücken und Aufrichten deutlich wird. Die Bewegungen werden langsam ausgeführt und sind mit Schmerzen verbunden. Sehr charakteristisch ist es, wie sich das Kind, während es sich bückt oder vom Boden aufrichtet, mit beiden Händen auf *die Knie stützt,* indem es damit instinktiv den schmerzhaften Druck auf die erkrankten Wirbelkörper damit verringert, daß es einen Teil der Last des Oberkörpers mit Umgehung des erkrankten Wirbelsäulenabschnittes auf die unteren Extremitäten überträgt. Dieses Symptom, das ebenso deutlich am Erwachsenen zu sehen ist, beobachtet man bei der Caries der Brust- und Lendenwirbelsäule. Tritt die Spondylitis im Halsteil auf, so ist die regionäre Steifheit noch auffallender. Drehen und Neigen, besonders aber das Beugen des Kopfes nach vorne wird vermieden. Zur Entlastung stützt der Kranke den Kopf in beide Hände, indem er zumeist seitlich unter dem Ohre anfaßt, während des Niederlegens eine oder beide Hände unter das Hinterhaupt hält. Die damit immer deutlicher werdende *Belastungsinsuffizienz* der Wirbelsäule, die oft sehr quälenden, auch des Nachts vorhandenen Schmerzen, Mangel an Appetit und Schlaf, sowie meist subfebrile Temperaturen beherrschen das Krankheitsbild in jenen ersten Monaten der Krankheit, da zumeist noch keine Destruktion des von der Tuberkulose ergriffenen Wirbelkörpers erkennbar ist.

Die Untersuchung läßt unschwer die Stelle des Herdes erkennen: eine lokale Druck- und Klopfempfindlichkeit oder ein Fernschmerz, ausgelöst durch einen leichten Stoß auf den Scheitel oder die Schultern, zeigen die Stelle der Erkrankung an. Oft findet sich schon lange vor dem Auftreten des Gibbus eine augenfällige Steifheit der Wirbelsäule, nicht allein im Bereiche der Erkrankung, sondern auch in den angrenzenden höheren und tieferen Segmenten. Dieselbe ist auf einen *Reflex-Spasmus* zurückzuführen, wie er in der Nachbarschaft entzündeter Knochen und Gelenke auch an anderer Stelle des Skeletes oft beobachtet wird und tritt am auffallendsten in Erscheinung, wenn man den Kranken auffordert, sich zu bücken, während man ihn von der Seite beobachtet. Der Reflexkrampf verhindert die physiologische Buckelbildung bei der Neigung nach vorne, noch deutlicher tritt er bei Kindern in Erscheinung, wenn man sie zur Prüfung dieses Phänomens auf den Bauch legt und nun, an den Füßen anfassend, Beine und Rumpf allmählich von der Unterlage aufhebt. Während sich dabei eine gesunde Wirbelsäule in starker Reklination nach oben fortschreitend allmählich von der Unterlage erhebt, folgt bei der Spondylitis dem Aufheben der Beine ein großer Teil der Wirbelsäule *gleichzeitig* und behält dabei die Gestalt, die er im Liegen eingenommen hatte.

Allmählich kommt es nun zur *Buckelbildung;* ihr Beginn läßt sich in der Regel in einem leichten Vorspringen eines Dornfortsatzes erkennen, während erst im späteren Verlaufe die Kyphose in Erscheinung tritt. Schon vorher kann es zu Rückenmarkserscheinungen kommen, was erklärlich ist, da wir wissen, daß dieselben nicht durch den Druck dislozierter Knochenteile entstehen. Oft ist die Krankheit noch im Beginn und treten die ersten *medullären Erscheinungen* auf, während der Patient noch täglich außer Bett ist. Die Kinder werden ungeschickt mit den Beinen, stolpern leicht und müssen geführt werden. Der Erwachsene klagt über Schwere in den Beinen, zuweilen über Parästhesien und lanzinierende Schmerzen. Im weiteren Verlauf tritt zunächst eine *Steigerung der Reflexerregbarkeit* auf, die sehr hohe Grade annehmen kann; oft unvermittelt, vorwiegend aber bei Manipulationen an den Beinen kommt es plötzlich zu unwillkürlichen Beuge- und Adductionsbewegungen, worauf die Beine eine Zeitlang in einem tonischen Krampfzustand verharren. Die Knie sind aneinandergerückt, an den Bauch gezogen, die Unterschenkel eingeschlagen und erst nach einigen Sekunden läßt der Krampf nach, um bei abermaliger Berührung sofort wieder aufzutreten; die Kontraktionen können sehr vehement und schmerzhaft sein.

In seltenen Fällen kommt es zu tiefergreifenden Störungen des Rückenmarks, die spastische Lähmung geht in eine schlaffe der Beine unter Mitbeteiligung von Blase und Mastdarm über. In der Regel verschwindet, zumal unter dem Einfluß einer sachgemäßen Behandlung, das Stadium der medullären Reizerscheinungen nach Ablauf mehrerer Wochen; auch vollständige Paraplegien können wieder ausheilen.

Die *Senkungsabscesse* kommen zumeist erst mehrere Wochen nach dem Beginn der Kyphose zur Beobachtung. Sie entstehen langsam und unmerklich als reizlose halbkugelige Vorwölbungen, sind von verschieblicher normal gefärbter und temperierter Haut bedeckt

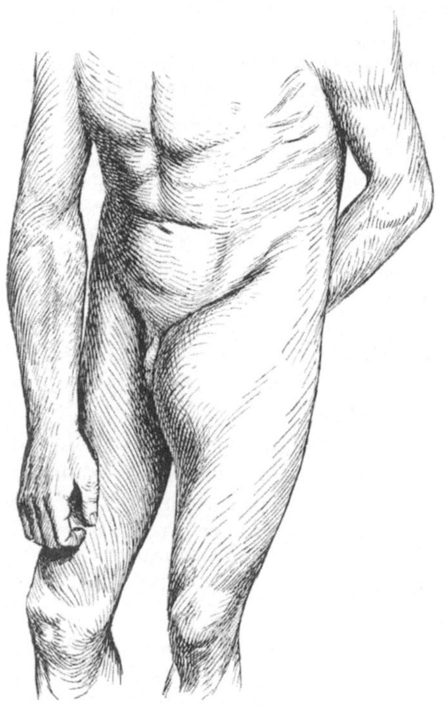

Abb. 8. Psoasabsceß.

und weder spontan noch druckempfindlich („kalter" Absceß). Auch beobachtet man selten eine Functio laesa des Körperabschnittes, in welchem der Absceß auftritt. Erst wenn letzterer eine besondere Größe erreicht oder im Begriff der Spontanperforation vorübergehend bis zu einem gewissen Grad die Eigenschaften eines heißen Abscesses annimmt, verursacht er Schmerzen und Bewegungsbehinderung. Ein Retropharyngealabsceß kann durch Raumbeengung zu schweren Schling- und Atemstörungen, der Psoasabsceß durch Ablösung der Muskelscheide zur Beugecontractur des Oberschenkels führen. Zumeist aber hält sich die Füllung eines Senkungsabscesses durch viele Wochen in mäßgen Grenzen und verursacht keine Beschwerden.

Die *Röntgenuntersuchung* ergibt im Beginn der Erkrankung selten ein deutliches Bild; die ersten Zeichen bestehen in einer Atrophie, die sich in einer diffusen Aufhellung des Knochenschattens dokumentiert. Mit dem Beginn der Destruktion wird das Röntgenbild deutlicher: man erkennt den erkrankten Wirbel an seiner abnormen Form; dabei können vorhandene Kongestionsabscesse, die infolge der Entkalkung ohnehin undeutliche Strukturzeichnung des Knochens noch mehr verwischen. Oft erst im Stadium der Ausheilung sind Grad und Grenzen der Zerstörung an den erkrankten Wirbelkörpern im Röntgenbild deutlich zu erkennen.

Nach all dem ist die *Diagnose* zumeist nicht schwer zu stellen, zumal, wenn der Prozeß so weit vorgeschritten ist, daß bereits ein vorspringender Dorn zu sehen ist oder die charakteristischen Zeichen der Belastungsinsuffizienz spontan und langsam aufgetreten sind. In diesem Falle ist eine Verwechslung mit der KÜMMELschen Krankheit möglich, jener Spätfolge eines Wirbelkörperbruches ohne primäre Fragmentdislokation. Doch wird hier eine genaue Anamnese, sowie sorgfältige Temperaturmessungen in der Regel vor Irrtümern schützen.

Bei älteren Individuen kann auch das Auftreten eines meist metastatischen *Tumors* (Ca. mammae, Prostata, Thyreoidea) zum langsamen Einbrechen eines Wirbelkörpers führen. Die begleitenden Symptome können zu Beginn der Krankheit jenen der Spondylitis sehr ähnlich sein. Der weitere Verlauf besteht allerdings in einer fortschreitenden Verschlimmerung des Leidens, das meist mit einer vollständigen Querschnittslähmung sein Ende findet.

Es kommt auch vor, daß eine Spondylitis durch einen *anderen Erreger* als den Tuberkelbacillus hervorgerufen wird. So kann in einem Falle der Typhusbacillus, der zu Knochenmetastasen neigt, zu einem destruierenden Absceß in einem Wirbelkörper führen; die Krankheit nimmt, wie auch die Spondylitis gummosa meist einen schleichenden Verlauf. Auch die Aktinomykose kann in der Spongiosa der Wirbel Platz greifen und zu einer über größere Bezirke ausgedehnten Zerstörung des Knochens führen, womit eine der Spondylitis tuberculosa ähnliche Buckelbildung entstehen kann. Die seltene akute Kokken-Osteomyelitis eines Wirbelkörpers ist eine unter stürmischen Erscheinungen auftretende und in der Mehrzahl der Fälle letal verlaufende Erkrankung, wobei die Zeichen der schweren lokalen und Allgemeininfektion im Vordergrund stehen.

Die **Prognose** der Spondylitis tuberculosa ist im Vergleich mit anders lokalisierten Knochentuberkulosen begreiflicherweise recht ungünstig. Ungefähr $1/4$—$1/5$ der Erkrankungen führt früher oder später zum Tode. Dabei sind die Aussichten für Jugendliche wesentlich günstiger, die Prognose ist desto schlechter, je älter der Patient ist; tritt die Spondylitis nach dem 50. Lebensjahr auf, so kommt es kaum jemals zur Ausheilung des Krankheitsprozesses. Aber auch bei Jugendlichen ist ein letaler Ausgang nicht allzuselten und betrifft vorwiegend verwahrloste und herabgekommene Kinder, die erst spät einer Behandlung zugeführt werden. Eine schlechte Prognose geben natürlich jene Fälle, die zu *schweren Lähmungen* geführt haben, von welchen nur ungefähr die Hälfte geheilt werden; es kommt hier ähnlich wie bei den Wirbelbrüchen desto eher zum Tode, je vollständiger die Paralyse ist und je höher die Stelle der Rückenmarksläsion liegt. Aber auch ohne Beteiligung des Rückenmarkes kann der Verlauf der Spondylitis ein ungünstiger sein. Oft ist die Wirbelsäule nicht die einzige Lokalisation der Tuberkulose, es bestehen in den Drüsen, der Lunge oder in den großen Gelenken der Extremitäten gleichzeitig andere Herde, die im Verein mit der Wirbeltuberkulose die Abwehrkräfte des Organismus nicht aufkommen lassen. In diesen Fällen zeigt sich wenig oder keine Tendenz zu einer Besserung des Krankheitszustandes. Unter dauerndem Fieber kommt es zur zunehmenden Abmagerung und Erschöpfung. Wenn nicht eine interkurrente *Miliartuberkulose* den Prozeß beschleunigt, tritt häufig eine *amyloide Degeneration* der inneren Organe auf, die nach Monaten, vorwiegend unter den Erscheinungen der Nephritis, zum Ende führt.

Schließlich kann eine ungünstige Wendung durch die *Sekundärinfektion* eines kalten Abscesses hervorgerufen sein. Namentlich, wenn ein Senkungsabsceß spontan perforiert, womit zumeist ein offenes Geschwür verbunden ist, das keine Heilungstendenz zeigt, kann durch Verunreinigung eine akute Kokkeninfektion der Absceßhöhle, sowie der zuführenden Fistelgänge entstehen. Diese Sekundärinfektion kann noch weitere Dimensionen annehmen und unter Schüttelfrösten zu schweren septischen Zuständen führen. Ist der Fall an sich ein schwerer, so kann dadurch sein ungünstiger Ausgang hervorgerufen werden.

Die *Dauer* der Krankheit ist verschieden; sie beträgt selten weniger als ein Jahr; wo es zur Ausheilung kommt, geschieht dies nur ganz allmählich, indem im Krankheitsherd und seiner Umgebung langsam regenerative Prozesse Platz greifen, während die Einschmelzung zum Stillstand kommt. Die Granulationen werden durch schwieliges Narbengewebe ersetzt, restliche Kongestionsabscesse dicken ein, verkäsen und verkalken. Der erkrankte Bezirk verändert sich im Sinne einer Austrocknung und Schrumpfung; dabei wuchert das am Leben gebliebene Periost der nächsten Umgebung, führt zu neuer Knochenbildung, die in Form von unregelmäßigen Wülsten, Spangen und Zacken die nähere und weitere Umgebung des entstandenen

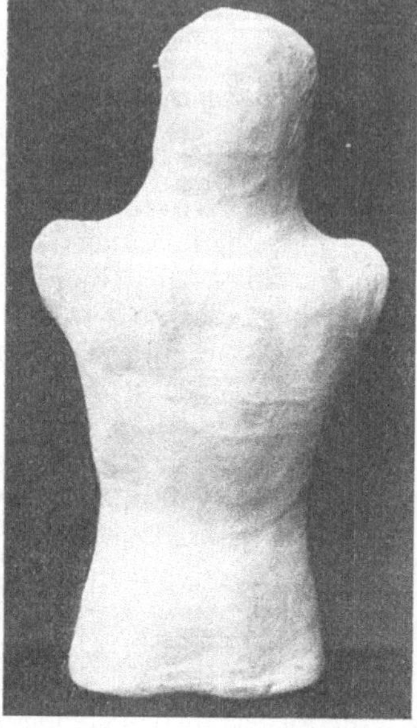

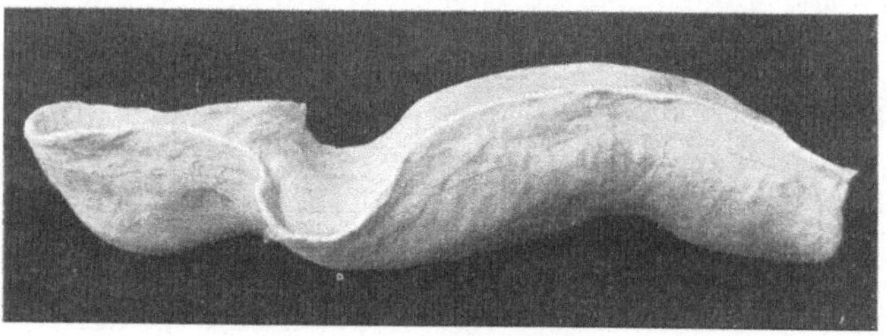

a   b

Abb. 9 a und b. Gipsbett. a von der Seite; b von hinten. (Aus Härtel-Löffler: Der Verband.)

Spongiosadefektes callusartig umwachsen und damit die verlorengegangene Stütze und Tragfähigkeit der Wirbelsäule wiederherstellen. Restliche Sequester und Detritusmassen können vollständig eingekapselt und damit die Quelle des Senkungsabscesses zum allmählichen Versiegen gebracht werden. Dies ist an der Beschaffenheit des Eiters zu erkennen: während derselbe im floriden Stadium der Erkrankung eine rahmige Konsistenz und eine grüngelbe Farbe hat, wird er zur Zeit der Ausheilung des Knochenherdes schleimig, durchscheinend, zuweilen rein serös. Allerdings kann die Absonderung auch nach Ausheilung der Knochencaries noch lange bestehen bleiben, doch ist dies dann die Folge der tuberkulösen Infektion der Fistelgänge und Absceßwände, die zumeist mit einer dicken Schichte tuberkulösen Granulationsgewebes ausgekleidet sind. Nur ganz langsam kommt es auch hier zur Verödung und schließlichen Ausheilung.

Ein hochgradiger Gibbus bildet sich zumeist nur bei der Spondylitis Jugendlicher; er nimmt oft nach Ausheilung der Krankheit noch zu, was auf die allgemeine Schrumpfung, sowie auf Wachstumstörungen infolge ungleicher Verödung der Epiphysenfugen, schließlich auf die dauernde Belastung des bestehenden Buckels zurückzuführen ist. Mit der die Heilung so begünstigenden ossifizierenden Periostitis ist zumeist die knöcherne Ankylose mehrerer Wirbel verbunden.

Therapie. Während wir einen lokalisierten tuberkulösen Knochenherd an anderen besser zugänglichen Stellen des Skeletes heute auf operativem Wege radikal zu entfernen trachten, sind wir bei der Spondylitis gezwungen, die Behandlung mit konservativen Mitteln durchzuführen. Eine vielhundertfältige Erfahrung hat uns gelehrt, daß die Heilungstendenz einer Knochentuberkulose ganz erheblich gesteigert wird, wenn 3 Bedingungen erfüllt sind: 1. der Knochen muß *ruhig gestellt* werden, 2. er muß *entlastet* werden; 3. der ganze Körper muß kräftig *ernährt*, gepflegt und nach Möglichkeit der *Sonne* ausgesetzt werden.

Eine Ruhigstellung und Entlastung der erkrankten Wirbel erreichen wir am besten durch eine permanente *Extension* in *Rückenlage*. In gleicher Weise, wie dies in den ersten Wochen nach einer Wirbelfraktur zu geschehen hat, wird auch hier die Extension am Kopf angebracht. Die GLISSONsche Schlinge greift am Hinterhaupt, den Proc. mastoidei und den Kieferrand an und extendiert durch Gewichtszug in der Längsachse des Körpers. Als Gegenextension genügt die Hochstellung des Bettes an seinem Kopfende. Der Zug wirkt desto unmittelbarer, je höher der erkrankte Wirbel sitzt, unter der Mitte der Brustwirbelsäule extendiert eine Streckung am Kopf nicht mehr, die dazu nötige Stärke des Gewichtszuges würde nicht mehr ertragen werden.

Zur *Ruhigstellung* der Wirbelsäule empfiehlt es sich den Rumpf in eine Gipsschale *(Gipsbett)* zu legen. Dieselbe wird angefertigt, indem man den Kranken in Bauchlage auf den Tisch legt und auf die gut eingefettete Haut Gipsbinden in Längs- und Querzügen auflegt und erhärten läßt. Sitzt die Spondylitis in der Hals- oder obersten Brustwirbelsäule, so ist der Hinterkopf in den Verband einzubeziehen. Nach dem Erhärten der bis an das Kreuzbein reichenden Schale wird dieselbe abgenommen, ihre Ränder besonders im Bereiche der Achselhöhle zugeschnitten und mit Gurten versehen. Die Innenfläche wird mit weichem Leder oder mit unterpolstertem Calicotstoff ausgekleidet. In diesem Gipsbett, das durch seine Anmodellierung nirgends drückt, liegt nun der Kranke durch viele Wochen. Sein großer Wert besteht darin, daß die Krümmung der Wirbelsäule stets die gleiche bleibt und auch keine seitlichen Bewegungen möglich sind. Dabei kann man, insbesondere bei Kindern, täglich in Bauchlage die Schale auf kurze Zeit abnehmen und die Rückenhaut mit Einreibungen behandeln. Während des floriden Stadiums ist die Gipsbettbehandlung unter gleichzeitiger Extension das beste Mittel, den Prozeß zum Stillstand zu bringen und der Entstehung eines größeren Gibbus entgegenzuarbeiten.

Der Kranke muß kräftige Kost erhalten, wo der Appetit fehlt müssen anregende Mittel gegeben werden. Außerdem ist die Verabfolgung von Phosphorlebertran und Kalkpräparaten empfehlenswert. Von besonderem Wert ist die *Sonnenbestrahlung des ganzen Körpers,* die energisch und durch lange Zeit durchgeführt, einen außerordentlich günstigen Einfluß auf die Heilungsvorgänge aller Knochen- und Gelenkstuberkulosen hat. Wo dies durchführbar ist, setzt man den entblößten Körper (auch an warmen Wintertagen) dem direkten Sonnenlicht aus. Wenn mit kurz dauernden Sitzungen begonnen wird, dabei einen Tag etwa die Vorderseite des Körpers, tags darauf nach Abnahme des Gibsbettes die Rückseite den Sonnenstrahlen ausgesetzt wird, so kann man die Kranken, insbesondere Kinder an eine tägliche vielstündige Insolation gewöhnen, ohne daß schädliche Nebenerscheinungen auftreten. Die heilkräftige Wirkung der direkten Sonnenbestrahlung auf tuberkulöse Herde ist über jeden Zweifel erhaben und ihre Ausnützung besonders dort geboten, wo, wie bei der Spondylitis der Krankheitsherd radikalen Methoden nicht zugänglich ist. Dabei hat die Erfahrung gezeigt, daß die Erfolge dieser Behandlung besonders günstig sind, wenn letztere auf *Höhenstationen* durchgeführt wird. Die reine, staubfreie Luft, das Fehlen feuchter Nebel und vor

allem die in höheren Lagen erheblich intensiver und auch während des Winters
warm strahlende Sonne, der die kranken Kinder, wenn sie einmal daran gewöhnt
sind, mit vollkommen entblößtem Körper fast den ganzen Tag über ausgesetzt
bleiben, das gleichzeitige Zusammenwirken all dieser Faktoren unterstützt in
ganz erheblichem Maße die Heilungstendenz der tuberkulösen Spondylitis.
Auch die künstliche Höhensonne *(Quarzlampe)* hat, systematisch durch viele
Wochen angewendet, einen günstigen Einfluß auf die Spondylitis, besonders
der Kinder; in der Regel läßt sich wenigstens eine den Appetit anregende Wirkung konstatieren; sie ist aber — auch in ihrer Wirkung — immer nur eine

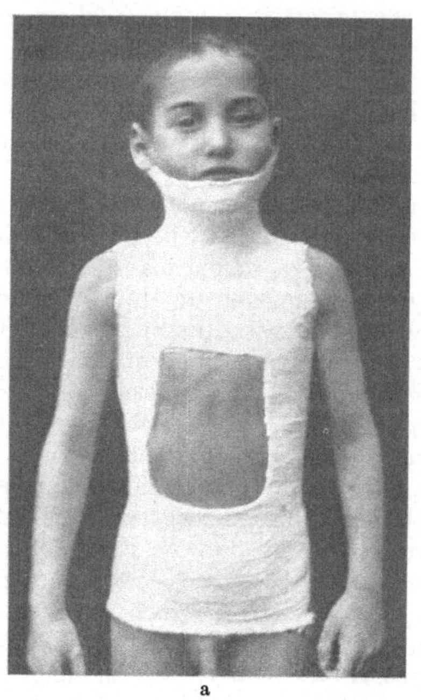
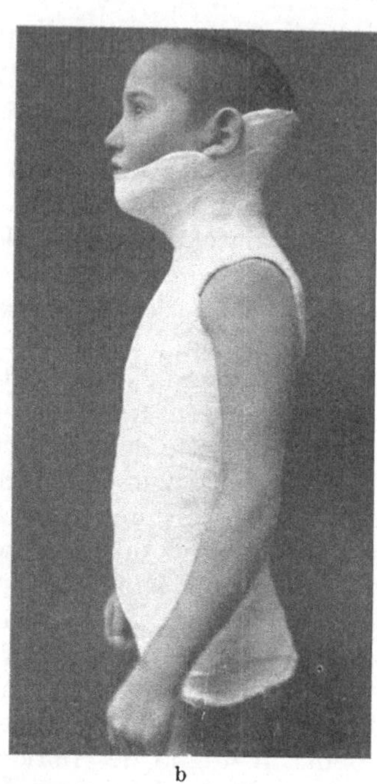

a   b

Abb. 10 a und b. Ruhigstellendes und entlastendes Gipsmieder für die Brust- und Lendenwirbelsäule
(Aus Härtel-Löffler: Der Verband.)

schwache Nachahmung der natürlichen Höhensonne. Auch die Sonnenbehandlung am Meeresstrand, wo der Salz- und Jodreichtum des Bodens und der Luft
einen nicht unwesentlichen Heilsfaktor abgibt, übt einen zweifellos günstigen
Einfluß auf die Knochentuberkulose.

Wurde die für das floride Stadium der Spondilitis so wichtige Liegekur
durch Wochen und Monate durchgeführt, so erkennt man den Beginn der
Heilung am Schwinden der täglichen Temperaturerhöhungen und der Schmerzen.
Die Kranken werden lebhafter, sie schlafen und essen mehr und äußern den
Wunsch nach Bewegung. Prüft man die erkrankte Stelle der Wirbelsäule auf
Druckempfindlichkeit und findet dieselbe geschwunden, so ist ein Versuch
der Belastung vorzunehmen. Bringt man den Kranken in aufrechte Haltung,
ohne daß damit wieder Schmerzen ausgelöst werden, oder der Patient ängstlich mit den Händen nach einer Stütze sucht, so kann man mit Recht annehmen,
daß die Heilung auf dem Wege ist. Nun muß aber der Fehler vermieden werden,
die Wirbelsäule einer zu frühen Belastung auszusetzen. Geschieht dies dennoch,
so kann eine *Rezidive* des akuten Stadiums auftreten, ja der Prozeß kann

schwerere Formen annehmen, als er bereits durchgemacht hat. Oder die Entzündung ist zwar ausgeheilt, aber die Belastungsfähigkeit der Wirbelsäule ist nur eine scheinbare und nach Wochen tritt eine deutliche Zunahme des Buckels auf. Da man weiters auch aus dem Röntgenbild keinen sicheren Schluß ziehen kann, wie weit der Prozeß ausgeheilt ist, empfiehlt es sich mit der Wiederaufnahme der Funktion der Wirbelsäule äußerst vorsichtig und zurückhaltend zu sein. Zunächst wird man den Kranken, auch wenn er vollkommen schmerzfrei ist und sich im Bett aufrichten kann, noch einige Wochen liegen lassen. Dann aber wenn mit dem Verlassen des Bettes die unvermeidliche Belastung und Bewegung der Wirbelsäule wieder-kehrt, darf dieselbe nicht gleich in vollem Maße gestattet werden; wir können durch *portative Apparate* das Rückgrat recht gut fixieren, die Hals- und Lendenwirbelsäule auch etwas entlasten und damit einen allmählichen Übergang aus der Behandlung im Bett bis zum vollkommenen Freilassen der Wirbelsäule durchführen. Die verläßlichste Art, die Wirbelsäule auch bei aufrechter Körperhaltung und während des Gehens zu fixieren, ist das *Gipsmieder*. Handelt es sich um die untere Brust- oder die Lendenwirbelsäule, so kann Kopf und Hals vom Verbande frei bleiben, andernfalls muß er sich — analog der GLISSONschen Schlinge — an Hinterhaupt und Kieferrand stützen. Um die Wirbelsäule nach Möglichkeit ruhig zu stellen, muß das Gipsmieder ziemlich enge anliegen, darf also nur wenig gepolstert sein; um zu entlasten muß es gewissen Stellen des Körpers festen Halt gewähren, das ist bei Erkrankung der Halswirbelsäule einerseits

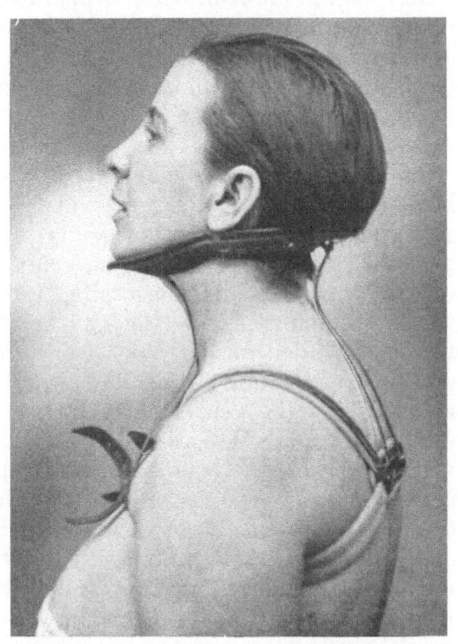

Abb. 11. HORSLEYsche Stützkrawatte.

die Schulterhöhe, andererseits der Hinterkopf und Kieferrand, bei Erkrankung der unteren Brust- und Lendenwirbelsäule der Darmbeinkamm und der Thorax. Da hier eine wirksame Entlastung nur nach Art der „Schnürkorsette" möglich ist, diese Einengung durch einen unnachgiebigen Gipspanzer aber kaum länger vertragen wird, kann die Last des Oberkörpers durch Anbringung sog. Achselstützen auf das Becken übertragen werden. Auch diese Art der Entlastung der unteren Wirbelsäule kann praktisch nur in sehr geringem Maße durchgeführt werden, da ein nennenswerter Druck in der Achselhöhle nicht vertragen wird, überdies der Schultergürtel viel zu beweglich ist, um für größere Belastung in der Richtung von unten nach oben, als Stütze zu dienen. Unter allen Umständen muß ein „entlastendes" Gipsmieder in vertikaler Extension angelegt werden. Der Kranke steht oder sitzt unter einem Galgen, an dessen Strick ein der GLISSONschen Schlinge ähnlicher Halfter aus Calicotbindenstreifen befestigt ist, die um Kinn und Hinterhaupt angelegt und hochgezogen die Wirbelsäule streckt. Steht dabei der Kranke auf den Füßen, so soll die Extension so weit getrieben werden, daß er mit den Fersen etwas vom Boden abgehoben ist; dabei läßt sich in der Regel wahrnehmen, daß sich ein bestehender Buckel ein wenig streckt. Erst nach dem Erhärten des nun angelegten Gipsmieders wird die

Glissonsche Schlinge abgenommen. Nun empfiehlt es sich, die Magengrube frei zu machen und hier ein großes Fenster auszuschneiden. Hat sich der Kranke an den Gipspanzer gewöhnt, so kann derselbe mehrere Monate belassen werden, um später durch ein leichteres, abnehmbares Stoffmieder, das durch Stahlschienen verstärkt ist, ersetzt zu werden. Statt des letzteren kann auch ein über einen Gipsabguß gewalktes Lederkorsett getragen werden. An diesen Apparaten können verstellbare Achselstützen angebracht sein. Auch zur Stützung und Fixation der Halswirbelsäule kann eine Lederhülse oder die einfache Horsleysche Krawatte getragen werden.

Das gut angefertigte Gipsmieder hat nicht nur den Vorteil, daß es besser fixiert als alle abnehmbaren Apparate, es gestattet auch den Versuch der *Korrektur* eines *bestehenden Gibbus*. Wenn dies in der Regel auch nur zum geringen Teil gelingt, so stärkt die Aussicht auf den Erfolg doch die Geduld im Tragen des lästigen Panzers und der Kranke oder die Eltern des kranken Kindes dringen weniger auf Abnehmen des Mieders, wodurch wenigstens die Sicherheit der Ausheilung der Spondylitis vergrößert wird.

Ein bestehender Buckel kann verringert werden durch einen kontinuierlichen mäßigen Druck auf die vorstehenden Dornfortsätze, sofern derselbe lang genug ausgeübt wird. Dazu genügt es über dem Gibbus ein rundes oder längsovales Fenster in dem Gips zu schneiden und ein elastisches Polster (komprimierte Watte, Gummischwamm, Luftkissen) einzulegen, worauf das Fenster wieder mit einer Gips- oder Stärkebinde verschlossen wird. In der Höhe des Gibbus ist auch an der Vorderseite des Mieders (Hals, Brust oder Bauch) ein großes Fenster auszuschneiden. Der Druck, der erträglich sein muß, vor allem keine Schmerzen verursachen darf, wird alle 8—14 Tage erneuert, dabei muß das Polster nach Maßgabe der in die Tiefe rückenden Dornfortsätze stets etwas vergrößert werden. So bildet sich allmählich — und dazu genügt selten weniger als ein Jahr — die bestehende Kyphose etwas zurück, niemals vollkommen, doch ist schon eine geringe Verminderung des Buckels im Hinblick darauf, daß er nach der späteren vollständigen Verknöcherung des spondylitischen Herdes nicht mehr rückbildungsfähig ist und das ganze Leben lang unverändert bestehen bleibt, ein bedeutender Gewinn. Nach Jahr und Tag wird das abnehmbare Stoff- oder Lederkorsett zunächst für halbe Tage, dann für länger fortgelassen. Die endgültige Ausheilung einer mit erheblicher Buckelbildung verbundenen Spondylitis tuberculosa dauert in der Regel mehrere Jahre.

Zur Vermeidung der Buckelbildung bzw. seiner späteren Zunahme wurde von Albee eine Operation angegeben, die darin besteht, daß nach einem medianen Längsschnitt die Dornfortsätze über dem gefährdeten Wirbelabschnitt gespalten werden und hierauf ein frisch vom Patienten entnommener Tibiaspan von entsprechender Länge in die vorliegenden Kerben eingefügt und zur knöchernen Verwachsung gebracht wird. Der eingeheilte Knochenstab stützt das Rückgrat und behindert die Zunahme einer Verkrümmung.

Bei Behandlung der *Senkungsabscesse* ist folgendes zu beachten: Solange dieselben keine besondere Spannung der darüberliegenden Haut zur Folge haben und auch sonst keine Beschwerden machen, sollen sie in Ruhe gelassen werden. Dagegen ist ihrer Spontanperforation unbedingt zuvorzukommen. Den sich vorbereitenden Durchbruch erkennt man daran, daß Schmerzen auftreten, die Haut glänzend und gespannt wird, an umschriebener Stelle eine blaurote Verfärbung annimmt, heiß wird und mit der Unterlage verwächst. Ein kalter Absceß soll nie mit einer Incision behandelt werden, denn mit seiner Eröffnung ist auch die Gefahr der Sekundärinfektion gegeben. Der zu machende Eingriff besteht lediglich in einer *Entlastung* des Abscesses und soll so schonend und vorsichtig ausgeführt werden, daß er nach abermaliger Füllung des Eitersackes unter den gleich günstigen Bedingungen wiederholt werden kann. Man punktiert mit einem dünnen Troikart oder aspiriert mit einer starken Hohlnadel, an die man eine größere Rekordspritze ansetzt, den Inhalt des Abscesses und verschließt hierauf die Stichöffnung mit einem kleinen sterilen Verband. Es empfiehlt sich den Stich nicht an einer dünnen Stelle der Haut vorzunehmen, sondern seitlich und schräg gegen das Zentrum des Abscesses einzustechen, damit sich der Stichkanal leichter verlegen kann und ein Nachsickern von Eiter oder die Entstehung einer Fistel vermieden wird. Eine solche Punktion kann beliebig oft wiederholt werden und schützt vor der Infektion des Abscesses.

Die Injektion von *Jodoformglycerin* hat oft eine vermehrte Sekretion durch Entzündung der Absceßmembran zur Folge, die nur dann eine günstige Wirkung haben kann, wenn der Knochenherd ausgeheilt ist und den kalten Absceß nicht mehr speist. In diesem Fall kann die Einspritzung desinfizierender Flüssigkeiten zur Verödung des Abscesses führen; hier kann unter Umständen auch die Exkochleation oder die radikale Excision der Absceßmembran angezeigt sein.

B. Die Spondylarthritis tuberculosa.

Die Tuberkulose der Wirbelsäule kann auch in ihren Gelenken Platz greifen, doch sieht man sie im Gegensatz zur Wirbelkörpertuberkulose fast ausschließlich in den Gelenken der obersten Halswirbel (Malum suboccipitale.).

Die Erkrankung, die häufiger bei Erwachsenen vorkommt als bei Kindern, beginnt, wie bei der Tuberkulose der großen Gelenke, entweder mit einer Entzündung der Synovialis, oder der primäre Herd ist ein ossärer, der erst allmählich in ein benachbartes Gelenk durchbricht. Die Prädilektionsstellen der Spondylarthritis tuberculosa sind die *Gelenke des Atlas*, sei es seine Verbindung mit dem Hinterhaupt oder jene mit dem Epistropheus; oft sind beide Gelenke ergriffen, in schweren Fällen doppelseitig und mit Übergreifen des Prozesses auf die Wirbelbogen, insbesondere den Zahn des Epistropheus. Daß die Krankheit ihren Ursprung wahrscheinlich von den Gelenken nimmt, ist weniger aus den Sektionsbefunden zu entnehmen, die zumeist eine so weitgehende Zerstörung aufweisen, daß die Stelle des Ausgangspunktes in der Regel nicht mehr mit Sicherheit zu erkennen ist, als vielmehr aus den ersten Symptomen des Leidens, die deutlich auf eine Affektion der Gelenke hinweisen. Auch hier sehen wir, wie bei der Spondylitis, ein langsames Fortschreiten des Prozesses, eine häufige Mitbeteiligung der Medulla in Form einer entzündlichen Reizung oder eine Druckschädigung durch tuberkulöses Granulationsgewebe, und das Auftreten von Senkungsabscessen als Folge lokaler Einschmelzung. Daß die Krankheit in unmittelbarer Nähe der Medulla oblongata sitzt, trübt ihre Prognose und bildet die Ursache der dabei nicht selten zu beobachtenden plötzlichen Todesfälle.

Symptome und Verlauf. Die Symptome des Malum suboccipitale sind recht charakteristisch. Die erste Erscheinung ist eine schmerzhafte *Steifheit* des Halses. Der Kranke vermeidet jede Drehung oder Neigung des Kopfes und klagt über Nackenschmerzen, die zumeist gegen den Scheitel oder das Ohr ausstrahlen. Zugleich ist er sichtlich bestrebt, jede Erschütterung zu vermeiden; alle Bewegungen werden langsam ausgeführt; beim Neigen des Rumpfes nach vorne oder der Seite (Niederlegen) wird der Kopf ängstlich mit den Händen gestützt. Dieser schon frühzeitig auftretende *Belastungsschmerz* bildet zusammen mit der Klopfempfindlichkeit und dem Fernschmerz ein differentialdiagnostisch wertvolles Symptom gegenüber der rheumatischen Tortikollis („Hexenschuß"). Die Haltung des Kopfes ist zu Beginn der Erkrankung meist aufrecht, sie ändert sich erst allmählich, wobei die Stelle der vorgeschrittensten

Destruktion von maßgebendem Einfluß ist. Auch das Profil des Halses nimmt allmählich andere Gestalt an. Während in der ersten Zeit die Palpation der Nackengegend außer einer intensiven Druckempfindlichkeit zwischen Hinterhaupthöcker und Dorn des Epistropheus nur eine auffallende Starrheit der dorsalen und seitlichen Halsmuskeln als Zeichen des entzündlichen Reflexkrampfes erkennen läßt, bildet sich in der Folge eine *harte, pastöse Schwellung des Nackens,* vorwiegend in der Verbindung von einem Warzenfortsatz zum andern: reaktives entzündliches Ödem in den äußeren, zellige Infiltration in den tieferen Schichten der die erkrankten Wirbel umgebenden Weichteile. In diesem Stadium der Erkrankung nehmen die Schmerzen noch erheblich zu; die Kranken werden bettlägerig, verlieren Schlaf und Appetit und kommen sichtlich herab. Wird nicht bei Zeiten eine permanente Extensionsbehandlung eingeleitet, so kommt es allmählich zu einer charakteristischen Gestaltveränderung der oberen Halswirbelsäule bzw. Haltung des Kopfes. Der Kopf ist *nach vorne geschoben* und *das Kinn auf die Brust geneigt*; dadurch tritt der Nacken stärker hervor, ein Bild, das an die Luxation des Atlas erinnert. Oft besteht gleichzeitig eine Neigung des Kopfes nach der einen oder anderen Seite, was vorwiegend auf Muskelinfiltrationen jener Halsseite zurückzuführen ist, auf welcher ein Senkungsabsceß im Entstehen begriffen ist. Dazu erscheint der Hals verkürzt. Die pathologische Kopfhaltung ist dauernd fixiert, ein Versuch, dieselbe passiv zu ändern stößt auf Schwierigkeiten und löst heftige Schmerzen aus.

Senkungsabscesse, die in diesem Entwicklungsstadium der Spondylarthritis zutage treten, kommen entweder als Retropharyngealabscesse gegenüber den Choanen, seltener tiefer unten an die Oberfläche, oder sie suchen ihren Weg durch die seitlichen Halsmuskeln und führen zu einer fluktuierenden Geschwulst hinter dem Warzenfortsatz oder in der Schlüsselbeingrube.

Rückenmarksymptome, die hier häufiger vorkommen als bei der Spondylitis, treten oft schon früh auf und beginnen fast regelmäßig mit einer motorischen Schwäche der Arme, der sehr bald Parästhesien folgen. Oft bleibt es bei diesen Erscheinungen; zumal bei sachgemäßer Behandlung der erkrankten Wirbelsäule können diese Reizerscheinungen allmählich wieder verschwinden; andererseits können sie in eine vollkommene Lähmung der oberen und in weiterer Folge auch der unteren Extremität übergehen. Nicht selten sieht man hier gekreuzte Lähmungen (Brown-Séquard), was sich aus der unmittelbaren Nachbarschaft des Krankheitsherdes und der Pyramidenkreuzung erklärt. Tritt einmal eine totale Paraplegie auf, so ist auch meist das Ende nicht mehr ferne.

Eine zunehmende schwere Leitungsstörung ist nicht immer auf einen Durchbruch tuberkulösen Granulationsgewebes durch die Rückenmarkshäute zurückzuführen, zuweilen ist eine *pathologische Luxation* der Wirbelsäule daran schuld. Bei diesen schwersten Fällen von Spondylarthritis, wobei der Prozeß längst nicht mehr auf die Gelenksflächen beschränkt ist, sondern zur Zerstörung der Wirbelbogen und Bänder geführt hat, kann es leicht zu einer allmählichen oder auch plötzlichen Verschiebung des Kopfes auf dem Atlas oder des letzteren auf dem Epistropheus, meist nach vorn, kommen. Eine vehemente Bewegung des Kopfes, das Unterschieben eines Polsters von seiten der Pflegeperson oder ähnliche geringfügige Veranlassungen können unmittelbar zum Tode führen.

Kommt es zur Ausheilung der Spondylarthritis, so ist damit zumeist eine dauernde Versteifung der erkrankt gewesenen Gelenke verbunden. Es kommt zur knöchernen Verschmelzung des Atlas mit Hinterhaupt und Epistropheus oder zu einer nur fibrösen Ankylose. In leichteren Fällen, wo die Erkrankung allein auf die Gelenke beschränkt blieb, kann eine Beweglichkeit des Kopfes in mäßigen Grenzen wiederkehren.

Therapie. Die Behandlung ist die gleiche wie bei der Spondylitis der Halswirbelsäule. Im floriden Stadium der Erkrankung ist die *Extensionsbehandlung* in der Glissonschen Schlinge durchzuführen, nach deren Einleitung die sehr heftigen ausstrahlenden Schmerzen meist rasch nachlassen. Wichtig ist es hier, daß die Extensionsbehandlung möglichst früh begonnen wird, denn sie stößt auf Schwierigkeiten, wenn sich der Kopf auf den Wirbeln bereits verschoben und in starker Vorwärtsneigung fixiert hat. Das Pflegepersonal ist auf die Gefahr, die mit jeder brüsken Bewegung des Kopfes verbunden ist, aufmerksam zu machen; der Kopf muß beim Wechseln der Polster und ähnlichen Manipulationen sorgfältig unterstützt und ruhig gehalten werden.

Zur Vermeidung der hier so leicht eintretenden Subluxation des Kopfes bzw. Atlas nach vorne, ist die permanente Extension der Gipsbettbehandlung vorzuziehen. Bei leichteren Fällen oder nach Rückgang der akuten Erscheinungen kann die entlastende Fixation durch eine Horsleysche Krawatte durchgeführt werden; auch eine über einen Gipsabguß angefertigte Lederhülse, die sich, wie jene, gegen Hinterhaupt, Warzenfortsatz und Kieferrand einerseits, die Schultern andererseits anstemmt, leistet gute Dienste. Diese Apparate werden ungern getragen, der Druck auf den Kiefer, der vorwiegend beim Essen sehr lästig ist, recht unangenehm empfunden. Im Hinblick darauf ist der Schanzsche Watteverband ein sehr wertvolles Surogat. Er kann zur Erholung von den starren Verbänden vorübergehend für einen oder mehrere Tage getragen werden, ist vor allem dann am Platz, wenn durch die Glissonsche Extension oder Horsleysche Krawatte Druckstellen am Kieferrand entstanden sind. — Auftretende Senkungsabscesse sind wie bei der Spondylitis zu behandeln und vor Sekundärinfektionen zu schützen.

C. Die ankylosierende Spondylitis und Spondylarthritis.

Veränderungen an den Rändern der Wirbelkörper in Form von Wülsten und Verdickungen sind Alterserscheinungen, die im Verein mit dem senilen Schwund der Bandscheiben das bekannte Bild der *Alterskyphose* verursachen. Die oft recht starre Fixation des Greisenbuckels hat ihre Begründung nicht allein im Schwinden der elastischen Elemente in den Bändern und Knorpelscheiben, es finden sich auch meistens die Zeichen der chronisch-deformierenden Arthritis in Gestalt von Knochenwucherungen und Excrescenzen insbesondere dort, wo durch den Abbau von Knorpel Reibungen und Druckusuren an benachbarten Knochenteilen auftreten und zu dauernden Reizungen („chronischen Traumen") führen. Die entsprechenden Knochenneubildungen schränken die Wirbel in ihrer gegenseitigen Beweglichkeit noch mehr ein als dies durch den Schwund der Bandscheiben bereits der Fall ist. Die Kyphosierung der Wirbelsäule aber wird eingeleitet durch die Abnahme der Muskelkraft der Rückenstrecker, woraus sich eine stärkere Belastung und konsekutive Athrophie in den vorderen Abschnitten der Bandscheiben ergibt.

An der allmählichen Verknöcherung beteiligt sich zuweilen auch das Lig. longitudinale anterius, wodurch es zur Verschmelzung der Wirbelkörper untereinander kommen kann. Auch die Randwülste an den Kanten der Wirbelkörper, die im Röntgenbild, zumal im Lumbalsegment, wo sie mit Vorliebe zuerst auftreten, regelmäßig deutlich erkennbar sind, können, indem sie bogenförmig die reduzierten Bandscheiben umwaschen, von einem Wirbel auf den anderen übergreifen und so zur Ankylose größerer Abschnitte des Rückgrates führen. Diese im hohen Greisenalter durchaus nicht seltenen Veränderungen entstehen zumeist, ohne daß damit ein deutlicher Krankheitszustand verbunden wäre.

Sie bilden die Ursache für die so charakteristische Körperhaltung und Bewegungseinschränkung der Greise.

Ähnliche Vorgänge in der Wirbelsäule können aber auch in viel früherem Lebensalter und dabei in so hohem Grade auftreten, daß sie ein schweres Krankheitsbild darstellen. Die ankylosierende Spondylitis und Spondylarthritis — zuerst von Bechterew genauer beschrieben — befällt vorwiegend das männliche Geschlecht und ist wahrscheinlich keine idiopathische Erkrankung, sondern als Spätfolge nach durchgemachter Infektionskrankheit aufzufassen.

In dem einen Falle ist eine Polyarthritis rheumatica oder Influenza vorhergegangen, ein andermal liegt dem Leiden eine gichtische Diathese oder Tabes zugrunde oder es bildet eine lokale Wirbelerkrankung (Spondylitis typhosa, Spondylarthritis gonorrhoica) den Ausgangspunkt für die allmähliche Ausdehnung des sklerosierenden Prozesses über die ganze Wirbelsäule.

In einem Falle beginnt die Versteifung in der Halswirbelsäule, ein andermal in den Lumbalsegmenten und schreitet schleichend im Laufe von Jahren über die ganze Wirbelsäule fort; dabei bleiben zumeist die beiden obersten Halswirbel frei, so daß die Beweglichkeit des Kopfes erhalten bleibt, während das übrige Rückgrat allmählich und unter geringerer oder höhergradiger Verkrümmung vorwiegend der Brustwirbelsäule erstarrt. In seltenen Fällen greift die Verknöcherung auch auf die Schulter- und Hüftgelenke über (Spondylose rhizomelique).

Während im Anfangsstadium der Erkrankung oft durch lange Zeit *„rheumatische Schmerzen"* bestehen, weitere Beschwerden aber meist fehlen, ja der Prozeß bereits vorgeschritten sein kann, bevor sich der Kranke in seiner gewohnten Beschäftigung beeinträchtigt fühlt, treten später ganz erhebliche Störungen auf. Die Versteifung der Wirbelsäule macht den Kranken schwerfällig und

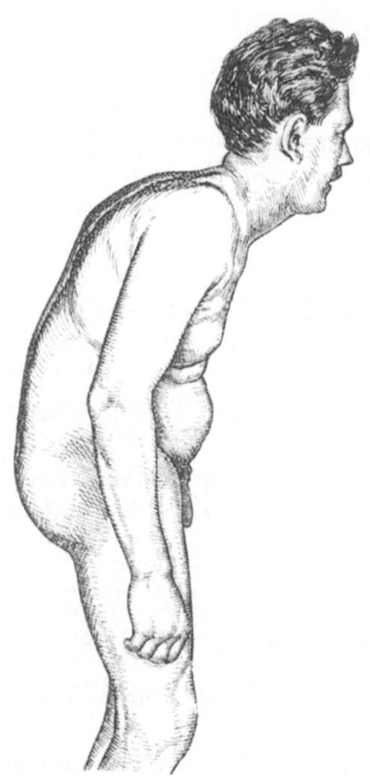

Abb. 12. Bechterewsche ankylosierende Wirbelerkrankung. (Aus Schanz: Praktische Orthopädie.)

unbeholfen; wo ein bereits namhafter Buckel vorliegt, gewöhnt sich der Kranke, mit leicht gebeugten Knien zu stehen, um das Gleichgewicht und die Blickrichtung nach vorne zu erhalten. Durch Einengung der Foramina intervertebralia kommt es zur Kompression der Wurzeln und heftigen lanzinierenden *Brachialgien* bzw. *Gürtelschmerzen*. Wo die Verknöcherung auch auf die Rippengelenke übergreift, wird die Atmung allmählich rein abdominell.

Die ankylosierende Spondylitis kann in jedem Stadium ihrer Entwicklung halt machen, andererseits aber auch derart exzessive Grade annehmen, daß die Kranken schließlich nicht mehr stehen und gehen können, sondern dauernd ans Bett gefesselt sind, wo sie Monate und Jahre zubringen und bei mangelhafter Pflege leicht wundliegen.

Die *Therapie* ist ziemlich machtlos. Zu Beginn der Erkrankung können Heißluftapplikationen, Schwefelbäder oder Radiumbestrahlungen den Prozeß etwas aufhalten. Gegen die Verkrümmung der Wirbelsäule werden redressierende gymnastische Übungen und das Tragen entsprechender Korsetts empfohlen. Wenn auch damit einer stärkeren Kyphosierung Einhalt geboten werden kann, so haben wir doch kein Mittel die Neigung zur Verknöcherung der Wirbel und ihrer Gelenke aufzuhalten, zumal wir die eigentliche Ursache dieser Wucherungen nicht kennen.

D. Die Geschwülste der Wirbelsäule.

Von den Tumoren, die in der Wirbelsäule auftreten, sind zunächst die *metastatischen Carcinome* zu nennen, denn sie bilden den größten Prozentsatz der hier vorkommenden Neubildungen.

Wenn auch alle Carcinome gelegentlich zu Metastasen in der Wirbelsäule führen können, so findet man letztere doch am häufigsten beim Krebs der Mamma, der Prostata, der Schilddrüse und bei Hypernephrom.

Die Geschwulst entwickelt sich zumeist in der Spongiosa einer oder auch mehrerer benachbarter oder auch entfernter Wirbelkörper und führt allmählich zur Erweichung und zum Zusammenbruch des Knochengerüstes. Dadurch können Deformierungen der Wirbelsäule entstehen, die ähnlich wie bei der Spondylitis, zum Vortreten eines Dornfortsatzes, sowie zur angulären oder auch zur arkuären Kyphose führen.

Wie bei der Spondylitis das wuchernde Granulationsgewebe, so kann hier das Umsichgreifen der wachsenden weichen Tumormassen Kompressionserscheinungen der Medulla hervorrufen, die im Gegensatz zur Tuberkulose allerdings keiner Rückbildung fähig sind, sondern allmählich zur kompletten Querschnittslähmung und damit in das Endstadium der Krankheit führen. In seltenen Fällen ist die Schädigung des Rückenmarkes auf eine knöcherne Raumbeengung, die sich infolge eines plötzlichen Einbrechens des erkrankten Wirbels ergibt, zurückzuführen; dann tritt die Lähmung allerdings plötzlich ein.

Die ersten Erscheinungen des Leidens sind zumeist ausstrahlende Schmerzen, die gürtelförmig nach vorne oder abwärts in die Beine ausstrahlen. Sie werden anfangs leicht als einfache Neuralgien aufgefaßt und symptomatisch behandelt. Bemerkenswert ist die Heftigkeit dieser Schmerzen; sie können so hohe Grade erreichen, wie sie bei der genuinen Ischias nie beobachtet werden. Dabei sind sie äußerst hartnäckig, nur selten von Pausen unterbrochen und von der Lage des Kranken unabhängig. Andere Mittel als Opiate haben kaum einen Einfluß, auch bringt im Gegensatz zu den bei Spondylitis bestehenden Schmerzen, die Extension keine Linderung. Die Ursache hierfür liegt darin, daß die Tumormassen nach Durchbruch der Corticalis des Wirbelkörpers auf die spinalen Wurzeln übergreifen, dieselben komprimieren oder durchwachsen.

Diese *Wurzelsymptome* sind in der Regel die ersten Erscheinungen der Wirbelmetastase. Oft kommt es bald darauf zu einer erkennbaren Destruktion des Wirbels, es tritt ein Gibbus auf. In anderen Fällen stehen die *Knochensymptome* im Vordergrund mit den Erscheinungen der Belastungsschwäche. Die Kranken können sich schwer bücken, gehen unsicher und nehmen eine steife Haltung an; doch dauert dieser Zustand selten lange, bald treten lokale Schmerzen auf, die immer heftiger werden und die Kranken ans Bett fesseln. Im weiteren Verlauf treten die *medullären Symptome* in Erscheinung: Parästhesien, Spasmen, Blasen- und Mastdarmstörungen, endlich die schlaffe Lähmung.

Die Möglichkeit des Vorhandenseins einer Wirbelmetastase muß regelmäßig in Betracht gezogen werden, wenn bei verdächtigen Schmerzen die Untersuchung des Kranken an irgendeiner Stelle ein Carcinom aufdeckt oder die Anamnese ergibt, daß ein solches entfernt worden ist. Zuweilen sind seit der Operation Jahre vollkommenen Wohlbefindens verstrichen, ehe es zur Metastasierung kommt. Andererseits kann das primäre Carcinom trotz genauer Untersuchung unerkannt bleiben oder erst gelegentlich der Autopsie gefunden werden (Prostata, Bronchialcarcinom). Differentialdiagnostisch gegenüber der Spondylitis ist zu bemerken, daß die Wirbelcarcinome fast ausschließlich im höheren Alter beobachtet werden, während die Tuberkulose mehr eine Krankheit der ersten Dezennien ist. Auch sind die bereits erwähnten äußerst heftigen und hartnäckigen Schmerzen differentialdiagnostisch gegenüber der Caries zu verwerten.

Der Prozeß führt regelmäßig zum Tode; seine Dauer erstreckt sich selten auf länger als ein Jahr; die *Therapie* ist rein symptomatisch; im Beginn der Erkrankung kann allerdings zuweilen durch intensive Röntgen-Tiefen-Bestrahlung eine vorübergehende Besserung, vor allem ein zeitweises Nachlassen der Schmerzen erreicht werden, doch wird die Behandlung im wesentlichen stets nur in einer planmäßigen Dosierung des hier unentbehrlichen Morphiums, bzw. seiner Derivate bestehen, deren unschätzbare und verläßliche schmerzlindernde Wirkung hier so recht zur Geltung kommt.

Neben den metastatischen Tumoren der Wirbelsäule sind auch jene zu nennen die durch direktes Übergreifen bösartiger Neubildungen benachbarter Organe auf das Rückgrat dieses durchsetzen und erweichen (Carcinom des Oesophagus).

Sarkome der Wirbelsäule kommen nicht allein in Form der Metastasen, sondern auch als primäre Tumoren vor; dann sind es zumeist periostale oder Chondrosarkome des Wirbelkörpers, die oft — im Gegensatz zu den Carcinomen — größere Geschwülste bilden, im übrigen wie letztere durch Einwachsen in den Wirbelkanal ihren malignen Charakter zeigen.

Von *gutartigen Geschwülsten* sind hier die *cartilaginären Exostosen* zu erwähnen, die oft multipel und neben anderwärtiger Lokalisation zuweilen an den Wirbeln auftreten, wo sie durch Druck auf die Spinalwurzeln, in seltenen Fällen durch Einwachsen in den Wirbelkanal Symptome hervorrufen. Sie sind seltener am Röntgenbild zu erkennen als aus gleichzeitigem Vorhandensein ähnlicher Wucherungen an anderen Stellen des Skeletes zu erschließen. Hier kann durch operative Entfernung des Tumors radikale Heilung erzielt werden.

Schließlich sind als zur lokalen Destruktion der Wirbelsäule führende Prozesse noch zu nennen: der *Echinokokkus* und das *Aneurysma* der *Aorta*. Ersterer verursacht eine mehrkammerige cystische Auftreibung des Knochens, der dadurch eine geschwulstähnliche Vergrößerung erleidet, an Tragfähigkeit aber durch Druckatrophie einbüßt. Die Lokalisation des Ecchinokokkus in der Wirbelsäule ist sehr selten, häufiger wird sie an den Beckenknochen beobachtet.

Bei lange bestehenden Aneurysmen der Aorta descendens kann es dort, wo die Wirbelsäule die unmittelbare Nachbarschaft des aneurysmatischen Sackes bildet und der Pulswelle direkt ausgesetzt ist, zu ausgedehnter Usurierung der Wirbelkörper kommen.

Chirurgie des Beckens.

Von

Professor Dr. **OTTO FRISCH**-Wien.

Mit 4 Abbildungen.

I. Die Verletzungen.

A. Der Beckenbruch.

Unter Beckenbruch schlechtweg versteht man eine Kontinuitätstrennung im Bereiche des Beckenringes; es gehören demnach die Brüche des Kreuzbeines, durch dessen starre Einfügung in beide Hüftbeine der Ring erst geschlossen wird, zu den Beckenbrüchen. Dieselben kommen fast immer durch stumpfe Traumen zustande (Verschüttung, Sturz von großer Höhe, Überfahrenwerden,

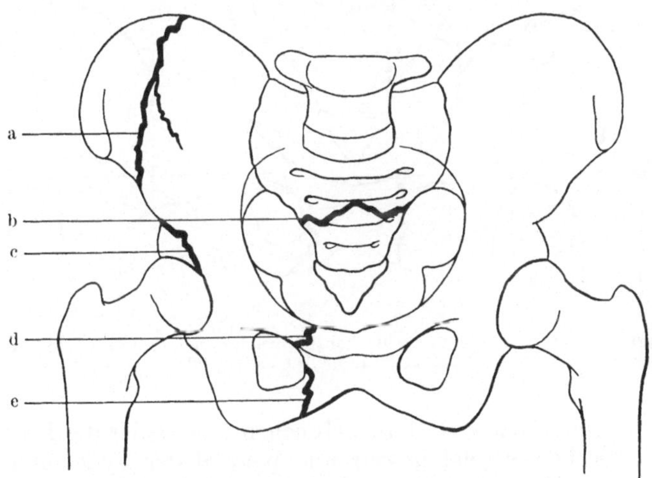

Abb. 1. Einfache Beckenrandbrüche (a, b, c, d, e).

Quetschung des Reiters, der unter das stürzende Pferd zu liegen kommt, des Eisenbahners zwischen den Puffern usw.) und ist eine recht erhebliche Gewalteinwirkung zu ihrer Entstehung nötig. Demnach ist der Verletzte anfangs oft im Zustand des Shocks.

Man kann drei verschiedene Gruppen von Bruchformen unterscheiden, die sich sowohl anatomisch als symptomatisch scharf voneinander abgrenzen lassen: 1. der Beckenrandbruch, 2. der Beckenringbruch, 3. der doppelte Beckenringbruch.

Der *Beckenrandbruch* ist eine Fraktur, Absprengung oder Fissur an irgend einer Stelle des Beckengürtels mit derart gerichteter Bruchlinie, daß die *Kontinuität des Ringes nicht vollkommen unterbrochen ist* (Abb. 1). Dazu gehört zunächst der Abbruch vom Rand eines Darmbeintellers; das Fragment besteht aus der Crista ilei mit einem Teil der Darmbeinschaufel. Diese Verletzung entsteht als

Biegungsbruch bei direkter Quetschung des Beckens in querer Richtung. Ebenso kann das Kreuzbein durch direkten Sturz auf harten Boden unterhalb der Synchondrosis sacroiliaca quer abgebrochen sein. Auch die Steißbeinfrakturen, die in ähnlicher Weise entstehen, sowie die Pfannenrandabsprengungen gehören zu den Beckenrandbrüchen.

Da nach dem Wesen dieser Bruchformen der Beckenring nirgends vollständig durchbrochen ist, ist auch die Funktion des Beckens als tragende Stütze, die bei jedem Schritt die Last des Rumpfes auf den Oberschenkel zu übertragen hat, nicht gestört. Durch Beckenrandbrüche Verletzte sind demnach im Gehen und Stehen oft nicht wesentlich behindert.

Anders liegen die Verhältnisse bei den *Beckenringbrüchen*. Die häufigste Form derselben ist die Fraktur des horizontalen und des absteigenden Schambeinastes (hier ist der Beckenring am schwächsten); statt letzterem kann auch

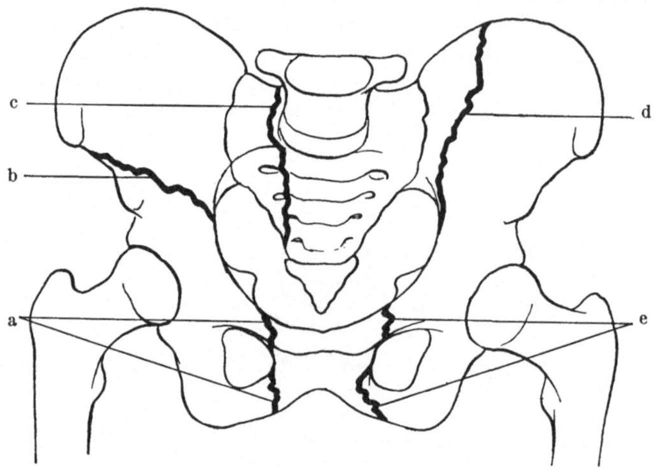

Abb. 2. Beckenringbrüche. a, b, c, d einfache Beckenringbrüche. (a + b), (a + c), (e + d [Malgaigne]), (a + e) Beispiele doppelter Ringbrüche.

das Sitzbein vor seinem Knorren durchgebrochen sein. Oder die Bruchlinie verläuft durch die Beckenschaufel unweit und parallel der Synchondrosis sacroiliaca. Auch in der Höhe der Pfanne kann es, zumeist durch Sturz auf den Trochanter zum Ringbruch kommen. Damit ist bereits eine bedeutende Lockerung des Beckengürtels verbunden. Durch die nur knorpelige Verbindung mit der Symphyse einerseits, dem Kreuzbein andererseits ergibt sich aus dem Ringbruch eine gewisse abnorme Beweglichkeit des kleineren Fragmentes auf der verletzten Beckenhälfte, vollends aber ist die Tragfähigkeit des Beckens aufgehoben, die Functio laesa ist eine schwere, dem Verletzten ist es unmöglich zu gehen oder zu stehen (Abb. 2).

Erst durch den *doppelten Ringbruch* kommt es zur Trennung des Beckengürtels in 2 Teile, womit oft eine bedeutende Verschiebung der Fragmente einhergeht. Eine durchaus nicht seltene Form dieser Verletzung ist die „Malgaignesche Vertikalfraktur", wobei neben dem Ringbruch der Schambeinäste ein solcher der Darmbeinschaufel nahe der Synchondrose vorliegt. Auch kann der Ringbruch des Schambeines auf beiden Seiten zustande kommen, so daß die knöcherne Umgebung der Symphyse aus der Kontinuität des Beckengürtels herausgebrochen ist. Die doppelten Ringbrüche sind begreiflicherweise die schwersten Beckenbrüche. Sie zeigen im Gegensatz zu den einfachen deutlich abnorme Beweglichkeit und können mit erheblichen sekundären Fragment-verstellungen (Einengung des kleinen Beckens, scheinbare Verkürzung des Oberschenkels) einhergehen. Im übrigen sind die bei Beckenbrüchen zu beobachtenden Dislokationen stets primäre, durch Größe und Richtung des Traumas im Augenblick der Verletzung hervorgerufen. Die Bruchlinien sind vielfach gezackt, am Schambein rein quer oder schräg, oft eingekeilt, selten gesplittert. Die Brüche der Darmbeinschaufel erinnern durch ihre häufig verzweigten Fissuren an die Frakturen des Schulterblattes.

Von den bei Beckenbrüchen vorkommenden *Mitverletzungen* steht die *Urethra* an erster Stelle; dies hat seinen Grund darin, daß die Pars membranacea der Harnröhre sehr nahe der Symphyse und durch straffe Fascien mit derselben in Verbindung, in dem spitzen Winkel verläuft, der durch die am häufigsten frakturierten absteigenden Schambeinäste gebildet wird. Die Kontinuitätstrennung des Knochens an dieser Stelle bringt eine Zerreißung der umgebenden Weichteile mit sich; so kann die Harnröhre indirekt quer abgerissen oder auch seitlich verletzt sein, in relativ seltenen Fällen ist sie von einem Knochenfragment unmittelbar angespießt. Zuweilen ist sie durch das lokale Hämatom nur komprimiert. An zweiter Stelle der wichtigsten Nebenverletzungen steht die *Blase*; sie kann in ihrem intraperitonealen Anteil, wie auch extraperitoneal einen Riß erlitten haben.

Kreuzbeinbrüche können mit Zerreißungen der Wurzeln des *N. ischiadicus* oder mit Verletzungen des *Rectums* verbunden sein, Frakturen der hinteren Beckenhälfte mit solchen der *Art. glutaea*. Nicht selten entstehen große *Hämatome* infolge von Verletzung der großen Venengeflechte am Beckenboden.

Offene Brüche des Beckens kommen fast niemals vor.

Symptome und Diagnose. Eine sichtbare Gestaltsveränderung fehlt bei Beckenbrüchen fast regelmäßig, auch ist abnorme Beweglichkeit und Crepitation nur bei Rand- und doppelten Ringbrüchen, und selbst hier nur in mäßigem Grade auslösbar. Fragmentdislokationen sind aber, obgleich sie zuweilen nicht unerheblich sind, durch die bloße Betrachtung des Verletzten viel schwerer zu erkennen als bei Extremitätenbrüchen. Die meisten Beckenbrüche haben vielfach den Charakter der Fissuren oder Einkeilungen. Dies ist ohne weiteres begreiflich bei den einfachen Ringbrüchen, die ja nicht zur Bildung eines „Fragmentes" führen. Demnach stützt sich die Diagnose außer auf das Vorhandensein einer mehr minder schweren Functio laesa zumeist allein auf den Palpationsbefund, sowie auf einen deutlichen Fernschmerz. Beckenrandbrüche am Darmbeinteller sind leichter zu erkennen, hier findet sich zuweilen ein unter Crepitation verschiebliches Fragment; auch der Abbruch der unteren Kreuzbeinhälfte ist an der abnormen Beweglichkeit unschwer festzustellen. Hintere Ringbrüche die oft von richtigen Fissuren begleitet sind, können durch die *Palpation* nur schwer festgestellt werden, zumal es hier fast nie zu erheblichen Dislokationen kommt. Dagegen kann der vordere Ringbruch im Bereiche des Scham- und Sitzbeines, sofern es zu einer Fragmentverschiebung gekommen ist durch die Palpation dieser Region von außen, vorwiegend aber von der Scheide oder vom Rectum aus in Form einer Stufe getastet werden.

Der *Fernschmerz* wird am einfachsten dadurch ausgelöst, daß man, beide Darmbeinkämme fassend, eine ruckartige leichte Kompression des Beckens in querer Richtung ausführt. Auch ein leichter Faustschlag auf die Fußsohle bei ausgestrecktem Bein bewirkt eine schmerzhafte Erschütterung an den Bruchstellen des Beckens.

Ein größeres *Hämatom* ist anfangs zumeist nicht zu konstatieren, doch tritt es fast regelmäßig in den folgenden Tagen an die Oberfläche. Zumal bei vorderen Ringbrüchen kommt der blauschwarzen Verfärbung des Dammes und

Scrotums bzw. der großen Labien diagnostische Bedeutung zu. Einen genaueren Aufschluß über die Zahl und den Verlauf der vorliegenden Bruchlinien gibt nur das Röntgenbild. Vordere und hintere Ringbrüche sind darauf leicht zu erkennen; häufig findet man daneben Fissuren oder Bruchlinien, die klinisch nicht vermutet waren, so z. B. einen zweiten Ringbruch auf der anderen Seite. Doppelte Ringbrüche führen oft zu Dislokationen, die am Röntgenbild an der Asymmetrie des Beckens, vor allem der der Linea innominata in Erscheinung treten.

In jedem Falle von Beckenbruch ist an die Möglichkeit der Blasen- und Harnröhrenverletzung zu denken und nicht erst abzuwarten, ob der vom Unfall betroffene über diesbezügliche Beschwerden klagt, sondern unverzüglich die Frage zu entscheiden: *ist die Blase* bzw. *Harnröhre mitverletzt oder nicht?* Denn hier kann ein lebensgefährlicher Zustand zur sofortigen Operation zwingen. Man wird zunächst den Kranken auffordern, Harn zu lassen. Gelingt dies und wird dabei jene Menge *klaren* Urins entleert, die nach dem Zeitpunkt der letzten Miktion zu erwarten ist, so ist eine Verletzung des Harnapparates auszuschließen. Ist der Harn *blutig,* so bedeutet dies eine Verletzung in den Harnwegen, deren Quelle zunächst noch nicht feststeht. Um weniger Wahrscheinliches auszuschließen denke man zunächst an eine Nierenquetschung, die als Folge eines den Beckenbruch begleitenden Traumas, immer möglich ist. Eine Palpation beider Nierengegenden, die im positiven Fall stets deutlich schmerzhaft ist, wird die Diagnose wahrscheinlich machen, zumal dann, wenn die gelassene Harnmenge reichlich und ohne besondere Schwierigkeiten entleert wurde. Kann der Aufforderung zu urinieren nicht Folge geleistet werden, oder fließt nur bei starker Bauchpresse unter Schmerzen eine geringe Quantität blutigen Harnes ab, so ist eine Verletzung der Blase oder der Urethra anzunehmen. Bei intraperitonealen Blasenrupturen — Verletzungen, die im Augenblick des Traumas eine volle Blase voraussetzen —, sowie beim vollkommenen Abriß der Urethra ist die Möglichkeit der Miktion in der Regel ganz aufgehoben; im ersteren Falle deshalb, weil sich der Urin widerstandslos in die freie Bauchhöhle ergießt. Damit tritt unverzüglich — auch bei keimfreiem Harn — eine schwere, regelmäßig zur Peritonitis führende Reizung des Bauchfelles auf, die sich schon in den ersten Stunden an der brettharten Spannung der Bauchdecken erkennen läßt.

Liegt eine *Zerreißung der Urethra* (Pars membranacea) vor, so erklärt sich das Unvermögen zu urinieren zunächst aus einem schmerzreflektorischen *Sphincterkrampf*; beim Versuch Harn zu lassen, fließt letzterer in das periurethrale Bindegewebe, denn ein vollkommener Abriß der Urethra hat stets ein Auseinanderweichen ihrer Stümpfe zufolge. Die sehr schmerzhafte Wirkung des Eindringens von Harn in das perineale Bindegewebe hat zunächst den Reflexkrampf des Schließmuskels zufolge, der durch wiederholte Miktionsversuche immer wieder reaktiviert, 24 Stunden und länger bestehen und zu einer starken Überdehnung der Blase führen kann. Dann allerdings läßt der Sphincter unter dem Einfluß des zunehmenden intravesicalen Druckes nach und es kommt zur Imbibition des periurethralen und perinealen Bindegewebes, ein Zustand der als *Urininfiltration* bezeichnet wird und zu einer schweren im weiteren Verlauf meist nekrotisierenden Zellgewebsentzündung *(Harnphlegmone)* Veranlassung gibt.

Ähnliche, in ihrem Verlauf nicht minder gefährliche Urininfiltrationen gehen vom Cavum Retzii oder vom Beckenboden aus, wenn im extraperitonealen Teil der Blase ein Riß (zumeist infolge direkter Anspießung durch eines der Fragmente) entstanden ist. Die schweren Entzündungen des Bauchfelles bzw. des Beckenzellgewebes, die sich infolge der Überschwemmung mit Urin einstellen, erfordern rasche chirurgische Hilfe.

Um festzustellen, ob das vollkommene Unvermögen, Harn zu lassen oder die mühsame Entleerung ungenügender Mengen blutigen Urines auf eine Blasen- oder auf eine Harnröhrenverletzung zurückzuführen ist, bedarf es des vorsichtigen *Katheterismus*. Ist die Urethra vollkommen abgerissen, so gelingt derselbe nicht, die Spitze des Katheters fängt sich an der Verletzungsstelle und findet nicht in das kurze Ende der Urethra; es entleeren sich nur wenige Tropfen einer blutigen Flüssigkeit.

Bei unverletzter Harnröhre läßt sich der Katheter bis in die Blase einführen, worauf, wenn eine extraperitoneale Ruptur der letzteren vorliegt eine geringe Menge blutigen Harnes abfließt; bei intraperitonealer Ruptur ist die Blase meist leer.

Wenn die Verwendung des Metallkatheters auch den großen Vorteil hat, daß sich damit (durch Drehen des Instrumentes) sicher erkennen läßt, ob das Ende desselben in die Blase eingedrungen ist, so ist dennoch der Gebrauch des NÉLATON-Katheters vorzuziehen, denn dieser kann auf dem „falschen Weg", den er bei Urethralrupturen nimmt, nicht so leicht Verletzungen erzeugen; in das paraurethrale Bindegewebe gelangt, wird er sich aufrollen, während der Metallkatheter hier weitere Zerstörungen setzen kann, und zwar sehr leicht, denn das imbibierte Bindegewebe ist aufgelockert und die den Katheter vorschiebende Hand fühlt nicht, daß die Spitze des Instrumentes längst die Harnröhre verlassen hat.

Die Entscheidung, ob Harnröhren- oder Blasenverletzung, ist wichtig, denn die in beiden Fällen unverzüglich vorzunehmende Operation wird im ersten Falle vom Damm aus, im anderen Falle suprapubisch ausgeführt.

Wenn der versuchte Katheterismus allein keinen klaren Aufschluß gibt, ist die Einspritzung einer mäßigen Menge (100—200 ccm) steriler physiologischer Kochsalzlösung durch den Katheter vorzunehmen. Gelingt die Füllung nur zum kleinen Teil und nur unter Druck und deutlichen Schmerzen, so liegt die Spitze des Katheters nicht in der Blase, sondern im periurethralen oder perivesicalen Bindegewebe, was auf eine Verletzung der Harnröhre schließen läßt. Läßt sich die Kochsalzlösung widerstandslos und schmerzlos einspritzen, so ist die Spitze des Katheters in der Blase. Fließt sie nach Abnehmen der Spritze nicht wieder ab, so hat die Blase — wahrscheinlich intraperitoneal — ein Loch, kommt sie nur zum Teil und mit Blut untermengt zurück, so kann eine extraperitoneale Blasenruptur vorliegen. Ist bei Unvermögen der Miktion eine stark gefüllte Blase tastbar, so schließt dies schon eine Verletzung derselben aus. Hier kann der Katheterismus gelingen bei unvollständiger Zerreißung oder bei Kompression der Urethra, wie auch bei einem rein nervösen Sphincterkrampf.

Die Prüfung mit dem Katheter ist demnach ein sehr wichtiges diagnostisches Hilfsmittel zur Konstatierung des Grades und der Lokalisation einer Mitverletzung der Harnwege und muß in allen Fällen, wo ein spontanes Urinieren unmöglich ist, sowie dort, wo blutige Flüssigkeit entleert wird, vorgenommen werden.

Therapie. Beckenrandbrüche und Fissuren bedürfen in der Regel nur der längeren Ruhigstellung. Es kommt zwar vor, daß Abbrüche vom Darmbeinkamm mit stärkeren Fragmentsverschiebungen einhergehen, wobei oft der Muskelzug eine dislozierende Rolle spielt, doch ist gerade an dieser Stelle keine Funktionsstörung von einer bleibenden Dislokation zu erwarten. Im übrigen neigen die einfachen Beckenbrüche wenig zu stärkeren Verstellungen und bleibt eine entstandene Dislokation regelmäßig starr fixiert, so daß eine weitere Verstellung außer durch zu frühe Belastung des Beckens nicht zu befürchten ist. Verschiebungen im Bereiche des Sitz- oder Schambeines um nahezu den ganzen Querschnitt des Knochens, die zudem oft durch Verkeilung fixiert sind, heilen, wenn sie primär keine Nebenverletzungen verursacht haben, zumeist ohne Störung aus. Es bedarf demnach auch der einfache Ringbruch keiner auf Reposition oder Retention hin gerichteten Therapie.

Anders steht es mit jenen Brüchen, wobei das Becken in zwei Teile zerfällt: den doppelten Ringbrüchen. Hier ist zuweilen bereits die primäre Dislokation recht erheblich. So sieht man bei der Malgaigneschen Fraktur oft eine Dislokation in vertikaler Richtung, wobei die augenfällige, aber nur scheinbare Verkürzung des einen Beines auf einer Verschiebung der gleichseitigen Beckenhälfte entlang den Bruchlinien der Schambeinäste und des Darmbeintellers kopfwärts beruht. In diesem Falle kann eine wirksame *Extensionsbehandlung*

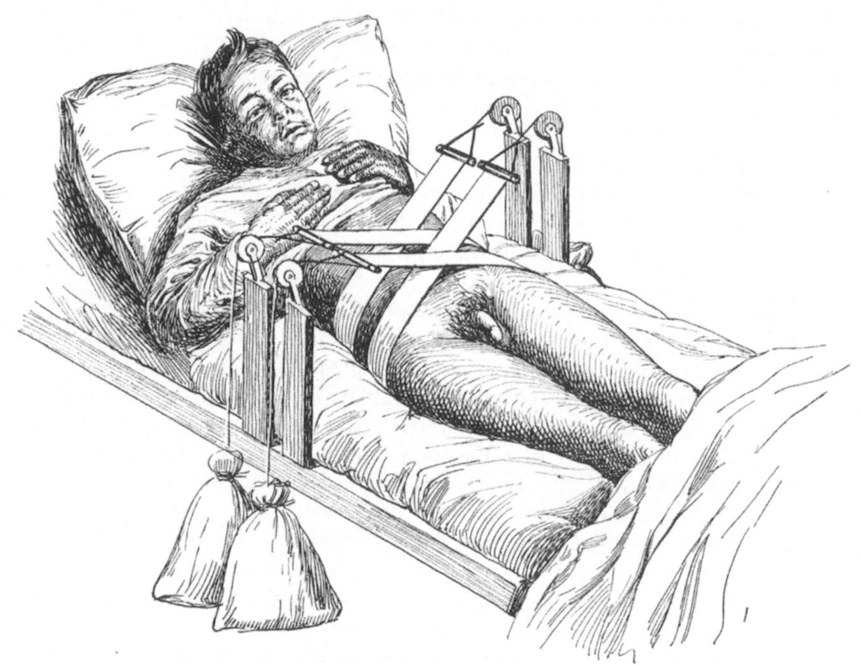

Abb. 3. Verband nach Helferich.

durch einen am krankseitigen Bein angebrachten Zugverband, unterstützt durch eine um das gesunde Sitzbein gelegte Gegenextensionsschlinge oder das Hochstellen des unteren Bettendes durchgeführt werden und eine wesentliche Besserung der Fragmentstellung erzielen. Bei doppelten Ringbrüchen der gleichen Seite besteht außerdem die Tendenz der Aufrollung des Beckengürtels im Sinne der Entstehung einer nach vorne klaffenden Frakturspalte. Die Korrektur dieser Dislokation kann durch einen elastischen Kompressionsverband angestrebt werden. Besser wirkt die zirkuläre, nach beiden Richtungen angebrachte quere Gewichtsextension, wie sie Helferich angegeben hat. Dieser Verband läßt sich, wo dies nötig ist, mit der Längsextension kombinieren (Abb. 3).

Beim doppelten Ringbruch im Bereiche der Schoßfuge, wobei ein Fragment entsteht, das aus den Schambeinen der rechten und der linken Seite bei unverletzter Symphyse besteht, findet sich das Bruchstück durch die Gewalteinwirkung zuweilen tief gegen das Beckeninnere eingetrieben. Hier kann ein vorsichtiger Repositionsversuch eine Stellungsverbesserung erreichen. Während ein Assistent die Darmbeinschaufeln auseinander zu biegen trachtet, versucht der Operateur durch einen kräftigen Druck das Fragment nach vorne zu schieben. Dabei kann es gelingen das Bruchstück in korrigierter Stellung zu verkeilen. Im übrigen ist bei allen Beckenbrüchen die Rückenlage mit leicht gebeugten Oberschenkeln jene Stellung, die am besten vertragen wird. Bei den oft viel verzweigten und auf beide Beckenhälfte ausgedehnten Bruchlinien, großen Hämatomen und begleitenden Hautabschürfungen ist der Zustand des Verletzten besonders in den ersten Wochen nicht immer leicht erträglich: jede Bewegung, das zur Defäkation, zur Pflege der Kreuzbeingegend gegen Decubitus, wie zum Richten des Bettes nötige Aufheben des Kranken, ist mit Schmerzen verbunden und muß äußerst schonend vorgenommen werden. Oft ist die Lagerung des Kranken auf ein Wasserbett notwendig.

Als Spätkomplikationen kommen Thrombosen der Beckenvenen und Vereiterungen größerer Hämatome (Scrotum, Perineum) vor. Wo keinerlei Anzeichen hierfür bestehen und auch sonst keine Mitverletzungen vorliegen, wird man nach 6—8 wöchentlicher Bettruhe mit Massage und Bädern beginnen können. Wenn auch die knöcherne Verheilung der Beckenbrüche in der Regel keine Störung erleidet, empfiehlt es sich, mit der Belastung nicht vor Beginn des 3. Monates zu beginnen. Zumeist zeigen die Patienten noch durch längere Zeit einen unsicheren Gang, gebrauchen zwei Stöcke und haben Mühe beim Niedersetzen und Aufstehen.

Die so wichtige, weil lebensgefährliche Komplikation der *Blasen- und Harnröhrenverletzung* ist nach folgenden Gesichtspunkten zu behandeln. Liegt eine stark gefüllte (tastbare) Blase vor, deren Entleerung auch durch den Katheter nicht gelingt, so muß, wenn die Urethrotomia externa aus äußeren Gründen vor Ablauf von Stunden (Transport) nicht ausführbar ist oder vom Verletzten abgelehnt wird, die suprapubische *Punktion* der *Blase* mit dem Troikart vorgenommen werden. Dies ist eine Nothilfe, die einer späteren radikalen Behebung des Weghindernisses nicht im Wege steht.

Ist der früher beschriebene explorative Katheterismus durchgeführt und festgestellt worden, ob eine Zerreißung der Harnröhre oder eine solche der Blase vorliegt, so soll ohne Zögern zur Operation geschritten werden.

Die *Urethrotomia externa* besteht in einer Freilegung der Harnröhre vom Perineum aus; der Kranke wird in Steinschnittlage gebracht und in der Medianlinie auf die Spitze des bis an das Hindernis eingeführten Katheters eingeschnitten. Der Riß der Urethra ist in der Regel leicht zu finden, wenigstens dann, wenn die Harnröhre nicht vollständig durchtrennt ist. Ist das proximale Ende gefunden, so führt man unter der Leitung des Auges die Spitze des Katheters bis an die Blase ein und vernäht nun über demselben den Riß in der Urethra. Der Katheter bleibt mehrere Tage liegen (Verweilkatheter). War es, auch unter Zuhilfenahme eines manuellen Druckes auf die Blase nicht gelungen, das kurze Ende der Urethra in der Wunde zu finden, so muß die Operation durch Hinzufügung der Sectio alta erweitert werden. Nach Eröffnung der Blase wird von hier aus durch das Orificium urethrae internum ein Katheter eingeführt, dessen Erscheinen in der zuerst gesetzten Wunde nun unschwer das kurze Ende der Urethra erkennen läßt. Nun wird, wieder unter Leitung des Auges das Ende des Katheters, diesmal in den peripheren Teil der Urethra eingeführt, nach außen geleitet, am Penis befestigt und die zirkuläre Naht der Urethra über dem Rohr ausgeführt. Vollkommener Verschluß der Blase, Drainage des Cavum Retzii. Auch hier bleibt der Katheter mehrere Tage liegen, wird hierauf ohne Unterbrechung durch einen anderen ersetzt und erst nach 8—14 Tagen entfernt. Hat bereits eine Harninfiltration des periurethralen Bindegewebes stattgefunden, so ist dasselbe in weitem Ausmaß zu drainieren.

Ist auf Grund der Katheteruntersuchung eine *Zerreißung der Blase* wahrscheinlich, so ist zunächst die *Sectio alta* auszuführen; dabei läßt sich unschwer erkennen, ob der bestehende Riß extra- oder intraperitoneal entstanden ist. Im letzteren Falle ist durch Erweiterung der Wunde nach oben die *Laparotomie* anzuschließen und die Peritonealhöhle zur Bekämpfung der Peritonitis und Entfernung bzw. Verdünnung des eingeflossenen Urins reichlich mit warmer Kochsalzlösung zu spülen. Hierauf wird der freigelegte Blasenriß durch exakte Schichtennaht verschlossen.

Bei extraperitonealer Blasenzerreißung: sorgfältige Naht der verletzten Stelle und Drainage des perivesicalen Bindegewebes. Lag der Riß vor und oberhalb des Orificium urethrae internum, so genügt die Drainage des Cavum Retzii, lag die Verletzung am Blasenboden, so muß, wenn der Unfall nicht unmittelbar vorhergegangen ist, die Freilegung und Drainage des Beckenzellgewebes vom Perineum aus (paraurethral) der Sectio alta angeschlossen werden.

Oft ist sowohl Blase als Urethra *unverletzt* und doch kann der Verletzte nicht oder nur ungenügend spontan urinieren. Liegt in so einem Falle eine Kompression der Urethra durch ein Hämatom oder eine Deviation derselben durch eine Fragmentdislokation vor, so kann die Miktion durch längere Zeit derart erschwert sein, daß der tägliche Katheterismus und wenn auch dieser mit Schwierigkeiten verbunden ist, das Liegenlassen eines Verweilkatheters notwendig ist. — Bei manchen Kranken genügt der Zustand der dauernden passiven Rückenlage, um beim Vorhandensein irgendwelcher traumatischer Alterationen in der Umgebung der Blase oder Urethra die spontane Harnentleerung zu erschweren (z. B. nach Hernien-, Scheiden- und Mastdarmoperationen). So ist bei Beckenbrüchen auch ohne Mitverletzung des Harnapparates oft das wiederholte Katheterisieren notwendig, der zur Verhütung einer Cystitis stets mit peinlicher Asepsis vorzunehmen ist.

Hat die sachgemäße chirurgische Behandlung einer Blasen- oder Urethralruptur eine Verzögerung erlitten, so daß größere Quantitäten Harns das intra- oder extrapelvine Zellgewebe inbibiert haben, so ist durch breite Incisionen der Ausdehnung einer Urinphlegmone vorzubeugen. In bereits septischem Gebiet kann eine Naht der verletzten Urethra nicht ausgeführt werden; hier muß neben der breiten Eröffnung des infiltrierten Gewebes am Damm und Scrotum die Blasenpunktion ausgeführt und die Urethralnaht auf eine spätere Zeit verschoben werden.

Verletzungen des *Rectums* erfordern neben der breiten Drainage des Wundbettes die Ausschaltung durch die Colostomie.

Von jenen Beckenbrüchen die erfahrungsgemäß nach ihrer Konsolidation Funktionsstörungen hervorrufen können, ist zunächst der Bruch des Acetabulums zu nennen, der als Gelenkfraktur zu einer ganz erheblichen Bewegungseinschränkung des Hüftgelenkes führen kann. Schon die nicht ganz seltenen Absprengungen vom oberen Pfannenrand, die zu den Beckenrandbrüchen zu rechnen sind, haben oft eine langdauernde und schmerzhafte Einengung der Exkursionsbreite des Hüftgelenkes zur Folge; der Bruch des Pfannenbodens, vollends wenn der Schenkelkopf durch das Trauma gegen das Beckeninnere vorgedrungen ist, führt leicht zu einer nahezu vollständigen *Versteifung der Hüfte.*

Brüche des Kreuzbeines, vorwiegend aber doppelte Ringbrüche mit erheblicher Fragmentverschiebung führen, wenn die Dislokation unbehoben bleibt zu asymmetrischer Einengung der Beckenhöhle, die ein *Geburtshindernis* abgeben kann. Von diesem Standpunkt ist bei jungen Frauen mit Nachdruck auf eine möglichste Reposition des Beckenbruches hinzuarbeiten.

B. Die Lösung der Knorpelfugen im Bereiche des Beckens.

In seltenen Fällen kommt es zur traumatischen Lösung zwischen den knorpeligen Verbindungen der beiden Hüftbeine untereinander (Symphyse) oder mit dem Kreuzbein (Synchondrosis sacroiliaca). In der Regel tritt die Trennung an zwei Stellen gleichzeitig auf, so daß es zu klaffenden Spalten und stärkeren Verschiebungen der Beckenteile kommen kann. Diese Verletzungen werden als *Luxationen* bezeichnet und betreffen entweder die Symphyse und eine der Synchondrosen (Beckenluxation) oder beide Synchondrosen (Luxation des Kreuzbeines). Im ersteren Falle kann es zu einer bedeutenden Dehiszenz in der Schamfuge und einer Dislokation der ganzen Beckenhälfte, ähnlich der MALGAIGNEschen Vertikalfraktur kommen. Bei der Kreuzbeinluxation wieder kann durch die Wucht des Traumas das Os sacrum gegen das Beckeninnere disloziert sein.

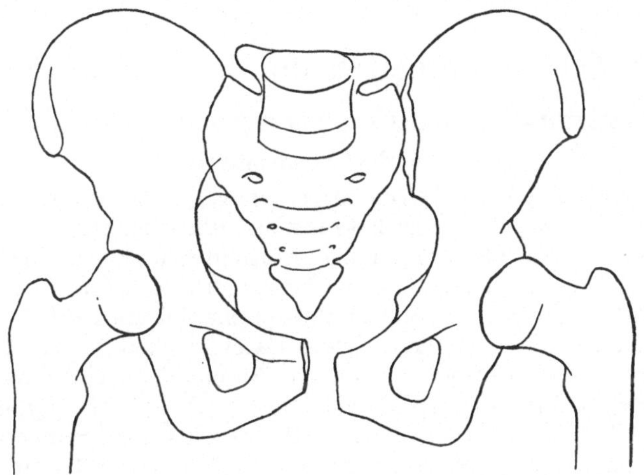

Abb. 4. Luxation des linken Beckens.

Auch sind Lösungen im Bereich der Y-förmigen Knorpelfuge der Pfanne beobachtet worden, häufiger solche des Darmbeinkammes (Abb. 4).

Die Luxationen des Beckens bedürfen ceteris paribus längerer Zeit zur Heilung als die Beckenbrüche. Mangels eines knöchernen Callus kann hier nur eine bindegewebige Verwachsung eintreten; dazu ist — ähnlich den Verhältnissen an der Kniescheibe —, ein nahezu normaler Kontakt der Knorpelwundflächen nötig, andernfalls kann leicht die Verheilung vollständig ausbleiben und einen pseudarthrosenähnlichen Zustand hervorrufen. Eine bleibende Lockerung des Beckengürtels hat eine nicht unbedeutende *Belastungsinsuffizienz* zur Folge, die sich bei jedem Schritt durch Schmerzen und das Gefühl der Unsicherheit äußert. Deshalb bedarf die Lösung in den Knorpelfugen des Beckens einer besonders sorgfältigen, auf Reposition gerichteten Behandlung und langdauernden Immobilisierung.

Die nicht seltenen traumatischen Läsionen des *Steißbeines* bestehen seltener in einer Fraktur, als in einer Distorsion, bzw. *Subluxation* des Knochens in seinem Gelenk. Sie entstehen zumeist durch Auffallen auf einen Stein oder eine Kante und verursachen heftige Schmerzen, die lange Zeit bestehen bleiben können, überdies durch das Sitzen oder während der Defäkation gesteigert werden. Auch durch das Geburtstrauma kann es zur Subluxation oder vollständigen Verrenkung im Sacro-coccygeal-Gelenk kommen, wobei die Dislokation des Steißbeines im Gegensatz zur erstgenannten Entstehungsart auf einer

Verschiebung des Knochens nach *außen* beruht; der erste Steißbeinwirbel kann den normalen Kontakt mit dem Kreuzbein vollkommen verloren und sich hinter demselben verhackt haben.

Die Verletzung ist durch die digitale Untersuchung vom Rectum aus bei gleichzeitiger Palpation der Außenseite mit dem Daumen unschwer zu erkennen. Doch gelingt es zumeist nicht, die abnorme Stellung des Steißbeines dauernd zu beheben. Bei der häufigen Distorsion findet man das Gelenk verdickt, bei digitalem Druck, vorwiegend aber gegen passive Bewegung sehr empfindlich. Die der Verletzung folgenden Schmerzen dauern zuweilen unvermindert durch Wochen hindurch an *(Coccygodynie)*, so daß an das Hinzukommen sekundär-arthritischer Prozesse gedacht werden muß. In manchen Fällen ist die systematische Massage vom Rectum aus von sichtlichem Erfolge begleitet; wo dies nicht zutrifft und die Schmerzen durch Monate bestehen bleiben, kann durch Exstirpation des Steißbeines radikale Heilung erzielt werden.

II. Die Krankheiten der Beckenknochen.

A. Die entzündlichen Erkrankungen der Beckenknochen.

1. Die Beckenosteomyelitis.

Hier kommt, was an den Wirbelkörpern nur äußerst selten der Fall ist, die *akute infektiöse Osteomyelitis*, eine Erkrankung, die sonst zumeist an den langen Röhrenknochen insbesondere der Tibia beobachtet und fast regelmäßig durch den Staphylococcus pyogenes aureus hervorgerufen wird, nicht selten vor. Von allen platten Knochen ist die Darmbeinschaufel am häufigsten von dieser Krankheit befallen. Wie an den Extremitätenknochen so befällt das Leiden auch hier vorwiegend Jugendliche, oft im Anschluß an ein Trauma, eine Erkältung oder eine Infektionskrankheit (Masern, Scharlach, Typhus, Pocken). Unter stürmischen Erscheinungen (Schüttelfrost, heftigste Schmerzen, Delirien) setzt die Krankheit plötzlich ein, ohne daß in den ersten Tagen eine objektiv wahrnehmbare Veränderung am Becken nachzuweisen wäre. Anfangs bestehen allein unbestimmte ausstrahlende oder irradiierende Schmerzen, die erst nach Tagen mehr lokalen Charakter annehmen, wobei gleichzeitig ein diffuses Ödem und eine Druckempfindlichkeit des erkrankten Beckenabschnittes auftritt.

Der osteomyelitische Herd kann lokalisiert sein und nur einen kleinen Teil des Beckens ergriffen haben; in diesem Falle findet man ihn zumeist in der Nähe einer der Knorpelfugen, sei es unweit des Kreuzbeines oder der Symphyse, am häufigsten in der Nachbarschaft des Acetabulum. In jenen besonders schweren Fällen dagegen, die innerhalb weniger Tage an allgemeiner Sepsis zugrunde gehen, ist die beginnende Osteomyelitis zumeist auf nahezu die ganze Beckenhälfte einer Seite ausgedehnt.

Es gibt aber auch leichte Formen, die unter dem Bilde der sklerosierenden Ostitis einen mehr schleichenden Verlauf nehmen und kaum zur Eiterung oder Sequestrierung führen.

Die häufigsten Fälle der akuten Osteomyelitis treten nach einem anfänglich akuten hoch fieberhaften Stadium in ein chronisches, wobei es allmählich zur Abstoßung bzw. Einschmelzung des erkrankten, und der Nekrose anheimgefallenen Knochenbezirkes kommt. Unter den Begleiterscheinungen der proliferierenden Periostitis bilden sich Abscesse, die an der äußeren Darmbeinschaufel oder gegen das Beckeninnere sich vorbuchten und zur Perforation drängen. Erst viel später kommt es zur Abstoßung kleinerer oder größerer Sequester. Dieselben können auch jahrelang eingeschlossen bleiben und eine dauernde Fisteleiterung unterhalten. Das Sekret kann auch auf dem Wege entfernter Senkungsabscesse abfließen und dadurch ein Krankheitsbild entstehen, das jenem der chronisch-tuberkulösen Gelenk- und Knocheneiterung sehr ähnlich ist. Die den Prozeß begleitende Wucherung des entzündlich gereizten Periostes führt zu mächtigen Verdickungen des erkrankten Knochens, dessen Oberfläche eine rauhe, oft durch das Auftreten zahlreicher Osteophyten schuppen- oder bienenwabenartige Gestalt annimmt.

Eine erschwerende Komplikation bedeutet der nicht seltene Durchbruch des Eiters ins Hüftgelenk oder in die Knorpelfuge der Synchondrosis sacroiliaca. Damit ist regelmäßig ein Wiederaufflackern der akuten Entzündungserscheinungen und ein Weitergreifen des Prozesses verbunden; der Einbruch in das Hüftgelenk kann zur Nekrose des Schenkelkopfes führen, bedeutet jedenfalls eine sehr ernste Erschwerung des Krankheitsbildes der Beckenosteomyelitis; im späteren Verlaufe kommt es gerade hier nicht selten zur Spontanluxation des Gelenkes.

Die *Prognose* der akuten Beckenosteomyelitis ist im allgemeinen als nicht günstig zu bezeichnen; ihre Mortalität ist jedenfalls viel höher, als die auf alle Knochen des Skeletes berechnete Ziffer von 12%. Den schlimmsten Verlauf nehmen jene Formen, wobei die plötzlich einsetzende Infektion die ganze Marksubstanz einer Beckenhälfte gleichzeitig ergreift. Hier ist der Erreger häufig ein Streptokokkus und verläuft die Erkrankung innerhalb weniger Tage unter dem Bilde der akuten Sepsis tödlich. Prognostisch sehr ungünstig ist auch die akute Osteomyelitis des Kreuzbeines. Aber auch die leichteren Fälle können letal endigen, infolge des Durchbruches eines Abscesses in die Peritonealhöhle, durch pyämische Metastasen oder durch langwierige Eiterung, die zumal, wenn eines der Hüftgelenke mitergriffen ist, schwere Fieberperioden und einen raschen Kräfteverfall zur Folge hat.

Eine Ausheilung ist vor Ablauf eines Jahres nicht zu erwarten, sie wird in der Regel durch langwierige Fisteleiterungen oder fieberhafte Nachschübe verzögert. Auch Rezidive sind nicht selten, die selbst mehrere Jahre nach der scheinbaren Heilung der Krankheit, spontan oder auf ein geringfügiges Trauma hin, auftreten können. Zuweilen löst sich ein größerer Sequester — oft lang nach Abheilung des fieberhaften Krankheitsstadiums — und tritt im Zentrum eines lokalen oder auch entfernteren Abscesses zutage. Er kann auch in das Rectum oder die Blase perforieren und besteht meistens aus einer mehr oder weniger usurierten, scharfrandigen Corticalisplatte; doch kann das Fragment auch die ganze Dicke des Beckenknochens einnehmen, einen Teil der Gelenkpfanne oder auch das ganze Schambein betreffen. Solche Ausgänge sind selten; in der Regel kommt es zu einer richtigen Einschmelzung des absterbenden Knochengewebes und finden sich im Eiter zumeist nur krümelige Massen oder Knochensplitterchen von Sand- bis Hanfkorngröße.

Für die *Behandlung* gilt hier wohl der allgemeine Satz: den sich bildenden Eiter so bald als möglich Abfluß zu schaffen. Mit der *Incision eines Abscesses* klingen die akuten Erscheinungen in der Regel rasch ab. Doch dauert es gerade bei der Osteomyelitis oft lange bis der Eiter die Corticalis des Knochens bzw. das Periost durchbricht. Diese erste Phase ist aber oft gekennzeichnet durch die bedrohlichen Erscheinungen beginnender Allgemeininfektion, weshalb man sobald die erkrankte Stelle des Beckens lokalisiert werden kann, durch Trepanation des Knochens seiner Perforation entgegenkommt. Die verdächtige Stelle wird freigelegt und nach Abschälen des Periostes im weiten Ausmaß an verschiedenen Punkten mit dem elektrischen Trepan *angebohrt*. Sobald aus einem der Bohrlöcher Eiter abfließt wird hier und in der nächsten Umgebung mit Hammer und Meißel die Corticalis entfernt und durch Drainage dem Sekret Abfluß verschafft.

Eine radikale Methode, die in ganz schweren Fällen ausgedehnter Osteomyelitis von Erfolg begleitet sein kann, ist die subperiostale Resektion des frisch erkrankten Beckenteiles, der vollkommenen *Entfernung* des Entzündungsherdes. Sie ist in jenen Fällen indiziert, wo innerhalb weniger Tage unter stürmischen Erscheinungen Symptome beginnender Sepsis auftreten und der Kranke voraussichtlich das Stadium der Eiterung nicht mehr erleben oder zumindest nicht überstehen würde. Dies gilt besonders für die Fälle von paracetabulärer Lokalisation der Osteomyelitis.

Bei mildem Verlauf der Erkrankung wird die Behandlung in der rechtzeitigen Eröffnung und Drainage der Abscesse bestehen, sowie in der Entfernung von Sequestern, die sich oft erst in einem späteren Stadium der Krankheit deutlich abgrenzen und dann unschwer zu extrahieren sind. Ist das Hüftgelenk in den Eiterungsprozeß mit einbezogen, so ist seine Ausheilung oft nur durch die typische Resektion zu erreichen. In anderen Fällen gelingt eine konservative Behandlung der Coxitis, die allerdings zumeist mit einer fibrösen Ankylose des Gelenkes endet. Zur Verhütung einer Contractur oder pathologischen Luxation ist in diesen Fällen das krankseitige Bein rechtzeitig mit einem Extensionsverband oder einem gefensterten Gipsverband zu versehen.

Außer durch die gewöhnlichen Eitererreger kann eine Osteomyelitis der Beckenknochen durch den Typhus-, Rotz- oder Influenzabacillus, durch den Pneumokokkus, durch Lues, vorwiegend aber durch den Tuberkelbacillus hervorgerufen werden.

All diese Erkrankungen verlaufen von vornherein *chronisch*, können aber in ähnlicher Weise wie die Staphylokokkenosteomyelitis zu ausgedehnten Eiterungen und Sequestrierung großer Knochenbezirke führen.

2. Die Tuberkulose der Articulatio sacroiliaca.

Eine hierher gehörige, durchaus nicht seltene Erkrankung ist die *Tuberkulose der Articulatio sacroiliaca* („Sacrocoxalgie"). Sie ist sowohl pathologisch anatomisch, wie auch klinisch der Tuberkulose der großen Gelenke an die Seite zu stellen, unterscheidet sich allerdings von letzterer dadurch, daß sie fast nie bei Kindern beobachtet wird. Der primäre Herd ist entweder eine fungöse Synovitis oder, häufiger, in einer Knochenerkrankung der Beckenschaufel oder des Kreuzbeines in unmittelbarer Umgebung der Synchondrosis gelegen. Ähnlich wie bei der Tuberkulose der großen Gelenke, kommt es in diesem Falle auch hier zum Durchbruch des cariösen Knochenherdes in die Gelenkhöhle, zur sekundären Infektion des Gelenkes. Die Erkrankung kommt bei Männern viel häufiger vor als bei Frauen und ist fast immer einseitig; die Einschmelzung der Knochen schreitet zumeist mehr gegen die Mittellinie als nach der Seite zu fort, so daß das Kreuzbein mehr durch Verkäsung und Nekrose betroffen wird als das Darmbein. Der sich bildende Eiter kann nach außen, wie auch gegen die Beckenhöhle vordringen, kann ins Rectum, in die Blase durchbrechen, kann als Senkungsabsceß durch das Foramen ischiadicum majus unter die Mm. glutaei nach hinten oder entlang dem M. psoas nach der Schenkelbeuge, neben dem Rectum nach dem Perineum wandern. Da die Fascien und Bänder der Beckenkreuzbeingegend an der Hinterseite bedeutend reicher und stärker sind als vorne, kommt es häufiger zu Beckeninnenabscessen, als zum direkten Durchbruch des Eiters nach hinten. Der Prozeß ist ein eminent chronischer, der langsam fortschreitet und wenig Tendenz zur spontanen Ausheilung zeigt.

Demnach ist auch der *klinische Verlauf* ein schleichender; oft dauert es viele Monate bis eine objektiv nachweisbare Veränderung der erkrankten Gegend zu bemerken ist. Die anfänglichen Beschwerden bestehen entweder in dumpfen

Schmerzen, die nach dem Bein ausstrahlen (Reizung des Plexus sacralis) und irrtümlich leicht als Ischias gedeutet werden; oder sie bleiben lange Zeit auf die Gegend des untersten Lendenwirbels beschränkt und werden für rheumatische Lumbago gehalten und danach behandelt. Erst allmählich tritt Ödem und lokale Druckempfindlichkeit auf, welche zusammen mit den stets vorhandenen subfebrilen Temperaturen und einer immer deutlicher werdenden Hinfälligkeit des Patienten das Wesen der Krankheit erkennen lassen. Die Beobachtung des Kranken ergibt, daß er ähnlich wie die an Spondylitis Leidenden, sich nur langsam und vorsichtig fortbewegt, besonders beim Niedersetzen Erschütterungen vermeidet und dabei eine steife Haltung der unteren Wirbelsäule einnimmt (schmerz-reflektorischer Spasmus); letztere kann auch skoliotisch ausgebogen sein. Die Belastung der erkrankten Beckenhälfte ist schmerzhaft, der Kranke hinkt, verliert aber auch im Sitzen nicht die Schmerzen, das An- und Ausziehen der Schuhe wird allmählich unmöglich. In diesem Stadium ist außer der lokalen Druckempfindlichkeit der Synchondrosis von hinten auch ein Stauchungsschmerz zu konstatieren, der deutlich bei seitlichem Zusammenpressen der Beckenschaufeln eintritt. Durch die Untersuchung per rectum kann eine schmerzhafte Schwellung des Kreuzbeines oder ein sich in dessen Exkavation senkender Absceß nachgewiesen werden.

Der weitere Verlauf ist durch das Auftreten von Abscessen gekennzeichnet. Wenn damit die Schmerzen auch oft bedeutend nachlassen, so sind die Kranken zumeist längst bettlägerig geworden, sind abgemagert und infolge der zunehmenden Auflockerung des Ileosakralgelenkes nicht mehr fähig zu stehen. Bricht ein Absceß direkt nach hinten durch, so kommt man mit der Sonde zuweilen unvermittelt auf rauhen Knochen. Zumeist nimmt der Eiter aber auf Umwegen einen längeren Verlauf und tritt am Gesäß, am Damm oder am Schenkel zutage. Mit dem spontanen Aufbrechen der Abscesse kommt es hier, wie bei der Spondylitis nur zu leicht zur Sekundärinfektion, die bei dem ohnehin geschwächten Körper dem weiteren Verlauf eine schlimme Wendung geben kann. Die Mehrzahl der letal verlaufenden Fälle zeigen im letzten Stadium bei einer oft großen Zahl offener Fisteln, deren Sekret verschieden pathogene Bakterien enthält, das charakteristische Bild der chronischen Sepsis.

Die *Behandlung* besteht während des akuten Stadiums der Krankheit in Ruhigstellung und Entlastung des Beckens, also vor allem in Bettruhe. Da die Synchondrosis sowohl bei Rumpfbewegungen als auch bei solchen des Hüftgelenkes Erschütterungen ausgesetzt ist, empfiehlt sich zur Sicherung einer besseren Fixation die Anbringung eines bis in die Kniekehle reichenden *Gipsbettes*. Im übrigen gelten hier die gleichen Regeln wie bei der Behandlung der Spondylitis tuberculosa: monatelange Rückenlage, kräftige Ernährung, natürliche Höhensonne, Quarzlampenbestrahlung usw.

Ist der Fall ein leichter, kam es nicht zur Einschmelzung und Absceßbildung, so ist nach Beendigung der Liegebehandlung eine die Synchondrose fixierende Gipshose anzulegen. Dabei darf nicht außer acht gelassen werden, daß durch diesen Verband die erkrankte Stelle nicht entlastet wird, es ist also das Aufstehen und Herumgehen des Kranken nicht zu bald und nur unter Anwendung großer Vorsicht zu gestatten.

Wenn trotz sorgfältigster konservativer Behandlung eine sukzessive Verschlechterung des Zustandes eintritt, ist ein radikal-operatives Vorgehen gerechtfertigt. Letzteres besteht in der *Resektion* des Ileosakralgelenkes mit Entfernung alles kranken Gewebes der beiden benachbarten Knochen. Die Erfahrung hat gezeigt, daß eine einfache Auskratzung nach Freilegung des Gelenkes (durch Abmeißelung der Spina post. sup.) nicht genügt; die dabei regelmäßig zurückbleibenden Herde werden durch das operative Trauma nur zur beschleunigten Ausbreitung angefacht; viel bessere Ergebnisse erzielt man durch die Resektion im Gesunden mit Säge oder Meißel, wobei ohne Rücksicht auf die sich ergebende klaffende Spalte bis unmittelbar an die Kreuzbeinlöcher, andererseits weit in das Bereich der Beckenschaufel gegangen werden kann. Dadurch kann der Krankheitsherd in toto eliminiert und der Grund zu einer raschen Heilung gelegt werden. Wichtig ist, daß die Operation nicht zu spät vorgenommen wird, man soll nach Möglichkeit dem Stadium der Fistelbildung damit zuvorkommen.

In seltenen Fällen kommt es an der Symphysis ossium pubis zu einer ganz ähnlichen tuberkulösen Knochenknorpel-Caries, wie an der Kreuzbeinfuge. Auch hier kann eine ausgedehnte Einschmelzung des Knochens mit Bildung von Senkungsabscessen auftreten. Die Behandlung besteht in einer frühzeitigen Resektion der Schoßfuge.

B. Neubildungen des Beckens.

Von Geschwülsten, die von den Beckenknochen ausgehen, sind zu nennen: Die Chondrome und Osteome (Exostosen), die periostalen, myelogenen und Chondrosarkome, die metastatischen Carcinome und Sarkome, sowie der Echinokokkus.

Was die pathologische Anatomie dieser Tumoren anlangt, muß auf die entsprechenden Lehrbücher verwiesen werden. Vom chirurgischen Standpunkt interessiert uns hier der Verlauf, die Diagnose, sowie die Therapie dieser Krankheiten.

Chondrome (Enchondrome) treten vorwiegend im jugendlichen Alter auf und entstehen besonders dort, wo bereits unter normalen Verhältnissen Knorpel vorkommt, also an den Epiphysenfugen. Sie wachsen oft gleichzeitig an verschiedenen Stellen, bilden nuß- bis apfelgroße, höckerige vollkommen indolente Geschwülste mit glatter Oberfläche und sitzen breit oder auch gestielt auf ihrer Basis auf. Solange sie nicht größer werden, verursachen sie zumeist keinerlei Beschwerden, können unverändert viele Jahre bestehen bleiben, auch cystisch degenerieren oder langsam kleiner werden. Andererseits können sie, ohne sarkomatös zu entarten, ganz exzessive Größen erreichen und dadurch bedeutende Störungen der benachbarten Organe verursachen. So kann es vorkommen, daß nach der Beckenhöhle wachsende Enchondrome von der Gegend der Symphyse oder der Synchondrosis sacroiliaca ausgehend zur Kompression der Blase, des Rectums der Ureteren oder der großen Blutgefäße des Beckenbodens führen: Die zumeist von der Epiphysenfuge der Crista ilei ausgehenden, nach außen wachsenden Chondrome sind durch die Palpation leicht zu erkennen; die grobknollige, glatte Oberfläche unter der gut verschieblichen Haut, die knorpelharte Konsistenz und Unempfindlichkeit der dem Becken fest aufsitzenden Geschwulst machen die Diagnose leicht. Die gegen die Beckenhöhle wachsenden Chondrome sind durch die digitale Untersuchung per rectum bzw. per vaginam nachweisbar; auch hier ist die Art des Tumors nach der Stelle seines Ausgangspunktes, nach seiner Konsistenz und Schmerzlosigkeit, schließlich auf Grund der Verschieblichkeit der darüberliegenden Weichteile unschwer zu erkennen.

Das klinische Bild der Enchondrome unterscheidet sich kaum von jenem der *Osteome*. Auch diese entstehen mit Vorliebe in der Gegend der Epiphysenfugen, kommen ebenfalls zuweilen multipel vor und haben in Gestalt und Größe viel Ähnlichkeit mit den Knorpelgeschwülsten. Da sie oft eine knorpelige

Grundlage haben (chondrogene Exostosen) und somit als verknöcherte Chondrome anzusehen sind, finden sich alle Übergänge zwischen reinen Knorpel- und reinen Knochengeschwülsten; auch die Osteome sind gutartige Tumoren, die nur wegen Raumbeengung oder Funktionsstörung benachbarter Organe zu operativen Eingriffen Veranlassung geben. Reine Osteome zeigen weniger Tendenz zu stärkerem Wachstum und neigen seltener zur malignen Degeneration als die Chondrome.

Die Disposition zu knorpeligen Exostosen scheint zuweilen vererbt zu werden.

Da die gutartigen Knochen und Knorpelgeschwülste langsam und schmerzlos wachsen, werden sie vom Kranken oft erst spät entdeckt. Wo sie nicht stören, brauchen sie nicht entfernt zu werden, vorausgesetzt, daß eine maligne Degeneration, die sich in einem plötzlich auftretenden raschen Wachsen der Geschwulst äußert, rechtzeitig erkannt wird. Nach der Beckenhöhle wachsende Chondrome und Osteome sind bei jungen Frauen zu entfernen, da sie leicht ein Geburtshindernis abgeben können.

Wo der Tumor nicht allzu groß ist, vor allem dort, wo er gestielt aufsitzt, ist die Operation nicht schwer; sie besteht in einer reinlichen Präparation der Geschwulst unter möglichster Schonung der Weichteile und Abtragung im Niveau des Knochens, dem sie aufsitzt. Doch kann die Operation auch recht schwierig sein, zumal wenn der Tumor von der Synchondrosis des Kreuzbeines ausgehend im kleinen Becken liegt und breit aufsitzt oder bereits eine besondere Größe erlangt hat.

Anders ist das Bild der *Beckensarkome*. Dieselben können ihren Ausgang von einem schon lange Zeit bestehenden gutartigen Chondrom nehmen, oder sie entstehen vom Mark oder Periost des bisher gesunden Beckenknochens. Die malignen Beckengeschwülste zeichnen sich durch ihr rasches Wachstum aus, demzufolge zumeist auch bald Spannungsschmerzen auftreten; dies gilt besonders von den myelogenen Sarkomen. Hier entsteht kein gestielter Tumor, es kommt vielmehr schon beim Beginn der Erkrankung zur Auftreibung des Knochens, dessen erkrankter Bezirk sich oft nur undeutlich von der gesunden Nachbarschaft abgrenzt. In vorgeschrittenem Zustand sieht man die eine der Beckenhälften vergrößert durch eine außen oder innen breit aufsitzende harte oder prall-elastische Geschwulst; die Haut darüber ist glänzend, von erweiterten Venen durchzogen, oft gerötet und infolge des besonderen Blutreichtums heiß. Durch Kompression der Sakralwurzeln bestehen oft äußerst heftige Schmerzen, durch die der Kranke sehr herunterkommt. Meist besteht auch mäßiges Fieber. Hier kann nur im Beginn der Erkrankung und allein durch eine ausgedehnte Resektion des Beckens weit im Gesunden Hilfe gebracht werden. So leicht die Diagnose im vorgeschrittenen Stadium ist, so schwer ist es, das Sarkom des Beckens zu Beginn seines Wachstums zu erkennen. Oft kommt der Kranke zu spät zum Arzt, im übrigen ist eine vorhandene Knorpel- oder Knochengeschwulst, die *merklich wächst* als der malignen Degeneration verdächtig so bald als möglich zu exstirpieren.

Carcinommetastasen im Becken bei primärem Krebs der Schilddrüse, des Hodens, der Prostata und der Mamma (fast niemals nach Darmcarcinomen) treten zumeist im Darmbeinteller auf und verlaufen zunächst symptomlos. Ihre langsame Ausdehnung und flächenhafte Verbreitung über einen großen Teil des Knochens geht oft unter den Erscheinungen einer den Prozeß begleitenden Knochenerweichung einher, weshalb diese Erkrankung auch mit dem Namen „krebsige Osteomalacie" bezeichnet wurde. Diese Nebenerscheinung der Beckendeformierung infolge zunehmender Konsumption der Knochenbälkchen als Stützgewebe, ist genetisch den Spontanfrakturen bei Carcinommetastasen in den Röhrenknochen an die Seite zu stellen. In seltenen Fällen greift ein primäres Carcinom der regionären Haut, häufiger ein solches der Schleimhaut (Kolon, Vulva, Rectum) auf die Knochen des Beckens über.

Die *Therapie* dieser Erkrankungen ist eine rein symptomatische. Macht die Carcinommetastase der Beckenknochen keine Beschwerden, so ist sie in der Regel zu belassen, selbst wenn der primäre Krebs „radikal" entfernt ist. Denn die vorliegende Metastase ist so gut wie nie die Einzige. Macht die Geschwulst hingegen Beschwerden durch räumliche Beengung (Darm-, Gefäß-, Nervenkompression), so ist unter Umständen eine den Zustand erleichternde Operation gerechtfertigt.

Endlich ist noch der *Echinokokkus* als eine parasitäre Geschwulst zu erwähnen. Er tritt in Form von langsam wachsenden, indolenten, zuweilen multiplen Geschwülsten auf, die vom Knochenmark aus entstehen und zu kugeligen Auftreibungen des Beckens mit allmählicher Drucknekrose der Knochenbälkchen führen. Die Diagnose kann durch die Probepunktion und Untersuchung des cystischen Inhaltes gestellt werden. Durch sorgfältige Auskratzung der eröffneten Hohlräume oder Resektion des erkrankten Beckenteiles kann eine radikale Heilung erzielt werden.

Chirurgie der Extremitätenweichteile.

Von

Privatdozent Dr. **Rudolf Demel**-Wien.

Mit 20 Abbildungen.

I. Die Verletzungen an den Weichteilen der Extremitäten.

A. Allgemeines über Verletzungen.

1. Ätiologie und Klinik.

Die exponierte Lage der Gliedmaßen, der oberen Extremitäten bei der Arbeit, der unteren bei der Fortbewegung bringt es mit sich, daß sie der Einwirkung äußerer Gewalten leicht ausgesetzt werden und häufig von scharfen und von stumpfen Verletzungen betroffen werden.

Die verletzenden Gewalten sind so mannigfaltig, daß es zweckmäßig erscheint, die Verletzungen in einige Gruppen einzuteilen. Im allgemeinen unterscheiden wir zwischen Verletzungen mit scharfen Instrumenten und stumpfen Gewalten; dazu kommen noch die Zerreißungen der Gewebe und die Schußverletzungen.

Bei den Verletzungen mit scharfen Instrumenten (Messer, Säbel, Sensen, Glas usw.) haben wir es in der Mehrzahl der Fälle mit *Schnittwunden* zu tun, welche entweder nur die Haut oder auch die tieferliegenden Gewebe (Fascien, Muskeln, Gefäße und Nerven) durchtrennen. Besonders auf der Volarseite des Armes nahe dem Handgelenk führen die Schnittwunden zur Verletzung der unmittelbar unter der Haut gelegenen Sehnen, Gefäße und Nerven.

Das charakteristische Zeichen einer Schnittwunde sind ihre glatten Wundränder und Flächen, deren Gewebe keine weitere Schädigung erkennen läßt. Zu den Schnittwunden gehören auch die *Hiebwunden* durch scharfe Waffen herbeigeführt, bei welchen es neben glatter Durchtrennung des Gewebes wohl auch zu Quetschungen der Wundränder kommen kann.

Zur Beurteilung der *Stichwunden* ist im allgemeinen mehr Vorsicht erforderlich als es bei den Schnittwunden der Fall ist, weil die Wunde wegen ihrer Kleinheit so wenig klafft, daß sich unter der meist kleinen Hautwunde sehr oft Nebenverletzungen tiefer gelegener Organe (Sehnen, Nerven, Gefäße, Gelenke) verbergen können. Besonders an den Fingern und in der Hohlhand werden durch die Stichverletzungen die Gelenke eröffnet und die Gefäße (der oberflächliche und tiefe Hohlhandbogen) leicht verletzt, wodurch es zu einer profusen Blutung kommt. Außerdem werden bei der Stichwunde leicht pathogene Keime von außen in die Tiefe der Wunde verschleppt und finden dort günstige Lebensbedingungen. Hierher gehören auch die durch Tiere beigebrachten *Bißwunden*. Diese Bißwunden sind wegen ihrer großen Neigung zur Entstehung schwerer Phlegmonen besonders gefürchtet.

Wird die Körperoberfläche von dem Instrument schräg oder tangential getroffen, dann entstehen *Lappenwunden*. Die Größe des Lappens und die Breite der Hautbrücke, entsprechend der Basis des Lappens, können verschieden groß sein.

Die *stumpfen Gewalten* wie Schlag, Stoß, Sturz aus der Höhe und die verschiedenen Maschinenverletzungen führen zu Quetschungen, insbesondere dann, wenn die Weichteile durch das Trauma gegen den Knochen gedrückt werden. Die *Quetschwunden* haben unregelmäßige Wundränder, welche von der Unterlage abgehoben sind. Das subcutane Gewebe ist meist stark geschädigt und seines Zusammenhanges mit der Haut beraubt, so daß kleinere und größere mit Blutgerinnsel gefüllte Wundtaschen zustande kommen. Bei dieser Art der Verletzung pflegt die Haut mitunter weniger zu leiden als die tiefer gelegenen Weichteile (Gefäße, Muskeln, Nerven). Bei den Quetschungen leidet die Haut in jenen Fällen am meisten, in denen sie dem Skelet unmittelbar aufliegt, wie es z. B. bei der Unterschenkelhaut entsprechend der Tibiakante der Fall ist. Beim höchsten Grad der Quetschung sprechen wir von *Zermalmung* oder *Zertrümmerung*. Diese schweren komplizierten Verletzungen sehen wir sehr häufig an der Hand und an den Fingern, wenn diese in dem maschinellen Betriebe von Zahnrädern oder Walzen, von Pressen, Kreissägen, Hobeln oder Häckselmaschinen erfaßt werden, wobei nicht allein die Weichteile, sondern auch der Knochen in ausgedehntem Maße zertrümmert und zerstört wird.

Trifft die stumpfe Gewalt die Haut in tangentialer Richtung, wie beim Überfahren oder in maschinellen Betrieben durch Transmissionsriemen, dann kann die Haut in großer Ausdehnung von ihrer Unterlage abgerissen werden, sie selbst dabei aber unverletzt bleiben. Die Franzosen bezeichnen diese Verletzung als *Décollement traumatique*. Es kommt dabei aus den durchgerissenen Blut- und Lymphgefäßen unter der abgelösten Haut zur Ansammlung von Blut- oder Lympherguß der an der schwappenden Konsistenz deutlich zu erkennen ist. Ist die prall gespannte Anschwellung durch ein subcutanes Hämatom hervorgerufen, dann ist die Haut blau verfärbt; das Lymphextravasat läßt die Haut unverfärbt und die Punktion ergibt eine reine Lymphe. Diese ausgedehnten subcutanen Blutergüsse kommen besonders an der Innenseite des Oberarmes zum Vorschein, weil dort die Haut sehr dehnungsfähig ist. Durch Dehnung und Zerrung der Haut infolge von schräg einwirkender stumpfer Gewalt kommt es zu einer Rißwunde, welche sich durch unregelmäßig begrenzte und zerfetzte Ränder auszeichnet. Auf ähnliche Weise kommen auch die *Kratzwunden* zustande.

Ausgedehnte Zerreißungen der Gewebe kommen bei schweren maschinellen Verletzungen vor und führen unter Umständen zum Abriß ganzer Glieder. Die Folge davon ist eine schwere Blutung, welche auch tödlich sein kann; für die Versorgung eines derartigen Extremitätenstumpfes kommt oft nur mehr die Amputation oder Exartikulation in Betracht.

Durch Zerreißung und gleichzeitige Quetschung zeichnen sich die *Schußwunden* aus, auf die in einem selbständigen Abschnitt weiter unten eingegangen wird.

2. Allgemeines über die Behandlung der Verletzungen.

Die Art der *Behandlung* von Weichteilverletzungen hängt von der Beschaffenheit derselben ab. Vor der Versorgung einer Wunde muß zunächst auf Nebenverletzungen untersucht und je nach der anatomischen Lage nach einer Gefäßverletzung gesucht und die Funktion der in Betracht kommenden Nerven, Muskeln und Sehnen geprüft werden. Bei der Vorbereitung der Versorgung einer Wunde soll die Umgebung rasiert und mit Jodbenzin und Alkohol gewaschen werden, dabei soll darauf geachtet werden, daß keine Keime aus der Nachbarschaft in die Wunde hineingebracht werden. Anstatt die Umgebung zu waschen genügt bei den nicht zu sehr beschmutzten Wunden der Anstrich der benachbarten Haut mit Jodtinktur nach dem Vorschlag von GROSSICH. Als Anästhesie wird bei kleinen frischen Wunden die örtliche Umspritzung mit $^1/_2\%$iger Novocain-Suprareninlösung angewendet, bei größeren Wunden wird die allgemeine Narkose mit Äther vorgezogen. Auch die Versorgung der nicht ganz frischen und infizierten Wunden wird besser in allgemeiner Narkose vorgenommen. Noch vor der Operation nachdem die Untersuchung des Verletzten abgeschlossen ist und man aus dem Hergang der Verletzung die Möglichkeit der Tetanusinfektion nicht mit Sicherheit ausschließen kann, wie bei Verletzungen, die mit der Erde, mit Straßenstaub und mit Holz zu tun hatten, muß die prophylaktische Tetanusantitoxininjektion verabreicht werden, und zwar am zweckmäßigsten unter die Brusthaut. Diese Injektion enthält 10 Normaleinheiten des BEHRINGschen Serums.

Bei jeder Verletzung im Bereiche der oberen Extremität aber auch der Hand und der Finger müssen die *Ringe sofort abgenommen* werden. Der Ring wird entweder mit der Knochenzange durchgekniffen oder mit der GIGLISchen Säge durchgesägt. Will man den Ring erhalten und ihn trotz Fingerschwellung unversehrt abziehen, dann wird unter dem Ring ein Bindfaden durchgeführt und mit dem einen Fadenende der Finger peripherwärts vom Ring lückenlos und ziemlich straff umwickelt. Wenn jetzt am zentralen Fadenende fingerspitzenwärts gezogen wird, gleitet der Ring vom Finger herunter, falls keine zu übermäßig starke Schwellung am Finger vorliegt.

Bei den *Schnittwunden* liegen die Aussichten auf eine baldige Wundheilung am günstigsten. Die frischen, nicht beschmutzten Schnittwunden können praktisch genommen als aseptisch betrachtet werden und können als solche primär genäht werden. Sie heilen dann meistens per primam intentionem. Kommt die Schnittwunde erst später zur Behandlung, z. B. nach 24 Stunden, dann darf sie höchstens mit einigen Situationsnähten vereinigt werden oder sie bleibt ganz offen und heilt per granulationem.

Wenn eine verschmutzte Wunde innerhalb der ersten 6—12 Stunden versorgt werden soll, dann sollen die Wundränder bis auf den Grund der Wunde nach dem Vorschlag von FRIEDRICH primär exzidiert und erst dann genäht werden. Durch diese Wundrandexcision wird der grobe Schmutz aus der Wunde entfernt. Bei größeren Wunden werden die Muskel- und Sehnentrümmer, sowie losen Knochensplitter, Blutgerinnsel entfernt, die durchtrennten Sehnen und die verletzte Gelenkskapsel genäht. Sämtliche in der Wunde vorgefundene Fremdkörper müssen ebenfalls entfernt werden, was für die Holzsplitter in besonderem Maße gilt, da sie sehr häufig die Träger der Tetanusinfektion sind. In den meisten dieser Fälle kann es noch zur Heilung per primam intentionem kommen. Ist die Wunde jedoch älter als 6—12 Stunden, dann kann dieses Verfahren nicht immer angewendet werden. Die beschmutzte Wunde soll nach der Wundrandexcision noch mit antiseptischer Flüssigkeit (Wasserstoffsuperoxyd, Pregllösung) gespült werden bevor sie durch Naht verschlossen wird. Auf diese Weise erreicht man sehr häufig, daß primär unreine Wunden noch eine reaktionslose Heilung zeigen.

Bei den *Stichverletzungen* in der Hohlhand mit starker Blutung aus dem Arcus profundus oder sublimis, oder bei ähnlichen Wunden in den Weichteilen des Oberschenkels, muß die Wunde erweitert und durch Auseinanderziehen der Wundränder mit scharfen Haken die Quelle der Blutung dargestellt werden, damit die Unterbindung des Gefäßes einwandfrei vorgenommen werden kann. Bei starker Blutung kann die Übersicht auf sehr große Schwierigkeiten stoßen, so daß der Eingriff besser in ESMARCHscher Blutleere vorgenommen wird, wobei durch eine vorübergehende Lüftung der Binde das verletzte Gefäß immer wieder sichtbar gemacht werden kann.

Bei den *Quetschwunden* sind die Aussichten auf ungestörte Heilung im Vergleiche zu Schnittwunden wesentlich schlechter, weil die gequetschten Wundränder in ihrer Lebensfähigkeit sehr bedroht sind und leicht absterben und weil ferner das geschädigte Gewebe, die Blutgerinnsel und der Schmutz den Keimen einen guten Nährboden bieten und die Infektion begünstigen. Aus diesem Grunde muß in erster Linie dafür gesorgt werden, daß günstige Wundverhältnisse geschaffen werden.

Man spült die Verunreinigungen aus der Wunde heraus und entfernt gequetschte Gewebsfetzen. Unter Umständen wird auf den Schluß der Wunde durch Naht verzichtet. Die Quetschwunden zeichnen sich im allgemeinen durch eine relativ geringe Blutung aus. Es kommt an den ebenfalls gequetschten Gefäßen infolge Verletzung der Intima und Media sehr leicht zum Verschluß des Gefäßlumens durch Thromben, so daß in der Wunde die pulsierenden Gefäßstümpfe zu sehen sind, ohne daß sie bluten. Da jedoch diese nur durch Thromben verschlossenen Gefäßlumina doch keinen sicheren Verschluß gewährleisten und die Gefahr der Nachblutung sehr groß ist, ist immer die Ligatur anzulegen. Hat sich beim Abriß der Haut von ihrer Unterlage ein großer Blut- oder Lympherguß unter der Haut angesámmelt, dessen Aufsaugung oft lange Zeit in Anspruch nimmt, dann wendet man Druckverbände und Heißluft an, um die Resorption zu beschleunigen, nachdem man vorher durch Punktion den Erguß entleert hat. Mitunter sind mehrfache Punktionen notwendig. Die Ruhigstellung des Gliedes sorgt dafür, daß der Erguß nicht zunimmt. In Fällen, in denen es zur Vereiterung des Ergusses gekommen ist, muß die Wundhöhle durch Incision breit eröffnet werden.

Die Versorgung der *Lappenwunde* besteht darin, daß in Fällen, in denen die Ernährung des Lappens gesichert zu sein scheint, die primäre Bedeckung der Wundfläche mit dem Lappen nach Möglichkeit angestrebt wird, indem der Lappen durch einige Situationsnähte in den Defekt eingenäht wird. Das weitere Schicksal der Wunde hängt von den Ernährungsverhältnissen des Lappens ab. Wurde der Lappen nicht besonders gequetscht, so daß seine Ernährung erhalten ist, dann heilt der Lappen gut ein. War die Hautbrücke der Basis des Lappens zu schmal oder wurde der Lappen stark gequetscht, dann stirbt der Lappen allmählich ab und der entstandene Defekt heilt je nach der Ausdehnung entweder durch Granulationsbildung oder wird später durch einen gestielten Hautlappen aus der Umgebung gedeckt um der Ausbildung von Narbencontracturen und den Störungen in der Bewegungsfähigkeit der Gelenke entgegenzuwirken.

Wenn das Glied durch das Trauma bis auf eine schmale Brücke abgerissen wird, dann ist die Hoffnung, das Glied zu erhalten, sehr gering, vor allem wenn sich Anämie und Cyanose, sowie Kälte und Gefühllosigkeit des Gliedes nachweisen lassen. In der Mehrzahl der Fälle bleibt nur die Amputation übrig.

Bei·ganz schweren Traumen, wie Zermalmung der Extremitäten, kann der Shock des Verletzten oft einen sofortigen Eingriff verbieten. Es wird zunächst nur dafür gesorgt, daß sich der Patient nicht verblutet; die endgültige Versorgung der Verletzung wird erst später ausgeführt, bis sich der Verletzte aus seinem Shock etwas erholt hat.

Eine Ausnahme bilden die schweren Fingerverletzungen, bei welchen es zur Abtrennung eines ganzen Fingers oder eines Fingergliedes bis auf eine schmale Weichteilbrücke gekommen ist und bei denen es durch Annähen des Gliedes nicht selten gelingt, den Finger noch zu erhalten. Es gilt als eine alte Regel, an der Hand und an den Fingern stets sehr konservativ vorzugehen. Da man von vornherein meistens nicht mit Sicherheit sagen kann, wieviel von dem gequetschten Gewebe der Nekrose verfällt und wieviel sich erhalten läßt, soll man bei der ersten Wundversorgung recht sparsam vorgehen; man läuft sonst Gefahr, vielleicht zuviel gerade von jenem Abschnitt der oberen Extremität geopfert zu haben, welcher doch für den späteren Gebrauch der Gliedmaße von außerordentlicher Wichtigkeit ist.

Bei ausgedehnten Verletzungen der Hand und der Finger mit mehrfachen Frakturen der Phalangen und der Metakarpalknochen empfiehlt sich ein aus einer Cramerschiene hergestellter Bügelverband (Abb. 1), welcher es gestattet, die Finger nach Durchführen eines Seidenfadenzügels in der Nähe des freien Nagelrandes oder durch Heftpflasterstreifen unter Extensionswirkung an der Cramerschiene zu befestigen. Dadurch werden nicht nur die Knochenfragmente in die richtige Stellung gebracht, sondern die Verletzungsstellen sind leicht zugänglich und der Verbandwechsel kann schonend vorgenommen werden.

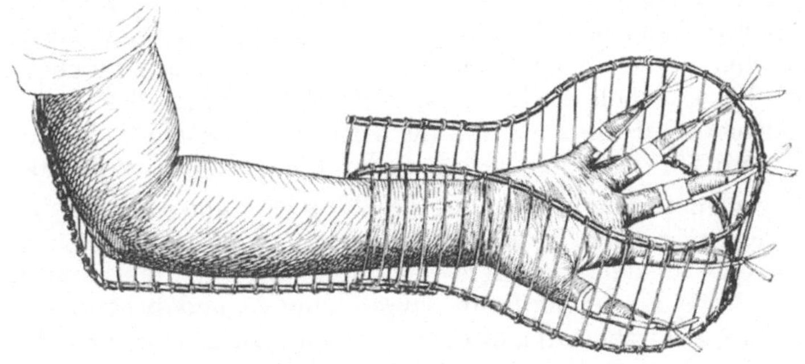

Abb. 1. Extensionsverband bei Fingerverletzungen.

3. Wundversorgung durch Plastik.

Kleinere Hautdefekte lassen sich mit THIERSCHSchen *Epidermistransplantationen* leicht decken. Die Übertragbarkeit kleiner Epidermisstückchen wurde von REVERDIN entdeckt, von THIERSCH zu einer typischen plastischen Operationsmethode ausgearbeitet. Bei Wundflächen am Arm oder an der Hand besonders bei Arbeitern, die leicht erneuten Traumen ausgesetzt sind, sind diese Epidermistransplantationen nicht zu empfehlen, weil ihre Widerstandskraft gering ist.

Die THIERSCHSche *Transplantation* kann sowohl bei frischen als auch bei granulierenden Wunden angewendet werden. Bei frischen Wunden muß nur darauf geachtet werden, daß die Blutung aus der Wundfläche vollkommen zum Stehen gekommen ist, da sonst die Epidermisläppchen nicht haften bleiben. Bei granulierenden Wunden muß die Infektion bereits abgeklungen sein, die Granulationen müssen sauber aussehen und die Sekretion der Wunde gering sein. Es ist vorteilhaft, daß die granulierende Wundfläche 3—4 Tage vor der Operation mit Borwasserumschlägen feucht verbunden wird.

Zur Entnahme der Epidermisläppchen wählt man am besten die Haut der Außenfläche des Oberschenkels. Die Entnahmstelle wird vorher rasiert und nicht mit Desinfektionsmitteln sondern mit Wasser und Seife gewaschen.

Der Assistent setzt seine Hand mit der ulnaren Kante an den Oberschenkel des Patienten oberhalb der Entnahmestelle und spannt die Haut nach oben, der Operateur spannt die Haut durch Auflegen seiner linken Hand nach unten. Die Entnahmestelle und auch das THIERSCHSche Transplantationsmesser (ein flaches, einschneidiges Messer) werden mit physiologischer Kochsalzlösung befeuchtet und mit sägenden Messerzügen lange und ungefähr 3—4 cm breite Hautstreifen geschnitten. Die Epidermislappen, welche aus der Epidermisschicht und aus dem Papillarkörper der Haut bestehen, werden zunächst auf einem flachen Spatel ausgebreitet und dann frisch auf die Wundfläche mit der Epidermisschicht nach oben übertragen. Mit Hilfe von zwei Nadeln werden die Läppchen flach ausgebreitet und die eingerollten Ränder geglättet. Nach der Verpflanzung werden die Epidermislappen mit Leinenstreifen verbunden, welche mit sterilem Borvaseline bestrichen dachziegelförmig auf die Operationsstelle aufgelegt werden. Der Verband wird jeden zweiten Tag gewechselt. Die Entnahmestelle wird ebenfalls mit einem Salbenverband verbunden. An der Entnahmestelle entstehen keine Narben, so daß dieselbe Stelle nach einigen Wochen wieder zur Entnahme neuer Streifen geeignet ist.

Bei Verletzungen, welche mit ausgedehnten Hautdefekten einhergehen, werden zum Decken dieser Substanzverluste gestielte Hautlappen aus der Umgebung genommen. Bei Verletzungen an der oberen Extremität verwendet man dazu einseitig gestielte Hautlappen aus der Brust und Bauchhaut oder auch einen muffartig unterminierten Brückenlappen. Die allmähliche Durchtrennung des Lappenstieles beginnt in der Regel 10—14 Tage nach Beginn der Plastik und ist im Laufe von drei Wochen beendet.

Soll nach Abreißen oder Abschneiden eines oder zweier Fingerglieder der Fingerstumpf versorgt werden, dann ist dafür zu sorgen, daß der Hautdefekt des Stumpfes mit Haut gedeckt wird, wozu Hautlappen aus der volaren Fingerfläche genommen werden sollen, weil hier die Haut nicht nur widerstandsfähiger sondern auch besser gepolstert ist als es an der Dorsalfläche des Fingers der Fall ist. Mit Rücksicht auf die Funktion der Finger soll ebenfalls das Anlegen von operativen Schnitten an der Beugeseite oder Fingerkuppen vermieden werden.

Um eine geeignete Hautbedeckung des Fingerstumpfes durch einen volaren Hautlappen zu ermöglichen, ist man in manchen Fällen gezwungen, den Knochen etwas zu kürzen. An den besonders wichtigen Fingern, wie Daumen, versucht man zunächst ohne Knochenkürzung auszukommen und besorgt die Deckung des Hautdefektes durch einfach oder doppelt (Brücken- oder Muffplastik) gestielte Hautlappen von der Brust oder vom Bauch.

Ist der ganze Finger insbesondere der Daumen verloren gegangen, dann kann derselbe nach dem Vorschlage von Nicoladoni auf plastischem Wege ersetzt werden, und zwar entweder durch Bildung einer Hautwalze aus gestieltem Brusthautlappen, in die später ein frei transplantierter Tibiaspan eingesetzt wird, oder durch Überpflanzung einer ganzen Zehe (meistens der großen oder der zweiten Zehe) unter Bildung eines viereckigen dorsalen Hautlappens entsprechend dem Metatarsophalangealgelenk. Die Streck- und Beugesehnen der Zehen werden durchtrennt und mit Stümpfen der Streck- und Beugesehnen des Daumens zusammengenäht, nachdem auch der Phalanxstumpf des Daumens an die Basis der ersten Phalanx der Zehe befestigt wurde.

Endlich wird der große Dorsallappen der Zehe mit dem Dorsum des Daumenstumpfes vernäht und durch einen entsprechenden Gipsverband die Hand des Patienten durch mehrere Wochen am Fußrücken befestigt. Ist die Einheilung des dorsalen Lappens erfolgt, dann wird der volare Lappen der Zehe durchtrennt und ebenfalls an den Daumenstumpf angenäht.

Vollkommen steife Finger als Folge einer Verletzung der Finger, welche in einer schlechten Stellung gehalten werden, sei es stark gestreckt oder stark gebeugt, werden am besten entfernt, weil sie bei jeder Arbeit nur stören. Es trifft dies besonders für den Mittel-, Ring- oder Kleinfinger zu.

B. Besondere Verletzungen.

1. Traumatische Epithelcysten.

Im Anschluß an Verletzungen hat Garré das Auftreten von Epithelcysten auf der Beugeseite der Hände, der Finger und der Planta pedis beschrieben. Sie stellen runde, kleine Gebilde dar, welche auf der Unterlage verschieblich und mit der Haut verwachsen sind. In der darüberliegenden Haut finden sich gewöhnlich Narben, durch welche man den Charakter des Leidens erkennen kann.

Diese Epithelcysten entstehen auf traumatischem Wege durch Verlagerung von Epidermisstückchen in die Tiefe; es entwickelt sich in der Tiefe ein epithelialer Hohlraum, welcher sich mit abgestoßenen Epithelien und Talgdrüsensekret füllt. Auf einen ähnlichen Vorgang sind auch die Dermoide zurückzuführen, nur mit dem Unterschied, daß bei diesen fetale Epidermiskeime verlagert werden.

Die Behandlung der traumatischen Epithelcysten besteht in Exstirpation.

2. Verletzungen der Fascien und Muskeln.

a) Die subcutanen Verletzungen.

α) *Die Ruptur der Fascie.*

Die früher vertretene Meinung, daß durch eine heftige Muskelkontraktion es zur Zerreißung der Fascie kommt, trifft nicht zu, weil der sich kontrahierende Muskel keineswegs eine vermehrte Spannung der Fascie herbeiführt.

Die Zerreißung der Muskelfascie kommt am häufigsten am Oberarm entsprechend dem M. biceps brachii vor, oder an den Adductoren des Oberschenkels bei Reitern. Ist der Muskel erschlafft, dann tastet man in der Fascie eine Lücke; aus dieser Fascienspalte tritt im Ruhestand ein weicher Muskelwulst hervor (Muskelhernie), welcher bei der Kontraktion des Muskels verschwindet. Ist außer der Fascienspalte auch der Muskel teilweise oder gänzlich abgerissen, dann wird der Muskelwulst bei der Kontraktion verstärkt. Bei Fehlen der Fascienbruchpforte kann dem, bei Kontraktion anschwellenden Muskelwulst nur eine Muskelruptur zugrunde liegen.

Die Muskelhernien kommen besonders häufig nach Prellschüssen nach Durchstechungsfrakturen und nach schief verlaufenden Stichwunden vor.

Die Beschwerden, welche sich unmittelbar an das Trauma einstellen, gehen bald zurück, so daß nur selten operativ eingegangen werden muß. Bleibt jedoch eine Funktionsstörung zurück, dann muß der Fascienschlitz bloßgelegt und genäht werden. Ist aber die Fascie dem Muskel zu eng geworden, dann wird entweder der vorgestülpte Muskelteil entfernt, oder die Fascienlücke durch freie Fascientransplantation gedeckt.

β) *Die Ruptur der Muskeln.*

Da das Muskelgewebe weniger widerstandsfähig ist, als z. B. die Haut, leidet die Muskulatur bei jeder Quetschung der Weichteile; es kommen dabei oft ganz schwere Muskelzertrümmerungen vor (am häufigsten an den Wadenmuskeln), welche sich durch den Funktionsausfall, durch das Muskelhämatom und durch Schmerz auszeichnen. Diese oft heftigen Schmerzen gehen auf Ruhe und Prießnitzumschläge bald wieder zurück. Kapselt sich aber die mit Blut gefüllte Zertrümmerungshöhle des Muskels bindegewebig ab, so entstehen sog. *traumatische Blutcysten* die unter Umständen entfernt werden müssen, oder es werden in das zerquetschte Muskelgewebe Kalksalze abgelagert, wodurch es zu einer lokalen Muskelveränderung kommt *(Myositis ossificans traumatica)*. Diese Myositis entsteht besonders leicht bei gleichzeitigen Verletzungen des Periostes, was besonders bei Quetschungen im Bereiche des M. brachialis int. des M. deltoideus und coracobrachialis bei Rekruten und Jägern der Fall ist und als Exerzier- oder Schießknochen bekannt ist.

Die Ruptur des Muskels kommt für gewöhnlich dann zustande, wenn ein in Kontraktion begriffener oder versetzter Muskel von einer neuen Kraft überwunden wird, welche seiner physiologischen Funktion entgegenwirkt. Das klassische Beispiel für die Muskelruptur durch übermäßige Kontraktion ist die Zerreißung des M. quadriceps, seiner Sehne oder des Lig. patellae propr., welche entsteht, wenn ein Mensch hintenüber zu fallen droht und sich nun plötzlich einen heftigen Ruck nach vorne geben will.

Bei subcutanen Rupturen anderer Muskel, wie des M. deltoideus, des Biceps brachii (dabei reißen entweder beide Bicepsköpfe oder häufiger nur einer von der Ursprungsstelle ab), des Triceps (bei Fall auf gebeugten Arm), der Adductoren (bei Reitern), der Wadenmuskeln, spielen ähnliche Traumen (das Heben zu großer Gewichte, Auffangen schwerer Gegenstände, Aufspringen) die Rolle.

Für gewöhnlich handelt es sich bei diesen Rupturen um gesunde Muskel. Um so leichter unterliegt aber den Zerreißungen die degenerierte Muskulatur, infolge von Alkoholabusus oder bei Infektionskrankheiten (Typhus, Scharlach, Pocken, Lues, Trichinose).

Der Muskel zerreißt entweder vollständig oder nur teilweise. Bei der vollständigen Muskelruptur ziehen sich die beiden Stümpfe zurück, so daß zwischen den distrahierten Muskelenden eine Lücke entsteht, die sich mit einem fluktuierendem Hämatom anfüllt und von zwei Muskelwülsten begrenzt ist.

Bei vollständiger Ruptur ist die Funktion des Muskels aufgehoben und man tastet zwischen dem wulstartig verdickten und distrahierten Muskelenden eine Lücke, an welcher Stelle auch das Hämatom bläulich unter der Haut durchschimmert. Bei Rupturen des M. biceps brachii kann es später zu Subluxation des Humeruskopfes nach vorn und innen kommen. Bei vollständigen Rupturen ist die Funktion nicht völlig aufgehoben.

Die *Diagnose* stützt sich auf den Verletzungsvorgang und auf die Angaben des Patienten, welcher im Moment der Verletzung einen plötzlichen Ruck und einen heftigen Schmerz verspürt. Der Patient selbst hat im Moment der Verletzung oft das deutliche Gefühl der Gewebsruptur.

An dem verletzten Muskel ist eine Gestaltsveränderung wahrzunehmen, welche je nach dem Ort der Kontinuitätstrennung verschieden ist. So zieht sich z. B. bei Ruptur des M. biceps brachii im unteren Gebiet das zentrale Muskelende nach oben, bei Ruptur im oberen Bereich das periphere Muskelende nach der Ellenbeuge zurück und bildet hier eine weiche Anschwellung. Ein ähnliches Verhalten wird auch bei den anderen Muskeln beobachtet.

Die *Behandlung der* subcutanen Muskelruptur ist zunächst eine konservative, weil man damit rechnen kann, daß sich in sehr vielen Fällen die Ruptur durch eine bindegewebige Muskelnarbe schließt. Man muß nur den Gliedmaßen eine solche Stellung geben, daß sich die getrennten Muskelquerschnitte einander nähern. Nur in Fällen mit einem größeren Funktionsausfall ist eine operative Freilegung der Rupturstelle angezeigt. Es werden die zurückgezogenen Muskelstümpfe aufgesucht und mit einigen Matratzennähten aus Catgut genäht, wobei die Wundflächen der Muskelstümpfe beim Zusammenziehen der Nähte genau aufeinander passen sollen. Die einfachen Knopfnähte schneiden leicht durch und sollen daher nicht angewendet werden. Damit die Muskelnaht nicht unter einer starken Spannung steht, müssen die Muskelansätze durch die entsprechende Stellung der benachbarten Gelenke einander genähert werden. Die Heilung der Muskelnaht dauert etwa 6 Wochen. In der Nachbehandlung wird durch aktive und passive Bewegungsübungen für eine Kräftigung der Muskulatur gesorgt.

b) Die offenen Verletzungen der Fascien und Muskeln.

Die offenen Verletzungen der Fascien und der Muskulatur können bei den verschiedensten Arten der Verletzung vorkommen, bei Schnitt-, Stich- und bei Quetschwunden. Diese Verletzungen unterliegen den gleichen Vorschriften der Wundbehandlung wie die übrigen Weichteilwunden.

Viele Verletzungen, besonders die mit schneidenden Instrumenten beigebrachten, können als aseptisch betrachtet und als solche durch eine primäre

Naht versorgt werden. Sind die Muskelenden zerrissen und gequetscht und die Wunde als solche aber frisch, dann wird durch eine primäre Wundrandexcision nach FRIEDRICH das gequetschte Muskel- und Fasciengewebe entfernt, und dann erst der Muskel und die Fascie genäht. Auch die Hautwunde wird in diesen Fällen vollständig zugenäht. Meist läßt sich noch eine Heilung per primam intentionem erzielen.

War die Muskelwunde stark beschmutzt, dann wird nach Reinigung und Spülung der Wunde mit antiseptischen Flüssigkeiten der Muskel und die Fascie genäht, die Hautwunde aber vorsichtshalber offen gelassen.

3. Die Verletzungen der Sehnen.

a) Die subcutanen Verletzungen.

Ähnlich wie die Muskeln können auch die Sehnen durch eine übermäßige Kontraktion des betreffenden Muskels entweder teilweise oder vollständig zerreißen. Die *Sehnenruptur* erfolgt selten in ihrer Kontinuität, sondern gewöhnlich beim Übergang zur Muskulatur oder an ihrer Knochenansatzstelle. Die Festigkeit der Sehnen ist im allgemeinen größer als die der anderen Weichteile; dies geht daraus hervor, daß nicht so selten ganze Glieder abgerissen werden, während die Sehnen der großen Gewalt noch standhalten (Abb. 2). Durch krankhafte Prozesse, wie Entzündungen (Gonorrhöe, Typhus, Scharlach, Lues, Tuberkulose) und fettige Degeneration büßen auch die Sehnen ähnlich wie die Muskeln an Widerstandsfähigkeit ein und können dann um so leichter einreißen.

Wie bei der Muskelruptur empfindet der Patient auch im Augenblick der Sehnenruptur einen plötzlichen Schmerz und ist nicht imstande weiter zu gehen oder den betreffenden Muskel in Bewegung zu setzen. Die Sehnenruptur kommt am häufigsten an der Quadricepssehne zustande besonders an ihrer Insertion an der Kniescheibe ferner am Lig. patellae propr. an seinem Ansatz an der Tibia, an der Achillessehne und an den Strecksehnen der Finger nahe ihrer peripheren Ansatzstellen am Nagelgliede, besonders häufig beim Schuhanziehen

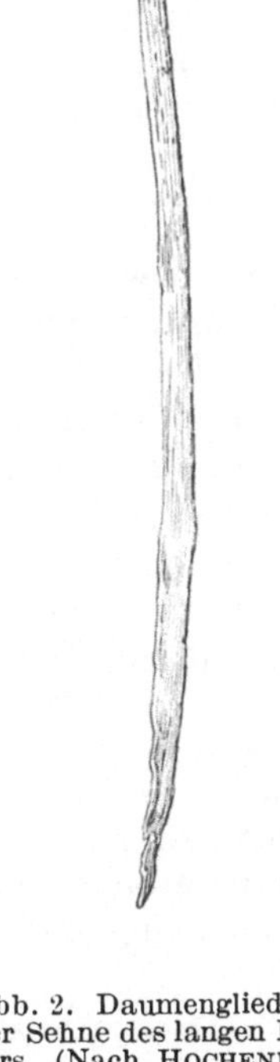

Abb. 2. Daumenglied mit der Sehne des langen Beugers. (Nach HOCHENEGG-PAYR: Lehrbuch der speziellen Chirurgie.)

und beim kräftigen Anstoßen der Finger. Bei Trommlern ist bereits öfter eine subcutane Zerreißung der Sehne des M. extensor pollicis longus der rechten Hand am distalen Rande des Lig. carpi trans. dorsale beobachtet worden (Trommlerlähmung), welche auf eine destruierende entzündliche Veränderung der Sehne zurückgeführt wird.

Bei Ruptur der Strecksehnen der Finger kann sich die zerrissene Sehne deshalb nicht zurückziehen, weil sie durch seitliche Stränge festgehalten wird. Zum Unterschied davon ziehen sich die zerrissenen Beugesehnen der Finger, welche zwar viel seltener zerreißen wie die Strecksehnen, wohl zurück und verursachen eine Verdickung in ihrem Verlauf.

Diagnose. Die vollständige Sehnenruptur ist zu erkennen an der Lücke zwischen den retrahierten Sehnenstümpfen am Knochen- oder am Muskelansatz der Sehne, an der Verlagerung des Muskelbauches, an dem Funktionsausfall der Sehne und an dem Übergewicht des Antagonisten. So ist z. B. aus dem

Verlust der Streckfähigkeit und aus der Beugekontraktur des Nagelgliedes die Diagnose einer Ruptur der Strecksehne des Fingers leicht zu stellen. Bei Zerreißung der Beugesehne des Fingers kann wieder das Nagelglied nicht gebeugt werden. Ein Übersehen der zerrissenen Achillessehne hat einen Pes planus traumaticus zur Folge. Wenn das Lig. patellae propr. zerrissen ist, dann rückt die Patella etwas in die Höhe.

Behandlung. Die zerrissene Sehne soll nicht sich selbst überlassen werden, weil sich nur die Sehnenstümpfe noch mehr zurückziehen und wenn sich auch die Rupturstelle durch eine bindegewebige Brücke wieder hergestellt hat, bleibt doch eine Verlängerung der Sehne zurück, welche für die Funktion nachteilig ist. Aus diesen Gründen soll jede zerrissene Sehne genäht werden (s. nächsten Abschnitt).

Eine Ausnahme davon machen die Rupturen der Streckaponeurose der Fingerstrecker, welche durch eine Schienung in Streckstellung zuweilen noch nach Monaten einen befriedigenden Erfolg bieten, wenn bei der Zerreißung noch seitliche Fasern erhalten geblieben sind.

b) Die offenen Verletzungen.

Von diesen Verletzungen, welche sich meist an Schnitt- und Stichwunden, sowie an stumpfe Gewalten anschließen, werden am häufigsten die Sehnen der Hand, des Vorderarmes und des Fußes betroffen.

Entweder sind die Sehnen allein verletzt oder bei schweren Verletzungen finden sich außerdem noch andere Weichteil- und Knochenverletzungen.

Auf eine Sehnendurchtrennung kann schon aus der anatomischen Lage der Hautverletzung und aus dem Funktionsausfall geschlossen werden; aus dem erhaltenen Tastgefühl kann eine Nervenverletzung ausgeschlossen werden, welche ja ebenfalls mit Störungen in der Funktion der Muskulatur einhergeht. Gilt die Wunde praktisch als aseptisch (bei frischen Schnittwunden), dann soll sofort die Naht der durchschnittenen Sehne vorgenommen werden, weil dadurch die Gewähr primärer Heilung größer und auch der funktionelle Erfolg besser ist. Ist jedoch die Wunde infiziert, dann soll man die Verletzung per secundam intentionem heilen lassen und die Sehnennaht erst später nach völliger Wundheilung und bei aseptischen Verhältnissen vornehmen.

Die operative Behandlung der Sehnenverletzungen.

a) *Die Sehnennaht.*

Die Operation soll in Esmarchscher *Blutleere* ausgeführt werden, um eine gute Übersicht zu haben, da je länger die Operation dauert die Gefahr der Infektion desto größer ist. Die meisten Sehnennähte lassen sich in örtlicher Anästhesie vornehmen, nur ausnahmsweise wird sich eine allgemeine Narkose empfehlen.

Das Auffinden der Sehnenstümpfe kann oft Schwierigkeiten bereiten. Das trifft besonders für den zentralen Stumpf zu, welcher sich oft ziemlich weit zurückzieht. Um das zentrale Sehnenende aufzufinden, empfiehlt es sich den betreffenden Gliedabschnitt (z. B. den Vorderarm) nach der Peripherie mit festem Druck auf die entsprechenden Muskeln und Sehnen auszustreichen, oder man wickelt bei Operation am Vorderarm den Arm von oben nach unten fest ein. Sind die Beugesehnen des Vorderarmes verletzt, dann hilft auch eine starke Überstreckung im Handgelenk oder der Finger. Mit Hilfe dieser Kunstgriffe gelingt es häufig, daß das zentrale Sehnenende zum Vorschein kommt und gefaßt werden kann.

Kommt man aber auf diese Weise doch nicht weiter, dann wird von der Weichteilschnittwunde ein Längsschnitt angelegt und der zentrale Stumpf der Sehne frei präpariert. Zu diesem Zwecke müssen auch oft die Sehnenscheiden zentralwärts gespalten werden. Es ist zweckmäßig die Sehnenscheide seitlich zu spalten, damit die Wunde der Sehnenscheide nicht in eine Ebene mit der Hautwunde zusammenfällt. Die gefundenen Sehnenstümpfe sollen sofort mit einem feinen Seidenfaden angeschlungen werden, damit sie sich nicht wieder zurückziehen. Hat man es mit mehrfachen Sehnendurchtrennungen zu tun, wie an der Vorderfläche des Vorderarms nahe dem Handgelenk, dann muß man erst alle Stümpfe gefaßt haben und feststellen, welche von den Sehnenstümpfen

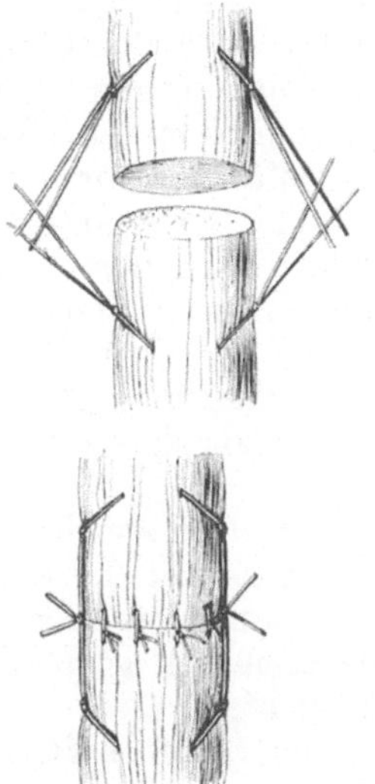

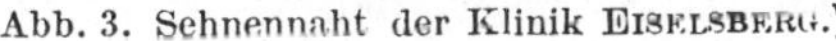

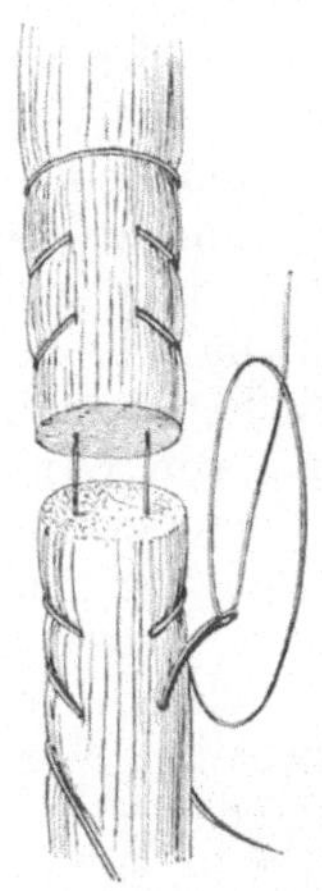

Abb. 3. Sehnennaht der Klinik Eiselsberg.   Abb. 4. Sehnennaht nach v. Frisch.

zusammengehören; die mit Sicherheit als zusammengehörig erkannten Sehnenenden werden dann je an einem Seidenfaden angeschlungen, die beiden Fäden mit einem Schieber zusammengehalten und zur Seite gelegt. Erst nachdem man sich Klarheit über die richtige Vereinigung verschafft hat, werden die einzelnen Sehnen genäht.

Es ist bereits eine große Zahl von Methoden zur Sehnennaht empfohlen worden. Die Hauptforderung, die wir an die Sehnennaht zu stellen haben, besteht in ihrer Einfachheit und Festigkeit und daß sie sich ohne Assistenz ausführen läßt. Diese Eigenschaft besitzt die von v. Eiselsberg vorgeschlagene Methode der Sehnennaht, welche darin besteht, daß an jedem Sehnenende zwei Knopfnähte in $^1/_2$ cm Entfernung von der Durchtrennungsstelle der Sehne angelegt werden. Diese beiden Knopfnähte, welche an den gegenüberliegenden Rändern der Sehne sitzen, durchsetzen die Sehne quer zu ihrer Längsfaserung, so daß sie nicht leicht durchschneiden können, wie es der Fall ist, wenn die Nähte in der Längsfaserung der Sehne angelegt werden (Abb. 3). Die an dem gleichen Rand der Sehnenstümpfe angelegten Knopfnähte werden dann miteinander geknüpft. An der übrigen Circumferenz der Sehnen werden zum Schluß noch einige Verstärkungsnähte in der Längsrichtung der Sehne angelegt, deren Zahl je nach dem Umfange der Sehne wechselt.

Eine ebenfalls sehr zweckmäßige Methode der Sehnennaht ist von v. Frisch angegeben worden (Abb. 4). Mit diesen einfachen Methoden findet man in allen

Fällen sein Auslangen, so daß das Eingehen auf die übrigen Verfahren sich erübrigt.

Die bei den Quetschwunden oft angetroffenen zerfetzten Sehnenenden müssen vor dem Anlegen der Naht abgetragen werden, bis glatte Schnittflächen entstehen, weil die gequetschten Sehnenenden leicht der Nekrose verfallen. Ist die Sehnennaht beendet, dann wird nach Möglichkeit auch die Sehnenscheide durch einige Nähte genäht und dann auch die Hautwunde, je nachdem ob es sich um eine frische und nicht infizierte, oder um eine alte oder infizierte Wunde handelt, in dem ersten Fall dicht, in dem zweiten nur mit einigen Nähten geschlossen oder ganz offen gelassen.

β) *Die Sehnenplastik.*

Sind Teile der Sehne durch Verletzung selbst oder durch nachfolgende Nekrose verloren gegangen, so daß die Wiedervereinigung der Sehnenstümpfe auf Schwierigkeiten stößt oder unmöglich wird, dann muß man zur Verlängerung der Sehne greifen oder den Sehnendefekt ersetzen, wofür eine durch freie Sehnentransplantation nach NICOLADONI weniger wichtige Sehne des M. palmaris longus des langen Zehenstreckers genommen wird. Nach dem Vorschlag von KIRSCHNER kann der Sehnendefekt auch durch einen gedoppelten Streifen aus der Fascia lata ersetzt werden. Waren die Sehnenstümpfe dünn und aufgefasert, so daß die Sehnennaht nur mit Schwierigkeiten sich ausführen ließ, dann wird die Sehnennaht ebenfalls durch eine frei transplantierte Fascie nach dem Vorschlag von KIRSCHNER umhüllt.

Um eine Sehne zu verlängern, werden von einem oder von beiden Sehnenenden Läppchen abgespalten, welche durch einen Stiel mit der Sehne in Verbindung bleiben. Durch Umschlagen dieser Läppchen nach abwärts, bzw. nach aufwärts, je nachdem von welchem Stumpf das Läppchen genommen wurde, wird die notwendige Verlängerung der Sehne erreicht.

Andere einfache Methoden der Sehnenverlängerung bestehen darin, daß nach dem Vorschlag von BAYER die Sehne zunächst durch einen Längsschnitt in zwei Hälften gespalten wird; die beiden Hälften der Sehne werden die eine oben, die andere unten, quer durchtrennt und die Enden vernäht oder man legt an beiden Rändern der Sehne eine Anzahl seitlicher Einschnitte und dehnt die Sehne gewaltsam.

Nachbehandlung. Nach der Operation muß ein Verband angelegt werden, der dem Glied jene Stellung gibt, in welcher die Sehnennaht möglichst entspannt ist. Die Heilung der Sehnennaht dauert im allgemeinen bis drei Wochen; genau so lange muß auch die Operationsstelle mit einer Schiene ruhig gestellt werden. In der Nachbehandlung sorgen fleißige Übungen und Massage, mit denen nach Möglichkeit frühzeitig begonnen werden muß, sowie heiße Bäder für die baldige Wiederkehr der normalen Muskelfunktion.

Die Prognose der Sehnennaht ist in jenen Fällen eine gute, in denen es zu einer ungestörten Heilung kommt. Bei bestehender Wundeiterung müssen die Hautnähte wieder entfernt werden. Dabei geht in manchen Fällen auch die Sehnennaht infolge Nekrose der Sehnenstümpfe auf. Erst nachdem die Wundeiterung bekämpft und die Wunde durch mehrere Wochen wieder geschlossen ist, kann an eine operative Freilegung der mittlerweile auseinander gewichenen Sehnenstümpfe und an eine sekundäre Sehnennaht gedacht werden, welche wesentlich größere Schwierigkeiten bietet als die primäre Naht, weil die Sehnenstümpfe meist eingerollt und in einer Narbe eingewachsen sind.

Die Prognose der Sehnennaht ist verschieden, je nachdem es sich um eine Streck- oder Beugesehne handelt. Im allgemeinen hat die Sehnennaht der Strecksehne eine weit bessere Prognose als die der Beugesehne.

c) Die Luxation der Sehnen.

Diese an sich seltene Verletzung kommt am häufigsten an den Sehnen der M. peronei und am Tractus cristofemoralis, einem Teil des MAISSIATschen Streifens am Oberschenkel vor. Bei einer plötzlichen starken Kontraktion der M. peronei oder der Wadenmuskulatur oder beim Umknicken des Fußes nach außen, reißen die Retinacula, welche die Sehnen in ihrer Rinne hinter dem äußeren Knöchel festhalten durch, so daß die Sehnen aus der Rinne herausspringen und schräg über den äußeren Knöchel verlaufen. Die Patienten können mit dieser Verletzung nicht weiter gehen.

Es können auch Fälle von habitueller Luxation vorkommen, wobei sich die Patienten die Sehne selbst in die richtige Lage hineindrücken, das Gehen bleibt aber unsicher.

Die *Behandlung* besteht in frischen Fällen in Naht des Retinaculum, in alten Fällen wird von der Fibula ein Knochenperiostlappen heruntergeklappt oder durch einen freien Fascienlappen ein neuer Kanal für die Sehnen gebildet.

Die Luxation der Tractus cristofemoralis, welche klinisch das Bild der *schnappenden Hüfte* zur Folge hat, kann von manchen Leuten willkürlich hervorgerufen werden. Auch habituelle Luxationen werden nicht so selten beobachtet. Als Ursache der schnappenden Hüfte werden krankhafte Veränderungen des MAISSIATschen Streifens angesehen, Schleimbeutelaffektion und Lähmung des M. glut. max.

4. Die Verletzungen der Schleimbeutel.

Die Verletzungen der Schleimbeutel kommen am häufigsten an der Bursa olecrani, praepatellaris und bicipitoradialis zwischen dem Ansatz des Biceps und der Tuberositas radii vor.

Die Verletzungen führen entweder zu Hämatomen oder bei Infektionen nach offenen Verletzungen zu Infektionen des Schleimbeutels.

Die Hämatome bilden pralle, fluktuierende, schmerzhafte Anschwellungen, die sich auf die Bursa beschränken und durch Kompressionsverband oder nach Punktion bald zurückgehen.

Bei Infektionen greift der Prozeß von der Bursa auf die Umgebung über, so daß eine ausgiebige Spaltung des Schleimbeutels notwendig ist.

Steht die infizierte offene Verletzung der Bursa olecrani bei gleichzeitiger Fraktur des Olecranon mit dem Gelenk in Verbindung, dann kann es leicht zur Infektion des Ellbogengelenkes mit ihren unangenehmen Folgen für die Gelenksfunktion kommen.

In diesen Fällen sorgt die breite Incision der Bursa für einen reichlichen Abfluß und außerdem soll die Ruhigstellung des Gelenkes der Gelenkinfektion entgegenarbeiten.

Bei wiederholten leichteren Traumen, entsteht die chronische Bursitis, wie die Bursitis praepatellaris, das *Hygroma olecrani*.

Die Verletzung der tiefer liegenden Bursa bicipitoradialis kommt seltener vor. Mitunter können bei starker Anspannung des Biceps Blutungen in den Schleimbeutel erfolgen, zu einem schmerzhaften Hämatom Anlaß geben und die Pro- und Supination behindern.

5. Die Schußverletzungen der Weichteile der Extremitäten.

In Friedenszeiten haben wir es meist mit Schrot-, Revolver- oder Pistolenschüssen, im Kriege fast ausschließlich mit Gewehr-, Kugel- und Artillerieschüssen zu tun. Im Bewegungskrieg sind es meist die unteren Extremitäten, im Stellungskrieg die oberen, welche von Schußverletzungen betroffen werden.

Wenn die *Schrotschüsse* nicht aus unmittelbarer Nähe abgegeben sind, dann wird meistens keine große Verletzung verursacht. Es findet sich in der Haut eine große Anzahl von kleinen rundlichen Einschüssen, der Ausschuß fehlt. Diese kleinen Fremdkörper verursachen selten dauernde Beschwerden, so daß sie für gewöhnlich im Körper zurückgelassen werden können.

Die *Pistolen-* und *Revolverschüsse* verhalten sich nach der Durchschlagskraft verschieden. Da die Anfangsgeschwindigkeit bei diesen aus Weichblei bestehenden Kugeln im allgemeinen gering ist, weichen häufig die Gefäße und Nerven aus. Der Einschuß wie der Ausschuß sind gewöhnlich rund, der Schußkanal eng.

Die *modernen Mantelgeschosse* besitzen eine so große Durchschlagskraft, daß sie sehr selten im Körper stecken bleiben, außer wenn sie aus großer Entfernung kommen. Der Einschuß ist gewöhnlich klein und rund, der Ausschuß ist etwas größer, der Schußkanal meist eng, denn das Geschoß durchsetzt die Weichteile glatt und in gerader Richtung. Es finden sich nur selten Gefäß- und Nervenverletzungen, außer es handelt sich um Schußfrakturen, bei denen die Knochensplitter verletzend wirken. Eine Sprengwirkung fehlt hier. Dieser begegnen wir um so mehr bei den Nahschüssen, bei welchen der Einschuß größer und der Ausschuß unregelmäßig gestaltete Wundverhältnisse zeigt.

War die Gewehrmündung weniger als 20 cm von der Haut entfernt, dann ist die Haut in der Umgebung des Einschusses mit Pulver geschwärzt.

Ganz ausgedehnte Weichteilverletzungen mit großen Ein- und Ausschüssen werden durch *Hohlspitzen-* und *Teilmantelgeschosse* herbeigeführt. Die *Streifschüsse* hinterlassen rinnenförmige, die *Querschläger* unregelmäßig zerfetzte Wunden.

Die *Granatsplitterverletzungen* zeichnen sich ebenfalls durch zerfetzte Ein- und Ausschüsse aus; in der Wunde finden sich vielfach Fremdkörper, wie Granatsplitter, Kleiderfetzen, Steinfragmente und Erde. Bei allen diesen ausgedehnten Weichteilverletzungen finden sich Verletzungen der Sehnen, der Knochen und auch der Gefäße.

Behandlung. Beim Schrotschuß werden die zahlreichen Einschüsse mit aseptischem Verband verbunden. In den meisten Fällen kommt es zu einer reaktionslosen Heilung. Im Gegensatz dazu haben die aus unmittelbarer Nähe abgefeuerten Schrotschüsse schwere Weichteilverletzungen zur Folge, es kann dabei zu ausgedehnten Zerreißungen und Zertrümmerungen der Weichteile kommen. Die Gefahr des Gasbrandes ist sehr groß. Bei Versorgung einer solchen Verletzung ist es von Wichtigkeit das zerstörte Gewebe zu entfernen und die ganze Wunde breit offen zu halten, ähnlich wie es bei den weiter unten zu besprechenden Granatverletzungen der Fall ist.

Bei jeder Schußverletzung darf außerdem auf die prophylaktische Seruminjektion von 20 Tetanusantitoxineinheiten nicht vergessen werden, weil die Gefahr der Tetanusinfektion sehr groß ist. Dies trifft besonders für Verletzungen mit den sog. Übungspatronen zu, weil die Pappepfropfen in etwa 50% der Fälle Tetanusbacillen enthalten.

Sitzt der *Pistolen-* oder *Revolverschuß* im Bereiche der behaarten Hautstelle, dann wird zuerst die Stelle rasiert, die Umgebung der Einschuß- und Ausschußöffnung mit Jodbenzin gereinigt und dann ein aseptischer Verband angelegt. Man unterlasse jedes unnötige Bearbeiten an der Wunde selbst.

Die Verletzungen durch *Gewehrschüsse* aus mittlerer und großer Entfernung können im allgemeinen als praktisch aseptisch angesehen und als solche nur mit einem aseptischen Verband versorgt werden.

Die *Nahschüsse aus Gewehren* und insbesondere die *Granatverletzungen* müssen als infiziert gelten. Das zerquetschte, zertrümmerte und lebensunfähige Gewebe bietet der Infektion einen sehr guten Nährboden. Aus diesem Grunde muß die Behandlung bei allen Schußverletzungen mit ungünstigen Wundverhältnissen radikaler und aktiver vorgehen.

Die Versorgung dieser Verletzungen besteht in einer breiten Spaltung des Ein- und Ausschusses in einer Spaltung des Schußkanales und in Ausräumung aller Fremdkörper und Gewebstrümmer. Es soll nur lebensfähiges Gewebe in der Wunde zurückbleiben. Außerdem kann die Wundhöhle mit antiseptischen Flüssigkeiten ausgespült werden (Wasserstoffsuperoxyd, PREGL, CARREL, DAKINsche, Hypophosphitlösung). Die Wunde darf nach dieser Versorgung nicht geschlossen werden, sondern bleibt offen und es werden an den abhängigen Stellen Drainröhrchen eingelegt, welche den Abfluß der Wundsekrete besorgen sollen. Diese offene Wundbehandlung der infizierten Schußverletzungen wurde mit der zunehmenden Kriegserfahrung immer mehr und mehr angewendet. Die Gliedmaße muß nach der Operation durch Schienen ruhig gestellt werden.

Diese breite Spaltung und Eröffnung aller Buchten und Taschen einer zerfetzten Wundhöhle stellt gleichzeitig auch die beste Prophylaxe gegen die *Gasbrandinfektion* dar, welche im Kriege besonders häufig nach den Artillerieverletzungen zur Beobachtung kam. Die Urteile über die Wirksamkeit des Gasbrandserums, welches in der letzten Zeit, ähnlich wie das Tetanusserum prophylaktisch bei zerfetzten Schußverletzungen gegeben wird, sind noch geteilt.

Die Nachbehandlung der Schußverletzungen besteht ähnlich wie bei anderen Verletzungen in frühzeitigen aktiven und passiven Bewegungsübungen, welche durch warme Bäder unterstützt werden. Nach vollkommener Verheilung der Schußwunde bleibt je nach der Ausdehnung der primären Zerstörung des Gewebes (Muskel, Sehnen, Nerven, Knochen, Gelenke) ein geringerer oder größerer Ausfall der Funktion der betreffenden Glieder zurück; es ergeben sich dann oft recht schwierige Aufgaben, um die Funktionsdefekte wenigstens nur teilweise zu ersetzen.

Es sei hier vor einem Instrument besonders gewarnt, nämlich vor der Sonde, welches in früherer Zeit bei der Untersuchung der Schußverletzungen häufig verwendet wurde und welches häufig die Ursache von unliebsamen und gefährlichen Komplikationen war. Es muß heute als ein Kunstfehler gelten, wenn man sich mit Hilfe einer Sonde über den Sitz des Projektils und über den Verlauf des Schußkanals orientieren will. Da mit der Sonde nur Keime von der Hautoberfläche in die Tiefe übertragen werden, muß sie als Träger von Infektionskeimen angesehen werden.

Die Entfernung der Projektile, und zwar nicht nur der *Gewehr-*, sondern auch der *Schrapnellkugeln* muß nicht gleich nach der Verletzung vorgenommen werden, sie ist im Gegenteil für den Patienten oft schädlich. Auch jedes längere Herumsuchen nach Projektilen bei der ersten Wundrevision ist für den Patienten gefährlich und muß heute als ein Kunstfehler bezeichnet werden, die Erfahrungen lehren, daß das Verbleiben des Projektils im Körper meist völlig gleichgültig ist. Das Projektil kapselt sich für gewöhnlich bindegewebig ab und stört nicht weiter. Wenn auf Grund einer Röntgenaufnahme angenommen werden kann, daß das Geschoß nicht in unmittelbarer Nähe eines Hauptgefäßes liegt, so daß die Gefahr der Gefäßarrosion nicht besteht, und der Patient auch über keine Neuralgie klagt (als Ausdruck der Nervenreizung) dann kann das Projektil zunächst sich selbst überlassen werden. Sollte aber der Patient später doch über Beschwerden klagen, welche sich durch die Anwesenheit des Projektils erklären lassen, dann ist die Extraktion des Projektils berechtigt. Außerdem kann die Operation zu dieser Zeit, nachdem die Schußwunde bereits verheilt ist, unter wesentlich geringeren Gefahren für den Patienten ausgeführt werden. Der Steckschuß kann bei der ersten Wundversorgung nur dann ohne Gefahr für den Patienten entfernt werden, wenn das Projektil ganz oberflächlich in der Wunde zu tasten ist.

Die reichen Erfahrungen des Weltkrieges haben für die Weichteilschüsse der einzelnen Abschnitte der Extremitäten auf gewisse Besonderheiten aufmerksam gemacht. Die glatten Weichteilschüsse des Schultergürtels sind meistens

Steckschüsse, deren Behandlung in einem Ruheverband (Mitella) und in einem aseptischen Wundverband besteht. Diese Fälle heilen auch im ganzen mit nur geringen oder keinen Funktionsstörungen aus. In infizierten Fällen bzw. nach Granatverletzungen kann es sehr leicht zu Senkungen des Eiters unter den tiefen Muskellagen des Rückens, in die Fossa subscapularis und axillaris oder nach dem Oberarm hin kommen. Auch am Oberarm nehmen die Mehrzahl der Schußverletzungen einen harmlosen Verlauf an. Am Vorderarm sind reine Weichteilschüsse eine große Seltenheit, hier sind sehr häufig auch die Knochen mitverletzt. Die Prognose der Vorderarmschüsse ist, neben dem Ausfall oft ganzer Muskel und Sehnenteile, wegen der häufigen Mitverletzung der Nerven mit einer gewissen Vorsicht zu stellen, wenn man bedenkt, daß die Nervennaht und besonders die des N. ulnaris sehr selten günstige Erfolge zeigt.

Eine besondere Aufmerksamkeit verdienen die Weichteilschüsse im oberen Drittel des Vorderarmes, die mit starken Hämatomen infolge der Gefäßzerreißungen (der Art. radialis und ulnaris) einhergehen. Diese Fälle zwingen nicht selten zum operativen Eingriff, welcher darin besteht, daß das Hämatom ausgeräumt und die zerrissenen Gefäße unterbunden werden müssen. Diese Fälle sind es aber auch, welche zu einer sekundären Infektion sehr neigen, indem das Hämatom vereitert und zu phlegmonösen Entzündungsprozessen mit septischen Nachblutungen führt. Die Weichteilschüsse des Oberschenkels nehmen unter den Schußverletzungen der Gliedmaßen wegen der großen Trefffläche des Oberschenkels den ersten Platz ein.

Ganz kurz sei auf den *segmentären Gefäßkrampf* hingewiesen, welcher in Fällen beobachtet wird, in denen es zwar zu keinerlei Gefäßverletzungen gekommen ist, welcher jedoch einen solchen Grad annehmen kann, daß der periphere Puls fehlen und daß klinisch das Bild der drohenden Gangrän vorliegen kann. Dieser Krampf wurde in Fällen gesehen, in denen es sich um ein Trauma in der nächsten Nachbarschaft der Gefäße handelte. Nach Küttner ist der Krampf rein myogener Natur. Die Behandlung besteht in Massage und Kochsalzirrigation des freigelegten Gefäßes.

6. Die Fremdkörperoperation.

Wie bereits bei der Versorgung der Verletzungen erwähnt wurde, sollen die Fremdkörper, welche zu einer groben Verunreinigung der Wunde führen, wie Straßenschmutz, Erde, Steinfragmente, Holzsplitter und Kleiderfetzen gleich bei der ersten Wundversorgung entfernt werden, um die Infektionsmöglichkeit der Wunde herabzusetzen oder zu beseitigen. Ganz besonders gilt diese Forderung für die Holzsplitter, deren Anwesenheit den Körper in die größte Gefahr des Wundstarrkrampfes setzt. Zur Entfernung eines unter dem Nagel sichtbaren Holzsplitters muß häufig der freie Nagelrand gekürzt werden. Ganz anders verhalten sich glatte Metallfremdkörper, wie Nadeln, Nadelbruchstücke, Stahlstücke und Geschosse, welche meist aseptisch einheilen, so daß ihre primäre Entfernung selten angezeigt ist, nur wenn sie durch Druck auf einen Nerv oder bei Bewegungen Beschwerden verursachen, oder durch ihre Lage stören, wie Nadeln, welche in der Greiffläche der Hand liegen (sehr häufig bei Näherinnen und Dienstboten beobachtet) muß ihre Entfernung gefordert werden. Auch die Nähe großer Gefäße verlangt die baldige Entfernung des Fremdkörpers. Hat der Fremdkörper zur Infektion oder zur Fistel Anlaß gegeben, dann muß er ebenfalls entfernt werden. Besteht der Fremdkörper aus Arsen oder Blei, dann ist seine baldige Entfernung wegen der Gefahr der chronischen Arsen- oder Bleivergiftung angezeigt. Auch wandernde Fremdkörper (besonders bei Nadeln beobachtet) sollen entfernt werden. Daß man zur Feststellung der

Fremdkörper, in erster Linie der Geschosse, die Wunden und Schußkanäle nicht sondieren darf, ist schon bei der Besprechung der Schußverletzungen erwähnt und als Kunstfehler erklärt worden.

Das Auffinden der Metallfremdkörper hat durch das *Röntgenverfahren* eine wesentliche Förderung erfahren. Zur genauen Bestimmung der Lage des Fremdkörpers werden entweder zwei Röntgenaufnahmen in zwei senkrecht zueinander stehenden Ebenen gemacht oder noch besser mit Hilfe des Röntgenschirmes die betreffende Stelle am Röntgentisch, welcher mit der Untertischvorrichtung (Krystoskop) versehen ist, durchleuchtet und die Lage des Fremdkörpers bzw. die Stelle seiner kürzesten Entfernung von der Körperoberfläche bestimmt. Nach Feststellung der dem Fremdkörper nächstgelegenen Hautstelle, wird daselbst in örtlicher Betäubung eine Hautincision angelegt und von hier aus mittels Pinzetten und Kornzangen der Fremdkörper aus den Weichteilen entfernt. Oft macht die Extraktion trotz genauer vorheriger Lokalisation große Schwierigkeiten und man ist gezwungen, während der Operation einige Male die Kontrolle mit Hilfe der Röntgendurchleuchtung in Anspruch zu nehmen, um sich über die gegenseitige Lage des Fremdkörpers und des extrahierenden Instrumentes zu überzeugen. Aus diesem Grund ist es wärmstens zu empfehlen, sich unter keinen Umständen auf eine Fremdkörperentfernung einzulassen, wenn man nicht in der Lage ist, sich auch während der Operation durch Röntgendurchleuchtung über die Lage des Fremdkörpers Klarheit zu verschaffen, denn eine Röntgenaufnahme allein ist in sehr vielen Fällen nicht genügend. Es trifft dies ganz besonders für Fälle zu, in denen es sich um ein abgebrochenes und im Finger oder in der Hohlhand stecken gebliebenes Nadelfragment handelt. Ohne einen Röntgenapparat zu besitzen, soll man nur dann an die Entfernung des Fremdkörpers herangehen, wenn dieser entweder offen in der Wunde sichtbar oder unter der Haut deutlich tastbar ist, wolle man nicht trotz eines langen und mühsamen Herumsuchens zum Schluß doch die Operation erfolglos abbrechen. Es sei nur kurz darauf hingewiesen, daß auch Glassplitter, welche aus einem sehr bleihaltigen Glas bestehen oder Holzsplitter, wenn sie mit Metallstaub verunreinigt sind, bei der Röntgendurchleuchtung einen deutlichen Schatten geben und ihre Entfernung dadurch erleichtern können.

II. Die Erkrankungen der Extremitätenweichteile.

A. Die akuten Entzündungen der Weichteile.

1. Erysipel und Erysipeloid
2. Furunkel und Karbunkel
3. Subcutaner Absceß

siehe Abschnitt: *„Allgemeine Chirurgie"*.

4. Panaritium.

Unter Panaritium (Fingerwurm)[1] sind akut entzündliche und phlegmonöse Prozesse an den Fingern und den Zehen zu verstehen. Diese Krankheitsprozesse werden wegen ihrer eigentümlichen Erscheinungsform von den Phlegmonen des übrigen Körpers getrennt behandelt.

Das überaus häufige Befallenwerden der Finger von den Eiterungen hängt mit ihrer relativ großen Angriffsoberfläche zusammen, welche den verschiedensten,

---

[1] Die Bezeichnung „Fingerwurm" stammt von den schweren Fällen des Sehnenscheiden-Panaritiums ab, bei welchen die sich abstoßende Sehne in der Wunde sichtbar ist und einem Wurm ähnlich sieht.

mechanischen, chemischen und thermischen Einflüssen im großen Ausmaße ausgesetzt sind. In vielen Fällen sind die Verletzungen, welche als Infektionspforte und Quelle anzusprechen sind, schon vollständig geheilt und nicht mehr sichtbar, wenn das Panaritium zur Behandlung kommt.

Die Häufigkeit der Eiterungen an den Fingern und Zehen wird ferner durch die anatomische Eigentümlichkeit der Faserzugrichtung des Unterhautgewebes erklärt, welche senkrecht von der Haut in die Tiefe zieht und dort auf die parallel der Oberfläche angeordneten Spalträume der Sehnenscheide stößt.

Von den Erregern spielen beim Panaritium die Staphylo- und Streptokokken die größte Rolle. Im allgemeinen zeichnen sich die Streptokokkeninfektionen durch besondere Bösartigkeit aus. Sie erzeugen eine trüb seröse Exsudation, während Staphylokokkenprozesse durch Bildung echten Eiters charakterisiert sind. Außer den gewöhnlichen Eiterungen können sich auch noch andere Keime (Diphtheriebacillen, Gonokokken, Bacterium coli, Pyocyaneus, Proteus) an der Infektion beteiligen.

Das Panaritium kommt bei allen Berufsschichten, Altersklassen und bei beiden Geschlechtern vor. Die kältere Jahreszeit hat mehr Panaritien aufzuweisen, als der Sommer, weil sie die Bildung von Hautrissen und Schrunden begünstigt. Von den Berufen werden vom Panaritium besonders die Schlosser, die Mechaniker, Fleischer, Fischer, Kutscher, Schweizer, Hausmädchen, Köchinnen befallen. Besonders gefährdet ist auch der Arzt (Chirurgen, Gynäkologen, Anatomen) und das ärztliche Hilfspersonal (Hebammen, Schwestern, Pfleger).

Die Ursache, warum gerade das Panaritium der Ärzte einen ganz schweren Verlauf zu zeigen pflegt, dürfte in der durch Menschenpassage hochgezüchteten Virulenz der Erreger (besonders der Streptokokken) zu suchen sein. Diese Formen beginnen trotz der oft sehr geringen Verletzungen plötzlich mit Schüttelfrost, entwickeln sich ungeheuer schnell, so daß der Übergang vom einfachen Panaritium subcutaneum bis zur tiefen Phlegmone des Vorderarmes mit der Gefahr der Allgemeininfektion sich in relativ kurzer Zeit abspielt.

Je nach dem Sitz des Panaritiums und den Organen, welche dabei befallen sind, unterscheidet man nach dem Vorschlag von Härtel und zur Verth: *oberflächliche Panaritien, tiefe Panaritien der Finger* und *tiefe Panaritien der Hand.* Zu den oberflächlichen Panaritien gehören das *Hautpanaritium,* das *Unterhautpanaritium,* das *Nagelpanaritium* und die *Schwielenphlegmonen;* zu den tiefen Panaritien das *Sehnenscheidenpanaritium,* das *Knochenpanaritium* und das *Gelenkpanaritium.* Unter *tiefem Panaritium* der Hand ist die *Sehnensackphlegmone* und die *Phlegmone der Hohlhandfascienräume* zu verstehen.

a) Die oberflächlichen Panaritien.

α) *Hautpanaritium (Panaritium cutaneum).*

Das Hautpanaritium hat die Form einer Blase; durch ein trübseröses Exsudat wird die Epidermis von der Unterhaut abgehoben. Das Panaritium cutaneum findet sich bei unreinlichen Leuten, die an anderen Eiterungen leiden und mit dem Eiter ihre Hände verunreinigen. Die Behandlung besteht in Eröffnung der Blase; das Sekret der Blase wird entfernt und die Stelle mit Jodtinktur bepinselt oder mit Bleiwasserumschlag feucht verbunden.

β) *Panaritium subcutaneum.*

Diese Form gehört zu den häufigsten Erkrankungen. Der Beginn derselben setzt mit einer umschriebenen Schmerzhaftigkeit ein, meist an der Fingerbeugeseite, sei es des Nagelgliedes oder des Mittelgliedes. Entsprechend der schmerzhaften Stelle, an welcher ein deutlich klopfender Schmerz empfunden wird, zeigt sich eine geringe Schwellung, während im weiteren Verlauf, vor allem an der Streckseite des Fingers, ein deutliches Ödem auftritt, weil hier das Gewebe nachgiebiger ist. Die viel stärkere Ausbreitung des Ödems an der dorsalen Fläche des Fingers oder am Handrücken im Vergleich zu der volaren Fläche des Fingers oder der Hohlhand kann unter Umständen leicht zur falschen Lokalisierung des Eiterherdes führen und den Entzündungsprozeß anstatt an der Beugeseite des Fingers oder in der Hohlhand auf der Streckseite des Fingers bzw. auf dem Handrücken vermuten lassen.

Die Anordnung der Bindegewebszüge an der Beugefläche der Finger, welche senkrecht in die Tiefe ziehen, verhindert hier die flächenhafte Ausbreitung der Entzündung und begünstigen das Vordringen der Infektion in die Tiefe.

Die heftigen Schmerzen sind durch den Reichtum der Fingerbeugeseite an sensiblen Nerven und durch die Straffheit des Unterhautzellgewebes ausgelöst. Es besteht meist eine höhere Temperatur. Wird der Prozeß sich selbst überlassen, so kann er entweder im günstigen Falle die Haut durchbrechen und der Eiter sich nach außen entleeren, oder wenn dem Eiter der Durchbruch nach außen nicht gelingt, so kann der Herd in die Tiefe weiter vordringen und die Sehnenscheide, das Gelenk oder den Knochen befallen. Es handelt sich also beim Panaritium subcutaneum um eine Phlegmone der Fingerbeugeseite.

Die **Diagnose** stützt sich auf Klagen über spontane Schmerzen und auf den Druckschmerz an einer umschriebenen Stelle, auf die Ruhigstellung der benachbarten Gelenke, sowie auf die Schmerzhaftigkeit jeder passiven Bewegung dieser Gelenke. In der Umgebung des Herdes findet sich eine leichte Schwellung und Rötung der Haut.

Behandlung. Bei den beginnenden Panaritien sollen zunächst die konservativen Maßnahmen versucht werden, weil eine große Zahl der Fälle auf diese Weise noch heilen können. Zu empfehlen sind recht warme, 3—4 Stunden anhaltende Handbäder, ferner die passive Hyperämie in Form der BIERschen Stauung, welche täglich durch mehrere Stunden wirken soll.

Zu diesem Zwecke wird die Stauungsbinde entweder am Oberarm, oder in Form eines schmalen Gummiringes an der Fingerwurzel angelegt; die Stauung bleibt 20—22 Stunden liegen und wird auf 2—4 Stunden abgenommen. Der Puls in der Arteria radialis muß tastbar sein; das beste Zeichen, daß die Binde richtig angelegt ist und der Arm nicht zu fest abgeschnürt, ist die bald nach dem Anlegen der Binde eintretende Schmerzlosigkeit. Ähnlich wirkt auch die Heißluftbehandlung. Patienten, bei denen die Stauungsbehandlung angewendet wird, sollen dauernd im Auge behalten werden.

Die von BIER angegebene Stauungsbehandlung geht von der Auffassung aus, daß die bei der Entzündung vorhandene Hyperämie als ein Reaktionsvorgang des Körpers zur Bekämpfung der eingedrungenen Mikroorganismen und ihrer Toxine aufzufassen ist, welcher durch die Stauungshyperämie gesteigert und unterstützt wird.

Auch Alkoholumschläge und graue Salbe sind hier von Erfolg begleitet.

Die Behandlung der bereits vorgeschrittenen Fälle besteht in der frühzeitigen Incision. Diese Regel hat für alle panaritiellen Erkrankungen die gleiche Geltung. Je früher und ausgiebiger dies gelingt, desto eher bleibt das Gewebe der Sieger und desto geringer ist auch der Untergang der Gewebe. Und trotzdem wird fast bei keiner anderen Erkrankung therapeutisch so viel gesündigt wie bei den Panaritien.

Bei der operativen Behandlung des Panaritiums muß zunächst dafür gesorgt werden, daß der Kranke bei dieser Operation liegt. Jeder Eingriff beim Panaritium darf nur unter *vollständiger Schmerzbetäubung* vorgenommen werden.

Ist die Schmerzbetäubung mangelhaft durchgeführt, dann läßt sich der Operateur durch die Unruhe des Kranken sehr oft dazu verleiten, die Operation früher abzubrechen, bevor noch der ganze Erkrankungsherd genügend freigelegt ist. Die daraus für den Kranken erwachsende Gefahr läßt für gewöhnlich nicht lange auf sich warten. Die Erkrankung schreitet weiter und erfordert baldige und wiederholte operative Eingriffe, welche mit einem weit größeren Opfer verbunden sind (Verlust ganzer Finger, der Hand) als dies nach der sachgemäß vorgenommenen ersten Operation zu sein pflegt.

Von den Methoden der *Schmerzbetäubung* kommt hier entweder die Umspritzung des Fingers mit $^1/_2\%$ Novocain-Suprareninlösung nach dem Vorschlag von Oberst-Braun an der Fingerwurzel und der Äther- oder Chloräthylrausch in Betracht. Die örtliche Betäubung durch Umspritzung der Fingerwurzel kann wohl nur dort angewendet werden, wo der Eiterherd weit weg von der Fingerwurzel liegt, also z. B. am Nagelgliede, während beim Sitz des Prozesses in der Nähe der Fingerwurzel die örtliche Schmerzstillung kontraindiziert ist, weil beim Injizieren der Novocainlösung auch das Infektionsmaterial zu leicht in die Umgebung übertragen werden könnte. In diesen Fällen ist die allgemeine Narkose vorzunehmen. Zur besseren Übersicht soll in Blutleere operiert werden.

Falls die Eingangspforte der Infektion oder der Sitz des Eiterherdes nicht bestimmt werden kann, wird die Incision an Stelle des stärksten Druckschmerzes in der Längsrichtung des Fingers angelegt.

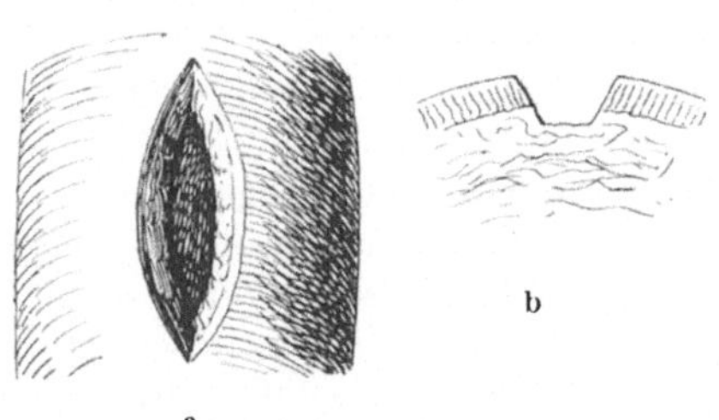

Abb. 5 a u. b. Schnittführung bei Operation eines Panaritiums.

Die einfache Incision genügt jedoch nicht, sondern der Herd muß ausgiebig freigelegt werden. Zu diesem Zwecke wird von jedem Hautschnittrand mit Messer oder Schere ein keilförmiges Hautstück entfernt. Die Basis des Keils liegt an der Hautoberfläche, nach der Tiefe zu verschmälert er sich. Nach der beiderseitigen Hautexcision verbleibt entsprechend der Wunde ein ovales Fenster zurück (Abb. 5 a u. b), welches jede Verhaltung von Sekreten verhindert, weil eine vorzeitige Verklebung der Wundränder nicht möglich ist. Nach dem Anlegen des Hautfensters wird die vorhandene Gewebsnekrose mit scharfem Löffel entfernt, der Eiter entleert und die Wundhöhle mit Jodoformgazestreifen locker ausgelegt. Eine Tamponade der Wunde muß vermieden werden, weil der vollgesogene getrocknete Tampon den Abfluß der Wundsekrete hintanhält und zur Verhaltung führt.

Nach der Operation wird die Wunde zunächst trocken verbunden, der feuchte Verband saugt sich sehr schnell mit Blut an, so daß er bald gewechselt werden muß und der Patient dadurch nur beunruhigt wird. Die Hand wird mit einer Schiene ruhiggestellt und in eine Armschlinge gelegt. Wenn kein zwingender Grund vorliegt, wird der erste Verbandwechsel erst am 2. oder 3. Tag vorgenommen, wobei der oberflächliche Verband in einem warmen Handbad aufgeweicht wird, um ihn schonend herunternehmen zu können. Der in die Wunde eingeführte Jodoformgazestreifen darf nicht erneuert werden, er bleibt in der Wunde liegen bis ihn die Wundsekrete im Laufe der kommenden Tage so weit gelockert haben, daß er entweder von selbst aus der Wunde herausfällt oder sich durch einen leichten Zug mit der Pinzette entfernen läßt, was meistens am 7. oder 8. Tag nach der Operation der Fall ist.

Sollte der Streifen aber früher durch Versehen aus der Wunde herausgefallen sein, dann darf kein zweiter mehr eingeführt werden, weil man dadurch die in

Granulation begriffene Wunde nur unnötig stört. Nach dem ersten Verbandwechsel wird die Wunde feucht (Aqu. plumbi., Alkohol) verbunden und der
Verband jeden Tag oder jeden 2. Tag erneuert, wobei jedesmal ein warmes
Handbad gegeben wird. Wenn der Jodoformstreifen aus der Wunde entfernt
ist, und die Wunde bereits reichlichst mit Granulationen ausgekleidet ist, dann
wird die Wundstelle mit einem indifferenten oder leicht antiseptischen Salbenverband verbunden (Borvaseline, Desitin, Pellidol).

Die **Prognose** der subcutanen Panaritien muß als eine gute bezeichnet werden.
Die Gefahr liegt nur im Übergang in eine der schweren Panaritienformen, wenn
es vernachlässigt oder unzureichend operiert wird.

Eine besondere Form des subcutanen Panaritiums stellt das *Melkerpana-
ritium* dar. Es kommt bei Melkern und Melkerinnen vor, deren Hände mit
dicken Schwielen bedeckt sind, in denen sich tiefe Risse bilden. In diese Risse
werden beim Melken feine Härchen vom Euter der Kühe hineingerieben, erzeugen
dort eine Entzündung, welche in das Unterhautzellgewebe eindringt. Die Behandlung besteht in Entfernung der Härchen durch Auskratzen mit dem scharfen
Löffel.

γ) *Das Nagelpanaritium* (Paronychie).

Als Eingangspforte kommen Verletzungen am Nagelwall und Nagelbett in
Frage. Besonders Chirurgen und das chirurgische Pflegepersonal leiden unter
diesen kleinen Verletzungen. Die Paronychie der Säuglinge und der kleinen
Kinder wird durch das Lutschen eines bestimmten Fingers verursacht. Schwere
Formen von Paronychien, welche oft ein epidemisches Auftreten zeigen und
nicht nur mehrere Finger ein und desselben Individuums befallen, sondern auch
familiär zu beobachten sind, sind auf das Maniküren zurückzuführen.

Beim Nagelpanaritium handelt es sich pathologisch-anatomisch um eine
Entzündung des Nagelwalls (die eigentliche *Paronychie*), welcher die Neigung
zum Wandern eigen ist (daher der Name *Umlauf*) und sich oft entlang des Nagels
von einer Seite zur anderen ausdehnt. Aus der Paronychie kann sich *das subunguale Panaritium*, die Eiterung unter dem Nagel, entwickeln; durch Vereinigung der Paronychie mit dem Panaritium subunguale kommt es zur Vereiterung des den Nagel umgebenden Gewebes, zum *Panaritium parunguale*.

Die Paronychie verläuft meist fieberlos, doch sind die Schmerzen oft sehr
heftig, es ist nur eine geringe Schwellung und Rötung des Nagelwalls zu sehen.
Der entzündete Nagelwall brennt und juckt. In manchen Fällen tritt der Eiter
am Rande des Nagelwalls zutage und trocknet dort zu einer Kruste ein.

Das *subunguale Panaritium* ist sehr schmerzhaft und kann dem Kranken
die Nachtruhe rauben. Unter dem Nagel ist der gelbe Eiter sichtbar, welcher
zur Abhebung der ganzen Nagelplatte führt.

Beim *parungualen Panaritium* ist außer dem Nagel an der Entzündung auch
das Unterhautzellgewebe mit Periost beteiligt. Die ganze Umgebung des Nagels
ist gerötet und geschwollen.

Das Nagelpanaritium ist ein hartnäckiges Leiden.

Zu Beginn des Leidens sollen feuchte Verbände (Aqu. plumbi, Alkohol)
oder Salbenverbände mit Unguentum cinerum verwendet werden. Die passive
Hyperämie durch Dauerstauung mit schmalen Gummistreifen oder Heftpflaster-
streifen, welche an der Basis um den Finger angelegt werden, wirkt in diesem
Stadium ebenfalls günstig. Auf diese Weise gelingt es in manchen Fällen die
Entzündung noch zum Rückgang zu bringen. Beim Versagen der konservativen
Behandlung bleibt nur die teilweise oder gänzliche Entfernung des Nagels übrig.

Die *Entfernung des Nagels* wird entweder in Leitungsanästhesie der Finger-
nerven nach OBERST-BRAUN oder im Chloräthylrausch vorgenommen.

Handelt es sich um eine ganz umschriebene Eiteransammlung unter dem Nagel, dann wird die betreffende Stelle des Nagels durch Keilexcision entfernt. Ist die Nagelwurzel in toto erkrankt, dann wird der proximal gelegene Teil des Nagelwalls nach Anlegen von 2 Längsschnitten zu beiden Seiten des Nagels wie eine Schürze bis zum proximalen Rande der Nagelwurzel hochgehoben und die ganze Nagelwurzel abgetragen (Abb. 6). Der distale Teil des Nagels bleibt zurück. Die Wunde wird mit Salbenverband verbunden. Bei der gänzlichen Nagelentfernung (z. B. beim sub- und parungualen Panaritium) wird der Nagel zunächst längs gespalten. Die spitze Branche der Schere wird vom freien Nagelende bis zum proximalen Rande der hinter dem Nagelwall verborgenen Nagelwurzel eingeführt und durch Schließen der Schere der Nagel gespalten. Dann wird mit dem Nagelhalter jede Hälfte des Nagels für sich gefaßt und herausgedreht. Es muß darauf geachtet werden, daß nicht ein Teil der Nagelwurzel abreißt und zurückbleibt. Es folgt ein Salbenverband. Der Nagelersatz dauert 3—4 Monate.

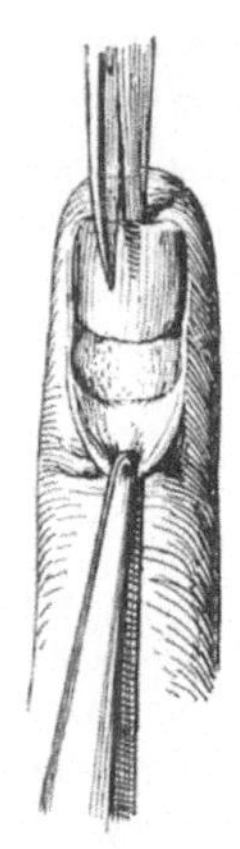

Abb. 6.
Entfernung der Nagelwurzel.

Bei der Paronychie ist es im allgemeinen nicht zu empfehlen, allzulange mit der radikalen Therapie zu warten, denn nur bei dieser Behandlung werden einfache und glatte Wundverhältnisse geschaffen, welche die Heilungsdauer wesentlich abkürzen. Aus diesem Grunde ist es auch zu raten, in Fällen, in denen mindestens die Hälfte des Nagels geopfert werden müßte, die andere Hälfte des Nagels nicht stehen zu lassen und lieber ebenfalls zu entfernen, weil dadurch günstigere Wundverhältnisse zustande kommen. Wird beim Nagelpanaritium die konservative Behandlung zu lange fortgesetzt, dann läuft man Gefahr, daß die Nagelmatrix der Nagelwurzel zugrunde geht; unschöne und krüppelhafte Nägel sind dann die Folge.

Bei Berufsarten (Bierbrauer, Köchinnen, Zuckerbäcker), welche mit Gärungsstoffen in Berührung kommen, kommt eine *chronische Form der Paronychie* vor, welche in einer eitrigen Entzündung des Nagelbettes besteht und zur langsamen Nekrose des Nagels führt. Der Verlauf ist chronisch. Fernbleiben von dem Berufe und Salbenverbände kommen therapeutisch in Frage.

b) Die tiefen Panaritien.

α) *Das Sehnenscheidenpanaritium* (Panaritium tendinosum).

Dieses Panaritium entsteht am häufigsten durch Infektion auf dem Lymphwege oder durch Übergreifen der Entzündung aus der Umgebung auf die Sehnenscheide. Oft wird das Knochen- oder Gelenkpanaritium von einem Panaritium tendinosum begleitet oder die Sehnenscheide bei Eiterungen der Hohlhand rückläufig infiziert. Bei Verletzungen kann die Sehnenscheide auch unmittelbar infiziert werden.

Das Sehnenscheidenpanaritium spielt sich in den langgestreckten Hohlräumen ab, welche die Sehnen umschließen. Es hat eine besondere Neigung, sich innerhalb der einmal ergriffenen Scheide auszubreiten. Die Ausbreitung der Entzündung wird durch die anatomische Anordnung der Scheiden bestimmt (Abb. 7 u. 8). Am Zeige-, Mittel- und Ringfinger liegen die oberflächlichen und tiefen Fingerbeuger in einer gemeinschaftlichen Sehnenscheide, welche von der Basis der Endphalangen bis zu den Metacarpo-Phalangealgelenken reicht, wo sie durch einen derberen Blindsack handwärts abgeschlossen ist. Am Daumen reicht die Scheide, welche die lange Beugersehne umschließt, bis zur Basis des Nagelgliedes, zentralwärts geht sie durch die Mittelhand bis zum Vorderarm hinauf. In der Hohlhand und entsprechend der Handwurzel ist diese Scheide sehr ausgedehnt und bildet hier den radialen *karpalen Scheidensack*, die Bursa radialis. Ähnlich reicht auch die Sehnenscheide der Beugesehne des kleinen Fingers von der Basis des Nagelgliedes bis in die Hohlhand, wo sie in den ulnaren *Handscheidensack* übergeht.

Das Panaritium tendinosum beginnt mit Druckschmerzhaftigkeit in der ganzen Fingerlänge, welche sich sehr rasch zu heftigen Schmerzen steigert und die Nachtruhe raubt. Diese Schmerzen werden nur an der Beugeseite des Fingers im Verlaufe der Sehne empfunden, während die Streckseite schmerzlos ist. Die Beugeseite des ganzen Fingers ist zunächst nur leicht geschwollen, während an der Streckseite des Fingers die Schwellung bald viel stärker ausgeprägt ist. Die Gelenke des Fingers werden in leichter Beugestellung ruhig gehalten. Aktive und passive Bewegungen verursachen heftige Schmerzen. Die Temperatur ist gesteigert, das Fieber setzt oft mit Schüttelfrost ein. Die Diagnose eines Panaritium

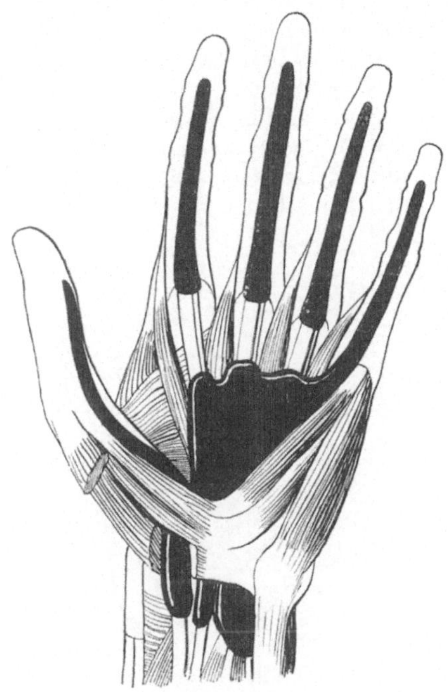

Abb. 7. Schema der Ausbreitungswege des Sehnenscheidenpanaritium des Daumens.

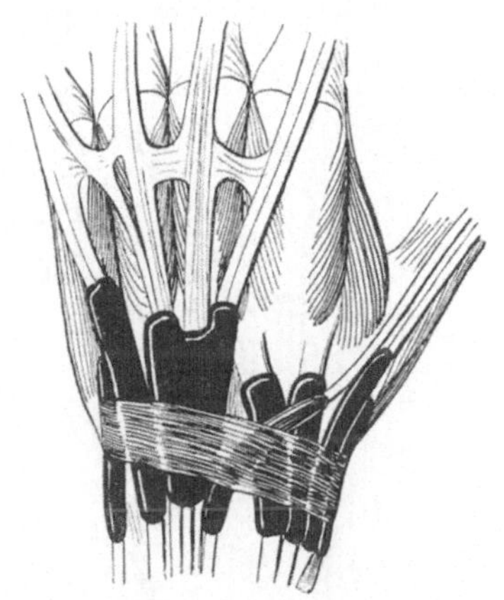

Abb. 8. Anatomische Darstellung der Schnenscheiden des Handrückens.

tendinosum stützt sich auf Schwellung und Druckschmerz im Bereiche der Sehne, auf aktiv fixierte Beugestellung der Finger und auf Schmerzen bei passivem Streckversuch des Fingers.

Wenn sich im Laufe der weiteren Tage ein starkes kollaterales Ödem ausgebildet hat, dann lassen auch für gewöhnlich die heftigen Schmerzen etwas nach; dieses Nachlassen der Schmerzen ist darauf zurückzuführen, daß der Eiter den geschlossenen Scheidenraum durchbrochen hat und nicht mehr unter Druck steht. Wird dem Eiter nicht rechtzeitig Abfluß verschafft, dann wandert die Entzündung weiter, der Eiter durchbricht ebenfalls die Scheide und setzt sich in der Umgebung fort (Abb. 9). Am Zeige-, Mittel- und Ringfinger kann der Durchbruch der Sehnenscheide entweder im Bereiche des Fingers erfolgen oder, weit ungünstiger, am zentralen Ende der Scheide; in diesem letzteren Falle gelangt der Eiter unter der Palmarfascie in die Hohlhand. Beim Sehnenscheidenpanaritium des Daumens breitet sich der Prozeß auf die Scheidensäcke der Hohlhand aus, auf den radialen Hohlhandsack, befällt weiter die ulnare Bursa und breitet sich von hier auf den Unterarm aus. Bei Phlegmonen der Scheide des kleinen Fingers, schreitet die Entzündung umgekehrt von der ulnaren Bursa auf die radiale fort, führt zu dem ernsten Bild der *tiefen Hohlhandphlegmone* und breitet sich von hier weiter auf den Vorderarm aus.

Bei den vernachlässigten Panaritien werden nicht selten auch die Knochen und Gelenke befallen, und zwar wird das Mittelgelenk und die Mittelgliedphalanx bevorzugt.

Infolge der entzündlichen Schwellung und durch Thrombose der Gefäße kann es zur zeitweisen Absperrung des Kreislaufes und zum trockenen Brande des Fingerendes kommen.

Das Befallen der regionären Lymphdrüsen bei Infektionen der Finger hängt von der anatomischen Anordnung der Lymphgefäße ab. Die Lymphbahnen des kleinen Fingers und des Ringfingers ziehen zu den Cubitaldrüsen, die Bahnen vom Daumen und Zeigefinger unmittelbar zu den Achseldrüsen.

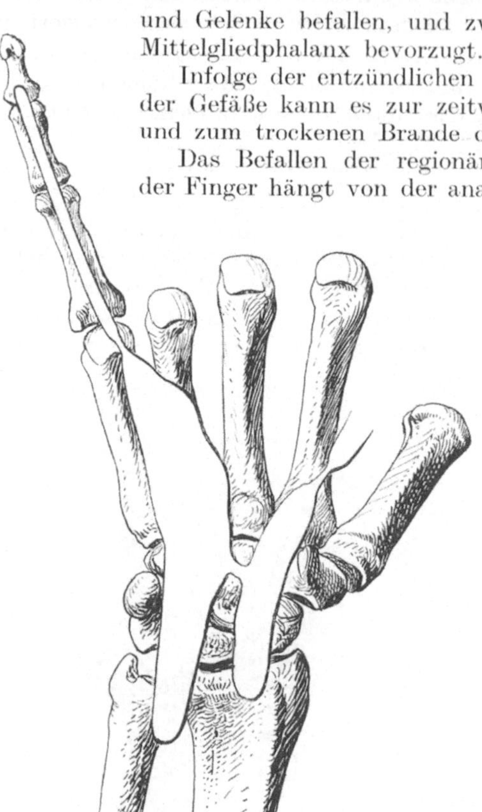

Abb. 9. Schema der Ausbreitungswege des Sehnenscheidenpanaritiums des kleinen Fingers.

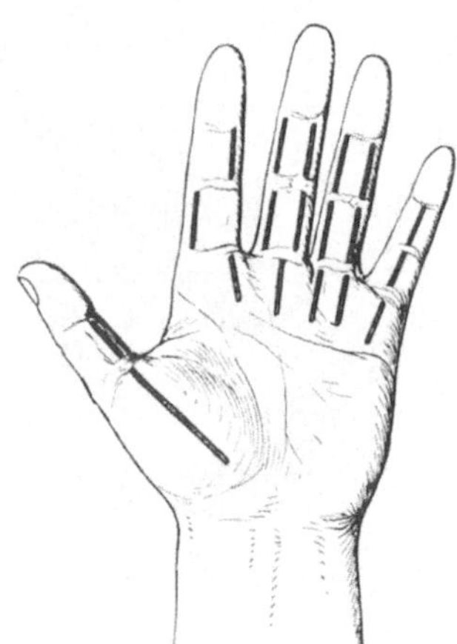

Abb. 10. Schnittführungen bei Sehnenscheidenpanaritium.

Beim Panaritium tendinosum ist die Scheide mit eitrigem Exsudat ausgefüllt, die Sehnenscheide selbst ist entzündlich infiltriert. Die Sehne verliert ihren Glanz, zeigt eine trüb-gelbliche Färbung, sie nekrotisiert und stößt sich ab. In diesen vorgeschrittenen Fällen ist die abgestorbene Sehne häufig als „wurmartiges" Gebilde in der Wunde zu sehen.

Behandlung. Über den Wert der Blutleere beim Operieren und über die Schmerzbetäubung wurde das Nötige beim Panaritium subcutaneum erwähnt. Was die Anwendung der Stauungsbehandlung bei Panaritium tendinosum betrifft, muß darauf hingewiesen werden, daß ein Sehnenscheidenpanaritium durch die Stauung sich nicht mehr zurückbilden läßt; der einzige Vorteil den die Stauung bringt ist die Milderung der Schmerzen. Es wäre daher ganz verfehlt durch lange fortgesetzte und fruchtlose Stauungs- oder Heißluftbehandlung die für die Sehnenscheidenphlegmone einzig richtige Behandlung, die Incision, auf zu lange Zeit hinauszuschieben. Denn gerade diese vernachlässigten Fälle führen sehr häufig zu weittragenden Komplikationen.

Sobald die Diagnose der Sehnenscheidenphlegmone gestellt ist, soll die Sehnenscheide eröffnet werden. Durch das Zuwarten mit der Operation wird nur die Gefahr des Absterbens der Sehne gesteigert, während es bei der Frühoperation leichter gelingt, die Sehne am Leben zu erhalten. Der in der Sehnenscheide eingeschlossene Eiter erfordert die Entleerung. Das Verfahren, bei welchem die Sehne am meisten geschont wird, besteht in mehrfachen kleinen Einschnitten, durch welche die Scheide eröffnet wird. Diese Incisionen sollen *nicht an der Beugeseite* des Fingers, sondern stets an der *seitlichen* Fingerfläche angelegt werden, damit die Sehne auch nach der Eröffnung der Scheide von Weichteilen bedeckt bleibt und nicht austrocknen kann. Die Scheide wird gewöhnlich von beiden Seiten durch paarig angelegte und parallel verlaufende Längsschnitte eröffnet (Abb. 10). Bei diesem Verfahren handelt es sich um kurze Einschnitte, entsprechend dem Mittelgliede, dem Grundglied und der Hohlhand im unmittelbaren Anschluß an die Beugefalte des Grundgliedes, wobei zwischen den einzelnen Incisionen kurze Brücken in der Gegend der Gelenke stehen bleiben, in denen die Fixationsmittel (Lig. annularia) der Sehnenscheiden im Zusammenhang mit ihren bedeckenden Weichteilen erhalten werden.

Die früher geübte ausgedehnte Spaltung der Sehnenscheide, die die Sehne, ohne Rücksicht auf ihre Bedeckung, freilegte, ist heute verlassen, weil bei diesem Verfahren die Sehne stark geschädigt wird und sich häufig abstößt oder in ganzer Ausdehnung mit der Umgebung verwächst (Abb. 11).

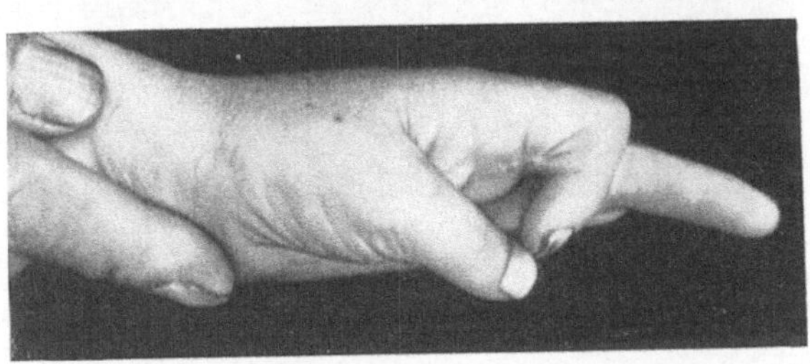

Abb. 11. Fingercontractur nach Sehnennekrose.

Diese ausgedehnte Eröffnung der Sehnenscheide kommt höchstens bei vorgeschrittenen Eiterungen in Betracht, wenn die Sehne bereits abgestorben ist und sich Sehnenfetzen loslösen. In diesen Fällen ist es angezeigt, durch einen ausgiebigen Längsschnitt die Scheide zu eröffnen und dem Eiter freien Abfluß zu ermöglichen. Die kurzen Incisionen sind hier nicht mehr am Platze.

Es empfiehlt sich nicht nach Eröffnung der Scheide ein Drain einzulegen, weil die Sehne dadurch leidet. Um die Wunde offen zu halten, soll die *Fensterdrainage* durch ovaläre Ausschneidung schmaler Hautstücke angelegt werden.

Bei der Wahl des Verbandes und beim Verbandwechsel verfährt man ähnlich wie bei der Behandlung des Panaritium subcutaneum. In der Nachbehandlung soll frühzeitig mit Bewegungen der Finger begonnen werden, um der Beugecontractur entgegenzuarbeiten. Die durch warme Bäder erzeugte aktive Hyperämie erleichtert diese Bewegungsübungen.

In den günstig verlaufenden früh operierten Fällen beträgt die Krankheitsdauer einige Wochen, kann sich aber bei komplizierten Fällen auf Monate ausdehnen.

Hat das Panaritium zur Nekrose und zum Verlust der Sehne geführt, dann wird sich die weitere Behandlung mit der Fingerstellung und mit dem Sehnenersatz beschäftigen, wenn auch die Erfolge der Sehnenplastik nach Sehnenscheidenpanaritien wenig erfolgreich sind, zum Unterschied von Plastiken im ursprünglich aseptischen und narbenfreien Gebiet.

Die *Prognose* ist bei richtig behandelten Panaritien der 3 mittleren Finger nicht ernst. Ungünstiger sind schon die Infektionen der Randfinger (des

Daumens und des Kleinfingers) gegen deren Fortschreiten keine Grenze schützt, desgleichen die Panaritien bei Diabetikern und Nephritikern. Dagegen ist ein Verlust des Armes wegen eines unzweckmäßig behandelten Sehnenscheidenpanaritiums wohl möglich. Wenn die Fälle frühzeitig der zweckmäßigen Behandlung zugeführt werden, dann ist die Voraussage auch hinsichtlich der Funktion nicht ungünstig zu stellen.

Das unzweckmäßig behandelte oder unbehandelte Panaritium führt zur Nekrose und Abstoßung der Sehne und zur Versteifung des Fingers. Der steife Finger, der besonders bei einem Handarbeiter stört, muß früher oder später amputiert werden.

Die Infektionen der Sehnenscheiden der Strecksehnen geben zum Unterschied von den Flexorensehnen eine günstigere Prognose; sie heilen meist ohne Folgen aus, besonders wenn die Säcke frühzeitig eröffnet werden.

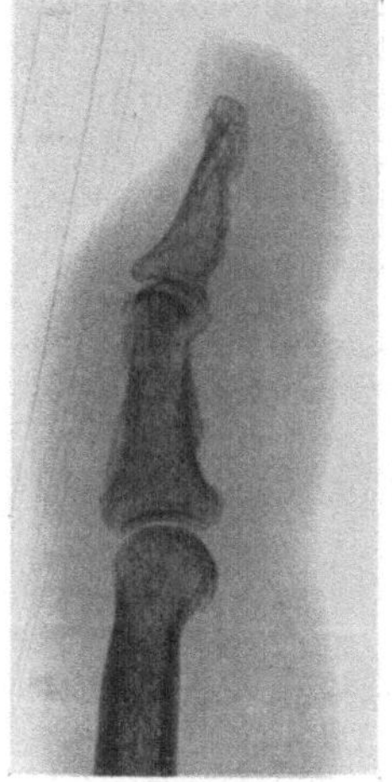

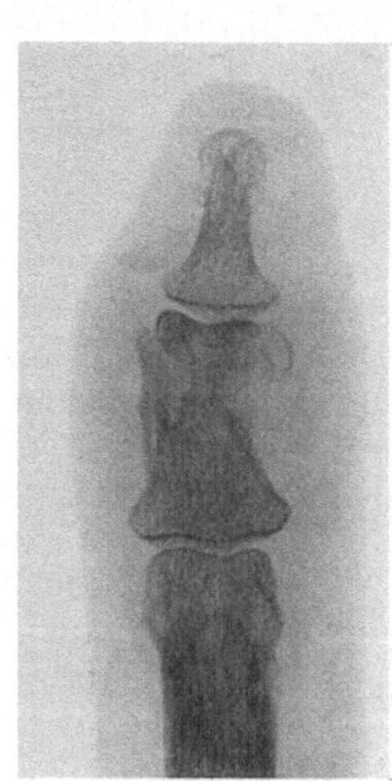

a

b   c

Abb. 12 a—c. Panaritium osseum des Zeigefingers.

β) Das Panaritium osseum.

Das primäre Panaritium osseum, welches auf eine traumatische Infektion zurückgeht, ist selten und befällt meist das Nagelglied, die sekundäre Form ist viel häufiger und hat ihren Sitz häufig am Mittelglied und geht meist von dem infizierten Unterhautzellgewebe (beim Panaritium subunguale oder tendinosum) auf den Knochen über.

Es kommt zur Periostitis mit Thrombosierung der Gefäße der inneren Periostschicht, wodurch der Knochen aus der Zirkulation ausgeschaltet wird und der Nekrose verfällt.

Das Knochenpanaritium zeichnet sich durch sehr starke Schmerzen aus, die bohrend, stechend und klopfend empfunden werden und sich nachts steigern. Das befallene Glied ist im ganzen Umfang druckempfindlich und gleichmäßig geschwollen. Es besteht für gewöhnlich hohes Fieber. Wenn der Eiterherd nicht operativ eröffnet wird, dann bricht der Herd meist am Nagelglied nicht weit vom freien Rand des Nagels durch und entleert sich nach außen, worauf die Schmerzen meist nachlassen. Es bleibt eine Fistel zurück, welche von Granulationen ausgekleidet ist, und in deren Tiefe man mit der Sonde den rauhen Knochen tasten kann (Sequester Abb. 12 a, b u. c). Das nekrotische Knochenstück stößt sich von selbst fast niemals ab, sondern muß operativ entfernt werden.

Meist beschränkt sich das Panaritium auf einen Knochen. In seltenen Fällen kann die Eiterung auch auf den Nachbarknochen übergehen. Wenn nach einem Sehnenscheidenpanaritium durch längere Zeit eine Eiter absondernde Fistel zurückbleibt, dann ist an ein sekundäres Knochenpanaritium zu denken.

Die **Behandlung** muß dafür sorgen, das der Nekrose verfallene Knochenstück frühzeitig zu entfernen. Wird am Nagelglied operiert, dann soll die Fingerbeere nicht median gespalten werden, weil die spätere Narbe das Tastgefühl behindert, sondern es soll durch einen Hufeisenschnitt oder Froschmaulschnitt (Abb. 13) der Herd freigelegt werden, wobei die ganze Fingerbeere vom Knochen heruntergeklappt wird. Bei vorgeschrittenen Prozessen muß unter Umständen die ganze Phalanx entfernt werden.

Nach der Operation des Knochenpanaritiums bleibt das Fingerglied meist verkürzt. Ist der Mittelglied- oder Grundgliedknochen befallen, so muß oft das erkrankte Glied ganz geopfert werden.

γ) Das Panaritium articulare

Das Gelenkpanaritium kommt im Verlaufe des Sehnen- und Knochenpanaritiums vor und befällt als sekundäres Panaritium meist das Mittelgelenk. Als primäre Erkrankung schließt sich das Panaritium an Traumen, meist Stichverletzungen an, welche das Gelenk selbst treffen.

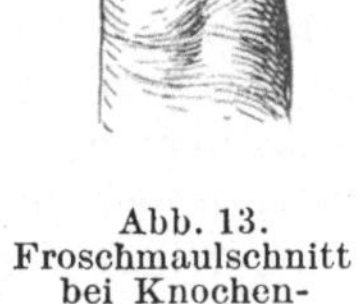

Abb. 13.
Froschmaulschnitt
bei Knochen-
panaritium.

Auch beim Gelenkspanaritium beherrscht der Schmerz das klinische Bild, welcher durch aktive wie passive Bewegungen gesteigert wird. Jeder Zug am Finger, sowie Stauchung wird schmerzlich empfunden. Das erkrankte Gelenk wird in Mittelstellung ruhig gehalten. Die Umgebung des Gelenkes ist geschwollen, am deutlichsten an der Streckseite. Im weiteren Verlaufe der Erkrankung kommt es zur Lockerung und Zerstörung der Seitenbänder; die Gelenkflächen lassen sich gegeneinander verschieben (Subluxation), wodurch ein Krepitieren erzeugt wird.

Behandlung. Beginn der Erkrankung, solange der Gelenkinhalt noch nicht rein eitrig ist, ist konservativ vorzugehen (Alkoholumschläge, Dauerstauung nach BIER). Wenn Eiter im Gelenk vorhanden ist, dann soll das Gelenk eröffnet werden. Es wird die Gelenkskapsel dorsal beiderseits der Strecksehnen gespalten und der Eiter entleert. Drainage und Tamponade sollen wegbleiben, da sie den Knorpel und die Kapsel schädigen.

Ist der Prozeß und damit auch die Zerstörung des Gelenkes zu weit vorgeschritten, dann kommt es zur Versteifung des Gelenkes, deren Beseitigung später operative Eingriffe erfordert. In hartnäckigen Fällen wird man gezwungen sein, zur Resektion der Gelenksflächen oder zu Amputation des Fingers zu greifen.

5. Die Phlegmone.

Unter Phlegmone ist eine flächenhafte fortschreitende Entzündung zu verstehen, welche meist im lockeren Bindegewebe der Subcutis, in Muskelzwischenräumen und in anderen Gewebslücken, die mit lockerem Bindegewebe ausgefüllt sind, ihren Sitz hat.

Als Erreger finden sich meistens Staphylo- oder Streptokokken, welche entweder von einer Verletzung der Haut oder von benachbarten Eiterherden (Furunkel, Karbunkel, entzündliche Hauterkrankungen, Panaritium, eitrige Prozesse der Knochen, der Gelenke, der Lymphdrüsen, Sehnenscheiden und Schleimbeutel), oder auch bei metastasierender Infektion auf hämatogenem Wege in die Bindegewebsräume gelangen und zur Phlegmone führen. Die schwersten Phlegmonen werden durch Streptococcus pyogenes verursacht, besonders wenn die Erreger einer schweren Erkrankung des Menschen entstammen.

Je nach Art und Virulenz der Keime, der Widerstandsfähigkeit des befallenen Gewebes und derjenigen des ganzen Körpers kommt es zu einer serösen oder eitrigen Entzündung, so daß man zwischen einer *serösen*, *eitrigen* und *nekrotisierenden Phlegmone* unterscheiden kann.

Die Vorbedingung zur Entstehung der Phlegmone ist die Infektion des subcutanen Gewebes; die Cutis sowohl, als auch die Fascie wird erst sekundär ergriffen.

Symptomatologie. Das *klinische Bild* einer Phlegmone beginnt mit schmerzhafter Schwellung und Rötung der Haut, welche schnell um sich greift und weiter schreitet. Fast zu gleicher Zeit tritt in der Umgebung des Erkrankungsherdes ein entzündliches Ödem auf. Das Allgemeinbefinden des Kranken ist durch das plötzlich einsetzende und sehr häufig mit Schüttelfrost beginnende Fieber schwer gestört. Der Kranke klagt über Abgeschlagenheit und Appetitlosigkeit.

Von dem primären Herd aus werden sehr bald auch die nächsten Lymphdrüsen auf dem Wege der oberflächlichen Lymph- und Blutgefäße befallen, an der Haut sieht man in diesen Fällen hochrot gefärbte feine Streifen zu den benachbarten Lymphdrüsen ziehen, welche den entzündeten Lymphgefäßen entsprechen *(eitrige Lymphangitis)*. Die Lymphdrüsen sind geschwollen und schmerzhaft *(eitrige Lymphadenitis)*. Die subcutanen Venen sind im Bereiche der Phlegmone häufig thrombosiert *(Thrombophlebitis)*. In der Blutbahn lassen sich nicht so selten die Erreger nachweisen, welche die Infektion verschuldet haben.

Im allgemeinen hängt die *Verbreitung* der Phlegmone von dem anatomischen Bau der erkrankten Gewebe ab. Mit Vorliebe folgt sie den Gefäß- und Muskelspalten und dem lockeren Fett- und Bindegewebe in der Subcutis und entlang der Sehnenscheiden.

Auf das Stadium der entzündlichen Infiltration in den Bindegewebsräumen folgt die eitrige Einschmelzung, welche bei günstigen Verhältnissen beschränkt bleiben kann, so daß es hier und dort zu *umschriebenen Abscessen* kommt. Diese Abscesse nennt man *heiße Abscesse*, im Gegensatz zu den *kalten* Formen, welch letztere sich besonders häufig bei der Tuberkulose finden, und aus der allmählichen Zunahme der Anschwellung ohne Temperaturerhöhung, aus dem Fehlen von Hitzegefühl und Schmerzhaftigkeit erkannt werden können.

Die Einschmelzung des Gewebes und die Eiterbildung kann bei der Phlegmone im allgemeinen als ein günstiges Zeichen angesehen werden, denn die schweren fortschreitenden Phlegmonen gehen fast ohne Eiterung einher.

Dem *Verlaufe* nach unterscheidet man *umschriebene* und *fortschreitende* Phlegmonen. Die umschriebene Phlegmone kommt nach geringer Ausbreitung wieder zum Stillstand, die fortschreitende Form schreitet unter stürmischem Verlaufe unaufhaltsam fort, befällt dabei das subcutane Gewebe eines ganzen Gliedes und geht auf das intermuskuläre Bindegewebe über. Dieser verschiedene Verlauf hängt zum Teil von der Art und Virulenz der Erreger, zum Teil von der Widerstandskraft des Körpers und des betroffenen Gewebes ab.

Gerade bei Infektionen durch virulente, meist hämolytische Streptokokken, besteht oft keine Neigung zum Stillstand des Prozesses, vielmehr dringt die Infektion in den Bindegewebsspalten weiter vor, ergreift benachbarte Organe (Sehnenscheiden, Schleimbeutel, Knochen, Gelenke, Muskel) führt zu eitriger Lymphangitis, Lymphadenitis und Thrombophlebitis und befällt in Form allgemeiner Infektion auch innere Organe.

Bei den beginnenden und umschriebenen Phlegmonen läßt das Fieber nach und die früher gespannte Haut fängt an sich zu runzeln, In Fällen, bei denen es bereits zu einer eitrigen Einschmelzung des Gewebes, zu einem *heißen Absceß* gekommen ist, kann der weitere Verlauf sich verschieden gestalten. Der Nachweis eines Abscesses kann meistens mit Leichtigkeit durch Prüfung auf Fluktuation erbracht werden und kann höchstens in Fällen von tiefen Phlegmonen in der Hohlhand und an der Planta pedis unter Umständen auf Schwierigkeiten stoßen. So wird man häufig an Stellen mit unnachgiebigem Gewebe, sowie dicker und schwieliger Haut, wie es den Verhältnissen in der Vola manus und Planta pedis entspricht über den Sitz der phlegmonösen Infektion irregeleitet, weil sich die Rötung und Schwellung viel eher im Bereiche der dehnbaren Haut und Subcutis am Dorsum manus oder der Finger, ebenso wie am Dorsum pedis einstellt und hier den Eiterherd eher vermuten läßt, während an Stelle des wirklichen Sitzes der phlegmonösen Infektion in der Vola manus oder an der Planta pedis die Haut noch kaum Zeichen einer Entzündung erkennen läßt.

Besonders bei den *tiefliegenden Phlegmonen* sei es der Hohlhand oder der Planta pedis klagen die Patienten über heftige Schmerzen, welche durch die straffe Bedeckung des Eiterherdes, durch die Palmar- und Plantaraponeurose, sowie durch die derbe Sohlenhaut und die dadurch verursachte starke Spannung ausgelöst werden.

Bleibt der Absceß sich selbst überlassen, dann kann sich die Haut über ihm verdünnen, an einer Stelle durchbrechen und der Absceß sich nach außen entleeren. Damit kann der Prozeß mitunter seinen Abschluß finden und ausheilen. Der geschlossene Absceß kann sich aber auch weiter im Gewebe verbreiten und zur fortschreitenden Phlegmone führen, besonders wenn er Traumen ausgesetzt wird (drücken an dem Absceß, Massage der Nachbarschaft). Bekanntlich grenzt sich jeder Absceß durch die aus Granulationsgewebe sich aufbauende Absceßmembran gegen das gesunde Gewebe ab. Diese Absceßmembran stellt eine wichtige Schutzwand dar, welche das gesunde Gewebe gegen den Eiterherd abschließt, aber sehr leicht durch unzweckmäßiges Vorgehen gesprengt werden kann, worauf die Umgebung der Infektion preisgegeben wird. Aus diesem Grund muß jedes Drücken und Massieren im Bereich einer akut entzündlichen Phlegmone als Kunstfehler angesehen werden.

Zu den praktisch wichtigen Formen gehört die *Sehnensackphlegmone der Hohlhand.* Diese Phlegmone kommt zustande entweder durch Infektion der verletzten Hohlhandscheidensäcke oder als sekundäre Erkrankung, fortgeleitet aus den Sehnenscheiden des Daumens oder des kleinen Fingers. Von jedem der beiden Hohlhandscheidensäcke (Bursa radialis, welche nur die lange Beugesehne des Daumens umschließt und der Bursa ulnaris, welche die 8 Beugesehnen der übrigen Finger einbezieht), kann die Eiterung auf den anderen Sack übergreifen; viel häufiger geht der Prozeß von der radialen Bursa auf die ulnare über als umgekehrt. Wenn beide Hohlhandscheidensäcke mit den Scheiden des Daumens und des Kleinfingers von der Phlegmone ergriffen sind, dann hat die Phlegmone V-Form angenommen. Schreitet die eitrige Entzündung aus der Hohlhand noch weiter, dann breitet sich die Phlegmone in dem tiefen Fascienraum des Vorderarms aus; sie liegt hier auf dem Pronator teres, dem Lig. interosseum und den beiden Unterarmknochen. In das Handgelenk bricht der Eiter nur selten durch.

Bei der Sehnensackphlegmone kann es ähnlich wie beim Sehnenpanaritium zur Nekrose der Sehnen kommen. Diese Nekrose hat dann am häufigsten ihren Sitz unter dem Lig. carpi transversum.

Die *Symptome der Sehnensackphlegmone* bei einem Sehnenpanaritium des Daumens oder Kleinfingers bestehen in neuerlicher Verschlechterung des

Allgemeinzustandes, welcher nach der Incision des Sehnenpanaritiums bereits eine Besserung erfahren hatte. Die Temperatur steigt und der Patient klagt über heftige Schmerzen. Bei der radialen Bursitis wird der Daumen, bei der ulnaren werden die 3 mittleren Finger in Beugestellung gehalten, wobei jede Streckung lebhafte Schmerzen auslöst. Die Hohlhand zeigt für gewöhnlich eine geringe Schwellung. Das Ödem ist besonders am Handrücken deutlich sichtbar. Das starke Hervortreten des Ödems am Handrücken hängt mit der anatomischen Anordnung der Lymphgefäße zusammen, welche von der Hohlhand durch das Interdigitalgewebe den kürzesten Weg zum Handrücken nehmen. Außerdem besteht ein deutlicher Druckschmerz entsprechend den befallenen Sehnensäcken. Der Eiter kann aus den Sehnensäcken in den Hohlhandfascienraum durchbrechen oder unter dem Lig. carpi transversum auf den Unterarm sich ausbreiten. Am Vorderarm breitet sich der Prozeß im lockeren Zwischenmuskelgewebe aus und reicht vom Lig. interosseum bis zu den oberflächlichen Muskeln der Beugemuskulatur (tiefe Armphlegmone). Infektionen der Lymphgefäße und der Venen begleiten diese schweren Eiterungen.

Es folgen nun Schmerzpunkte, Schwellungen und auch Rötungen der Haut. Oft läßt sich der Eiter unter der verdünnten Haut des Vorderarms aus der Fluktuation nachweisen. Nur selten bricht der Eiter durch die Zwischenknochenräume gegen den Handrücken durch; es ist dann am Handrücken ein umschriebener Druckschmerz festzustellen.

In ganz ungünstigen Fällen setzt sich der Eiter durch das Lig. interosseum auf die Streckseite des Vorderarms fort, kann auch auf den Oberarm übergehen und endlich zur allgemeinen Infektion und zum Tode führen.

Die Phlegmonen der *volaren Handfascienräume* werden häufiger durch Stichverletzungen als durch große offene Wunden herbeigeführt. Auch infizierte offene Brüche der Metacarpi sind oft die Quelle der Infektion. Der Eiter kann sich aus dem Mittelhohlhandraum unter den Sehnensäcken bis zum Unterarm ausbreiten. Die Infektion der Thenarräume setzt sich sehr häufig zum Handrücken fort und kommt hier zum Vorschein. Die Symptome gleichen den bei der tiefen Hohlhandphlegmone erwähnten und bestehen in hohem Fieber, in heftigen Schmerzen und deutlichem Druckschmerz. Die Schwellung ist zunächst gering. Bei der Infektion des Thenarraumes wird die Schwimmhaut zwischen Daumenballen und zweitem Metacarpus ballonartig aufgetrieben.

Bei den Eiterungen des volaren Handfascienraumes ist für die Feststellung des Herdes die Beachtung des Druckschmerzes und der Schwellung von Wichtigkeit.

Am Fuß, besonders an den Zehen, schließen sich umschriebene, subcutane Eiterungen meist an Druckstellen oder an kleine oberflächliche Verletzungen an. Wenn der Prozeß unter derben Schwielen der Fußsohle oder unter Hühneraugen sitzt, dann entstehen heftige Schmerzen, welche von einer ganz geringen lokalen Schwellung begleitet sind, während am Fußrücken ein erhebliches Ödem Platz greift.

Am Unterschenkel finden sich tiefer gelegene Phlegmonen nicht nur im Anschluß an Eiterungen am Fuß, sondern auch als Begleiterscheinung infizierter Frakturen, ferner bei Osteomyelitis und Periostitis der Unterschenkelknochen und nach Periphlebitis bei thrombosierten und vereiterten Varicen.

Therapie. Die *Behandlung* der Phlegmone hängt von dem lokalen Zustand des Krankheitsprozesses ab. Findet sich nur eine entzündliche schmerzhafte Schwellung bei Fehlen von Einschmelzung, ferner bei Fehlen von Symptomen, welche einen fortschreitenden bösartigen Charakter befürchten lassen und wofür uns der Temperaturverlauf und das allgemeine Befinden des Patienten einen Fingerzeig abgeben, dann wird man sich zunächst auf Ruhigstellung des erkrankten Abschnittes, ferner auf feuchte Umschläge mit Aqua plumbi oder auf Alkoholverbände, auf warme Bäder oder auf Stauungs- und Saugbehandlung, ferner auf Heißluftbehandlung beschränken. Manche beginnende Phlegmone kann auf diese Weise noch zurückgehen.

Aus dem Verlauf der Phlegmone ergibt sich von selbst, daß es nicht zweckmäßig ist, einen spontanen Durchbruch des Abscesses und die Entleerung nach außen abzuwarten. Es soll vielmehr die Behandlung überall dort, wo Eiter nachgewiesen wird, der alten chirurgischen Regel folgen und für eine gründliche Entleerung des Eiters durch eine ausgiebige Incision sorgen. In diesem Stadium ist die Stauungsbehandlung nicht mehr zu empfehlen. Hinsichtlich der Länge der Incision muß darauf hingewiesen werden, daß von Anfängern sehr häufig *zu kurze* Incisionen angelegt werden, wodurch der Eiterherd ungenügend freigelegt wird. Es bleiben Taschen zurück, welche zur Eiterretention führen, so daß Nachincisionen erforderlich werden. Die Länge der Incision muß so lang als nötig und so kurz als möglich ausfallen. In der richtigen Beurteilung liegt eben die Kunst des Operateurs.

Die operative Behandlung der Phlegmone, welche nur nach sorgfältiger Vorbereitung in allgemeiner Narkose und nach Anlegen der Blutleere vorgenommen werden soll, eine der schwierigsten aber zugleich der dankbarsten Kapitel der ganzen Chirurgie, muß durch ausgiebige, oft mehrfache Spaltungen für ein genügendes Freilegen des ganzen Herdes Sorge tragen, vorhandene Taschen müssen durch Gegenincisionen ebenfalls eröffnet werden und die ganze Wundhöhle durch ausgiebige Wundrandexcision und Einlegen von Gummiröhrchen und Jodoformstreifchen offen gehalten werden. Das Spülen der Wundflächen mit antiseptischen Lösungen

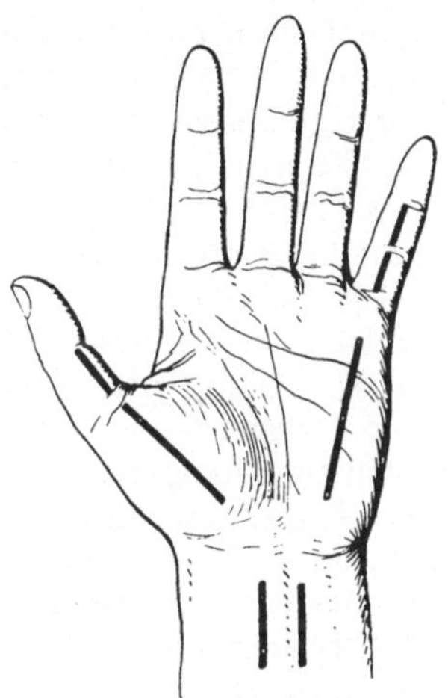

Abb. 14. Schnittführung zur Eröffnung der Sehnensackpanaritien.

(Wasserstoffsuperoxyd, Pregllösung, Halogenlösung von ALBRECHT - UELZER) gleich nach der Operation und auch später im Verlaufe der Nachbehandlung, anläßlich des Verbandwechsels ist zu empfehlen. Bei der Behandlung der akut entzündlichen Prozesse, so auch der Phlegmonen, kommt der Ruhigstellung des befallenen Gliedes eine ganz besondere Rolle zu; die Ruhigstellung wird erreicht durch Anlegen gut gepolsterter Holz- oder Cramerschienen, auch die Bettruhe erweist sich oft zur vollkommenen Entfieberung notwendig.

Die Behandlung der Sehnensackphlegmone der Hohlhand beginnt mit der breiten Eröffnung der Herde an den Fingern. Bei der Entzündung des Hohlhandsehnensackes wird die erkrankte Scheide ähnlich wie bei der Fingerscheide durch mehrfache Schnitte in ihrer ganzen Länge eröffnet; wichtige Abschnitte der bedeckenden Weichteile bleiben zwischen den Schnitten als Brücken stehen. Ausgedehnte Schnitte von der Fingerspitze bis zum Handgelenk und darüber hinaus sollen nicht mehr angewendet werden. Der Schnitt in der Hohlhand soll nicht bis an das Lig. carpi reichen, um hier den motorischen Medianusast nicht zu verletzen.

Bei der Eröffnung des radialen Scheidensackes empfiehlt es sich, zwei Einschnitte anzulegen, einen längeren in der Hohlhand, und zwar am ulnaren Ende des Daumenballens über dem Daumengrundglied und einen kürzeren am Unterarm etwas radialwärts von der Sehne des Musculus palmaris longus (Abb. 14).

Zur Freilegung der Bursa ulnaris wird ein Schnitt benützt, der von der Basis des kleinen Fingers bis zum Handgelenk zieht. Seine Fortsetzung am Vorderarm beginnt entsprechend dem Erbsenbein und zieht an dessen radialem Rand vorbei.

Es ist nicht zweckmäßig, unter das Lig. carpi transversum zwecks Drainage Gummidrains einzuführen, weil die Sehnen dadurch geschädigt werden. Das Lig. carpi soll ebenfalls nur im äußersten Notfall gespalten werden.

Die Nachbehandlung dieser Phlegmone verhält sich ähnlich wie die des Sehnenpanaritiums.

Der Mittelhohlhandraum wird am besten durch einen Längsschnitt zwischen dem 2. und 3. Metacarpus eröffnet. Es wird die Palmarfascie durchschnitten, eine Kornzange unter die tiefen Fingerbeugesehnen proximal geführt und durch Spreizen der Kornzange der Hohlhandraum eröffnet. Der Thenarraum wird von der Rückseite zwischen 1. und 2. Metacarpus freigelegt.

Bei Infektion des Hohlhandraumes und gleichzeitiger Eiterung im Handrückenfascienraum kommt die Drainage durch die ganze Handdicke in Betracht, und zwar zwischen dem 3. und 4. Metacarpus.

Es gibt aber Fälle von schwerer Infektion, welche trotz der kunstgerecht ausgeführten Operation in ihrem Fortschreiten sich nicht aufhalten lassen; in diesen Fällen muß man zu dem äußersten Mittel greifen und Amputation oder Exartikulation des Gliedes zur richtigen Zeit anschließen.

Die **Prognose** und der Ausgang der Phlegmone hängt nicht nur von der Virulenz der Erreger, sondern auch von der Widerstandsfähigkeit des Organismus ab. Diabetiker oder anderweitig geschwächte Individuen werden viel eher einer fortschreitenden Phlegmone unterliegen als sonst gesunde Leute. Der ungünstige Ausgang einer Phlegmone kommt besonders dann zustande, wenn sich eitrige Thromben bei bestehender Thrombophlebitis aus den Venen lösen, und durch Überschwemmung des Blutes mit Keimen zu Metastasen in den verschiedenen Organen und zur Allgemeininfektion führen.

Aber auch die Vereiterung des Zellgewebes allein kann schon zu Ernährungsstörungen der Muskulatur, zur Verwachsung der Muskeln und Sehnen untereinander führen, dadurch können schwere Contracturen entstehen, welche die Extremität in ihrer Funktion erheblich beeinträchtigen.

Die *Prognose der tiefen Hohlhandphlegmone* ist stets ernst; sie führt sehr häufig zu Schädigungen der Hand- und Fingerfunktion, oft mit Verlust jeder Gebrauchsfähigkeit; nicht so selten bilden die Amputation und der tödliche Ausgang das traurige Ende dieses Leidens.

B. Die chronischen Entzündungen der Hautdecke.

1. Tuberkulöse Erkrankungen.

Die Tuberkulose der Haut hat ihren Sitz meist am Dorsum der Hand und der Finger und kommt entweder als Impftuberkulose in Form des sog. *Leichentuberkels* als erbsengroßes Knötchen bei Personen vor, welche mit tuberkulösem Leichenmaterial zu tun haben, oder als *Tuberculosis cutis verrucosa* mit warzenähnlichen Wucherungen, welche zu weitgehenden Ulcerationen und von schweren Contracturen gefolgten Narbenbildungen führen. Nachdem der Prozeß auf der Dorsalseite sitzt, pflegt es zu Hyperextensionscontracturen zu kommen.

Eine sehr häufige Form der Hauttuberkulose stellt der *Lupus* dar, welcher ebenfalls zu weitgehenden Zerstörungen und Funktionsbehinderungen Anlaß gibt. Greift der Lupus in die Tiefe auf die Sehnen, Knochen und Gelenke über, dann können sich schließlich ganze Phalangen abstoßen *(Lupus mutilans)*. Der tuberkulöse Prozeß kann auch in Gestalt tiefer Geschwüre mit zernagten, livid verfärbten, unterminierten Rändern und unebenem Geschwürsgrund auftreten. Zum Unterschied dazu zerfällt der Leichentuberkel nur selten, er neigt auch nicht zur Ausbreitung und bildet sich unter Umständen spontan zurück.

An den Unterschenkeln kommt es im Anschluß an Lupus mit ausgedehnten Narben nicht selten infolge Stauungen im Lymphabfluß zu elephantiastischer Verdickung der Gliedmaße.

Für die *Behandlung* kommt in erster Linie die Finsen-Lichtbehandlung, die Radium- und die Röntgenbestrahlung in Betracht.

Bei einer geringen Ausdehnung der Leichentuberkelherde können dieselben exzidiert werden, wobei der Defekt entweder durch primäre Naht geschlossen oder bei größeren Substanzverlusten durch Transplantation von gestielten Hautlappen gedeckt wird. Der *Lupus verrucosus* kann auch mit scharfem Löffel entfernt werden.

2. Luetische Erkrankungen.

Der luetische extragenitale Primäraffekt am Finger (kommt besonders häufig bei Ärzten und Hebammen vor), wird im Beginn sehr oft für eine pyogene Infektion (Paronychie) gehalten. Derselbe sitzt ähnlich wie bei Paronychie im Nagelbereich (*Paronychia syphilitica*) und entsteht im Anschluß an kleine Rhagaden und Wunden sehr langsam ohne wesentliche Schmerzen. Der Herd besteht aus Granulationen, welche sich vom Rande her nur mangelhaft epithelisieren. Für den Primäraffekt ist abgesehen von dem Nachweis der Spirochäte seine Härte charakteristisch.

Die Planta pedis ist der Lieblingssitz papulöser, schuppender Syphilide (*Psoriasis plantaris syphilitica*). Am Arm kommen Primäraffekte durch Bißwunden zur Beobachtung.

Nach Ausbruch des Primäraffektes kommt es zu einer deutlichen Lymphangitis (beim Sitz an den Fingern am Dorsum des Unterarmes) und zur Lymphadenitis der cubitalen Drüsen und der Drüsen in der Axilla. In der 6. bis 9. Woche nach der Infektion kann die inzwischen ausgebrochene allgemeine Roseola die Diagnose sichern. Die Behandlung besteht in den üblichen antiluetischen Maßnahmen und eventuell in Nagelentfernung.

3. Mykosen.

Von den Dermatomykosen bevorzugt die *Sporotrichose* die Haut der Hand und der Finger. Sie bildet derbe, geschwürig zerfallende Knoten und verbreitet sich auf dem Lymphwege. Die Geschwüre gleichen in ihrer Form zerfallenden syphilitischen Gummen oder tuberkulösen Geschwüren. Die Erkennung ist auf kulturellem Wege möglich. Als Behandlung wird Jodkali intern gegeben.

Die *Aktinomykose* kommt an den Extremitäten sehr selten vor. Sie bildet auch hier kleine gelbgraue Knötchen, welche sich zu derben Infiltrationen zusammensetzen. Der mikroskopische Nachweis des Strahlenpilzes bestätigt auch hier die Diagnose. Die Behandlung ist zum Teil eine chirurgische und besteht in radikaler Entfernung des erkrankten Gewebes, zum Teil besteht sie in Röntgenbestrahlung; außerdem wird Jodkali intern gegeben.

Der in den Tropen vorkommende *Madurafuß* ist eine chronische eitrige Entzündung, welche sich durch konfluierende cyanotisch gefärbte Tumoren in der Haut des Fußes und des Unterschenkels auszeichnet, diese Tumoren zerfallen und führen zu ausgedehnten Fisteln, welche die Weichteile nach allen Richtungen durchsetzen und die Sehnen, Knochen und Gelenke zerstören. Aus diesen Fisteln entleert sich ein dünnflüssiger, übelriechender Eiter, in welchem schwärzliche, gelbe und weiße Körner, ähnlich wie die Aktinomyceskörner sichtbar sind. Der Erreger dieses Leidens ist noch nicht einwandfrei festgestellt; nach der Beobachtung mehrerer Autoren soll er dem Aktinomyces sehr nahe stehen.

Die Behandlung besteht in Spaltung und Auskratzung der Herde. Wenn der Fuß elephantiastisch verdickt ist und den Patienten in der Bewegung stört, kommt die Ablatio in Betracht.

4. Keratosen (Clavus).

Unter den chronischen Entzündungen der Weichteile können mit einer gewissen Berechtigung auch die Keratosen angeführt werden, weil sie in der kleinen Chirurgie eine Rolle spielen.

Flächenhaft umschriebene Keratosen werden als *Schwielen, Tyloma* bezeichnet und bestehen in einer Verdickung der Hornhaut. Das *Hühnerauge, Clavus,* stellt eine stärker entwickelte Schwielenbildung dar, bei welcher der Papillarkörper eine Vergrößerung aufweist. In der Mitte des Hühnerauges befindet sich ein Kern, welcher aus Hornhaut besteht und eine konische, nach unten spitz zulaufende Gestalt hat. Der Papillarkörper wird durch den Druck dieses Hornzapfens atrophisch. Der Druck auf die Papillarnerven verursacht die quälenden Schmerzen. Die Schwielen kommen vor an der Ferse, am Groß- und Kleinzehenballen, das Hühnerauge am Metatarsusköpfchen der Groß- und Kleinzehe und zwischen den Zehen, ferner bei Hallux valgus und bei Hammerzehen. Von kleinen Rhagaden und Verletzungen ausgehend können sich unter Schwielen recht schmerzhafte Eiterungen entwickeln. Nach langem Bestehen entstehen unter den Hühneraugen kleine Schleimbeutel, welche ebenfalls vereitern können. Bricht der Eiterherd durch, dann bleibt eine Schleimbeutelfistel zurück, worauf der Schmerz nachläßt, aber jedesmal, wenn sich die Öffnung schließt und eine Retention entsteht kommen die Schmerzen wieder zurück.

Die Ursache der Schwielen und Hühneraugen ist in einem fehlerhaften Schuhwerk zu suchen. Die *Prophylaxe* besteht in Verordnung passenden Schuhwerks; kleine Schwielen pflegen von selbst zu verschwinden. Sonst werden die hyperplastischen Hornschichten entfernt, beim Clavus muß vor allem der zentrale Kern sorgfältig aus seinem Bette herausgeschält werden. Zum Wegschneiden der hyperplastischen Hornschichten eignen sich kleine geschützte Messer nach Art der bekannten Gilette.

Vor dem Beschneiden soll der Clavus durch ein Bad erweicht oder für diesen Zweck ein Pflaster aufgelegt werden (Empl. sapon. salicyl. 10—20%, mit Salicyl versetztes Guttaperchapflaster 30—50%). Nach Anwendung dieser Mittel löst sich der Clavus oft von selbst aus. Die kleinen Schleimbeutel müssen, wenn sie infiziert sind, breit eröffnet werden.

C. Die Erkrankungen der Nägel und des Nagelbettes.

1. Unguis incarnatus.

Der eingewachsene Nagel kommt besonders an der großen Zehe vor, und zwar an seinem Außenrand, und stellt ein sehr häufiges Nagelleiden vor. Durch ein zu enges Schuhwerk werden die Zehen zusammengepreßt und dabei der Nagel der großen Zehe häufig tief in den Nagelfalz eingedrückt.

Ein schlechtes Beschneiden des Nagels oder der Druck des Nagelrandes erzeugt im Nagelfalz eine kleine Verletzung, welche sehr bald infiziert wird. Durch die Entzündung kommt es zu starker und schmerzhafter Anschwellung des betreffenden Weichteilrandes, in welchen sich der Nagel tiefer und tiefer eingräbt. Dabei muß betont werden, daß der Nagel dabei eine passive Rolle spielt; er wächst nicht in die Weichteile hinein, sondern diese werden gegen ihn angedrückt und reiben sich wund. Die kleine Wunde im Nagelfalz wird zum Geschwür, dessen Granulationen den Nagelrand überwuchern.

Prädisponierend wirken flache Nägel, deren Rand scharf geknickt ist oder in querer Richtung stark konvexe Nägel. Als unmittelbare Ursache sind zu enge und zu kurze Schuhe anzusehen. Nachdem der Unguis incarnatus auch bei bettlägerigen Patienten auftritt, muß für das Leiden außerdem eine besondere Disposition der Gewebe bestehen.

Um den Nagel daran zu hindern, daß er einwächst, wird vielfach von Laien der Nagel seitlich immer mehr und mehr zurückgeschnitten. Dieses Vorgehen muß als falsch zurückgewiesen werden, denn es wird damit gerade das Gegenteil erreicht. Durch die scharfe Kante des zackig beschnittenen oder gar abgerissenen Nagels werden die Weichteile besonders leicht wundgerieben.

Die **Prophylaxe** des Leidens muß dafür sorgen, daß ein vernünftiges Schuhwerk getragen wird und daß der Nagel richtig beschnitten wird.

In der **Behandlung** des eingewachsenen Nagels sind die konservativ angewendeten Mittel in der Regel nicht nur langwierig, sondern auch recht schmerzhaft, so daß das operative Vorgehen vorzuziehen ist. Dieses besteht darin, daß in örtlicher Betäubung nach OBERST-BRAUN (zirkuläre Umspritzung der Zehe an ihrer Wurzel mit $2^0/_0$ Novocainsuprareninlösung) der Nagel in seiner Mitte der Länge nach mit der Schwere gespalten wird, indem man eine spitze starke Schere unter dem Nagel bis hinter die Matrix vorschiebt, worauf jede Hälfte des Nagels mit einem Nadelhalter erfaßt und herausgedreht wird. Dabei ist insbesondere darauf zu achten, daß der Nagel, besonders an der eingewachsenen Stelle, nicht abreißt und kein Nagelrest zurückbleibt, der zu Rezidiven führen könnte. Außerdem wird das Geschwür des Nagelfalzes keilförmig exzidiert (Abb. 15). Die Wundfläche wird mit Vaselinleinenstreifen verbunden.

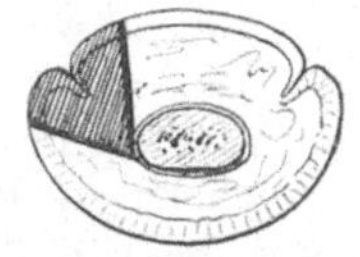

Abb. 15. Schnittführung bei Operation des Unguis incarnatus.

2. Clavus subungualis.

Der Clavus sitzt unter dem Nagel der Zehen und macht enorme Schmerzen beim Gehen und Stehen. Dieser Clavus wird sehr häufig übersehen. Wenn die heftigen Schmerzen nicht auf einen Unguis incarnatus zurückzuführen sind, dann soll man an einen Clavus subungualis denken. Die Behandlung besteht in Spaltung und teilweiser Entfernung des Nagels und des Clavus.

3. Fremdkörper unter dem Nagel.

Zu den häufigsten Fremdkörpern gehört an dieser Stelle der *Schiefer*. Für gewöhnlich gelingt es mit der Splitterpinzette den Fremdkörper zu entfernen. Wenn der Versuch der Extraktion mißlingt, dann empfiehlt es sich, den Nagel über dem Fremdkörper, in Leitungsanästhesie nach OBERST-BRAUN zu spalten oder den Nagel schichtweise mit tangential gerichteten Schnitten entsprechend dem Sitz des Fremdkörpers zu entfernen. Auf ähnliche Weise wird auch ein Bluterguß oder eine Eiteransammlung unter dem Nagel freigelegt.

4. Onychia maligna.

Das Leiden besteht in chronischer Entzündung des Nagelfalzes, welche zu schmierigen Geschwüren Anlaß gibt und den Nagel abhebt. Der Grund des Leidens ist oft auf Tuberkulose, seltener auf Lues zurückzuführen. Die Behandlung besteht in Entfernung des Nagels und des ergriffenen Nagelbettes.

5. Onychogryphosis.

Bei Vernachlässigung nach Traumen oder durch trophoneurotische Einflüsse wird der Nagel, meist der der großen Zehe, in ein vermehrtes und unregelmäßiges Wachstum versetzt. Der Nagel erreicht oft durch seine bedeutende Länge, seine krallen- oder hornartige Krümmung, durch vielfache Furchen und Wülste an seiner Oberfläche eine groteske Form, welche im Schuh keinen Platz hat und heftige Druckbeschwerden verursacht. Ein solcher Nagel muß samt Nagelbett in örtlicher Betäubung entfernt werden.

D. Die Erkrankungen der Lymphgefäße und der Lymphdrüsen.

1. Akute Entzündungen.

Die Ursache der Entzündung der Lymphgefäße und der Lymphdrüsen sitzt in entzündlichen Prozessen der Peripherie (Furunkeln, Abscessen, Panaritien, Phlegmonen), von welchen aus das Infektionsmaterial in die Lymphbahnen fortgeleitet wird, um schließlich auch die regionären Lymphdrüsen zu erreichen. Die Lymphgefäßentzündung (akute Lymphangitis) ist an den roten Streifen zu erkennen, welche oft in mehreren, nebeneinander verlaufenden Zügen an der Haut sichtbar sind und zu den regionären Lymphdrüsen ziehen. Diese roten Streifen sind schmerzhaft und sie entsprechen den durch Hyperämie und seröse Exsudation verdickten Lymphgefäßen. Bei schweren Infektionen kommt es zu

Thrombolymphangitis, welche sehr harte Stränge bildet, die sich sehr langsam zurückbilden, ja im Gegenteil sehr häufig zu perilymphangitisch-phlegmonöser Entzündung führen können. Sobald das Infektionsmaterial in die Lymphbahn gelangt, haben wir es nicht mehr mit einem lokalen Leiden zu tun; als Ausdruck der Überschwemmung des Kreislaufes mit Infektionserregern (am häufigsten der Staphylo- und Streptokokken) tritt auch Fieber und Schüttelfrost auf und das Allgemeinbefinden pflegt ebenfalls gestört zu sein. In diesen Fällen kann es sehr leicht zu Metastasen im übrigen Körper kommen (Endokarditis). Es ist daher jeder Fall von Lymphangitis ernst zu nehmen, wenn auch in leichteren Fällen die schmerzhaften Stränge, bei zweckmäßiger Behandlung, bald wieder verblassen und zurückgehen.

Von den Lymphgefäßen gelangen die Bakterien und deren Gifte in die *Lymphdrüsen*, in welchen sie wie in einem Filter zurückgehalten werden um dort eine Entzündung zu erzeugen. Es kommt aber auch vor, daß die Keime die Lymphgefäße passieren, ohne in ihnen Veränderungen zu erzeugen und erst in den Lymphdrüsen aufgehalten werden.

Je nach dem Charakter der Erreger kann in den Lymphdrüsen eine akute oder chronische Entzündung Platz greifen.

Bei jeder Lymphadenitis muß festgestellt werden, woher die Infektion der Drüse ausgegangen ist, ob es sich um eine akute oder chronische Form der Entzündung handelt und welcher Natur die Erreger sind.

Von den akuten Formen der *Lymphadenitis* beschränkt sich die einfache nur auf die Drüsen selbst. Es werden oft von der primär befallenen Drüse auch die benachbarten Drüsen infiziert, aber das periadenitische Gewebe bleibt frei. Die Drüsen schwellen an, fühlen sich knollig an und sind schmerzhaft; sie sind sowohl gegen die Haut als auch auf der Unterlage verschieblich.

Liegt eine schwere Infektion vor, dann geht die Entzündung weiter und führt zur Vereiterung der Drüse *(Lymphadenitis purulenta)*. Es beteiligt sich auch die Drüsenkapsel an der Entzündung (Periadenitis), welche im weiteren Verlauf durchbrochen wird, so daß die Eiterung auf die Nachbarschaft übergreifen kann. Wenn der auf diese Weise entstandene und an der Fluktuation kenntliche Drüsenabsceß nicht vorher operativ entleert wird, dann bahnt er sich seinen Weg nach außen, durchsetzt das subcutane Gewebe und bricht zum Schluß durch die Haut durch.

Es sind vor allem die *Streptokokkeninfektionen*, welche zu ernsten eitrigen Lymphdrüsenentzündungen mit fortschreitenden intermuskulären Phlegmonen Anlaß geben. Die durch *Gonokokken* verursachte Lymphadenitis, welche ihren Sitz am häufigsten in der Leistenbeuge hat, zeichnet sich durch ganz erhebliche Schmerzhaftigkeit aus. Auch bei *Ulcus molle* kommt es zur Infektion der Leistendrüsen, einer als *Bubo inguinalis* bekannten Erkrankung.

An den Extremitäten werden von der Lymphadenitis besonders die Drüsen der Achselhöhle und der Leistenbeuge befallen.

Bei den entzündlichen Drüsenerkrankungen der Achselhöhle müssen einerseits der Arm, die Hand, die Finger, andererseits die Mamma, die zugehörige Thoraxpartie, die Gegend des Musc. pectoralis nach Eingangspforten abgesucht werden. Oft können sich die Abscesse in erheblicher Tiefe unter dem großen Brustmuskel (subpectorale Phlegmone) verbergen und lange unerkannt bleiben.

Die Entzündungen der übrigen Drüsen des Armes, z. B. der Cubitaldrüsen und der im Sulcus bicipitalis med. liegenden, haben geringere praktische Bedeutung.

Bei den *Lymphdrüsenentzündungen der Leistenbeuge* muß das Bein, vor allem der Fuß (infizierte Hühneraugenschleimbeutel, Schuhdruck), das Genitale, der Damm und die Aftergegend nach einer Eingangspforte abgesucht werden.

Viel seltener als in der Leistenbeuge werden die Lymphdrüsen der Kniekehle von einem Infektionsherd des Fußes aus infiziert. Man tastet in der Kniekehle eine schmerzhafte Schwellung, wodurch das Knie in Beugestellung gehalten
und jede Bewegung ängstlich gemieden wird. Die Abscesse der Kniekehle werden
außerdem durch Vereiterungen einer Varix der Vena saphena oder durch
circumscripte osteomyelitische oder periostitische Herde am unteren Femurende
verursacht.

In der *Therapie* der akuten Lymphangitis und Lymphadenitis spielt die
Behandlung des primären eitrig-entzündlichen Herdes die Hauptrolle, damit
eine weitere Aufnahme von infektiösem Material in die Lymphgefäße verhütet
wird. Dieser Herd muß zunächst beseitigt werden, an zweiter Stelle soll die
Erkrankung der Lymphgefäße oder Lymphdrüsen selbst einer zweckmäßigen
Behandlung zugeführt werden. Bei der Lymphangitis und auch bei der einfachen Form der Lymphadenitis, empfiehlt es sich, das Glied ruhig zu stellen
und mit einem Prießnitz- oder Alkoholumschlag zu versehen. Auch Verbände
mit grauer Salbe sind zu empfehlen. Im Beginn der Erkrankung kann die
Stauungsbehandlung zur Rückbildung des Prozesses beitragen. Jede Art des
Traumas (Massage) kann gefährlich werden, weil sie zu einer Weiterverbreitung
der Infektion führen kann. Sobald sich aber eine eitrige Einschmelzung der
Drüse eingestellt hat, muß der Absceß breit geöffnet werden. Die Wundränder
der Incision werden exzidiert; es bleibt eine breite Fensterdrainage in der Wunde
zurück, durch welche am sichersten jede Retention von Eiter beseitigt wird.
Nach Entleerung des Eiters wird die Wundhöhle mit Gaze locker ausgelegt.

Zum Unterschied von den oberflächlichen Abscessen der Achselhöhle
(Lymphadenitis purulenta, Furunkel), welche in der Achselhöhle selbst eröffnet
werden, wird bei den tiefen Abscessen der Achselhöhle die Haut und die Fascie
am äußeren Rand des Musculus pectoralis major entlang gespalten und nur
stumpf auf den Absceß eingegangen.

Ist das ganze Lymphdrüsenpaket erkrankt und an mehreren Stellen Abscesse
entstanden, dann müssen unter Umständen von mehreren Incisionen aus alle
Abscesse geöffnet werden. Die totale Exstirpation des gesamten entzündeten
Drüsenpaketes ist nach Möglichkeit zu unterlassen, weil es im Anschluß daran
leicht zur chronischen Lymphstauung und zu elephantiastischen Veränderungen
der Weichteile kommen kann, indem zu der chronischen Lymphstauung noch
eine Bindegewebswucherung hinzu kommt.

Außerdem bringt die totale Drüsenexstirpation für den Träger den Nachteil
mit sich, daß im Falle einer späteren Infektion desselben Gebietes die Infektionserreger bei ihrem Vordringen kein Hindernis (Lymphdrüsen) mehr finden,
welches sie festhält, so daß das Infektionsmaterial ungehindert in die Blutbahn
gelangen kann.

Die gonorrhoische und die vom Ulcus molle ausgehende Entzündung erfordert die gleiche Behandlung.

2. Chronische Entzündungen der Lymphdrüsen.

Die chronischen Entzündungen der Lymphdrüsen werden am häufigsten
durch *Tuberkulose* oder *Lues* hervorgerufen.

Die *tuberkulösen Lymphdrüsen* kommen meist bei jugendlichen Personen,
die mit Tuberkulose anderer Organe befallen sind, vor. Die tuberkulöse Lymphdrüsenentzündung kommt bei Tuberkulose der Haut, bei tuberkulöser Coxitis
und tuberkulösen periproktischen Abscessen vor. Als Folge einer Inokulation
kommt die Tuberkulose der inguinalen Drüsen bei ritueller Beschneidung, wenn
die Wunde des Praeputiums von einem tuberkulösen Individuum ausgesaugt

wurde. An der oberen Extremität werden die Cubitaldrüsen bei Tuberkulose im Bereich des Ellbogens, des Unterarmes und der Hand (Leichentuberkel der Finger) befallen. Die Achseldrüsen sind bei der Tuberkulose der Mamma vergrößert.

Diese Erkrankung der Drüsen, auch *tuberkulöses Lymphom* genannt, zeigt einen schleichenden Verlauf, ohne dem Patienten wesentliche Beschwerden zu verursachen. Der Prozeß ergreift meist mehrere Drüsen in der Umgebung der primär erkrankten Drüse. Die Drüsen werden hühnerei- bis faustgroß, fühlen sich im Beginn der Erkrankung hart an und sind rund oder unregelmäßig begrenzt. Am Anfang der Erkrankung sind die Drüsen frei verschieblich und gut isolierbar, im weiteren Verlauf verwachsen sie nicht nur untereinander, so daß die Konturen der einzelnen Drüsen nicht mehr fühlbar sind, sondern auch mit der Haut und werden gegen die Unterlage unbeweglich. In diesem Stadium ist der Knoten nur in den peripheren Teilen hart, im Zentrum pflegt er bereits erweicht zu sein, so daß Fluktuation nachzuweisen ist. Aus den in Abscedierung übergegangenen tuberkulösen Lymphdrüsen entstehen *kalte Abscesse*. Wird der Absceß nicht operativ entleert, dann schreitet die Einschmelzung gegen die Haut fort. Die Haut darüber verdünnt sich, wird bläulich und perforiert schließlich unter Bildung tiefer Fisteln und Geschwüre.

Die *luetische Lymphdrüsenentzündung* zeigt ebenfalls eine langsame Entwicklung und kommt meist im mittleren Alter vor. Nachdem das primäre Stadium der Lues vorausgegangen ist, bilden sich meist in der Inguinalgegend und in der Cubitalgegend, dicht oberhalb des Epicondylus int. humeri, nicht schmerzhafte Lymphdrüsenknoten, welche höckerig sind. Diese Drüsen sind oft perlschnurartig angeordnet. Bei genitalen Infektionen sind sie beiderseits zu tasten.

Die **Behandlung** *der tuberkulösen* Lymphdrüsenentzündung ist eine konservative und gleichzeitig eine allgemeine. Man verabreicht lokal Jodsalbe (Jodi puri 0,3, Kalii jod. 3,0, Vaselini 30,0) und gibt intern Jodnatrium. Unterstützend wirken außerdem die Heliotherapie (Quarzlicht und Röntgenbestrahlung), Freiluftkuren und Tuberkulinbehandlung. Die kalten Abscesse werden punktiert und mit 10$^0/_0$ Jodoformglycerin gefüllt. Dieser Eingriff muß unter allen aseptischen Kautelen ausgeführt werden, damit nicht eine Mischinfektion verursacht wird. Zur Verhütung von sekundären Fistelbildungen ist es notwendig, daß die Punktion in einiger Entfernung vom Rande des Abscesses in gesunder Haut und möglichst oberhalb desselben erfolgt. Ist der Eiter dickflüssig, dann muß mit einem Trokar punktiert werden, nachdem in der Haut vorher eine kleine Incision angelegt wurde, welche nach der Punktion durch eine Naht geschlossen wird. Bei größeren Abscessen soll man nicht mehr als 50 ccm Jodoformglycerin injizieren, weil es sonst zu leicht zu Vergiftungserscheinungen kommen kann. Sind die Abscesse sekundär infiziert, dann müssen sie gespalten werden.

Bei den *luetischen Lymphomen* ist selten eine chirurgische Behandlung notwendig, gewöhnlich werden sie durch die spezifische Behandlung gegen Lues günstig beeinflußt.

3. Tumoren der Lymphdrüsen.

Zu den gutartigen Tumoren gehören die hyperplastischen Wucherungen der Lymphdrüsen bei Leukämie und Aleukämie.

a) Das leukämische Lymphom.

Die leukämischen Lymphome kommen sowohl bei der lymphatischen als auch bei der myeloischen Form der Leukämie vor; sie sind an den Extremitäten besonders in der Achselhöhle und in der Inguinalgegend zu finden.

Die Lymphdrüsen erfahren eine oft enorme Vergrößerung. Der Prozeß ergreift die benachbarten Drüsen, so daß ganze Ketten und Pakete hühnerei- bis faustgroßer Drüsen entstehen.

Diese Lymphome sind in der Regel schmerzlos, auf der Unterlage verschieblich und meist auch untereinander und mit der Haut nicht verwachsen.

Pathologisch-anatomisch handelt es sich bei der lymphatischen Form um Wucherung des lymphadenoiden Gewebes, das sich von den Follikeln auf das interfollikuläre Gewebe ausbreitet, bei der myeloiden Form um Metaplasie des interfollikulären Gewebes zu Markgewebe.

Das **klinische Bild** der *aleukämischen Lymphome* unterscheidet sich in nichts von den leukämischen Lymphomen. Der Unterschied besteht darin, daß der leukämische Blutbefund (Vermehrung der Lymphocyten und Lymphoblasten im Blut) hier vollkommen fehlt. Über die Ursache des Leidens ist nichts Sicheres bekannt.

Die **Behandlung** besteht in Darreichung von Arsen per os in Form von Sol. Fowleri mit Tinct. amara gemischt (Solut. arsenical. Fowleri 5,0, Tinct. amara 15,0). Von dieser Mischung gibt man dreimal täglich 5 Tropfen nach der Mahlzeit und steigt jeden dritten Tag um einen Tropfen pro dosi bis zu 12 Tropfen pro dosi um dann wieder in gleicher Weise mit der Dosis herunter zu gehen. Zur subcutanen Injektion eignet sich das Natrium arsenicosum zu 0,001. Außerdem wird Röntgenbestrahlung empfohlen.

Die **Prognose** ist ungünstig, weil nach kürzerem oder längerem Bestehen der Erkrankung mit zeitweisen Besserungen die Kachexie doch zum Tode führt.

b) Das maligne Lymphom.

Das maligne Lymphom, die *Lymphogranulomatose* (PALTAUF, STERNBERG) oder auch als HODGKINsche Krankheit genannt, besteht in einer chronischen Erkrankung vor allem der Lymphdrüsen, bei welcher es zur Entwicklung eines besonderen Granulationsgewebes kommt. Das Wesen und Ursache dieser Erkrankung sind noch unklar. Sie befällt vorwiegend jüngere Männer.

Abgesehen von den Halslymphdrüsen, welche meist zuerst erkranken, greift der Prozeß auf die Lymphdrüsen des Mesenteriums und Retroperitoneum sowie auf die Drüsen der Achselhöhle und Sehnenbeuge, sowie auf die Cubitaldrüsen über. Die Drüsen vergrößern sich bis zu faustgroßen Paketen, welche zu Beginn oder auch dauernd gegeneinander verschieblich sind, aber sich untereinander und mit der Umgebung verwachsen können. Die Lymphome neigen nicht zum Zerfall. Die Lymphdrüsenschwellung an sich verursacht meistens keine Schmerzen, häufig besteht ein heftiger Juckreiz. Das Allgemeinbefinden kann auffallend lange gut erhalten bleiben.

Mikroskopisch findet sich eigenartiges Granulationsgewebe und die STERN-BERGschen Riesenzellen neben eosinophilen Leukocyten und Plasmazellen. Wichtig für die mikroskopische Diagnose ist der Umstand, daß das Granulationsgewebe zunächst nur als Knötchen auftritt, welche noch normales Gewebe zwischen sich lassen.

Der **klinische Verlauf** ist wechselnd, Zeiten schwerer Allgemeinerkrankung wechseln mit Besserungen ab. Abgesehen von der mehr oder weniger chronisch verlaufenden Form, gibt es noch eine zweite weit schwerere Form, welche von Anfang an unter stürmischen Erscheinungen einsetzt und auch einen schnelleren Verlauf nimmt. Infolge Vergrößerung der mediastinalen Drüsen kommt es zu Atembeschwerden, es stellen sich Milz- und Leberschwellungen ein und unter zunehmender Kachexie und Auftreten von Ödemen und Ascites kommt es zum Exitus.

Durch Druck auf den Plexus brachialis und die Gefäße der Achselhöhle entstehen Neuralgien und Ödeme am Arm.

Die **Diagnose** ist nur auf Grund der histologischen Untersuchung möglich. Gegen leukämische Drüsenschwellungen spricht der Blutbefund. Die Eosinophilie im Blut entscheidet für Lymphogranulomatose. Für tuberkulöse Erkrankung sprechen die Verkäsung, Fistelbildung, die mikroskopische Untersuchung und der Meerschweinchenversuch.

Die Unterscheidung gegenüber luetischen Drüsen und regionären Lymphdrüsenmetastasen von malignen Tumoren kommt ebenfalls in Betracht.

Die **Prognose** ist ungünstig. Bisweilen kommen Stillstände und vorübergehende Besserungen des Leidens vor, Dauerheilungen sind nicht bekannt.

Die **Behandlung** besteht in innerlicher Darreichung von Arsen (Sol. arsenic. Fowleri in Tropfenform) oder in Form von Arseninjektionen. Auch Injektionen mit *Salvarsan* werden empfohlen. Auch Röntgenbestrahlung kommt in Betracht.

c) Das Lymphosarkom.

Den Ausgangspunkt bildet das normale lymphatische Gewebe, vor allem das der Lymphdrüsen. Die Geschwulst baut sich aus lymphocytenähnlichen Zellen auf, welche die Hauptmasse der Neubildung ausmachen und in einem feinen gefäßhaltigen Reticulum liegen.

Von dieser Geschwulst werden vor allem die Lymphdrüsen des Halses, des retroperitonealen Gewebes und des Mediastinums, ferner das lymphatische Gewebe des Rachens und des Magendarmkanales befallen. An den Extremitäten findet sich das Lymphosarkom insbesondere in den Lymphdrüsen der Achselhöhle.

Das Lymphosarkom bildet rasch wachsende Tumoren, welche die Kapsel der Lymphdrüsen durchbrechen und auf die Umgebung übergreifen. Auch die Haut wird dabei häufig durchbrochen. Infolge des raschen Wachstums werden meist mehrere nebeneinander liegende Drüsen einer Gruppe ergriffen, die bald untereinander verwachsen, so daß sie sich später nicht einzeln abgrenzen lassen.

Der Prozeß ist bösartig; auf dem Wege der Lymphbahnen werden, wie bei anderen malignen Tumoren Metastasen gesetzt, wobei das lymphatische Gewebe als Sitz der Metastasen bevorzugt wird.

Die **Diagnose** des Lymphosarkoms bleibt meistens nur auf die Annahme eines malignen Tumors beschränkt. Erst die mikroskopische Untersuchung kann hier die Aufklärung bringen.

Die **operative Behandlung** des Lymphosarkoms ist nicht aussichtsreich. In der letzten Zeit scheint durch die Röntgentiefenbestrahlung ein Fortschritt in der Behandlung dieses Leidens zu verzeichnen zu sein, wenn auch hier nur eine vorübergehende Rückbildung der Tumoren bis jetzt bekannt ist.

d) Sekundäre maligne Lymphdrüsengeschwülste.

Die carcinomatös degenerierten Lymphdrüsen kommen als Metastasen bei Carcinomen verschiedener Lokalisation vor. Die Sarkommetastasen werden in Lymphdrüsen relativ selten angetroffen. An der unteren Extremität haben wir es am häufigsten mit Lymphdrüsenmetastasen in Inguine bei Carcinoma penis zu tun. Diese Metastasen stellen bis über faustgroße Tumoren dar, welche mitunter durch Neuralgien infolge Druck auf den in der Nähe verlaufenden Nerv heftige Neuralgien verursachen. Diese Tumoren sind sehr hart, setzen sich aus einzelnen oder aus mehreren verbackenen Drüsen zusammen und zeigen zeitweise ein rasches Wachstum, welches zur Erweichung des Tumorgewebes und schließlich zum Durchbruch der Hautdecke führt.

Die durch einen malignen Tumor hervorgerufenen Drüsenschwellungen werden exstirpiert in Fällen, in denen sich das primäre Neoplasma noch als operabel erweist. In inoperablen Fällen können höchstens Bestrahlungen mit Radium- oder Röntgenstrahlen versucht werden.

4. Parasitäre Erkrankungen.

Zu den chronischen Lymphdrüsenentzündungen gehören die bei *Filariasis* erzeugten Tumoren, meist in den Leistendrüsen, bald einseitig, bald doppelseitig, seltener in den Achseldrüsen. Diese Tumoren haben eine fast fluktuierende Konsistenz und erreichen bis Faustgröße. Die Filarien, welche auch Lymphangitis, Elephantiasis und multiple Abscesse erzeugen, werden in tropischen Gegenden durch den Stich bestimmter Mückenarten oder durch Arthropoden übertragen.

Die *endemische Elephantiasis* ist eine chronische Entzündung des Lymphgefäßsystems und entsteht unter Fiebererscheinungen, Rötung und Schwellung des Beines, wobei die Rötung und das Fieber in wenigen Tagen nachlassen, während die leichte Schwellung zurückbleibt. Diese Anfälle wiederholen sich in Wochen bis Monate dauernden Zwischenräumen, wodurch die anfänglich leichte Schwellung immer mehr und mehr zunimmt und derber wird. Auf diese Weise kommt es zu einer ganz erheblichen Umfangszunahme der Extremität (meist des Unterschenkels). In hochgradigen Fällen hängt die Haut in großen Wülsten bis zum Boden, wobei zwischen den Wülsten tiefe Furchen entstehen. An diesen Stellen kommt es zu ausgedehnten Ekzemen und Geschwüren, welche einen unangenehmen Geruch verbreiten. Außerdem zeigt die Haut verhornte Schwielen und warzenartige Erhabenheiten.

Die Ursache des Leidens sind Larven (Mikrofilarien), welche im Blut zirkulieren und am reichlichsten in der Lunge nachzuweisen sind. Es besteht außerdem Eosinophilie der weißen Blutkörperchen.

Das Leiden befällt meistens das 15. bis 20. Lebensjahr. Infolge der beträchtlichen Anschwellung des Fußes und des Unterschenkels sind die Patienten in ihrer Beweglichkeit sehr stark behindert. Die Prognose ist ungünstig, weil das örtliche Leiden unaufhaltsam weiter schreitet.

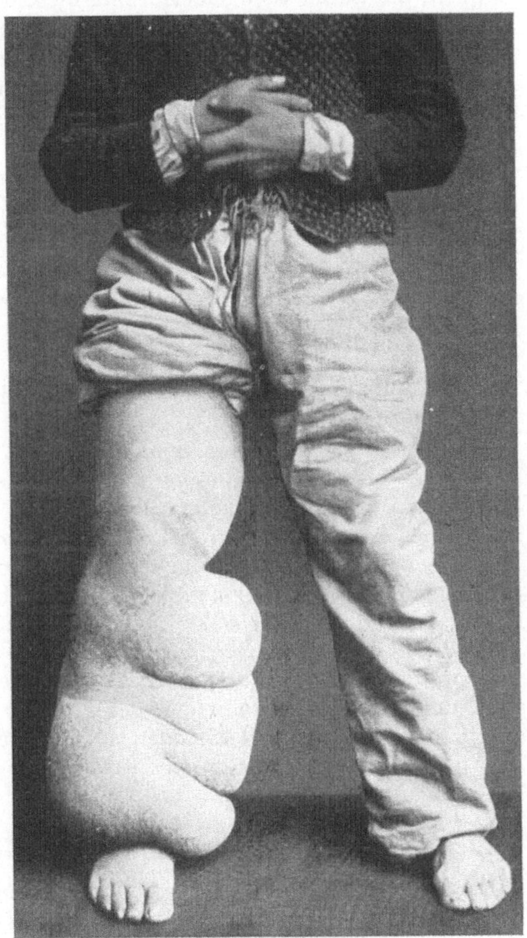

Abb. 16. Elephantiasis des Beines.

5. Elephantiasis Arabum (Pachydermia acquisita).

Zum Unterschied von der endemischen kommt die sporadische Elephantiasis nach Behinderung der Lymphabfuhr zustande (Abb. 16). Sie entwickelt sich nach totaler Exstirpation der regionären Lymphdrüsen im Anschluß an Entzündungen, die zur Unwegsamkeit der Lymphwege geführt haben, bei rezidivierenden Lymphangitiden und nach wiederholten Erysipelen, nach ausgedehnten Venenthrombosen und Thrombophlebitiden, ferner als Teilerscheinung einer allgemeinen oder auf die Extremität beschränkten *Neurofibromatose*.

Es bildet sich zunächst ein chronisches Lymphödem, welches zu einer chronisch entzündlichen Wucherung des Bindegewebes und zur Erweiterung der Lymphgefäße führt, als Folge davon kommt es zu einer Verdickung der Haut und des Unterhautzellgewebes, wodurch es zur Entwicklung derber Schwarten kommt, die von der Haut bis zum Knochen reichen.

Diese Hautverdickung kommt entweder gleichmäßig vor, oder in Form von Lappen, die durch tiefe Querfurchen geteilt sind. Die Haut läßt sich nicht in Falten abheben da sie fest mit der Unterlage vereinigt ist. Außerdem ist sie durch Ekzem, Krusten und Geschwüre verändert. Durch Übergreifen der Bindegewebswucherung von der Haut auf die tiefer liegenden Weichteile (Muskulatur), sind die gesamten Weichteile in eine fast schwielige Masse umgewandelt.

Diese Form der Elephantiasis kommt vor allem am Bein vor und schließt sich an chronische Ulcera, an multiple Entzündungen an; an der oberen Extremität finden sich ab und zu leichtere Formen der Elephantiasis nach Achselhöhlenausräumung nach Carcinoma mammae.

Behandlung. Die leichten Fälle der Elephantiasis gehen auf Wickelungen, Kompressionsverbände, Massage und auf Heißluftbäder bei Hochlagerung der eingewickelten Extremität zurück.

Die tumorartig umschriebenen Hautlappen und Wülste werden mit dem Messer entfernt.

Das wichtigste Ziel der Behandlung hat für die Verbesserung des Lymphstromes zu sorgen. Zu diesem Zweck werden nach dem Vorschlag von Payr und Kondoléon bei hochgradigen Fällen entweder ausgedehnte Excisionen aus dem schwartigen Gewebe vorgenommen oder in der tiefen Fascie durch Excision Fenster angelegt, um eine Verbindung der tiefen Lymphwege mit den oberflächlichen herzustellen und eine Lymphableitung in der Muskulatur zu ermöglichen. In ähnlicher Weise soll auch die von Handley vorgeschlagene *capilläre Fadendrainage* wirken, welche in Einheilung von langen sterilen Seidenfäden besteht, die unter die Haut, und falls auch die Muskeln von dem Prozeß ergriffen sind, unter die Muskelfascie, eingeführt werden. Von kleinen 20—30 cm weit auseinander liegenden Incisionen aus, werden die dicken Seidenfäden vom Fußrücken bis zum Leistenband sowohl subcutan wie subfascial eingelegt.

E. Die Erkrankungen der Muskulatur.

1. Akute Entzündung.

Die Myositis acuta purulenta entsteht auf verschiedenem Wege. Sie schließt sich an solche Wunden an, welche mit Verletzung von Muskelgewebe einhergehen, wie offene Frakturen, Schußfrakturen und Maschinenverletzungen. Bei subcutanen Phlegmonen, bei eitriger Tendovaginitis, Lymphangitis und Lymphadenitis, ferner bei Phlebitis und Osteomyelitis kann die Infektion durch Fortleitung aus der Nachbarschaft zunächst das zwischen den Muskelgruppen liegende Bindegewebe und nach dem Zerfall der Fascie das Perimysium befallen und von hier aus zur eitrigen Entzündung der Muskelsubstanz führen. Außerdem können bei pyogener Allgemeininfektion auf hämatogenem Wege umschriebene Eiterungen entstehen, welche am häufigsten durch Staphylo- oder Streptokokken, seltener durch Pneumo- oder Gonokokken, durch Coli- und Typhusbacillen verursacht werden. Auch bei subcutanen Muskelverletzungen kann von irgendeinem Eiterherde (Angina) das geschädigte Muskelgewebe infiziert werden.

Die Entzündung kann sowohl das interstitielle Muskelgewebe *(interstitielle Form)* als auch die contractile Muskelsubstanz befallen *(parenchymatös-degenerative Form)*.

Das klinische Bild der beginnenden Myositis äußert sich in einer starken Anschwellung des betreffenden Muskels mit sehr heftigen Schmerzen und in vollständiger Aufhebung seiner Funktion. Der Kranke fiebert, der Muskel fühlt sich vergrößert und hart an, seine Grenzen sind infolge des bestehenden Ödems der Umgebung ungenau. Nach Erweichung des entzündlichen Infiltrates stellen sich Zeichen des akuten Abscesses ein, der schließlich auch die Haut durchbrechen kann. Die fortschreitende Form der Muskelentzündung führt zum nekrotisch-eitrigen Zerfall des ganzen Muskels und breitet sich auf die Nachbarschaft aus. Als Folge davon entsteht Narbengewebe, welches den Muskeldefekt ersetzt und dadurch zu schweren Funktionsstörungen und Contracturen Anlaß gibt. Wenn der Entzündungsherd durch Bildung von Granulationsgewebe eine Abkapselung erfährt, dann haben wir es mit einer *umschriebenen Muskeleiterung* zu tun, bei welcher es nach eitrigem Zerfalle des entzündeten Gebietes zu einem Absceß kommt. Die Entleerung des Abscesses, sei es durch spontanen Aufbruch oder durch Incision führt zum Narbengewebe, welches die Muskelfunktion entsprechend seiner Ausdehnung ebenfalls hindert.

Die **Diagnose** stützt sich auf das harte, schmerzhafte, akut auftretende Infiltrat, welches der Lage nach einem Muskel entspricht.

Die **Behandlung** besteht in großen Einschnitten, welche die Muskelsubstanz ihrem Faserverlauf entsprechend treffen. Im Beginn des Leidens kann ein Versuch mit der passiven Hyperämie gemacht werden.

2. Tuberkulose der Muskulatur.

Die *Tuberkulose* der *Muskulatur* ist meist eine sekundäre Erscheinung im Verlauf der Knochen- und Gelenkstuberkulose, in seltenen Fällen befällt die tuberkulöse Infektion den Muskel auf hämatogenem Wege *primär* und führt zur Entwicklung von Solitärknoten. Von hier aus kann sich der Prozeß auf den übrigen Muskel infiltrativ ausdehnen und zu käsigen Herden und Abscessen Veranlassung geben.

Die *sekundäre Form* der Muskeltuberkulose kommt dadurch zustande, daß die Muskeln von den kalten Abscessen der Umgebung auseinandergedrängt werden, wobei der tuberkulöse Prozeß vor allem auf das interstitielle Bindegewebe übergreift und hier zu Tuberkeln, zu Verkäsung und Absceßbildung führt.

Der Patient empfindet meist keine besonderen Schmerzen, bis ihm die Funktionsstörung infolge einer ausgedehnten Zerstörung des Muskelgewebes auffällt.

Bei der **Diagnosestellung** ist bei einem Solitärknoten auch an ein Gumma zu denken. Anderweitige Herde der Tuberkulose oder der Lues erleichtern die Entscheidung.

Behandlung. Ist die primäre Muskeltuberkulose auf einen kleinen Herd beschränkt, dann soll der Herd operativ entfernt werden. Bei diffusen Prozessen kommt die konservative Behandlung in Frage: Punktion der Abscesse mit nachfolgender Injektion von $10^0/_0$ Jodoformglycerin, Bestrahlungen mit Quarzlampe, mit Röntgenlicht, allgemeine Hebung des körperlichen Zustandes durch Luft- und Sonnenbäder, durch entsprechende Ernährung und durch Besserung der Wohnungsverhältnisse.

3. Syphilis der Muskulatur.

Die Muskelsyphilis tritt entweder im sekundären Stadium der Lues in Form von Contracturen (myogene Contractur) auf, welche hauptsächlich die Oberarmmuskulatur betrifft (Musculus biceps und triceps), oder im tertiären Stadium als *Muskel-Gumma* oder als *diffuse Myositis*. Die Gummen befallen insbesondere die Wadenmuskulatur und bilden derbe, nicht schmerzhafte Knoten, welche verkäsen und zu Abscessen werden.

Die *diffuse Myositis syphilitica* spielt sich hauptsächlich im Interstitium ab und kommt besonders in der Waden- und Oberarmmuskulatur vor. Der Muskel weist eine diffuse Schwellung auf, welche empfindlich ist; der Zustand geht in Atrophie und Contractur des betroffenen Muskels über.

Die *Diagnose* stützt sich auf den Ausfall der Wassermannschen Reaktion und auf den Erfolg der antisyphilitischen Behandlung.

Die *Behandlung* der Muskellues besteht in antisyphilitischen Maßnahmen.

4. Myositis ossificans.

a) Die circumscripte Myositis ossificans.

Die circumscripte Myositis ossificans kommt nach einem einmaligen oder mehrmaligen Trauma vor und bleibt auf den geschädigten Muskel beschränkt.

Nach anfänglicher Schwellung des Muskels tritt hier unter geringen Beschwerden ein zellreiches Keimgewebe auf, welches im Muskelbindegewebe (Perimysium ext. und int.) infiltrierend wuchert und unter Schwund der erdrückten Muskelbündel zu festem Bindegewebe und später nach Art der periostalen und endochondralen Knochenbildung zu Knochengewebe wird.

Zu der circumscripten Form gehören die Reitknochen in den Adductoren, die Exerzierknochen im Deltoideus und Pectoralis, die Turnerknochen im Biceps, der Bajonettierknochen des Musc. brachialis und die Knochenherde im Musc. brachialis int. nach Luxatio cubiti und Fraktur des Processus coronoideus, ferner Herde im Musc. quadriceps nach Kontusion. In den betreffenden Muskeln tastet man derbe Knochenspangen, welche sich auch röntgenologisch darstellen lassen. Diese Spangen machen zwar wenig Beschwerden, sie können aber die Bewegungen doch behindern. Wenn diese Knochenherde auf Nerven und Gefäße einen Druck ausüben, dann lösen sie heftige Beschwerden aus.

Als **Ursache** des Leidens wird angenommen, daß bei den betreffenden Menschen eine größere Neigung des Muskelbindegewebes besteht, nach Verletzungen Knochen zu bilden. Je nach der Lage und Größe der Knochenspangen sind die Beschwerden ganz verschieden.

Als **Behandlung** empfiehlt sich Heißluft. Die operative Entfernung ist in frischen Fällen nicht am Platze, weil sich sehr leicht Rezidive einstellen. Die älteren Verknöcherungen können falls sie zu Funktionsstörungen führen, exstirpiert werden.

Bei Syringomyelie und Tabes kommt es infolge trophischer Schädigung des Bindegewebes und Zerrungen der Muskeln ebenfalls zu Verknöcherungen *(neurotische Myositis ossificans)*.

b) Myositis ossificans progressiva.

Bei der *Myositis ossificans progressiva*, welche viel häufiger Männer als Frauen betrifft und welche zumeist in frühester Jugend beginnt, werden unter fieberhaften Attacken und Schmerzhaftigkeit außer der Rücken-, Nacken- und Rumpfmuskulatur auch die Extremitätenmuskeln von multiplen fortschreitenden Verknöcherungen ergriffen. Die Ursache dieses Leidens ist bis jetzt unbekannt. Der Verknöcherungsprozeß in der Muskulatur spielt sich in ähnlicher Weise ab, wie bei der circumscripten Form. Durch dieses unaufhaltsame Weitergreifen der Verknöcherung der Muskulatur, wobei oft jahrelange Zwischenräume zwischen den einzelnen Anfällen liegen, werden immer neue

Abschnitte des Körpers ergriffen, bis der Kranke allmählich zu einer bewegungslosen Masse *(versteifter Mensch)* wird.

Diese Verknöcherung hat schwere Funktionsstörungen zur Folge und führt unter Erschwerung der Atmung und der Nahrungsaufnahme (bei Befallensein der Muskulatur des Rumpfes und der Kaumuskeln) durch Lungenkomplikationen (Schluckpneumonie) und Schwäche zur Erlösung des Kranken von seinem qualvollen Leiden.

Die **Diagnose** kann nur im Beginn der Erkrankung Schwierigkeiten machen. Die Prognose ist schlecht; die Therapie bisher machtlos.

F. Die Entzündungen der Sehnenscheiden und der Schleimbeutel.

1. Akute Entzündungen.

a) Die akuten Entzündungen und Eiterungen der Sehnenscheiden.

Die akuten Entzündungen und Eiterungen der Sehnenscheiden, meist traumatisch-infektiöser Natur, sind bei den Panaritien der Finger- und der Hohlhandphlegmonen bereits besprochen worden.

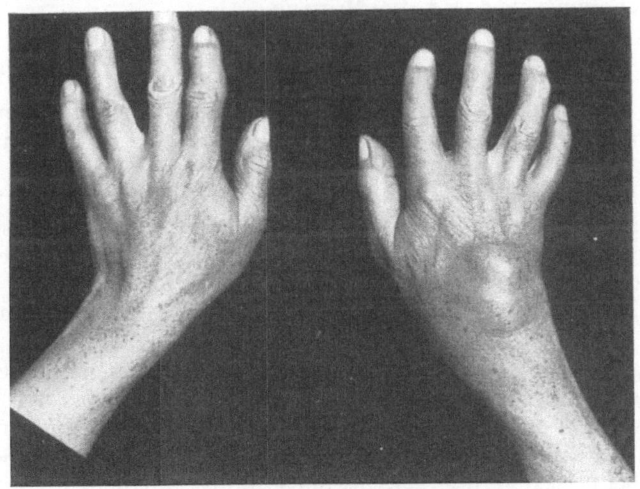

Abb. 17. Tendovaginitis der Hand.

b) Tendovaginitis crepitans.

Zu der akuten Sehnenscheidenentzündung, welche aber nicht auf einer Infektion beruht, gehört die reibende Sehnenscheidenentzündung *(Tendovaginitis crepitans* oder *sicca)*, welche nach Überanstrengungen und besonders nach einer langen und anstrengenden Wiederholung derselben Bewegung, wie z. B. bei Wäscherinnen, Anstreichern, Klavierspielern, Schlossern, Zimmerleuten und nach Fechten zu sehen ist.

Es handelt sich bei diesem Leiden um eine peritendinöse Blutung oder um eine Ablagerung von Fibrin auf der Innenseite besonders solcher Sehnenscheiden, deren Sehnen über Knochen gleiten. Bei der mikroskopischen Untersuchung zeigt sich eine seröse Durchtränkung und starke Blutüberfüllung des peritendinösen Gewebes, später Gefäßneubildung und Rundzellenanhäufung. Die

Tendovaginitis crepitans findet sich am häufigsten an den Sehnen des langen Abductors und des kurzen Streckers des Daumens, an den Sehnen des Musc. tibialis ant., des langen Zehenstreckers, an den Strecksehnen der Finger (Abb. 17), über dem Handgelenk und dem Metakarpalknochen, an der Achillessehne und an den Peronealsehnen.

Ist der entzündliche Prozeß nicht bloß auf die Sehnenscheide beschränkt, sondern spielt er sich zwischen der Fascia propria der Sehne oder des Muskels und der Hauptfascie der Extremität ab, dann kommt es zum *Fascienreiben.*

Symptome. Die Beschwerden bestehen in Schmerzen entlang den betroffenen Sehnen. Es kommt hier zu einer flachen Schwellung und zu Druckempfindlichkeit. Beim Auflegen der Hand über den Sehnenscheiden fühlt man bei Bewegungen der Sehnen ein trockenes Reiben und Knarren, wenn die Sehne in ihrer fibrinbelegten Scheide oder die fibrinbelegten Fasciae propriae der Muskeln und Sehnen gegen die Hauptfascie sich verschieben. Bei den Bewegungen empfindet der Patient oft recht lebhafte Schmerzen.

Die *Diagnose* wird aus der schmerzhaften Schwellung und aus dem Reiben bei Bewegungen ohne Schwierigkeiten gestellt.

Die *Behandlung* hat in erster Linie für eine Ruhigstellung der Gliedmaße zu sorgen, worauf die Beschwerden meist in kurzer Zeit zurückgehen. Zur Unterstützung der Resorption der Fibrinablagerungen bewährt sich der Heißluftkasten, Alkoholumschlag und die Massage.

c) Akute eitrige Entzündung der Schleimbeutel.

Sie kann sich ähnlich wie die der Sehnenscheiden nach penetrierenden Wunden entwickeln oder die Bursa kann sich durch direktes Übergreifen einer Infektion aus benachbarten Geweben infizieren, wie bei Erysipel, Furunkel, Phlegmonen, Panaritien, komplizierten Frakturen und bei Entzündungen der Knochen und der Gelenke. Besonders jene Schleimbeutel, welche mit dem Gelenk communicieren werden von hier aus sehr leicht infiziert; auch auf hämatogenem Wege kann der Schleimbeutel befallen werden. Als Infektionserreger kommen die Staphylo-, Strepto-, Gonokokken, Bacterium coli und Pneumokokken in Betracht.

Die eitrige Entzündung bleibt entweder auf den Schleimbeutel beschränkt oder greift auf das intermuskuläre Gewebe, ferner auf das Periost und den Knochen über. Bei der Bursitis acuta purulenta ist der Schleimbeutel mit Eiter, welcher sich durch die Fluktuation nachweisen läßt, gefüllt. Die Umgebung der Schleimbeutel ist gerötet, geschwollen, fühlt sich heiß an und ist druckempfindlich.

Der Eiter kann entweder spontan nach außen durchbrechen und sich entleeren, wobei meist eine Fistel zurückbleibt, oder der Eiter bricht in die Umgebung durch und führt zu schweren Phlegmonen.

Solange der Prozeß auf den Schleimbeutel beschränkt bleibt, macht die Diagnose keine Schwierigkeiten. In jenen Fällen, in denen die Eiterung die Wand des Schleimbeutels durchbrochen und zu einer Phlegmone geführt hat, ist der Ursprung der Erkrankung mitunter nicht leicht zu erkennen. Bei der Entscheidung, ob wir es mit einem Erguß im Schleimbeutel oder im Gelenk zu tun haben, hilft zunächst die Inspektion der Gegend. Bei Gelenkerguß zeigt die Gelenkgegend niemals eine so starke Vorwölbung wie bei einem Erguß in einem, in der Nähe des Gelenkes liegenden Schleimbeutel. Bei der Palpation fühlt sich der gefüllte Schleimbeutel wie ein pralles Kissen an und ist druckempfindlich, während bei einem Gelenkerguß das Gelenk im ganzen Umfange empfindlich ist. Die Funktionsstörung des Gelenkes ist bei einer Bursitis meist gering, bei einer Arthritis hochgradig, mitunter ist die Gelenkfunktion vollständig aufgehoben.

Von den einzelnen Schleimbeuteln werden von der akuten eitrigen Entzündung insbesondere die Bursa *praepatellaris* und die Bursa *olecrani* weit seltener die Bursa subdeltoidea, trochanterica und subachillea befallen.

Die *Behandlung* besteht zunächst in antiphlogistischen Maßnahmen und, wenn diese Mittel nicht nützen, in breiter und frühzeitiger Spaltung des Schleimbeutels.

d) Die gonorrhoische Entzündung.

Von den metastatischen Entzündungen der Sehnenscheiden und Schleimbeutel zeichnet sich die *gonorrhoische* Entzündung, welche oft über Nacht auftritt, durch eine unerträgliche Schmerzhaftigkeit und durch starkes Ödem aus. Eine Eingangspforte für die Infektion wird in diesen Fällen vermißt. Von der gonorrhoischen Entzündung wird am häufigsten die *Bursa subachillea* zwischen der Achillessehne und Fersenbein befallen. Von den Sehnenscheiden kommt die gonorrhoische Entzündung in den Beuge- oder Strecksehnen der Hand und in dem großen volaren Sehnenscheidensack vor.

Bei der gonorrhoischen Entzündung findet sich in den Sehnenscheiden und Schleimbeuteln ein seröser oder trüb-seröser Erguß, in welchem Gonokokken nachzuweisen sind. Der Verlauf der gonorrhoischen Entzündung, welche für gewöhnlich von der dritten Woche bis drei Monate nach der Genitalinfektion auftritt, ist akut oder subakut. Schwere Zerstörungen und Nekrose der Sehnen kommen nicht vor, dagegen endet der Prozeß nicht selten mit Versteifung der benachbarten Gelenke und mit Behinderung in der Gleitfähigkeit der befallenen Sehnen.

Die **Diagnose** der gonorrhoischen Entzündung stützt sich auf die riesige Schmerzhaftigkeit und vollständige Bewegungseinschränkung, ferner auf das plötzliche Auftreten und isolierte Befallensein nur eines Schleimbeutels. Außerdem erleichtert die Untersuchung der Harnröhre die Entscheidung.

Bei der **Behandlung** der gonorrhoischen Bursitis und Tendovaginitis muß auch die Erkrankung in der Harnröhre berücksichtigt werden. Die befallene Gliedmaße wird mit einer Schiene ruhig gestellt, hochgelagert und Eisumschläge aufgelegt. Zu empfehlen ist ferner auch die Dauerstauung, welche täglich durch mehrere Stunden angelegt und täglich wiederholt werden soll. Die Wirkung dieser passiven Hyperämie besteht darin, daß die Schmerzhaftigkeit schnell zurückgeht und auch die Entzündungserscheinungen bald nachlassen.

2. Die chronischen Entzündungen.

a) Chronische, nicht spezifische Entzündungen der Sehnenscheiden und der Schleimbeutel.

Von den chronischen Entzündungen der Schleimbeutel sind als die häufigsten die *Hygrome* zu nennen, welche sich im Anschluß an fortgesetzte mechanische Reize entwickeln und in Abscheidung einer schleimig-serösen Flüssigkeit und einer Wandverdickung der Schleimbeutel bestehen.

Die Wand des mit seröser Flüssigkeit gefüllten Sackes ist meist nicht glatt, sondern durch vorspringende Leisten und Stränge in Fächer und Taschen geteilt. Die Hygrome entstehen auch aus Hämatomen in die Schleimbeutel, auch bei geringen Traumen kommt es aus der entzündlich verdickten Wand leicht zu einer Blutung in das Hygrom. Das Blut schlägt sich an der Wandung nieder, wird durch Zell- und Gefäßwucherung organisiert und führt zur Verdickung der Wand.

Die **Diagnose** ist bei oberflächlich liegenden Hygromen einfach, schwieriger bei tief liegenden. In Betracht zu ziehen sind Ganglien, kalte Abscesse und Tumoren.

Von den klinisch wichtigsten Hygromen kommen folgende in Frage: Die *Bursitis chron. praepatellaris (Hygroma praepatellare)* stellt sich häufig bei Personen ein, die durch ihren Beruf viel auf den Knieen herumrutschen (Hausmädchen, Maurer, Parkettarbeiter, Straßenpflasterer). Ohne besondere Beschwerden bildet sich allmählich eine runde Geschwulst, welche erst dann empfindlich wird, wenn infolge eines Traumas es zu einer Blutung in das Hygrom kommt. Die Geschwulst liegt direkt der Patella auf, ihre Rückwand ist der Patella adhärent. Die Geschwulst erreicht oft bis Gänseeigröße und hebt die Haut entsprechend empor.

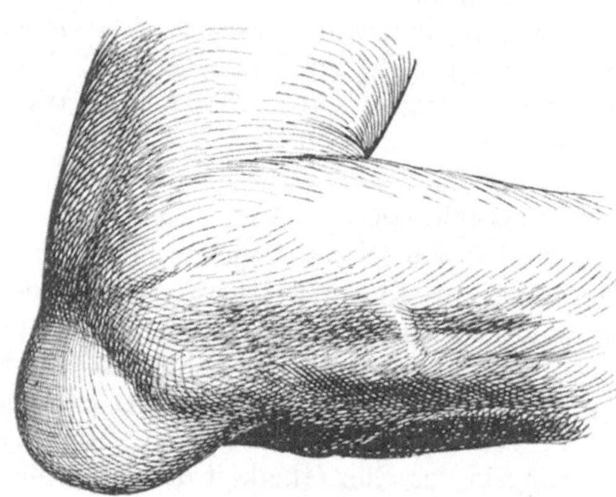

Abb. 18. Bursitis olecrani.

Außer der *Bursa praepatellaris subfascialis* wird auch die *Bursa praepatellaris subcutanea* und die *Bursa infrapatellaris* entsprechend der Tuberositas tibiae befallen.

Die *Bursitis chronica olecrani* (Abb. 18) sitzt dem Olecranon auf. Von den übrigen Schleimbeuteln werden noch die Bursa subdeltoidea, acromialis (bei Lastträgern), trochanterica (zwischen Musc. glutaeus max. und Trochanter major) und subiliaca (unterhalb des Musc. ileopsoas lateralwärts vom Tuberculum ileopectineum) von den Hygromen befallen.

Für die *Bursitis subiliaca* sind außer der Schwellung und Fluktuation oft reißende, bis in das Knie ausstrahlende Schmerzen charakteristisch, welche durch die Nähe des Nervus femoralis erklärlich sind. Um auf die Geschwulst den geringsten Druck auszuüben wird das Bein in Flexion, Abduction und Außenrotation gehalten. Bei der Bursitis trochanterica nimmt die Extremität ähnliche Stellung ein.

Behandlung. Bei frischen Hygromen können Ruhigstellung, Alkoholumschläge, Jodtinkturabstrich und Heißluftbäder die Resorption anregen. Bei frischen Blutungen in der Bursa kann die Punktion mit nachfolgender Kompression günstig wirken. Die länger bestehenden Hygrome werden am besten operativ unter örtlicher Betäubung entfernt.

b) Tuberkulose der Sehnenscheiden und der Schleimbeutel.

Zu den chronischen Formen der Sehnenscheiden- und Schleimbeutelentzündungen gehört ferner die *tuberkulöse Entzündung.* Beim *tuberkulösen Hygrom* ist die Wand der Schleimbeutel ähnlich wie auch die erkrankten Sehnenscheiden mit tuberkulösen Granulationen ausgekleidet und mit einem serösen oder serofibrinösen Erguß gefüllt. Im Erguß finden sich reichlich Reiskörper *(Corpora oryzoidea),* welche aus Fibrinniederschlägen und aus geronnenem Exsudat entstehen, indem sich durch die Bewegungen Teile von den Niederschlägen loslösen und zu kleinen rundlichen und weißen Körperchen werden.

Die zweite Form der Tuberkulose, der *Fungus der Sehnenscheiden* und *Schleimbeutel* zeichnet sich durch eine reichliche Bildung schwammiger Granulationen, auf der Innenwand der Säcke aus. Der Fungus der Schleimbeutel und Sehnenscheiden bildet fluktuierende und sich teigig anfühlende Wülste, welche mit weichen tuberkulösen Granulationen ausgefüllt sind. Das weitere Schicksal dieses Fungus besteht in der Bildung umschriebener Erweichungsherde. Im weiteren Verlauf bricht die Haut an einer Stelle durch, ohne daß sich viel Eiter entleert, sondern es kommt nur ein schwammiges Geschwür zutage, welches mit einer kleinen, tief eingezogenen Narbe ausheilt.

Bei Vorhandensein von Reiskörpern läßt sich bei Druck auf den Sack das Reiskörperschwirren feststellen.

Am häufigsten werden von der Tuberkulose die Sehnenscheiden und die Schleimbeutel der Hand und des Fußes befallen. Das tuberkulöse Hygrom des großen Hohlhandschleimbeutels erstreckt sich oft auf die Vorderfläche des Unterarmes und ist durch das Lig. carpi volare zwerchsackähnlich eingeschnürt, so daß es auch als Zwerchsackhygrom bezeichnet wird.

Das tuberkulöse Hygrom kommt außerdem an den dorsalen Sehnenscheiden der Hand, an den Beugesehnen des Unterarmes, an den Sehnenscheiden der Peronei und der Extensoren des Fußes vor. Von den Schleimbeuteln erkranken am häufigsten die Bursa subdeltoidea und trochanterica.

Charakteristisch ist oft das multiple Auftreten der tuberkulösen Sehnenscheidenerkrankung, und zwar bei Personen, welche sonst keinerlei andere Anzeichen von tuberkulöser Organveränderung bieten.

Die **Diagnose** dieser Erkrankung wird gestellt aus der fluktuierenden oder weichen Konsistenz der Geschwülste, aus dem chronischen, fieberfreien, schmerzlosen Verlauf des Leidens, wobei das Reiskörperschwirren die Diagnosenstellung erleichtert.

Behandlung. Die lokale Anwendung von Jodsalbe kann den beginnenden Prozeß günstig beeinflussen. Von den physikalischen Behandlungsmethoden bewährt sich die Sonnenbestrahlung, die Quarzlampe und die Röntgenbehandlung. Auf die Hebung des allgemeinen Zustandes durch Besserung der Ernährungs- und Wohnungsverhältnisse muß ein ganz besonderes Augenmerk gerichtet werden.

Bei noch geschlossenen tuberkulösen Hygromen, welche nur auf den Schleimbeutel beschränkt sind, kommt auch die Exstirpation unter Umständen in Frage, welcher Eingriff häufig nicht gerade zu den kleinen Operationen zu rechnen ist.

Bei dem Krankheitsbild, das wir als *„schnellender Finger"* bezeichnen, handelt es sich um Hemmungen bei Flexions- und Extensionsbewegungen, welche in ein- und demselben Stadium der Bewegung meist unter einem leicht schmerzhaften Ruck erfolgt, wobei es einer gewissen Anstrengung bedarf, um den Finger aus der Arretierung wieder loszubekommen, was meist unter einer Art Schnappen vor sich geht.

Als Ursache dieser Erkrankung, welche meist an den Beugesehnen der Finger vorkommt, wird eine Sehnenverdickung in Gestalt eines kleinen Knötchens angesprochen oder eine spindelige Auftreibung der Sehne dafür verantwortlich gemacht (Tendinitis callosa circumscripta sive nodosa). Diese geht in manchen Fällen auf eine Ablagerung von Uraten zurück.

In frischen Fällen kann noch Massage Heilung bringen, bei älteren kommt nur die operative Beseitigung des Hindernisses in Frage.

Ist das Sehnenscheidenfach verengt (besonders an der Sehne des Extensor pollic. brevis und des Abductor pollic. long.), dann liegt die *stenosierende Tendovaginitis* am Proc. styloid radii vor, welche zu ausstrahlenden Schmerzen nach dem Ellbogen und nach dem Daumen zu führt. Die Durchtrennung des Sehnenscheidenfaches bringt Heilung.

c) Seltenere chronische Erkrankungen der Sehnenscheiden und der Schleimbeutel.

Schleimbeutel. Zu den chronischen Erkrankungen der Sehnenscheiden sind noch die *luetischen* Affektionen zu rechnen, welche im sekundären und tertiären Stadium der Lues auftreten und sich durch elastische Resistenz und Erguß auszeichnen. Eine Funktionsbehinderung besteht meist nicht. Das gleichzeitige Vorkommen anderer luetischer Herde führt zur richtigen Diagnose. Die antiluetische Therapie kommt hier in Frage.

Bei *Gicht* kann es zu Uratablagerungen in den Sehnenscheiden und Schleimbeuteln kommen, für welche dieselbe Behandlung zu empfehlen ist wie beim Grundleiden.

G. Das Ganglion (Überbein).

Unter Ganglien sind umschriebene cystische Geschwülste zu verstehen, welche sich meist in der Umgebung von Gelenken entwickeln und durch einen charakteristischen gallertigen Inhalt ausgezeichnet sind [1].

Über den Ursprung der Ganglien wurden bereits mehrere Ansichten geäußert, so wurden die Ganglien auf einen Bruch zurückgeführt, wobei durch eine partielle Vorbuchtung der Synovialis einer Sehnenscheide oder eines Gelenkes die cystische Geschwulst entstanden sein soll, deren Verbindungsgang mit der ursprünglichen Höhle später meist obliteriere. Die andere Anschauung sah in den Ganglien kleine Cystchen, welche mit einer gallertigen Flüssigkeit erfüllt, durch Retention entstanden sind und mit dem Gelenk nicht communicieren. Andere Theorien lassen die Ganglien durch gallertartige kolloide Entartung des Bindegewebes entstehen oder als Neoplasmen gelten, welche sich aus Resten arthrogenen Gewebes bilden sollen, die bei der Entwicklung der synovialen Organe nicht verbraucht wurden.

Nach dem gegenwärtigen Stand, der vor allem durch Küttner vertreten wird, sind die Ganglien als Neoplasmen aufzufassen, die aus übrig gebliebenen oder versprengten Keimpartien der bindegewebigen Gelenkanlage entstehen.

In pathologisch-anatomischer Hinsicht lassen sich in der Wand der Ganglien degenerative Veränderungen im Bindegewebe, ferner schleimige und hydrophische Entartung der Gewebszellen nachweisen. Bei älteren Cysten zeigt die Cystenwand einen ähnlichen Bau wie die Gelenkkapsel. Außerdem finden sich in der Umgebung der Ganglien Veränderungen der Blutgefäße, welche in einer Wucherung der Intima an den größeren Arterien und in einer Verdickung der Media an den Venen bestehen. Diese Gefäßveränderungen dürften sekundärer Natur sein und durch eine Spannung des Ganglioninhaltes bedingt sein.

Der Inhalt der Ganglien besteht aus einer zähflüssigen, fadenziehenden Masse von alkalischer Reaktion, welche meist an Pseudomucin erinnert. Mikroskopisch finden sich in der Gallerte Riesenzellen, Fettkörnchenzellen, Detritus, Lymphendothelzellen, hyalin degenerierte Gewebsbestandteile und Krystalloide.

Klinisch bieten die Ganglien ein recht wechselndes Bild dar. Sie sind kugelig, eiförmig, vielgestaltig, ein- oder mehrkammerig. Die Cysten, welche solitär und auch multiple auftreten, sitzen der Unterlage entweder breitbasig oder mittels eines schmalen Stieles auf. Die Frage der freien Kommunikation der Ganglien mit dem Gelenk ist derzeit noch nicht sicher entschieden. Die Ganglien weisen häufig Verwachsungen mit benachbarten Sehnenscheiden oder mit der Gelenkskapsel auf und sind dann auf der Unterlage unvermeidlich.

In der **Ätiologie** der Ganglien ist die Frage der Heredität heutzutage noch immer nicht beantwortet. Es fällt nur auf, daß die Ganglien das weibliche Geschlecht im Alter zwischen 10 und 25 Jahren bevorzugen. Ein einmaliges schweres Trauma oder leichtere sich wiederholende Traumen spielen bei der Entstehung von Ganglien sicher eine wichtige Rolle (Zerrungen, Überdehnungen der Gelenkskaspel und des paraartikulären Gewebes wie es bei Musikern,

---

[1] Die Bezeichnung „Überbein“ rührt von der irrtümlichen Vorstellung her, daß es sich um knöcherne Bildungen handelt, was durch die scheinbare Knochenhärte der noch kleinen Geschwulst veranlaßt wird.

Geigern und Klavierspielern der Fall ist). Außerdem disponieren zu Ganglien Personen mit einer konstitutionellen Schwäche des Kapselbandapparates, wie Astheniker.

Die Ganglien wachsen im allgemeinen langsam ohne anfangs wesentliche Beschwerden zu verursachen. Meistens tritt erst viel später ein ungewisses Schwächegefühl in dem betreffenden Gelenkgebiet auf mit geringfügigen Schmerzen, wenn das Ganglion auf die in der Nähe verlaufenden Nerven einen direkten Druck ausübt. Diese Schmerzen können sich in seltenen Fällen bis zu Neuralgien steigern.

Die Gelenkfunktion wird selten nennenswert gestört und kommt höchstens als Müdigkeits- oder Spannungsgefühl im betroffenen Gelenk zum Ausdruck.

Die Konsistenz der Ganglien ist weich, elastisch und nur die ganz kleinen Ganglien können hart sein und eine Knochenhärte (daher der Name „Überbein") vortäuschen.

Die **Diagnose** stützt sich auf den ausschließlichen Sitz der Ganglien in Gelenkgebieten der Extremitäten; die typische Stelle ist die radiale Seite des Handgelenksrücken (zwischen den Strecksehnen des Zeigefingers und den Sehnen des Ext. carpi rad. longus und brevis), viel seltener ist die Knie- und Fußregion (Gegend der Peroneussehnen) betroffen.

Differentialdiagnostisch ist an kalte Abscesse und an Gelenktuberkulose sowie an, von Schleimbeuteln und Sehnenscheiden ausgehende, tuberkulöse Prozesse zu denken. Eine ernste Komplikation der Ganglien stellen die Infektionen dar, weil sich die Eiterung der Cyste auf benachbarte Gelenke ausbreiten kann.

Behandlung. Spontane Heilungen der Ganglien gehören zu großen Seltenheiten. Auch heute wird noch vielfach die Zersprengung der Ganglien geübt, indem entweder durch Druck mit aufgelegtem Daumen oder mit aufgesetztem Hammer das Ganglion zerquetscht und darauf ein Kompressionsverband angelegt wird. Es soll nicht unerwähnt bleiben, daß auch bei diesem Vorgehen sowohl die Hand des Kranken als auch die Hand des Operateurs vorher genau gewaschen werden soll, damit durch die bei dem Zerquetschen mitunter entstandenen kleinen Hautexcoriationen keine Infektion gesetzt wird. Als Nachteil dieses Verfahrens ist die Möglichkeit von Rezidiven zu verzeichnen.

Die operative Behandlung erfordert strengste Asepsis. Der Hautschnitt soll in der Faserrichtung und Spaltrichtung der Haut, also nicht in Längsrichtung, sondern quer über das Dorsum des Handgelenkes angelegt werden.

Die radikalste Methode bleibt die Exstirpation der Cyste in örtlicher Betäubung und in Blutleere, um die Verhältnisse klar übersehen und die Cyste sicher in toto entfernen zu können, weil ein Zurücklassen von Resten der Cyste zu Rezidiven führt.

NEUMÜLLER und ORATOR haben aus der Klinik EISELSBERG ein Verfahren veröffentlicht und mit gutem Erfolg angewendet, welches darin besteht, daß die Cyste mittels Querschnittes breit eröffnet und die durch einen Kreuzschnitt gewonnenen Zipfel der Cystenwand nach außen geklappt und durch einige Nähte im subcutanen Gewebe in dieser Lage erhalten werden.

Auf diese Weise wird der Hohlraum der Cyste mit dem resorptionsfähigem subcutanen Gewebe in Verbindung gebracht.

H. Contracturen.

Siehe darüber im Abschnitt: Mißbildungen und Deformitäten.

J. Die Geschwüre im Bereich der Extremitäten.

1. Das tuberkulöse Ulcus.

Das tuberkulöse Ulcus ist unregelmäßig begrenzt: es hat einen meist flachen Grund, welcher rötlich gefärbt, mit Tuberkelknötchen besetzt ist und ein dünnes Sekret absondert. Das Geschwür ist meist sehr schmerzhaft. Die Ränder des Geschwürs sind ebenfalls flach und unterminiert. Die Tuberkulosegeschwüre kommen meist in der Umgebung von Tuberkulosefisteln vor. Bestrahlungen mit Höhensonne oder Röntgenlicht sind zu empfehlen.

2. Das luetische Geschwür.

Das luetische Geschwür ist kreisrund oder nierenförmig und durch derb infiltrierte, steil abfallende Ränder begrenzt, welche wie mit einem Locheisen ausgestanzt sind. Dabei ist der Grund tief, schmierig belegt und mit nekrotischem Gewebe bedeckt. Mit Vorliebe sitzen die luetischen Geschwüre, welche wenig schmerzhaft sind, entweder im oberen Drittel des Unter- oder im unteren Drittel des Oberschenkels. Es handelt sich dabei entweder um Sekundäreruptionen oder um zerfallene Gummata. Die Behandlung besteht in antisyphilitischer Kur.

3. Neoplasmen.

Die Neoplasmen *(Ca und Sa)* führen ebenfalls zu Geschwüren, welche eine unregelmäßige Form haben, von harten, wallartig aufgeworfenen Rändern begrenzt sind und deren Grund kraterartig zerklüftet erscheint. Bisweilen sieht der Grund körnig aus und es lassen sich weißliche kleine Pfröpfe herausdrücken. Zum Unterschied von den tuberkulösen und luetischen Geschwüren zeigt das neoplastische Ulcus eine rasche Entwicklung. Durch diesen Umstand bluten diese neoplastischen Ulcera bei jeder auch leichten Berührung. Außerdem sind die regionären Lymphdrüsen vergrößert und derb und sind als Metastasen des Tumors aufzufassen.

Bei der **Differentialdiagnose** der verschiedenen Arten der Geschwüre unterstützt häufig die Untersuchung des übrigen Organismus, besonders wenn sich Zeichen der Lues, der Tuberkulose, des Diabetes, der Arteriosklerose und der Nervenkrankheiten feststellen lassen.

Auch die mikroskopische Untersuchung exzidierter Geschwürsstückchen kann die Diagnose (Ca, Sa, Tbc, Rotz usw.) erhärten, desgleichen auch die Serumreaktion nach Wassermann. Oft wird man erst durch den Erfolg der Behandlung auf die richtige Natur des Ulcus geleitet. Wenn z. B. nach intern gegebenen Jodkalidosen oder nach Salvarsaninjektionen das Geschwür sich verkleinert, kann ex juvantibus auf Lues geschlossen werden.

4. Das Ulcus cruris varicosum.

Der Unterschenkel ist häufig der Sitz des sog. chronischen Unterschenkelgeschwürs, welches sich bei Patienten (meist Frauen) findet die an Varicen leiden. Infolge der ungünstigen Zirkulationsverhältnisse, welche durch die chronische Stauung, durch das chronische Ödem, ferner durch die Thrombosen mit Entzündungen verursacht sind, erfährt die Haut variköser Unterschenkel schwere Veränderungen. Es kommt zum chronischen Ekzem der Haut, das Fettpolster des subcutanen Gewebes schwindet und die Haut wird papierdünn. Im Anschluß an ganz kleine Wunden bricht diese, in ihrer Ernährung geschädigte Haut an einer Stelle auf, die Haut in der Umgebung zerfällt rasch und es entsteht ein Geschwür, welches eine sehr geringe Heilungstendenz zeigt. In anderen Fällen gibt das Platzen eines Varixknotens oder der Aufbruch thrombosierter Varicen den ersten Anstoß zur Geschwürsbildung.

Verlauf. Dieses Geschwür kann zunächst bei richtiger Behandlung ausheilen, um immer wieder aufzubrechen, sobald die ungünstigen sozialen Verhältnisse es nicht erlauben, die Behandlung zu richtigem Ende zu führen oder den Patienten zwingen, sich den gleichen Schädlichkeiten wieder auszusetzen. Auf diese Weise wechseln die Heilung und die erneute Geschwürsbildung häufig miteinander ab und zwingen den Patienten immer wieder, das Spital aufzusuchen. Die Folge davon ist ein allmähliches, aber doch ein sicheres Fortschreiten des Leidens. In progredienten Fällen erreichen die Geschwüre häufig eine große Ausdehnung und umgeben den Unterschenkel zirkulär (zirkuläre Ulcera). In diesen Fällen ist der Fuß und Unterschenkel mehr oder minder stark elephantiastisch verdickt.

Diagnose. Für das Krampfadergeschwür ist sein Sitz in der unteren Hälfte des Unterschenkels sehr charakteristisch, und zwar am häufigsten an der Innen- und Vorderseite des Unterschenkels. Das Geschwür, welches oft sehr empfindlich ist, ist umgeben von ekzematöser, pigmentierter oder narbiger Haut. Häufig ist die Haut stark warzig und mit dicken Schuppen bedeckt. Der Grund des Ulcus, welches eine unregelmäßige Form zeigt, ist bei zweckmäßiger *Behandlung* mit reinen Granulationen bedeckt, in vernachlässigten Fällen sind die Granulationen schlaff und schmierig, jauchig belegt und verbreiten einen unangenehmen Geruch. Der Rand des Ulcus ist flach, häufig hart. Besonders die älteren Ulcera sitzen der Unterlage fest an und sind unverschieblich.

Die **Prognose** der chronischen Unterschenkelgeschwüre ist ungünstig. Bei dem langen Bestehen des Prozesses entwickelt sich nicht selten auf seinem Boden ein Plattenepithelialcarcinom.

Die **Behandlung** dieses Leidens ist nicht besonders dankbar, weil man den Grundbedingungen der Heilung (Besserung der Zirkulationsverhältnisse) auf die Dauer nicht genügen kann.

Kleine und frische Krampfadergeschwüre heilen unter Bettruhe, Hochlagerung und antiseptischen Salben aus, indem sich das Geschwür von der Peripherie aus epithelisiert. Ist die erwünschte langdauernde Bettruhe nicht durchführbar, dann wird zwecks ambulanter Behandlung das Ulcus mit 2% Arg. nitricum-Salbe bedeckt und das Bein mit einer Trikotschlauchbinde bis über das Knie eingewickelt. Bei älteren Geschwüren ist der UNNAsche Zinkleimverband zu empfehlen.

Das Rezept für den Zinkleimverband lautet:

<pre>
        Gelatin. alb.
        Zinc. oxyd āā.   15,0
        Glycerin   25,0
        Aq. destill.   45,0
        M. f. l. a. coqu. gelat.
</pre>

Bei dieser Herstellung entsteht eine Masse, welche die Konsistenz eines halbfesten Käses besitzt. Vor dem Anlegen des Verbandes wird der Zinkleim durch Erwärmung zunächst flüssig gemacht. Das Geschwür wird aseptisch verbunden und der ganze Unterschenkel vom Fuß bis zum Knie mit einer Gazebinde eingewickelt. Diese Gazeschichte wird mit dem vorher verflüssigten Zinkleim mittels großem Malerpinsel bestrichen und darüber wieder eine Schichte Gaze angewickelt, welche ebenfalls wieder mit Zinkleim bestrichen wird. Dieses Verfahren wiederholt sich 3—4mal bis eine genügende Festigkeit erreicht ist. Der Verband wird dann in der Nähe des Ofens getrocknet und bleibt 2 bis 4 Wochen liegen.

Manche torpiden Ulcera, mit schwieligen und unnachgiebigen Rändern trotzen jeder konservativen Behandlung; für solche Fälle kommt die operative *Excision* des Ulcus mit nachfolgender *Epidermistransplantation* in Frage, sei es in Form der Thierschschen Epidermisläppchen oder durch Injektion von Epithelbrei an verschiedenen Stellen des Geschwürs.

Bei den ganz ausgedehnten, zirkulär verlaufenden Geschwüren mit elephantiastischer Verdickung des Unterschenkels, bleibt nur die *Amputatio cruris* übrig. Derartige Patienten sind mit einer Prothese besser daran als mit ihrem kranken Bein.

5. Trophische Geschwüre.

An den Gliedern kommt es auch zu Geschwüren bei den verschiedenen Erkrankungen und Verletzungen des zentralen und peripheren Nervenapparates. Die Ursache dieser Geschwüre ist in einer herabgesetzten Widerstandsfähigkeit des Gewebes gegenüber Infektionen, zum Teil in vasomotorischen Störungen,

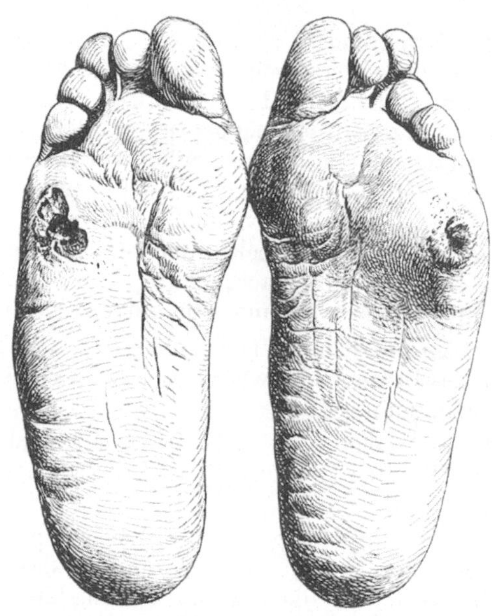

Abb. 19. Malum perforans des Fußes.

zum Teil aber auch in der Vernachlässigung der Wunden, welche in gefühllosem Gebiete liegend, keine Beschwerden machen, zu suchen. Solche Geschwüre finden sich auch bei Hemi- und Paraplegien (bei Hirn- und Rückenmarkstumoren, bei Blutungen oder Verletzungen) ferner bei Tabes dorsalis, bei Syringomyelie und bei der Nervenform der Lepra.

Der häufigste Sitz dieser Geschwüre ist das Kreuzbein, der Rücken und die Fersen.

Hierher gehören ferner folgende Krankheitsbilder:

a) Das Malum perforans pedis.

Diese Erkrankung besteht in hartnäckigen, schmerzhaften Geschwüren der Fußsohle, und zwar sitzen diese an der Ferse oder an den Metatarsophalangealgelenken der großen und der kleinen Zehe (Abb. 19). Dieses Leiden, welches auf einen *neuroparalytischen* Ursprung zurückzuführen ist, kommt vor bei Erkrankungen des Zentralnervensystems (Tabes, Syringomyelie, bei Wirbelbrüchen mit Läsion des Rückenmarkes, bei Tumoren des Rückenmarkes) und bei Tumoren und Verletzungen der peripheren Nerven.

Das *Malum perforans der Hände* kommt seltener vor, sie findet sich im Verlaufe der Syringomyelie und der Lepra *(Lepra anaesthetica)* und beruht ähnlich wie an den unteren Extremitäten auf Schädlichkeiten, welche die zugehörigen Nervenabschnitte in ihrem peripheren Verlaufe getroffen haben. Bei der *Syringomyelie* kommt es an den Händen unter Blasenbildung zu Panaritien und schließlich zur Nekrose der Phalangen. Bei der *Lepra* entwickelt sich der Prozeß auf dem Boden der leprösen Neuritis unter Analgesie und beginnt mit Panaritien und Lymphangitiden, welche zu Geschwüren Anlaß geben. Diese indolenten Geschwüre greifen in die Tiefe bis auf den Knochen über, zerstören ganze Phalangen und führen unter Zerfall nicht nur zum Verlust der Finger, sondern auch der ganzen Hand *(Lepra mutilans)*.

Die Diagnose stützt sich auf den typischen Sitz (Fußsohle [bei Syringomyelie finden sich oft Nekrosen der Fingerspitzen]), auf die Schmerzlosigkeit, auf Sensibilitätsstörungen, auf Störungen der Reflexe, auf trophische Störungen der Nägel und der Haut.

Behandlung. Es muß dafür gesorgt werden, daß Schädlichkeiten (Schuhdruck) ferngehalten werden. Ansonsten wird nach allgemeinen chirurgischen Grundsätzen vorgegangen (Ruhe, Bäder, Exkochleation der Geschwüre). Auch Röntgenbestrahlung und Nervendehnung (z. B. N. tibialis, bzw. N. plantaris lateralis) können versucht werden.

Die **Prognose** des Leidens hängt vom Grundleiden ab.

b) Die Raynaudsche Gangrän.

Die Raynaudsche Gangrän wird ausgelöst durch Spasmen der Gefäßmuskulatur, welche im Beginn der Erkrankung Parästhesien und Ischämie an den Händen und Füßen zur Folge haben und in den späteren Stadien des Leidens bis zur Gangrän führen. Die Krankheit ist häufig erblich.

Die Erkrankung kommt meist symmetrisch vor und zeichnet sich durch Blässe und Kälte sowie durch örtliche Cyanose aus, auf deren Boden sich die Nekrose unter Blasen- und Schorfbildung meist nur an den Endphalangen entwickelt. Die Erkrankung kann jahre-, selbst jahrzehntelang bestehen bleiben und zeitweise auch Besserungen zeigen.

Die Raynaudsche Gangrän kann sowohl als selbständige Erkrankung auftreten, oder nur als Symptom zu deuten sein im Verlauf von Tabes, Syringomyelie und von Verletzungen des Rückenmarkes.

Therapeutisch kommen warme Bäder in Betracht.

c) Sklerodermie.

Bei der Sklerodermie, welche ebenfalls eine trophoneurotische Störung darstellt, kommt es zu einer pergamentartigen Verdünnung der Fingerhaut. Die Haut ist rotglänzend, gespannt und fixiert. Da das subcutane Fett schwindet, liegt die Haut dem stark atrophischen Knochen direkt auf. Es entstehen Geschwüre, welche bis zur Gangrän der Finger führen und die Exartikulation des betroffenen Fingers notwendig machen.

Im Anschluß an reizende Medikamente (Salben, Zugpflaster) können ebenfalls Geschwüre entstehen *(artifizielle Geschwüre)*, an die man immer dann denken soll, wenn die Geschwüre keine für andere Krankheiten charakteristischen Zeichen bieten und inmitten macerierter Haut liegen.

6. Die Röntgenulcera.

Die Röntgenulcera entstehen im Anschluß an zu lange und zu häufige Röntgenbestrahlungen und bei Verwendung ungeeigneter Filter und zeichnen sich nicht nur durch ihre sehr große Empfindlichkeit, sondern insbesondere durch ihre Hartnäckigkeit aus. Diese bedingt durch Gefäßveränderungen, welche keine Granulationsbildung und Vernarbung zustande bringen. Nach einem über Jahrzehnte hinausziehenden Verlauf, wobei oft jede Art der Behandlung machtlos ist, entarten die Röntgenulcera oftmals malign und machen die Amputation des Gliedabschnittes notwendig.

Die *Behandlung* der Röntgengeschwüre erfordert viel Geduld. Ähnlich wie bei den gewöhnlichen Verbrennungen sind auch hier Salbenverbände am Platze. Das nekrotische Gewebe wird mit dem Messer entfernt. Gegen die häufig sehr heftigen Schmerzen ist 5—10% Anästhesinsalbe zu empfehlen. Das Morphium oder ähnliche Narkotica sind wegen der Gefahr des Morphinismus nach Tunlichkeit zu vermeiden.

Durch genaue Dosierung der Bestrahlung und andere technische Schutzmaßregeln kann man sich gegen die schädlichen Wirkungen der Röntgenstrahlen schützen.

K. Die Nekrose und Gangrän.

Gewebe, welche nicht genügend ernährt sind, verfallen dem örtlichen Gewebstode, *dem Brande.* Auch jede Störung der Zirkulation, sofern sie durch den Kollateralkreislauf nicht behoben wird, ruft Brand hervor, und zwar sind die plötzlich eintretenden Zirkulationsstörungen verhängnisvoller als solche, die sich langsam vorbereiten.

Blässe oder dunkle Verfärbung und Kälte des Gewebes, Pulslosigkeit der Hauptarterien und Parästhesien sind auf einen beginnenden Brand verdächtig.

Man unterscheidet trockenen und feuchten Brand.

Der trockene Brand (Mumifikation) entsteht dann, wenn der Zufluß des arteriellen Blutes langsam erfolgt, während das venöse Blut und die Lymphe noch ungestört abfließen können. Dadurch erhält das Glied sehr wenig Blut. Der Flüssigkeits- und Feuchtigkeitsgehalt des Gliedes wird sehr gering und wird noch durch Wasserverdunstung weiter herabgesetzt. Das Gewebe schrumpft in mumienhafter Weise ein und verfärbt sich braun bis schwarz.

Der *feuchte Brand (Gangrän, Necrosis humida)* stellt sich ein, wenn die Ernährung plötzlich unterbrochen und der Blutgehalt durch nichts verringert wird. Außerdem spielen *Fäulnisbakterien* eine große Rolle, welche das Gewebe verflüssigen. Es bilden sich an der Oberfläche des Gliedes mißfarbene, mit trüber Flüssigkeit gefüllte Blasen, welche ein gashaltiges, stark stinkendes Sekret enthalten.

Beim feuchten Brand wird das betroffene Glied zunächst blaß, dann bläulichgrün und zuletzt schwarz.

Während beim trockenen Brand der übrige Körper wenig oder gar nicht geschädigt wird, kann beim feuchten Brand der Organismus durch die Resorption der Fäulnisprodukte und der Toxine erheblich gefährdet werden. Aus diesem Grunde soll immer versucht werden, jeden feuchten Brand in den harmloseren trockenen Brand dadurch zu überführen, daß man die Blasen und das abgehobene Epithel abzieht und austrocknende Verbände (Jodoform, Xeroform, Tierkohle, Alkohol) auflegt.

An der Grenze von lebendem und totem Gewebe entsteht durch reaktive Entzündung eine *Demarkationslinie*, welche aus einem Granulationswall besteht und zugleich auch die Grenze darstellt, an welcher der Brand zum Stillstand gekommen ist.

Die verschiedenen Ursachen der Gangrän.

Je nach der auslösenden Ursache sind im allgemeinen folgende Formen des Brandes zu unterscheiden:

1. Traumatische Gangrän,

wenn Gefäße und Gewebe durch Quetschung und Zermalmung in ihrer Ernährung hochgradig geschädigt werden.

2. Decubitus

entsteht durch dauernden Druck bei elenden, meistens gelähmten Menschen, die ein langes Krankenlager hinter sich haben. Als Sitz des Decubitus kommen an den Extremitäten die Fersen, die Achillessehne, Trochanter major, Ellbogen und Schulterblatt in Frage.

Auch drückende Verbände führen zum Decubitus und müssen daher sofort abgenommen werden.

Die Behandlung des Decubitus besteht darin, daß die Stelle des Decubitus durch Wattekränze, Wasserkissen oder Wasserbett dauernd vom Druck entlastet wird. Außerdem können die gefährdeten Stellen prophylaktisch durch Alkoholabreibungen abgehärtet werden.

3. Thromben und Embolien.

Nach Unterbindung und Verstopfung von Gefäßen durch *Thromben* und *Embolien*. Die Ursache der embolischen oder thrombotischen Gefäßverstopfung ist die Endokarditis (Abb. 20). Je nach den Verhältnissen für die Ausbildung eines Kollateralkreislaufes ist die Prozentzahl der nach der Unterbindung des Hauptgefäßes auftretenden Gangrän verschieden hoch (nach Unterbindung der Arteria subclavia in $2^0/_0$, der Arteria poplitea in $50^0/_0$, der Arteria femoralis in $20^0/_0$). Das Steckenbleiben des Pfropfes verursacht in der Regel ganz enorme Schmerzen.

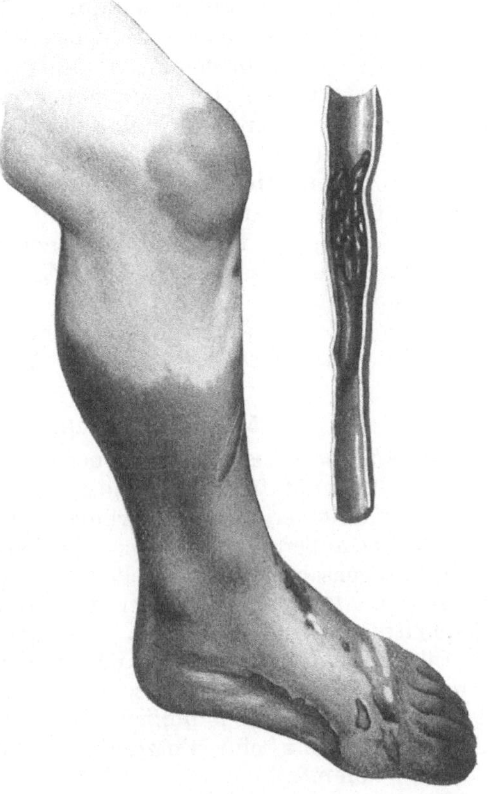

Abb. 20. Feuchte Gangrän des Unterschenkels.

Die embolische und thrombotische Gangrän wurde auch nach Typhus, Flecktyphus, Dysenterie, Malaria, Masern, Scharlach, Influenza und Pneumonie beobachtet.

In einigen Fällen von embolischer Gangrän kann durch frühzeitige Entfernung des Embolus (Embolektomie) und sekundäre Gefäßnaht die Gangrän verhindert werden.

4. Gangrän nach thermischer und chemischer Schädigung.

a) Thermische Ursachen.

Von besonderem Interesse sind die Frostschäden, welche sich bei Temperaturen *über Null* einstellen und welche besonders bei betrunkenen Personen beobachtet werden. Zu enge Schuhe und durchnäßte Füße begünstigen das Auftreten der Frostgangrän.

b) Chemische Ursachen.

Säuren und Alkalien zerstören das Gewebe, indem sie seine Lebensfähigkeit durch Wasserentziehung oder Verbindung mit dem Zellprotoplasma schwächen und den Kreislauf stören.

Die *Karbolgangrän* kommt zustande durch Umschläge mit Karbolsäurelösung (selbst in 1—2% Verdünnung). Dieses, beim Volk immer noch sehr beliebte Mittel, vor dessen Anwendung nicht eindringlich genug gewarnt werden muß, führt oft zu Gangrän der Finger und Zehen, welche dann abgesetzt werden müssen. Zur Gangrän kommt es schon nach 12—24stündiger Einwirkung der 1—2% Karbollösung, bei einer höher perzentigen Lösung auch schon nach 3—4 Stunden. Unter dem Einfluß der Karbollösung wird die betreffende Stelle unter Kribbeln und Parästhesien zunächst anästhetisch, so daß die drohende Gefahr vom Patienten um so eher übersehen wird. Nach bereits vollendeter Gangrän treten dumpfe Schmerzen auf. Die *Ursache* der Karbolgangrän liegt in einer Schädigung der Zirkulation, indem die Karbolsäure den oberflächlichen Epithellagern und Gewebsschichten Wasser entzieht, gelangt sie zwischen den geschrumpften Zellen zu den Gefäßen, welche erweitert werden und zur Verlangsamung der Blutbewegung führen. Ähnliche Schädigungen rufen auch *Lysol, Kreolin* und auch fortgesetzte Alkoholverbände hervor.

5. Arteriosklerotischer (Alters-) Brand.

Der *Altersbrand* ist ein trockener Brand, welcher vor allem die peripheren Teile der Extremitäten befällt und auf arteriosklerotischen Gefäßveränderungen und den damit verbundenen Zirkulationsstörungen beruht.

Oft ohne äußere Veranlassung oder bloß nach einer geringfügigen Verletzung (Hühneraugenschneiden) entwickelt sich ein blauer Fleck als Beginn des Brandes, der sich entweder auf eine oder mehrere Zehen beschränkt oder auch größere Abschnitte des Gliedes ergreift. Die vom Brand befallene Partie der Extremität ist sehr schmerzhaft. Dem Brande der einen Seite folgt oft solcher der anderen nach. Besonders rasch schreitet die Gangrän in jenen Fällen fort, wenn sich zu einer anfangs mumifizierenden Spontangangrän durch das Eindringen infektiöser Keime eine Entzündung hinzugesellt und es zu einer feuchten Gangrän kommt.

Von *präsenilem* Brand sprechen wir dann, wenn sich der arteriosklerotische Brand schon bei jungen Leuten (mit 20—40 Jahren) entwickelt. Bei dieser Form der Gangrän, welche als *intermittierendes Hinken* (Claudicatio sive Dysbasia angiosclerotica intermittens) beginnt und vor allem an der unteren Extremität und viel seltener an der Hand und den Fingern vorkommt, spielen Lues, Alkohol und vor allem übermäßiger Nicotingenuß neben Kälte eine auslösende Rolle.

Bisweilen bestehen schon längere Zeit vor dem Eintreten der Gangrän Symptome einer mangelhaften Blutversorgung an der Peripherie des Gliedes, welche in Blässe, abwechselnd mit livider Verfärbung in Kältegefühl, Kribbeln und Gefühl von Taubsein zum Ausdruck kommen; in manchen Fällen sind heftige Schmerzen vorhanden. Diese Prodromalerscheinungen halten oft mehrere Monate an, ehe es zur Ausbildung von Gangrän kommt und treten anfangs nur beim Gehen auf, während sie in der Ruhe schwinden. Beim Gehen fangen die Patienten nach längerer oder kürzerer Zeit zu hinken an und müssen stehen bleiben. Die Füße zeigen eine cyanotische Verfärbung und leichte

Schwellung, wenn die Patienten die Beine herunter hängen lassen und ein schnelles Blaßwerden, wenn die Beine eleviert werden. Die Füße fühlen sich kalt an.

Das intermittierende Hinken kann jahrzehntelang bestehen, mitunter zurückgehen, in vielen Fällen aber geht es in die präsenile Gangrän über.

Bei der anatomischen Untersuchung finden sich neben Herzschwäche Gefäßveränderungen wie sie bei Arteriosklerose vorkommen, welche zu Obliterationen der Arterien durch verschließende Intimawucherungen und durch Thromben führen.

6. Diabetischer Brand.

Beim *diabetischen Brand* handelt es sich ähnlich wie bei der arteriosklerotischen Gangrän um eine Endarteritis und Sklerose der Gefäße. Das Gewebe eines Diabetikers neigt außerdem ganz besonders zu pyogenen und putriden Infektionen, so daß leicht Phlegmonen entstehen, welche einen ausgedehnten Untergang des Gewebes begünstigen. Selbst geringe Verletzungen bilden den Ausgangspunkt für weit und tief reichenden Gewebszerfall.

Da der diabetische Brand meist feucht ist und nicht zu Demarkation neigt ist er besonders gefürchtet. Die Gefahren des Diabetesbrandes liegen nicht allein in der raschen Ausbreitung der Nekrose, sondern vor allen Dingen in Anfällen von akuter Herzschwäche, welche zu tödlichem Kollaps führen können, und im diabetischen Koma, welches in wenigen Stunden oder Tagen zum Tode führt. Die diabetische Gangrän tritt nicht nur bei älteren, sondern auch bei jüngeren Personen auf.

7. Luetischer Brand.

Der *luetische Brand* beruht ebenfalls auf einer krankhaften Veränderung größerer Arterien oder ihrer Äste *(Endarteritis syphilitica)* wie sie bei kongenitaler und erworbener Syphilis vorkommt.

Von diesem Leiden sind die Männer häufiger befallen als Frauen, und zwar insbesondere Männer im jugendlichen und mittleren Lebensalter.

Das klinische Bild erinnert an den arteriosklerotischen Brand. Nach jahrelangen Beschwerden auftretende Ulcerosen der Finger und Zehen bei jugendlichen Personen, erwecken immer den Verdacht auf eine syphilitische Gefäßerkrankung. Der Erfolg der antisyphilitischen Behandlung und die Serodiagnostik lassen eine bestimmte Entscheidung zu.

8. Gangrän auf nervöser Basis.

Die Gangrän auf nervöser Basis schließt sich ähnlich wie die trophischen Ulcera an Verletzungen und Erkrankungen des Zentralnervensystems an und beruht auf einer trophischen Störung des Gewebes. Das häufigste Beispiel dieser Gangränform stellt wohl der Decubitus an gelähmten Gliedern dar.

Siehe außerdem den Abschnitt: Trophische Geschwüre.

Die Behandlung der Gangrän.

1. Allgemeine Behandlung.

Bei der arteriosklerotischen Gangrän ist Jodnatriumlösung intern zu geben. Beim präsenilen Brand haben sich vielfach die Wechselbäder gut bewährt. Die erkrankte Extremität wird abwechselnd durch 10 Minuten einerseits in das gewöhnliche Leitungswasser und andererseits in 55° C warmes Wasser gelegt und dieses Verfahren einige Male wiederholt. Diese Wechselbäder sind täglich zu nehmen.

Auch bei der diabetischen Gangrän muß der Allgemeinbehandlung Rechnung getragen werden. Antidiabetische Kost Insulininjektionen können die Prognose des Leidens günstig beeinflussen und die Neigung zum Fortschreiten des Gewebszerfalles herabsetzen.

2. Chirurgische Behandlung.

Die nekrotischen Abschnitte der Extremitäten sollen mit trockenen aseptischen Verbänden versorgt werden. Feuchte Verbände sind zu vermeiden, weil durch sie ein trockener Brand in einen feuchten überführt und hiermit auch die Infektionsgefahr gesteigert wird. Es soll im Gegenteil getrachtet werden durch eintrocknende Mittel (Dermatol, Xeroform) jede feuchte Gangrän in eine trockene Form überzuführen.

Auch bei der *diabetischen Gangrän* muß die chirurgische Behandlung von Fall zu Fall individualisierend vorgehen. Die feuchte Gangrän wird auch hier nach Möglichkeit in die trockene übergeführt. Phlegmonen werden gespalten.

Wenn trotz antidiabetischer Kur und trotz lokaler chirurgischer Behandlung (Spaltung der Phlegmonen) die Entzündung und die Gangrän weiter schreitet und das Allgemeinbefinden sich merklich verschlechtert, dann ist die hohe Oberschenkelamputation das letzte Mittel, welches in Frage kommt.

Soll der gangränöse Abschnitt des Gliedes amputiert werden, dann darf bei der Diabetesgangrän die Chloroformnarkose nicht angewendet werden, weil sie die Gefahr des Coma diabeticum besonders steigert. Aus diesem Grund ist besonders beim diabetischen Brand die Amputation in Lumbalanästhesie vorzunehmen. Trotz dieser Vorsichtsmaßregel kann selbst auch der kleinste operative Eingriff bei Diabetes den Ausbruch des Koma herbeiführen, wenn auch zugegeben werden kann, daß seit der Einführung des Insulins die Gefahr des Coma diabeticum so gut wie gebannt ist. Es soll aus diesem Grunde vor der Operation 2,0 g Natrium bicarbonicum pro dosi mehrmals täglich gegeben werden, bis der Urin alkalisch reagiert, außerdem soll der Patient durch Insulininjektionen vorbereitet werden. Im Koma soll dagegen jeder Eingriff unterbleiben.

Die Wahl der Amputationsstelle. Wenn an der unteren Extremität wegen arteriosklerotischer Gangrän amputiert werden soll, dann kann man in Fällen, in denen sich die Gangrän auf eine Zehe beschränkt und der Puls in der Arteria poplitea gut tastbar ist unter Umständen noch mit einer tiefen Unterschenkelamputation auskommen; sobald aber die Gangrän auf die Fußwurzel übergreift, soll die Absetzung im unteren Drittel des Oberschenkels erfolgen. Die klinische Erfahrung hat uns in zahlreichen Fällen gelehrt, daß eine zu tiefe Absetzung infolge Nekrose des Stumpfes für gewöhnlich in kurzer Zeit zu einer neuerlichen Amputation führt.

Um ein Urteil über die Zirkulationsverhältnisse und die Blutversorgung der Extremität zu bekommen und damit auch die Stelle der Absetzung sicherer bestimmen zu können, kann man sich des Verfahrens von L. Moszkowicz bedienen, welches darin besteht, daß die Beine des Patienten eine zeitlang in die Höhe gehalten werden und darauf gleichzeitig an beiden Oberschenkeln eine Abschnürung mittels einer elastischen Binde vorgenommen wird. Nach 5 Minuten werden die Binden abgenommen. An der gesunden Extremität tritt sofort eine aktive Hyperämie und Rötung auf, an der kranken ist sie viel schwächer und braucht viel länger, ehe sie sich über die Extremität ausbreitet. Dort wo sich die Hyperämie begrenzt oder ein wenig höher, ist der Sitz des Arterienverschlusses anzunehmen.

Auf diese Weise läßt sich einigermaßen bestimmen, bis zu welcher Stelle die Extremität ernährt ist und ob an dieser Stelle, oder etwas höher, die Amputation vorzunehmen ist.

Zur Technik der Amputation. Was die Ausführung der Amputation anbelangt, wird die Operationswunde in Fällen, in denen keine lokalen Entzündungen und Infektionen oder offene Wunden bestehen, primär geschlossen und nur in die Wundwinkel je ein Glasdrain für 2mal 24 Stunden eingelegt, um den Wundsekreten einen freien Abfluß zu sichern. Eine gute Stumpfbedeckung wird durch Absetzung mittels Lappenschnittes erreicht.

Bei Fällen mit Phlegmonen und offenen Wunden muß die Operationswunde offen bleiben; sie wird nur mit Jodoformstreifen locker ausgelegt. Je größer die Gefahr der Infektion, desto einfacher soll auch die Methode der Absetzung sein. In solchen Fällen besteht die Amputation im Anlegen eines einfachen Zirkelschnittes durch die Haut, in Bildung einer kurzen Hautmanschette und in einem glatten Zirkelschnitt durch die Muskulatur. Der Knochen wird etwas höher durchsägt.

Einfache Wundverhältnisse und offene Wundbehandlung sind das richtige Verfahren für Fälle, welche bei bestehenden Phlegmonen amputiert werden müssen.

Wenn sich die Weichteile nachträglich stark retrahieren, dann können sie mittels eines Extensionsverbandes (Mastisolstrumpf) zurückgezogen und die Wunde sekundär genäht werden.

Um die Amputation bei präseniler Gangrän zu umgehen, hat Wieting eine Anastomose zwischen der Hauptarterie und Vene empfohlen (an der Arteria femoralis peripher vom Abgang der Arteria profunda). Die Beobachtungen mit diesem Verfahren sind aber noch sehr gering und lassen derzeit noch kein Urteil zu.

L. Die Verbrennung und die Erfrierung.

Die Ursachen der Verbrennung sind verschieden. Einmal ist es die strahlende Hitze, ein anderes Mal das Feuer, ferner sehr stark erhitzte Körper, siedendes Wasser, heiße Gase und Dämpfe. Auch chemische Substanzen führen durch Verätzung zu ähnlichen Veränderungen wie wir es bei Verbrennungen zu sehen pflegen.

Von der Art der Ursache, ferner von der Dauer und dem Grad der Einwirkung hängen die Folgen der Schädigung ab.

Die örtlichen Erscheinungen der Verbrennung werden in vier Grade eingeteilt. Der 1. Grad, welcher der Hyperämie gleichkommt *(Combustio erythematosa)*, zeichnet sich durch eine schmerzhafte Rötung und Schwellung der Haut aus. Die Rötung vergeht meist nach 2 Tagen und hinterläßt eine braune Verfärbung der Haut. Beim 2. Grad *(Combustio bullosa)* sind innerhalb des geröteten und geschwollenen Hautabschnittes Blasen von verschiedener Größe sichtbar, welche teils seröse und klare, teils gelblich getrübte Flüssigkeit enthalten. Der 3. Verbrennungsgrad stellt die Verschorfung *(Combustio escharotica)* dar. Das Gewebe ist abgestorben und ist in eine harte, gefühllose, bräunliche oder schwarze Masse umgewandelt. Beim 4. Grad der *Verkohlung*, erscheint der betroffene Gliedabschnitt wie eine brüchige schwarze Masse.

Bei Verbrennungen, welche eine sehr geringe Ausdehnung aufweisen, fehlen allgemeine Erscheinungen seitens des Organismus. Ist aber mehr als ein Drittel der Körperoberfläche verbrannt, und zwar gleichgültig welchen Grades die Verbrennung auch ist, dann kommt es sehr schnell zu ganz schweren Allgemeinerscheinungen, welche fast stets innerhalb weniger Tage zum Tode führen.

Der Schwerverbrannte ist zunächst noch bei vollem Bewußtsein und klagt bei sehr großer Unruhe über Durst. Bald stellt sich aber Apathie ein, das Bewußtsein trübt sich, der Blutdruck sinkt, der Puls wird klein und fadenförmig, die Atmung oberflächlich und beschleunigt und unter Cyanose, Delirien und klonischen Krämpfen kommt es zum Kollaps und zum Exitus letalis.

Die Ursache des Verbrennungstodes scheint in der Resorption der toxisch wirkenden Spaltprodukte, der durch die Hitze zerstörten Eiweißstoffe zu suchen zu sein.

Bei Verbrennungen der Haut soll man wegen ihrer außerordentlichen Schmerzhaftigkeit den Patienten zunächst Morphium geben. Bei Verbrennungen 1. und 2. Grades werden die betroffenen Hautstellen täglich mit Leinenlappen verbunden, welche mit *Aqua calcis, Ol lini āā* 500,0, *Thymoli* 1,0 getränkt sind. Um die Wunde nicht unnötigerweise zu vergrößern und die Gefahr der Infektion nicht zu erhöhen, sollen die noch geschlossenen Brandblasen nicht abgetragen werden. Bei Verbrennungen 3. Grades wird die Wunde mit Jodoform, Xeroform oder mit der Bardelebenschen Brandbinde (Wismut und Amylum āā) verbunden, um die putriden Zersetzungen zu verhindern; man wartet dann die Demarkation und Abstoßung der toten Gewebsabschnitte ab. Die Amputation der gangränösen Finger und Zehen beschleunigt den weiteren Wundverlauf. Die Operationswunde bleibt offen.

Bei ausgedehnten Verbrennungen sollen zur Hebung der Herztätigkeit Campherinjektionen verabfolgt werden und außerdem soll für reichliche Zufuhr von Flüssigkeiten (Tee, Kaffee) auch in Form von physiologischer Kochsalzlösung, sei es subcutan oder intravenös gesorgt werden.

Ausgedehnte Verbrennungen und Verätzungen mit Laugen und Säuren, insbesondere an den Beugeflächen der Gelenke wie des Ellbogens, der Hand und des Kniegelenkes, führen sehr häufig durch Narbenschrumpfung und sog. Flughautbildung zu hochgradigen Contracturen *(dermatogene und desmogene Contractur)*.

Man wird daher schon bei der ersten Wundversorgung auf diesen Folgezustand achten und das verletzte Glied im Verband in jener Stellung festhalten, die einer Contractur von vornherein entgegenwirkt. Der zurückbleibende Hautdefekt wird, wenn er klein ist, durch Epidermistransplantation gedeckt. Ist der Defekt groß, dann werden Hautlappen mit breitem Stiele gewonnen, und zwar bei Hautdefekten an der oberen Extremität meist von der Brust oder dem Rücken, bei Defekten an der unteren Extremität vom anderen Bein; diese Lappen werden in den Hautdefekt eingenäht.

Bei Verbrennungen durch den *elektrischen Starkstrom* besteht immer eine große Gefahr der Nachblutung, besonders in Fällen, in denen es zu tiefen Gewebsschädigungen mit langsam fortschreitender Nekrose und Abstoßung des nekrotischen Gewebes gekommen ist. Bei diesen Fällen ist es daher ratsam, daß ein Esmarchscher Schlauch immer zur Hand ist, damit die Extremität sofort abgeschnürt werden kann.

Bei dieser Art der Verbrennung finden sich am Eintritt und Austritt des Stromes aus dem Körper entweder lochförmige, mit verschorften Rändern versehene Wunden (Strommarken) oder bei längerer Einwirkung des Stromes auch tiefe bis auf den Knochen reichende Verbrennungen.

Ähnlich wie bei der Verbrennung haben wir auch bei der *Erfrierung* 3 Grade zu unterscheiden (1. Rötung, 2. Blasenbildung, 3. Nekrose). Die ersten 2 Grade erinnern an die Veränderungen bei Verbrennungen. Dagegen besteht beim 3. Grad der Erfrierung ein Unterschied, indem hier die Nekrose zur Gangrän des ganzen Gliedabschnittes führt, während sie sich bei Verbrennungen nur auf die Haut beschränkt. Wenn die Epidermisblasen platzen und die abgehobene Epidermis heruntergezogen wird, dann kommt es durch die Eintrocknung des Gewebes zum Brand *(Mumifikation)*; ist die Austrocknung wegen Erhaltung der Epidermis unmöglich, dann entsteht die *feuchte Gangrän*, bei welcher die Infektionsgefahr sehr groß ist und daher der weitere Verlauf vielfach Komplikationen aufzuweisen hat, welche man bei der trockenen Gangrän vermißt.

Bei *Erfrierungen* der Gliedmaßen, und zwar im allerersten Beginn ist zu empfehlen die befallenen Stellen mit Schnee oder Campherspiritus einzureiben und für eine langsame Erwärmung, sowie für eine allmähliche Wiederkehr der Zirkulation durch Streichmassage zu sorgen. Die oberflächlichen Erfrierungen 1. und 2. Grades werden ähnlich behandelt wie die Brandwunden. Die absterbenden Gewebspartien werden mit antiseptischen Pulvern verbunden und die Demarkation abgewartet, bevor die Absetzung des nekrotischen Gliedabschnittes erfolgt.

Unter *Frostbeule (Periones)* versteht man eine chronische Gefäßstörung infolge häufiger leichter Erfrierung. Die bekannten knotenförmigen, heftig juckenden und brennenden Infiltrationen der Haut sitzen meist an der Streckseite der Gelenke und können sich unter Umständen in Frostgeschwüre umwandeln. Die *Prophylaxe* ist ohne Berufswechsel nicht durchführbar. Die Behandlung ist wenig dankbar und besteht in warmen Bädern, Alkoholumschlägen, Wechselbädern und Diathermie.

M. Die Weichteilgeschwülste.

1. Gutartige Tumoren.

a) Atherom.

Die Haut der Extremitäten ist trotz ihres stellenweisen Reichtums an Haarbälgen und Talgdrüsen selten der Sitz von Atheromen.

Die Behandlung besteht in operativer Entfernung des Atheroms in örtlicher Betäubung. Es wird die Haut an der Peripherie des Atheroms bogenförmig inzidiert und das Atherom ausgeschält.

b) Lipom.

Die Fettgeschwülste kommen an den Schultern, Oberarm, Unterarm, Ober- und Unterschenkel, seltener an den Fingern und der Hand und dann meist auf der Volarseite der Hand vor.

Sie sind gegen die Nachbarschaft scharf abgegrenzt und zeichnen sich durch einen gelappten Bau aus, den man bei der Palpation deutlich erkennen kann. Die Konsistenz ist weich, elastisch, das Wachstum ein sehr langsames.

Die sonst schmerzlosen Lipome können bei einer beträchtlichen Größe durch Druck auf einen Nerv zu Schmerzen Veranlassung geben. Sie sitzen entweder im Unterhautzellgewebe oder subfascial; im letzten Fall erscheinen sie härter und diffuser. Auch intramuskuläre Entwicklung der Lipome kommt vor, besonders am Oberarm im Musculus biceps.

Es gibt seltene Fälle, in denen das Lipom baumartige Geschwülste bildet *(Lipoma arborescens)*. Diese Form kommt in den Sehnenscheiden und am Dorsum pedis zuweilen vor. Außerdem kommen Fälle vor, in denen die Hyperplasie des Fettgewebes auf gewisse Körperteile beschränkt bleibt; durch diese meist symmetrischen Lipome werden die betroffenen Körpergegenden grotesk verunstaltet.

Die Haut wird oft durch das fortschreitende Wachstum der Lipome sackartig ausgedehnt, so daß die Geschwulst gestielt erscheint und eine pendelnde Form annimmt *(Lipoma pendulum)*. Durch mechanische Reize wird die über einem großen Lipom gedehnte Haut in ihrer Ernährung geschädigt, so daß leicht Nekrosen der Haut (Ulcerationen) eintreten können, welche zur Abscedierung der Geschwulst selbst führen können.

Die **Behandlung** der Lipome besteht in Entfernung der Geschwulst in örtlicher Betäubung. Die bindegewebige Kapsel des Lipoms wird nach der Hautincision eröffnet und der Tumor stumpf ausgelöst. Nach Unterbindung der Gefäße, welche meist von unten in das Lipom eintreten, wird von der überschüssigen Haut so viel entfernt, als zu einem spannungslosen Verschluß der Hautwunde notwendig ist.

c) Fibrom.

Die Hautfibrome kommen am häufigsten in Form weicher Warzen (Fleischwarze, Verruca carnea) vor, welche von den Bindegewebszellen der Hautnerven ausgehen. Sie bilden kleine Geschwülstchen mit gerunzelter Oberfläche und sind gewöhnlich pigmentiert.

Die harten Fibrome (harte Warze), welche vereinzelt vorkommen, haben ihren Sitz in der Haut, im Unterhautzellgewebe und in den Fascien. Sie kommen seltener angeboren vor und bilden entweder kleine harte Knoten oder pilzförmige lang und dünn gestielte pendelnde Tumoren *(Fibroma pendulum)*.

Die *Neurofibrome* entstehen durch Wucherung des Nervenbindegewebes und kommen selten solitär, häufiger in großer Anzahl auf der Haut des ganzen Körpers vor. Die Erkrankung, welche als *Neurofibromatose von* Reckling-hausen bezeichnet wird, bietet ein eindrucksvolles Bild dar.

Bei dieser Erkrankung handelt es sich darum, daß zahllose Nervenstämmchen der Haut mit kleinen Fibromen besetzt sind oder, daß ein oder mehrere Nervenstämme in ihrer ganzen Ausdehnung von Fibromknoten durchsetzt sind, welche dem Nerven ein rosenkranzartiges Aussehen verleihen. Die Nervenstämme selbst können entweder unverändert die Tumoren durchziehen oder beträchtlich verdickt und geschlängelt sein (plexiformes Neurom, Rankenneurom, Neurofibroma cirsoides). Diese Tumoren sind enorm druckempfindlich. Besonders die kongenital multiplen Neurofibrome der verschiedenen Nervenstämme besitzen eine Neigung zur Malignität. Außerdem können Motilitäts- und Sensibilitätsstörungen vorhanden sein.

Als *Fibromata mollusca* erscheinen diese Geschwülste vielfach in Form ganz großer Falten, Säcke und Wülste *(Elephantiasis mollis congenita, Leontiasis)*.

An der Hand und den Fingern vorkommende Fibroneurome verdanken fast immer Traumen ihre Entstehung. Als Ursache der Neubildung finden sich ferner sehr häufig Fremdkörper (Glassplitter) in ihnen.

Bei den *Amputationsneuromen* handelt es sich um sehr schmerzhafte Tumoren, welche am Amputationsstumpf ihren Sitz haben und aus neugebildeten Nervenfasern und Bindegewebe bestehen. Diese kolbenartigen Tumoren der Nervenstümpfe neigen sehr zu Rezidiven.

Behandlung. Die vereinzelt vorkommenden kleinen Fibrome und auch das Rankenneurom werden operativ entfernt. Elephantiastische Formen des Fibroma molluscum werden durch elliptische Excisionen verkleinert.

Bei der *Neurofibromatose* ist die Behandlung machtlos. Das Auftreten der Amputationsneurome läßt sich schon bei der Amputation verhüten, indem die Nerven höher als die Amputationsebene abgeschnitten oder schlingenförmig zurückgenäht werden.

Prognose. Im allgemeinen können die Fibrome als gutartige Geschwülste gelten; in seltenen Fällen, besonders die zellreichen Formen stellen oft einen Übergang zum Sarkom dar. Nach Exstirpation dieser Geschwülste kommen ab und zu Rezidiven vor.

Die gewöhnliche harte Warze (*Verruca vulgaris*) beruht auf einer Wucherung des Papillarkörpers und der Epidermis. Sie kommt besonders bei Kindern vor, ist kontagiös und kann durch ihre Lokalisation auf der Greiffläche lästig werden. Die Ätzung mit Salpetersäure ist oft erfolgreich, zuweilen verschwinden diese Warzen auch spontan. Sie können aber auch exzidiert werden.

d) Keloid.

Die Keloide bilden dichtgefaserte und harte Bindegewebsmassen. Sie kommen entweder spontan oder nach Narben vor. Bald haben sie die Form bandförmiger und derber Stränge, bald stellen sie rundliche Tumoren dar. Da die Wucherung nur die retikuläre Schicht oder Cutis betrifft und nicht in die Tiefe vordringt, so sind die Keloide stets auf der Unterlage gut verschieblich.

Ohne Zweifel besteht bei manchen Personen eine Disposition zur Keloidbildung; bei solchen Leuten wird jede kleine Narbe zu einem Keloid. Mit Vorliebe schließen sich aber die Keloide an Verbrennungen und Peitschenhiebe.

Die Excision der Keloide ist nicht zu empfehlen, weil sie zu Rezidiven führt. Gute Erfolge lassen sich mit der Röntgenbestrahlung der Keloide erzielen, wodurch auch die prominenten Narben vollständig zum Verschwinden zu bringen sind.

e) Papillome.

Die Papillome bilden kleinere oder flächenhafte Geschwülste von gelappter oder zottiger Oberfläche. Am meisten sind sie zu finden in der Leistengegend oder in der Achselhöhle, wie überall, wo durch Schweiß und Reibung chronische entzündliche Reizzustände bestehen.

Diese Tumoren werden in örtlicher Betäubung entfernt.

f) Hämangiome und Lymphangiome.

Die Hämangiome können als *Haemangioma simplex* oder als *Haemangioma cavernosum* vorkommen. Sie zeigen als echte Tumoren ein stetiges Wachstum, sind angeboren oder beruhen auf einer Entwicklungsstörung, welche zu einer Versprengung von Gefäßkeimen Anlaß gab.

Das *Haemangioma simplex (Teleangiektasie, Feuermal)* bildet einen angeborenen, mehr oder weniger schnell wachsenden roten Fleck, der nicht über das Hautniveau ragt. Der Fleck hat Stecknadelkopf- bis Handtellergröße, sitzt in der Cutis und dringt von hier aus infiltrierend weiter. Die Neubildung besteht aus Capillaren. welche ein in sich abgeschlossenes Stromgebiet darstellen.

Mit Vorliebe sitzen die Hämangiome an Stellen, an welchen auch häufig andere Mißbildungen vorkommen, z. B. an Stellen, an welchen der Verschluß fetaler Spalten ausgeblieben ist.

Kleine Hämangiome können im Gesunden entfernt werden. Auch wiederholte Stichelung mit feinem Platinbrenner kann besonders bei kleinen Hämangiomen zum Ziele führen. Bei größeren Tumoren bewährt sich der Kohlensäureschnee, der 10—15 Sekunden lang auf das Hämangiom gepreßt wird, wodurch es zu Nekrosen des Tumors kommt. Diese Behandlung muß je nach der Größe des Tumors öfter wiederholt werden.

In der letzten Zeit werden die flächenhaften Feuermale mit Radium bestrahlt und gute Erfolge erzielt.

Das *Haemangioma cavernosum* besteht aus größeren Bluträumen und bildet rotblaue oder dunkelblaue, schwamm- oder beutelartige Geschwülste, die sich durch Druck verkleinern oder ganz wegdrücken lassen und bläulich durch die Haut durchschimmern.

Diese Hämangiome finden sich nicht nur in der Haut und dem subcutanen Fettgewebe, sondern es kommen diese Kavernome auch in der Muskulatur vor.

Die Hämangiokavernome der Muskulatur wachsen langsam und stellen rundlich-ovale Geschwülste dar, die sich ausdrücken oder durch vertikales Erheben des Gliedes entleeren lassen.

Bei der **Behandlung** der Kavernome kommt die Exstirpation der Geschwulst im Gesunden in Betracht, besonders wenn der Tumor scharf umschrieben ist. Bei größeren Geschwülsten sind Alkoholinjektionen (70% 1—2mal wöchentlich einige ccm) in den Tumor zu empfehlen. Durch die Alkoholinjektionen kommt es zu Gerinnung und Verödung der Bluträume und die ganze Geschwulst wird in einen derben schwieligen Tumor umgewandelt, dessen operatives Ausschälen sich sehr einfach und blutleer gestaltet.

Am Vorderarm kommt ferner das auf einer diffusen Gefäßerweiterung beruhende *Angioma arteriale racemosum* vor, welches teils kongenital, teils durch vorhergegangene Traumen bedingt ist. Die Gefäße (Arterien und Venen) erscheinen als vielfach geschlängelte, weite, pulsierende Stränge. Auch die Capillaren beteiligen sich an der Erkrankung, welche nicht nur die Weichteile, sondern zum Schluß auch die Knochen durchsetzt und teilweise zerstört. Es kommt zu einer unförmigen Anschwellung und im weiteren Verlauf nicht selten zum Durchbruch durch die Haut, wodurch schwere Blutungen und Infektionen herbeigeführt werden. In frühen Stadien der Erkrankung ist eine Exstirpation des Geflechtes möglich. In der Regel wird man sich auf die Unterbindung der größeren Gefäße beschränken müssen.

Ähnlich wie die Hämangiome verhalten sich auch die *Lymphangiome* und die *Lymphkavernome*, nur mit dem Unterschied, daß ihnen die bläuliche Verfärbung fehlt, welche bei den oberflächlich liegenden Hämangiomen durch die Haut durchschimmert. Sie kommen selten vor und dann meistens in der Leistengegend, sind angeboren und bilden Geschwülste von schwammiger Konsistenz, deren Erfüllungszustand sich durch Heben und Senken der Glieder beeinflussen läßt.

2. Bösartige Tumoren.

a) Sarkom.

Die Sarkome gehen von der Haut, dem Unterhautzellgewebe, von den Fascien und der Muskulatur aus.

Die Hautsarkome entstehen aus Warzen und Papillomen. Diese Sarkome zerfallen häufig geschwürig und neigen zu Blutungen.

Das *Muskelsarkom* kommt am häufigsten in den Adductoren des Oberschenkels vor. Es entwickelt sich aus dem interstitiellen Bindegewebe der erwähnten Muskeln. Zum Unterschied von den Muskelsarkomen, die aus der Kindheit stammen und ein langsames Wachstum zeigen, findet sich bei den Muskelsarkomen ein schnelles Wachstum.

Die *Fibrosarkome* nehmen ihren Ursprung von den Nerven- und Sehnenscheiden, besonders der Finger. Charakteristisch für diese Tumoren ist das verhältnismäßig lange Erhaltenbleiben der Fingerfunktion auch bei völliger Umwucherung der Sehne durch Sarkomgewebe.

Die *Myxosarkome* gehen von der Haut, den Fascien, Muskeln und Schleimbeuteln aus. Sie stellen weiche gallertige Geschwülste dar, welche meist in der Kniegegend und am Oberschenkel sitzen und eine erhebliche Größe erreichen können. Ihre Konsistenz, das schnelle Wachstum, das jugendliche Alter der Patienten und die fadenziehende Punktionsflüssigkeit entscheiden für die *Diagnose*.

Behandlung. Circumscripte Sarkome werden exstirpiert, während diffuse Formen zur Amputation der Extremität führen. Die *Prognose* ist aber auch dann noch eine schlechte.

Für die *inoperablen* Sarkome kommt die Röntgenbestrahlung in Frage, mit welcher sich zuweilen gute Erfolge erzielen lassen. Aber auch die Fälle mit operativ entfernten Sarkomen sollen nach der Operation mit Röntgenstrahlen nachbehandelt werden.

An den Fingern und Zehen bildet sich in seltenen Fällen in der Mitte des Nagels langsam ein bläulicher Fleck, welcher bei Druck unerträglich schmerzt und dessen Ursache auf ein *subunguales Angiosarkom* zurückzuführen ist. Diese kleinen Geschwülstchen heben den Nagel ab und bilden im Knochen eine flache Delle. Nach Exstirpation des Nagels lassen sich die subungualen Angiosarkome leicht entfernen.

Eine ganz besonders bösartige Form der Sarkome stellen die *Melanosarkome* dar, welche sich durch braune bis tief schwarzbraune Farbe und durch ihr schnelles infiltrierendes Wachstum auszeichnen. Die Melanosarkome führen schon frühzeitig sowohl auf dem Lymph- wie Blutwege zu Metastasen, und zwar nicht nur der regionären Lymphdrüsen, sondern auch der inneren Organe. Sehr häufig sitzen die melanotischen Sarkome im Nagelbereich.

Diese Sarkome gehen in der Regel von pigmentierten Warzen *(Nävi)* aus, wobei die Pigmentzellen den Ausgangsort der Tumoren bilden. Klinisch läßt sich meist feststellen, daß der bis dorthin sich ruhig verhaltende Nävus auf einmal ein rapides Wachstum zeigte, nach kurzer Zeit exulcerierte, so daß bald eine zerklüftete schwarz gefärbte Geschwulst entstand. In kurzer Zeit werden auch bei diesen Fällen in der Haut und in den Lymphdrüsen kleine schwarze Punkte und Flecken sichtbar, welche als Metastasen anzusprechen sind, die bald den ganzen Körper (besonders die Lungen und das Knochensystem) durchsetzen und den Exitus letalis frühzeitig herbeiführen.

Trotz der radikalen und frühzeitig vorgenommenen Amputation oder Exartikulation der Extremität ist doch die *Prognose* der meisten Fälle als sehr ungünstig zu betrachten. Aus diesem Grund ist die frühzeitige prophylaktische Exstirpation der schwarzen Pigmentnävi, der Vorstufen der Melanosarkome, angezeigt.

Die Lymphdrüsen der Achselhöhle und die der Inguinalgegend sind auch Sitz der *Lymphosarkome* und der *malignen Lymphome*, welche zu mächtigen Tumoren anwachsen können. Die Exstirpation dieser Tumoren ist wenig aussichtsvoll, weil es sich gewöhnlich um eine Systemerkrankung des Lymphapparates handelt *(Lymphosarkomatose, Leukämie, Pseudoleukämie)*. Die genaue Blutuntersuchung ist in diesen Fällen unerläßlich.

Auch sekundär können die Lymphdrüsen der Extremitäten sarkomatös degenerieren, und zwar im Anschluß an Sarkome der Extremitätenknochen, des Hodens, des Uterus und anderer Organe.

Bei den Tumoren in der Leistengegend ist differentialdiagnostisch an Bubonen, an Senkungsabscesse und an Aneurysmen zu denken.

b) Carcinom.

Die häufigste Form des Carcinoms ist das *Hautcarcinom*, und zwar das Plattenepithelcarcinom. Es kommt insbesondere auf dem Handrücken und am Unterschenkel vor. Am Unterschenkel entwickelt sich das Carcinom am Boden eines chronischen Beingeschwüres oder im Verlauf eines chronischen Ekzems, ferner auf alten Narben und aus Papillomen.

Am Unterarm tritt das Carcinom im Anschluß an chronische Ekzeme bei *Paraffin- und Teerarbeitern* auf. Ferner kommt hier das auf der Basis von Röntgenverbrennungsnarben und -geschwüren entstehende *Röntgencarcinom*, sowie das *Lupuscarcinom* in der Umrandung von Tuberkelfisteln vor. Auch *Psoriasis* kann gelegentlich die Ursache eines Carcinoms sein.

Wenn das Ulcus cruris ein klinisch fortschreitendes Wachstum, eine zerklüftete Geschwürsoberfläche, einen geschwulstartigen Rand zeigt, dann muß der Verdacht auf Carcinom aufkommen. Ähnlich wie bei den Sarkomen, können die Lymphdrüsen der Extremitäten im Anschluß an Carcinome der Mamma, des Penis, des Scrotums, der Analgegend und der weiblichen Sexualorgane sekundär carcinomatös entarten.

Das Wachstum des Carcinoms erfolgt sowohl in der Fläche, als auch nach der Tiefe, so daß auch der Knochen von dem Geschwür angefressen wird. Häufig finden sich auch schon Metastasen in den regionären Drüsen. Eine Probeexcision vom Geschwürrande kann man ebenfalls zu Hilfe nehmen.

Die **Behandlung** besteht in frühzeitiger Excision weit im Gesunden oder in Absetzung des Gliedes nebst Ausräumung der regionären Lymphdrüsen.

Die Erfolge der Bestrahlungstherapie sind bei Carcinomen bei weitem nicht so günstig wie bei Sarkomen. Die postoperative Nachbestrahlung ist jedoch zu empfehlen und prinzipiell durchzuführen.

c) Parasitäre Tumoren.

Auch *Echinokokken* und *Cysticercusblasen* kommen in der Extremitätenmuskulatur vor und bilden hier Tumoren verschiedener Größe, sie wurden bereits im Musculus biceps, im Brachialis, im Triceps und in anderen Muskeln beobachtet. Ihr Wachstum geht schubweise vor sich. Das Symptom des *Hydatiden*schwirrens ist für sie charakteristisch.

Erkrankungen der Knochen und Gelenke.

Von

Privatdozent Dr. **LEOPOLD SCHÖNBAUER**-Wien.

Mit 45 Abbildungen.

I. Die Erkrankungen der Knochen.

A. Kurze Bemerkungen zur Physiologie der Knochen.

Das Knochenwachstum erfolgt durch Apposition und Intussusception. Auch der fertige Knochen ist einem ständigen Umbau unterworfen; er hat seiner Beanspruchung auf Zug und Druck und Biegung zu genügen, wodurch seine ursprüngliche Gestalt geändert wird. JULIUS WOLFF hat gezeigt, daß Änderung der Inanspruchnahme gesetzmäßige Umwandlung des inneren Baues des Knochens zur Folge hat.

Verändert einerseits die wechselnde Beanspruchung die Gestalt ja auch die Form des Knochens, so führen alimentäre Einflüsse durch Abgabe von Kalk und Phosphorsäure zu einem Abbau des Knochens.

Hyperämie zeigt eine Steigerung der Knochenbildung, Anämie Knochenatrophie, Verletzung motorischer Nerven führt in manchen Fällen zu einer akuten Knochenatrophie, aber auch Verletzungen oder Schädigungen der sympathischen Ganglien oder des sympathischen Nerven. Langdauernde Immobilisierung, gleichgültig ob sie durch eine Fraktur oder durch eine Entzündung bedingt ist, zeitigt Knochenatrophie (Abb. 1 u. 2); endlich Erkrankungen des zentralen Nervensystems (Tabes, Syringomyelie, Poliomyelitis) (Abb. 3)[1].

Alle diese schädlichen Einflüsse wirken ganz besonders auf den wachsenden Knochen. Verletzungen der Epiphysenfugen, Epiphysenlösung oder Erkrankung der Epiphysenplatte führen zu Wachstumsstörungen, vermehrte funktionelle Beanspruchung des wachsenden Knochens zur Hemmung der enchondralen Ossification, also zu einer Verkürzung und Verdickung des Knochens, hingegen dauernde Druckentlastung zum vermehrten Längenwachstum.

Eiweiß-, Kohlenhydrat- und Vitaminmangel beeinträchtigen das Längenwachstum. Daher nahm im Kriege die Zahl der Hochwüchsigen ab. Hyperämie steigert, Anämie hemmt das Längenwachstum. Interessant ist der Einfluß der Röntgenstrahlen. Geringe Dosen scheinen das Wachstum zu fördern, große Dosen zu hemmen.

---

[1] Ein Teil der Abbildungen entstammt der Sammlung des Pathologisch-anatomischen Institutes der Universität in Wien. Herrn Professor MARESCH sei für die Überlassung der Bilder an dieser Stelle der ergebenste Dank ausgesprochen.

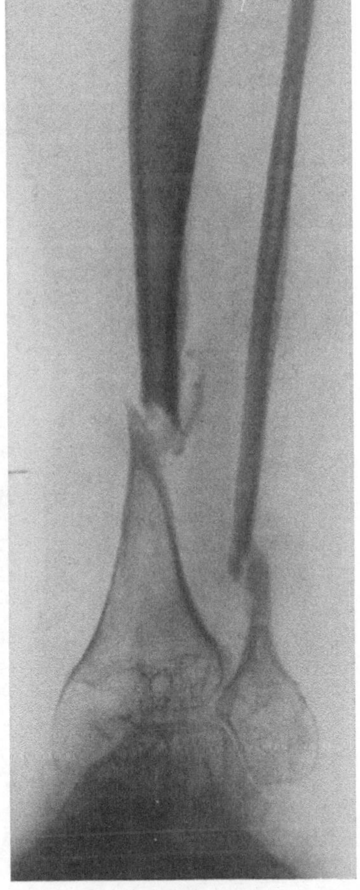

Abb. 1. Konzentrische Atrophie bei alter Pseudarthrose.

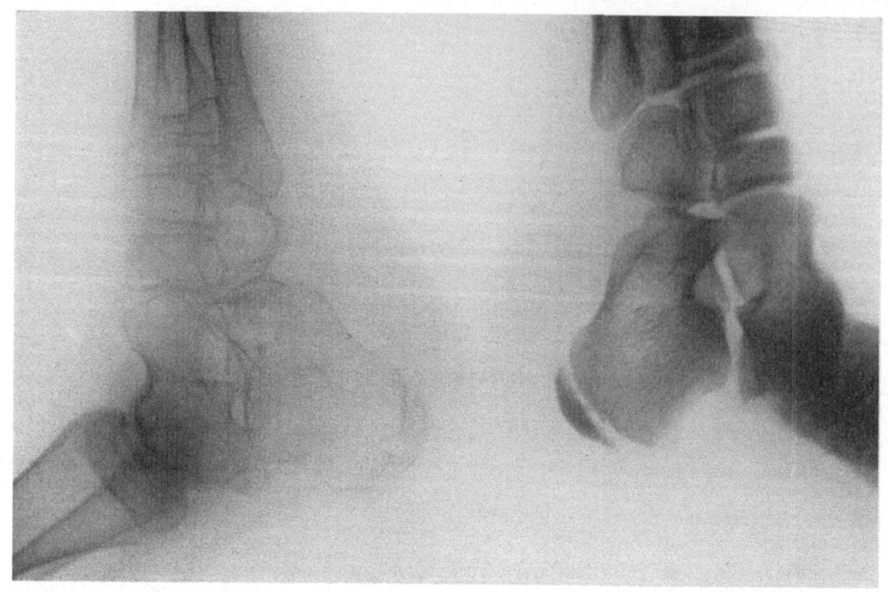

a   b
Abb. 2. a Atrophie bei Tuberkulose des Sprunggelenkes; b Vergleichsaufnahme.

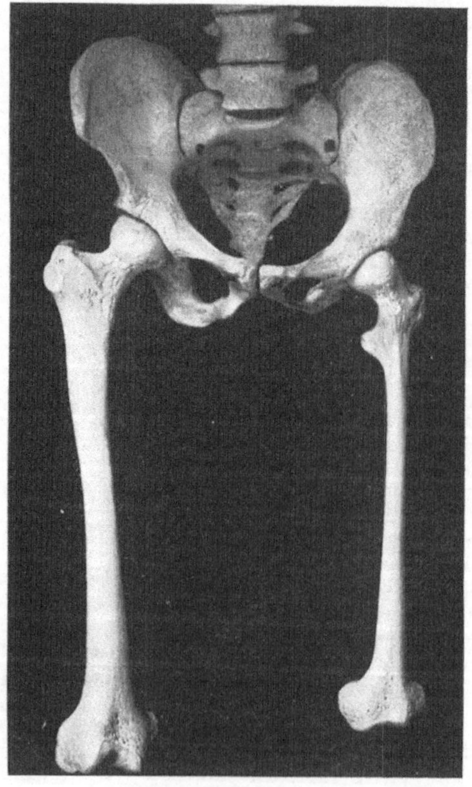

Abb. 3. Atrophie des Oberschenkels nach Poliomyelitis.
(Aus dem path.-anat. Institut der Universität in Wien; Vorstand Prof. R. Maresch.)

Der Einfluß der Drüsen mit innerer Sekretion auf das Knochenwachstum.

Es besteht kein Zweifel, daß Schilddrüseninsuffizienz zu einer beträchtlichen Störung des Knochenwachstums führt. Auch Störungen der Hypophyse führen zur Einschränkung des Knochenwachstums — hypophysären Zwergwuchs, aber auch zur Akromegalie. In der Schwangerschaft treten hin und wieder Zeichen von Akromegalie auf, die in einen Zusammenhang mit Veränderungen der Hypophyse gebracht werden. Ausfall der Geschlechtsdrüsen führt zu einer Zunahme der Körpergröße. Exstirpation der Thymus zeitigt einen Ausfall der Kalkassimilation, Zuführen von Thymusgewebe, sei es durch Thymusimplantation oder durch Injektion von Thymusextrakten führt zur Vermehrung der Callusbildung im Experiment.

Epithelkörperchenexstirpation hat Störungen des Knochenwachstums, insbesondere Hemmung der Verknöcherung zur Folge.

B. Die Entzündungen der Knochen.

Periost, Knochen und Knochenmark stehen in einem so innigen physiologischen Verhältnisse zueinander, daß die Erkrankung des einen immer die Erkrankung des anderen nach sich zieht, also im Zusammenhang betrachtet werden müssen.

Eine primäre Entzündung des Knochens gibt es streng genommen eigentlich nicht, sondern nur eine Entzündung des Periostes (Periostitis) des Knochenmarkes (Osteomyelitis) und des in den HAVERSschen Kanälen liegenden, weichen Gewebes. Je nach dem Grade der Entzündung kommt es zu einer schweren Schädigung des Knochens, zur *Nekrose,* wie nach der akuten eitrigen Knochenmarksentzündung, oder zur *Ausbildung von Granulationsgewebe,* welches den Knochen durch langsame Resorption zerstört, zur rarefizierenden Knochenentzündung. Dieser Vorgang wird bei der chronischen, eitrigen Knochenmarksentzündung aber auch bei der Tuberkulose und Syphilis beobachtet.

Neben diesen beiden zur Zerstörung führenden Vorgängen geht ein *Prozeß des Aufbaues* vor sich, der am stärksten vom Periost unterhalten zu periostalen Auflagerungen, Osteophyten oder zur Verdichtung der Knochensubstanz, Osteosklerose führt.

Verletzungen, Fremdkörper, Gifte und *Infektionen* im weitesten Sinne führen zur Knochenmarksentzündung.

1. Die traumatische Knochenentzündung.

Oberflächlich liegende Knochen sind häufig Traumen ausgesetzt. Dadurch kommt es zu einer Reizung des Periostes (besonders häufig an der Tibiakante) und zur einfachen Periostitis. Knochenneubildung vom Periost ausgehend, kann zu einer ossifizierenden Periostitis führen.

2. Knochenerkrankung durch Fremdkörpereinschleppung.

Knochenerkrankung der Perlmutterdrechsler.

Bei jugendlichen Perlmutterdrechslern finden sich nach den Untersuchungen von GUSSENBAUER und ENGLISCH eigenartige Verdickungen an den Metaphysen der langen Röhrenknochen und auch, wenngleich seltener, an den kurzen und platten Knochen. Da nach GUSSENBAUER Perlmutterstaub in der Lunge von Hunden nach experimenteller Inhalation nachgewiesen werden konnte, besteht die Annahme, daß Staubteilchen auf hämatogenem Wege in den Knochen gelangen und dort zur entzündlichen Reizung desselben führen.

Die *Erscheinungen* sind sehr gering: Allgemeinstörungen fehlen und auch lokal kommt es in den Metaphysen der Röhrenknochen zu einer Periostitis und Ostitis mit schmerzhafter Anschwellung.

Die *Behandlung* erfordert Änderung des Berufes, wonach die Verdickung wieder schwinden kann.

3. Toxische Knochenerkrankung.

Die chronische Phosphornekrose.

Die Phosphornekrose, ebenfalls eine Gewerbekrankheit, entwickelt sich im Anschluß an lang dauernde Einatmung von Phosphordämpfen. Sie ist die Folge einer eitrigen Periostitis der Kieferknochen und führt zur Rarefizierung und Nekrose des Knochens. Cariöse Zähne wirken prädisponierend, da sie Infektionserregern zur Eintrittspforte dienen. Es kommt zur eitrigen oder jauchigen Periostitis und zur Ausbildung einer Totenlade. In anderen Fällen tritt eine chronisch ossifizierende Periostitis auf, der Knochen wird dick, hart.

Die klinischen Erscheinungen bestehen bald in einer Verdickung, bald in größerer Brüchigkeit der Kiefer und werden oft erst dann erkannt, wenn eine sekundäre eitrige Osteomyelitis, ausgehend von cariösen Zähnen oder Verletzungen des Zahnfleisches, hinzukommt. Das Zahnfleisch schwillt unter heftigen Schmerzen an umschriebener Stelle an, es kommt zu Entzündungen des Mundbodens und der Wange, zur Fistelbildung, zur Lockerung der Zähne, innerhalb eines $^1/_2$—$^3/_4$ Jahres zur Nekrose und zur Ausbildung einer Totenlade vom gesunden Periost. Kieferklemme, Schmerz im Kiefer, sind bezeichnende Erscheinungen.

Aspirationspneumonie, Allgemeininfektion oder Kräfteverfall führt in einer großen Anzahl der Fälle zum Tode.

Die *Behandlung* besteht zunächst in der Prophylaxe, Änderung des Berufes, Mundhygiene, bei ausgebrochener Erkrankung frühzeitig in ausgedehnten subperiostalen Resektionen. Die Operation hat den Knochen im Gesunden zu resezieren und führt nur auf diese Weise zur Heilung. Das regenerationsfähige Periost ist imstande, auch nach gänzlicher Resektion des Unterkiefers zu einem guten funktionellen Resultat zu führen.

4. Die infektiösen Knochenentzündungen.

Bakterien können in den Knochen auf 3 Wegen gelangen. Durch die verletzte Haut, bei offenen Brüchen, von den infizierten Weichteilen aus z. B. bei Panaritien und endlich von Eiterherden im Körper auf dem Blutwege. Bakterien, die in die Blutbahn eingedrungen sind, können im Blute zugrunde gehen und keine weiteren Erscheinungen bewirken. Auch im Knochenmark werden Keime vernichtet, sie können aber dortselbst längere Zeit liegen bleiben, ohne Erscheinungen zu machen, also „latent" bleiben, bis irgendeine äußere Ursache, z. B. ein *Trauma* sie zu neuem Leben erweckt.

Bakteriologische Untersuchungen am Fettmark der Röhrenknochen haben ergeben, daß bei Patienten, die an akuten Infektionskrankheiten zugrunde gingen, in der Mehrzahl der Fälle die Infektionserreger auch im Knochenmark nachgewiesen werden konnten. Besonders ist der gefäßreichste Teil des Knochenmarks, also die Wachstumszonen des jugendlichen Knochens, die Meta-[1] und Epiphysen betroffen. Je nachdem sich die Krankheit akut oder chronisch entwickelt, unterscheiden wir eine *akute* und eine *chronische* Osteomyelitis.

a) Die akute eitrige Osteomyelitis.

Alter und Geschlecht. Die akute Periostitis und die akute Osteomyelitis finden sich hauptsächlich im jugendlichen Alter und hier wieder dreimal so oft beim männlichen Geschlecht, als beim weiblichen. Jenseits des 30. Lebensjahres ist die akute Osteomyelitis selten, es sei denn, daß es sich um ein Rezidiv einer in der Jugend durchgemachten Osteomyelitis handelt.

---

[1] Unter Metaphyse versteht man den zwischen Epi- und Diaphyse liegenden Knochenteil.

Ätiologie, Bakteriologie und Lokalisation. Sicher besteht ein Zusammenhang zwischen Osteomyelitis und der geographischen Lage eines Ortes. So zeigt es sich, daß die Osteomyelitis besonders auf wasserarmen Höhen vorkommt. Auch jahreszeitliche Schwankungen, Temperaturunterschiede, insbesondere der ungünstige Einfluß des Nebels auf das Zustandekommen der Osteomyelitis sind unverkennbar.

Die Osteomyelitis entwickelt sich im Anschluß an *Infektionskrankheiten,* namentlich nach Scharlach, Masern, Typhus, Blattern, Schafblattern, Otitis media; auch metastastisch nach Abscessen an irgendeiner Stelle des Körpers. Immerhin gibt es auch Fälle, bei denen ein Ausgangspunkt nicht gefunden werden kann (kryptogene Fälle). Am häufigsten finden wir sie im Anschluß an eine Angina, durch Verschleppung der Bakterien auf dem Blutwege. Es konnte festgestellt werden, daß Bakterien in die Blutbahn eingebracht, sich in den Venencapillaren des Knochenmarks, der Leber und der Milz ablagern. Insbesondere begünstigen die Venencapillaren der langen Röhrenknochen den Kontakt mit Bakterien, da das Blut im Mark infolge des ausgedehnten Venencapillarsystems sehr langsam fließt. Nach Zerstörung der Capillarwände liegen die Bakterien unmittelbar im Knochenmark und können von hier aus entweder zur akuten Infektion Veranlassung geben, oder für lange Zeit eine Quelle der Infektion abgeben (latente Infektion). Demnach kommt es zur hämatogenen eitrigen Osteomyelitis vom Mark aus dadurch, daß sich Eiterreger oder infizierte Emboli in den feinsten Knochengefäßen oder im Mark ablagern. Jedenfalls wird das Zustandekommen der Infektion begünstigt durch ein zufälliges Trauma.

Dabei ist hervorzuheben, daß leichte Traumen, wie Kontusionen, Erschütterungen viel häufiger eine Osteomyelitis im Gefolge haben, als schwere Verletzungen (Frakturen u. dgl.). Wenn wir an der Möglichkeit des Aufflackerns eines latenten Infektionsherdes festhalten, wird es verständlich, daß auch Überanstrengung, Erkältung u. dgl. die Entstehung der Osteomyelitis begünstigt, da sie die allgemeine Widerstandskraft herabsetzt.

Als *Erreger* kommen alle pyogenen Mikroorganismen in Betracht; bei Osteomyelitis nach Verletzung oder durch Fortschreiten aus der Nachbarschaft finden sich Staphylokokken, Streptokokken und auch andere Bakterien, wie Fäulniserreger u. dgl. Bei der hämatogen entstandenen Form der Osteomyelitis wird am häufigsten der *Staphylococcus pyogenes aureus* nachgewiesen, dem an Häufigkeit der Staphylococcus pyogenes albus, der Streptococcus pyogenes folgt. Seltener sind der Pneumokokkus, Typhus- und Kolibacillus, Influenza, Gonokokken zu finden; bei Säuglingen wird häufig der Streptokokkus als Erreger nachgewiesen. Die Metaphyse des unteren Femurendes ist am häufigsten von der Osteomyelitis befallen, stellt sie ja auch jenen Teil des menschlichen Skeletes dar, der das stärkste Längenwachstum aufweist; dann folgen der Häufigkeit nach: Schienbein, Oberarm- und Vorderarmknochen.

Pathologische Anatomie. Das Periost zeigt bei der *akuten Periostitis* charakteristische Veränderungen. Zunächst kommt es zur entzündlichen Hyperämie, zur serösen oder fibrinösen Exsudation und zur eitrigen Infiltration. Die innere, Cambiumschicht des Periostes ist von Eiter durchtränkt, es kommt zur Ausbildung eines *subperiostalen* Abscesses. Bei diffuser Abhebung des Periostes, bei der *Periostitis maligna* findet sich oft jauchiges Exsudat, welches den ganzen Knochen wie ein Mantel umgibt. Nach Durchbrechung des Periostes dringt der Eiter in die umgebenden Weichteile, durchsetzt die Muskelinterstitien und das subcutane Gewebe und kann nach außen perforieren. Auch in den Muskeln können sich zahlreiche Abscesse bilden. Septicämie und Pyämie durch Verschleppung jauchiger Thromben führen in diesen Fällen häufig zum Tode. Durch

die Abhebung des Periostes kommt es zur *oberflächlichen Nekrose* des Knochens.
Tritt die Eiterung durch die Haversschen Kanäle in den großen Markraum,
so kommt es zur *totalen Nekrose*.

Die Eiterung des Knochenmarkes, die *akute Osteomyelitis* beginnt an der
Grenze der Diaphyse und Epiphyse mit Hyperämie des Marks und greift von
hier aus auf das Mark der Diaphyse über. Seröses, fibrinöses, später eitriges
Exsudat tritt zunächst an umschriebenen Stellen des Marks auf. Ist die Virulenz
der Erreger gering, so bilden sich umschriebene *Abscesse*. Bei Ausbreitung
des Krankheitsprozesses entsteht eine diffuse Vereiterung des Knochenmarkes,
eine *Markphlegmone* (Abb. 4). Durch Unterbindung der Ernährung entstehen
Nekrosen von Knochenteilen, *zentrale Nekrosen*. Dringt der Eiter durch die
Haversschen Kanäle gegen das Periost vor, so wird dasselbe von Eiter

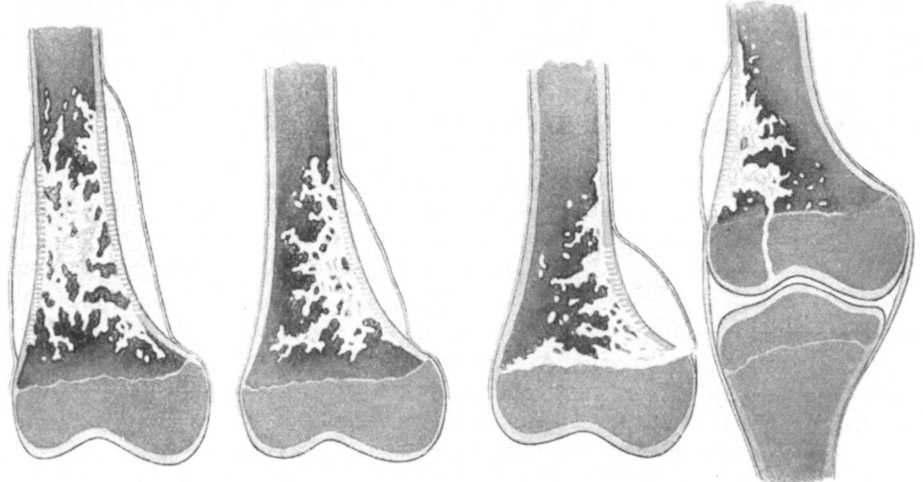

Abb. 4. Schematische Darstellung der Ausbreitung der Osteomyelitis. (Aus Anschütz in
Wullstein und Wilmy.)

infiltriert und abgehoben wie bei der primären Periostitis. Beide Schädigungen
zusammen führen nun zur *Totalnekrose* des Knochens. Reichen die Diaphysen-
herde an die Epiphysenherde heran, sind die Epiphysen von Eiterherden durchsetzt, so kann der Epiphysenknorpel zerstört und die Epiphyse in wenigen
Tagen abgelöst werden.

Wie wir gesehen haben, führt die lokale Ernährungsstörung zum Absterben
des Knochens, zur Nekrose. Reaktive Entzündung (Eiterung und Granulationsbildung) grenzen den abgestorbenen Knochen vom lebenden Knochen ab und
führen zur Ausbildung eines *Sequesters*. Die Demarkation des Sequesters erfolgt
in der Weise, daß der tote Knochen eine rarefizierende Ostitis im angrenzenden
lebenden Knochenteil hervorruft, wodurch der Zusammenhang mit dem lebenden
Knochen aufgehoben wird.

Der Sequester sieht normalem Knochen ziemlich ähnlich, wenn er rings
von Eiter umgeben war. Haben sich jedoch in seiner Umgebung Granulationen
gebildet, so wird er durch dieselben angefressen, rauh, cariös und kann unter
Umständen ganz verschwinden, was jedoch selten ist.

Die Folge der Granulationsbildung ist eine wie angefressen aussehende
Oberfläche des Sequesters, die überall da sehr ausgesprochen ist, wo sie mit dem
lebenden Knochen in Berührung steht, während sie gering ist oder fehlen kann,

wo der Sequester an Weichteile oder eiternde Fistelkanäle grenzt. Kommt es nach Zerstörung des Periostes zum Durchbruch der Eiterung und zur Fistelbildung, so können die Granulationen ins Innere des Knochens wachsen und denselben zerstören.

Bei spongiösen Knochen wird selten der ganze erkrankte Knochenteil zerstört. Der lebende Knochen kann da, wo er unmittelbar dem Sequester anliegt, Resorptionserscheinungen zeigen. Vor allem bietet er aber eine *regionäre,* von dem Grade und der Dauer der Inaktivität abhängende *Atrophie,* die auf Resorption von Kalksalzen beruht und sich in geringerer Dichte im Vergleich zum nekrotischen Knochen (schwächeren Röntgenschatten), sowie in Längsstreifung der corticalen Partien äußert. Der Schatten des gesunden Knochens wird erst wieder dunkler und dem des Sequesters ähnlich, wenn die Funktion der erkrankten Gliedmaßen wieder aufgenommen wird. Der tote Knochen, der Sequester, wirkt als Reiz auf die Umgebung und löst eine osteoplastische Entzündung des Periostes aus. Dadurch kommt es zur Ausbildung eines neuen Knochens, der sog. *Knochen- oder Totenlade, Capsula sequestralis,* welche den abgestorbenen Knochen umgibt und stellenweise von Fisteln und Kloaken durchbrochen ist, durch welche der Eiter nach außen gelangt. An Stellen, wo größere Abschnitte des Periosts zugrunde gegangen sind, fehlt die Knochenneubildung, es finden sich große Lücken im Sequestermantel.

Weiteres Schicksal des Sequesters und der Totenlade: Oberflächlich liegende oder unvollständige abgekapselte Sequester können spontan ausgestoßen werden; vollständig abgeschlossene Sequester bleiben dauernd liegen, wenn sie nicht operativ entfernt werden. Nach Entfernung eines Sequesters füllt sich die Totenlade mit Granulationen, die Fisteln schließen sich.

Wenn eine mit starker Neubildung und Hypertrophie ausgeheilte Osteomyelitis vom neuen aufflackert, kann der poröse neugebildete Röhrenknochen ein ähnliches Bild herdweiser Sequestrierung zeigen, wie bei der primären Nekrose die spongiösen Knochenabschnitte.

Symptomatologie. Die *akute Osteomyelitis* setzt *stürmisch* ein, ein Prodromalstadium fehlt gewöhnlich. Heftiges *Fieber* bis 39—40⁰, nicht selten Schüttelfröste leiten die Krankheit ein. Das Fieber bleibt hoch, kontinuierlich um 39, 39,5⁰, der Puls ist nicht besonders frequent; hohe Pulsfrequenz ist ein übles prognostisches Zeichen. Die Zunge ist belegt, trocken, Albuminurie wird häufig gefunden.

Die schweren Fälle sind durch einen hohen Puls, 130—150, frühzeitig gekennzeichnet. Hier kommt es rasch zu schweren septischen Allgemeinerscheinungen bei den Patienten, zur Entzündung der serösen Häute, zu Lungen-, Leber-, Milzabscessen usw. Es entsteht eine allgemeine Infektion auf dem Weg der Thrombosierung der großen Gefäße. Diese akuten und rasch zum Tode führenden Fälle von Osteomyelitis sind selten.

Der *Schmerz* steht im Vordergrund der Erscheinungen. Frühzeitig treten heftige Schmerzen an der betroffenen Extremität auf, weiters Schwellung und Rötung der Haut, Unmöglichkeit, die Extremität zu bewegen und Funktionsstörungen im Bereiche der Nachbargelenke. In diesem akuten fieberhaften Stadium lassen sich die betreffenden Erreger aus dem Blute züchten, was zuerst v. Eiselsberg gezeigt hat. Aus diesen Anfangssymptomen kann die Diagnose einer tiefliegenden, akuten Eiterung gestellt werden, ohne daß gesagt werden könnte, ob die Eiterung in der Markhöhle oder im Bereiche des Periostes gelegen ist. Allerdings handelt es sich bei der hämatogen entstandenen Osteomyelitis gewöhnlich um eine vom Knochenmark ausgehende Erkrankung.

Die Lymphdrüsen sind stark geschwollen, die benachbarten Gelenke zeigen einen serösen Erguß (sympathische Entzündung), ulceröse Endo-Perikarditiden sind bei den schweren, rasch tödlichen (glücklicherweise seltenen) Formen der Osteomyelitis beobachtet worden.

Die starke Temperatursteigerung im Beginn kann in weiterer Folge zurückgehen, doch ist das ein seltenes Vorkommnis, in den meisten Fällen zeigen sich auch im weiteren Verlauf hohe Temperaturen, von Zeit zu Zeit Schüttelfröste. Eine Woche bis 10 Tage nach Beginn der Erkrankung tritt eine deutliche *Fluktuation* über der Haut auf, als Zeichen dafür, daß der Prozeß nicht nur gegen das Periost, sondern bereits gegen die Haut durchgebrochen ist. Eine Incision, zu dieser Zeit ausgeführt, ergibt Eiter unter hohem Druck. Der Knochen, der nach Spaltung des Periostes freigelegt wurde, ist weiß, trocken, stellenweise gelblich verfärbt. Aus den Haversschen Kanälchen treten zuweilen Eitertropfen aus. Mit der Eröffnung des Abscesses kann die Temperatur zurückgehen und Besserung eintreten. Finden sich Eiterherde an anderen Stellen des Körpers, dann bleibt das Krankheitsbild oft durch Wochen unverändert, bis es entweder zur Offenbarung eines neuen Herdes und dessen erfolgreicher Behandlung oder zum tödlichen Ausgang kommt.

Das Krankheitsbild der akuten Osteomyelitis hängt ab von der Ausdehnung der Erkrankung. Ist nur Periost oder Corticalis befallen, so kann es zur Ausbildung eines subperiostalen Abscesses kommen. Ist der Hauptstamm der Arteria nutricia betroffen, so erkrankt die Diaphyse in ihrer ganzen Ausdehnung. Sind die Verzweigungen der Arteria nutricia gleich nach ihrer Teilung von der Infektion ergriffen, so wird nur ein Teil der Diaphyse entweder ober- oder unterhalb des Eintrittes des Hauptstammes erkranken. Endlich kann sich der Prozeß auf eine der kleineren Verzweigungen der Arteria nutricia beschränken. Dementsprechend ist die Diaphyse nicht in ihrer ganzen Dicke erkrankt. Die Größe der späteren Sequestration ist von dem Versorgungsgebiet des betreffenden Gefäßes und von dem etwa vorhandenen Kollateralkreislauf abhängig.

Das chronische Stadium. Das *zweite Stadium* der Osteomyelitis, das *chronische*, folgt in der Regel dem stürmischen akuten Stadium. Bezeichnet ist dieses Stadium durch den pathologisch-anatomischen Vorgang der Demarkation des nekrotischen Knochens und der Knochenneubildung. Klinisch ist dieses Stadium gekennzeichnet durch die nach der Perforation des Eiters oder nach Incision der Phlegmone zurückgebliebenen *Fisteln*, die reichlich übelriechenden Eiter entleeren. Mit der Sonde gelangt man durch üppige, blutende Granulationen auf den rauhen, periostlosen, toten Knochen. Der verdickte neugebildete Knochen ist nach Abklingen der Schwellung deutlich zu tasten, der Allgemeinzustand ist besser, Appetit und Schlaf stellen sich ein. Die Fisteln können jahrelang bestehen; von ihnen aus kann es zur Maceration der Haut, zu Wundrotlauf, infolge des dauernden Säfteverlustes und der vorhandenen Eiterung auch zur Anämie und zur amyloiden Degeneration kommen.

Komplikationen. Die Osteomyelitis kann zu einer Reihe von Komplikationen führen. Abgesehen von jenen Zufällen, die sich an eine im Verlauf der Osteomyelitis auftretende Weichteilphlegmone anschließen können, sind es insbesondere *Erkrankungen der benachbarten Gelenke,* mit denen gerechnet werden muß, sei es, daß es zu einem sympathischen Gelenkerguß kommt, oder die gefürchtete Komplikation der Osteomyelitis, die Vereiterung der benachbarten Gelenke auftritt. Sie kann erfolgen nach Durchbruch eines Herdes in der Epiphyse ins Gelenk, oder metastatisch auf dem Blut- oder Lymphwege. Die Erkrankung kann weiter erfolgen von einer Kapselphlegmone. So kann nach Osteomyelitis der Tibia das Kniegelenk, nach Osteomyelitis das Femur, das Kniegelenk oder das Hüftgelenk miterkranken. Auch nach geglückter Behandlung einer Gelenkinfektion ist mit einer Versteifung des Gelenkes zu rechnen.

Eine weitere unangenehme Komplikation der akuten Osteomyelitis ist die *Epiphysenlösung,* zu der es noch wochenlang nach der Incision kommen kann; am häufigsten finden wir diese Komplikation am untersten Femurende, dann an der Tibia und am Humerus.

Schädigung der Wachstumszone führt zur *Verkürzung* der betroffenen Extremität, die um so größer wird, je ausgedehnter die Wachstumszone geschädigt wird. Am Unterarm und Unterschenkel wird diese Schädigung besonders augenfällig: Die Hand oder der Fuß werden schiefgestellt und in ihrer Beweglichkeit gehemmt. Auch *Verlängerungen* der Knochen infolge Reizung der Wachstumszone können vorkommen.

Spontanfrakturen treten in jenen Fällen auf, wo die Knochenregeneration mit der Knochenzerstörung nicht gleichen Schritt hält, also in den ersten drei Monaten.

Die allergefährlichste Komplikation der akuten eitrigen Osteomyelitis ist jedoch die *allgemeine Sepsis.* Es kann, wie bereits BILLROTH beschreibt, eine Entzündung der Knochenvenen, eine Osteophlebitis, sich im Anschluß an eine Osteomyelitis entwickeln und zur Verjauchung und Einschmelzung der Thromben führen und metastastische Abscesse bilden.

Die *multiple Osteomyelitis* ist besonders häufig im frühen Kindesalter; gewöhnlich sind nur zwei Knochen betroffen, selten mehrere Knochen; dabei ist die Verschiedenheit der Veränderungen hervorzuheben; an einem Knochen völlige Nekrose, am anderen nur ein subperiostaler Absceß.

b) Die selteneren Formen der Osteomyelitis.

Die zu besprechenden Krankheitsbilder, die Periostitis serosa, der zentrale Knochenabsceß und die sklerosierende Osteomyelitis zeichnen sich durch ihren milden Verlauf aus.

α) *Die Periostitis serosa oder albuminosa* beginnt ganz allmählich, manchmal auch akut und führt gewöhnlich zu einer weichen, fluktuierenden Schwellung. Verwechslung mit Bursitis ist in diesem Stadium leicht möglich. Durch periostale Knochenneubildung kann die Schwellung knochenhart werden. Im weiteren Verlauf nimmt auch hier Schmerz und Schwellung zu, die Incision ergibt eine gelbliche oder rötliche schleimige Flüssigkeit.

β) *Der zentrale Knochenabsceß.* Der chronische Absceß des Knochens ist bei Jugendlichen häufig und kommt besonders im oberen Tibiaende vor. Seine Hauptsymptome sind: Subjektiv ein dumpfer Dauerschmerz; objektiv eine umschriebene druckschmerzhafte Auftreibung. Der Absceß kann lange Zeit keine Erscheinungen machen, bis nach stärkerer Beanspruchung der Extremität Schmerzen und Temperatursteigerungen auftreten. Aus dem Knochenabsceß kann sich eine akute Osteomyelitis entwickeln, auch Spontanfrakturen werden beobachtet.

Die *klinischen Erscheinungen* und das Röntgenbild sichern die Diagnose, wobei zu bemerken ist, daß das Vorhandensein von Sklerose des Knochens und einer Periostitis für Knochenabsceß und gegen Cyste oder Knochengeschwulst spricht.

Die *Behandlung* besteht in Eröffnung der Absceßhöhle. Dabei findet sich Eiter oder seröse, ölige Flüssigkeit, gelegentlich ein kleiner Sequester.

γ) *Die sklerosierende Knochenmarksentzündung.* Ihr Lieblingssitz ist der Femur; sie kommt aber auch an anderen Knochen vor. Sie bedingt eine diffuse ausgedehnte Auftreibung, besonders der Diaphyse, entwickelt sich schleichend oft ohne Fieber, macht wenig Schmerzen. Pathologisch-anatomisch findet man eine Eburnisation des Knochens, gelegentlich auch mit kleinen Hohlräumen durchsetzt, die Knochensplitter oder fungöses Gewebe enthalten. Die diagnostische Abgrenzung gegen hereditär syphilitische Veränderungen ist oft auch im Röntgenbild schwierig.

δ) Hierher gehört ferner die *cystische Osteomyelitis,* ein rarefizierender Prozeß mit geringster reaktionärer Knochenneubildung. Meist juxtaepiphysär gelegen, treibt sie den Knochen auf, macht aber nicht die mindesten Beschwerden, so daß oft erst eine Spontanfraktur die Aufmerksamkeit auf sie lenkt. Röntgenologisch erkennt man eine oder mehrere Höhlen.

ε) Schließlich gibt es noch einige milde Osteomyelitisformen mit sehr geringen anatomischen Veränderungen. Sie äußern sich durch leichte flüchtige Gelenkschmerzen und geringe Fiebersteigerungen und werden oft als Gelenkerkrankungen oder als Wachstumsbeschwerden gedeutet. In der Nähe der Epiphysen führen die leichten entzündlichen Veränderungen bei längerem Bestehen zu unregelmäßigem Wachstum, zur Ausbildung von Coxa valga, genu valgum, Verkrümmungen in der Wirbelsäule; vielleicht gehören hierher auch die Coxa plana, die Scaphoiditis tarsalis u. a.

Diagnose und Differentialdiagnose der eitrigen Osteomyelitis. Die Diagnose der akuten Osteomyelitis wird aus den lokalen Erscheinungen: Schmerzhaftigkeit, Schwellung, im späteren Stadium aus den Allgemeinerscheinungen: Schüttelfrost, hohe Temperaturen, Darniederliegen des gesamten Organismus, in der Regel leicht zu stellen sein.

Die Diagnose der akuten eitrigen Osteomyelitis ist dann erschwert, wenn die örtlichen Entzündungserscheinungen nach Art und Grad von der Regel abweichen, oder aber der Krankheitsprozeß tief im Verborgenen sich abspielt, so daß die klassischen Zeichen der Entzündung sich der klinischen Untersuchung entziehen. Besonders schwierig ist die Diagnose bei kleinen, gut genährten Kindern, wo gelegentlich erst die Punktion die Diagnose stellen läßt.

Von der *Röntgenuntersuchung* ist im akuten Stadium wenig zu erwarten, da beginnende Knochennekrose weder röntgenologisch, noch auf andere Weise sicher festzustellen ist.

Hingegen ist das *chronische Stadium* durch Beginn, Verlauf und endlich durch das Röntgenbild gut gekennzeichnet.

Differentialdiagnostisch liegen bei der *akuten* Osteomyelitis Verwechslungen mit akutem Gelenkrheumatismus nahe, wenn sich mehrere Herde in der Nähe großer Gelenke befinden. Auch metastatische Gelenkentzündungen nehmen ihren Ausgang von Infektionskrankheiten.

Der längs des Psoas sich senkende Absceß einer Wirbelosteomyelitis kann eine akute Appendicitis vortäuschen, da mit Röntgenstrahlen zu Beginn des Leidens an den Wirbeln nichts nachzuweisen ist. Oft klärt der Blutbefund — hohe Hyperleukocytose, Staphylokokkennachweis im Blut — das Krankheitsbild auf. Unter Umständen kann die Entscheidung, ob eine Osteomyelitis vorliegt, erst nach dem Ergebnis einer *Punktion* getroffen werden.

Bei der *chronischen Osteomyelitis* kommen Sarkom, Gumma, Knochencyste und Tuberkulose differentialdiagnostisch in Frage; neben dem Beginn, Sitz der Erkrankung und dem Alter des Patienten ist gegen Sarkom, Gumma und Knochencysten der Ausfall der bakteriologischen Untersuchung des Punktates ausschlaggebend; für Tuberkulose spricht das Aussehen der Fisteln mit ihren zernagten Rändern und der röntgenologische Nachweis der rundlichen Sequester, die im Gegensatz dazu bei Osteomyelitis gezackt erscheinen.

Prognose. Die Prognose der *akuten* Osteomyelitis ist in allen Fällen und in jedem Stadium der Erkrankung ernst zu stellen. Schlecht ist die Prognose bei Fällen von multipler Osteomyelitis und bei den Fällen mit septischem Verlauf. Sie wird um so ernster, je länger der akute Prozeß dauert. Die Mortalität der akuten eitrigen Osteomyelitis beträgt 10—15%; sie ist besonders hoch bei kleinen Kindern.

Aber auch die *chronische* Osteomyelitis gefährdet das Leben des Patienten, wenn die Erkrankung Monate, ja selbst Jahre lang dauert und mit der Möglichkeit einer amyloiden Degeneration der inneren Organe gerechnet werden muß.

Therapie. Die Heilbestrebungen des Organismus sind zu unterstützen. Bluttransfusionen wurden in den letzten Jahren mit gutem Erfolg angewendet, desgleichen Röntgenbestrahlungen des ganzen Körpers und der erkrankten Extremität. Anregung der Herztätigkeit, Injektion von kolloidalen Silbersalzen (Kollargol) wirkt den Allgemeinerscheinungen entgegen. Die Vaccination wird von einer Anzahl von Ärzten zur Behandlung der akuten Osteomyelitis empfohlen, verbietet sich bei Kindern mit Herzfehlern, bei Patienten mit Nieren- oder Lebererkrankungen und bei Lungentuberkulose.

Therapie der akuten Osteomyelitis. Die chirurgische Behandlung erfordert die frühzeitige Freilegung des Infektionsherdes. In Allgemeinnarkose wird unter ESMARCHscher Blutleere bei Schonung der großen Gefäße und Nerven der Knochen freigelegt. Ein subperiostal gelegener Absceß wird eröffnet. Bei ödematöser Durchtränkung des Periostes, Fehlen eines Abscesses und schweren Allgemeinerscheinungen ist das Periost zu inzidieren, jedoch nicht weiter als unbedingt nötig, abzuschieben und der Knochen darzustellen. Dringt Eiter aus feinen Knochenlücken hervor oder ist der Knochen trocken, dann wird die Corticalis entweder an mehreren Stellen angebohrt oder mit dem Hohlmeißel rinnenförmig eröffnet, das infizierte Knochenmark mit dem scharfen Löffel entfernt und die Wundhöhle mit Jodoformgaze ausgelegt. Findet sich nach Beiseiteschieben des Periostes kein Eiter, so ist die Eröffnung des Knochens nur bei schwerem Beginn oder Verlauf angezeigt, sonst in einem zweiten Akt dann vorzunehmen, wenn dauernde Temperatursteigerungen bestehen, die durch die Incision des Abscesses nicht beseitigt wurden. Jedenfalls hängt die Eröffnung des Knochens vom *Aussehen* desselben ab. Mißfarbiger Knochen, mit Eiter gefüllte HAVERSsche Kanäle gcbcn eine Anzeige zur Eröffnung desselben. Greift die Eiterung auf die Epiphyse über, so ist sie *schonend* von der Metaphyse aus anzugehen.

Die Amputation kommt in Frage, wenn trotz Eröffnung des Knochens die schweren Allgemeinerscheinungen weiter bestehen, oder schwere Gelenkeiterungen sich entwickelten.

Die Behandlung des *chronischen* Stadiums hat die Beseitigung des Sequesters und den Schluß der Fistel zu erzielen. Diese können sich erst dann schließen, wenn der Sequester abgestoßen oder entfernt wird. Eine spontane Auflösung des Sequesters ist wohl nur durch Vermittlung der Osteoclasten bei kleinen Sequestern zu erwarten. *Wichtig ist der Zeitpunkt der Operation.* Schon die vollkommene Lösung des Sequesters braucht in den langen Röhrenknochen lange Zeit, oft Monate, manchmal über ein Jahr.

Der Sequester ist dann zu entfernen, wenn die Knochenlade, also der neugebildete Knochen genügende Festigkeit besitzt und wenn der Sequester sich vollkommen abgegrenzt hat und beweglich geworden ist.

Die Festigkeit und Ausdehnung der neugebildeten Knochenlade wird am Röntgenbild erkannt; auch Größe und Lage des Sequesters sind auf diese Weise zu bestimmen; nicht immer ist es möglich röntgenologisch die Lösung des Sequesters festzustellen. Doch zeigt die *Sondenuntersuchung* die Verschieblichkeit des Sequesters an und dies ist das sicherste Zeichen der vollzogenen Lösung des Sequesters.

Die Entfernung des Sequesters, die *Sequestrotomie,* geschieht in der Weise, daß die Knochenlade mit Hammer und Meißel eröffnet wird worauf die Entfernung des Sequesters leicht gelingt. Muldenförmige Abflachung der Knochenlade befördert die rasche Heilung. Die Wunde bleibt offen und wird mit Jodoformgaze ausgelegt.

Da die hier beschriebene, operative Behandlung der chronischen Osteomyelitis lange Zeit erfordert, hat sich eine Anzahl von Chirurgen der radikalen Behandlung zugewendet, die darin besteht, daß der osteomyelitisch erkrankte Knochen subperiostal reseziert wird. Doch führt dieses Verfahren in einer Anzahl von Fällen zu Deformitäten.

c) Osteomyelitis der einzelnen Knochen.

α) *Osteomyelitis des Oberarmes.*

Die Osteomyelitis des Oberarmes entsteht gewöhnlich auf dem Blutwege (Staphylococcus aureus), oft im Anschluß an ein geringes Trauma. Bevorzugt ist die Metaphyse und das Alter zwischen 8 und 17 Jahren. Durchbruch ins Schultergelenk und die periartikuläre Phlegmone ist eine nicht seltene Komplikation.

Auch hier kann es zu einer Totalnekrose des Knochens kommen. Epiphysenlösungen, spontane Frakturen und Ausbildung einer allgemeinen Sepsis sind gefürchtete Erscheinungen der akuten Osteomyelitis.

Die *Behandlung* eröffnet frühzeitig die Markhöhle mit einem Schnitt, der in der lateralen Bicepsfurche am Deltoideusansatz beginnt und bis in die Nähe des Nervus radialis nach abwärts steigt. Quillt Eiter aus den Knochenkanälen, so ist der Knochen mit dem Hohlmeißel zu eröffnen. Die Eiterung ist distal- und proximalwärts auch über den Deltoideusansatz hinaus freizulegen. Bei Osteomyelitis des unteren Humerusdrittels wird der Knochen durch einen Schnitt hinter dem Sulcus bicipitalis internus freigelegt, um den Nervus radialis zu schonen. Nach der Operation wird die Extremität geschient, um Epiphysenlösung und Spontanfrakturen vorzubeugen, andererseits um dem Weitergreifen der Eiterung durch Ruhigstellung der Extremität entgegenzuwirken. Langdauernde Fisteln sind durch die Sequestrotomie zu behandeln, aber erst dann, wenn der neugebildete Knochen fest genug ist, was röntgenologisch festgestellt werden kann.

β) *Osteomyelitis der Unterarmknochen.*

Die Osteomyelitis der Unterarmknochen befällt das mittlere und untere Drittel des Radius und das obere und mittlere Drittel der Ulna, was mit der Gefäßversorgung des Radius und der Ulna zusammenhängt.

Die Eiterung breitet sich über die ganze Markhöhle aus (Abb. 5) und führt häufig zu einer totalen Nekrose des Knochens. Durchbruch in das Ellbogen- bzw. Handgelenk ist nicht gerade selten. Zerstörung des Epiphysenknorpels hat eine Wachstumsstörung im Gefolge. Totalnekrose des Knochens braucht in der Regel 4—5 Monate, bis eine vollkommene Abstoßung des Sequesters erfolgt ist.

Wegen der Gefahr der nicht seltenen Gelenkinfektion müssen gerade bei der Osteomyelitis dieses Knochens Weichteilabscesse frühzeitig eröffnet, der Knochen frühzeitig aufgemeißelt werden. Bei erfolgtem Eiterdurchbruch ins Gelenk ist durch breite Eröffnung desselben (Ellbogengelenk, Handgelenk) genügend Eiterabfluß zu erzielen, was freilich im Bereich des Handgelenkes schwierig ist und die Entfernung der mitbeteiligten Handwurzelknochen erforderlich macht und dadurch zu schweren Funktionsstörungen führt. Die Ulna ist von einem Schnitt an der ulnaren Seite des Vorderarms leicht zugänglich, da hier die Ulna knapp unter der Haut gelegen ist; der Radius wird in seinem proximalen Anteil durch einen Schnitt dargestellt, der zwischen dem Extensor carpi radialis und Supinator vordringt; das untere Ende des Radius ist durch einen Schnitt über dem Knochen leicht zu erreichen.

Die *Nachbehandlung* muß darauf bedacht sein, die *Funktion* der Hand- und Fingerbewegungen zu erhalten, was bei teilweiser Nekrose und Verwachsungen der Muskeln und Fascien untereinander schwierig ist. Frühzeitige Bewegungsübungen können dieser für die spätere Funktion so unheilvollen Komplikationen zweckmäßig entgegenwirken.

γ) *Osteomyelitis der Knochen, der Hand und der Finger.*

So selten osteomyelitische Herde in den Carpalia und Metacarpalia beobachtet werden, so häufig ist die Osteomyelitis der Phalangen, das Panaritium osseum.

Es ist häufig die Folge von feinsten, infektiösen Stichverletzungen und von Beginn an durch heftige Schmerzhaftigkeit gekennzeichnet. Die entzündlichen Erscheinungen sind auf eine Phalange beschränkt. Die Schwellung des befallenen Gliedabschnittes des Fingers ist meist zirkulär und am Dorsum am stärksten ausgebildet.

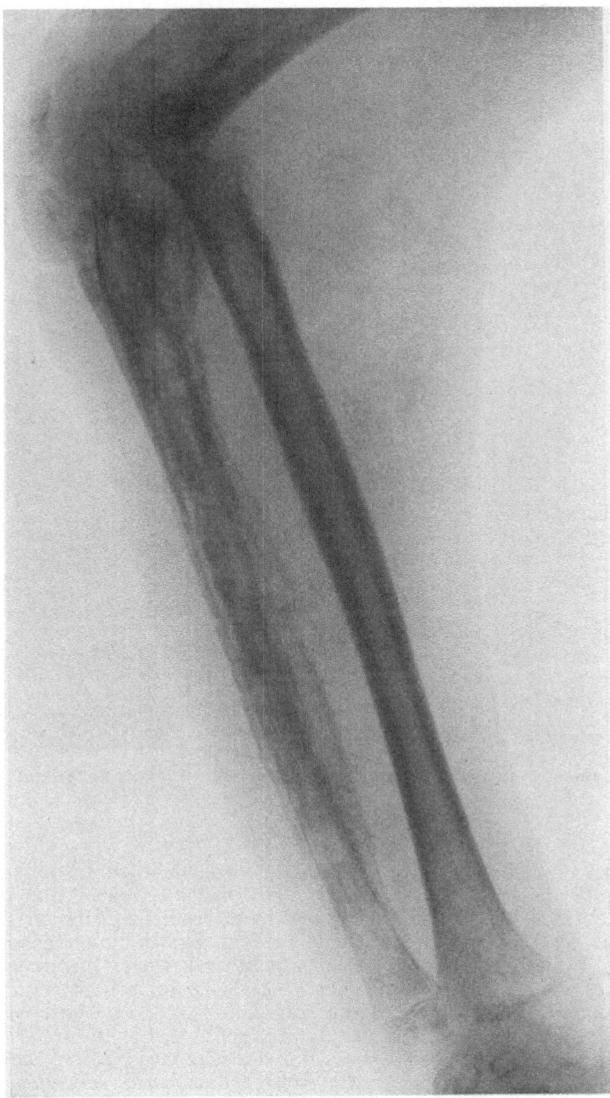

Abb. 5. Totale Nekrose der Ulna.

Die periostalen Panaritien zeigen oft mehrere Fisteln, meist an der Beugeseite. Ist die Diagnose nach längerem Bestehen der Fisteln noch unsicher, so zeigt das Röntgenbild (Abb. 6a und b) die Zerstörung der Phalange oder man weist mit der Sonde den Sequester nach.

Die Osteomyelitis der Phalange wird manchmal von hohem Fieber, nicht selten auch durch einen oder mehrere Fröste eingeleitet. Die hohe Temperatur ist eine Folge des hohen Druckes, unter dem der Eiter steht, und sicher auch abhängig von der Virulenz der Erreger.

Die *Dauer* des Ablaufes der verschiedenen Infektionen hängt ab von den anatomisch verschiedenen Eigenarten der Haut, der Sehnenscheide, der Knochen, der Gelenke, von der Widerstandsfähigkeit des Patienten und von der Eigenart der infizierenden Keime (Virulenz, Toxizität). Manche Panaritien führen in wenigen Stunden oder wenigen Tagen unter heftigen Allgemeinerscheinungen zur ausgesprochenen Gewebsnekrose und zur Ausbreitung der Infektion; in anderen Fällen ist die Gebrauchsfähigkeit der Hand durch 1 bis 2 Wochen nur wenig behindert. Nach spontanem Durchbruch, Abstoßung oder operativen Entfernung des nekrotischen Gewebes kommt es unter Granulationsbildung zur Ausheilung.

Die *ideale Behandlung* besteht in Freilegung des infektiösen Primärherdes und in Eröffnung desselben und in Exkochleation der nekrotischen Phalange.

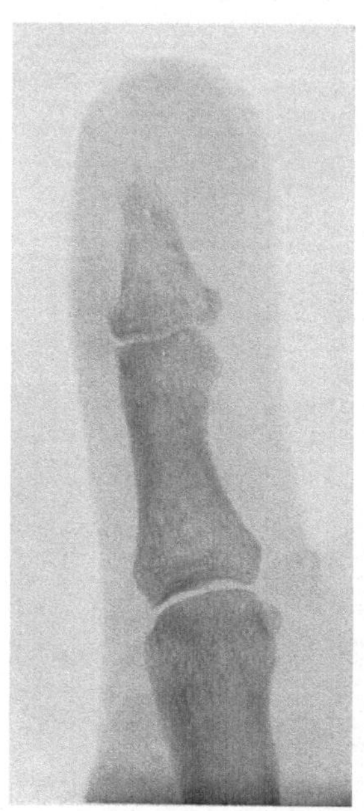

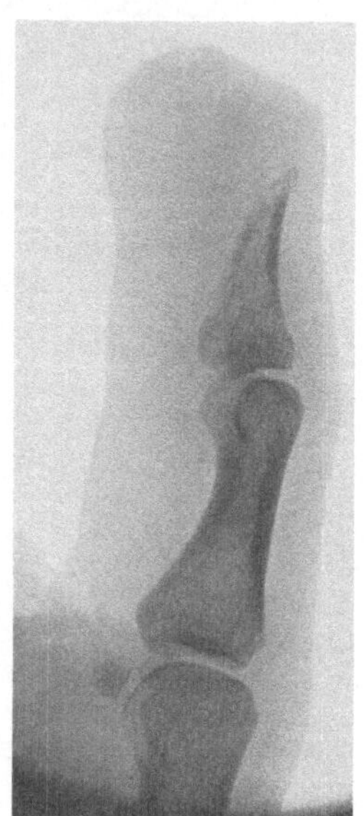

Abb. 6 a. Panaritium osseum der Endphalange.   Abb. 6 b. Panaritium osseum der Endphalange.

δ) *Osteomyelitis des Oberschenkels.*

Die akute Osteomyelitis des Oberschenkels ist eine häufige Erkrankung (45,8⁰/₀ der Fälle nach der Statistik der Brunschen Klinik). Die Diagnose ist zu Beginn der Erkrankung, insbesondere bei kleinen Kindern, schwierig und kann bei tiefem Sitz der Eiterung oft erst aus dem Ergebnis der Probepunktion gestellt werden. Zur Bildung einer festen Totenlade und zur völligen Isolierung des Sequesters braucht es bei der Oberschenkelosteomyelitis etwa 3—4 Monate. Auch nach erfolgreicher Entfernung des Sequesters kommt es gerade bei der Oberschenkelosteomyelitis häufig zu lang dauernden Fisteleiterungen. An Komplikationen sind zu befürchten: Arrosion der Arteria poplitea, Spontanfrakturen, Epiphysenlösungen und die im Gefolge der Zerstörung der Epiphyse auftretenden Wachstumseinschränkungen, Verkrümmungen des Oberschenkelknochens, sekundäre Gelenkerkrankungen sind gerade hier nicht selten. Die *Behandlung* besteht in der Eröffnung der Eiteransammlungen und nur im äußersten Falle in der primären Eröffnung des Knochens bei jenen Fällen, bei denen es nach genügender Spaltung der Phlegmone zu keinem Temperaturabfall gekommen ist.

Die Sequestrotomie berücksichtige die anatomischen Verhältnisse des Oberschenkels; sie stößt im Bereiche der Fossa poplitea manchmal auf erhebliche Schwierigkeiten.

ε) *Osteomyelitis der Unterschenkelknochen.*

Die Tibia ist der am häufigsten von der Osteomyelitis befallene Knochen, und zwar befällt die Erkrankung die Region zwischen Epiphyse und Diaphyse. Nicht selten erkrankt gleichzeitig das obere und das untere Ende der Diaphyse. Auch hier leiten, wie bei der

Oberschenkelosteomyelitis die allgemeinen Erscheinungen zugleich mit den lokalen Erscheinungen (Druckschmerz, Schwellung) die Krankheit ein. Allerdings ist die Diagnose bei der oberflächlichen Lage der Tibia leichter zu stellen.

Die *Komplikationen* sind die gleichen wie sie bei der Oberschenkelosteomyelitis beschrieben wurden: Miterkrankung des Knie- und Fußgelenkes, erkennbar an den Schmerzen, der Bewegungseinschränkung, der leichten Beugung im Kniegelenk bei Kniegelenkerkrankung, der Spitzfußstellung bei Mitbeteiligung des Sprunggelenkes. Die Probepunktion ergibt Aufschluß über die Natur der Erkrankung.

Die *Behandlung* besteht in der Freilegung der Vorderseite der Tibia, Eröffnung des Abscesses oder der Phlegmone und nur in den akuten Fällen in der Freilegung (Anbohrung) des Knochenmarkes. Auch bei richtig geführter Behandlung kommen eitrige Erkrankungen der Gelenke mit beträchtlicher Funktionsstörung zur Ausheilung.

Eine nicht seltene Komplikation der Osteomyelitis der Tibia ist die *Epiphysenlösung* und die *Spontanfraktur*. Je nachdem die Erkrankung sich als Reiz in der Epiphysenlinie oder als Zerstörung derselben auswirkt, ist Verlängerung des Knochens und Plattfußstellung oder Verkürzung und Klumpfußstellung des Fußes die Folge.

Seltene Formen der Osteomyelitis der Tibia sind die Periostitis albuminosa, die sklerosierende nicht eitrige Form der Osteomyelitis (GARRÉ); endlich der seltene Knochenabsceß. Die *Periostitis albuminosa* beginnt akut, führt zu keiner Eiterbildung, wohl aber zur Ausbildung eines Sequesters. An Stelle des Eiters findet sich ein schleimiges Exsudat. Die *sklerosierende Osteomyelitis* geht mit einer Auftreibung und Verdickung des Knochens ohne Eiterbildung einher. Beim *Knochenabsceß* endlich bildet sich um den Eiter eine sklerotische Knochenschale.

ζ) *Osteomyelitis der Knochen des Fußes.*

Von den Knochen des Fußskeletes erkrankt am häufigsten der Calcaneus an Osteomyelitis. Schwellung und Druckschmerzhaftigkeit des Calcaneus sichern bei akutem Beginn die Diagnose. Die Osteomyelitis der übrigen Knochen steht in engem Zusammenhang mit einer Erkrankung der benachbarten Gelenke; eine isolierte Osteomyelitis des Os cuboideum wurde an der Klinik beobachtet.

d) Die chronischen Entzündungen der Knochen.

a) *Tuberkulose der Knochen.*

Ätiologie, Ausgangsherd und Ausbreitungsweg. Unter den chronisch entzündlichen Erkrankungen der Knochen ist weitaus am häufigsten die Tuberkulose anzutreffen. Eine gewisse Empfänglichkeit gehört sicherlich zu den ätiologischen Vorbedingungen der Tuberkulose, gewisse Merkmale, die als prädisponierend zu gelten haben. So neigen Leute mit rotem oder hellem Haar besonders zu dieser Erkrankung. Auffallend ist, daß die chirurgische Tuberkulose häufiger bei Kindern als bei Erwachsenen ist, daß sie beim weiblichen Geschlecht öfter angetroffen wird, als beim männlichen. Besonders häufig werden Beziehungen zwischen *Tuberkulose und Trauma* angenommen, wobei festgestellt werden muß, daß eine gewisse Disposition zur Tuberkulose im Organismus bereits vorhanden sein muß.

Schlechte Wohnungsverhältnisse, unzureichende Ernährung, Mangel an Luft und Sonne, unhygienische Umgebung, Tuberkulose in der engeren Familie, Vererbung, werden als prädisponierend angenommen. Auf den Zusammenhang zwischen chirurgischer Tuberkulose und Erkrankungen des Halses, der Nase und der Ohren wird immer hingewiesen.

Die Erkrankung der Knochen erfolgt vorzugsweise auf *hämatogenem* Wege, seltener durch Übergreifen einer Gelenktuberkulose auf den Knochen. Die Infektion auf dem Lymphwege ist ungewöhnlich, ebenso die Infektion mit Tuberkelbacillen nach Verletzungen.

Die hämatogene Infektion nimmt ihren Ausgang von einem *Primärherd*, der zumeist schon im Kindesalter durch Nahrungsaufnahme oder durch Einatmen erworben wird. Er sitzt bei Kindern in den Bronchialdrüsen oder in Lymphdrüsen, bei Erwachsenen im Lungengewebe. Obwohl die primäre Infektion mit Tuberkulose häufig ist (70—80% aller Kinder im 10. Lebensjahr haben einen tuberkulösen Herd) erkranken bei weitem nicht alle Kinder an Tuberkulose der Knochen, da sie durch die erworbene Immunität geschützt sind. In seltenen Fällen beginnt die Erkrankung im Knochenmark, häufig im subperiostalen Knochengewebe. In den *Epiphysen der langen Röhrenknochen* tritt der Prozeß ganz besonders in der Nähe der Gelenkenden auf, in jenem Teil des spongiösen Gewebes, der am besten ernährt ist.

Pathologische Anatomie der Knochentuberkulose. Die Tuberkelbacillen siedeln sich im Knochenmark der spongiösen Knochen an und führen zur Ausbildung von *graurotem Granulationsgewebe*, das diffus auftreten kann: *fungöse Granulationen*. Zunächst ist in der Spongiosa ein kleiner, scharf begrenzter, gelblich weißer Herd nachzuweisen, der von dem umgebenden stark vascularisierten Gewebe sich gut abhebt. Die weitere Entwicklung hängt davon ab, ob die Granulationen erhalten bleiben oder der Verkäsung anheimfallen. Demnach unterscheidet man die *granulierende* oder *fungöse* von der *verkäsenden* Form der Knochentuberkulose.

Die fungösen Granulationen destruieren den Knochen, indem sie ihn durch lakunäre Einschmelzung zerstören.

Verkäst jedoch das fungöse Granulationsgewebe (Osteomyelitis tuberculosa caseosa), so finden sich im verkästen Gewebe häufig nekrotische Knochenstücke. Durch Verkäsung oder Erweichung des Granulationsgewebes kommt es zur Ausbildung eines tuberkulösen Eiters. Je weiter die Verkäsung fortschreitet, um so größer wird die innerhalb der Spongiosa sich bildende Höhle, die von einer deutlichen Absceßmembran ausgekleidet wird.

Ähnlich wie in der Spongiosa der langen Röhrenknochen geht die Zerstörung bei den kurzen spongiösen oder platten Knochen vor sich und führt zu einer Änderung der Form des Knochens und zu einer Verschiebung (Wirbelsäule).

Durchbricht der tuberkulöse Eiter den erkrankten Knochen und das Periost, so senkt er sich nach dem Gesetz der Schwere; es kommt zur Ausbildung eines *Senkungs-* oder *Kongestionsabscesses*. Bei der ausgebildeten Knochentuberkulose sind daher beide Komplikationen, Verschiebungen der Knochen im Sinne einer Deformität oder Verkürzung und Ausbildung eines kalten Abscesses anzutreffen.

Von großer Wichtigkeit ist der *Weg*, den die kalten Abscesse nehmen, der Ort, an dem sie zum Vorschein kommen; denn daraus kann auf den Sitz des Herdes geschlossen werden; sie erscheinen als große, fluktuierende Abscesse fern vom primären Herd. Wohin immer der tuberkulöse Eiter gelangt, überall erzeugt er tuberkulöse Gewebsveränderungen; so ist auch der Absceß selbst von tuberkulösem Granulationsgewebe umschlossen. Der tuberkulöse Eiter ist hellgelb, dünnflüssig und enthält zerfallene, käsige Massen oft auch Knochensand; im Eiter des kalten Abscesses sind Tuberkelbacillen nachweisbar. Der Eiter kann die umgebenden Weichteile und die Haut durchbrechen, es kommt zur Ausbildung von *Fisteln* und zur Einwanderung pathogener Keime, zur Mischinfektion.

Ganz kurz sei auf die Gestalt mancher tuberkulöser Herde in den Epiphysen der langen Röhrenknochen hingewiesen. *Keilförmige* Herde, mit der Basis dem Gelenk zu liegend, deuten an, daß sie ihre Entstehung Beziehungen zum Gefäßsystem verdanken und durch metastatisch embolische Prozesse oder auf Grund einer obliterierenden tuberkulösen Endarteritis entstanden sind. Solche Herde können durch die an ihrer Peripherie einsetzende rarefizierende Ostitis vollkommen aus dem Zusammenhang gelöst werden; die an der Peripherie vorhandenen Granulationen produzieren Eiter (tuberkulöser Knochenabsceß), in dem der abgestorbene Knochen als Sequester schwimmt. Das tuberkulöse Granulationsgewebe kann sich bindegewebig umwandeln; dadurch kann es zu einer Abkapselung des tuberkulösen Erweichungsherdes und zu einer *Sklerose* des umgebenden Knochens kommen.

Der Durchbruch eines tuberkulösen Herdes kann einerseits gegen das Periost zu erfolgen, so entstehen subperiostale Prozesse, andererseits gegen das Gelenk; die daraus entstehende Gelenktuberkulose wird als sekundäre *ossale* Gelenktuberkulose bezeichnet.

Immer kommt es in der Umgebung tuberkulöser Herde zur Atrophie des Knochens infolge von Inaktivität.

Die Tuberkulose befällt mit Vorliebe die *spongiösen kleinen Knochen* (Fuß- und Handwurzel), an größeren Röhrenknochen die *Epiphyse* und führt dort häufig zur Mitbeteiligung der Gelenke. An den Finger- und Zehenphalangen, seltener an den Metakarpal- und Metatarsalknochen oder an den Enden der

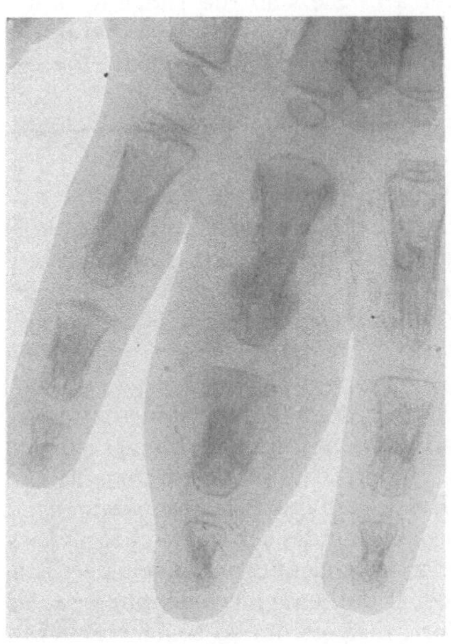

Abb. 7. Spina ventosa.

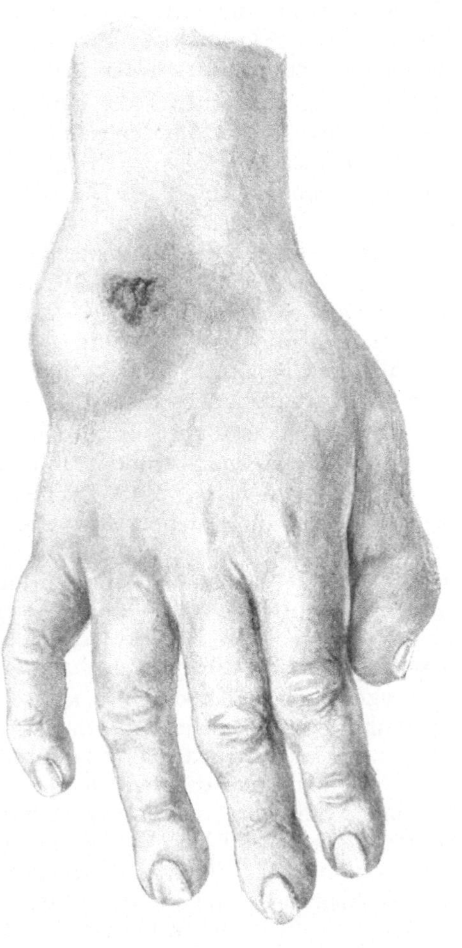

Abb. 8. Caries der Ulna mit Fistelbildung.

langen Röhrenknochen kommt es in der Diaphyse zu einer flaschenförmigen, bald harten, bald elastischen Auftreibung (Abb. 7). Im Markraum, der bei Kindern bis zum 4. Lebensjahr noch aus spongiösem Knochen besteht, kommt es zur Resorption durch tuberkulöse Granulationswucherung. Im Periost setzt Knochenneubildung ein, wodurch es zur winddornartigen Auftreibung des Knochens kommt *(Spina ventosa)*.

Ausgang der Knochentuberkulose. Die Heilungstendenz ist bei gut genährten Kindern eine bessere als bei Erwachsenen. Die Ausheilung erfolgt in der Weise, daß um den Herd eine reaktive granulierende Ostitis entsteht, die entweder zur Ausbildung einer bindegewebigen Narbe oder zur Knochenneubildung führt. Bei bindegewebiger Ausheilung ist stets mit der Möglichkeit eines erneuten

Aufflackerns der Krankheit zu rechnen, da oft Tuberkelbacillen in dem anscheinend ausgeheilten Herd enthalten sind.

Symptomatologie und Diagnostik. Der allmähliche, schleichende Beginn ist für die Knochentuberkulose bezeichnend. Von Allgemeinerscheinungen sind leichte Temperatursteigerungen bis 38°, Müdigkeit, Unlust zur Arbeit hervorzuheben, von lokalen Erscheinungen der Schmerz in der betroffenen Extremität, der als Stauchungs-Druck oder Klopfschmerz nachzuweisen ist. Bei Erkrankung der unteren Extremität ist Hinken oft das erste Zeichen der beginnenden Erkrankung. Circumscripte Anschwellungen, Ödeme kommen manchmal vor, wenn sich der Prozeß der Oberfläche nähert.

Die vorgeschrittenen Fälle sind leicht zu erkennen; der schmerzlose, kalte Absceß, Fisteln oder Stellungsänderungen sichern die Diagnose.

Die *Röntgenuntersuchung* zeigt als frühestes Zeichen einer Tuberkulose Knochenatrophie (Abb. 2). Die tuberkulösen Herde selbst sind erst später zu erkennen. Bei vorhandenen Fisteln führt Füllung der Fistelkanäle mit einer Kontrastmasse auf den Ausgangspunkt.

Die tuberkulösen Fisteln (Abb. 8) zeigen eigenartige schlaffe Granulationen und sondern ein dünnflüssiges, eitriges Sekret ab. Sie sind die Eingangspforte der Sekundärinfektion. Kommt es zu dieser üblen Komplikation, dann zeigen sich alle Erscheinungen der akuten Entzündung: hohes Fieber und die lokalen Zeichen des heißen Abscesses.

Der Ausfall der Tuberkulinprobe ist des weiteren für die Diagnose verwertbar, wo anderweitige, besonders Lungenherde, auszuschließen sind.

Differentialdiagnose. Zur Differentialdiagnose gegen *Osteomyelitis* ist zu bemerken, daß die Osteomyelitis *akut* mit heftigen Schmerzen und Fieber, die Tuberkulose dagegen schleichend beginnt; die Haut ist bei der akuten Osteomyelitis gerötet, ödematös. Bei chronischen Fällen ist sie mehr oder weniger am verdickten Knochen adhärent. *Syphilis* führt gleichzeitig zur Sklerose und Periostitis, was für Tuberkulose nicht zutrifft. Die *Aktinomykose* läßt den bezeichnenden Strahlenpilz nachweisen.

Prognose. Die Knochentuberkulose ist in fast allen Fällen eine sekundäre Erkrankung; es besteht ein primärer Tuberkuloseherd in der Lunge oder in den Bronchialdrüsen, der florid, unter Umständen auch schon ausgeheilt sein kann; von der Beschaffenheit des primären Herdes ist die Prognose weitgehend abhängig. Sie richtet sich ferner nach der Ausdehnung des sekundären Knochenherdes, nach der Mitbeteiligung der benachbarten Gelenke und nach der Tatsache, ob eine Mischinfektion vorliegt oder nicht; daß eine ausgedehnte primäre Lungentuberkulose die Prognose verschlechtert, daß sie um so schlechter wird, je mehr vom Knochen erkrankt ist, daß der Einbruch ins Gelenk insbesonders die Prognose in bezug auf die Funktion trübt, daß Mischinfektionen viel schwerer ausheilen als reine Fälle, ist leicht einzusehen. Je kleiner der cariöse Herd, um so besser ist die Prognose.

Therapie. *Die konservativen Behandlungsmethoden. Die Allgemeinbehandlung der Knochentuberkulose.* Die guten Erfolge der Schweizer Ärzte Bernhard und Rollier haben in den letzten 2 Jahrzehnten der Lichtbehandlung weitgehende Anerkennung erworben. Die operative Behandlung wurde dadurch zurückgedrängt, die diätetische, klimatische und Sonnenbehandlung in den Vordergrund gerückt.

Ernährung. Die Nahrung soll einfach, gut zubereitet und schmackhaft sein. Sie soll bei Kälte reichlicher, vor allem fettreicher sein, während bei großer Hitze Fleisch und Fett weitgehend durch Früchte und Vegetabilien zu ersetzen sind. Die kochsalzfreie Kost, wie sie von Gerson empfohlen, von Sauerbruch und HERMANNSDORFER in großem Ausmaße in Anwendung gebracht wurde, zeitigt gerade bei der Knochentuberkulose ausgezeichnete Erfolge.

Die *klimatische Behandlung* nützt die heilende Wirkung der ultravioletten *Sonnenstrahlen* aus. Behandlung in Höhenklima, am sonnigen Meeresstrand, energisch durchgeführte Freiluftkur führt zu glänzenden Erfolgen. Bei der Sonnenwirkung haben wir 2 Komponenten zu unterscheiden, die photochemische und die kalorische; die erstere kommt nur für oberflächliche Hautaffektionen in Frage. Wichtiger ist die kalorische Wirkung der Sonnenstrahlen. Sie führt fast ausnahmslos zu einer totalen Entfieberung; die Schmerzen verschwinden, Fisteln versiegen, Sequester stoßen sich spontan ab. Das Licht wirkt *bactericid* und auch durch *Hyperämie* ähnlich wie die BIERsche Stauung. Bei tiefer liegenden Herden führt Sonnenbestrahlung zur reaktiven Entzündung, zur Zerstörung des pathologischen Gewebes und starker Bindegewebsneubildung, daneben immer zu einer Stärkung des gesamten Organismus. Man kann die Sonnenkur allerorts durchführen, wie BIER und KISCH zeigten. Allerdings dauert die Behandlung lange Zeit und erfordert viel Geduld von seiten des Patienten. Bei schweren Fällen sind fixierende Verbände nicht zu umgehen.

Blaulichtbehandlung. An sonnenlosen Tagen ist die Blaulichtbehandlung als Ersatz der Sonnenbehandlung anzuwenden.

Die allgemeine Bestrahlung, am besten mit der BACHschen Höhensonne, beginnt mit kurz dauernden Allgemeinbestrahlungen (5 Minuten). Die Bestrahlungszeit wird allmählich gesteigert und auf einige Stunden im Tage ausgedehnt. Verbrennungen sind unbedingt bei entsprechender Vorsicht zu vermeiden. Auch der Blaulichtbestrahlung kommt eine lokale und eine allgemeine Wirkung zu wie dem Sonnenlicht. Schuppung und Pigmentierung der Haut sind als lokale Wirkung, gesteigertes Schlafbedürfnis, Zunahme des Appetits, Steigerung des Körpergewichtes als Allgemeinwirkung aufzufassen. In seltenen Fällen wird die Bestrahlung nicht vertragen und es zeigen sich Mattigkeit, Unbehagen, Kopfschmerzen, Herzklopfen, Ohrensausen, Schlaflosigkeit, Appetitverlust. Bei solchen Patienten kann sich bei Besserung des lokalen Befundes der Allgemeinzustand verschlimmern.

Röntgenbehandlung. Die Röntgenbestrahlung wirkt allgemein und lokal und stärkt die Widerstandsfähigkeit des Organismus gegen die Infektion, führt zu einer Umstimmung des pathologischen Gewebes, indem gewisse Zellarten, die um die Tuberkelbacillen gelagert sind, durch die Röntgenstrahlen zur vermehrten Bildung von Granulationsgewebe und Narben angeregt werden. Je nach der Art des Prozesses, der Empfindlichkeit des Gewebes, der Allgemeinverfassung des Patienten, ist die anzuwendende Röntgentherapie von Fall zu Fall verschieden, so daß es keine Tuberkulosedosis gibt und die richtige Dosis durch klinische Beobachtung in jedem einzelnen Falle gefunden werden muß. Allzugroße Dosen schaden.

Medikamentöse Behandlung. Unter allen internen Mitteln steht auch heute noch die Jodbehandlung der Tuberkulose an erster Stelle, gleichgültig, in welcher Form Jod verabreicht wird. Daneben hat in den beiden letzten Jahrzehnten die Vaccinebehandlung auch bei der Tuberkulose Anwendung gefunden.

Die lokale Behandlung der Knochentuberkulose. Fixation und Entlastung stellen das wichtigste Grundprinzip der orthopädisch-mechanischen Behandlung der Knochengelenktuberkulose dar, wobei die Fixation noch wichtiger ist als die Entlastung. Bei Fieber, bei schweren Lungenkomplikationen, Abscessen, Lähmungen ist Bettruhe notwendig. Nur bei schweren Contracturen ist eine vorsichtige Verbesserung in Narkose anzustreben und hierauf ein Gipsverband anzulegen. Sind blutige Eingriffe wegen der schlechten Stellung nicht zu umgehen, so müssen sie parartikulär vorgenommen werden.

Operative Behandlung. Der Nachteil der konservativen Behandlung liegt in der langen Dauer derselben. Dem konservativen Standpunkt Bernhards und Rolliers und Biers stehen eine große Anzahl von Chirurgen gegenüber, die zunächst konservativ behandeln und erst beim Fehlschlagen der konservativen Therapie zur Operation raten, oder die von vorne herein beim Fehlen schwerer Allgemeinerscheinungen die Operation vorschlagen.

Örtliche Herde im Knochen, besonders gelenknahe, sind zu entfernen. Bei Durchbruch in das Gelenk ist die Resektion zu machen; bei schweren Mischinfektionen ist sofort zu operieren. Weitergehende, eitrige Prozesse, sind zu operieren. Auch alte Leute können mit Resektionen behandelt werden (Fritz König). Bemerkenswert ist, daß die Versicherungsgesellschaften sich gegen die konservative Behandlung wegen ihrer langen Dauer wenden, die auch einen schlechten Einfluß auf die Psyche der Patienten ausübe. Neben der chirurgischen Behandlung und nach erfolgtem Eingriff sind die Patienten der Sonnen- und Lichtbehandlung zuzuführen.

Was die Behandlung der kalten Abscesse anlangt, so sei ein Wort Billroths angeführt: „Kommen die Abscesse vom Knochen her, an welchen ein operativer Eingriff nicht oder nur durch eine bedeutende Verletzung ausführbar ist, z. B. von den Wirbeln, vom Kreuzbein, von der Innenseite des Beckens oder der Rippen usw. so rühren Sie den Absceß nicht an, sondern freuen Sie sich im Interesse Ihrer Patienten jeden Tag, daß derselbe noch geschlossen ist."

Billroth und Mosetig haben das Verdienst, die Jodoformbehandlung der tuberkulösen Knochenaffektionen methodisch ausgebildet zu haben. Eine Aufschwemmung von feinst verteiltem sterilisierten Jodoform in chemisch reinem Glycerin im Verhältnis von 10:100 wird nach Punktion des kalten Abscesses und Entleerung desselben in einer Menge von 20—25 ccm in den kalten Absceß injiziert. Dadurch kommt eine dauernde lokale antituberkulöse Wirkung des Jodoforms zur Geltung. Nach der Injektion wird gewöhnlich eine vorübergehende Temperatursteigerung beobachtet. 3—4 Wochen später wird die Punktion und die Einfüllung von Jodoformglycerin wiederholt. Schon jetzt zeigt die Flüssigkeit mehr schleimigen Charakter, ein Zeichen, daß bereits eine Umwandlung der Absceßwandung zustande gekommen ist. Für jene Fälle, von tuberkulösen Abscessen, welche bereits dem Durchbruch nahe oder wirklich durchgebrochen sind, hat Billroth die aseptische Eröffnung des Abscesses mit einem langen Weichteilschnitt angegeben, die Entfernung der eitrigen Massen der Absceßmembran und des tuberkulösen Gewebes mit dem scharfen Löffel empfohlen und den lückenlosen Verschluß der Haut nach Einbringung von Jodoformglycerin angegeben. In Fällen, wo bereits eine Fistel besteht, wird sie exzidiert, so daß die gesunde Haut zur Vereinigung gebracht werden kann.

Hat sich innerhalb der Höhle eine akute Eiterung entwickelt, dann muß der Herd offen behandelt werden, am besten mit Jodoformtamponade. Jedenfalls erfordert die Heilung eines mischinfizierten Abscesses lange Zeit.

Diese bewährte Methode Billroths wird heute noch von den meisten Chirurgen bei der Behandlung der kalten Abscesse angewendet. Doch kommen auch andere lokale Behandlungsmethoden in Frage, so Injektion von Jod-Chloroformlösung (Jod. pur. 6,0, Guajacol 10,0, Chloroform 60,0, Ol. amygdyl. 40,0).

Radikale Operationen. Bei Kindern ist die Knochentuberkulose konservativ zu behandeln, wenn nicht starke Eiterung, dauerndes Fieber aus vitalem Interesse zur Operation zwingen. Bei Erwachsenen ist der Befund und die soziale Lage für die Wahl ausschlaggebend, da die lange Dauer der konservativen Behandlung oft den rascheren Weg, die Operation, vorschreibt.

Was die einzelnen Lokalisationen bezüglich der Indikationsstellung zur Operation anbelangt, so läßt sich hier keine allgemeingültige Forderung finden; nur, daß das Alter des Erkrankten eine ausschlaggebende Rolle spielt, ist sicher. Mit zunehmendem Alter wird die Indikation zur Operation häufiger zu stellen sein. Ist ein Eingriff anatomisch möglich und klinisch angezeigt, so gibt er jedenfalls ein schnelleres Resultat als die konservative Behandlung, wenngleich oft verstümmelnde Eingriffe vorgenommen werden müssen. In anderen Fällen wieder muß man sich damit begnügen, fern vom Erkrankungsherd zu operieren, weil dieser selbst unangreifbar ist. Die Arten der Operation, welche dabei in Betracht kommen, sind die Exkochleation, die Ausmeißelung eines isolierten Herdes, die Resektion, evtl. Amputation. Miliare Tuberkulose und Meningitis ist besonders nach der Exkochleation tuberkulöser Herde zu fürchten.

Gegenanzeichen für eine Operation ergeben sich aus der pathologisch-anatomischen Form der Erkrankung, ihrem Sitz, der Zeit ihres Bestehens, besonders aber aus dem Alter des Kranken.

Von dem Grundsatz, kindliche Tuberkulose konservativ zu behandeln, gibt es Ausnahmen; wenn die konservative Therapie nicht zum Ziele führt oder amyloide Degeneration der Organe droht, soll man operieren (Exkochleation oder Resektion).

β) Syphilis der Knochen.

Ätiologie. Eine weitere chronisch entzündliche Erkrankung des Knochens wird durch die *Syphilis* hervorgerufen.

Im sekundären Stadium der Syphilis kommt es zur Überschwemmung des Organismus mit Spirochäten, zunächst aber infolge der kräftigen Immunisierung zu nur geringen Knochenveränderungen. Die Zerstörungen, die von der Syphilis im Knochen gesetzt werden, sind um so schwerer, je länger die Krankheit dauert. Daher finden sich die schwersten Veränderungen im *tertiären* Stadium.

Wir haben 2 Formen von Syphilis zu unterscheiden: Die *angeborene* Syphilis, die Syphilis congenita neonatorum und ihre *Spätform* die Syphilis congenita tarda und die *erworbene* Syphilis.

Pathologische Anatomie der Knochenlues. *Kongenitale Syphilis.* Bereits vom 6. Fetalmonate an finden sich Veränderungen an den knorpelig vorgebildeten Knochen. Die Veränderungen können als *Osteochondritis syphilitica* und als *Periostitis ossificans* auftreten.

Die Osteochondritis syphilitica setzt Veränderungen am Übergang der Metaphyse in die Epiphyse, vor allem am Femur und an der Tibia, an Vorderarm- und Oberarmknochen, auch an den Rippen, seltener an anderen Knochen. Statt der normalerweise zarten, geraden, weißen Linie der Verkalkungszone findet man eine zackige, verbreiterte, unregelmäßige, gelbweiße Linie, die stellenweise zungenförmige, gelbliche Fortsätze in die angrenzende Epiphyse sendet. In ganz schweren Fällen schiebt sie in die Verkalkungszone graugelbes Granulationsgewebe, welches die Kontinuität der Knochenbälkchen stellenweise unterbricht.

Während die Osteochondritis syphilitica häufig gefunden wird und hin und wieder in ihrem Gefolge gummöse Herde im Knochenmark festgestellt werden, ist die Periostitis ossificans syphilitica eine seltene Erkrankung: ihr Sitz ist die Diaphyse; es kommt zur Ausbildung eines oft mehrschichtigen Knochenmantels.

Erworbene Syphilis. Bei der erworbenen Syphilis kommt es zu Veränderungen im Knochen, die in *Zerstörung* des Knochens und in *Knochenneubildung* bestehen. Solche Veränderungen können sich auch bei der angeborenen Syphilis in den Pubertätsjahren finden und treten hauptsächlich am Periost auf, seltener in der Markhöhle. Die Knochenneubildung tritt als Hyperostose, Osteosklerose oder Eburneation in Erscheinung.

Die *Periostitis syphilitica* oder *gummosa* entsteht bei der erworbenen Syphilis schon im Stadium des Exanthems; an Stirn- und Scheitelbein, Tibia, Sternum und Clavicula finden sich flache elastische Vorwölbungen (Periostgumma). Sie verschwinden rasch wieder und stellen eine milde Form der im Spätstadium zu beobachtenden Periostitis gummosa vor. Diese geht von den innersten Periostschichten aus und dringt längs der Gefäße in den Knochen vor; umschriebene, wenig schmerzhafte Buckel *(Tophi)*, die Faustgröße erreichen, treten an den Stellen der primären Periostitis auf. Durch Zusammenfließen einzelner gummöser Herde entstehen große serpiginös begrenzte Defekte. Die Tophi können in weiterer Folge erweichen und vollkommen verschwinden. Immer bleibt eine Delle im Knochen zurück, umgeben von einem wallartigen, höckerigen Rand, dem Ergebnis der ossifizierenden Entzündung; die Tophi können aber auch vereitern, durchbrechen, und zur Fistelbildung führen; aus den Fisteln entleert sich stinkender Eiter, dicke Bröckel und Fetzen stoßen sich ab, bis der Knochen frei liegt. Nun löst sich auch die oberflächliche, nekrotische Knochenschicht langsam von der Umgebung ab. Ist die Entzündung, dem Wege der Gefäße folgend, tiefer gedrungen, so geht die Periostitis syphilitica mit einer *Ostitis gummosa* einher (Abb. 9); rundliche Knochenstückchen stoßen sich langsam ab. Im Bereich der flachen Knochen entstehen auf diese Weise umschriebene Defekte. Eine oft gleichzeitig einsetzende oder nachfolgende *ossifizierende* Periostitis oder Ostitis bildet neuen Knochen und verschließt die entstandenen Defekte. Bei der *diffusen syphilitischen* hypertrophischen Ostitis ist die knochenneubildende Fähigkeit ganz besonders ausgesprochen und führt zu einer oft enormen Verdickung der Knochen (Abb. 10). Die Markhöhle verschwindet, in anderen Fällen ist sie von spongiösen Knochen ausgefüllt. Besonders an der Tibia sind die Verunstaltungen häufiger zu beobachten und führen zur sog. Säbelscheidentibia.

Symptomatologie und Diagnostik. Die bei der *angeborenen Syphilis* vorkommenden Veränderungen der Epiphyse sind klinisch durch schmerzlose Auftreibung der Epiphyse gekennzeichnet. *Epiphysenlösungen*, die in diesem Stadium auftreten, sind oft das erste klinische Zeichen; die daraufhin einsetzende Funktionsstörung (Pseudoparalyse) ist die Folge der Epiphysenlösung, die nicht selten einem geringen Trauma ihr Zustandekommen verdankt. Röntgenologisch sind die Veränderungen an der Epiphysenlinie bemerkenswert: scharfe Abgrenzung der breiten, strukturlosen Epiphysenzone gegen die Diaphyse und unregelmäßige Fortsätze gegen die Epiphyse.

Differentialdiagnostisch gegen Rachitis ist neben dem Ausfall der Wa.R. das Röntgenbild zu verwerten, das bei Rachitis das aufgefaserte Diaphysenende zeigt.

Bei der *angeborenen Spätsyphilis* finden wir neben Gummen die Hutchinsonsche Trias: Keratitis parenchymatosa, halbmondförmige Ausbuchtung an den oberen inneren bleibenden Schneidezähnen, ferner Taubheit oder Schwerhörigkeit. Endlich findet sich häufig eine Deformität der Tibia im mittleren Drittel (Säbelscheidentibia).

Bei der *erworbenen Syphilis* sind im ersten Stadium rheumatoide Knochenschmerzen das einzige klinische Symptom. Im 2. Stadium finden sich Schwellung und erst im 3. Stadium schwere Veränderungen, *periostale Gummata*; diese verursachen heftige Schmerzen, besonders nachts *(Dolores osteocopi nocturni)* und führen in den schwersten Formen zur Deformierung der Knochen. Die

Ausheilung erfolgt nach Perforation oder auch ohne Perforation mit Bildung eingezogener strahliger Narben.

Das Gumma gibt entsprechend dem pathologisch-anatomischen Vorgang (Abbau und Anbau) ein typisches *Röntgenbild*: zentraler, heller Fleck, oval oder abgerundet, mit unregelmäßigen Rändern, umgeben von unregelmäßiger Knochenverdichtung.

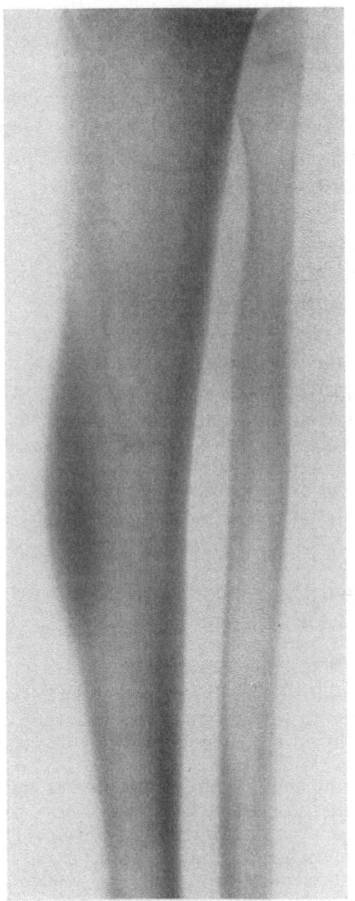

Abb. 9. Gumma mit Ostitis und periostaler Auflagerung.

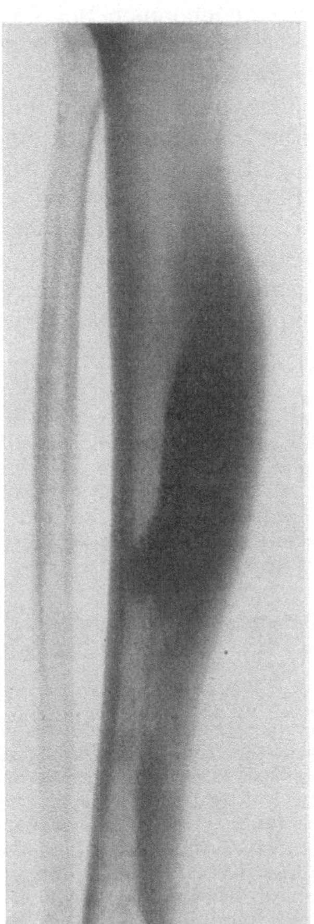

Abb. 10. Luetische Periostitis.

Die *Diagnose* ist bei verwertbaren Angaben und typischer Lokalisation unter Verwertung des Röntgenbildes leicht. In anderen Fällen ist die Abgrenzung gegen die sklerosierende Osteomyelitis, gegen tuberkulöse Herde, zentrale oder periostale Tumoren schwierig und die Diagnose aus dem Ausfall der Blutuntersuchung und dem Erfolg der antiluetischen Behandlung zu stellen. Bei der Differentialdiagnose ist an periostalen Callus, Osteomyelitis, Tuberkulose, Skorbut und Rachitis zu denken. Die wichtigste Unterscheidung liegt darin, daß die Lues eine *generalisierte* Affektion ist. Charakteristisch für die syphilitische Knochenaffektion ist gegenüber der tuberkulösen, daß die Syphilis zur Zerstörung und produktiven Knochenneubildung führt. Beim Skorbut sind die

Appositionen weniger dicht. Beim Gumma findet man rundliche Aufhellungen mit dichten Rändern; manchmal wolkige Schatten, oft daneben Periostitis. Bei der destruierenden (osteoclastischen) Form findet man multiple Frakturen, ohne röntgenologische Zeichen einer Knochenveränderung.

Die *Prognose* der angeborenen Knochensyphilis ist im allgemeinen gut. Auch Epiphysenlösungen heilen aus, allerdings oft mit Deformitäten, Verkürzung oder Verlängerung des betroffenen Knochens.

Bei der angeborenen Spätsyphilis und bei der tertiären Syphilis ist die Prognose bei entsprechender Behandlung gut, besonders bei der tertiären Syphilis jüngerer Leute.

Die *Therapie* ist eine antiluetische und besteht in einer kombinierten Jod-Quecksilber-Salvarsanbehandlung; die Gesamtbehandlungsdauer beträgt zu mindestens 2—3 Jahre. Die Ausheilung der örtlichen Affektionen beansprucht je nach Sitz und Alter des luetischen Prozesses verschieden lange Zeit. Während die Knochenschmerzen schon nach einigen Wochen verschwinden, beanspruchen Gelenkerkrankungen zur Heilung mindestens 1 Jahr und darüber. Operative Behandlung ist zu widerraten, da Fistelbildung und Sequestration die Krankheit komplizieren und das Krankenlager unnötig verlängern.

γ) *Aktinomykose der Knochen.*

Sie wird durch den Strahlenpilz hervorgerufen und führt zur Periostitis und eigenartigen Granulationen, in der Regel jedoch zu keiner Eiterung. Unterkiefer, Wirbelsäule, Rippen und Beckenknochen sind besonders bevorzugt. Die *Diagnose* wird in der Regel aus dem mikroskopischen Nachweis des Strahlenpilzes gestellt.

Die *Behandlung* besteht in Röntgenbestrahlung des erkrankten Knochens, Darreichung von Jodkali; operative Freilegung des erkrankten Knochens und Auskratzen desselben ist häufig notwendig.

e) Chronisch entzündliche Erkrankungen der verschiedenen Extremitätenknochen.

α) *Tuberkulose.*

Humerus. Die Tuberkulose des Humerus befällt am häufigsten die Metaphyse jugendlicher Patienten, selten die Diaphyse. Die Herde an der Metaphyse weisen häufig infolge ihrer embolischen Entstehung eine deutliche Keilform auf, deren Spitze nach der Knorpelfuge liegt, während die Basis bis an den Gelenksknorpel reicht.

Selten findet sich eine tuberkulöse Erkrankung der Diaphyse, bei der es im weiteren Verlauf zu einer winddornartigen Auftreibung der Corticalis kommen kann.

Die *Behandlung* folgt hier und bei der Tuberkulose der übrigen zu besprechenden Extremitätenknochen den im allgemeinen Teil beschriebenen Gesichtspunkten.

Unterarmknochen. Die Tuberkulose der Unterarmknochen ist eine Erkrankung des Kindesalters und findet sich aber auch bei alten Leuten. Sie kann das benachbarte Gelenk ergreifen oder vom Gelenk aus auf den Knochen übergehen. Bezeichnend sind Auftreibung des erkrankten Knochens, Bildung eines kalten Abscesses, Durchbruch desselben und Fistelbildung (Abb. 8), Atrophie und Einschmelzung des Knochens bei oft ausgedehnter periostaler Knochenneubildung. Die Diaphysentuberkulose, die relativ häufig die Ulna befällt, kann vom Periost oder auch häufig vom Mark ausgehen, und zur progressiven Erkrankung der Diaphyse, zur ausgedehnten periostalen Knochenneubildung bei Atrophie des Knochens führen.

Die *Behandlung* hat den Durchbruch in benachbarte Gelenke zu verhindern, was am besten durch Entfernung des tuberkulösen Granulationsgewebes und der Sequester gelingt. Im übrigen kommen die allgemeinen Behandlungsmethoden in Anwendung.

Die Diaphysentuberkulose des *Femur* tritt primär selten auf, häufig durch Übergreifen der Tuberkulose von der Epiphyse auf die Diaphyse; die Tuberkulose der Epiphyse des Femur ist häufig, ebenso wie die Tuberkulose der Tibiaepiphyse, die besonders den Tibia*kopf* bevorzugt. Dumpfe, monatelang anhaltende Schmerzen sind oft das erste Zeichen der beginnenden Tuberkulose der Tibia. Periostale Knochenneubildungen, kalte Abscesse und Durchbruch des tuberkulösen Prozesses ins Gelenk sind im weiteren Verlauf zu erwarten. Auch eine primäre Gelenktuberkulose kann auf die Tibia übergreifen, andererseits kann eine primäre Gelenk- oder Epiphysenerkrankung gegen die Diaphyse zu fortschreiten und zur tuberkulösen Erkrankung der Diaphyse führen. Selten ist die primäre Tuberkulose der Diaphyse, die in circumscripten Herden auftreten oder den ganzen Markkanal durchsetzen kann.

Die *Behandlung* legt den Herd frei und räumt ihn aus. Bei schlechtem Allgemeinzustand und ausgedehnter Erkrankung ist die Abtragung der Extremität nicht zu umgehen.

β) *Syphilis der Extremitätenknochen.*

Humerus. Die Syphilis des Humerus tritt im Sekundärstadium als Periostitis luetica auf, im Spätstadium als gummöse Wucherung des Periostes, des Markes und des Knochens. Die gummöse Wucherung des Frühstadiums nimmt ihren Ausgang von den innersten Periostlagen und führt zu einem wabenartigen Aussehen des Knochens.

Langsam entwickelt sich die Periostitis, Ostitis und Osteomyelitis gummosa des Spätstadiums. Sie ist gekennzeichnet durch wenig schmerzhafte Buckel (*Tophi*), welche zur Geschwürsbildung führen. Nekrotischer Knochen stößt sich langsam ab und läßt Verdickungen und Vertiefungen des Knochens zurück. Die Behandlung ist die der Syphilis überhaupt.

Unterarmknochen. Die luetische Osteomyelitis der Unterarmknochen ist eine Erkrankung sowohl des Frühstadiums als des Spätstadiums. Sie kann ebenso wie die Tuberkulose umschrieben oder diffus auftreten. Bei der diffusen Form kommt es zur Auftreibung der Knochen und zur starken Sklerose derselben.

Die Differentialdiagnose gegenüber Osteomyelitis kann aus dem Erfolg der antiluetischen Behandlung gestellt werden, ist aber jedenfalls sehr schwierig.

Oberschenkel. Selten werden Gummen und luetische Hyperostosen des Oberschenkelknochens beobachtet. Bei der *ererbten Spätlues* kommt es hin und wieder zu Spontanfrakturen. Luetische Erkrankungen in Epiphysennähe können zu einer Verlängerung des Knochens führen. Differentialdiagnostisch, insbesondere gegen Sarkom, ist die WASSERMANNsche Reaktion und der Erfolg der antiluetischen Behandlung ausschlaggebend.

Tibia und Fibula. Am allerhäufigsten von allen Röhrenknochen befällt die erworbene Syphilis die Tibia, seltener die Fibula. Sie kann lange Zeit ohne weitere Erscheinungen bleiben und nur dumpfe, bohrende Schmerzen, besonders in der Nacht auslösen. Sind tastbare Knochenauftreibungen nachzuweisen, so wird dadurch die Annahme, einer syphilitischen Knochenerkrankung erleichtert. Differentialdiagnostisch sind Osteomyelitis, Knochenabsceß, Knochentuberkulose, periostale und myelogene Neubildungen zu erwägen. Stürmischer Beginn spricht für Osteomyelitis. Der Knochenabsceß hat eine auf Osteomyelitis hinweisende Vorgeschichte. Die Knochenneubildung zeigt rasches Wachstum und schärfere Begrenzung.

Das Ergebnis der WASSERMANNschen Reaktion und der antiluetischen Behandlung ist für die Diagnose oft ausschlaggebend.

Die ererbte Syphilis zerstört mit Vorliebe die obere Epiphyse der Tibia, beeinträchtigt das Wachstum (Osteochondritis luetica, WEGNER). Eine andere Form, die der ossifizierenden Periostitis, führt an verschiedenen Stellen der Tibia zur Knochenauftreibung.

Die *Behandlung* der Syphilis ist die übliche antiluetische.

C. Chronische Konstitutionskrankheiten.

1. Die Rachitis.

Kindliche Rachitis, Spätrachitis und *Osteomalacie* sind einheitliche Erkrankungen.

Die Rachitis ist eine Erkrankung des Wachstumsalters. Sie beginnt in der Regel zur Zeit der Zahnentwicklung also im 7. Lebensmonat (Rachitis infantilis); in späterem jugendlichen Alter tritt sie in leichterer Form wieder auf (Rachitis adolescentium) oder bis zum Ende des zweiten Lebensjahrzehntes als schwere, das ganze Skelet befallende Erkrankung (Rachitis tarda).

Die Rachitis, auch englische Krankheit oder Zwiewuchs genannt, wurde zuerst eingehend vom Engländer GLISSON 1650 beschrieben. Die bezeichnende Erscheinung der Rachitis, die *Kalkarmut,* bedingt alle Skeletveränderungen.

Ätiologie. Die Rachitis hat ihre Ursache in schlechten hygienischen Verhältnissen, dumpfen Wohnungen, unzweckmäßiger Nahrung, insbesonders vitaminarmer Kost. Der Organismus braucht in der Wachstumsperiode neben der normalen Nahrung, sog. Vitamine, wie sie im Eigelb, in Butter, Milch,

Lebertran, Obst, Gemüse enthalten sind. Das Fehlen dieser Stoffe führt zu Krankheiten, den Avitaminosen, zu denen Beri-Beri, Skorbut und Rachitis zu rechnen sind. Die Rachitis ist in großen Städten häufiger anzutreffen als am flachen Lande. Erblichkeit, gastrointestinale Störungen, Intoxikationen,

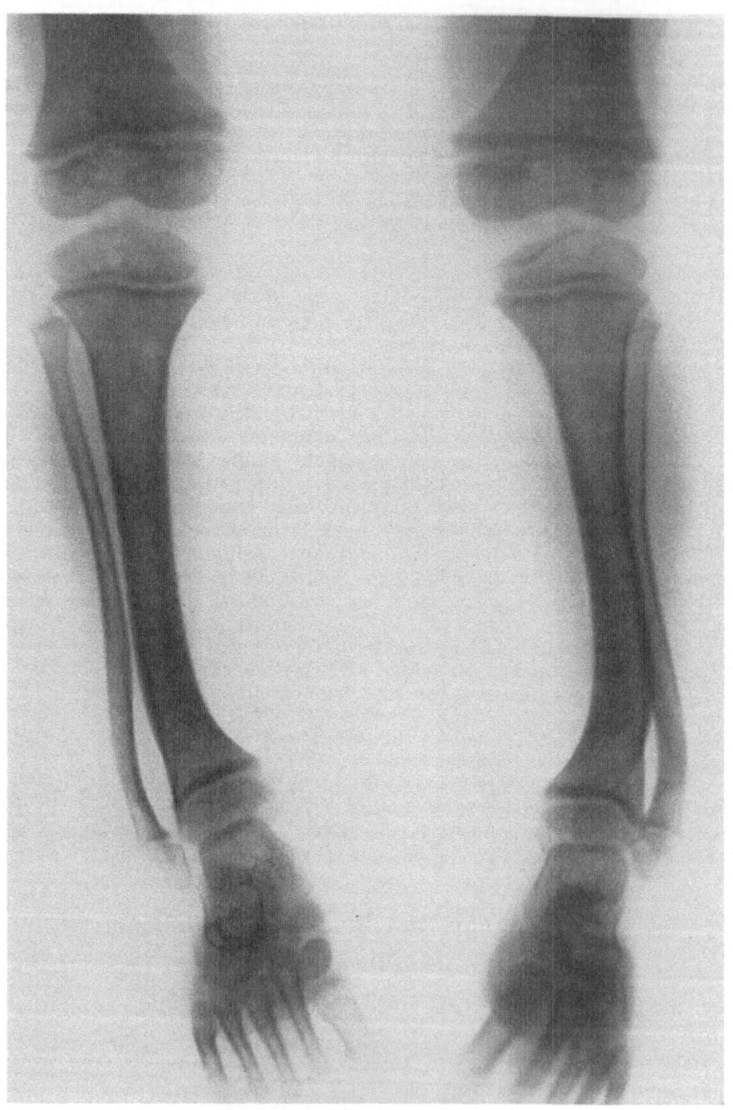

Abb. 11. Rachitis. Stadium der Abheilung.

kongenitale Lues, innersekretorische Abweichungen werden ätiologisch ebenfalls zur Erklärung herangezogen.

Tierexperimentell konnten durch Strontiumfütterung, durch Fütterung mit Thallium aceticum rachitisähnliche Zustände herbeigeführt werden.

Billroth suchte die Ursache der Rachitis in einer spezifischen biologischen Eigenschaft des Knochens; das gesunde Knochengewebe scheint imstande zu sein, die Kalksalze zu fixieren, so daß sie unter gewöhnlichen Umständen durch die Kohlensäure des Blutes nicht angegriffen werden, während diese Eigenschaft aus uns unbekannten Gründen dem rachitischen Knochen fehlt.

Pathologische Anatomie. Die der Rachitis zugrunde liegende Ernährungsstörung bewirkt *ungenügende Ablagerung von Kalksalzen im Knorpel der Wachstumszone, sowie im neugebildeten Knochen*; Hand in Hand damit geht eine *Überproduktion von seiten des osteoplastischen Gewebes*, wodurch infolge Hemmung der normalen Verkalkung *kalkloses osteoides Gewebe* entsteht.

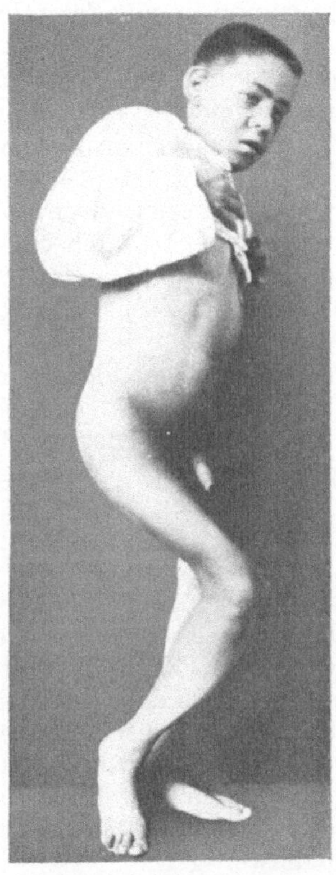

Abb. 12. Rachitische Verkrümmungen. Säbelscheidentibia.

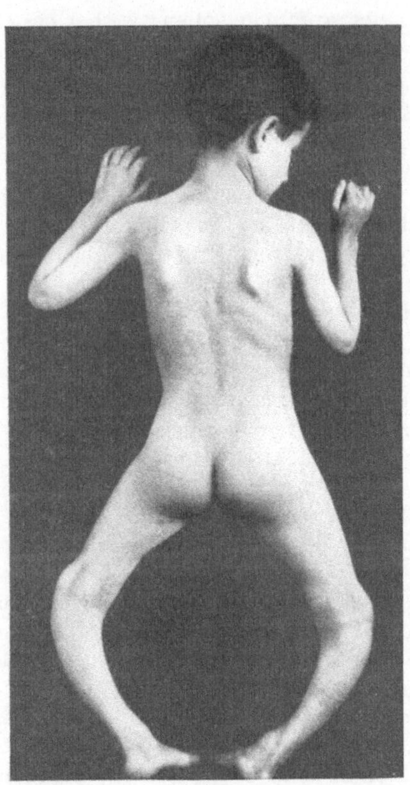

Abb. 13. Rachitische Verkrümmungen. Genu varum.

Die osteoclastischen Resorptionsvorgänge, die den alten, bereits festen Knochen angreifen, gehen über das normale Maß nicht hinaus, führen aber doch zur Bildung von osteoidem Gewebe. Die ungenügende Ablagerung von Kalksalzen im Knorpel der Wachstumszone, also die Störung der *enchondralen* Ossification, macht sich an jenen Knochen am stärksten bemerkbar, die das lebhaftetste Wachstum aufweisen, am unteren Femur und oberen Humerusende und an den Rippen. Die Verminderung des Längenwachstums bei Rachitis sind auf diese Störungen der enchondralen Ossification zurückzuführen.

Der rachitische Knochen ist arm an Kalksalzen, bei schweren Graden weich und biegsam. Er ist leicht einknickbar, Körperschwere und Muskelzug führen zur Deformierung des rachitischen Skeletes.

Die Ausheilung der Rachitis erfolgt durch Verkalkung des osteoiden Gewebes. In leichten Fällen wird das osteoide Gewebe vom Mark aus völlig resorbiert und von normalem Knochen ersetzt, so daß die Rachitis spurlos ausheilen kann. In schweren Fällen werden die stark verkrümmten Knochen plump, schwer, die Markräume können verschwinden (rachitische Eburnation [Abb. 11]), die Knochen bleiben auch nach Ausheilung der Rachitis klein und es entsteht ein zwerghafter Körperwuchs (rachitischer Zwergwuchs).

Symptomatologie. Die Rachitis entwickelt sich schleichend, doch gibt es gewisse Zeichen, die als Vorboten anzusehen sind. Nervöse Störungen, Krämpfe, Muskelschwäche, starkes Schwitzen, Verdauungsstörungen, blasse Hautfarbe, Neigung zu Katarrhen der Respirationsorgane sind die ersten Zeichen, die oft nicht beachtet werden. Die Erkrankung wird oft erst entdeckt, wenn die Kinder zu gehen anfangen sollen; vorher bestandene Verkrümmungen und Schwellungen an den Gelenkenden wurden übersehen.

Auftreibungen am unteren Ende des Radius und Verdickungen am vorderen Ende der knöchernen Rippen, mehr oder weniger ausgebildete Verkrümmungen am Skelet, besonders an den unteren Extremitäten, sind sichere Zeichen der Rachitis.

Die Epiphysenenden können sich gegen den Schaft abbiegen; die Diaphysen verbiegen sich an den Oberschenkeln und Unterschenkeln. Dadurch entstehen unter sekundärer Mitbeteiligung der Gelenksbänder an der unteren Extremität das Genu valgum, Genu varum und Pes planus (Abb. 12, 13). Infraktionen und Frakturen heilen *langsam* aus.

Die Rachitis kann in jedem Stadium zur Ausheilung gelangen, doch kommen Rückschläge vor. Bei schweren Formen bleiben Verkrümmungen der Knochen zurück (Abb. 12, 13). Der rachitische Zwergwuchs, gekennzeichnet durch das Mißverhältnis der kurzen Gliedmaßen zum Rumpf, ist die Folge der schwersten Form der Rachitis. Geringgradige Verbiegungen verschwinden gewöhnlich nach 2—4 Jahren von selbst.

Im Röntgenbild zeigen sich bei rachitischen Knochen außer den Verbiegungen die breiten, unregelmäßigen, aufgefaserten Wachstumszonen (Abb. 14); die Corticalis ist dünn, der Knochenschatten infolge des Kalkmangels fleckig. Die Ausheilung wird röntgenologisch erkannt an den normalen Epiphysenfugen, an den Verkalkungsschichten in der Metaphyse und an der verdickten Corticalis, die hauptsächlich an der konvexen Seite der Verkrümmung hervortritt.

Differentialdiagnostisch ist die angeborene Knochensyphilis abzugrenzen, die durch die auf S. 347 geschilderten Zeichen charakteristisch ist. Das infantile Myxödem zeigt wohl schwere Wachstumsstörungen, aber *keine* Deformitäten; auch sind beim Myxödem die Kinder geistig minderwertig.

Therapie. Die Therapie besteht in einer Allgemeinbehandlung nach intern pädiatrischen Grundsätzen; prophylaktisch hat sie durch orthopädische Maßnahmen Deformitäten zu verhüten.

Gründlichste Hautpflege, Muskelübungen, Massage, aktive und passive Gymnastik werden empfohlen. Bei älteren Kindern sind Milch, Eier, Fleisch in erster Linie zur Ernährung anzuraten. Von innerlicher Medikation ist Eisen, Chinin, allem voran Lebertran, insbesondere Phosphorlebertran, Ergosterin (bestrahltes Cholesterin) und Vigantol zu empfehlen ($^1/_2$—1 mg pro Tag).

Da auch Überernährung zur Rachitis führt und diese manchmal bei fetten pastösen Kindern beobachtet wird, hat sich in solchen Fällen Hungerkur und milchknappe Kost bewährt.

Lichtbehandlung, insbesondere Quarzlichttherapie wurde in den letzten Jahren immer häufiger zur Behandlung herangezogen, auch Luftveränderung, Aufenthalt im Gebirge oder am Meer ist zu empfehlen.

Ob rachitische Kinder frühzeitig gehen sollen oder nicht ist am besten dahin zu entscheiden, daß man die Kinder sich selbst überläßt, sie nicht zum Gehen zwingt, wenn sie nicht wollen. Nach eingetretener Sklerose ist reichliche Bewegung im Freien sehr empfehlenswert.

Solange die Rachitis nicht ausgeheilt ist, gelingt die Geraderichtung der verkrümmten Extremität durch Händekraft, weniger gut mit dem Osteoclasten (LEXER), selbstverständlich in Narkose. Nach Richtigstellung ist die Extremität im Gipsverband zu fixieren.

Ist die Rachitis ausgeheilt, dann kommen zur Behandlung der Verkrümmungen operative Maßnahmen in Anwendung.

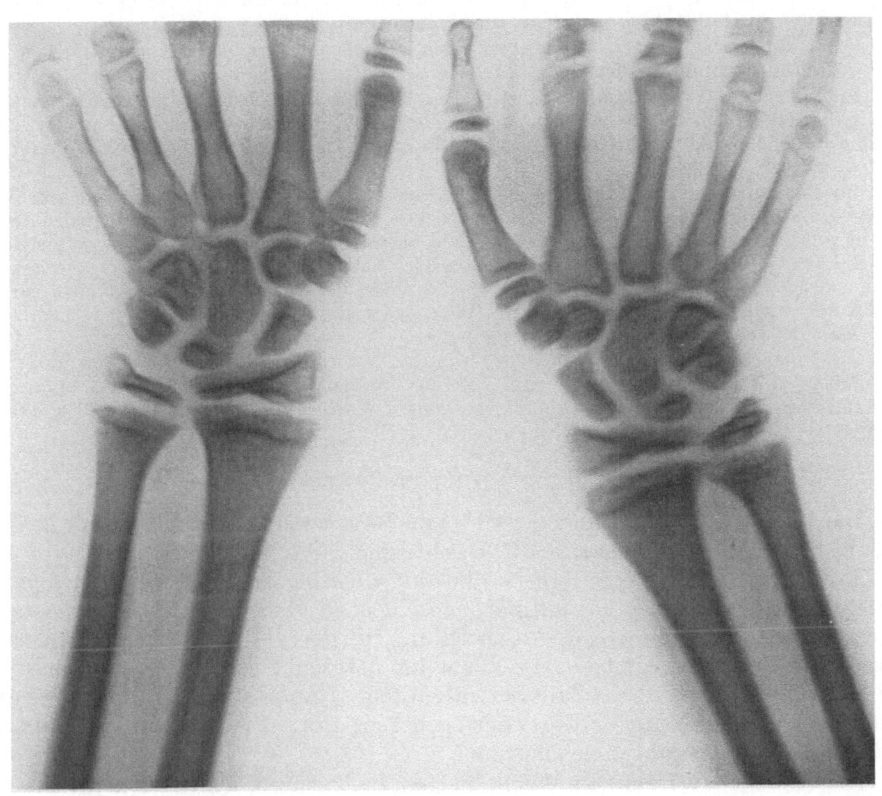

Abb. 14. Rachitis. Breite unregelmäßige Wachstumszonen.

Operative Behandlung der Rachitis. Sind einmal Verkrümmungen eingetreten, so können interne Maßnahmen höchstens stärkeren Verkrümmungen vorbeugen. Eine Verbesserung der Verkrümmung kann auch ohne sie eintreten als Folge des späteren Wachstums. Jedenfalls soll erst nach der Ausheilung der Rachitis operiert werden. Aber je früher dies dann geschieht, um so besser ist es für die Entwicklung des Skeletes und des ungestörten Wachstums. Als Operationen kommen in Frage: Bei einfacher winkeliger Knickung die subperiostale Osteotomie, bei starker Verkrümmung die Resektion des verkrümmten Knochens, bei sorgfältiger Schonung des Periostes (LEXER) und nachfolgendem Gipsverband, Aufsplitterung des Knochens (KIRSCHNER) Segmentierung des Knochens (SPRINGER).

Rachitis adolescentium. Zur Zeit der beginnenden Pubertät wird manchmal das Auftreten von Deformitäten beobachtet, die auf Wachstumsstörungen der Epiphysengrenzen bezogen werden müssen.

Es handelt sich hier um leichteste Fälle von Rachitis, die oft nur auf eine Skeletpartie beschränkt bleiben, manchmal aber auch Zeichen frischer Rachitis an anderen Skeletteilen aufweisen.

Rachitis tarda. Die Rachitis tarda ist eine schwere Form der Rachitis; sie betrifft besonders blutarme Individuen, tritt am Ende des zweiten Lebensjahrzehntes auf und befällt das ganze Skelet und führt zu schweren Deformitäten. Nach Looser ist sie mit der juvenilen Osteomalacie identisch, nach v. Brunn mit der Ostitis fibrosa.

Rachitische Wachstumsstörungen der Extremitätenknochen. *Unterarm.* Die Auftreibungen an den distalen Enden der Unterarmknochen gehören zu den regelmäßigen Erscheinungen der Rachitis. Neben diesen Auftreibungen finden sich häufig Verkrümmungen der Vorderarmknochen mit einem nach der Beugeseite und radialwärts offenen Winkel, die dadurch zustande kommen, daß die Beuger und Pronatoren überwiegen.

Die *Behandlung* besteht in manueller Geraderichtung der verbogenen Knochen, im sklerotischen Stadium in der operativen Verbesserung der Stellung.

Im Bereiche des *Oberschenkels* führt die Rachitis oft zu hochgradigen Verkrümmungen, die in der Regel nach außen und vorne konvex verlaufen. Die Behandlung besteht in frischen Fällen in der manuellen Zurechtbiegung, bei älteren Fällen kommt die Osteoklase oder die Osteotomie in Anwendung.

Im Bereich der *Tibia* führt die Rachitis insbesonders im ersten Lebensjahr zur Verdickung der Epiphysenknorpel, hin und wieder zur Fraktur, vom 1. bis 5. Lebensjahr zu hochgradigen Deformitäten, zu X-Beinen und O-Beinen (Abb. 12 u. 13). Charakteristisch ist die am unteren Ende der Tibia auftretende Abknickung mit nach vorne gerichteter Konvexität (Säbelscheidenform) der Tibia. Infolge der Weichheit der Knochen lernen die Kinder spät laufen, erst im 4. und 5. Lebensjahr kommen sie auf die Beine, doch zeigt der Gang etwas Unbeholfenes, Watschelndes.

Die *Prognose* ist abhängig von dem Grad der Deformität und von dem Zeitpunkt des Ausheilens der Allgemeinerkrankung. Leichte Formen von Rachitis können ohne jede Behandlung zur Ausheilung kommen, besonders Verbiegungen im Bereich der oberen Epiphyse.

2. Osteotabes infantum (Möller-Barlowsche Krankheit).

Die Osteotabes infantum oder Möller-Barlowsche Krankheit wurde vom Königsberger Arzt Möller 1859 beschrieben. Sie befällt Säuglinge in der 2. Hälfte des ersten Lebensjahres, die mit überhitzter Milch und Surrogaten ernährt wurden. Sie beginnt mit heftigen Knochenschmerzen und subperiostalen Blutergüssen, die zur teigigen Anschwellung im Bereich der Femora, Tibia und Rippen führen. Diese sitzen vor allem im unteren Ende des Femur und am oberen Ende der Tibia. Zahnfleischblutung, Hautblutung, Hämaturie und Blutungen ins orbitale Fettgewebe gehören zum Bild dieser Erkrankung (Säuglingsskorbut, infantiler Skorbut).

Die Knochen werden porotisch, neigen zu Fissuren, Infraktionen, seltener zu Frakturen. Auffallend ist die Neigung zu Blutungen ins Mark und Periost. Das Knochenmark wird in ein maschiges, feinfaseriges, gefäßarmes Gewebe verwandelt, welches unfähig ist, neuen Knochen zu bilden.

Der Verlauf ist ein chronischer; schwere Anämie und Schwäche führt in mehreren Wochen zum Tode, wenn nicht rechtzeitig die richtige Behandlung einsetzt. Änderung der Ernährung mit Ammenmilch oder guter Kuhmilch bringt rasche Besserung und Heilung.

3. Die Osteomalacie.

Die *echte* Osteomalacie ist eine Erkrankung des gesamten Skeletsystems, welche in manchen Gegenden (Niederrhein bei Köln, Westfalen, Lombardei, Ostflandern) besonders häufig auftritt und fast ausschließlich Frauen befällt, die öfter und meist leicht geboren haben. In der Gravidität entwickelt sich die Krankheit zu schwersten Graden, *Osteomalaca puerperalis,* während die *rheumatische Osteomalacie* bei Männern und Frauen in leichter Form auftritt. Zur echten Osteomalacie gehört auch die *senile* Osteomalacie.

Ätiologie. Sicher ist ein Zusammenhang der Krankheit mit dem weiblichen Genitalapparat; dafür sprechen das Auftreten der Erkrankung zur Zeit der Gravidität und der therapeutische Erfolg der Kastration.

Störungen des Stoffwechsels, besonders des Kalkstoffwechsels im Organismus und besonders Störungen im Stoffwechsel der Drüsen mit innerer Sekretion werden für das Zustandekommen dieser Erkrankung verantwortlich gemacht. Auch als Avitaminose und als pluriglanduläre Erkrankung wird die Osteomalacie

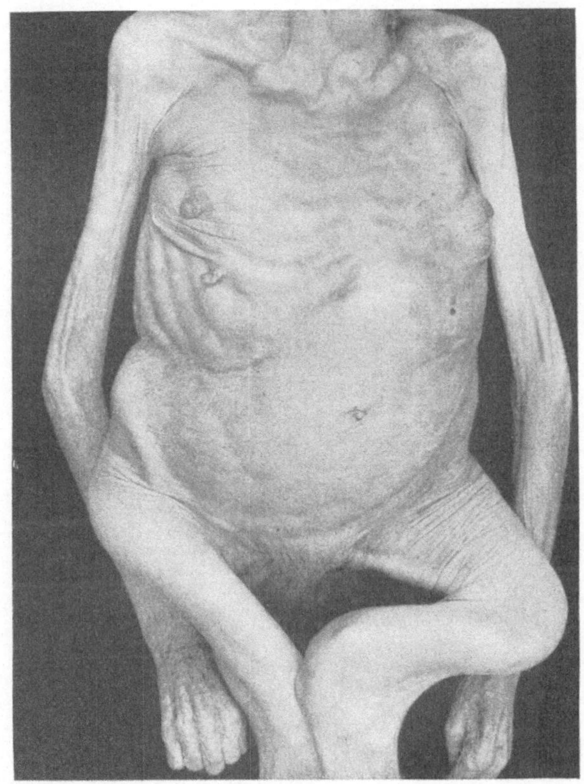

Abb. 15. Osteomalacie. (Aus dem path.-anat. Institut der Universität in Wien; Vorstand Prof· R. Maresch.)

aufgefaßt; nach der Meinung einzelner Autoren spielen Infektionen dabei eine ausschlaggebende Rolle.

Pathologische Anatomie. *Verarmung des Skeletes an Kalksalzen* und *Bildung reichlichen osteoiden Gewebes* bezeichnen den pathologisch-anatomischen Vorgang bei der Osteomalacie. Die Entkalkung erfolgt durch übermäßige Resorptionsvorgänge, ebenfalls im Übermaß bildet sich osteoides Gewebe. Die Corticalisschicht des Knochens wird immer dünner, der Markraum größer, so daß schließlich der Knochen vollständig abgebaut werden kann und nur das Periost übrig bleibt.

Der geschwundene alte Knochen wird durch ein neues kalkloses, dichtgefügtes osteoides Gewebe ersetzt; Blutungen und Pigmentanhäufungen finden sich im Knochenmark zu Beginn der Erkrankung häufig; später wird auch das Mark durch osteoides Gewebe und durch wandlose Cysten ersetzt. Durch diese

Vorgänge wird der Knochen äußerst zerbrechlich, im späteren Stadium weich und biegsam. Bei Frakturen bildet sich reichlicher allerdings kalkarmer Callus.

Symptomatologie. Bei der puerperalen Osteomalacie beginnen die Schmerzen im Becken und den angrenzenden Rumpfpartien, bei der nicht puerperalen Form in der Wirbelsäule und im Kreuzbein. Druckempfindlichkeit der langen Röhrenknochen, leichte Ermüdbarkeit leiten die Krankheit ein und erhalten sich während der ganzen Zeit der Erkrankung; die Patienten merken, daß sie kleiner werden; dazu kommen noch nervöse Erregbarkeit, häufige Spontanfrakturen. Manchmal beschränkt sich die puerperale Form auf das Becken und kommt zur

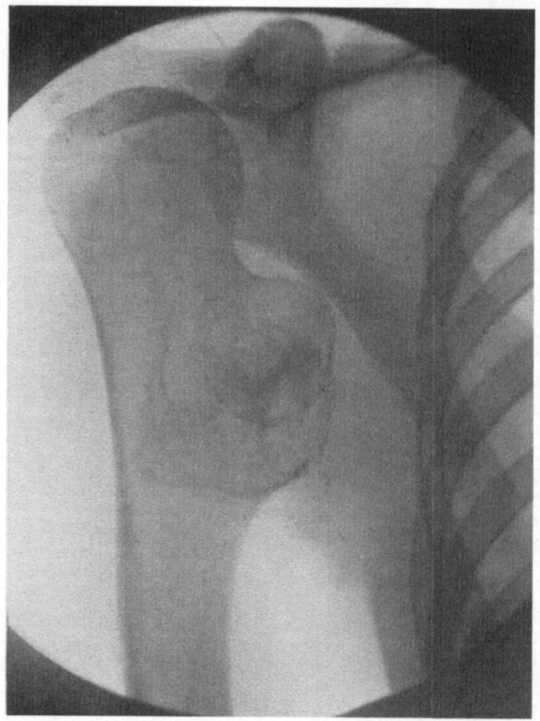

Abb. 16. Osteoma humeri.

Ausheilung. Gewöhnlich befällt die Erweichung auch die Wirbel und den Brustkorb, endlich unter zunehmenden Schmerzen auch die Extremitäten, welche durch Druck und Muskelzug alle möglichen Stellungen einnehmen können (Abb. 15).

Prognose. Die Prognose der Osteomalacie ist nur im jugendlichen Alter gut; im Pubertätsalter ist sie ernst, bei Erwachsenen schlecht.

Therapie. Die Behandlung erstrebt Sklerosierung der Knochen und Verhinderung der Deformitäten. Ersteres wird durch lange fortgesetzte Anwendung von Phosphor und Lebertran, letzteres durch richtige Lagerung der verkrümmten Gliedmaßen und Streckverbände angestrebt.

Bei bestehender Schwangerschaft ist die Schwangerschaftsunterbrechung gerechtfertigt, bei Frauen ist die Kastration ein Eingriff, der in manchen Fällen Erfolg brachte (Fehling).

Hungerosteomalacie. Dem Bilde der typischen Osteomalacie entspricht ein Krankheitsbild, das zuerst 1919 in Wien beobachtet und von EDELMANN, SCHLESINGER beschrieben und als Hungermalacie der Knochen, Hungerosteomalacie, Hungerosteopathie bezeichnet wurde.

Die *Symptome* sind die der Osteomalacie; Knochenschmerzen in den Extremitäten, Verbiegungen, auch Spontanfrakturen.

Die Krankheit ist eine Folge der Unterernährung.

D. Die Geschwülste der Knochen.

1. Die gutartigen Knochengeschwülste.

a) Die Osteome.

Die Osteome sind umschriebene Knochengeschwülste, die sich im Inneren des spongiösen Knochens bilden können (Enostosen), oder aus den Knochen als Exostosen hervortreten. Sie bestehen aus Knorpel oder Bindegewebe und

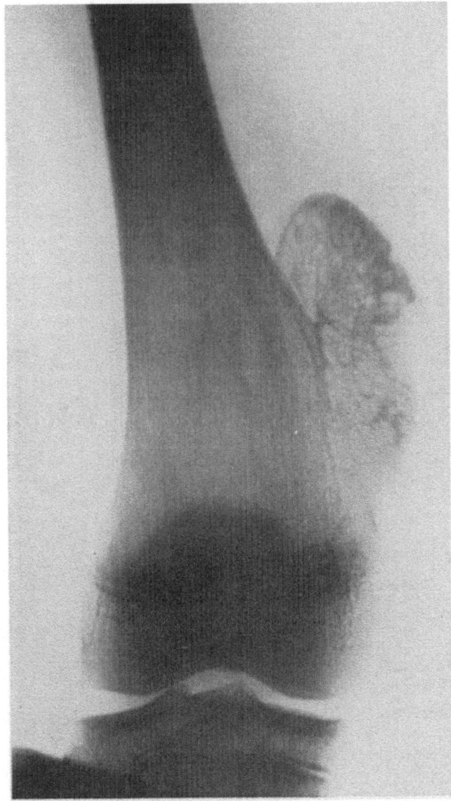

Abb. 17. Osteom oberhalb des Knies.

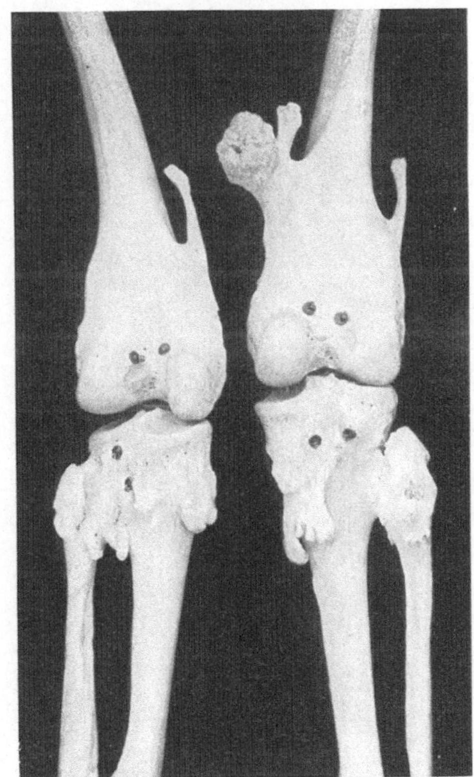

Abb. 18. Cartilaginäre Exostosen. (Aus dem path.-anat. Institut der Universität in Wien; Vorstand Prof. R. MARESCH.)

werden unterschieden in die *knorpeligen* und in die *fibrösen* oder *periostalen Exostosen.*

Die häufigeren *knorpeligen Exostosen* sitzen dem Knochen fest auf, sind höckerig und können einzeln oder multipel auftreten; sie bestehen im Inneren aus spongiösem Knochen, in der Außenschicht aus Compacta und sind von einer knorpeligen Schicht bedeckt (Abb. 16, 17). Sie wachsen langsam, bevorzugen die langen Röhrenknochen, bilden sich am häufigsten im Epiphysenknorpel und gehen von der Knorpelfuge aus. Sie treten einzeln, oft auch multipel auf (Abb. 18, 19a, b, c). Wenn sie in der Mehrzahl auftreten, gehen sie oft mit einer besonderen Kleinheit des ganzen Individuums einher, da die befallenen

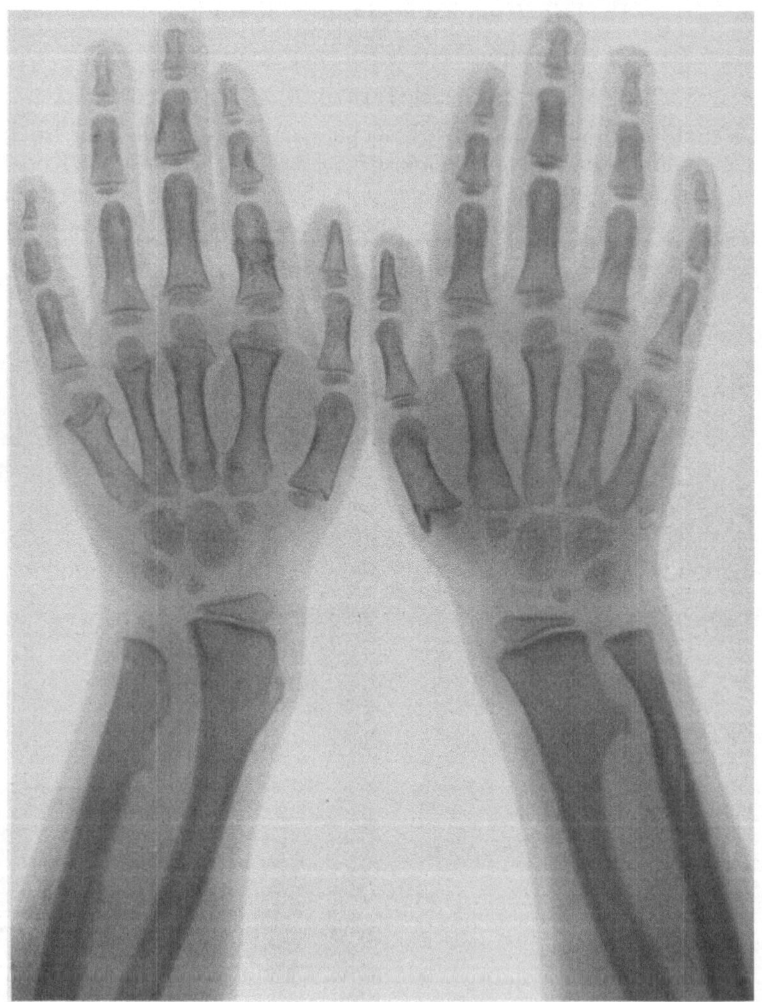

Abb. 19 a. Multiple Exostosen.

Knochen verkürzt oder verkrümmt sind. Ätiologisch wird eine fehlerhafte Keimanlage und Vererbung verantwortlich gemacht; für diese sprechen andere Wachstumsstörungen und das Vorkommen von Chondromen bei anderen Familienmitgliedern.

Mit dem Wachstum der Knochen wandern die Exostosen gegen die Diaphyse zu, so daß bei multiplen Exostosen die ältesten am weitesten von der Epiphyse entfernt anzutreffen sind.

Bei der *Exostosis bursata* (Schleimbeutel über der Exostose), einer besonderen Form der knorpeligen Exostose, welche an der unteren Femurepiphyse sitzt, kommen äußere Reize für die Entstehung in Frage.

Die *Diagnose* wird aus dem Sitz, der scharfen Begrenzung, der Härte und dem langsamen Wachstum, dem multiplen Auftreten gestellt. Die Geschwulst ist unbedingt gutartig.

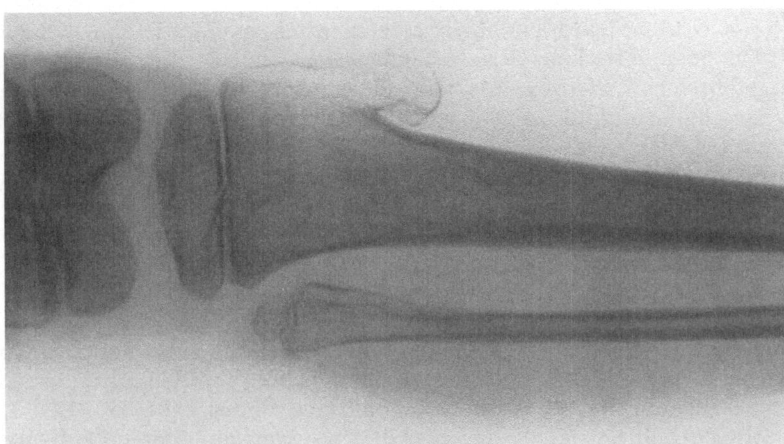

Abb. 19 c. Knorpelige Exostose der Tibia. (Derselbe Patient wie Abb. 19 a und b.)

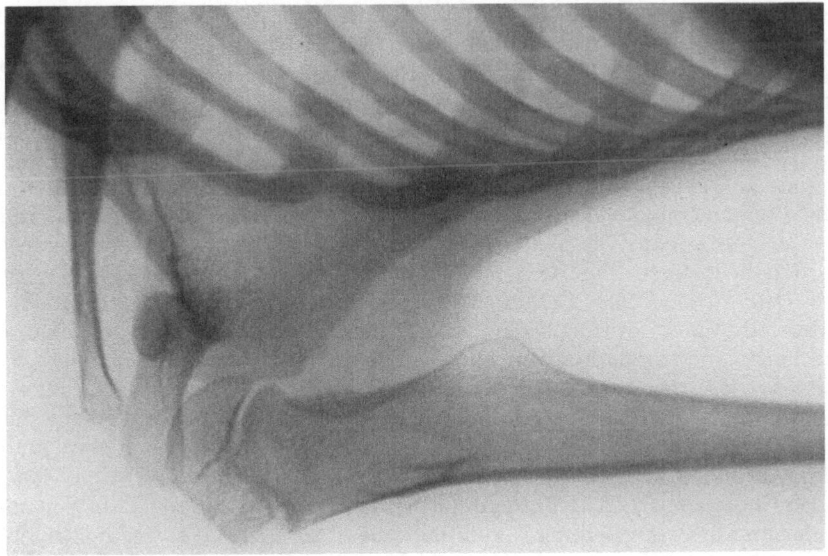

Abb. 19 b. Derselbe Patient wie Abb. 19 a.

Die *Behandlung* hat störende Geschwülste vollkommen zu entfernen. Rezidive treten dort auf, wo Reste des wucherungsfähigen Gewebes zurückblieben.

Die *fibrösen* oder *periostalen* Exostosen gehen vom Periost aus und sind nie mit Knorpel überzogen. Sie werden am häufigsten bei jugendlichen Patienten beobachtet. Die Exostosis fibrosa entsteht aus dem Periost oft durch ein Trauma und sitzt an den Insertionsstellen der Muskel, besonders häufig an der Innenseite des Oberschenkels und im oberen Drittel des Oberarmes. Sie sitzen dem Knochen als breite, höckerige Auswüchse auf, oder ragen dornartig in die Muskulatur hinein.

Bricht die Exostose ab und wird sie verlagert, so können sich parostale Osteome ausbilden, umschriebene Knochenneubildungen in Fascien, Sehnen und Muskeln. Zu den fibrösen Exostosen rechnet auch die *Exostosis subungualis*, die unter dem Nagel der großen Zehe sich entwickelt und große Schmerzen verursacht.

Corticale Osteome sind elfenbeinharte Verdickungen, die am Schädeldach und in den pneumatischen Gesichtshöhlen sich finden.

Die gefäßreichen *Fibrome*, die vom Mark oder vom Periost stammen, sind seltene Geschwülste und zeigen manchmal malignes Wachstum. Bevorzugt ist der Unterkiefer.

Die *Myxome* des Knochens entstehen im Mark oder im Periost. Die vom Mark ausgehenden treiben den Knochen auf, verflüssigen und führen zur *Cystenbildung*. Sehr seltene Geschwülste sind die *Lipome* und die *Hämangiome* bzw. die *Lymphangiome*.

b) Chondrome der Knochen.

Knorpelige Auswüchse des normalen Knorpels (Ekchondrome) oder Knorpelgeschwülste an Stelle der Knochen (Enchondrome) werden mit dem Namen Chondrome zusammengefaßt. Die Ekchondrome findet man bei alten Leuten, an den Rippen und am Kehlkopf; sie können erweichen oder verkalken. Auch am Clivus *Blumenbachii* finden sich Ekchondrome, die vom Rest der Chorda dorsalis abstammen.

Die *Enchondrome,* häufiger zentral, seltener peripher sitzend, haben ihre Ursache in Störungen der enchondralen Ossification. Sie bevorzugen die Diaphysen der kleinen Röhrenknochen (Phalangen und Metakarpen [Abb. 20]), finden sich aber auch an den epiphysären Enden der langen Röhrenknochen. Es sind knollig gebaute, weiche oder harte Tumoren von opalescierendem Aussehen, die einzeln oder vielfach, mitunter sehr zahlreich vorkommen können und hauptsächlich das jugendliche Alter betreffen. Sie können erweichen oder wie die Ekchondrome verkalkten und verknöchern. Die weichen schleimigen Formen zeigen expansives Wachstum und können Metastasen setzen, weshalb sie zu den bösartigen Tumoren zu rechnen sind.

Die *Osteoidchondrome* (Virchow) sind spindel- oder keulenförmige Geschwülste, die vom Periost oder Knochenmark abstammen, verkalken oder verknöchern, aber auch maligen entarten können (Osteoidsarkom).

Die *Diagnose* der gutartigen Knochengeschwülste wird aus dem langsamen Wachstum, dem Befund eines knolligen, harten, von normaler verschieblicher Haut überzogenen Tumors gestellt. *Differentialdiagnostisch* gegen maligne Tumoren und entzündliche Erkrankungen ist besonders bei den seltenen zentralen Chondromen das Röntgenbild heranzuziehen. Maligne Tumoren zeigen eine gleichmäßige Aufhellung, entzündliche Prozesse eine verdickte Schale des aufgetriebenen Knochens, die zentralen Chondrome dünne Knochenleisten zwischen den einzelnen Knoten und Geschwülsten.

Therapie. Die Operabilität eines Tumors hängt von seinem Sitz und davon ab, ob er einzeln oder multipel auftritt, endlich davon, ob ein maligner oder benigner Tumor vorliegt. Einzelne Tumoren sind unbedingt zu entfernen, bei multiplen Tumoren jene, die schnell wachsen oder durch ihren Sitz oder ihre Größe Beschwerden machen. Die Geschwulst ist unter Schonung des Knochenrestes auszuschälen. Bei gutartigen Erkrankungen führt die Operation zur Heilung, bei bösartigen meist nur zur vorübergehenden Besserung.

Bei rezidivierenden Tumoren oder primär bei großer Ausdehnung des Tumors ist der erkrankte Knochen zu resezieren.

Die gutartigen Geschwülste der einzelnen Extremitätenknochen. *Humerus.* Geschwülste des Humerus kommen häufig zur Beobachtung. Unter den gutartigen Geschwülsten sind insbesondere Chondrome, Osteome und Cysten bekannt.

Die *Chondrome* nehmen ihren Ausgang von der Metaphyse und führen zur Auftreibung des Knochens, zur Verkürzung und Verkrümmung und oft zu mächtigen Tumoren; die zentral gelegenen Chondrome führen manchmal zu Spontanfrakturen.

Bezüglich der *Differentialdiagnose* gelten die im allgemeinen Teil angeführten Punkte.

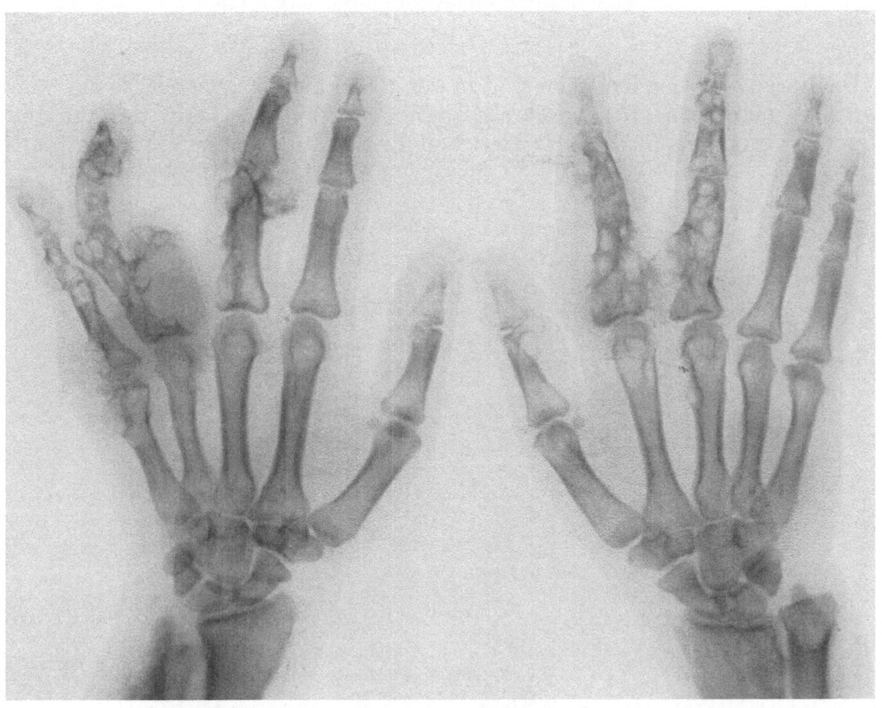

Abb. 20. Multiple Chondrome.

Die *Behandlung* der Chondrome erfordert die operative Entfernung des Tumors, möglichst unter Erhaltung des gesunden Knochenteiles, nur bei großer Ausdehnung kommt die Resektion in Frage.

Das *Osteom* des Humerus kann als cartilaginäre oder als periostale Exostose auftreten. Die cartilaginären Exostosen sitzen an der Metaphyse und bilden harte, breit- oder dünngestielte Tumoren. Sie erfordern infolge Behinderung der Funktion, infolge Druck auf Nerven und Gefäße die operative Entfernung.

Knochencysten werden am Humerus häufig beobachtet. Sie können als Ausdruck einer Ostitis fibrosa cystica in Erscheinung treten oder als cystische Chondrome, Chondrofibrome, Sarkome vorkommen. Auch Cysten nach Echinokokkus werden hin und wieder beobachtet. Sie führen zur Auftreibung und Deformierung des Knochens, wohl auch zur Spontanfraktur.

Die *Behandlung* besteht in der Eröffnung der Cyste, beim Echinokokkus in Entfernung aller Blasen und des erkrankten Knochens.

Unterarmknochen. Chondrome am Radius finden sich häufig bei multiplen Chondromen an den anderen Fingerknochen. Sie führen durch Verdickung der Corticalis zu Spontanfrakturen.

Stachelförmige *Exostosen,* besonders am distalen Radiusende, aber auch am proximalen Ende der Ulna werden hin und wieder beobachtet.

Untere Extremität. Knochencysten, die der Ostitis fibrosa cystica nahe stehen und in der Nähe der Epiphysenlinien liegen, im jugendlichen Alter beginnen, kommen im Bereich des Oberschenkels nicht so selten vor. Sie wachsen außerordentlich langsam, führen zu ziehenden

Schmerzen, hin und wieder zu Spontanfrakturen. Die Diagnose stützt sich auf das positive Röntgenbild, klinisch auf das langsame Wachstum, insbesondere gegenüber dem Sarkom. Die Behandlung besteht in der Eröffnung und Ausräumung der Cysten.

Enchondrome, cartilaginäre Exostosen kommen hin und wieder zur Beobachtung und sind nur dann Gegenstand einer chirurgischen Behandlung, wenn sie erhebliche Beschwerden machen. Fibrome, Myxome, Lipome sind seltene Geschwülste des Oberschenkels.

Exostosen, die sich an der Innenseite des oberen Endes der Tibia, seltener an der Fibula finden, sind häufig multipel und machen manchmal Beschwerden infolge ihres unbequemen Sitzes. Weiter kommen Enchondrome an der oberen Epiphysenlinie der Tibia, selten Fibrome zur Beobachtung.

2. Die bösartigen Knochengeschwülste.

a) Die Carcinome.

Die Carcinome der Knochen sind in der Regel metastastischer Natur, werden allerdings manchmal für primäre Carcinome gehalten, wenn das Ausgangscarcinom verborgen bleibt oder zwischen Entfernung eines Carcinoms und der

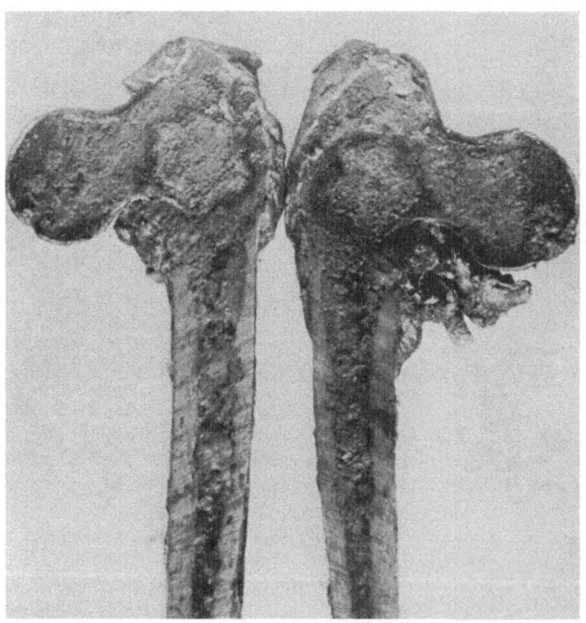

Abb. 21. Femurmetastasen bei Carcinoma mammae (aufgesägt). (Aus dem path.-anat. Institut der Universität in Wien; Vorstand Prof. R. Maresch.)

Metastase lange Zeit verstrichen ist. Primäre Knochencarcinome kommen in seltenen Fällen dann vor, wenn eine Epithelverlagerung zustande kam, wie es im Anschluß an lang dauernde osteomyelitische Fisteln vorkommen kann.

Schon Recklinghausen wies darauf hin, daß jene Stellen im Knochen vom Carcinom am häufigsten befallen werden, wo die Einwirkung von Druck- und Zugkräften am ausgesprochensten ist. Die Carcinomzellen gelangen auf dem Blutwege in den Knochen und befallen das Mark oder die Spongiosa (Abb. 21). Die Geschwulst kann umschrieben bleiben oder infiltrierend wachsen. Gerade die umschriebenen Formen führen häufig zur *Spontanfraktur.*

Mamma-, Prostata- und Schilddrüsencarcinome metastasieren am häufigsten in den Knochen, auch Blasencarcinome und Nierentumoren.

Alle, außer dem Hypernephrom, setzen multiple Knochenmetastasen (Abb. 22),
Am häufigsten sind Wirbel und Rippen, seltener die langen Röhrenknochen,
Femur, Humerus von Carcinommetastasen betroffen.

Bezeichnend sind für die Metastasen die großen Schmerzen, die zuweilen
das erste Zeichen einer Metastasierung darstellen; diese Schmerzen sind bei

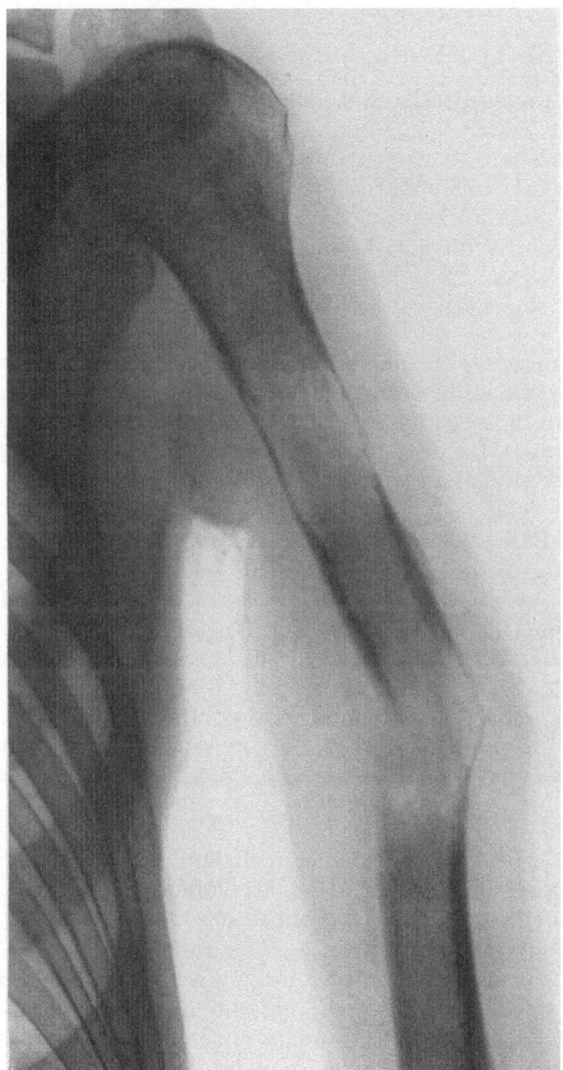

Abb. 22. Tumormetastasen.

subperiostal gelegenen Metastasen stets vorhanden, können aber bei Metastasen,
die im Mark liegen, fehlen. Die Schmerzen sind oft sehr inkonstant, es kommen
lange Remissionen vor; bei genauer Untersuchung zeigen sich über den meisten
Knochenmetastasen entzündliche Reaktionen.

Die Röntgenuntersuchung, die bei Verdacht auf Carcinommetastasen auf
alle Knochen auszudehnen ist, zeigt Zerstörung der Knochenstruktur (Abb. 22),
in anderen Fällen auch Knochenneubildung.

Therapie. Bei isolierten Knochenmetastasen in den Extremitätenknochen kann durch Abtragung der Extremität eine radikale Heilung erreicht werden, wenn tatsächlich nur der eine Herd bestand.

Bei Wirbel- oder Beckenmetastasen oder bei Ausbreitung der Knochenmetastasen kommt die Röntgentherapie gegen die strahlenempfindlichen Carcinommetastasen mit gelegentlichem Erfolg in Anwendung.

b) Die Sarkome der Knochen.

Die vom Skelet ausgehenden Sarkome werden eingeteilt in Chondrosarkome und Osteosarkome.

α) Die *Chondrosarkome* zeigen gewisse Ähnlichkeiten mit den gutartigen Chondromen, was Sitz und makroskopischen Bau anlangt; doch schon auf der Schnittfläche fällt makroskopisch der Unterschied auf, indem die Chondrosarkome infolge der reichlichen Vascularisation eine durchaus ungleichmäßige Schnittfläche aufweisen. Rasches Wachstum, Zerstörung des Knochens, Einwucherung in die Weichteile und Metastasenbildung ist den Chondrosarkomen eigen.

β) Ungleich häufiger sind die *Osteosarkome*. Nach ihrem histologischen Bau sind sie einzuteilen in unreife Formen mit reichlichen Zellen (Rundzellen, Spindelzellensarkome) und in ausgereifte Formen (Riesenzellensarkome) mit reichlicher Intercellularsubstanz. Da histologisch Übergangsformen häufig sind, ist die Einteilung in *periphere (periostale)* und *zentrale* oder *(myelogene)* klinisch besser zu verwerten.

Ätiologie und Pathogenese. Die traumatische Ätiologie wird von einzelnen Autoren noch immer betont. Das männliche Geschlecht ist häufiger befallen als das weibliche, das zweite und dritte Lebensjahrzehnt ist besonders bevorzugt.

Die Erkrankung beginnt am Ende der Diaphyse, befällt am häufigsten die untere Extremität in der Nähe des Kniegelenkes, also das untere Femur- und das obere Tibiaende. Die Epiphyse ist primär bei jugendlichen Patienten fast nie befallen, auch wird der Epiphysenknorpel vom Tumor nur schwer angegriffen, so daß die Epiphyse lange Zeit vom Einwachsen des Tumors frei bleibt. Bei Erwachsenen dehnt sich der Tumor rasch nach der Epiphyse zu aus, da der Epiphysenknorpel fehlt. Der Tumor wächst mehr oder weniger regelmäßig nach allen Seiten und zerstört den Knochen. Er kann Knochen oder wenigstens osteoides Gewebe neubilden, führt aber nicht zur Knochenbildung im benachbarten gesunden Knochen. Durchbricht der Tumor die Corticalis und hebt das Periost ab, so findet am Rande der Periostablösung Knochenneubildung statt.

Das zentrale Sarkom ist *röntgenologisch* charakterisiert durch helle Flecken im Inneren des Knochens, homogen und ohne Trabekelbildung. Periostale Sarkome bilden spindelförmige Tumoren, die die Diaphyse an einem Ende umschließen und unscharf in die umgebenden Weichteile übergehen. Die Corticalis ist gewöhnlich mehr oder weniger tief arrodiert. Das periostale Sarkom ist knochenbildend. Der neugebildete Knochen ist in der Form nadelförmig und steht senkrecht zur Diaphyse. Bei anderen Formen ist der ganze Knochen verdickt und die Unterscheidung gegen Knochenneubildung bei Osteomyelitis oder Syphilis schwierig.

Die periostalen Sarkome.

Die periostalen Sarkome gehen von der Metaphyse oder der Diaphyse der langen Röhrenknochen aus und wachsen um den Knochen herum. Stammt der Tumor von der inneren Periostlamelle, so ist er kalkhaltiger, geht er von der

äußeren Periostlamelle aus, so wächst er infiltrierend in die Weichteile (Abb. 23).
In beiden Fällen wuchert der Tumor nach Zerstörung der Corticalis in die Markhöhle ein und greift auf die Weichteile über.

Die periostalen Sarkome bestehen aus Spindelzellen, aus Rund- und Riesenzellen. In den älteren, zentralen Partien findet sich knöchernes Gewebe,
während die zuletzt gebildeten Partien aus osteoidem Gewebe bestehen.

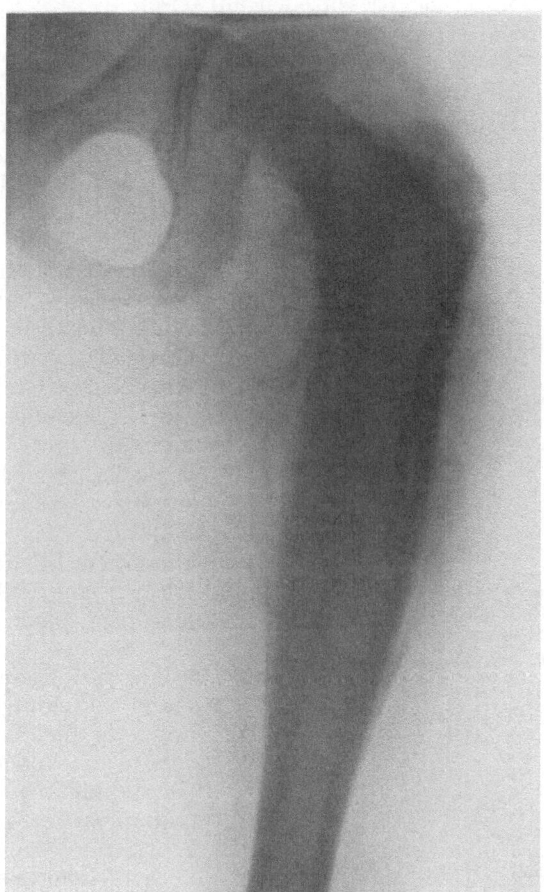

Abb. 23. Periostales Sarkom des Oberschenkels.

Symptomatologie und Diagnose. Die periostalen Sarkome bilden zunächst
umschriebene, von Periost überzogene Knoten im Bereich der Metaphyse. Im
weiteren Verlauf umwachsen sie den Knochen und verwandeln ihn in eine knollige,
keulenförmige Masse. Rasch wachsende Sarkome wuchern frühzeitig in die
Weichteile ein, andererseits durch die HAVERSschen Kanäle ins Knochenmark.
Frühzeitig finden sich ziehende, reißende Schmerzen, Stauungen durch Kompression der Gefäße, neuralgische Schmerzen durch Druck auf die Nerven und
Funktionsstörungen durch Verwachsung des Tumors mit der Muskulatur.
Weiters kommt es zu Gelenkergüssen, Spontanfrakturen, endlich zur Metastasierung in die Lunge, die mit blutigem Auswurf, blutigen Pleuraergüssen, zunehmender Kachexie einhergeht. Die primären Knochensarkome metastasieren
frühzeitig.

Differentialdiagnostisch kommt Lues, Tuberkulose, chronische Osteomyelitis im Frühstadium in Frage. Gegen Lues entscheidet die Wassermannsche Reaktion. Für Tuberkulose spricht der Nachweis anderer tuberkulöser Herde, gegen chronische Osteomyelitis der Verlauf.

Schwierig ist die Unterscheidung gegenüber den Knochencysten, da diese aus erweichten zentralen Sarkomen bestehen können, andererseits auch isolierte Knochencysten auftreten. Sie sind gegen Riesenzellensarkome auch histologisch schwer abzugrenzen, da sie Riesenzellen aufweisen.

Die zentralen Sarkome.

Die zentralen oder myelogenen Sarkome treten mit Vorliebe in den Schaftenden der langen Röhrenknochen auf, am häufigsten am unteren Femur- und oberen Tibiaende (Abb. 24). Sie bestehen aus Rund- und Spindelzellen, hin und wieder, aber häufiger als die periostalen Sarkome aus Riesenzellen. Sie können zunächst an umschriebener Stelle lokalisiert bleiben, die Corticalis verdünnen und den Knochen auftreiben, oder bald die Haversschen Kanäle durchwachsen und die dazwischenliegende Knochenschicht zerstören. Dadurch verliert der Knochen seine Festigkeit, es kommt zur Spontanfraktur. Vom Periost aus bildet sich neuer Knochen, eine Knochenschale, die bei zellreichen Sarkomen früher, bei Riesenzellensarkomen später durchbrochen wird. Einbruch in die Weichteile, besonders in die Venen führt zur Metastasenbildung und leitet das hoffnungslose Stadium des Sarkoms ein.

Symptomatologie und Diagnose. Schmerz, Tumor und manchmal Spontanfraktur sind die ersten Erscheinungen der beginnenden Erkrankung. Dazu kommen Gelenkergüsse, Störungen

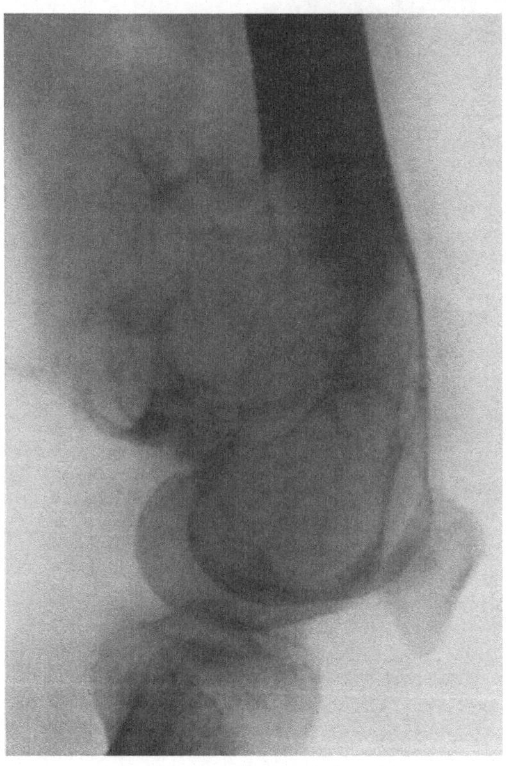

Abb. 24. Myelogenes Sarkom oberhalb des Knies.

von seiten der Muskeln und Nerven, Stauungen durch Druck auf die Vene bedingt, Schmerzanfälle in der Nacht, unterbrochen von verschieden langen Pausen, legen den Verdacht auf Syphilis nahe. Da die Quecksilberbehandlung die Schmerzen günstig beeinflußt, wird hierdurch die Diagnose Syphilis noch mehr bestärkt.

Die *beginnende* Erkrankung ist oft schwer zu erkennen. Der begleitende Gelenkhydrops wird auf entzündliche Vorgänge durch chronische Eiterung (Tuberkulose, Lues) bezogen, geringe Temperatursteigerungen scheinen diese Annahme zu stützen. Spontanfrakturen weisen auf Sarkom hin, multiples Auftreten spricht eher dagegen.

Beim *ausgebildeten* Krankheitsbild ist die Diagnose leicht. Charakteristisch für das zentrale Sarkom ist die Deformierung der Extremitäten und das Pergamentknittern. Dieses entsteht bei Palpation des Tumors dadurch, daß die durch das Wachstum des Tumors aufgetriebene und verdünnte Corticalis eingedrückt und eingebrochen wird. Dazu kommen Drüsenschwellungen, meist entzündlicher Natur, doch auch durch Tumormetastasen bedingt, Erweiterung des oberflächlichen Venennetzes, besonders bei den zentralen Spindelzellensarkomen und periostalen Rundzellensarkomen, lokale Temperatursteigerungen.

Allgemeine Temperaturerhöhungen sind sehr selten und ein prognostisch schlechtes Zeichen, da sie durch die Resorption von Zerfallsprodukten des Tumors bedingt sind. Im weiteren Verlauf bricht die Geschwulst in die Gefäße ein und bildet Metastasen in Lungen, Milz, Leber, Gehirn, Nieren, seltener im Knochen. Lokal entstehen Ulcerationen, Vereiterung, schwere Blutungen. Die Lebensdauer eines an Sarkom Erkrankten ist im allgemeinen nicht länger als ein Jahr. Auch die radikale Operation bessert die Prognose bei ausgedehnten Sarkomen nicht.

Das *Röntgenbild* zeigt beim periostalen Sarkom unregelmäßige wolkige Schatten (Abb. 23), umschriebene Defekte im Knochen als Ausdruck der Knochenneubildung, radiär gestellte Nadeln Spiculae. Bei myelogenem Sarkom ist an der Stelle der Knochenauftreibung ein heller Fleck nachzuweisen als Folge der Zerstörung des Knochens; die Corticalis ist verdünnt, zart (Abb. 24).

Die *Prognose* ist bei den Sarkomen immer ernst; solange sie lokalisiert bleiben, ist mit einer Ausheilung zu rechnen. Wachsen sie in die umgebenden Weichteile, so ist die Prognose schlecht; aus diesem Grunde sind die zentralen Sarkome prognostisch günstiger als die peripheren.

Eine besondere Art der zentralen Sarkome sind die *Riesenzellensarkome:* Sie gehen von der Spongiosa der langen Röhrenknochen aus und setzen keine Metastasen. Der Tumor wächst sehr langsam, Schmerzen hängen mit dem Sitz des Tumors (Druck auf Nerven) zusammen. Der Tumor wächst nicht infiltrierend, er verdrängt die Weichteile, die Gefäße und Nerven. Große Tumoren stören durch ihre Größe. Die Drüsen sind durch reaktive Entzündung vergrößert. Zur Ulceration kommt es spät. Die Riesenzellensarkome können auch mehrere Skeletteile befallen.

Die Myelome.

Die Myelome nehmen klinisch eine Sonderstellung ein; sie stellen umschriebene graurötliche Wucherungen, besonders im roten Knochenmark dar, treten multipel am häufigsten in den Wirbeln, Sternum, Rippen, Schädelknochen, seltener in den langen Röhrenknochen auf und zeigen keine Neigung zur Ausbreitung oder Metastasierung. Sie befallen ältere Patienten und führen zur Anschwellung, zu Schmerzen besonders bei Druck und zu Spontanfrakturen. Der Allgemeinzustand verschlechtert sich rasch, unter den Erscheinungen der Anämie und Kachexie gehen die Patienten nach Monaten zugrunde.

Therapie der Knochensarkome. Die Behandlung der Knochensarkome strebt die radikale Entfernung des Tumors an. Diese kann erreicht werden durch ausgedehnte Kontinuitätsresektion oder durch die Amputation. Die Art des Eingriffes hängt ab von dem histologischen Bau des Tumors und von der Raschheit seines Wachstumes. Kleinzellige, rasch wachsende Tumoren erfordern ein radikales Vorgehen, also die Amputation, langsam wachsende Tumoren besonders zentral gelegene Sarkome, die noch nicht auf die Weichteile übergegriffen haben sind der Resektion vorbehalten.

Riesenzellentumoren können konservativ behandelt werden (Curettage, Kauterisation) oder mit Strahlentherapie die auch für sich allein wirksam sein kann.

Bei langsam wachsenden Sarkomen ist ein kurzer Versuch mit alleiniger Röntgenbehandlung gestattet dessen Erfolglosigkeit nach 4—6 Wochen die Operation notwendig macht, bei den übrigen Sarkomformen ist wegen Gefahr der Metastasenbildung frühzeitigste Operation geboten. Sie führt in seltenen Fällen zu guten Erfolgen.

Bei inoperablen Tumoren ist die Röntgentherapie die Behandlung der Wahl; Bestrahlung vor der Operation ist nicht empfehlenswert.

Die bösartigen Geschwülste der einzelnen Extremitätenknochen.

Humerus. Unter den bösartigen Geschwülsten werden am häufigsten Sarkome zwischen dem 25. und 30. Lebensjahr beobachtet, während Carcinome als Metastasen vorkommen. Die klinischen Erscheinungen bestehen in ziehenden Schmerzen, rasch wachsenden Knochenauftreibungen, Spontanfrakturen und Gelenkergüssen, in weiterer Folge in Zerstörung der Funktion.

Die *Diagnose* wird aus dem raschen Wachstum, aus dem Vorhandensein von Metastasen in den Lungen und aus dem Röntgenbild gestellt, wobei die Entscheidung, ob ein periostales oder myelogenes Sarkom vorliegt, oft schwierig ist. Differentialdiagnostisch kommen im Frühstadium chronische Eiterung und gutartige Tumoren in Frage. Hier hilft die klinische Beobachtung, der Mißerfolg der antiluetischen Kur zur Diagnosenstellung. Die Behandlung ist eine operative. Bei Riesenzellensarkomen, erkennbar an ihrer braunroten Farbe, genügt die Exstirpation des Tumors, während bei ausgedehnteren kleinzelligen Sarkomen die Amputation, Exartikulation, ja auch die Amputatio interscapulo thoracalis in Frage kommt.

Unterarmknochen. *Sarkome,* sowohl periostale als myelogene, sind die häufigsten Geschwülste der Vorderarmknochen. Das periostale Sarkom ist besonders bösartig und erfordert die Amputation, während das myelogene Sarkom auch nach Resektion Dauerheilungen aufweist.

Periostale Sarkome finden sich im Bereich der Diaphyse des *Femur,* sind in der Regel spindel- oder polymorphzellig, insbesondere die seltenen Rundzellensarkome zeigen ein rapides Wachstum.

Die myelogenen Sarkome bevorzugen die Epiphyse, seltener die Diaphyse. Hier ist besonders die untere Epiphysengegend häufiger betroffen. Rundzellen-, Spindelzellen- und Riesenzellensarkome kommen vor, letztere geben eine relativ gute Prognose. Die myelogenen Sarkome führen rasch zur Knochenauftreibung, durchwachsen die Knochenschale und wachsen in die umgebenden Weichteile ein. Spontanfrakturen sind häufig.

Röntgenologisch ist auf die unregelmäßige Wandung der Sarkome hinzuweisen, im Gegensatz zu der dünnen und glatten Knochenschale der gutartigen Cysten.

Die *Therapie* ist eine operative S. 369.

Die *Carcinome* kommen nur als Metastasen zur Beobachtung.

Die periostalen Spindel- oder Rundzellensarkome der *Tibia* sind differentialdiagnostisch zu unterscheiden von der chronischen Osteomyelitis oder Knochensyphilis. Die periostale Neubildung umwuchert die Diaphyse in ihrer ganzen Circumferenz.

Weniger bösartig sind die myelogenen Sarkome, relativ gutartig die Riesenzellensarkome.

Therapie. Die Riesenzellensarkome können isoliert entfernt werden. Bei den myelogenen Sarkomen kann unter Umständen die Resektion der erkrankten Knochenpartie in Frage kommen. Die periostalen Sarkome erfordern die Abtragung der Extremität.

Ebenso wie am Oberschenkel kommen auch am Unterschenkel Carcinome im Knochen nur als Metastasen vor.

E. Ostitis fibrosa und Ostitis deformans.

1. Ostitis fibrosa cystica localisata.

Die **Ätiologie** der Ostitis fibrosa cystica localisata ist ungeklärt. Intrauterine Traumen oder Traumen im späteren Leben werden zur Erklärung herangezogen. Dem durch das Trauma im Markraum entstandene Hämatom wird eine Bedeutung für die Entstehung der Ostitis cystica localisata zugesprochen. Ferner werden als ätiologisch wichtige Ursachen Störungen der inneren Sekretion, der Nebenschilddrüse, Zirbeldrüse, Hypophyse und Nebennieren, ferner Infektionen, Scharlach, hereditäre Spätlues bezeichnet.

Die *Ostitis fibrosa cystica localisata* ist eine Erkrankung des jugendlichen Alters, die neben Osteomalacie, Osteoporose und Rachitis vorkommen kann, andererseits mit der Ostitis deformans eng verwandt ist, was besonders aus pathologisch-anatomischen Untersuchungen hervorgeht. Für die Ostitis fibrosa cystica localisata wurden verschiedene Namen gewählt: Chronisch-hämorrhagische Osteomyelitis, wegen der gefäßreichen Granulationen Knochengranulom u. dgl.

Pathologisch-anatomisch ist die Krankheit gekennzeichnet durch Umwandlung des Knochenmarkes in Fasermark und durch Abbau des Knochens durch lakunäre Resorption. In weiterer Folge kann es zu progressiven und regressiven Veränderungen des Fasermarks kommen. Zu den progressiven Veränderungen ist das Auftreten von Riesenzellen zu rechnen, welche diesen Geschwülsten den Namen Riesenzellentumoren eintrugen. Sie bestehen aus fibrösem Gewebe und reichlichem eisenhaltigen Pigment — braune Tumoren. Der Pigmentgehalt schwankt, ebenso der Gehalt an Riesenzellen, je nach dem Alter des Tumors. Als regressive Veränderungen sind Erweichungen und Cystenbildungen aufzufassen. Kleine Cysten können sich multipel im Fasermark bilden, oder es entstehen größere mehrkammerige Cysten, welche den Knochen auftreiben und zur Spontanfraktur führen. Je nachdem ob progressive oder regressive Veränderungen das Bild beherrschen, kommt es in dem einen Fall zur Ausbildung eines zentralen Tumors, im anderen Fall zu einer Knochencyste.

Symptome. *Der Beginn der Erkrankung* ist durch leichte rheumatische Schmerzen ausgezeichnet; Druckschmerz, Knochenauftreibung und Verbiegung vervollständigen das Krankheitsbild.

Röntgenologisch ist der aufgetriebene Knochen und in ihm der cystische, oft wabenartige Hohlraum nachzuweisen (Abb. 25).

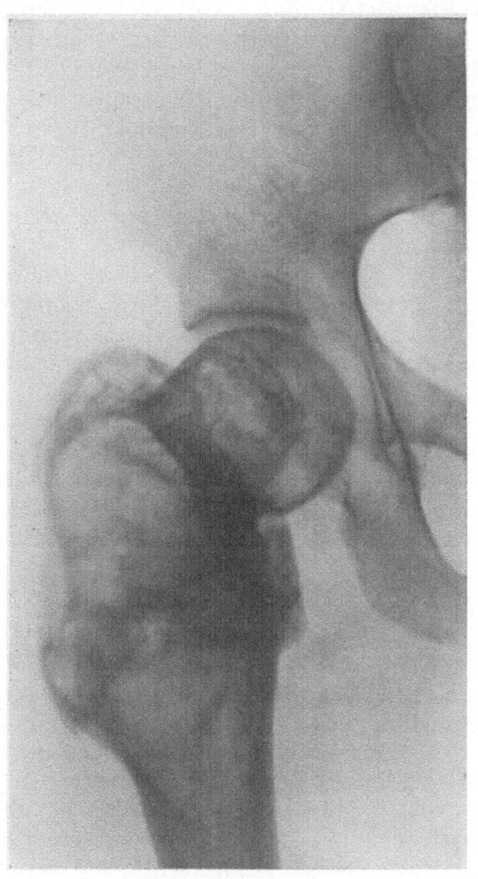

Abb. 25. Ostitis fibrosa cystica mit doppelter Schenkelhalsfraktur.

Differentialdiagnostisch ist gegen Sarkom zu bemerken, daß die Riesenzellensarkome meist in den oberen Tibia- und unteren Femurdiaphysen sich finden; die der Ostitis fibrosa dagegen am oberen Femurende, daß die myelogenen Riesenzellensarkome nicht multipel auftreten, wohl aber die generalisierte Ostitis fibrosa, die braunen Tumoren.

Die *Prognose* der fibrösen Ostitis ist gut, besonders bei den mit Cystenbildung einhergehenden Formen. Bei der tumorbildenden Ostitis fibrosa localisata ist mit der Möglichkeit eines Rezidives zu rechnen.

Therapie. Die Behandlung der Ostitis fibrosa localisata ist eine chirurgisch-konservative und besteht in kleinen Eingriffen. Die Amputation ist abzulehnen, die Resektion nur bei dünner Knochenschale anzuwenden; sonst genügt die Incision mit Auskratzung evtl. mit Einlegen des Periostes in die Höhle. Jedenfalls muß eine Schichte der Corticalis des veränderten Knochens erhalten werden.

Die Röntgenbestrahlung zeitigt bei der Ostitis fibrosa localisata günstige Erfolge.

2. Die Recklinghausensche Knochenkrankheit.

Die *Ostitis fibrosa generalisata*, von Recklinghausen beschrieben, unterscheidet sich von der Ostitis fibrosa localisata durch die Multiplizität der Erkrankung und dadurch, daß sie auch die Knochen befällt, die von der lokalisierten Ostitis fibrosa verschont werden, z. B. das Becken, endlich, daß sie nicht in der Metaphyse sich festsetzt, sondern in die Diaphyse der langen Röhrenknochen und diese multipel befällt. Störungen der endokrinen Drüsen, insbesondere der Epithelkörperchen werden ätiologisch zur Erklärung herangezogen. Im Gegensatz zur lokalisierten Form ist bei der generalisierten Form der Beginn der Erkrankung genau festzustellen. Ziehende, vom Patienten als rheumatisch angesprochene Schmerzen in den befallenen Knochenabschnitten leiten das Leiden ein. Die generalisierte Ostitis tritt in höherem Alter auf, die lokalisierte in der Jugend.

Die *Prognose* der generalisierten Ostitis ist ungünstig, da die Patienten häufig frühzeitig an sekundären Komplikationen zugrunde gehen.

Therapie. Vereinzelte Herde sind nach den Gesichtspunkten der lokalisierten Ostitis chirurgisch zu behandeln, ausgedehnte Prozesse der Röntgenbestrahlung zuzuweisen.

Organpräparate aus Schilddrüsen, Nebennieren, Thymus, Keimdrüsen, Pankreas, Knochenmark und Hypophyse wurden angewendet, auch Röntgenbestrahlung der Ovarien oder Exstirpation derselben. Da die Recklinghausensche Erkrankung mit einer Vergrößerung der Epithelkörperchen einhergeht, wurde die Bestrahlung derselben und die Exstirpation der Epithelkörperchen mit gutem Erfolg vorgenommen.

3. Ostitis deformans (Pagetsche Krankheit).

Die Ostitis fibrosa generalisata (Recklinghausen) und die Ostitis deformans (Paget) werden häufig miteinander verwechselt. Beiden Erkrankungen liegt eine fibröse Ostitis zugrunde.

Der Unterschied im Wesen der beiden Erkrankungen liegt darin, daß die Ostitis fibrosa generalisata eine hypostotische (starker Abbau und Bildung von osteoidem Gewebe), die Pagetsche Erkrankung als hyperostotische Osteodystrophie (starker Abbau und reichlicher Knochenanbau) darstellt. Dabei gibt es zwischen beiden Formen Übergänge.

Das Wesen der Ostitis deformans Paget ist unklar, sie wird von den einen als Systemerkrankung, von anderen als das Produkt einer Entzündung oder als eine neoplastische Wucherung aufgefaßt. Das Krankheitsbild ist gekennzeichnet durch hochgradigen Schwund der vorhandenen Knochensubstanz, durch Umwandlung von normalem Knochenfettmark in fibröse Marksubstanz und durch reichliche periostale und myelogene Knochenneubildung an Stelle des zugrunde gegangenen Gewebes (Abb. 26).

Die **Ätiologie** der Erkrankung ist wenig geklärt. Veränderungen der Drüsen mit innerer Sekretion, Veränderungen am Gefäßsystem, Affektionen am spinalen Nervensystem und an den peripheren Nerven werden mit der Entstehung der Erkrankung in Verbindung gebracht.

Looser faßt die Ostitis deformans als eine lokale Knochenerkrankung auf, die manchmal im kindlichen Alter beginnt und die einen oder zahlreiche Knochen befallen kann. Auch in den Fällen, in denen mehrere Knochen befallen sind, sind dieselben nicht selten nur teilweise von dem Krankheitsprozeß ergriffen, während die übrigen Abschnitte desselben Knochens normale Struktur aufweisen. Die Ostitis deformans befällt gewöhnlich ein sonst normales Skelet, sie kann sich aber auch auf dem Boden einer Systemerkrankung einer Osteoporose, Rachitis oder Osteomalacie entwickeln. Die Krankheit befällt in ihren ausgeprägten Typen ältere und sehr alte Individuen. Sie ergreift gewöhnlich mehrere Knochen, zuerst die Tibiae, in anderen Fällen zuerst die Femora, ferner Schädel, Wirbelsäule, Rippen, Schlüsselbein, Becken, Unterkiefer.

Symptome. Ätiologisch unklare Neuritiden, Neuralgien oder Hirnnervenlähmungen sollten bei älteren Leuten stets den Verdacht einer Ostitis deformans (PAGET) erwecken, Schwerhörigkeit, Nervosität, Erschöpfung, Kopfschmerzen, Schlaflosigkeit finden sich im Beginn.

Die ersten Veränderungen treten in der Schläfengegend auf, woselbst sich ein circumscripter harter Tumor entwickelt. Kopfschmerzen, Störungen und Ausfallserscheinungen von seiten der Hirnnerven sind häufig beobachtet. Hierher rechnet man auch die sog. *Leontiasis ossea*, die von den Knochen der Nasennebenhöhlen ausgeht und den Gesichtsschädel ergreift.

Das Röntgenbild sichert die Diagnose; die Blutuntersuchung gibt keinen sicheren Anhaltspunkt.

Die *Differentialdiagnose* ist gegenüber der Osteomalacie, der Osteoperiostitis und Osteomyelitis, vor allem der Ostitis fibrosa cystica, sowie den bösartigen Geschwulst-

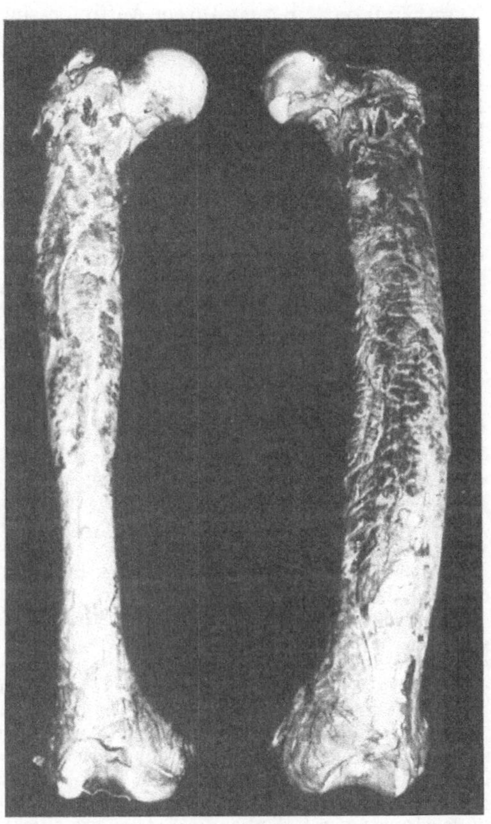

Abb. 26. Ostitis deformans Paget. Beide Oberschenkel von der Oberfläche. (Aus dem path.-anat. Institut in Wien; Vorstand Prof. R. MARESCH.)

metastasen und endlich der Lues zu stellen. Die Osteomalacie wird aus dem klinischen Befund und dem Röntgenbild erkannt, die Ostitis fibrosa cystica zeigt röntgenologisch mehr Abbau als die Ostitis deformans und ist eine Erkrankung des jugendlichen Alters; die Lues wieder ist bezeichnet durch die große Schmerzhaftigkeit.

Sitz und Ausbreitung des Krankheitsprozesses, sowie das Alter des Patienten bestimmen die Prognose.

Die *Therapie* erzielt durch Phosphorlebertran, Jodkali und Calcium lacticum hin und wieder Erfolge, auch Röntgenbestrahlung allein oder in Verbindung mit den genannten Mitteln brachte Erfolge, desgleichen Schilddrüsen- und Thymuspräparate. Auch Jod, dem eine anregende Wirkung auf die Bildung von osteoider, bzw. später verknöchernder Stützsubstanz zukommt, wird mit Erfolg angewendet.

Ostitis fibrosa und Ostitis deformans an den einzelnen Extremitätenknochen.

Humerus. Die Krankheit tritt allmählich mit Schmerzen, Verkrümmungen, Verdickungen, zuweilen auch mit Verlängerung des Knochens in Erscheinung. Spontanfrakturen werden häufig beobachtet.

Therapeutisch kommt Röntgenbestrahlung in Frage.

Unterarmknochen. In den Unterarmknochen wird die Ostitis fibrosa cystica selten beobachtet. Unregelmäßige Auftreibungen und Cystenbildungen, unregelmäßige Aufhellungen im Inneren des Knochens, Spontanfrakturen werden dabei beobachtet.

Die *Behandlung* besteht bei solitären Cysten in der Eröffnung der Cyste, bei ausgedehnten Cystenbildungen, bei denen der Knochen nicht erhalten werden kann, in Resektion und Transplantation. Bei multiplem Auftreten sind die Aussichten der operativen Behandlung gering.

Oberschenkel. Der Lieblingssitz der Ostitis fibrosa im Bereiche des Oberschenkels ist die Regio subtrochanteris. Während der Beginn der Erkrankung oft ohne Erscheinungen einhergeht, kommt es im weiteren Verlauf zu Spontanfrakturen oder höhergradigen Verkrümmungen, insbesondere zur Coxa vara.

Röntgenologisch ist der zentrale Knochenschwund und die periostale Auftreibung bemerkenswert.

Die Behandlung ist bei der Ostitis deformans eine *konservative*; bei der Ostitis cystica localisata ist das fibröse Gewebe *auszuräumen*.

II. Die Erkrankungen der Gelenke.

A. Allgemeine Bemerkungen.

1. Anatomie und Physiologie der Gelenke.

Anatomie. Die Verbindung der Knochen untereinander erfolgt durch die Gelenke. Man unterscheidet *Diarthrosen* (Knie-, Schulter-, Ellbogengelenk usw.), bei denen zwischen den mit Knorpel überzogenen Knochenenden ein Spalt oder eine Höhle, die Gelenkhöhle, sich befindet, und die *Synarthrosen,* welche eine fibröse oder knorpelige oder knorpeligfibröse Verbindung der Knochen *ohne* Gelenkhöhle darstellen (Verbindungen der Wirbel untereinander).

An den Diarthrosen unterscheidet man die Gelenkenden, die *artikulierenden Flächen, die Gelenkkapsel* und *die Gelenkhöhle.*

Die *Gelenkflächen* werden bei den meisten Gelenken durch gefäßlosen hyalinen Knorpel gebildet, deren Oberfläche glatt und spiegelnd ist und die in hohem Maße deformierbar sind; nur am Sternoclaviculargelenk findet sich fibröser Knorpel. An den Seitenflächen, dort, wo die Knorpel sich gegenseitig nicht berühren, werden die Knorpel vom Perichondrium bedeckt, einer fibrös elastischen Haut, die ohne scharfe Grenze ins Periost übergeht.

Die *Gelenkkapsel* ist eine die beiden Gelenkenden umhüllende, straff gespannte oder schlaffe Membran, welche sich ins Periost fortsetzt. Die Gelenkkapsel besteht aus einer inneren Schicht, der Synovialhaut, und einer äußeren Schicht, der fibrösen Haut, welche mit der Synovialhaut innig verwachsen ist. Die Synovialhaut schickt zahlreiche Falten in das Innere der Gelenke, die Fettwülste oder Plicae adiposae, ferner die Plicae synoviales, Synovialfalten und endlich die Synovialzotten. Die Synovialmembran sezerniert eine schleimige, zähe, hühnereiweißartige Flüssigkeit, die Synovia oder Gelenkschmiere. Während die knorpeligen Gelenkenden normalerweise keine Synovialmembran aufweisen, kann sich eine solche unter pathologischen Verhältnisse bilden und den Knorpel überziehen. Die äußere oder fibröse Haut der Gelenkkapsel besteht aus straffem Bindegewebe mit spärlichen elastischen Fasern.

Als dritter Bestandteil der Gelenke ist die Gelenkhöhle, *Cavum articulare* zu nennen, ein spaltförmiger capillarer Raum, der die Gelenkschmiere enthält. Besondere Einrichtungen, Verstärkungsbänder, Binnenbänder, Zwischenscheiben, communicierende Schleimbeutel vervollständigen den Bau der Gelenke.

Nach der Form der zusammentretenden Gelenkstücke unterscheiden wir: Kugelgelenke (Schultergelenk), Nußgelenke (Hüftgelenk), Scharniergelenk (Interphalangealgelenke), Schraubengelenke (das Humeroulnargelenk), Ellipsoid- oder Eigelenke (Radiokarpalgelenk), Radgelenke (proximales und distales Radioulnargelenk) und Sattelgelenke (1. Metacarpophalangealgelenk).

Physiologie. Von größter klinischer Bedeutung ist die Tatsache, daß das Resorptionsvermögen in den Gelenken viel geringer ist als in den serösen Höhlen; das hängt damit zusammen, daß das Lymphgefäßsystem, das in der Synovialmembran reichlich entwickelt ist, wohl mit den Lymphgefäßen der äußeren Gelenkkapsel, nicht aber mit der Gelenkfläche

communiciert. Daher werden Gelenkergüsse langsam resorbiert und nur auf dem Wege
der Diffusion von den Lymphgefäßen aufgenommen. Der Synovia fehlen bactericide
Eigenschaften, das Mucin der Synovia umhüllt die ins Gelenk eingedrungenen Bakterien
und entzieht sie der Einwirkung der bacterciden Körperschutzstoffe; dadurch ist der
schwere Verlauf der Gelenkinfektionen erklärlich.

2. Untersuchung der Gelenke.

Die Untersuchung bei einem *erkrankten Gelenk* hat sich nicht allein auf *das Gelenk*
zu beschränken, sondern den *ganzen Organismus* zu erfassen; denn die Erkenntnis des
Krankheitszustandes des Gesamtorganismus unterstützt nicht nur die Diagnose der lokalen
Gelenkerkrankung, sie gibt uns auch oft entscheidende Hinweise für Prognose und Therapie.

Was die Untersuchung der Gelenke selbst anlangt, so gibt die *Besichtigung* des Gelenkes
schon oft Anhaltspunkte für die Art der vorliegenden Erkrankung. Man achte auf die Form

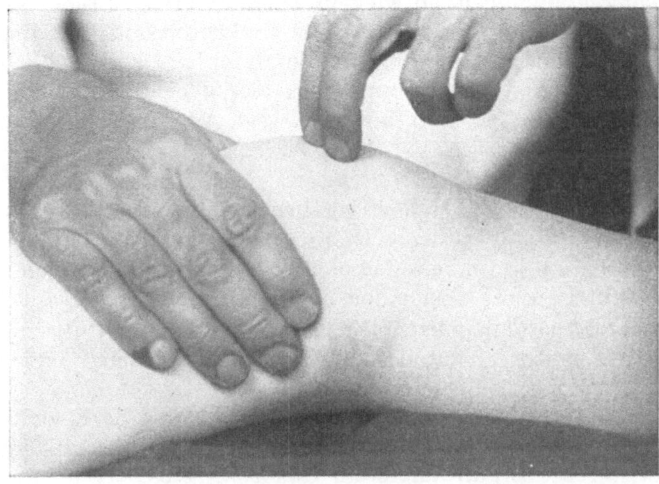

Abb. 27. Prüfung auf Ballottement der Patella. (Aus KIRSCHNER-NORDMANN.)

und Stellung des einzelnen Gelenkes, auf die Beschaffenheit der Haut, den Kräftezustand
der Muskulatur.

Ein Flüssigkeitserguß im Gelenk ist oft schon durch die Besichtigung zu erkennen,
besonders bei Gelenken, die nicht durch dicke Gewebsschichte verdeckt sind. Sie sind
Veränderungen im Ellbogen-, Hand- und Fußgelenk, schon durch die Infektion erkennbar,
ebenso stärkere Ergüsse im Kniegelenk. Geringere Ergüsse sind durch die *Palpation* nachweisbar, besonders dann, wenn gewisse Handgriffe angewendet werden. An der Patella
kann das sog. *Ballottement,* das Tanzen der Patella angezeigt werden: Die emporgedrängte
Kniescheibe wird mit dem Finger an die Kondylen gedrückt; je weiter eingedrückt werden
kann, um so stärker ist der Erguß im Gelenk.

Nur dort, wo eine übergroße Spannung des Gelenkes, beispielsweise durch einen
Hämarthros besteht, ist dieses Symptom nicht nachweisbar. Bei geringen Ergüssen wird
die Untersuchung in der Weise vorgenommen, daß durch Kompression des oberen Recessus
die Flüssigkeit unter die Patella gedrängt wird und hierauf mit 2 Fingern der anderen
Hand das Ballottement der Patella geprüft wird (Abb. 27). In anderen Fällen fühlt die aufgelegte Hand Knirschen und Reiben bei Bewegung des erkrankten, aber nicht des gesunden
Gelenkes.

Ferner ist die *Funktion* des Gelenkes genau zu beachten, nachzuweisen, ob Streckung
oder Beugung oder die übrigen dem Gelenk zukommenden Bewegungen gehemmt sind,
endlich, ob bei den aktiven oder passiven Bewegungen *Schmerzen* auftreten. Funktions-
einschränkung kann bedingt sein durch Veränderungen der Knochen, der Knorpel oder
der Muskulatur, schließlich durch den *Schmerz*. Die Art des nachweisbaren Widerstandes
gibt oft einen Anhaltspunkt für die vorliegende pathologisch-anatomische Veränderung.

Der *Schmerz* kann nur bei gewissen Bewegungen nachweisbar sein, andererseits kann
er dauernd als spannender, stechender Schmerz vom Patienten empfunden werden.

Der *hinkende Gang* ist eine Folge der Schmerzhaftigkeit, kann aber auch die Folge eines versteiften oder veränderten Gelenkes, einer verkürzten Extremität, einer Muskellähmung sein. Des weiteren sind Längenunterschiede der Extremität zu beachten.

Das *Röntgenverfahren* ist zur Erkennung von Gelenkleiden unbedingt notwendig, stereoskopische Bilder erleichtern manchmal die Diagnose.

In Fällen, die mit den eben erwähnten diagnostischen Mitteln nicht aufgeklärt werden können, kommt die *Auscultation* des Gelenkes, die *Füllung mit Luft* oder schattengebenden Mitteln in Betracht, obwohl das bei dem heutigen Stand der Röntgendiagnostik in den seltensten Fällen notwendig ist.

B. Die akuten Entzündungen der Gelenke.

1. Akut eitrige Entzündungen.

Ätiologie. *Akute Gelenkentzündungen* können sich im Anschluß an penetrierende Gelenkverletzungen entwickeln (Schuß, Hieb, Stich, Fremdkörperverletzungen), im Anschluß an komplizierte Frakturen und Luxationen, weiters durch Fortleitung einer Entzündung von der Nachbarschaft, endlich auf hämatogenem Weg, als hämatogene Metastasen; hierzu gehören auch jene Gelenkerkrankungen, die im Anschluß an infektiöse Allgemeinerkrankungen beobachtet werden.

Bakteriologisch kommen als Erreger der akuten Gelenkentzündung *Staphylokokken* und die besonders gefährlichen *Streptokokken* vor, seltener Gonokokken und *Pneumokokken.* Streptokokken finden sich im Gelenkeiter nach akuten Infektionskrankheiten, Scharlach, Diphtherie, Influenza oft auch mit anderen Bakterien bei Gonorrhöe, Typhus, Pneumonie.

Pathologische Anatomie. Pathologisch-anatomisch sind die akuten Entzündungen der Gelenke einzuteilen in *seröse, sero-fibrinöse* und *eitrige Entzündungen.*

Vorwiegend ist bei den Gelenkentzündungen die Synovialis betroffen. Diese zeigt Injektionsröte, verdickte Falten und liefert Exsudat. Dieses kann als reichlicher, seröser Erguß auftreten, *Synovitis serosa*, Hydrops articulorum acutus, Hydarthros acutus; ist der Erguß mit fibrinösen Flocken gemischt, so spricht man von einer *Arthritis sero-fibrinosa.*

Die akute *Synovitis serosa* kann sich nach kurzer Zeit zurückbilden, sie kann rezidivieren, sie kann in einen *chronischen Hydrops des Gelenkes* übergehen: Der Erguß bleibt bestehen, nimmt an Mächtigkeit zu, die Synovialis wird dick, trüb, wuchert und wächst über den Knorpel *(Synovitis pannosa).* Dieser Endzustand kann auch die Folge einer Erkrankung sein, die nicht akut, sondern von vornherein schleichend beginnt, der chronischen serösen Gelenkentzündung, des Hydrops articuli chronicus.

Die *Arthritis sero-fibrinosa* geht in der Regel mit einem reichlichen serösen Erguß einher; in selteneren Fällen zeigt sie nur einen geringen serösen Erguß und führt dann durch Organisation des Fibrins zu Verwachsungen.

Die *eitrige Gelenkentzündung* tritt als *Synovitis purulenta* oder als *eitrige Panarthritis* auf.

Bei der *Synovitis purulenta, dem Empyem* des Gelenkes, findet sich eine hyperämische, ödematöse Synovialis, bei der eitrigen Panarthritis Vereiterung der Synovialis, Erweichung und Nekrose des Knorpels und nach Zerstörung des Knorpels auch Vereiterung des Knochenmarkes. Durch Übergreifen des Prozesses auf die Umgebung entsteht eine peri- und paraartikuläre Phlegmone, Abscesse und Senkungsabscesse.

Der Ausgang dieser Erkrankung hängt von der Größe der Zerstörung ab. Betrifft die Erkrankung mehr die Weichteile, so führt Schrumpfung und Verkürzung der Gelenkkapsel zu einer unvollständigen Ankylose (fibröse Ankylose).

Ist der Knorpel und der Knochen ergriffen, so entsteht eine vollständige knöcherne Ankylose.

Symptome und Verlauf der akuten Arthritis. Wichtig für die Erkennung einer Gelenkerkrankung ist der Hergang der Erkrankung, die Verletzung, der Nachweis des primären Herdes, die lokalen und die allgemeinen Erscheinungen und der Verlauf.

Bei der *akuten, serösen, serofibrinösen oder fibrinösen* Gelenkentzündung finden wir als lokale Symptome, Schwellung des Gelenkes, Bewegungseinschränkung und Schmerz.

Die *Schwellung* hängt ab von der Größe des Ergusses und ist bei oberflächlich liegenden Gelenken (Knie, Ellbogen) schon durch die Besichtigung an der veränderten Konfiguration des Gelenkes zu erkennen; die normalen Gelenkumrisse sind verschwunden und durch die der straff gefüllten Gelenkkapsel ersetzt. Die Haut über dem erkrankten Gelenk fühlt sich heißer an und ist manchmal gerötet. Bei geringem Erguß und stärkerer Infiltration der Gelenkkapsel werden die Gelenkumrisse undeutlicher; bei der Palpation fühlt man wulstige Verdickungen bei Bewegung knirschen. Jede akute Entzündung eines Gelenkes führt zu einer *Bewegungseinschränkung* und häufig zur sog. Entspannungsstellung. Bei schwereren Entzündungen kommt es zur entzündlichen Gelenkcontractur. Druck auf das Gelenk und Bewegung desselben ist sehr *schmerzhaft.*

Die *Probepunktion* ergibt ein gelbliches, seröses Exsudat, das in der Regel etwas Fibrin enthält.

Von *Allgemeinerscheinungen* ist Steigerung der Körpertemperatur zu Beginn der Erkrankung immer zu beobachten. Sie fällt bei zweckmäßiger Behandlung (Ruhigstellung des Gelenkes und Entleerung größerer Exsudatmengen durch Punktion) nach einigen Tagen; länger dauernde, hohe Temperatur ist immer auf Eiterung verdächtig.

Der *Verlauf* der akuten serösen und serofibrinösen Arthritis ist gutartig, wenn es nicht zur Eiterung kommt. Der Erguß geht zurück, die Beweglichkeit wird eine vollständige. In anderen Fällen kommt es zum Rezidiv, es bildet sich ein chronischer Hydrops mit Zottenwucherung aus; durch die dauernde Überdehnung der Gelenkkapsel kann es zur Ausbildung eines Schlottergelenkes, zur Luxation oder Subluxationsstellung kommen. Ist die Kapsel stark entzündet, so kann Schrumpfung der Kapsel zur dauernden Bewegungseinschränkung führen.

Die *eitrigen Gelenkentzündungen* oder *Gelenkempyeme* können die Gelenkmembran oder das gesamte Gelenk betreffen; dementsprechend unterscheidet man die oberflächliche Gelenkeiterung, *Synovitis purulenta* und die tiefgreifende Gelenkeiterung *Arthritis purulenta.*

Die *Synovitis purulenta* ist eine gutartige Form der eitrigen Gelenkentzündung. Sie kann aus einer serösen Gelenkentzündung entstehen, aber auch vom Anfang an eitrig sein und sich im Anschluß an akute Infektionskrankheiten entwickeln. Am häufigsten werden Staphylokokken, Streptokokken, seltener Pneumokokken gefunden. Hohes Fieber, manchmal Schüttelfrost, leiten die Erkrankung ein. Lokal findet sich starke Schwellung des Gelenkes, heftige Schmerzhaftigkeit auf Druck und bei Bewegung.

Im weiteren Verlauf bleibt die Temperatur hoch, die Gelenkschwellung nimmt zu. Bei entsprechender Behandlung (Ruhigstellung des Gelenkes, Entleerung des Eiters durch Punktion oder Incision) können die Erscheinungen zurückgehen, andererseits kann sich eine tiefgreifende Gelenkentzündung, eine *Arthritis purulenta* aus der Synovitis purulenta entwickeln.

Gelingt es auch, die im Anschluß an die Arthritis purulenta auftretenden lokalen Komplikationen, den Kapseldurchbruch mit nachfolgender paraartikulären Phlegmone und die sekundäre Osteomyelitis erfolgreich zu behandeln, so besteht immer die Möglichkeit neuer Abscesse. Schließlich kann die langdauernde Eiterung zur Anämie führen, es kann zur amyloiden Degeneration der parenchymatösen Organe kommen. Aber auch dann, wenn diese schweren Folgeerscheinungen nicht eintreten, ist mit einer dauernden schweren Funktionsbehinderung zu rechnen, da der Zerstörung des Knorpels eine fibröse, der Zerstörung des Knochens eine knöcherne Ankylose nachfolgt.

Die *Diagnose* wird aus der phlegmonösen Entzündung in der Umgebung des Gelenkes, aus den heftigen Schmerzen des fixierten Gelenkes in vorgeschrittenen Fällen aus der Subluxationsstellung des Gelenkes und der nach Zerstörung des Gelenkknorpels nachweisbaren Crepitation gestellt.

An Allgemeinerscheinungen ist die hohe Temperatur, die häufigen Schüttelfröste zu bemerken. Allgemeine Blässe und Schwäche, trockene Zunge, Appetitlosigkeit kennzeichnen das schwere Krankheitsbild, das nicht so selten frühzeitig zu pyämischen Metastasen und zum Tode führt.

Die *Differentialdiagnose* ist zu stellen gegenüber der traumatischen Gelenkentzündung, dem sympathischen, intermittierenden Gelenkerguß und der chronischen Gelenkentzündung. Anamnese, Ätiologie und Verlauf entscheiden für traumatische und intermittierende Gelenkentzündung, ebenso wie für die chronische Erkrankung. Die Probepunktion gibt Aufschluß darüber, ob ein Hämarthros eine seröse, serofibrinöse oder eitrige Entzündung vorliegt. Sie ist bei unklarer Diagnose frühzeitig und wiederholt durchzuführen.

Die *Prognose* hängt von der Art der Infektionserreger, von der Entstehungsweise und von der Behandlung ab. Auch sind Erkrankungen der großen Gelenke (Hüfte, Knie, Schulter) ernster aufzufassen, als solche kleinerer Gelenke. Während bei serösem und serös-fibrinösem Erguß vollständige Wiederherstellung erwartet werden kann, führt der eitrige Erguß im Gelenk in der Regel zu einer Versteifung des Gelenkes, doch erlebt man auch hier freudige Überraschungen, besonders bei Kindern.

Von besonderer Bedeutung sind die Allgemeinerscheinungen, gegen die sich die Behandlung richten muß. Metastasen, Sepsis, Thrombophlebitis sind gefürchtete Komplikationen.

Therapie der akuten Arthritis. Die *Behandlung* besteht in erster Linie in Ruhigstellung (Brückengipsverband, Schienenverband). Diese muß in einer solchen Stellung erfolgen, daß bei einer etwaigen Versteifung des Gelenkes die Funktionsfähigkeit desselben erhalten bleibt. Von Medikamenten sind Aspirin und Salicyl zu verordnen. Stauung hat sich bei den Kriegsverletzungen der Gelenke bewährt, Röntgenbestrahlung wird in neuerer Zeit vielfach mit Erfolg angewendet.

Von chirurgischen Maßnahmen kommt bei den serösen und serofibrinösen Entzündungen die *Punktion*, bei trübem Exsudat die *Spülung* des Gelenkes mit antiseptischen Mitteln in Anwendung. 3%ige Karbollösung, Chlumskysche Lösung [1], Spülung mit Rivanol [2] leistet unter Umständen gute Dienste. Nach Ablauf des Ergusses hat Massage und Bewegungstherapie einzusetzen.

Bei der oberflächlichen Gelenkeiterung der Synovitis purulenta führt die Ruhigstellung des Gelenkes und die Punktion und Spülung nicht immer zu dem gewünschten Erfolg, die Temperatur hält sich auf gleicher Höhe oder

---

[1] Zusammensetzung der Chlumskylösung: Camph. trit. 60,0, Ac. carbol. 30,0, Alcohol absol. 10,0.

[2] Rivanol 1,0 : 1000,0 Aqu. dest. steril.

nimmt zu, lokal breitet sich der Prozeß in die Umgebung des Gelenkes aus; in solchen Fällen führen kleine Incisionen manchmal noch zum Erfolg.

Wenn der Prozeß trotz Eröffnung lokaler Eiterherde tiefer schreitet und wenn vom Beginn an eine tiefgreifende Gelenkeiterung vorliegt, sind größere Eingriffe notwendig. Dabei darf der Zeitpunkt des radikalsten Eingriffes, der Amputation, nicht versäumt werden. Die *Arthrotomie*, die Eröffnung des Gelenkes, sucht durch ausgiebige Incision und Drainage am tiefsten Punkt die Eiterung zu beherrschen; genügt sie nicht, so ist die *Aufklappung des Gelenkes* vorzunehmen. Wenn immer wieder Eiterretensionen sich zeigen, ist die *Gelenkresektion* auszuführen, da sie das gesamte Entzündungsgebiet freilegt und günstige Abflußbedingungen für die Eiterung schafft.

Bei rasch fortschreitenden Eiterungsprozessen, bei drohender oder bestehender Allgemeininfektion, ist die *Absetzung* der befallenen Extremität notwendig. Sie kommt auch dort in Anwendung, wo die genannten mehr konservativen Eingriffe zu keiner Besserung führten, wo Anämie, amyloide Degeneration der Organe oder eine Arrosionsblutung das *Leben* des Patienten gefährden.

Bei infizierten Gelenk*verletzungen* genügt in manchen Fällen neben Ruhigstellung, Punktion und Incision, in anderen Fällen ist die Aufklappung des Gelenkes, bei schweren Zerstörungen die Resektion notwendig. Wenn mit der Resektion das Auskommen nicht gefunden wird, ist die Amputation nicht zu vermeiden. Der richtige Zeitpunkt der Amputation darf nicht übersehen werden.

Nach Abklingen der örtlichen und allgemeinen Erscheinungen, ist die zweite Sorge, die nach Wiederherstellung der Funktion. Mit Bewegungen darf erst dann begonnen werden, wenn vollkommene Schmerzfreiheit besteht, auch dann sind passive und aktive Bewegungen tastend auszuführen und sofort auszusetzen, wenn Schmerzen auftreten, Schwellung oder Temperatursteigerung sich zeigt. Erst 3—4 Wochen nach Abklingen der akuten Erscheinungen soll mit Bewegungen begonnen werden. Bei bindegewebiger oder knöcherner Ankylose ist an eine operative Mobilisierung des Gelenkes erst ein halbes oder ein Jahr nach Verheilung der Wunde zu denken.

2. Gonokokken- und Pneumokokkenarthritis.

a) Gonokokkenarthritis.

Die Infektion der Gelenkhöhle erfolgt bei Gonorrhöe ausnahmslos auf dem *Blutwege*, und zwar in jedem Stadium der Gonorrhöe, am häufigsten im subakuten Stadium, 2—6 Wochen nach der Erkrankung. Begünstigend für die Metastasierung wirken Schwangerschaft, Geburt und Wochenbett, vielleicht auch die antiseptische Behandlung der frischen Gonorrhöe. Jedes Gelenk kann von der Gonokokkenarthritis betroffen werden, am häufigsten finden wir das *Kniegelenk*, besonders beim Manne, das *Fuß*- und *Handgelenk*, letzteres besonders bei Frauen, seltener Schulter-Ellenbogengelenk und andere Gelenke erkrankt. Gewöhnlich ist nur *ein* Gelenk erkrankt, doch können auch mehrere Gelenke befallen sein.

Pathologisch-anatomisch findet sich ein serös-fibrinöser oder leicht eitriger Erguß, starke Verdickung der Kapsel und des periartikulären Gewebes, in schweren Fällen Entzündung des Gelenkes und des periartikulären Gewebes und nachfolgende Zerstörung von Kapsel und Knochen.

Klinisch ist der akute Beginn, hohes Fieber, heftige Schmerzen eine regelmäßige Erscheinung. Die Schmerzen führen zur typischen Entspannungsstellung des Gelenkes. Bei den schweren Formen findet sich eine teigige Schwellung, die Haut ist gerötet, pastös.

Der Verlauf ist chronisch, erst nach 1—2 Monaten gehen die Schmerzen zurück; nur die serösen Formen heilen reaktionslos aus; bei den schweren Gelenkprozessen kommt es zur Atrophie der Muskulatur, zur Schrumpfung der Gelenkkapsel und zur Versteifung der befallenen Gelenke.

Die *Diagnose* wird aus dem Primärherd gestellt und aus den typischen klinischen Erscheinungen. Der plötzliche Beginn mit äußerst heftigen Schmerzen, die teigige stellenweise fluktuierende Anschwellung des Gelenkes, das Ergriffensein eines und nur selten mehrerer Gelenke ist bezeichnend.

Röntgenologisch fällt vielfach frühzeitig die Knochenatrophie auf.

Der Ausgang der Gelenkgonorrhöe ist sehr wechselnd, je länger die Krankheit dauert, desto schlechter wird die Funktion. Atrophie, knöcherne Ankylose, Subluxation, Arthritis deformans sind nicht selten Folgeerscheinungen.

Die *Prognose* der Arthritis gonorrhoica ist in Hinblick auf die Beweglichkeit des Gelenkes auch bei den leichten Formen ernst zu stellen; während die seröse Form der Entzündung spurlos ausheilen kann, auch hin und wieder die serofibrinöse, ist bei der phlegmonösen mit einer Versteifung des Gelenkes zu rechnen.

Die *Behandlung* hat sich zunächst gegen den Primärherd zu richten; die Arthritis gonorrhoica wird mit Ruhigstellung, Wärme, Stauung, Arthigoninjektion intramuskulär oder intravenös, nach Schwinden der akuten Erscheinungen mit Bewegungstherapie behandelt. Der Erguß ist zu punktieren, Spülung und Kapselfüllung mit Antiseptica ist in Anwendung zu bringen.

b) Pneumokokkenarthritis.

Ebenso wie bei der Infektion des Gelenkes durch die Gonorrhöe ist auch bei der selteneren Pneumokokkenarthritis der *Ausgangspunkt* ein *primärer Herd*; gewöhnlich entwickelt sich die Pneumokokkenarthritis bei der fibrinösen Pneumonie bei Erwachsenen im Höhenstadium der Erkrankung oder in der Rekonvaleszenz, bei Kindern ist die Pneumokokkenarthritis ohne vorausgegangene Pneumonie häufig.

Es kommt zu einer serösen und einer eitrigen Gelenkentzündung. Letztere führt häufig zum Durchbruch der Eiterung und zur paraartikulären Phlegmone, zu Zerstörungen an den Gelenkkörpern. In ihrem Gefolge sind Subluxationsstellung und Ankylose nicht selten.

Zur *Diagnose* einer Pneumokokkenarthritis ist der Nachweis des primären Herdes und der Nachweis von Pneumokokken im rahmigen Eiter notwendig.

Die *Behandlung* beschränkt sich auf Ruhigstellung, Punktion und Spülung in besonders schweren Fällen besteht sie in Eröffnung des Gelenkes.

c) Andere postinfektiöse Gelenkentzündungen.

Postinfektiöse Gelenkentzündungen können sich ferner im Anschluß an eine Darmerkrankung entwickeln, werden nach *Typhus*, *Amöbendysenterie* hin und wieder beobachtet. Auch nach *Fleckfieber*, nach *Paratyphus*, nach *Febris recurrens*, kommen diese Erkrankungen vor und sind in der Regel seröse Gelenkentzündungen. Auch im Anschluß an *Urticaria*, *Serumkrankheit*, kommt es hin und wieder zu serösen Gelenkergüssen. Die Synovitis der Fingergelenke im Anschluß an *Schweinerotlauf* ist eine nicht so seltene Erkrankung. Hierher gehören auch die puerperalen Gelenkentzündungen und die Gelenkentzündungen Neugeborener. Eine durchaus spezifische Gelenkentzündung ist die bei der echten Gicht vorkommende.

Therapie. Stauungshyperämie nach Bier bei Ruhigstellung der Extremität ist die geeignete Behandlungsmethode. Dauernde Steifheit des Gelenkes ist zu befürchten. Die pyämische Gelenkentzündung ist wie die akute eitrige Gelenkentzündung zu behandeln.

C. Die chronischen Entzündungen der Gelenke.

Zum Verständnis dieser Gruppe von Erkrankungen soll zunächst kurz auf jene Bestandteile des Gelenkes hingewiesen werden, welche am häufigsten erkranken und den Ausgang der chronischen Gelenkentzündung bilden. Hier ist es in der größten Anzahl der Fälle die Synovialmembran, welche zuerst erkrankt, in anderen Fällen wieder geht die Erkrankung von den Gelenkbändern aus. Die Erkrankung der Synovialmembran führt zu einer Exsudation, welche entweder von *seröser* oder von *eitriger* Beschaffenheit sein kann.

Je nach der Ätiologie unterscheiden wir: den einfachen *Hydrops articulorum chronicus* oder *chronisch-seröse Synovitis,* ferner die *Arthritis chronica deformans,* die *neuropathischen Arthropathien,* die *Arthritis urica* endlich die *tuberkulöse Gelenkentzündung* und die *syphilitische Gelenkentzündung.*

1. Die chronisch-seröse Synovitis, Hydrops articulorum chronicus, Hydarthros.

Sie ist gekennzeichnet durch seröse Exsudation ohne Zerstörung des Gelenkapparates. Niemals kommt es bei dieser Erkrankung zur Eiterung. Entsprechend dem geringen pathologisch-anatomischen Befund ist die Funktionsstörung in der Regel nicht hochgradig. Der Flüssigkeitserguß (dünne Synovia) entwickelt sich langsam, die Synovialmembran wird allmählich etwas dicker, es kommt zur Ausbildung von Synovialzotten, welche sich abstoßen können und frei in der reichlich abgesonderten Gelenkflüssigkeit schwimmen.

Was die *Ätiologie* dieser Erkrankung anlangt, so wird manchmal ein nur geringes Trauma, eine Erkältung, eine akute Infektionskrankheit u. dgl. nicht mit Unrecht angeschuldigt werden können. Häufig ist die Synovitis chronica serosa eine Folge oder Begleiterscheinung krankhafter Gelenkveränderungen, oft tritt sie als 1. *Erscheinung* gewisser Gelenkerkrankungen auf (Tuberkulose, Syphilis, Arthritis deformans, Arthritis neuropathica). In manchen Fällen bleibt die Ätiologie unerkannt.

Die Lieblingslokalisation ist das Kniegelenk, oft doppelseitig, selten ist Schulter-, Ellbogen- oder Hüftgelenk befallen.

Pathologisch-anatomisch zeichnet sich die chronische seröse Gelenkentzündung aus durch einen mächtigen Erguß; derselbe ist klar, gelbgrün, eiweißreich, viel dünnflüssiger als die Synovia, in anderen Fällen fibrinreich, gallertartig. Bleibt der Hydrops längere Zeit bestehen, so kommt es zu einer Trübung und Verdickung und Wucherung der Synovialmembran, die sich schließlich über den ganzen Knorpel hin ausbreitet. Der Knorpel selbst zeigt Wucherung, Verfettung und Auffaserung wie bei der später zu besprechenden Arthritis deformans, die Kapsel wird schwielig verdickt.

Klinisch wichtig ist die starke Schwellung des Gelenkes, das Ballotement der Patella. Trotz ausgebildetem Hydrops des Gelenkes sind die Patienten oft noch imstande, große Anstrengungen zu bewältigen, große Märsche zu machen: nur die Beugung ist infolge des bestehenden Flüssigkeitsergusses unvollständig. Bei hochgradigem Hydrops ist leichte Ermüdbarkeit zu beobachten. Bei lang dauernder Erkrankung entwickeln sich durch Dehnung der Bänder Schlottergelenke oder abnorme Gelenkstellungen.

Die *Prognose* ist eine gute in jenen Fällen, bei denen es zum Hydrops im Anschluß an ein akutes Leiden gekommen ist. Wenn sich die Krankheit chronisch entwickelt, ist vollkommene Heilung sehr schwer, in manchen Fällen überhaupt nicht zu erzielen.

Die *Behandlung* besteht in erster Linie in *Kompressionsverbänden* und in *vollkommener Bettruhe.* (Forcierte Kompression nach VOLKMANN). Dabei ist darauf zu achten, daß die Arterien nicht komprimiert werden. Das Kniegelenk wird mit einer elastischen Binde fest eingewickelt, während die Gefäße der Kniekehle durch eine leicht gebogene, gehöhlte Schiene vor Druck geschützt werden. Daneben kommt Jodtinktur, Schmierseifeneinreibung, Heißluftbehandlung, feuchtwarme Einwicklungen in Frage. Billroth hält *Massage* für das geeignetste Mittel zur Behandlung der veralteten Fälle von Hydarthrose. Bei kräftiger Massage tritt bald eine akute Entzündung zu dem chronischen Hydrops hinzu, welche die Resorption des Gelenkergusses einleitet. Allerdings muß diese Behandlung geduldig monatelang fortgesetzt werden, wobei die Patienten mit einer das Gelenk fixierenden Kniekappe umhergehen können.

In den wenigen Fällen, bei denen die beschriebenen konservativen Maßnahmen nicht zum Ziele führen, kommen wiederholte Gelenkpunktionen, in Ausnahmefällen die Arthrotomie und Excision von Gelenkzotten in Betracht.

2. Der chronische Gelenkrheumatismus (Polyarthritis rheumatica chronica).

Zu den chronisch entzündlichen nicht spezifischen Erkrankungen gehört ferner der chronische Gelenkrheumatismus, der nach der typischen Polyarthritis rheumatica oder nach postanginösen Infektionskrankheiten, aber auch nach Scharlach, Pyämie zurückbleibt. Auch cariöse Zähne kommen für die Entstehung in Betracht. Spricht diese Art der Entstehung und die häufigen akuten und subakuten Nachschübe für eine bakterielle Infektion, so führen andererseits auch Verkühlungen, feuchte Wohnungsverhältnisse zweifellos zu dieser Erkrankung. Von diesem sekundären chronischen Rheumatismus unterscheidet sich die primäre Polyarthritis chronica progressiva durch den langsamen, jahrelang dauernden fieberlosen Verlauf und die Lokalisation in den kleinen Gelenken.

Nicht entzündlichen Ursprunges ist auch die konstitutionelle Arthritis chronica, die mono-artikulär auftritt und unter der Bezeichnung Arthritis sicca, Arthritis pauperum bekannt ist.

Am häufigsten beginnt die Polyarthritis rheumatica chronica im mittleren und späteren Lebensalter und befällt die Finger- und Zehengelenke aber auch Knie- und Schultergelenk, Ellbogen und Handgelenk, oft mehrere Gelenke gleichzeitig.

Pathologisch - anatomisch sind entzündliche Veränderungen der Gelenkkapsel das Primäre; der Knorpel wird von der wuchernden Synovialis durchwachsen; von oben her dringen Gefäße der Synovialis in den Knorpel ein (zum Unterschied von der noch zu besprechenden Arthritis deformans, wo die Gefäße vom subchondralen Gewebe aus in den Knorpel einwachsen) und wandeln ihn in Bindegewebe um. Durch Verwachsung des Bindegewebes mit dem der gegenüberliegenden Seite oder durch Verwachsen der Gelenkzotten mit dem Bindegewebe der gegenüberliegenden Gelenkfläche, kommt es zum Schwund der Gelenkhöhle und zur Ankylosis fibrosa durch Verknöcherung des Bindegewebes zur Ankylosis ossea.

Symptomatologie. *Der Beginn des Leidens* ist schleichend und unmerklich; dem Verlauf nach sind 3 Formen zu unterscheiden, die leichte, die schwere und die ankylosierende Form. Geringe Schmerzen bei Bewegungen der Fingergelenke und auf Druck namentlich bei alten Leuten und nach längerer Ruhe, also des Morgens, leiten die Krankheit ein. Die Gelenke sind angeschwollen, die Kapsel ist verdickt. Dadurch wird die Beweglichkeit der Finger eingeschränkt, was wieder zur Atrophie der Muskulatur führt. In weiterer Folge stellen sich Contracturen und Stellungsanomalien ein.

Bei den schweren Formen finden wir vom Beginn an heftigere Schmerzen, welche besonders nach Bewegungen sich einstellen. Die Gelenke sind stark geschwollen, was besonders durch die bestehende Muskelatrophie sinnfällig wird. Die normalen Gelenkzotten wuchern und füllen das Gelenk aus. Bei passiven Bewegungen ist deutlich Krachen hörbar. Bei der ankylosierenden Form, die sich aus der schweren Form oder ohne diese Zwischenstufe entwickeln kann, kommt es zur Schrumpfung der Kapsel, Auffaserung des Gelenkknorpels und schweren Stellungsänderungen.

Die *Prognose* der Polyarthritis chronica ist in bezug auf anatomische Ausheilung schlecht, auch bei den leichten Formen. Bei den schweren Formen werden außer den Gelenken der Extremitäten auch jene des Stammes befallen, doch läßt sich durch entsprechende therapeutische Maßnahmen Besserung erzielen.

Therapie. Der Allgemeinzustand des Patienten kann durch Chinin, Eisen und Lebertran gehoben werden. Steinsalz-, Schwefel- oder Schlammbäder (Baden bei Wien, Pystian, Wildbad in Württemberg, Wildbad-Gastein in Salzburg), Radiumkuren (Wiesbaden, Baden-Baden, Teplitz in Böhmen) kommen hierfür in Betracht. Dabei muß sich der Patient dauernd vor Verkühlungen und Feuchtigkeit hüten. Aufenthalt im Süden in den Wintermonaten (Ägypten), Vermeidung von feuchten Wohnungen ist zu empfehlen.

Mäßige Bewegungen sind dem Patienten zu verordnen, leichte Massage, Elektrizität, Heilgymnastik ist anzuraten. Ferner Phenolcampherinjektionen, Röntgenbestrahlungen in mehrwöchigen Intervallen. Mirioninjektionen (Jod in kolloidaler Lösung) von PAYR empfohlen, führt in manchen Fällen zu guten Erfolgen. Unspezifische Reiztherapie, Milch, Yatren-Casein-Injektionen und Injektionen von kleinen Chininmengen führen hin und wieder zu Besserungen des Leidens. Zur Behandlung der Contracturen dient der Extensionsverband; Gipsverbände sind bei schmerzhaften Gelenken anzuwenden, um sie in guter Stellung zur Ankylose zu bringen.

Bei schweren Fällen kommt die Resektion des Gelenkes in Frage, die allerdings zur Versteifung führt.

3. Arthritis, Osteoarthritis chronica deformans.

Wir unterscheiden eine primäre, genuine Osteoarthritis chronica deformans, kurz Arthritis deformans genannt und eine sekundäre Arthritis deformans.

Die *primäre* Arthritis deformans hat nach der Meinung ROKITANSKYs ihre Ursache in einer entzündlichen Osteoporose des Knochens, während neuere Untersuchungen in der *Knorpelerkrankung die primäre Ursache* sehen. Nach PAYR ist die Ursache der primären Arthritis deformans in einer angeborenen *Minderwertigkeit der Gelenke* zu suchen.

Die *sekundäre* Arthritis deformans hat eine bekannte Ätiologie. Angeborene oder erworbene Deformität, Verletzungen, lang dauernde Ruhigstellung der Gelenke, endlich gewisse Nervenerkrankungen führen zur Arthritis deformans. Das Mißverhältnis zwischen arterieller Blutzufuhr und venösem Blutabfluß soll zur Arthritis deformans führen.

Daß ein Zusammenhang zwischen endokrinen Störungen und der Arthritis deformans besteht, geht aus den Heilerfolgen hervor, die NOVAK mit Eierstocküberpflanzungen, WERNER mit Röntgenbestrahlungen der Hypophyse erzielte.

Was die *pathologisch-anatomischen* Veränderungen anlangt, so finden sich die ersten Veränderungen im Gelenkknorpel. Auffaserung, Abschleifung (Abb. 28), völliger Knorpelschwund führen zu Veränderungen der Gelenkfläche. An Stellen, welche bei der Bewegung des Gelenkes starken Druck auszuhalten haben, findet sich Auffaserung und Erweichung, in weiterer Folge völliger Schwund des Knorpels. An dem von Knorpel entblößten Knochen kommt es zu Wucherungsvorgängen und zu atrophischen Resorptionsprozessen. Der vom Knorpel teilweise entblößte Knochen wächst in den Knorpel hinein und führt zur Verknöcherung des Gelenkrandes mit knolligen Wucherungen den sog. *Randwülsten* (Pommer [Abb. 29]).

Auch vom Periost aus entstehen höckerige Auflagerungen und Wülste, welche sich außerhalb der knorpeligen Gelenkfläche auf der Knochenaußenfläche etablieren. Beide Arten von Auswüchsen führen zu einer Deformierung des Gelenkes; daneben kommt es zu lebhaften Knochenabbau, der stellenweise zu grubigen Vertiefungen und mithin zu weiteren Veränderungen des Gelenkes

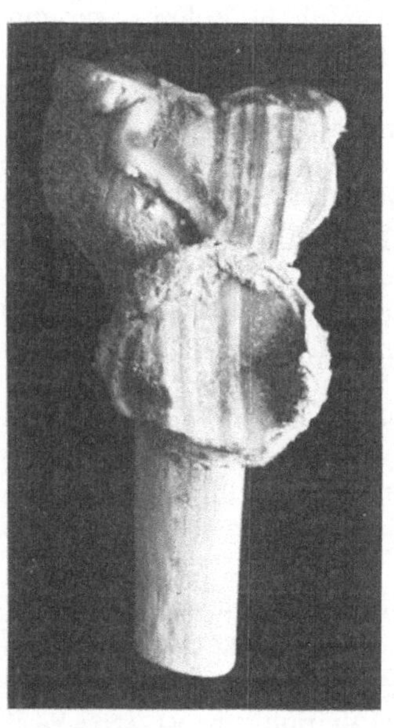

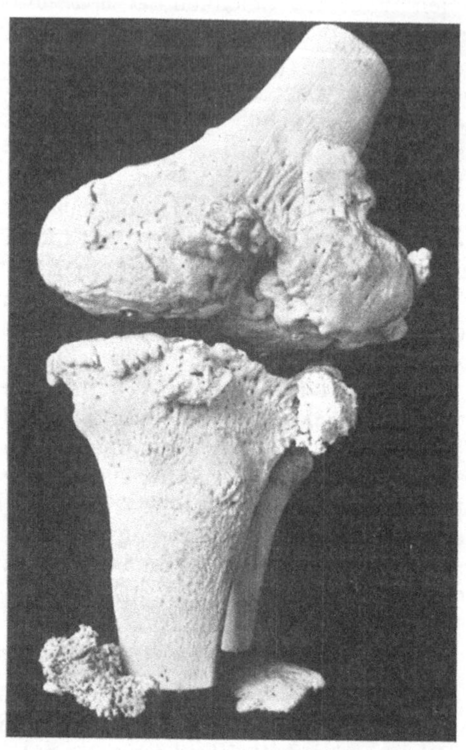

Abb. 28. Schliffurchen bei Arthritis deformans des Kniegelenkes. (Aus dem path.-anat. Institut der Universität in Wien: Vorstand Prof. R. Maresch.)

Abb. 29. Arthritis deformans des Kniegelenkes. (Aus dem path.-anat. Institut der Universität in Wien; Vorstand Prof. R. Maresch.)

führt. Teilchen der Knorpelfläche lösen sich ab und erscheinen als sog. *freie Körper* im Gelenk.

An der Gelenkkapsel zeigt sich mächtige Verdickung der Bänder und Falten und starke Wucherung, besonders an den Umschlagstellen der Synovialis. Die Zotten hypertrophieren, an ihren freien Enden finden sich häufig Knorpel- oder Knochenkerne, welche sich allmählich von der Synovia loslösen und als freie Körper in der Gelenkhöhle gefunden werden. Diese Art von Knochenneubildung findet sich auch in der Gelenkkapsel, wo voluminöse Knochenplatten entstehen, die z. B. am Kniegelenk eine zweite Patella vortäuschen können. Diese Knochenneubildungen sind nicht wie bei der Tuberkulose spitz, sondern glatt, rundlich „wie eine geschmolzene aufgetropfte im Fluß erstarrte Masse" (Rokitansky). Sie sind meistens mit einer dünnen Schicht Knorpel bedeckt, was bei anderen Knochenneubildungen nicht vorkommt. Durch diese

Art von neuen Knochen ist die Arthritis deformans von den anderen Gelenkerkrankungen deutlich zu unterscheiden.

Durch die Knochenneubildungen können die Gelenkenden verschoben werden und in eine ganz abnorme Stellung geraten. Dadurch kann das Gelenk einerseits ganz unbeweglich werden, andererseits bei geringen Mengen solcher Neubildungen besonders beweglich werden. Stärkere Flüssigkeitsansammlung fehlt im Gelenke.

Symptome und Verlauf. Die *Arthritis deformans*, fast immer monoartikulär, häufiger bei Männern mittleren und höheren Alters als bei Frauen beginnt *allmählich* mit Schmerzen und Reiben in den Gelenken. In weiterer Folge verändert sich die Form des Gelenkes; durch Verdickung der Knorpel- und der Knochenenden entstehen unregelmäßige Vorsprünge, Einschränkung der Beweglichkeit, fehlerhafte Gelenkstellung, Schlottergelenke. Hüftgelenk und Kniegelenk sind von dieser Erkrankung besonders häufig befallen. Oft sind freie knöcherne Gelenkkörper vorhanden.

Röntgenologisch findet man rundliche oder spitze Auflagerungen an den Gelenkkanten, häufig freie Gelenkkörper, zerklüftete Gelenkkonturen und einen verschmälerten oder fehlenden Gelenkspalt (Abb. 30 u. 31 a b).

Im Verlauf der Erkrankung zeigt sich hin und wieder ein Stillstand, doch ist die Krankheit unheilbar.

Die *Arthritis deformans* unterscheidet sich von der syphilitischen Arthritis chronica durch die Knorpelwucherungen, Knorpelauffaserung und chronische Abschleifungen der Gelenke; gegen Tuberkulose ist zu beachten der wenig *schmerzhafte* Verlauf, das ungestörte Allgemeinbefinden, das Fehlen der Knochenatrophie und das Vorkommen der Randwülste.

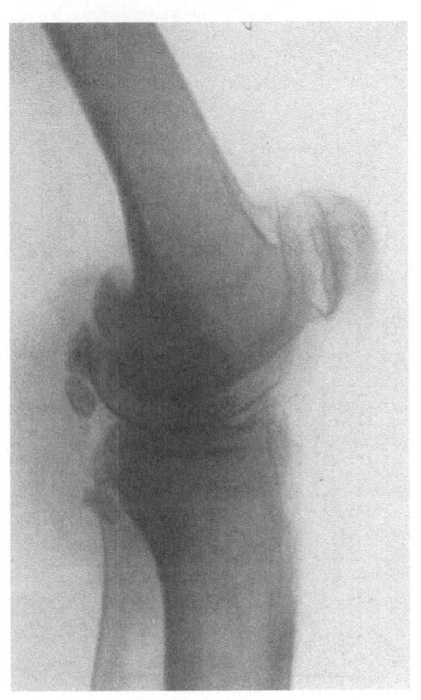

Abb. 30.

Die *Prognose* ist dementsprechend quoad vitam gut, quoad functionem fraglich.

Die abgeschliffenen Knorpel und Knochen werden nicht mehr ersetzt, andererseits bilden sie einen ständigen Reiz im Gelenk; im jüngeren Lebensalter ist die Arthritis deformans in einzelnen Fällen heilbar, wenn die Ursache beseitigt werden kann (POMMER).

Therapie. Bei primärer Arthritis deformans strebt die Behandlung eine Dehnung der Gelenkkapsel an und erreicht sie durch wiederholte Einspritzung von 1%igem Novocain-Adrenalin. Dadurch kommt es zunächst zur Abnahme oder zum Verschwinden der an sich unbedeutenden Schmerzen.

Bei der sekundären Arthritis deformans kommt es in erster Linie darauf an, die Ursache des Leidens, also Stellungsanomalien zu beseitigen; Pregl-Pepsinlösungen, zu einem Teil Pregl-Pepsin auf 10 Teile Lokalanästhesie wirken beginnenden Contracturen entgegen. Erst wenn die Schmerzen verschwinden, sind Massage und Übungen berechtigt. Auch Röntgenreizbestrahlung und Organotherapie bei nachgewiesener endokriner Störung ist zu empfehlen.

Von Operationen kommt bei Einklemmung von freien Körpern die Entfernung derselben, bei schweren Gelenkveränderungen die Resektion oder Arthroplastik in Frage.

Im höheren Alter führt die Arthritis deformans zu Veränderungen, die als *Arthritis chronica ulcerosa sicca*, als sog. *Malum senile*, besonders gern das Hüftgelenk, Schulter- und Ellbogengelenk befallen. Sie unterscheidet sich von der Arthritis deformans nur graduell, es finden sich Übergänge von der einen zur

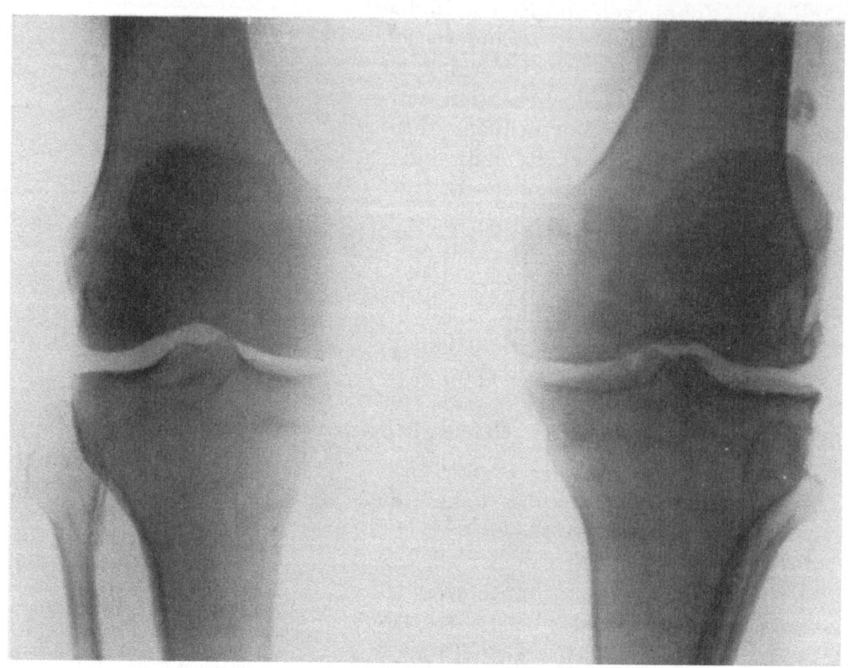

a   b

Abb. 31 a und b. Arthritis deformans mit Kapselchondromen.

anderen. Knochen- und Knorpelwucherungen fehlen bei der Arthritis chronica ulcerosa sicca, die regressiven, atrophischen Veränderungen am Knorpel und Knochen sind im senilen Charakter des Gewebes begründet, das zur Knochen- und Knorpelneubildung nicht mehr fähig ist.

Chronischer Beginn, Schmerzen und Steifheit in den Gelenken, deutliches Reiben bei der Bewegung des Gelenkes kennzeichnen diese Erkrankung. Bei der Lokalisation am Hüftgelenk hinken die Patienten. Während zu Beginn Abduction und Außenrotation besteht, ist in späteren Stadien Flexionsstellung und Adduction und vollständige Bewegungseinschränkung nachzuweisen. Die Extremität wird kürzer, und die Pfanne abgerieben werden. Schließlich kommt es zur starken Atrophie der Muskulatur. Die Krankheit ist häufiger bei Männern als bei Frauen.

4. Arthritis urica.

Die Gelenkgicht ist eine ererbte Krankheit, bei der es unter anfallsweise wiederkehrenden entzündlichen Erscheinungen zur Ablagerung von Uraten im

Gewebe, besonders in den Gelenken kommt. Chronischer Alkoholismus, chronische Bleivergiftung, üppige Lebensweise begünstigt das Auftreten dieser Erkrankung, die hauptsächlich Männer im mittleren und höheren Lebensalter befällt. Häufig finden sich neben den Gelenkerkrankungen auch solche der inneren Organe, besonders chronische Nephritis, aber auch Blasen- und Nierensteine.

Pathologische Anatomie. Bei der Gicht finden sich in den Gelenken Ablagerungen bröckeliger kreideweißer Massen, die aus harnsauren Salzen bestehen. Der Kalk wird vorwiegend in den Knorpelzellen als feiner körniger Sand abgelagert, aber auch Knochen und Synovialis zeigen Ablagerungen, ebenso die Kapsel und die Bänder der Gelenke, die Sehnen und Schleimbeutel. In den meisten Fällen befällt die Erkrankung nur *ein* Gelenk, am häufigsten das Metatarsophalangealgelenk der großen Zehe; reichliche Ablagerungen von harnsauren Salzen führen zur Knotenbildung, den *Gichtknoten, Tophi arthritici.*

Symptomatologie. Die Gelenkgicht beginnt in der Regel plötzlich nach einem Exzeß in Speise oder Trank; mitunter leiten ziehende Schmerzen, Müdigkeit usw. die Erkrankung ein. Gewöhnlich wird zunächst nur ein Gelenk befallen, das Metatarsophalangealgelenk der großen Zehe (Podagra, Zipperlein), welches unter heftigem Fieber anschwillt und zunächst das Bild einer gonorrhoischen oder eitrigen Arthritis vortäuscht. Von ihr unterscheidet sie sich dadurch, daß Schmerzen und Fieber gegen Morgen abklingen und sich in der Nacht durch 1—2 Wochen wiederholen. Dann läßt der Anfall nach und es bleibt eine Verdickung des Gelenkes zurück.

An allen Ablagerungsstellen der Urate kommt es zur Nekrose zunächst der Knorpel, später der Knochen und zur Ausbildung von Granulationsgewebe in der Umgebung der nekrotischen Partien.

Versteifung der Gelenke, abnorme Gelenkstellung, Ausbildung von Gichtknoten oder Tophi, Fisteln, Eiterung oder Verjauchung der Gelenke kennzeichnen den weiteren Verlauf und sind für die Gelenkgicht charakteristisch.

Differentialdiagnostisch macht im akuten Stadium die Abgrenzung gegen Gonorrhöe im chronischen Stadium gegen Gelenkrheumatismus Schwierigkeit; beim Vorhandensein von Fisteln wird zunächst an Tuberkulose zu denken sein, bis der Nachweis des milchigen Sekretes und histologisch der Befund der harnsauren Krystalle die Diagnose klären.

Die *Prognose* quoad vitam hängt davon ab, ob die Nieren und die Gefäße gesund sind, ob Diabetes besteht oder nicht. Die Krankheit selbst belästigt die Patienten sehr und kann durch Vereiterung der Gelenke gefährlich werden.

Die *Therapie* der akuten Gelenkgicht sucht durch Ruhigstellung die Schmerzen zu lindern, ist aber im übrigen ebenso wie bei der chronischen Form eine *interne*; fleischfreie Kost, Aspirin, Atophan.

Von operativen Eingriffen kommen die Abtragung zerstörter Finger und Zehen und die Entfernung schmerzhafter Weichteilknoten in Frage.

5. Die Arthropathien.

Arthropathien sind *Gelenkveränderungen,* die im Anschluß an Tabes, Syringomyelie, seltener nach Erkrankungen des Gehirns, Rückenmarks oder Erkrankungen peripherer Nerven entstehen.

a) Tabische Arthropathie.

Die *Ätiologie* der tabischen Arthropathie ist unklar. Zur Erklärung werden einerseits nervöse Störungen herangezogen, welche auf das Gelenk einwirken, andererseits Traumen dafür verantwortlich gemacht; eine dritte Gruppe von Autoren hält die tabische Arthropathie nur für eine Arthritis deformans.

Die *pathologisch-anatomischen* Veränderungen können dem Bilde der Arthritis ulcerosa sicca, auch dem der Arthritis deformans entsprechen. Doch unterscheidet sich die neuropathische Arthropathie, wie sie nach Tabes und Syringomyelie auftritt, von der Arthritis deformans dadurch, daß sie in der Regel *nur ein* Gelenk befällt, ferner durch den *rapiden, völlig schmerzlosen Beginn und Verlauf* und vor allem pathologisch-anatomisch durch das *Überwiegen* der *destruktiven* Veränderungen; das ist insbesonders bei den *atrophischen* (destruktiven) Formen der tabischen Arthropathie ausgeprägt, während bei der *hypertrophischen* (produktiven) Form hochgradiger Knochenschwund und enorme Knochenneubildung nebeneinander verlaufen. Diese Neubildung verbreitert bei der hypertrophischen Form die Gelenkenden unförmig, bildet knöcherne und knorpelige Auswüchse im peri- und paraartikulären Gewebe. Freie Knochenstücke finden sich nicht selten im Gelenk.

Symptome. Wir unterscheiden leichte und schwere Formen von tabischer Arthropathie; pathologisch-anatomisch destruktive Formen. Die tabische Arthropathie tritt einseitig oder beidseitig auf, am häufigsten an der unteren Extremität, besonders im *Kniegelenk,* zwischen dem 30. und 50. Lebensjahr, häufiger bei Männern als bei Frauen. Zunächst kommt es zu einer schmerzlosen Schwellung des Gelenkes, die unter Ruhigstellung sich innerhalb einiger Monate zurückbilden kann. In anderen Fällen führt die Schwellung zur Kapseldehnung, zur Subluxation oder Luxation des Gelenkes, zu schweren destruktiven Veränderungen und zur ausgesprochenen *Deformierung* des Gelenkes (Abb. 32). Der Verlauf ist schneller als bei der Arthritis deformans, da die Patienten infolge der Schmerzlosigkeit die Extremität rücksichtslos belasten.

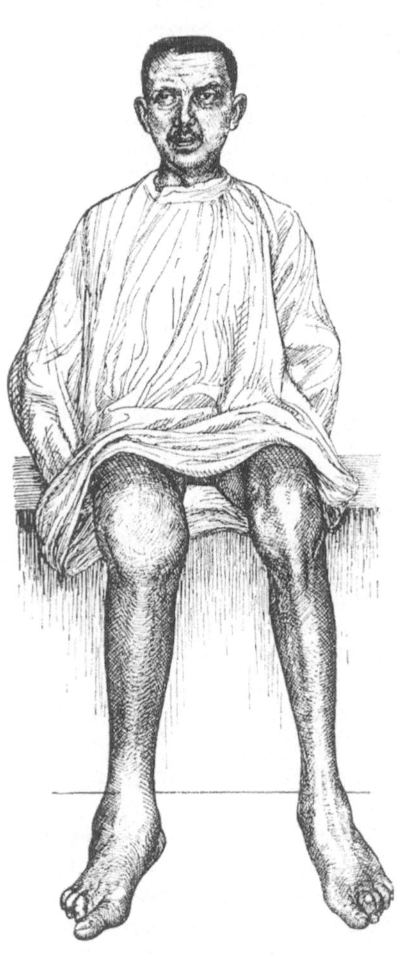

Abb. 32. Tabische Arthropathie des rechten Knie- und Fußgelenkes eines 45 jähr. Mannes. (Nach Oehlecker: Tuberkulose der Knochen.)

Im ausgebildeten Stadium der Erkrankung ist die Diagnose leicht. Schmerzlosigkeit bei Bewegungen trotz schwerer Gelenkzerstörung, Reiben und Knacken bei Bewegung des Gelenkes sind bezeichnend. Im Röntgenbild zeigen sich die atrophischen und hypertrophischen Veränderungen (Abb. 33).

Die Schmerzlosigkeit erleichtert *differentialdiagnostisch* die Abgrenzung gegen Tuberkulose. Gegen Syringomyelie ist die Liquoruntersuchung von Bedeutung.

Die *Behandlung* besteht bei den mit einfacher Schwellung einhergehenden Fällen in Bettruhe, Kompression, Schienenlagerung, bei schweren Fällen kommt die operative Behandlung in Frage, für die PAYR in letzter Zeit warm eintritt. Sie besteht in der Exstirpation der Kapsel und Schienung der erhaltenen Knochenpartien. Von wesentlicher Bedeutung ist die gute Schienung nach der Operation. Außerdem kommt die Verordnung eines Stützapparates in Frage. In höherem Alter, wo längere Bettruhe nicht ungefährlich erscheint, ist die Amputation zu erwägen.

Die *Prognose* ist schlecht, nur bei der gutartigen, mit Schwellung der Gelenke einhergehenden Formen relativ günstig.

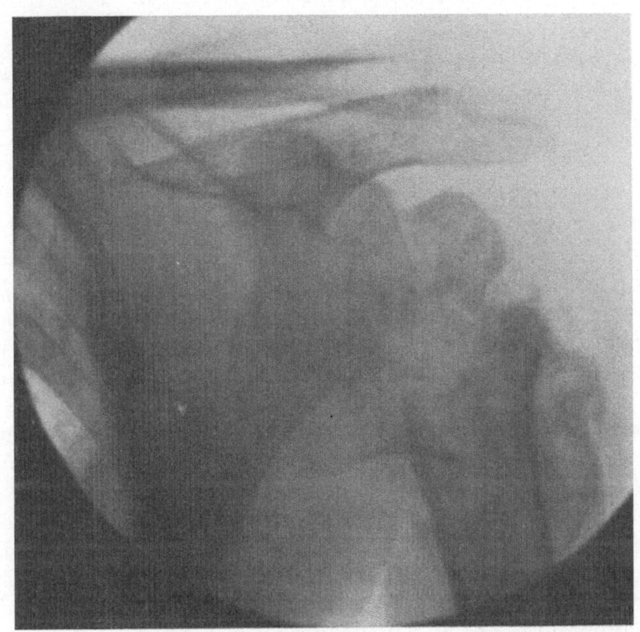

Abb. 33. Tabische Arthropathie des Schultergelenkes.

b) Arthropathie bei Syringomyelie.

Viel öfter als bei Tabes kommt es bei Syringomyelie zu Erkrankungen der Gelenke.

Die *Ätiologie* der Gelenkerkrankungen bei Syringomyelie ist ebenso umstritten wie die der Gelenkerkrankungen bei Tabes. Vielleicht ist hier dem *Trauma* eine größere Bedeutung zuzuschreiben.

Pathologisch-anatomisch finden sich ebenso wie bei der Tabes atrophische und hypertrophische Veränderungen und häufig Fisteln und Eiterungen. Während bei der Tabes die untere Extremität in der größten Mehrzahl der Fälle befallen ist, finden wir bei der Syringomyelie die obere Extremität häufiger erkrankt, insbesondere das Schultergelenk; bei Männern doppelt so häufig wie bei Frauen.

Symptome. Zu Beginn fällt zunächst der starke Gelenkerguß auf; die Überdehnung der Kapsel und der Bänder führt zur Ausbildung einer Schlottergelenkes, zur Luxations- oder Subluxationsstellung. Im weiteren Verlauf kommt es zur ausgedehnten artikulären und periartikulären Knochenneubildung, zum Abschleifen der Gelenkenden. Die Erkrankung erstreckt sich oft auf Jahre und Jahrzehnte. Prognostisch ungünstig sind Eiterungen.

Die *Diagnose* wird aus den allgemeinen und lokalen Erscheinungen gestellt. Das Röntgenbild zeigt die gewaltigen Knochenveränderungen. Die Nonnesche Reaktion im Liquor ist negativ, was bei dem Frühstadium zur Abgrenzung gegen die Tabes von Bedeutung ist.

Therapeutisch kommen auch hier Stützapparate in Anwendung, die die Erkrankung wesentlich bessern können. Große Ergüsse werden zur Vermeidung des Spontandurchbruches punktiert. Bei Luxationen ist die Reposition auszuführen. Die operative Behandlung (Resektion oder Arthrodese) hat unsichere Erfolge.

c) Die übrigen Arthropathien.

Ebenso wie im Anschluß an Tabes und Syringomyelie entwickeln sich bei *multipler Sklerose,* bei *Paralyse* und bei angeborenen *Mißbildungen* Arthropathien. Außerdem bei *Stoffwechselerkrankungen* (Arthritis urica, scalcarea), bei Hautleiden (Psoriasis, Sklerodermie, Lepra).

6. Das Blutgelenk.

Bei Patienten mit hochgradig herabgesetzter Blutgerinnung, bei sog. *Hämophilen,* auch bei *Skorbut* kommt es oft ohne äußeren Anlaß zu Blutungen, am häufigsten ins *Kniegelenk,* die anfallsweise rezidivieren. Der *Bluterguß* ins Gelenk gleicht zunächst einem entzündlichen Hydrops, bis nach einigen Tagen die Verfärbung der Haut die wahre Ursache der Erkrankung erkennen läßt. In der Regel kommt es rasch zur Resorption dieses Ergusses, doch kann er häufig rezidivieren.

Diesem ersten Stadium des Blutergelenkes folgt früher oder später das zweite Stadium, nach König als *Panarthritis* bezeichnet, es kommt *nicht mehr zur vollständigen Resorption* des Ergusses, hingegen zu einer Verdickung der Kapsel, zu stärkeren Schmerzen, Einschränkung der Beweglichkeit und Contracturen, welche das dritte Stadium, das der Contractur und Versteifung einleiten.

Die *Diagnose* wird aus dem Nachweis der Hämophilie und dem Nachweis des Hämarthros im ersten und zweiten Stadium gestellt, im dritten Stadium ist die Differentialdiagnose gegen Tuberkulose und myelogenes Sarkom zu beachten, die durch die Röntgenaufnahme erleichtert wird.

Die *Behandlung* könnte nur aussichtsreich sein, wenn sie sich gegen das Grundleiden, die Hämophilie richtet; doch da sind leider alle unsere therapeutischen Maßnahmen, einschließlich der Milzbestrahlung, Serumbehandlung und Bluttransfusion unsicher; Ruhigstellung und Kompression des Gelenkes führen zur rascheren Resorption, die auch durch die Punktion befördert werden kann; jedenfalls ist die Punktion der einzig zulässige Eingriff, da jede andere Operation den Verblutungstod nach sich ziehen könnte. Die Contracturen werden mit Extension behandelt.

7. Die Tuberkulose der Gelenke.

Ätiologie. Die Gelenke können vom Blutwege oder durch den Einbruch eines Knochenherdes, seltener durch Übergreifen einer Sehnenscheidentuberkulose erkranken. Auch benachbarte Lymphdrüsen können auf dem Wege der Lymphbahnen zur tuberkulösen Infektion des Gelenkes führen. Erbliche Belastung spielt bei der Gelenktuberkulose sicher eine Rolle.

Von Bedeutung ist die Frage des Zusammenhanges zwischen *Trauma und Gelenktuberkulose*; nach klinischen und experimentellen Untersuchungen ist sie dahin zu beantworten, daß schwere Traumen eine Gelenktuberkulose nach sich ziehen können, daß sie imstande sind, eine bereits bestehende latente Tuberkulose zu verschlimmern, bzw. mobil zu machen. Auch im Anschluß an Infektionskrankheiten kann ein tuberkulöses Gelenkleiden entstehen.

Die Gelenktuberkulose ist als Metastase eines tuberkulösen Herdes aufzufassen und manchmal der einzig nachweisbare tuberkulöse Herd im Organismus.

Pathologische Anatomie. Pathologisch-anatomisch sind zwei Formen der Gelenktuberkulose zu unterscheiden: Die *synoviale* und die *ossale*; beide Formen kommen ungefähr gleich häufig vor, die synoviale Form häufiger bei Erwachsenen, die ossale Form häufiger bei Jugendlichen. Unter dem Einfluß der Tuberkelbacillen kommt es zu einer Entzündung der *Synovialmembran,* es bilden sich mehr oder weniger reichliche Tuberkel, diffuse tuberkulöse Wucherungen und eine chronische Entzündung der Synovialis.

Je nachdem die tuberkulösen Wucherungen mehr zur *Bindegewebsbildung* oder zur *Nekrose* neigen, kommt es zur *Schrumpfung* oder zur *Verkäsung*.

Die *schrumpfende* Form zeigt eine starke Verdickung der Synovia mit zahlreichen durchscheinenden Tuberkelknötchen, welche in ihrem Zentrum stellenweise Verkäsung aufweisen. Bei dieser Form der Tuberkulose kommt es nur im Bereich der Knötchen zu einer umschriebenen Verkäsung, während die stark vaskularisierte Synovia keine Verkäsung aufweist.

Die *verkäsende* Form der Gelenktuberkulose führt frühzeitig zum Zerfall der Synovia, zur eitrigen Einschmelzung, im weiteren Verlauf zum Durchbruch des Eiters durch die Gelenkkapsel, zur periartikulären Weichteilprozessen und zur Fistelbildung bei Zerstörung des Gelenkes. Entsprechend dem pathologisch-anatomischen Vorgang hat die schrumpfende, granulierende Form der Gelenktuberkulose (König) eine entschiedene Neigung zur Vernarbung und ist prognostisch jedenfalls günstiger als die verkäsende „fungöse" Form, die zur Ausbildung einer schmerzlosen Schwellung führt (Tumor albus). Allerdings kann die erste Form auch in die zweite übergehen. Je nach den vorliegenden Gelenkveränderungen werden die klinischen Zeichen verschieden sein: In manchen Fällen ein rein seröser Flüssigkeitserguß und bei den schwersten Formen eine rein eitrige Synovitis tuberculosa.

Von wesentlicher Bedeutung ist das Verhalten des Knorpels und des Knochens. Zunächst bilden sich Veränderungen am Übergang der Synovialis in den Knorpel. Von der Synovialis ziehen vaskularisierte Wucherungen gegen den Knorpel und überziehen ihn, wodurch es zu umschriebenen Substanzverlusten im Knorpel kommt. Je weiter dieser Prozeß fortschreitet, um so ausgedehnter wird der Knorpel zerstört. Die wuchernde Synovia ersetzt in diesen Fällen die Knorpelschichte. Handelt es sich um die verkäsenden Formen der Synovialtuberkulose, so führt die sich über den Knorpel hinwachsende verkäsende Synovialis zur Erweichung des Knorpels und zum Zerfall desselben.

Bei der *ossalen* Form der Gelenktuberkulose geht der Prozeß von einem tuberkulösen Herd in der Epiphyse aus. Die Infektion des Gelenkes erfolgt auf dem Wege der feinen Lymphbahnen oder in der Weise, daß der tuberkulöse Herd im Knochen sich weiter ausbreitet und in das Gelenk einbricht. Dabei kann der Gelenkknorpel von der Tiefe her völlig zerstört werden, oder es kommt zu einem Abheben der Knorpelschicht, zu einem Vorgang, den Billroth mit dem Abheben der Epidermis bei einer Verbrennung vergleicht.

In beiden Fällen wird die Synovia infiziert, es bildet sich ein seröses Exsudat, Hydrops tuberculosum, oder ein serofibrinöses, oder fibrinös eitriges oder rein eitriges Exsudat (Empyema articuli tuberculosum). Zuweilen treten auch freie Körper, Corpora oryzoidea, Reiskörperchen auf, melonenkernartige, gelbweiße Massen, welche aus hyalin degeneriertem Synovialbindegewebe oder aus degeneriertem Granulationsgewebe stammen.

Häufig findet sich besonders bei Tuberkulose am Hand- und Fußskelet eine hochgradige Knochenatrophie, die auf Inaktivität zurückzuführen ist (Abb. 35).

Eine eigenartige Form der Gelenktuberkulose stellt die von Volkmann als Caries sicca bezeichnete Gelenktuberkulose dar. Hier geht der Prozeß von der Synovia aus, zerstört den Knorpel und dringt in den Knochen ein. Dadurch wird der Gelenkkopf wesentlich verkleinert, verschiebt sich aus der Gelenkpfanne oder das Diaphysenende des Knochens, wandert an die Pfanne heran. Infolge Schrumpfung des Granulationsgewebes wird schließlich der Gelenkspalt völlig obliteriert.

Der verschiedene Beginn und die verschiedene Art des Fortschreitens der Tuberkulose führt zu verschiedenen klinischen Erscheinungen. Es kann sich entweder um eine seröse Form der Erkrankung des Gelenkes handeln oder um einen Fungus oder Tumor albus, es kann zur fortschreitenden Destruktion kommen und in allen diesen Stadien zu Ausheilungsprozessen. In seltenen Fällen beteiligt sich auch das Periost an der Erkrankung und es kommt zu periostalen Knochenwucherungen.

Klinik der Gelenktuberkulose. Die Krankheit befällt gewöhnlich Kinder, verschont aber auch das höhere Alter nicht. Das Hüft- und Kniegelenk sind am häufigsten erkrankt. Von *Allgemeinerscheinungen* sind zu Beginn Abmagerung, Müdigkeit, leichte Temperatursteigerungen hervorzuheben. Von *lokalen* Erscheinungen sind zu beachten: Geringe Schmerzen beim Gehen, geringe Funktionsstörung, mäßiges Hinken, geringe Schmerzhaftigkeit bei Druck auf das Gelenk. Schon in diesem Stadium fällt auf, daß beispielsweise beim Vergleich mit dem gesunden Kniegelenk der anderen Seite das kranke Kniegelenk etwas verändert aussieht. Die Furchen zu beiden Seiten der Patella sind verstrichen, ein Druck auf diese Stelle ist schmerzhaft. Im weiteren Verlauf, oft erst nach Monaten, kommt es zu einer stärkeren Schwellung und einer stärkeren spontanen Schmerzhaftigkeit des Gelenkes.

Der abnorme Inhalt des Gelenkes bedingt eine verschieden starke Anschwellung, zum Teil durch den Flüssigkeitserguß, zum Teil durch die Gewebsneubildung. Je nachdem, ob der Flüssigkeitserguß oder die Gewebsneubildung das Krankheitsbild beherrschen, spricht man von einem *tuberkulösen Gelenkhydrops,* oder von der *granulierenden Form der Gelenktuberkulose.*

Der *tuberkulöse Gelenkhydrops* entwickelt sich langsam, oft schmerzlos, hin und wieder nach geringen Traumen. Das Exsudat ist serös, serofibrinös; häufig findet sich im Exsudat Fibrin und Reiskörper. Die Bewegung des Gelenkes ist eingeschränkt aber schmerzlos.

Bei der häufigeren *granulierenden Form* steht vom Anfang an Granulationsbildung und Kapselinfiltration im Vordergrund. Die Verdickung der Kapsel, die periartikuläre, fungöse oder gallertartige Gewebsneubildung gestaltet das Gelenk in charakteristischer Weise um. Das Gelenk nimmt *kugelige* oder *spindelförmige* Gestalt an. Die Konsistenz der *Schwellung* hängt davon ab, ob der tuberkulöse Prozeß zur Schrumpfung oder zur Verkäsung führt. Bei schrumpfenden Prozessen ist die Schwellung derb und hart, während sich im zweiten Fall das Gelenk weich anfühlt (Fungus articuli). Bei Zerstörung des Knochens kommen typische Deformationen der Gelenke zustande, spontane oder pathologische Luxationen, die uns den Grad der Zerstörung des Gelenkes anzeigen. Periartikuläre Abscesse und Fisteln, die zum Knochenherd führen, vervollständigen das Krankheitsbild.

Die *Schmerzhaftigkeit* wird nach einigen Monaten so stark, daß der Kranke nicht mehr gehen kann, er muß fast immer liegen und versucht dem Gelenk eine Lage zu geben, die am wenigsten schmerzhaft ist; er bringt das Kniegelenk in Flexionsstellung. In diesem Stadium ist die Schmerzhaftigkeit in der Kniekehle oder zu beiden Seiten der Kniescheibe schon sehr ausgesprochen, es entsteht eine Rötung, deutliche Fluktuation, schließlich bricht der Absceß durch, worauf eine geringe Besserung auftritt, die so lange anhält, bis sich an anderer Stelle ein Absceß bildet, der wieder durchbricht und so eine Krankheit einleitet, die schließlich zu einer Erschöpfung des Organismus führt. Zeitweiser Fieberanstieg, Darniederliegen des Appetits und der Verdauung, langsamer, aber sicherer Kräfteverfall führt bei besonders schweren Fällen nach Monaten oft nach Jahren zum Tode des Patienten. In wieder anderen Fällen bildet sich die Krankheit spontan zurück, die Eitersekretion nimmt ab, die Fistelöffnungen schließen sich, zuletzt verschwindet auch die Schmerzhaftigkeit; allerdings ist das Gelenk in Flexionsstellung fixiert und heilt in dieser Stellung aus, nachdem der Prozeß jahrelang gedauert hat.

In ähnlicher Weise entwickelt sich die tuberkulöse Gelenkentzündung auch dann, wenn die Tuberkulose nicht von der Synovia ihren Ausgang nimmt, sondern wenn ein tuberkulöser Herd in den benachbarten Epiphysen gegen das Gelenk durchbricht.

Die Schmerzen treten häufig in einer gewissen Entfernung vom Krankheitsherd auf und werden z. B. bei tuberkulöser Hüftgelenkentzündung häufig im Kniegelenk lokalisiert. In weiterer Folge findet sich zunehmende Schwellung der Gelenkgegend, teils durch Ödem, teils durch Infiltration des periartikulären Gewebes oder durch Flüssigkeitserguß ins Gelenk. Über oberflächlich liegenden Gelenken ist die Haut gespannt, glänzend. Fieber ist eine häufige Begleiterscheinung, Funktionsbehinderung tritt regelmäßig auf. Nach Wochen oder Monaten kommt es zu dem charakteristischen Auftreten des Tumor albus, zur Fixierung des Gelenkes, gewöhnlich in Flexionsstellung, an der Hüfte durch Inanspruchnahme der Adductoren und Rotatoren zur Flexion, Adduction und Innenrotation. Im späteren Stadium gesellt sich dazu die reflektorische Contractur, wodurch der Druck der Gelenkflächen gegeneinander wieder gesteigert wird, was neuerdings zur stärkeren Kontraktion der Muskeln führt. In weiterer Folge kommt es zum Durchbruch nach außen.

Die Diagnose. Die Diagnose der Gelenktuberkulose ist im Anfangsstadium schwierig, oft unmöglich. Schwellung, Erguß, insbesondere die Punktion der Gelenke können zur Sicherung der Diagnose verwertet werden. Klares, seröses, getrübtes oder eitriges Punktat sprechen für Tuberkulose, wenn im Sediment Fibrin und Lymphocyten gefunden werden. Die mit dem Punktat vorgenommene Tierimpfung ist bei positivem Ausfall beweisend, bei negativem Ausfall kann der weitere Verlauf dennoch Tuberkulose ergeben.

Die *Röntgenuntersuchung* zeigt als erste Erscheinung der beginnenden Tuberkulose die Atrophie des Knochens, später häufig den primären Knochenherd, in ausgebildeten Fällen fortschreitende Knochenzerstörungen.

Die Tuberkulinimpfung führt zur sog. Herdreaktion, Anschwellung, Temperaturerhöhung, Schmerzen über dem erkrankten Gelenk.

Der positive Ausfall der PIRQUETschen Reaktion ist für Kinder bis zum 5. Lebensjahr beweisend, für ältere Patienten nicht mehr überzeugend.

Endlich wird die Diagnose durch anderweitige tuberkulöse Herde unterstützt.

Als letztes diagnostisches Hilfsmittel kommt die Probeexcision und die mikroskopische Untersuchung des exzidierten Gewebes in Frage (FR. KÖNIG).

Differentialdiagnostisch kommen in Frage traumatische Ergüsse die durch die genaue Anamnese, durch den negativen Ausfall der Röntgenuntersuchung als solche erkannt werden. Das Blutergelenk kann ein der Gelenktuberkulose ähnliches Bild vortäuschen. Ergüsse kommen ferner bei Lues vor. Die Wassermannsche Reaktion aus dem Blut und dem Gelenkpunktat schützt gegen Verwechslung. Die gonorrhoische Arthritis beginnt mit großer Schmerzhaftigkeit und unterscheidet sich schon dadurch von der Tuberkulose desgleichen die pyogenen Infektionen. Die Arthritis deformans und die Tabes können ebenfalls Gelenkveränderungen hervorrufen die zur Verwechslung mit Tuberkulose führen. Die röntgenologische Untersuchung der Gelenke wird den richtigen Weg weisen.

Die Prognose. Die *Prognose* ist bei allen Formen der Gelenktuberkulose schwierig zu stellen und muß in jedem Stadium der Erkrankung zurückhaltend sein. Mischinfektionen trüben jedenfalls die Prognose, wenngleich auch fistulöse Tuberkulosen zur Ausheilung kommen können. Wichtig für die Prognosestellung ist die Feststellung ob der Prozeß stationär ist, ob er sich weiter ausdehnt oder ob er bereits im Rückgang begriffen ist. Zunehmende Atrophie spricht für ein Fortschreiten des Prozesses, während Abnahme der Atrophie als günstiges Zeichen zu werten ist. Die Feststellung anderer Tuberkuloseherde, insbesondere der Lungentuberkulose ist für die Beurteilung des Krankheitsbildes von wesentlicher Bedeutung.

Die Therapie der Gelenktuberkulose. Die *Behandlung* muß eine allgemeine und eine *lokale* sein. Die allgemeine Behandlung der tuberkulösen Gelenkaffektionen ist die Allgemeinbehandlung bei der Tuberkulose überhaupt (siehe Abschnitt Knochentuberkulose S. 344).

Die lokale Behandlung besteht in absoluter Ruhigstellung und Entlastung des erkrankten Gelenkes, und zwar muß das Gelenk in der normalen Stellung ruhiggestellt werden und, wenn es diese verlassen hat, so muß es in die normale Stellung gebracht werden. Zur Ruhigstellung eignet sich sowohl der Gipsverband als auch bei vorgeschrittener Erkrankung die permanente Extension. Stauungshyperämie nach Bier zeitigt hin und wieder gute Resultate. Injektionen von Jodoformglycerin, wie sie zur Behandlung des kalten Abscesses von Billroth angegeben wurde, sind auch hier in Anwendung zu bringen.

Von großer Bedeutung ist die Frage, wann eine Tuberkulose als ausgeheilt gelten kann. Das Verschwinden der Knochenatrophie, das Festwerden der Knochenbälkchen zeigt röntgenologisch nach monate- bis jahrelanger Behandlung den Zustand der Ausheilung an, wobei niemals mit Sicherheit festgestellt werden kann, ob nicht Restherde irgendwo im Körper übrig geblieben sind, von welchen aus eine neuerliche Erkrankung erfolgen kann.

Welche Fälle von Gelenktuberkulose sollen operiert werden? Jedenfalls die gelenknahen Knochenherde, bei noch nicht tuberkulös infizierten Gelenken. Hier beschleunigt die Operation die Ausheilung und verhütet den Einbruch der Tuberkulose ins Gelenk. Erreicht der Knochenherd das Gelenk oder handelt es sich um eine schwer destruierende von der Synovia ausgehende Gelenktuberkulose, so kommt, obwohl konservative Methoden zur Ausheilung führen können, doch auch hier die Operation in Frage, da sie schneller zum Ziele führt. Operiert sollen jene Fälle werden, bei denen die konservative Therapie erfolglos ist oder Verschlechterung eintritt. Bei Kindern ist, wie auf S. 344 auseinandergesetzt wurde, von der konservativen Therapie mehr zu erwarten.

Auf die Art der auszuführenden Eingriffe wird im speziellen Teil eingegangen werden.

Mischinfizierte Gelenke machen wohl in den meisten Fällen wegen der zunehmenden Verschlechterung des Allgemeinzustandes die Operation notwendig, und zwar weitaus am häufigsten die Abtragung der Extremität.

Die Tuberkulose der einzelnen Gelenke.

a) Schultergelenktuberkulose.

Die Schultergelenktuberkulose kann von der Kapsel ausgehen oder vom Knochen. Auch Herde, die im Schaft sitzen, können längs der Bicepssehnen ins Gelenk einbrechen. Am häufigsten findet man hierbei die als *Caries sicca* bezeichnete Form der Erkrankung ohne Eiterung. Bei der käsig-eitrigen Form erstrecken sich kalte Abscesse entlang des Sulcus biccipitalis gegen die Achselhöhle unter den Pectoralisrand und kommen am Latissimus dorsi zum Vorschein, auch in der Fossa supra- und infraspinata zwischen Deltoideus und Triceps, ja am Innenrand der Scapula können sie beobachtet werden. Fisteln, die sich im Anschluß an derartige weit vom Schultergelenk abliegende Abscesse entwickeln, können die Diagnose erschweren.

Röntgenologisch ist die Zerstörung der Gelenkoberfläche, der Nachweis lokaler Herde von wesentlicher Bedeutung.

Die *Prognose* ist quoad functionem immer unsicher.

Die *Behandlung* ist zunächst eine konservative. Muß wegen ausgedehnter Zerstörung operiert werden, so kommt wohl nur die Resektion in Frage.

Die Nachbehandlung ist für alle Gelenkoperationen von wesentlicher Bedeutung.

b) Tuberkulose des Ellbogengelenkes.

Umschriebene Herderkrankungen des Knochens sind gerade bei der Tuberkulose des Ellbogengelenkes häufig. Schwellung, Versteifung mit oder ohne wesentliche Beschwerden, Einschränkung der Beweglichkeit, Erguß im Gelenk und Kapselverdickung bei verschwundenen Konturen, oft spindelförmige Auftreibung des ganzen Gelenkes bei erheblicher Atrophie der Muskulatur sind die bezeichnenden Erscheinungen (Abb. 34). Absceßbildung, in weiterer Folge Fistelbildung komplizieren das Krankheitsbild.

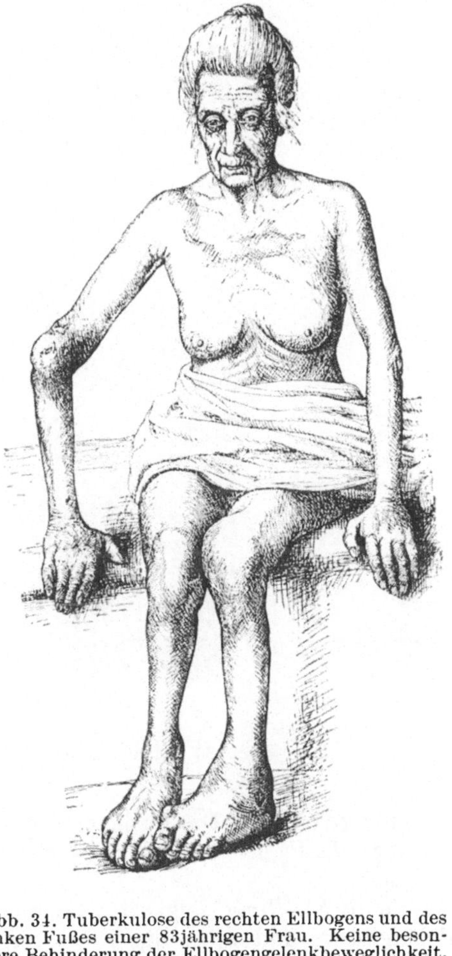

Abb. 34. Tuberkulose des rechten Ellbogens und des linken Fußes einer 83jährigen Frau. Keine besondere Behinderung der Ellbogengelenkbeweglichkeit. (Nach OEHLECKER.)

Röntgenologisch sind Veränderungen am Knorpelperiostrand, Zerstörung des Gelenkes, im Frühstadium die Atrophie der Knochen von Wichtigkeit. Die Behandlung folgt den allgemeinen Grundsätzen. Für die operative Behandlung geben besonders die extraartikulären Herde eine Indikation zum Eingriff ab.

c) Handgelenktuberkulose.

Die Tuberkulose des Handgelenkes kommt selten im Kindesalter vor. In der Mehrzahl der Fälle geht die Krankheit vom Knochen aus, um von dort aus in das Gelenk, sei es, daß Radiokarpal-, Interkarpal-, Karpometakarpal- oder Intermetakarpalgelenk einzubrechen. Schmerzhafte Schwellung, ausgeprägte spindelförmige Erweichungen, Abscesse, Funktionsstörung der Finger sind die Erscheinungen dieser Erkrankung. Röntgenologisch finden sich Zerstörungen in den verschiedenen Knochen und schon im Frühstadium oft eine deutliche

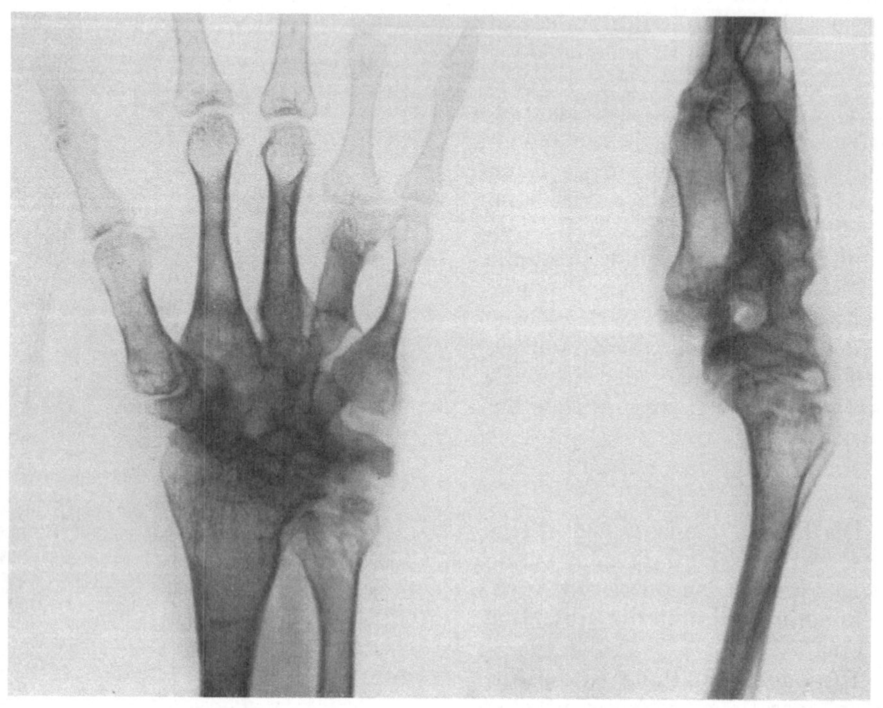

Abb. 35. Knochenatrophie bei Fingern des Handgelenkes.

Atrophie (Abb. 35). Die Ausheilung erfolgt in der Regel mit schwerer Funktionsstörung. Differentialdiagnostisch kommt die Osteomyelitis und die Gonorrhöe in Frage.

Die *Behandlung* folgt den allgemeinen Gesichtspunkten. Die operative Behandlung, und zwar die Resektion kommt bei progredienter Tuberkulose bei den oben angegebenen speziellen Indikationen in Anwendung und führt unter Versteifung des Handgelenkes in einem großen Teil der Fälle zur Ausheilung. Nur bei ganz schweren destruktiven Formen bei älteren Patienten kommt die Ablatio in Anwendung.

d) Hüftgelenktuberkulose (Coxitis tuberculosa).

Die Gelenktuberkulose befällt am häufigsten das *Hüftgelenk* und betrifft das jugendliche Alter. *Pathologisch-anatomisch* sind Knochenherde weitaus häufiger als Synovialerkrankungen. Diese Knochenherde können proximal und distal von der Epiphysenlinie sitzen, dieselbe in weiterer Folge zerstören.

Am häufigsten ist die fungöse und käsige Form der Tuberkulose. Die Hälfte aller Coxitisfälle führt zur Absceß- und Fistelbildung.

Symptomatologie. Die ersten Erscheinungen sind durch das Bestreben, die schmerzhafte Extremität zu schonen, ausgelöst. Dementsprechend besteht im Anfang Hinken, Einschränkung der Beweglichkeit, insbesonders der Streckung (Abb. 36); wir haben also die ersten Erscheinungen einer beginnenden Flexionscontractur vor uns. Die Prüfung erfolgt am besten bei dem am Bauch liegenden Patienten; wir beobachten dann, wenn wir das Bein nach hinten strecken, daß auf der kranken Seite das Becken sich eher von der Unterlage abhebt als auf der gesunden Seite. Ein weiteres wichtiges Frühsymptom ist der Knieschmerz, der in die vordere und innere Gegend des Knies verlegt wird.

Im weiteren Verlauf nehmen Beschwerden und Hinken zu, es kommt zu ganz typischen Stellungsanomalien. Das am Rücken liegende Kind beugt die Extremität im Hüftgelenk und bringt sie entweder in Abductions- oder selten in Adductionsstellung. Im letzteren Fall kommt es in der Regel zu einer Außenrotation, bei Adduction zu einer Innenrotation. Die Beugung im Hüftgelenk wird durch Beckenneigung und Lordose ausgeglichen. Das Becken macht die Bewegungen des Beines mit (Abb. 37a und b).

Zu der Versteifung der Hüfte gesellen sich meist druckempfindliche Schwellungen der Gelenkgegend, oft unter Bildung von kalten Abscessen und Fisteln.

Wichtig ist die Feststellung der *Verkürzung,* die aber nur dann beweisend ist, wenn das Becken wirklich gerade steht. Diese Verkürzung kann zustande kommen durch *pathologische Luxation,* die eine Folge der Zerstörung des Lig. teres sein kann, weiters nach Zerstörung von Kopf und Pfanne, wodurch es zu einer Wanderung des Schenkelhalses gegen das Darmbein kommt *(sog. Pfannenwanderung).*

Neben diesen Stellungsanomalien ist der Schmerz auf Druck und Achsenstoß und bei Bewegungsversuchen bezeichnend.

Röntgenologisch ist die Unregelmäßigkeit der Kontur des Kopfes, der Nachweis scharf umschriebener Knochenherde bezeichnend. Schwierig ist die Erkennung der Pfannenherde, die oft erst nachweisbar sind, wenn bereits eine ausgedehntere Zerstörung der Pfanne besteht.

Differential-diagnostisch kommt die Coxa vara, die Coxa plana (Osteochondritis juvenilis, PERTHES), pyogene Infektionen, schließlich bei Erwachsenen die Gonorrhöe des Hüftgelenkes in Frage. Die Coxa vara ist röntgenologisch am Trochanterhochstand, an der Verkleinerung der Winkel zwischen Schenkelhals und Schaft, an der breit ausladenden Trochanterpartie zu erkennen. Klinisch ist die Beugung möglich, Gelenkschwellung fehlt. Bei der Coxa plana ist die Beugebewegung erhalten, röntgenologisch kann dieses Krankheitsbild zu Verwechslung mit Tuberkulose führen, da bei schweren Fällen der Kopf zerstört sein kann. Pyogene Infektionen des Gelenkes sind äußerst schmerzhaft, ebenso

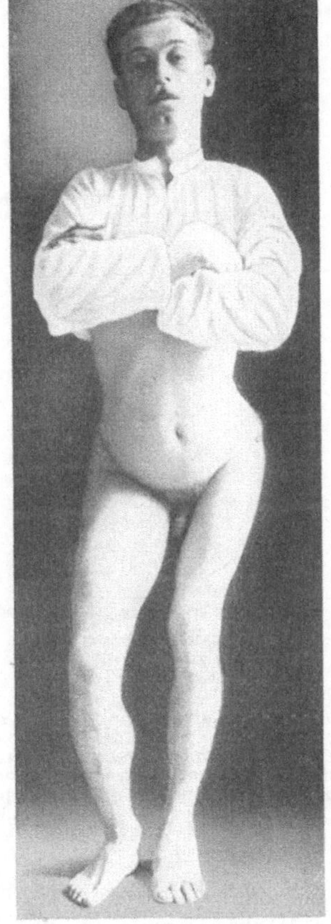

Abb. 36. Coxitis sinistra.

wie die gonorrhoische Coxitis und werden aus dem Verlauf der Erkrankung, dem eventuell vorhandenen primären Herd und durch die Probepunktion geklärt.

Die *Ausheilung* der Coxitis erfolgt in einer geringen Anzahl von Fällen ohne Absceßbildung mit einer geringen Beweglichkeit des Gelenkes. Gewöhnlich kommt es zur Fistelbildung und zur Versteifung, in einer Anzahl von Fällen zu einer zunehmenden Verschlechterung des Allgemeinzustandes und nach 1 bis 2 Jahren zum Exitus letalis. Ungefähr $\frac{1}{3}$ der Fälle gehen an ihrem lokalen Prozeß oder an anderweitiger Tuberkulose zugrunde.

Therapie. Die Behandlung der Coxitis besteht in *Ruhigstellung* der Extremität durch einen *Extensionsverband* der immerhin noch eine gewisse Funktion des Gelenkes erreichen läßt, aber Bettruhe verlangt, durch die *Gipshose* oder

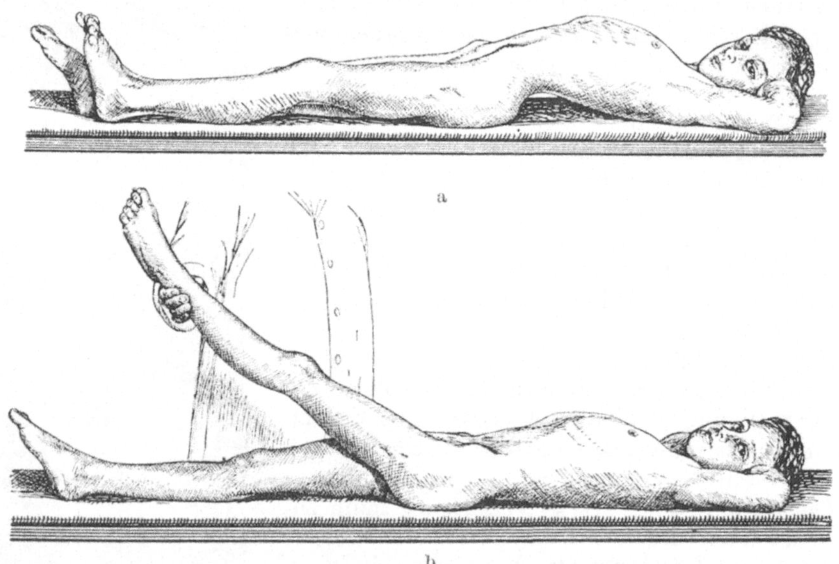

Abb. 37 a und b. Linksseitige Coxitis bei 12jährigem Mädchen. Contracturstellung in Flexion und Adduktion. Infolge der Beugecontractur Neigung des Beckens mit Bildung einer Lordose. Infolge der Adductionscontractur Höherheben der kranken Beckenseite und dadurch scheinbare Verkürzung des Beines. Lordose verschwindet, wenn das Bein gehoben wird. Das Becken steht in querer Richtung gerade (die Spinae stehen wieder gleich hoch), wenn das kranke Bein (in Adduction) über dem gesunden gehalten wird. (Nach Oehlecker.)

orthopädische Apparate. Die Gipshose wird zunächst für drei Monate angelegt; in Narkose wird versucht die Stellung soweit zu verbessern, als es ohne Gewaltanstrengung möglich ist, insbesonders wird dadurch die durch reflektorische Muskelspannung entstandene Ankylose beseitigt; bei Fällen mit schwerer Deformität kommt die Osteotomie und nachfolgender Gipsverband in Anwendung. Nach drei Monaten wird die Gipshose entfernt; ist der Patient schmerzfrei und bleibt es auch bei Bewegungen, so wird von einer neuerlichen Gipshose Abstand genommen, sonst für drei Monate neuerdings mit Gipshose fixiert. Die weitere Behandlung hängt von dem zu erhebenden Befund ab und dauert so lange, bis vollkommene Schmerzfreiheit erreicht ist. Die *Allgemeinbehandlung* ist hier, wie bei der chirurgischen Tuberkulose überhaupt, von größter Bedeutung. Zur *Operation* eignen sich extraartikuläre Herde; bei Fällen, die trotz konservativer Behandlung deutliche Verschlechterung zeigen, ist die *Resektion* die Methode der Wahl, obwohl auch sie nicht immer imstande ist, den üblen Ausgang hintanzuhalten.

e) Tuberkulose des Kniegelenkes.

Die Kniegelenktuberkulose kommt fast so häufig vor, wie die des Hüftgelenkes und ist eine Erkrankung der ersten Lebensjahrzehnte, doch auch des
höheren Alters.

Pathologisch-anatomisch erscheint die Tuberkulose in einem Teil der Fälle
unter dem Bild des *Hydrops* des Kniegelenkes, welcher zu einer Auftreibung
des Gelenkes, Abhebung der Patella und dem bekannten
Ballottement derselben führt.

Die zweithäufig beobachtete Form ist der *Fungus* des
Kniegelenkes, der im Gegensatz zum Hydrops schwere
Beeinträchtigungen der Funktion erzeugt. Er führt zu
einer Infiltration der Weichteile, zur Verkäsung und Zerstörung der Gelenkenden, zur Ausbildung eines kalten
Abscesses, die das ganze Gelenk einnehmen und gegen
den Oberschenkel und die Wade sich ausbreiten können.
In weiterer Folge kann es zum Durchbruch der Abscesse, zur Fistelbildung kommen.

Sowohl der Hydrops als auch der Fungus des Kniegelenkes können als selbständige Krankheitsbilder auftreten; es kann aber auch die Krankheit mit einem
Hydrops des Kniegelenkes beginnen und daraus sich ein
Fungus entwickeln.

Die *klinischen Erscheinungen* sind je nach den pathologisch-anatomischen Veränderungen verschieden.

Beim tuberkulösen Hydrops wird von Beginn an das
Bein zeitweise geschont, im Knie leicht gebeugt. Mäßige
Schmerzen bei geringem Erguß und geringer Ein-
schränkung der Beweglichkeit. In weiterer Folge wird
der Erguß erheblicher, wir fühlen Fluktuation und das
Ballottieren der Patella.

Beim Fungus genu ist das Knie unförmig, kugelig geschwollen, die Knochenvorsprünge und Konturen sind
verschwunden. Ist Ober- und Unterschenkel abgemagert,
so tritt die Spindelform des Gelenkes um so deutlicher
hervor (Abb. 38). Die Beweglichkeit ist herabgesetzt
und schmerzhaft. Im weiteren Verlauf kommt es zur
Contracturstellung in Flexion (mit Subluxation) und
Außenrotation.

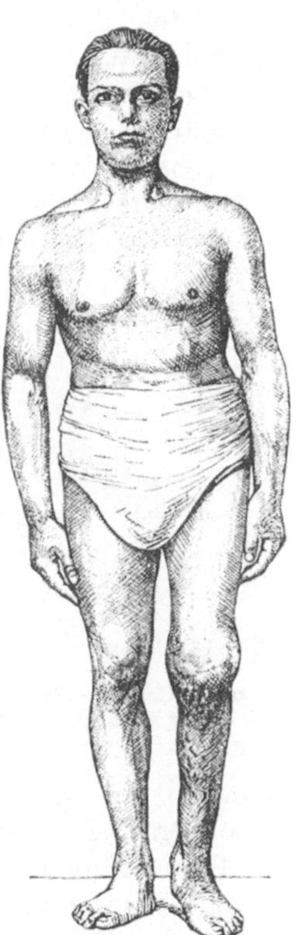

Abb. 38. Fungus genu
bei einem 31 Jahre alten
Manne, nach ausgeheilter
Spondylitis. Atrophie des
kranken Beines.
(Nach Oehlecker.)

Der tuberkulöse Hydrops kann sich vollkommen
zurückbilden und nach Jahren wiederum auftreten. Die
fungöse Form kann zunächst ohne besondere Erscheinungen einhergehen, was
besonders von der Lokalisation des tuberkulösen Knochenherdes abhängt.
Extraartikuläre Herde können zur Auftreibung des Tibiakopfes führen und
zur Fistelbildung, es kann aber auch ein extraartikulärer Herd in das Gelenk
durchbrechen und zur schweren käsigen eitrigen Gelenktuberkulose führen.

Eine Tuberkulose der Patella kann ebenso nach außen und nach innen
durchbrechen und je nachdem ein leichteres oder schwereres Krankheitsbild
nach sich ziehen.

Die Röntgenuntersuchung deckt Knochenherde auf, die um so schärfer
werden, je älter der Prozeß ist.

Die *Differentialdiagnose* hat die Tuberkulose gegen traumatische Ergüsse,
gegen pyogene Infektion des Kniegelenkes, Arthritis deformans abzugrenzen.
Auch Traumen führen zum Gelenkerguß, der oft monatelang anhält. Der

Hergang der Erkrankung, vor allem der Ausfall der Punktion führt zur richtigen Auffassung. Die Epiphyseonekrose (Axhausen) führt ebenfalls zu serofibrinösen Ergüssen, zur Kaspselschwellung und zur Annahme einer Tuberkulose. Röntgenologisch fehlt die Knochenatrophie, was gegen Tuberkulose zu verwerten ist. Pyogene Infektion und Gonorrhöe beginnt mit heftigen Schmerzen und hohen Temperaturen. Hergang, Probepunktion und Röntgenbild klären die Diagnose. Der Nachweis eines kalten Abscesses sichert die Annahme einer Tuberkulose (Abb. 39). Zur Abgrenzung gegen Arthritis deformans, ist das Röntgenbild zu verwerten, das bei Tuberkulose die Knochenherde und die damit verbundene Atrophie aufweist.

Die *Behandlung* ist auch hier eine allgemeine und eine lokale. Lokal kommen entlastende Verbände, Extension, Gips- oder Hülsenverbände in Anwendung. Bei sehr schmerzhaften Prozessen, die mit hohem Fieber einhergehen, ist der entlastende Gipsverband die Methode der Wahl. Die Biersche Stauungsbehandlung führt zu guten Erfolgen, bei hochgradigem Hydrops kommt die

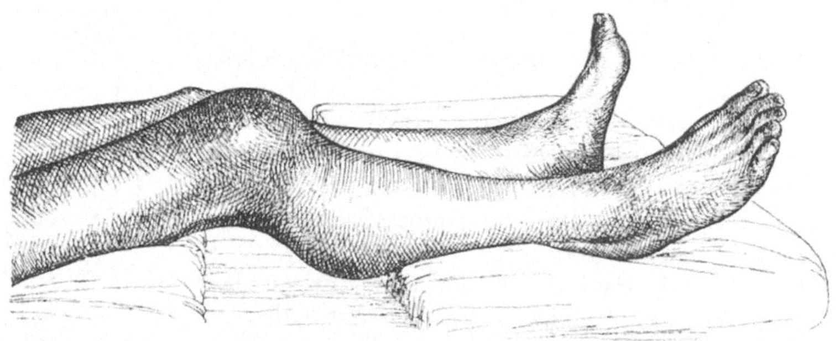

Abb. 39. Schwere Tuberkulose des rechten Knies bei einer 58jährigen Frau.   Kalter Gelenkabsceß hat sich nach der Wade gesenkt. Keine Subluxation des Unterschenkels. (Nach Oehlecker.)

Punktion in Anwendung. Röntgenbestrahlung leistet Gutes im Kindesalter, besonders beim tuberkulösen Hydrops.

Die *Operation* kommt in Anwendung bei extraartikulären Prozessen, gleichgültig ob sie in der Tibia, in der Patella oder im Femur sitzen. Hat die Tuberkulose das Gelenk ergriffen und die konservative Behandlung keine Besserung erzielt, so ist die Resektion vorzunehmen, welche in einer größeren Anzahl von Fällen zur Dauerheilung führt (König 72⁰/₀). Diese radikale Behandlung kommt bei Kindern wegen der Gefahr der Epiphysenverletzung nicht in Frage. Auch nach der Resektion sind Hülsenapparate unbedingt zu tragen, da es sonst zur Beugestellung der Extremität kommt.

f) Tuberkulose der Fußgelenke.

Die Tuberkulose der Fußgelenke kommt seltener vor als die des Hüft- und Kniegelenkes und betrifft hauptsächlich die ersten zwei Jahrzehnte. Extraartikuläre Herde finden sich in Tibia, Fibula und Calcaneus, Knochenherde im Talus und in den übrigen Knochen des Fußes. Diese Herde wachsen in die benachbarten Gelenke durch, führen zur Bildung kleiner Abscesse und zur Fistelbildung. Schwerere oder geringere Funktionsstörungen, Formveränderungen durch Auftreibung und Schwellung bedingt, sind bezeichnend für die Erkrankung (Abb. 40). Andererseits kann insbesonders in den distal gelegenen Gelenken die Tuberkulose lokalisiert bleiben.

Die Röntgenuntersuchung ergibt frühzeitig deutliche Atrophie des ganzen Fußskeletes und den Nachweis von Herden.

Differentialdiagnostisch muß an Distorsionen gedacht werden, an die gonorrhoische Arthritis und Osteomyelitis. Insbesonders die Osteomyelitis kann zu Verwechslungen Anlaß geben, wenn sie zur Fistelbildung führt, die unzweifelhaft große Ähnlichkeit mit den tuberkulösen Fisteln aufweist. In diesen Fällen wird die Röntgenuntersuchung oft die Entscheidung finden lassen, die die chronisch tuberkulösen Herde im Knochen aufweist. Auch gegen die KÖHLERsche Erkrankung, die Malacie des Os naviculare, bringt die Röntgenuntersuchung die Entscheidung, die bei der KÖHLERschen Erkrankung Schrumpfung des Knochens aufdeckt. Gegen Arthritis deformans sind klinisch die Schmerzlosigkeit, die Erschlaffung der Weichteile, die abnorme Beweglichkeit der Gelenke, röntgenologisch Verdickungen und Erosionen an der Oberfläche der Knochen in Betracht zu ziehen.

Die *Therapie* versucht zunächst, durch konservative Maßnahmen — in erster Linie Entlastung der Extremität — Heilung zu erzielen. Bei starken Schmerzen ist Bettruhe unbedingt erforderlich. Kommt der Prozeß zum Stillstand und zur Rückbildung, was sich insbesondere durch den dichteren Schatten röntgenologisch nachweisen läßt, dann sind entlastende Verbände und Apparate zu verwenden. In der größten Mehrzahl der Fälle kommt es zur Versteifung des Gelenkes, daher muß getrachtet werden, die Extremität in rechtwinkeliger Stellung zu fixieren, weil ein rechtwinkelig fixierter Fuß gut gebrauchsfähig ist.

Die *operative* Behandlung besteht bei isolierten Knochenherden in der Entfernung des Herdes. Große Ausdehnung der Erkrankung erfordert ausgedehnte Eingriffe, wenn die konservative Behandlung statt Besserung Verschlimmerung bringt. Die Resektion der erkrankten Knochenpartien ist dort angezeigt, wenn genügend gesunder Knochen vorhanden ist, um der Funktion der Extremität zu dienen. In anderen Fällen kommt die Abtragung der Extremität in Frage.

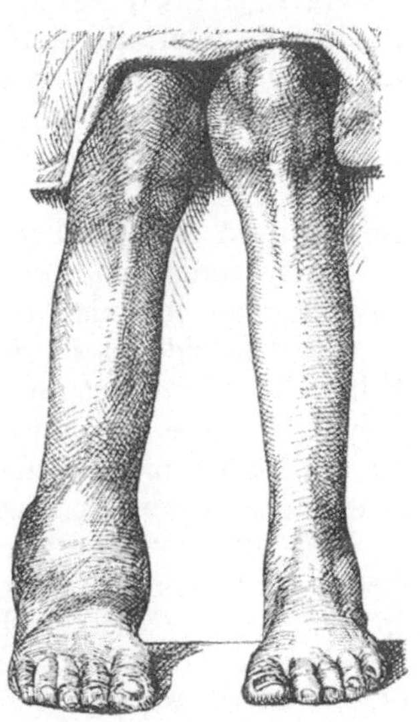

Abb. 40. Fungus des rechten Fußgelenkes bei 58jähriger Frau. Sehnenscheide der Musculi peronaei mitergriffen. (Nach OEHLECKER.)

8. Die Syphilis der Gelenke.

Wir unterscheiden zwei Formen von Syphilis der Gelenke, die hereditäre, die sowohl im frühesten Kindesalter oder im späteren Lebensalter auftreten kann und die erworbene Gelenklues, die in jedem Stadium der Syphilis auftritt.

Bei der *kongenitalen Lues* handelt es sich um eine Erkrankung der Epiphyse, die im weiteren Verlauf das Gelenk ergreift. Der gummöse Prozeß kann bis ins Knochenmark der Diaphyse vordringen und daneben den umgebenden Knochen sklerotisch verändern. Im späteren Alter ist die Unterscheidung zwischen hereditärer und erworbener Syphilis schwer. Doch tritt die angeborene häufiger als symmetrische Gelenkentzündung auf, während die erworbene monoartikulär oder polyartikulär auftritt. Die *Syphilis congenita tarda* führt häufig bei Knaben zu symmetrischen serösen Ergüssen in den Gelenken (Knie, Ellbogen). Die Krankheit verläuft schmerzlos, ohne Bewegungsbehinderung.

Pathologisch-anatomisch finden sich entzündliche Veränderungen an der Synovialis. Wenn gummöse Epiphysenherde in das Gelenk durchbrechen, kommt es zu schweren Deformitäten, zu Gelenkeiterung und Fistelbildung.

Die *erworbene Syphilis* kann als seröser Erguß im Frühstadium ein Gelenk befallen, aber auch in der Tertiärperiode als monoartikuläre, in seltenen Fällen als polyartikuläre Gelenkentzündung auftreten. Sie beginnt am häufigsten *in der Kapsel*, kann aber auch vom *Knochen aus* auf Knorpel und Kapsel übergreifen. Die Kapsellues kann alle Formen der akuten, subakuten und chronischen Entzündung annehmen und führt zur Verdickung der Kapsel.

Symptome und Verlauf. Die synoviale Form, am häufigsten im Knie-, Ellbogen- und Fußgelenk, auch im Sternoclaviculargelenk führt zu einer ödematösen Schwellung der Gelenke, zu chronischem Hydrops. Schmerzen sind hauptsächlich in der Nacht vorhanden, ferner eingeschränkte Beweglichkeit bei geringem Fieber. Die antirheumatische Behandlung ist erfolglos, was den Verdacht auf luetische Gelenkerkrankung erweckt.

Häufiger als diese akut auftretenden Formen sind die subakuten und chronischen Formen, die ohne wesentliche Beschwerden zu Ergüssen, hauptsächlich im Kniegelenk führen und bereits eine positive Wassermannreaktion im Gelenkerguß aufweisen zu einer Zeit, wo die Wassermannreaktion im Blut negativ ausfällt. Neben dieser mit einem Erguß im Gelenk einhergehenden Form gibt es auch eine sog. Arthritis sicca, bei der deutliches Reiben und Krachen bei Bewegungen festzustellen ist.

Im späteren Stadium der Syphilis kommt es nicht selten zur Ausbildung eines Fungus und da insbesonders im Bereiche des Kniegelenkes.

Differentialdiagnostisch gegen tuberkulösen Fungus ist von Wichtigkeit das Fehlen von Contracturen und die geringe Schmerzhaftigkeit. Die chronische Form der Gelenksyphilis kann auch als deformierende Arthritis auftreten. Diese befällt nur ein Gelenk oder mehrere Gelenke, zeigt schleichenden Beginn, führt nicht selten zu Ankylosen, auch zur Subluxation.

Wie Schlesinger gezeigt hat, kann die Lues auch atypisch in Erscheinung treten und zu einem Krankheitsbild führen, das dem einer Neubildung ähnlich ist. In allen diesen Fällen ist die Wassermannsche Reaktion von großer Bedeutung, insbesonders die Reaktion im Gelenkerguß. Auch der positive Spirochätenbefund ist beweisend. Die Lues befällt am häufigsten das Knie- und Ellbogengelenk, auch doppelseitig; führt zu Schmerzen, die besonders in der Nacht auftreten, zur Druckschmerzhaftigkeit am inneren Kondylus des Kniegelenks bei geringer Funktionsstörung. In allen Fällen wo die antirheumatische Behandlung versagt, ist an Lues zu denken.

Röntgenologisch ist zu Beginn der negative Befund bemerkenswert; später finden sich Sklerose des Knochens und periostale Auflagerungen.

Die *Prognose* ist bei den synovialen Formen gut; bei Durchbruch von epiphysären Herden ins Gelenk ist mit Versteifung des Gelenkes zu rechnen.

Die *Therapie* besteht in der Allgemeinbehandlung der Syphilis mit Salvarsan, Jodkalium und Schmierkur. Lokal ist der hartnäckige Hydrops mit Punktion und Kompressionsverband und vorübergehender Ruhigstellung zu behandeln. Bei den seltenen *eitrigen* Gelenkerkrankungen führt Drainage und Spülung des Gelenkes zu guten Erfolgen.

D. Die freien Gelenkkörper.

Seit den Mitteilungen von Ambrosius Parè (1558) ist das Vorkommen von freien Körpern in den Gelenken bekannt. Man glaubte ursprünglich an eine traumatische Ätiologie dieser Erkrankung.

Erst später wurden sie als Neubildungen aufgefaßt die aus der Nekrose am Gelenkknorpel entstehen. König bezeichnet den Vorgang als primäre Osteochondritis dissecans.

Jedenfalls müssen wir zwischen echten Gelenkkörpern unterscheiden, die in gesunden Gelenken vorkommen und Gelenkkörpern, die sich im Anschluß an eine Arthritis deformans entwickeln.

Was den *Aufbau* der Gelenkkörper anlangt, so kommen fibröse und knöcherne Gelenkkörper vor. Ist die Trennung unvollkommen erfolgt, so finden wir gestielte Gelenkkörper.

Die Ernährung der freien Gelenkkörper erfolgt durch die Synovialflüssigkeit. An der Stelle der Ablösung des Gelenkkörpers zeigt sich ein Defekt, dessen Grund aus Bindegewebe und Faserknorpel besteht, während darunter je nach der Dauer des Prozesses Knochen- und Markveränderungen im Sinne der Degeneration und Regeneration zu finden sind.

In gesunden Gelenken beobachtet man freie Gelenkkörper am häufigsten im jugendlichen Alter bei Männern; auch in höherem Alter und bei Frauen kommen sie vor, am häufigsten im Kniegelenk und im Ellbogengelenk. Unter pathologischen Verhältnissen sind sie häufige Begleiter der Arthritis deformans und liegen entweder in Unebenheiten und Vertiefungen oder schlüpfen bei Bewegung hin und her.

Symptome. Zur Erkennung der Krankheit ist wichtig, die *plötzliche Bewegungseinschränkung* in den betroffenen Gelenken, die unter heftigen Schmerzen einhergeht, und häufig zu serösen Ergüssen führt. Durch vorsichtige Massage gelingt es, die Arretierung des Gelenkes, die durch Einklemmung des Gelenkkörpers zwischen die Gelenkenden entsteht, zu beseitigen. Diese Anfälle können sich mehr oder weniger oft wiederholen. Obwohl der die erste Einklemmung begleitende Erguß rasch verschwindet, kommt es doch durch öftere Einklemmungen zur Arthritis deformans.

Aus der typischen Einklemmung ist die *Diagnose* leicht zu stellen. Hier und da gelingt es, den eingeklemmten Gelenkkörper zu palpieren. Die Diagnose wird erhärtet durch das Röntgenbild.

Die *Therapie* besteht in der Exstirpation des freien Gelenkkörpers, aber auch die Stelle der Ablösung muß abgetragen werden, wenn sich daselbst Veränderungen zeigen.

Die *Prognose* hängt von der frühzeitigen Erkenntnis der Erkrankung und von der frühzeitigen Operation ab.

E. Die Nekrosen der Epi- und Apophysen
(Perthes, Köhler, Kienböck, Schlatter).

1. Osteochondritis deformans coxae juvenilis (Perthessche Krankheit).

Als *Ursache* der Osteochondritis deformans werden Traumen, traumatisch bedingte Gefäß- und Ernährungsstörungen herangezogen; auch Störungen der innersekretorischen Drüsen, namentlich der Geschlechtsdrüsen, Vererbung, Konstitution und Infektionen werden für die Entstehung der Erkrankung verantwortlich gemacht. In den meisten Fällen ist die Ätiologie nicht feststellbar.

Pathologisch-anatomisch wird der Knorpel des Schenkelkopfes intakt gefunden, die Destruktionsherde finden sich unterhalb des Knorpels und können zum Schwund der Femurepiphyse führen. Auch finden sich multiple Knorpelinseln im subchondralen Raum, welche als Knorpelneubildungen aufzufassen sind (Perthes).

Klinische Erscheinungen. Die Krankheit beginnt im Alter zwischen 4 und 14 Jahren, hauptsächlich bei Knaben, gewöhnlich in einer, seltener in beiden Hüften. Das erste Zeichen ist der hinkende oder watschelnde Gang, der bei großen Anstrengungen stärker auftritt. Anamnestisch wird manchmal ein Trauma, manchmal eine vorausgegangene Infektion angegeben. Die Unter-

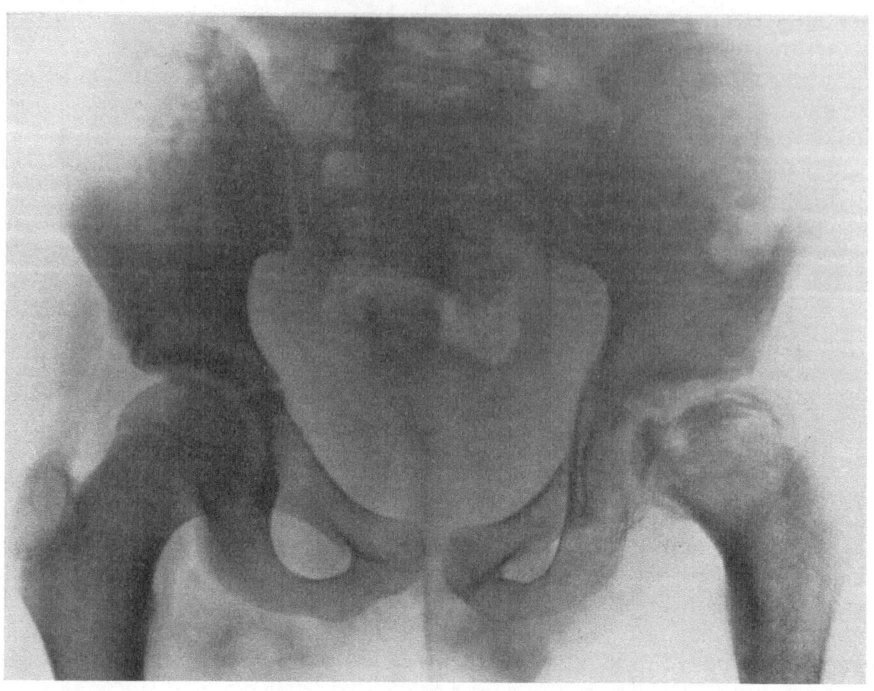

Abb. 41. Perthessche Hüftgelenkerkrankung. Initialstadium, flache Epiphyse zum Teil Aufhellungsherde. Hals breiter.

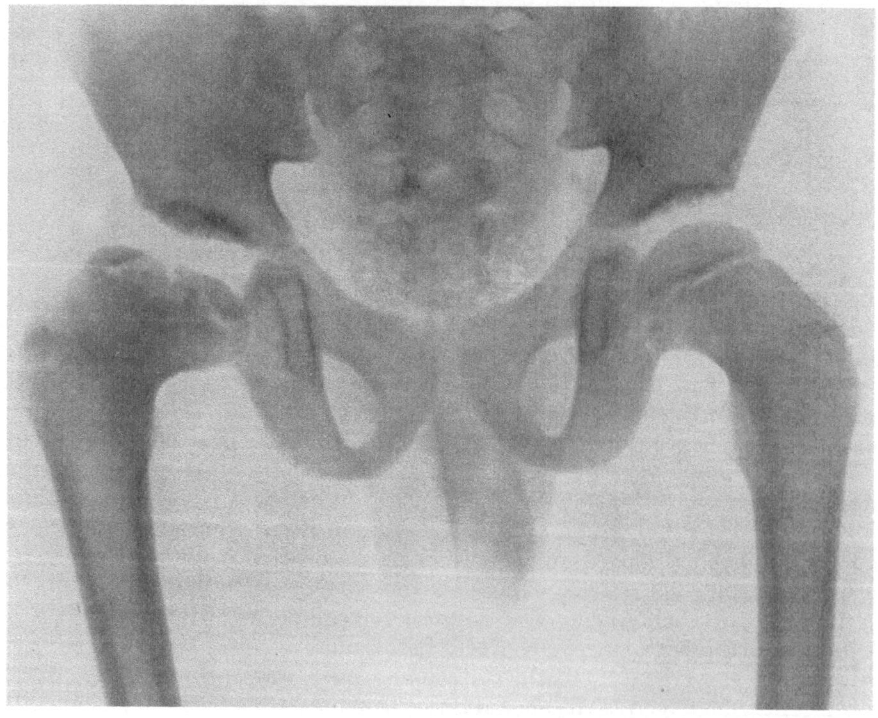

Abb. 42. Perthessche Hüftgelenkerkrankung. 3. Stadium.

suchung ergibt lediglich eine Beschränkung der Abduction und seine Schwäche der Quadrizepsmuskulatur; bei längerem Bestehen findet sich ausgesprochene Atrophie der Quadrizepsmuskulatur, Hochstand des Trochanter mit Verkürzung der Extremität und schwere Einschränkung der Abduction.

Das *Röntgenbild* zeigt eine geringe Verkleinerung des Kopfes (Abb. 41), erst $^1/_2$ Jahr nach Beginn zeigen sich Aufhellungsherde in der Epiphyse, Usuren am lateralen Kopfrand. In weiterer Folge ist der Kopf zerklüftet, die Epiphysenfuge verbreitert und gebuckelt. Der Kopf wird breiter, der Hals im späteren Stadium kürzer. Auffallend ist die Verbreiterung des Gelenkspaltes (Abb. 42).

Die *Behandlung* versucht durch entlastende Verbände die Entstehung einer Deformität zu verhindern. Andererseits zeigen gerade die Untersuchungen von PERTHES, daß die unbehandelten Fälle mit idealem Resultat ausheilen können.

Die *Prognose* ist gut; gewöhnlich kommt es zur vollkommenen anatomischen Ausheilung. Versteifung findet sich nur in den seltensten Fällen.

2. Die KÖHLERsche Krankheit.

a) Aseptische Nekrose des Os naviculare pedis.

Die *Ätiologie* dieser Erkrankung ist vollkommen ungeklärt. Angenommen werden Entwicklungsstörungen, Gefäßanomalien, Wachstumsstörungen. Auch

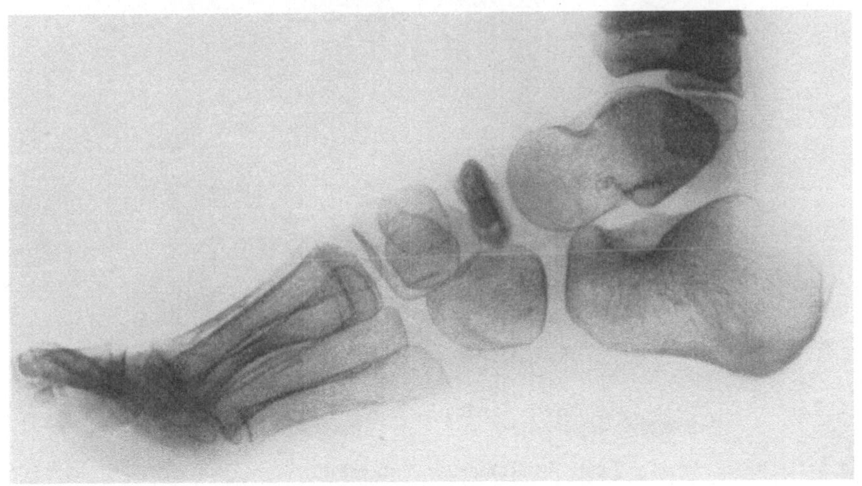

Abb. 43. Köhler I.

dem Trauma wird von manchen Autoren eine entscheidende Bedeutung beigemessen.

Pathologisch-anatomisch findet sich der Knorpel unverändert, im Inneren des Knochens Nekrose.

Symptome. Die Krankheit tritt im 5.—6. Lebensjahr besonders bei Knaben einseitig, aber auch doppelseitig auf. Schmerz beim Gehen, aber auch in der Nacht, Belastung des äußeren Fußrandes und dadurch in manchen Fällen deutliches Hinken sind die ersten Krankheitserscheinungen. Man findet in der Umgebung des druckschmerzhaften Os naviculare ein umschriebenes Ödem, bei älteren Fällen Muskelatrophie. *Röntgenologisch* erscheint das Naviculare kleiner als normal (Abb. 43).

Die *Behandlung* besteht in Bettruhe für kürzere Zeit; entlastende Verbände sind zu empfehlen, daneben Calcium und Phosphor. Nach 2—3 Jahren ist in der Regel die Krankheit mit vollkommener Funktion und normaler Gestaltung des Naviculare ausgeheilt.

b) Aseptische Nekrose am 2. Metatarsusköpfchen.

Die *Ätiologie* dieser Erkrankung ist ebenso wie die der anderen aseptischen Nekrosen ungeklärt. Auch hier wird die Belastung des 2. Metatarsusköpfchens, Gefäßstörungen, schließlich eine rein traumatische Genese angenommen.

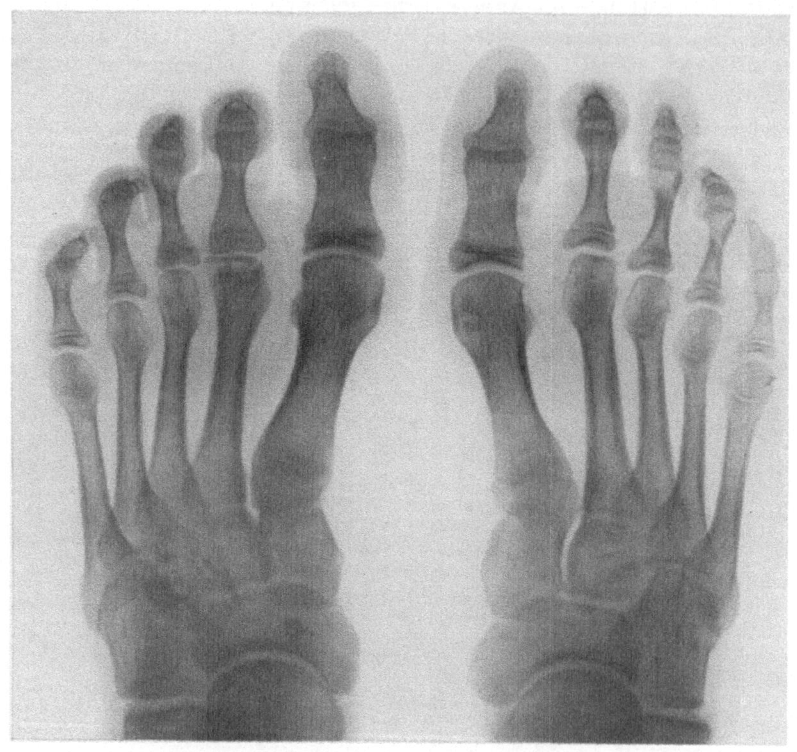

Abb. 44. Köhler II (linker Fuß).

Pathologisch-anatomisch findet sich eine Nekrose des Köpfchens bei erhaltenem Knorpel.

Symptome. Die Krankheit tritt zwischen dem 13. und 20. Lebensjahr auf, hauptsächlich bei Mädchen und beginnt mit Schmerzen im vorderen Teil des Mittelfußes beim Gehen. Im weiteren Verlauf zeigt sich eine Schwellung und Druckschmerzhaftigkeit in der Gegend des 2. Metatarsusköpfchens und eine Verdickung dieser Gegend.

Röntgenologisch findet man zunächst nur eine Verbreiterung des Gelenkspaltes, dann eine Abflachung des Köpfchens, fleckige Verdichtungen desselben. In weiterer Folge erscheint es deformiert (Abb. 44).

Therapeutisch kommt auch hier Bettruhe, Phosphor, Calcium und entlastende Verbände in Anwendung. Die Prognose ist gut, bei schweren Fällen kommt die Resektion in Frage.

3. Aseptische Nekrose des Os lunatum (KIENBÖCK).

Ätiologisch nimmt KIENBÖCK für diese das Os lunatum betreffende Erkrankung ein Trauma an und hält die Krankheit für eine Nekrose nach Zerreißung der Bänder und Knochenarterien.

Pathologisch-anatomisch findet sich eine vollständige Zerstörung des Os lunatum.

Klinisch finden sich Schmerzen bei der Bewegung und Schmerz bei Druck, bei älteren Fällen hauptsächlich im Bereich des Os lunatum Einschränkung der Beweglichkeit und schmerzhafte passive Bewegungen. *Röntgenologisch* eine Form- und Strukturveränderung des Os lunatum.

Die *Therapie* versucht in frischen Fällen durch Ruhigstellung, später durch Bewegungsübungen, Bäder, Heißluft, Massage, allgemeine Körperkräftigung eine Spontanheilung einzuleiten. Führt die konservative Therapie zu keinem Erfolg, dann ist die Exstirpation des Os lunatum vorzunehmen, die jedenfalls zu einer Zeit erfolgen soll, bevor noch arthritische Veränderungen aufgetreten sind.

Die *Prognose* ist unbestimmt. Während einzelne Fälle nach der Exstirpation in kurzer Zeit ausheilen, kann sich bei anderen die Krankheit über Jahre hinziehen.

4. Aseptische Nekrose der Tibiaapophyse (OSGOOD-SCHLATTERsche Krankheit).

Die *Ätiologie* dieser Erkrankung ist vornehmlich eine traumatische, doch gibt es auch Fälle von OSGOOD-SCHLATTERscher Erkrankung, bei denen ein Trauma in der Anamnese nicht nachgewiesen werden kann, für diese Fälle kommt eine entzündliche Genese oder eine Entstehung durch endokrine Störungen in Betracht.

Symptome. Im jugendlichen Alter, gleichmäßig beim männlichen und weiblichen Ge-

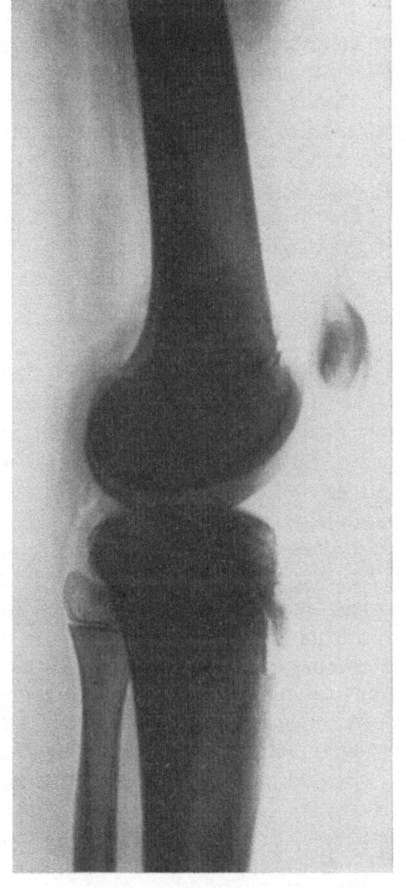

Abb. 45. Schlatter.

schlecht treten Schmerzen unterhalb des Kniegelenkes hauptsächlich beim Gehen und Treppensteigen auf. Die Untersuchung ergibt eine Schwellung in der Gegend der Tibia-Apophyse. Bei längerer Dauer der Erkrankung zeigt sich deutliche Atrophie der Muskulatur.

Röntgenologisch ist bezeichnend die ausgesprochene Abhebung des schnabelförmigen Fortsatzes, unregelmäßige Schattenbilder, Zerklüftung und Unschärfe der Knochenkerne bei der seitlichen Aufnahme. Hin und wieder Auflockerung an der Patellaspitze (Abb. 45).

Die *Therapie* versucht durch Allgemeinkräftigung dem Leiden beizukommen, lokal finden Kompressionsverbände Anwendung.

Die *Prognose* ist günstig, da alle Fälle zur Ausheilung kommen, unsicher ist nur die Dauer der Erkrankung.

F. Die Geschwülste der Gelenke.

Die Geschwülste der Gelenke gehen in der Regel von der Kapsel aus und sind selten. An gutartigen Tumoren unterscheiden wir Fibrome, Lipome, Angiome, Osteome und Chondrome, an bösartigen, Sarkome, die sehr selten zur Beobachtung kommen (Enderlen fand im Jahre 1920 nur 20 in der Literatur beschriebene).

Kapselfibrome wurden am Kniegelenk beobachtet; sie sitzen der Kapsel im Inneren auf und erreichen Erbsen- bis Hühnereigröße; auch kleine Tumoren machen bereits Beschwerden.

Die *Kapselchondrome* danken ihre Entstehung entwicklungsgeschichtlichen Vorgängen; sie befallen meist ein Gelenk allein (Ellbogen- oder Kniegelenk) und machen oft erst nach jahrelangem Bestehen Erscheinungen, Schmerzen, Bewegungseinschränkung, Reiben und Knirschen bei Bewegungen.

Die *Behandlung* besteht in einfacher Excision; kommt es zum Rezidiv dann ist eine maligne Entartung anzunehmen; in diesen Fällen führt die Resektion des Gelenkes zu guten Erfolgen.

Die Ganglien.

Von größerer praktischer Bedeutung sind die *Ganglien* (Überbeine), abgegrenzte cystische Gebilde von gallertartigem Inhalt. Die Ganglien gehen von der Gelenkkapsel aus und sind als traumatisch bedingte Degenerationscysten aufzufassen. Dabei muß ätiologisch auch in Betracht gezogen werden, daß es sich möglicherweise um Neubildungen von versprengten Keimpartien handelt.

Pathologisch-anatomisch bestehen die Ganglien aus einer fibrösen, glänzenden Wandung, sind oft mehrkammerig und enthalten gallertige Flüssigkeit. Histologisch handelt es sich um degeneriertes Bindegewebe, überzogen von echtem Endothel.

Klinisch tritt diese Neubildung gewöhnlich zwischen dem 15. und 20. Lebensjahr auf, hauptsächlich beim weiblichen Geschlecht. Schmerzhaftigkeit bei Bewegungen, ausgelöst durch Druck des Ganglion auf sensible Nerven, ist bezeichnend.

Der Tumor selbst ist wenig verschieblich, klein und hart (daher der Name Überbein) oder groß und von elastischer Konsistenz, oft fluktuierend. Am häufigsten finden sich die Ganglien an der radialen Seite des Dorsums der Hand, seltener an der ulnaren Seite, noch seltener an der volaren Handseite.

Die *Therapie* versucht zunächst, unblutig durch Zerklopfen mit einem Hammer oder durch Kompression die Geschwulst zu perforieren, doch führt diese Behandlung häufig zu Rezidiven. Sicherer ist die Operation, die in Exstirpation der Cyste besteht, wobei der erkrankte Kapselteil mitexstirpiert werden muß. Dabei muß stets daran gedacht werden daß eine Gelenk eröffnet wird und daß die geringste Infektion zu schweren Eiterungen und Funktionsstörungen führt. Orator und Neumüller empfehlen die Eröffnung des Ganglions durch Kreuzschnitt und die Fixation der so entstandenen 4 Zipfel am subcutanen Gewebe, um dadurch eine Drainage in die Subcutis herbeizuführen.

G. Stellungsänderungen der Gelenke.

Stellungsänderungen der Gelenke können aus verschiedenen Ursachen zustande kommen (Gonorrhöe, Tuberkulose, Polyarthritis, progressive Tabes, Tumordestruktion). Die Gelenkinfektion und nachfolgende Zerstörung der Knochen führt zur sog. *Pfannenwanderung*. Im Hüftgelenk kommt es zur

Wanderung nach oben und hinten, herbeigeführt durch die mechanischen Verhältnisse des Gelenkes. Pfannenwanderung kommt vor nach akuten Infektionen bei der Gonorrhöe, bei der Tuberkulose. Die Diagnose wird aus der Verkürzung des Beines aus der Einwärtsdrehung der Extremität und der behinderten Abduction gestellt, ferner dem watschelnden Gang und dem positiven TRENDELENBURGschen Zeichen: beim Heben des gesunden Beines sinkt das Becken auf der erkrankten Seite nach abwärts. Die Behandlung sucht durch mechanische Entlastung der Gelenkpfanne, also durch Extension, den Zustand zu bessern oder zu beheben.

Das Schlottergelenk.

Unter dieser Krankheit verstehen wir den Zustand jener Gelenke, bei dem die normale Führung verloren gegangen ist. Den leichtesten Grad des Schlottergelenkes bildet das *Wackelgelenk*, das eine abnorme seitliche Beweglichkeit aufweist, den stärksten Grad das *Schleudergelenk*, bei dem ein normales Scharniergelenk wie ein Kugelgelenk bewegt werden kann.

Für die Erklärung des Zustandekommens des Schlottergelenkes sind Lockerung des Kapselapparates, wie sie nach lange bestehendem Hydrops vorkommt, Zerreißung der Gelenkbänder und Schwäche der Muskulatur heranzuziehen. Beim Schleudergelenk liegen auch Zerstörungen der Epiphysen vor, wie bei der tabischen Arthropathie.

Klinische Symptome. Beim Wackelgelenk findet sich eine abnorme seitliche Beweglichkeit, während wir bei einer stärkeren Knickbarkeit von einem Schlottergelenk sprechen. Durch die stärkere Knickbarkeit wird die Scharnierbewegung abgeschwächt, was beim Schleudergelenk zur Unbrauchbarkeit der betroffenen Extremität führt.

Die *Behandlung* hat den gelockerten Kapselapparat durch Raffung zu festigen, abgesprengte Knochenteile zu entfernen, zerrissene Bänder wiederherzustellen; dort, wo höhergradige Knochenschädigungen die Ursache des Leidens abgeben, kommt künstliche Versteifung durch Arthrodese oder in leichteren Fällen die Behandlung mit einem Hülsenapparat in Frage. Dabei ist bei Schlottergelenken an der unteren Extremität Versteifung anzustreben, während bei der oberen Extremität ein Schlottergelenk einem versteiften Gelenk im allgemeinen vorzuziehen ist.

Contracturen.

Unter Contracturen versteht man Versteifungen eines Gelenkes in Beugestellung. Hier haben wir uns nur mit *arthrogenen Contracturen* zu befassen, da die übrigen Contracturen im Kapitel Weichteile besprochen werden. Die arthrogenen Contracturen können *angeboren* sein und ihre Ursache in mangelhaften Raumverhältnissen im Uterus haben, sie können *erworben* sein durch Erkrankungen, die sich im Gelenk oder in Gelenknähe abspielen. Bei Entzündungen kommt es immer zuerst zu reflektorischen oder myogenen Contracturen und erst später durch Kapselschrumpfung zur arthrogenen Contractur. Auch nach Verletzung der Gelenke kann es nach lang dauernder Immobilisierung zur Versteifung kommen. Im weiteren Verlaufe treten bindegewebige Wucherungen auf, welche die Knorpeln oder nach Zerstörung derselben die freiliegenden Knochenstellen fest miteinander verbinden; daraus kann sich eine knöcherne Ankylose entwickeln.

Die Ankylose.

Unter Ankylosen versteht man eine Versteifung des Gelenkes, die ihre Ursache im Gelenk selbst hat. Zur Verwachsung der Knochen kommt es infolge

Zerstörung des Knorpels (Ankylosis vera). Die Vereinigung kann knöchern oder fibrös sein (ossea oder fibrosa).

Ätiologisch kommen in Frage Verletzungen der Gelenke, akute und chronische Entzündungen, Tuberkulose, Gonorrhöe, besonders eitrige Entzündungen; auch schrumpfende Prozesse der Kapsel oder extrakapsuläre Entzündungen mit Übergreifen auf die Kapsel, endlich lange Ruhigstellung können zur Ankylose führen.

Tritt eine Ankylose im Wachstumsalter auf, so führt sie immer zu schweren Wachstumsstörungen.

Behandlung. Bei Ankylosen, die durch intraartikuläre Narbenbildung oder durch Schwielen verursacht sind, kann eine annähernd normale Funktion des Gelenkes durch Injektion von Pepsin-Pregllösung in den Gelenkhöhlenraum erzielt werden. Unterstützend wirkt langsame Extension, während die gewaltsame Zerreißung der geschrumpften Weichteile nicht ungefährlich ist, da sie zu heftigen Schmerzen, zu einem neuerlichen serösen Erguß führt und wieder längere Ruhigstellung notwendig macht. Bei der knöchernen Ankylose hat die Behandlung im allgemeinen volle Funktion des Gelenkes in allen jenen Fällen anzustreben, wo eine fühlbare Funktionsstörung besteht; in manchen Fällen ist eine in brauchbarer Stellung erfolgte Ankylose funktionell besser als eine nicht gelungene Mobilisierung, ein Schlottergelenk.

Die Osteotomie oder Resektion ist bei den knöchernen Ankylosen oft nicht zu umgehen und führt zur Verbesserung der Stellung bei versteiften Gelenken, deren Beweglichkeit nicht erreicht werden kann; die *Gelenkmobilisation*, die *Arthrolysis* (Lexer, Payr) hat ihre Anwendungsgebiete bei Versteifung der Gelenke nach Eiterungen oder nach Gonorrhöe oder bei traumatischen Ankylosen. Die Operation ist nur dann auszuführen, wenn zwischen dem Zeitraum der abgelaufenen Infektion und der Operation ein Zeitraum von 1—2 Jahren liegt, um nicht ein Neuaufflackern der Infektion zu erleben.

Die Operation besteht darin, daß die ankylosierten Knochenenden getrennt, angefrischt und entsprechend dem behandelten Gelenk geformt werden, wobei die einfachste Form die beste ist. Knorpelreste sind grundsätzlich zu entfernen der Gelenkspalt ist genügend weit zu gestalten. Zur Verhinderung neuerlicher Gelenkverwachsungen wird einer der neu gebildeten Gelenksteile mit einem Muskellappen (Helferich), Fett- (Lexer) oder Fascienlappen (Kirschner, Payr) bedeckt. Der Eingriff ist bei Kugelgelenken (Schulter-Hüftgelenk) schwierig, der Erfolg unsicher; bei den Scharniergelenken ist der Eingriff einfacher, der Erfolg sicherer.

Die Nachbehandlung ist von größter Wichtigkeit; sie beginnt nach 10 bis 14 Tagen Ruhigstellung mit Bewegungen, die allmählich gesteigert werden und möglichst bald vom Patienten selbst ausgeführt werden sollen.

Verletzungen der Knochen und Gelenke.

Von

Professor Dr. **OTTO FRISCH**-Wien.

Mit 104 Abbildungen.

I. Allgemeines über die Verletzungen der Knochen und Gelenke.

Je nach der Art und dem Grade des Traumas unterscheiden wir als Folge einer Verletzung der Knochen und Gelenke die *Erschütterung* (Commotio), die *Quetschung* (Contusio), die *Verstauchung* (Distorsio), die *Verrenkung* (Luxatio) und den *Knochenbruch* (Fraktur). Davon sind die Erschütterung, wie auch die Quetschung Verletzungen, die sowohl den Knochen als auch das Gelenk betreffen können. Die Verstauchung und die Verrenkung sind reine Gelenkverletzungen, d. h. sie beziehen sich auf Knorpel, Kapsel und Bänder der Gelenke. Schließlich ist noch die *offene Gelenkverletzung* zu nennen, der zumeist erst sekundäre Folgen (Infektion) eine besondere Bedeutung zukommt.

1. Die Erschütterung.

Die *Erschütterung* eines Knochens ist die Folge eines heftigen Stoßes oder Schlages, der allerdings nicht so stark ist, daß dadurch die Widerstandskraft im Gefüge des Knochens überschritten würde. Während an den Gelenken die Commotio eine vorübergehende Funktionsstörung, oft auch einen serösen Erguß zur Folge hat, äußert sie sich am Knochen zumeist nur in einem rasch abklingenden heftigen Schmerz, verbunden mit kurz dauernder Störung des Organgefühls. Die Erschütterung der Knochen und Gelenke ist eine regelmäßige Begleiterscheinung der meisten Frakturen.

2. Die Kontusion.

Dem Grade nach schwerer als die Commotio ist die *Contusio*; dabei kommt es zur Gewebstrennung im beschränkten Ausmaße. An der Spongiosa des Knochens finden sich kleine Sprünge mit konsekutiver Blutung in die Markräume, an der Oberfläche Lösungen der Beinhaut mit Extravasaten zwischen dieser und der Corticalis. Diese subperiostalen Hämatome sieht man am häufigsten an den Schädelknochen nach stumpfen Traumen. Sie fühlen sich infolge der Spannung der Beinhaut hart an, verursachen heftige Schmerzen und bedürfen oft langer Zeit zu ihrer Resorption.

Auch an den Gelenken ist der Bluterguß als Folge einer Gewebstrennung das im Vordergrund stehende Symptom der Kontusion. Durch den Sturz auf ein Gelenk oder durch einen Schlag mit einem stumpfen Gegenstand kommt es zu einem Einriß in die Gelenkkapsel oder die das Gelenk umgebenden Bänder. Davon hängt es ab, ob der Bluterguß im Innern des Gelenkes entsteht *(Hämarthros)*, oder ob er sich allein in der Kapsel und außerhalb derselben ausbreitet. All dies bringt eine Einschränkung der Beweglichkeit und damit der Gebrauchsfähigkeit der Gliedmaße mit sich *(Functio laesa)*. Der intraartikuläre Erguß hat die schwereren Erscheinungen zur Folge: Das Gelenk schwillt an und ist nicht allein auf Druck und bei Bewegung, sondern auch spontan schmerzhaft. Bei starker Blutfüllung findet man eine pralle Spannung des in Mittelstellung fixierten, in seinen Konturen verwischten Gelenkes. Die Schmerzen können so heftig sein, daß, zumal am Knie, die Entlastung durch Punktion des Synovialsackes notwendig wird. In leichteren Fällen wird man durch wenige Tage mit Ruhigstellung der Gliedmaße, Kompressionsverbänden (Einwicklung mit nassen Leinwandbinden) oder kalten Umschlägen die Schmerzen und eine Zunahme der Schwellung bekämpfen, jedoch bald mit einer auf die Resorption des Blutergusses gerichteten Therapie (Massage, Heißluftbäder) beginnen, um intraartikulären Verklebungen vorzubeugen. Bei schweren Gelenkkontusionen finden sich nicht selten Absprengungen kleiner Knochen- oder Knorpelstücke.

3. Die Distorsion.

Unter *Distorsion* verstehen wir eine Verletzung der Gelenkkapsel und -bänder infolge einer zumeist passiven heftigen Bewegung eines Gelenkes, und zwar entweder in einer Richtung, in der dasselbe normalerweise gesperrt ist oder in irgendeiner der physiologischen Richtungen, aber mit Überschreitung der normalen Grenzen. Der dabei jeweils überspannte Teil der Kapsel und Bänder erleidet dadurch eine Überdehnung, bei stärkerer Gewalteinwirkung eine *Zerreißung*. Die unmittelbare Folge der Verletzung ist ein sehr heftiger Schmerz und eine zunächst recht deutliche Functio laesa. Auch hier kommt es zur raschen Anschwellung im Bereiche des Gelenkes infolge eines Blutergusses; da derselbe aber vorwiegend in den äußeren Schichten der Kapsel auftritt, kommt es weniger regelmäßig zu einem Hämarthros, als vielmehr zu einer diffusen Ausbreitung des Extravasates, das in Form eines subcutanen Hämatoms eine zunächst regionäre blauschwarze Verfärbung der umgebenden Haut zur Folge hat.

Die einer Distorsion zugrunde liegenden oft nicht unwesentlichen Bänderrisse können eine langdauernde Schwäche des Gelenkes und eine bleibende Disposition zu dieser Verletzungsart zurücklassen. Die Behandlung besteht zunächst in der Ruhigstellung der Gliedmaße bei Entspannung der verletzten Teile des Gelenkes. Doch empfiehlt es sich auch hier mit systematischer Massage bald zu beginnen und damit die Resorption des Hämatoms und oft begleitenden Ödems zu fördern. Bandagen mit elastischen Binden oder die sehr wirksamen Heftpflasterkompressionsverbände erleichtern die Wiederaufnahme der Funktion.

4. Die Verrenkung.

Unter *Verrenkung* versteht man jenen Zustand eines Gelenkes, wobei der eine der das Gelenk bildenden Knochen infolge einer meist stumpfen Gewalteinwirkung aus seiner mechanischen Verbindung mit dem anderen herausgerissen wurde, so zwar, daß die Gelenkflächen gar nicht mehr in gegenseitigem Kontakt stehen oder sich nur teilweise berühren.

Die *traumatischen* Luxationen kommen entweder durch direkte Gewalt, häufiger auf indirektem Wege durch Hebelwirkung zustande, indem der eine der beiden Knochen in irgendeiner Richtung über seine physiologische Exkursionsgrenze bewegt und sein Gelenkende nach Einreißen der Kapsel aus derselben herausgedrängt wird; dabei dient zumeist ein vorspringender Teil des Nachbarknochens als Hypomochlion. So stemmt sich das Tuberculum majus bei der Luxatio axillaris humeri an das Akromion, der Trochanter major bei der Luxatio coxae anterior an den hinteren Pfannenrand; die Clavicula wird bei ihrer Verrenkung vor das Sternum über die erste Rippe gehebelt usw. Nach geschehener Luxation verhackt sich zumeist der verrenkte Teil an seinem Nachbarn oder wird durch die starkgespannten Bänder des leeren Kapselschlauches in seiner abnormen Lage festgehalten.

Im Kindesalter kommen traumatische Luxationen kaum vor, auch im Greisenalter sind sie selten; hier hat das gleiche Trauma infolge der Brüchigkeit des Knochens meist eine gelenknahe Fraktur des Knochens zur Folge. Über die Häufigkeit der Luxationen in bezug auf die verschiedenen Gelenke gibt Abb. 1 eine Übersicht.

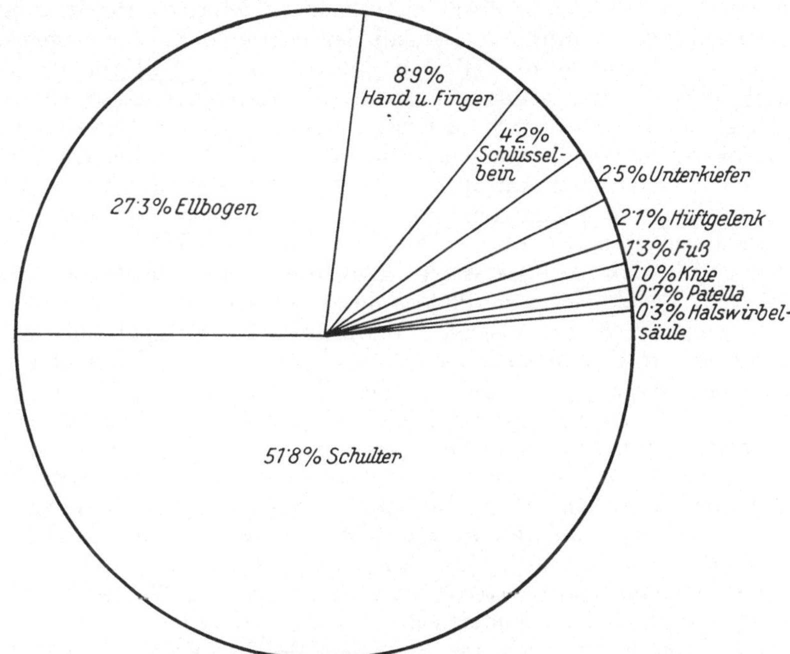

Abb. 1. Häufigkeit der Luxationen.

Es kommt vor, daß Verrenkungen in ein und demselben Gelenk sich wiederholen, daß sie trotz richtiger Reposition, die in diesen Fällen desto leichter gelingt, je öfter das Gelenk bereits luxiert war, auf ein oft recht geringes Trauma in bestimmter Richtung immer wieder und je öfter desto leichter auftreten. Solche Luxationen nennt man *habituelle*; Überdehnung der Kapsel, angeborene Flachheit einer Pfanne oder auch das Unverheiltbleiben des Kapselrisses, der bei jeder weiteren Luxation noch größer wird, bilden die Ursache für die Rezidive; sie werden vorwiegend an der Schulter und der Patella beobachtet.

Im Sprachgebrauch bezeichnet man in der Regel nicht das Gelenk als luxiert, sondern den peripheren Glied- oder Knochenabschnitt, wobei zugleich die Richtung nach welcher letzterer verschoben ist, genannt wird. So heißt eine Luxation im oberen Sprunggelenk nach hinten Luxatio pedis posterior, eine der Schulter nach unten Luxatio humeri axillaris usf.

Die *Diagnose* einer Verrenkung kann sehr leicht, aber auch schwierig sein: ist das Gelenk exponiert und noch nicht stark angeschwollen, so erkennt man schon bei bloßer Inspektion eine *abnorme Konfiguration* desselben; eine genaue Palpation besonders im Vergleich mit dem gesunden Gelenk der anderen Seite zeigt das Fehlen der für das Gelenk charakteristischen Knochenvorsprünge an normaler Stelle, während sie an anderen Stellen zu sehen oder zu tasten sind. Ein auffallendes, in den meisten Fällen deutliches Symptom ist die *federnde Fixation* des peripheren Gliedabschnittes. Letzterer hängt nicht schlaff herab, er befindet sich vielmehr in einer oft recht schmerzhaften Zwangshaltung. Versucht man das Glied aus derselben herauszuführen, so fühlt man einen elastischen Widerstand; sich selbst überlassen nimmt es alsbald wieder eine bestimmte, für die jeweilige Stellung der luxierten Gliedmaße pathognomonische Haltung ein.

An *Mitverletzungen* einer Verrenkung, die eine Erschwerung des Falles bedeuten (Komplikation) sind hier zu nennen: Druck des luxierten Gelenkendes auf Nerven- oder Gefäßstämme; ersterer ist an den sehr heftigen Schmerzen, Parästhesien oder Lähmungen zu erkennen; letzterer an Stauungen, sofern eine Hauptvene komprimiert ist, an den schweren Erscheinungen der lokalen Asphyxie des peripheren Gliedabschnittes (livide Verfärbung, Kälte, Pulslosigkeit) wenn, was selten vorkommt, die Hauptarterie verletzt wurde. Ein begleitender Knochenbruch, der bei besonders starker Gewalteinwirkung der Verrenkung unmittelbar folgen kann, erschwert das Erkennen der Luxation; er kommt nicht selten am oberen Schaftende des Humerus vor. Kleinere Absprengungen von Pfannenrändern oder Protuberanzen an den Enden langer Röhrenknochen sind häufig. Schließlich kann eine Verrenkung dadurch kompliziert sein, daß sie *offen* ist; es kann durch das vehemente Andrängen des luxierten Gelenkteiles zum Platzes der Haut kommen.

Aufgabe der *Therapie* ist es, durch zielbewußte Manipulation am verrenkten Gliedabschnitt das luxierte Gelenkende ohne weitere Verletzung wieder auf demselben Wege zurückzuführen, auf dem es den Kapselschlauch verlassen hat. Die Reposition gelingt um so leichter, je eher sie ausgeführt wird. Die dazu notwendigen Handgriffe und Bewegungen sind natürlich verschieden, je nachdem um welches Gelenk es sich handelt und in welcher gegenseitigen Stellung die Gelenkpartner stehen. Es ist deshalb Vorbedingung jeder Reposition, daß man sich — eventuell durch das Röntgenbild — genau über die Situation orientiert. Infolge der reflektorischen Muskelspannung gelingt die Einrenkung in Narkose leichter, weshalb man letztere, zumal nach einem mißlungenen Versuch ohne dieselbe, regelmäßig anwenden soll. Das Manöver besteht im allgemeinen darin, daß man durch entsprechende Bewegung des peripheren Gliedabschnittes bei Fixation des zentralen zunächst eine Lösung der Verhackung vornimmt; dazu ist in der Regel eine Übertreibung der pathologischen Haltung notwendig. Hierauf wird zumeist eine kräftige Extension, die oft wirksam unterstützt werden kann durch einen direkten manuellen Druck auf den luxierten Gelenkteil, dieser an die Stelle des Kapselrisses herangeführt und zum Einschnappen gebracht. Letzteres geschieht meist unter einem hörbaren Ruck; im Augenblick nach der Reposition sind die klassischen Symptome der Luxation verschwunden. Zur Verheilung der Kapselverletzung ist hierauf eine vorübergehende Ruhigstellung der Gliedmaße durch Anlegen eines fixen Verbandes notwendig. Doch ist im Gegensatz zu den Frakturen die anatomische Lage der Knochen nach der Reposition einer Luxation zumeist derart stabil, daß schon bald wieder die Funktion des Gliedes aufgenommen werden kann.

Es gibt *Repositionshindernisse*, die auch in frischen Fällen die Einrenkung erschweren oder unmöglich machen: die Zwischenlagerung von Teilen des Kapselschlauches, Sehnen oder abgeprengte Knochenfragmente können die unblutige Reposition vereiteln. In älteren Fällen kann der Zustand der Muskelschrumpfung der Einrenkung selbst in Narkose unüberwindliche Hindernisse bereiten. Dann ist die blutige Reposition angezeigt, die in einer Eröffnung des Gelenkes, Beseitigung alles Störenden und Reposition unter der Leitung des Auges und Zuhilfenahme von Instrumenten besteht.

Bleibt eine Luxation unreponiert, so kommt es allmählich zur Verödung des Gelenkes. Die Pfanne füllt sich mit Bindegewebe, der Knorpelüberzug degeneriert und die Kapselfalten verstreichen. Durch die in beschränktem Maß allmählich wieder aufgenommene Bewegung des peripheren Gliedabschnittes kommt es zwischen dem luxierten Gelenkteil und seiner bindegewebigen oder knöchernen Umgebung im Lauf der Zeit zu einer Art neuen Gelenkes *(Nearthrose)*. Stemmt sich der luxierte Kopf gegen einen Knochen an (Pfannenrand), so kommt es hier allmählich zu einer dellenartigen Vertiefung mit periostitischen Randwülsten, es bildet sich eine rudimentäre neue Pfanne; die umgebenden Weichteile können sich zu einer kapselähnlichen Tasche verwandeln; dadurch kann im Lauf von Monaten und Jahren die anfangs bestehende Functio laesa allmählich wesentlich zurückgehen und einer beschränkten Gebrauchsfähigkeit der Gliedmaße Platz machen.

5. Die offene Verletzung eines Gelenkes.

Sie ist zumeist die Folge eines direkten Traumas durch scharfe oder spitze Gegenstände; Stichverletzungen der Fingergelenke durch Nadel, Messer oder Schere sind häufig, am Knie- und Sprunggelenk kommen penetrierende Verletzungen nicht selten mit Sichel, Sense oder Axt zur Beobachtung. (Die Schußverletzungen der Gelenke sind zumeist kompliziert durch eine begleitende Mitverletzung des Knochens.)

Jedwede offene Gelenkverletzung ist als ernst zu bezeichnen; außer den Hirn- und Rückenmarkshäuten ist kein Gewebe so empfindlich gegen Infektionserreger wie die Synovialmembran. Oberflächliche Wunden über den Gelenken sind sehr häufig; die Entscheidung ob dieselben bis in das Gelenk reichen, nicht immer leicht. Bei größeren Verletzungen mit klaffender Wunde sieht man zuweilen in der Tiefe den weißen Gelenkknorpel, in zweifelhaften Fällen kann durch zartes Auseinanderhalten der Wundränder mittels steriler Wundhaken Klarheit gewonnen werden. Oft ergibt sich die Diagnose aus der Tatsache, daß Synovialflüssigkeit abfließt, doch kann dieses Symptom durch Verlegung des Wundkanals auch fehlen. Ein Sondieren der Wunde ist wegen der Gefahr der sekundären Einbringung von Keimen unter allen Umständen zu unterlassen. In frischen Fällen ist bei Verdacht oder bei sicherem Bestehen einer offenen Gelenkverletzung der Wundkanal mit sterilen Instrumenten auszuschneiden und zu vernähen; dadurch kann wenigstens die Sekundärinfektion der Gelenkhöhle abgewendet werden. Oft ist die Diagnose penetrierende Gelenkverletzung erst an den Erscheinungen der Infektion zu erkennen: das Gelenk schwillt binnen wenigen Tagen unter heftigen Schmerzen an und beginnt zunächst eine trüb-seröse Flüssigkeit reichlich abzusondern. Schon bald wird das Sekret rein eitrig, die subjektiven und objektiven Erscheinungen der heftigen Entzündung treten in den Vordergrund und können, insbesondere bei Erkrankung größerer Gelenke zu schweren Allgemeinzuständen führen.

In leichten Fällen gelingt es zuweilen, durch absolute Ruhigstellung der Gliedmaße, BIERsche Stauung und Anwendung einer die Reaktionskraft des Organismus unterstützende Reizkörpertherapie den Prozeß ohne operativen Eingriff zum Rückgang zu bringen. Das Gelenk heilt nach 3—6 Wochen unter einer meist bleibenden Einschränkung seiner Exkursionsfähigkeit aus.

War die Infektion schwerer, kommt es unter hoher Temperatursteigerung rasch zur Vereiterung des Synovialsackes (Empyem), so muß das Gelenk breit eröffnet und drainiert werden. Spülungen mit H_2O_2, Pregl-, Halogen- oder Chlumsky [1]-

---

[1] Acid carbol. liquefact.   30,0
    Camphorae   60,0
    Spirit. vini conc.   10,0

Lösung leisten oft gute Dienste, können aber selten den langwierigen zu einer fibrösen Ankylose führenden Prozeß aufhalten. Nicht selten kommt es zur Nekrose des Knorpelüberzuges, zu Durchbrüchen von Abscessen an den abhängigen Partien des Gelenkes, im weiteren Verlauf zur chronischen Sepsis. Wenn trotz Ruhigstellung der Gliedmaße im Gipsbrückenverband und ausreichender Drainage des Gelenkes lokale wie allgemeine Erscheinungen bedrohliche Form annehmen, so kann die breite Aufklappung des Gelenkes, seine Resektion oder die Absetzung des Gliedes angezeigt sein.

6. Der Knochenbruch.

Unter einem Knochenbruch (Fraktur) versteht man die meist durch ein plötzliches und heftiges Trauma zustande gekommene Kontinuitätstrennung im

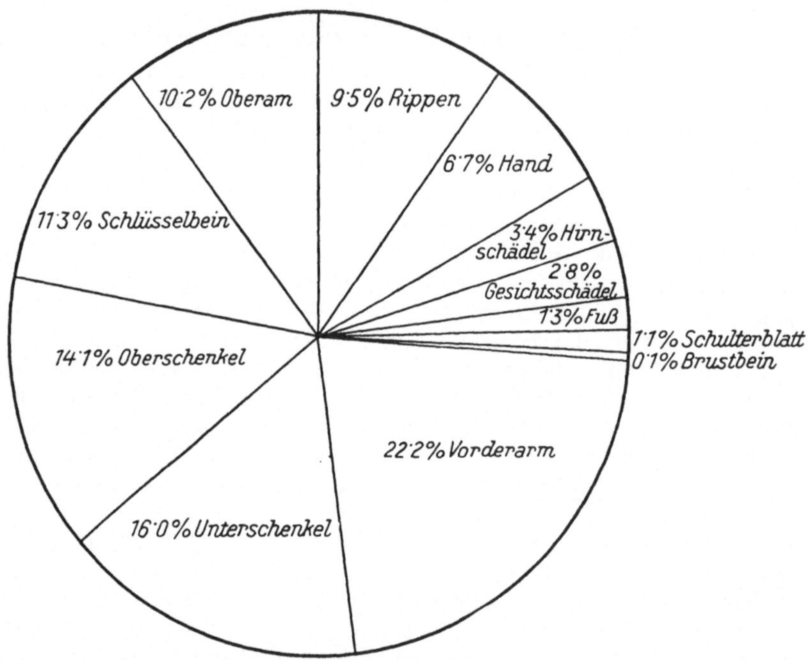

Abb. 2. Häufigkeit der Frakturen.

Bereiche eines Knochens. Was die Bruchform betrifft, so unterscheiden wir Quer-, Längs-, Schräg-, Spiral- und Splitterbrüche, wobei der Verlauf der Bruchlinien oft in deutlich erkennbarem Zusammenhang mit dem Bruchmechanismus steht. An kindlichen Knochen sieht man oft unvollständige Brüche (Infraktionen), insoferne als wohl die Bruchlinie durch den ganzen Querschnitt des Knochens verläuft, das Periost aber unverletzt bleibt, so daß es — den Verhältnissen an einem grünen Ast vergleichbar — nur zu einer Knickung, nicht aber zu einem Auseinanderweichen der Bruchstücke kommt. Unvollständige Brüche sind auch die Fissuren, Sprünge im Knochen, die entweder als einzige Folge des Traumas oder (häufiger) in Begleitung vollständiger Brüche zu beobachten sind. Unter Impressionsfrakturen versteht man Eindellungen an flachen Knochen. Kompressionsfrakturen sind solche, wobei infolge der Richtung der Gewalteinwirkung die Fragmente ineinander getrieben und oft miteinander verkeilt sind (Implantation). Je nach dem Alter des Skeletes, dem Mechanismus und der Stärke des Traumas kann der Knochen in zwei oder

mehrere Teile zerbrochen sein *(Splitterbruch)*; bei besonders schweren Gewalteinwirkungen (Absturz aus großer Höhe, Eisenbahn-, Schußverletzung) kommt
es oft zur regellosen Zertrümmerung des Knochens in viele einzelne Splitter
der verschiedensten Form und Größe. Über die verhältnismäßige Häufigkeit der
Brüche an den verschiedenen Knochen gibt Abb. 2 Aufschluß.

Frakturen kommen am häufigsten im 4. Dezennium vor. Dies sowie die
Tatsache, daß sie $4^1/_2$mal öfter bei Männern als bei Frauen beobachtet werden,
erklärt sich aus Beruf und Sport.

Unter *Spontanfraktur* (pathologische Fraktur) versteht man den Bruch eines
durch Krankheit geschwächten Knochens (Abb. 3). Die Krankheit kann das ganze
Skelet betreffen (Rachitis, Ostitis fibrosa, Tabes, Osteomalacie) oder sich lokal
entwickelt haben (Knochencyste, Car-
cinommetastase, myologenes Sarkom).
Das Trauma, das an dem erkrankten
Knochen schließlich zum Bruch führt,
kann so gering sein, daß es vom Kranken
übersehen wird.

Ein Bruch kann durch *direkte* Gewalteinwirkung (Stockhieb, Schuß) oder
indirekt zustande kommen. Je nach dem
Verletzungsmechanismus unterscheiden
wir verschiedene Entstehungsarten:

Der *Biegungsbruch* (Abb. 4), der zumeist an langen Röhrenknochen vorkommt, ist bei alten Leuten mit spröden
Knochen meist ein Querbruch, im Mannesalter verläuft er in der Regel schräg, oft
mit Bildung eines Biegungskeiles, der an
der Stelle der Konkavität infolge von
Druckspannung als größerer Splitter
herausgebrochen wird. Bei Kindern ist der
Biegungsbruch oft unvollständig mit Einkeilung der Fragmente und Intaktbleiben
des Periostes an der Konkavseite (Abb. 5).

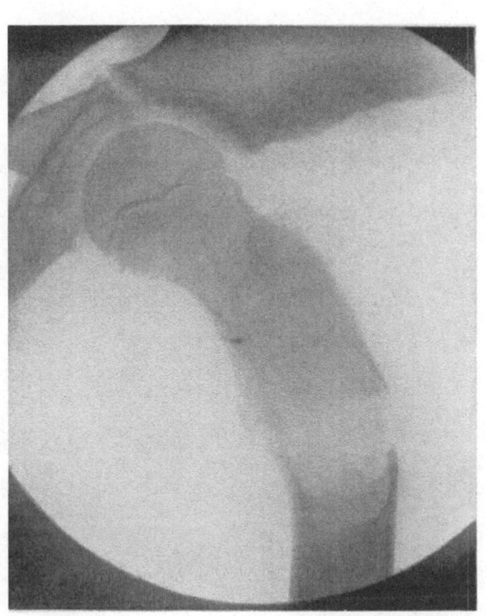

Abb. 3. Spontanfraktur bei Knochencyste.

Der *Rißbruch* kommt zustande durch vehemente Kontraktion eines Muskels,
wobei die Sehne desselben ein Stück des Knochens, an dem sie ansetzt, heraus-
reißt (Proc. coron. ulnae, Fersenhöcker, Dornfortsatz); sie kann auch den
Knochen entzweibrechen (Patella, Olecranon); hierbei wird die Entstehung des
Bruches durch einen gleichzeitigen Stoß oder Schlag auf den Knochen begünstigt.
Rißbrüche finden wir auch infolge abnormer Gelenkbewegungen an Stelle des
Ansatzes starker Bänder (Malleolus ext., Epycondylus ext. humeri).

Die *Abscherung* entsteht, wenn zwei entgegengesetzte Kräfte nahe aneinander
denselben Knochen senkrecht treffen (Schere!), so daß es nicht zur Biegung
kommen kann (Einklemmungen bei Eisenbahnunfällen und Holzfällern, Bruch
des Schenkelhalses beim Aufspringen auf die gestreckten Beine); sie führt
zumeist zum Querbruch.

Der *Torsionsbruch* (Abb. 6) kommt zustande durch eine drehende Bewegung
eines einseitig fixierten Knochens in seiner Längsachse. Dadurch tritt eine
schraubenförmige Bruchlinie auf. Wir sehen diesen Bruch am häufigsten an der
Tibia, wo er zumeist durch eine vehemente Drehung des Körpers bei festgeklemm-
tem Fuß entsteht (Skiverletzung). Die Bruchlinie verläuft in der Regel nur um
die Hälfte des Knochens in Form einer langgestreckten Spirale, während der Rest

derselben durch eine annähernd gerade Verbindung von Anfang und Ende der Schraubenlinie gebildet wird (vgl. Abb. 6).

Der *Kompressions(*Stauchungs-)*bruch* (Abb. 7) ist die Folge einer Gewalt, die den Knochen in sich selbst hineintreibt; der Bruch ist oft eingekeilt, geht andererseits nicht selten mit ausgedehnter Splitterung und Quetschung einher. Man sieht ihn am häufigsten am Wirbelkörper, dem Fersenbein und an den Epiphysen der großen Röhrenknochen.

Schußbrüche zeigen meist ausgedehnte Splitterung, die auf die Fortleitung der vehementen Erschütterung zurückzuführen ist (Berstungsbruch); daneben entstehen oft weitreichende

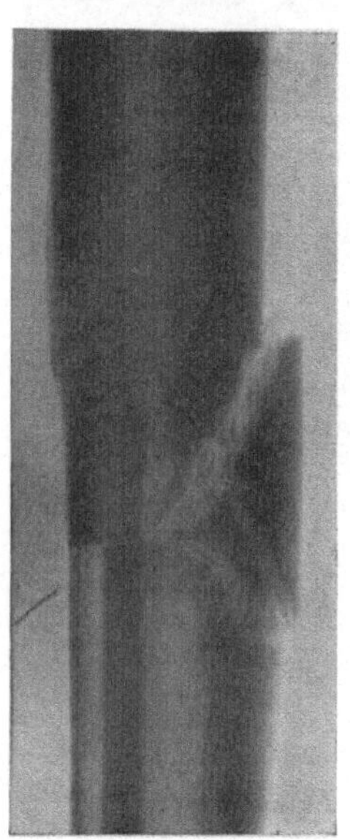

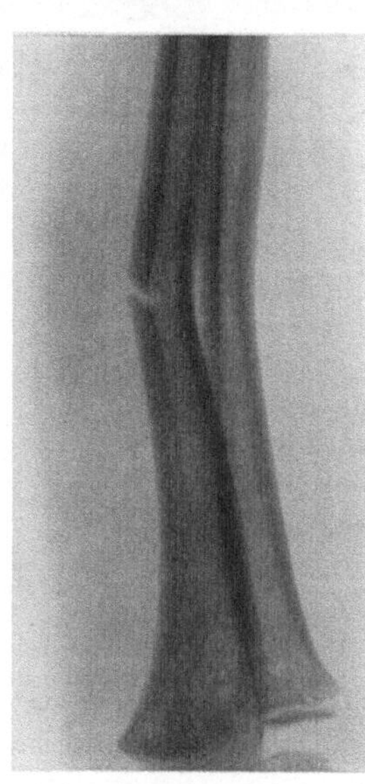

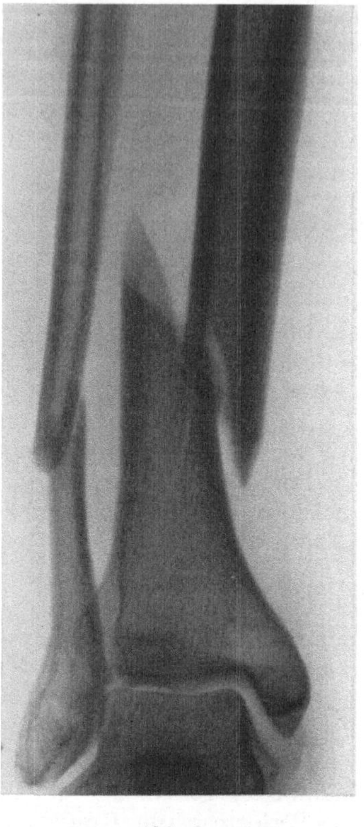

Abb. 4.
Biegungskeil der Tibia
bei Unterschenkelbruch.

Abb. 5.
Infraktion der Ulna.

Abb. 6.
Torsionsbruch des Unterschenkels
mit typischer Fragmentverstellung.

Fissuren. An den spongiösen Epiphysen kann es im Gegensatz dazu zur glatten Durchbohrung des Knochens (Lochschuß) kommen, so daß kein Fragment entsteht. Die besonders schwere Wirkung der Dum-Dumgeschosse beruht darauf, daß die an ihrer Spitze vom Stahlmantel entblößten Projektile im Augenblick des Aufschlagens auf einen harten Körper in mehrere Stücke zerreißen, von welchen jedes einzelne auf seiner weiteren Flugbahn Zerstörungen hervorruft.

Die Epiphysenfuge der langen Röhrenknochen bildet während der ersten zwei Dezennien einen Locus minoris resistentia gegenüber stumpfen Traumen. Nach einer Kontinuitätstrennung im Bereiche der Knorpelfuge (Epiphysenlösung) kann es zur Verschiebung der Epiphyse oder auch zur vollkommenen Lösung ihrer Verbindung mit dem Schaft des Knochens kommen (Abb. 8). Außer den gewöhnlichen Folgen eines Knochenbruches können hierauf Störungen im Längenwachstum des Knochens auftreten.

Reicht eine Bruchlinie in einen Gelenkraum, so nennen wir den Bruch einen *Gelenkbruch.* Eine auch scheinbar geringfügige Verschiebung der Fragmente kann hier sehr schwere und dauernde Einschränkungen der Beweglichkeit, gröbere Destruktionen eine völlige Versteifung des Gelenkes zur Folge haben.

Die Fragmente eines gebrochenen Knochens können *ad latus* verschoben sein, wenn an der Bruchstelle eine seitliche Verschiebung eingetreten ist, *ad axim*, wenn die Längsachse des Knochens durch den Bruch eine Knickung erlitten hat und *ad peripheram*, wenn das eine der Fragmente um seine Längsachse gedreht ist. Zumeist liegen Kombinationen dieser Dislokationen vor. Weiters kann der Bruch mit einer Elongation *(Verlängerung)* oder einer Abbrevation *(Verkürzung)* einhergehen; ersteres sieht man nach Rißbrüchen, letzteres ist nach vorheriger Dislokation ad latus eine sehr häufige Fragmentverstellung der Röhrenknochen; dabei können die Bruchflächen weit übereinander geschoben sein (Reiten der Fragmente) (Abb. 9).

Die Ursache der *Fragmentdislokation* kann eine *primäre* (durch die frakturierende Gewalteinwirkung selbst hervorgerufen, z. B. Impression) oder eine *sekundäre* sein. Letztere durch die *Schwere* des Gliedes, durch *Muskelzug* oder schließlich *artifiziell*. So bildet sich eine Achsenknickung des Schlüsselbeines durch Zug des herabhängenden Armes am äußeren Fragment, eine Dislocatio ad peripheram, bei hohen Oberschenkelbrüchen durch das

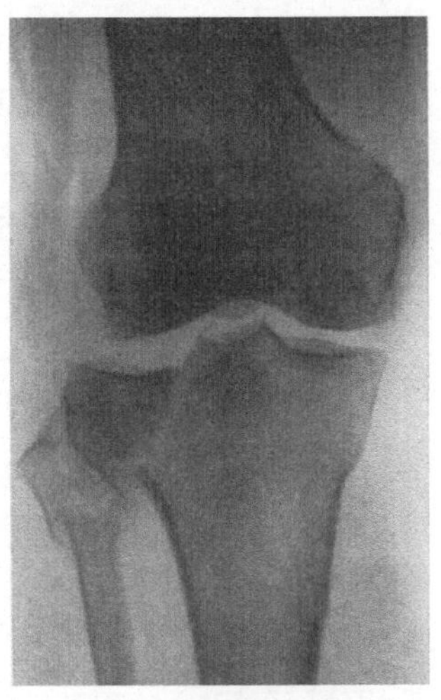

Abb. 7. Stauchungsbruch des äußeren Tibiaknochens und des Fibulaköpfchens.

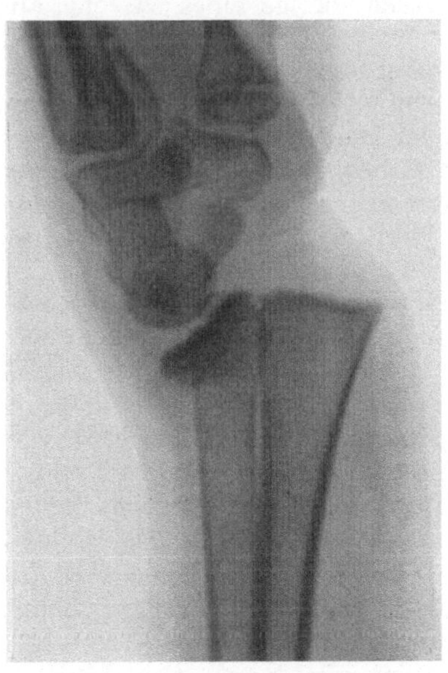

a

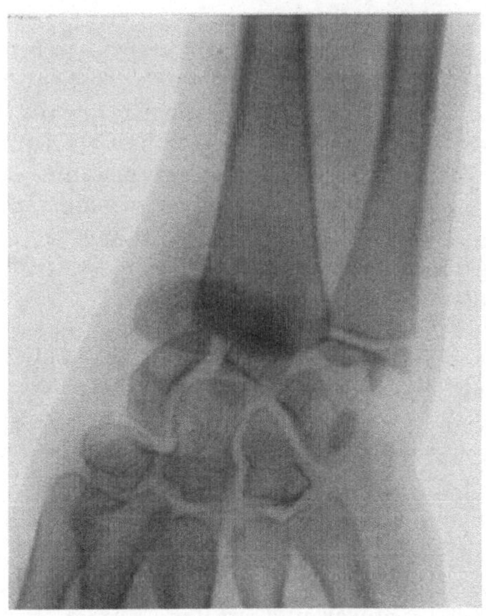

b

Abb. 8a und b. Epiphysenlösung des Radius (mit Bruch der Ulna-Epiphyse).

Umsinken des Fußes nach außen, Beispiele für die Wirkung der Schwerkraft. Der Muskelzug als dislozierendes Moment spielt eine große Rolle: an den langen

gebrochenen Röhrenknochen stehen die Längsmuskeln unter normalen Verhältnissen auch im Ruhezustand unter einer gewissen elastischen Spannung (natürlicher Tonus). Im Augenblick, da der Knochen gebrochen ist, die umgebende Muskulatur durch den sich ausbreitenden Bluterguß und die bald auftretenden
Schmerzreflexe in einen dauernden Reizzustand versetzt ist, tritt ein Spasmus
ein, der zur Verstellung der Fragmente, vor allem zur Verkürzung führt; Muskeln,
die nicht in der Längsrichtung des gebrochenen Knochens verlaufen, führen
ihrer physiologischen Wirkung entsprechend zur Seiten- und Achsenverschiebung
(Deltoideus bei Bruch des Humerus) oder zur Dislocatio
ad peripheram (Wirkung des Musc. ileopsoas bei hohem
Oberschenkelbruch).

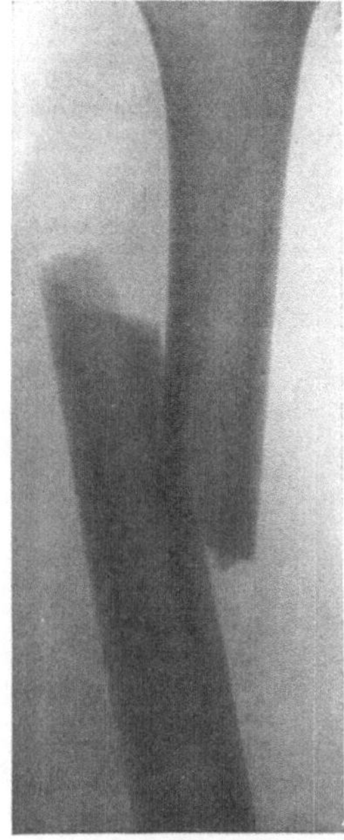

Abb. 9. Querbruch
des Oberschenkels mit
Verkürzung (Reiten der
Fragmente).

Komplikationen. Ein Bruch ist subcutan oder einfach, wenn er, was dank der großen Widerstandskraft
und Elastizität der Haut zumeist der Fall ist, ohne Verletzung derselben zustande kommt. Er ist offen
(kompliziert), wenn die Knochenwunde von einer Zerreißung der darüberliegenden Weichteile inklusive der
Haut begleitet ist. Das ist geradezu die Regel an
jenen Stellen, wo die Weichteilbedeckung sehr fest am
Knochen haftet (Schleimhautverletzungen bei Nasen-
bein- und Unterkieferbrüchen). Häufig kommt es dadurch zum offenen Bruch, daß ein scharfes oder spitzes
Fragment im Augenblick nach dem Bruch (Sturz) die
Haut durchspießt (Tibia). Sekundär kann die Fraktur
offen werden, wenn bei Anwendung erster Hilfe eine
drohende Durchspießung durch Ungeschicklichkeit zur
tatsächlichen wird; auch auf dem Wege eines Decubitus über der Bruchstelle infolge eines zu eng anliegenden Gipsverbandes, kann aus einem einfachen
ein komplizierter Bruch werden. Schließlich sind naturgemäß alle Schußbrüche offen. Die Kommunikation der
zumeist bis ins Mark reichenden Wundhöhle mit der
Außenwelt kann begreiflicherweise leicht zu einer
schweren Infektion führen. Deshalb ist die Prognose
eines offenen Bruches stets viel ernster als die eines
subcutanen.

Außer dieser häufigsten der Frakturkomplikationen, dem offenen Bruch,
können noch andere den Fall erheblich erschwerende *Mitverletzungen* vorkommen,
Risse und Quetschungen der Muskulatur sind fast regelmäßige Begleiterscheinungen der Schaftbrüche; ihnen kommt eine wesentlich geringere Bedeutung
zu, als den Verletzungen der großen Arterien, Venen und Nerven. Eine sehr
schwere Frakturkomplikation ist die Mitverletzung des Rückenmarkes bei
Wirbelbrüchen, die des Gehirnes bei Schädelfrakturen. Rippenbrüche gehen
sehr häufig mit Verletzungen der Pleura oder auch der Lunge einher, Beckenbrüche mit Zerreißung der Urethra. Fast alle diese Komplikationen sind auf
die direkte Anspießung oder einfache Kompression durch ein Fragmentende
im Augenblick nach dem Bruch zurückzuführen.

Nach schweren Unfällen, zumal bei gleichzeitigem Bruch verschiedener
Knochen (Absturz vom Gerüst, Eisenbahnunfall) oder Zermalmung ganzer
Gliedmaßen, sieht man nicht selten einen Allgemeinzustand schwerer Er-
schöpfung, wobei alle Reflexe, vorwiegend jene der Vasomotoren, gehemmt sind.
Wir nennen diesen Zustand, der als unmittelbare Folge einer allgemeinen Er-
schütterung des sensiblen Nervensystems aufzufassen ist, *Shock*. Der Verletzte

ist blaß, die Pupillen sind weit und reagieren nur träge, der Puls ist klein, oft unregelmäßig oder verlangsamt, die Atmung oberflächlich. Das Sensorium ist frei, doch macht der Kranke den Eindruck großer Teilnahmslosigkeit, seine Schmerzempfindlichkeit ist herabgesetzt. In besonders schweren Fällen tritt Singultus und Erbrechen auf, der Puls wird kaum fühlbar, die Atmung unregelmäßig und ohne agonales Stadium tritt der Tod ein, für dessen unmittelbare Ursache anatomisch kein greifbarer Grund gefunden wird. Zumeist dauert der Zustand des Shocks nur wenige Stunden, worauf die Symptome spontan wieder rasch verschwinden. Chirurgische Eingriffe, auch in Narkose, sind solange der Kranke im Shock ist, gefährlich und daher zu unterlassen. Absolute Ruhe, Zufuhr von Wärme und Verabfolgung analeptischer Mittel können die Rückbildung des Zustandes beschleunigen.

Eine seltene Frakturkomplikation ist die *Fettembolie*; sie besteht darin, daß nach Quetschung fetthaltigen Gewebes (Knochenmark) flüssiges Fett in den Kreislauf kommt und in verschiedenen Organen deponiert wird. Als Eintrittspforte ist anzunehmen, daß das Fett in durch das gleiche Trauma verletzte Knochenvenen hineingepreßt wird. Es sind drei Organe, in welchen das Steckenbleiben der Fetttröpfchen schwere Krankheitserscheinungen hervorruft: die Lunge, das Hirn und der Herzmuskel. Die Lungenfettembolie ist wohl kaum jemals unmittelbar tödlich, doch kommen hier infarktähnliche Zustände vor. Schwerer sind die Schädigungen des Herzmuskels durch Embolie der Arterie coronaria oder jene des Gehirnes, wo die Fetttröpfchen zur Bildung unzähliger kleinster Erweichungsherde führen. Klinisch äußert sich die Gehirnembolie in einer oft durch mehrere Tage anhaltenden Bewußtlosigkeit mit Krämpfen und Erbrechen. Dabei fehlen Druck- und Herdsymptome. Durch die Niere wird kreisendes Fett ausgeschieden und ist dasselbe im Harn mikroskopisch nachweisbar, was zur Erhärtung zweifelhafter Diagnosen wertvoll sein kann.

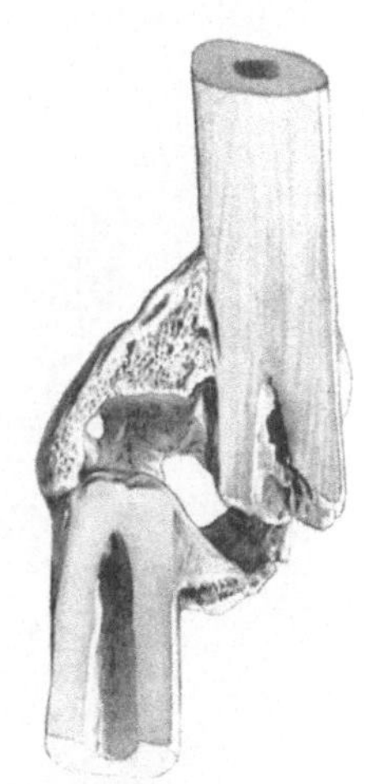

Abb. 10.
Alter Periostcallus
im Durchschnitt.

Die Frakturheilung. Auch ohne Mitverletzung der die Knochen umgebenden Weichteile kommt es nach einem Bruch regelmäßig zu einem lokalen Bluterguß, der aus den Markräumen und den zerrissenen Periostgefäßen stammt. Dieses Frakturhämatom gerinnt, organisiert sich und bildet den Boden, auf welchem alsbald der Prozeß der Frakturheilung beginnt. Sowohl vom Endost der Markhöhle als vorwiegend von der Innenschichte des zerrissenen und oft weit abgeschälten Periost aus kommt es schon in der 2. oder 3. Woche nach dem Bruch zum Auswachsen eines *gefäßreichen Keimgewebes,* in dem schon bald osteoide und chondroide Zellverbände auftreten. Dieser *,,provisorische Callus",* der entsprechend der Ausdehnung des Hämatoms weitausladend die Bruchstelle spindelförmig umgibt, verkleinert sich ungefähr von der 5. Woche an und erhärtet durch *Verknöcherung.* Der fertige Callus hat zur *Konsolidation* der Fragmente geführt und besteht aus einem bimssteinähnlichen, spongiösen, schalenförmig die Bruchenden verbindenden Knochengewebe, das im Laufe der folgenden Wochen und Monate sich noch weiter verkleinernd allmählich kompaktes Gefüge annimmt (Abb. 10). Bei dieser Rückbildung werden vorspringende Knochenzacken sowie überflüssige, statisch unwesentliche Teile des Callus abgebaut, so daß nach Jahr und Tag oft nur eine geringe Verdickung die Stelle des Bruches erkennen läßt.

Die *Dauer einer Frakturheilung* hängt von verschiedenen Umständen ab. An Kindern heilt ein Knochenbruch rascher als an Erwachsenen, an Gesunden rascher als an Kranken. Sind die Bruchenden nur wenig voneinander abgewichen, so kommt es eher zur Konsolidation als bei starker Dislokation der Fragmente. Im allgemeinen braucht die Rippe und der Radius durchschnittlich 3, das Schlüsselbein 4, der Humerus 6, die Tibia 7 und der Femur 10 Wochen zur knöchernen Vereinigung; doch unterliegen diese Zahlen großen Schwankungen.

Die *Frakturheilung kann gestört sein*; dazu können allgemeine oder lokale Ursachen vorliegen. Bei schweren Infektionskrankheiten, marantischen, an Osteomalacie oder Rachitis Leidenden, bei Tabikern, wie überhaupt bei gleichzeitig bestehender *Allgemeinerkrankung* mit darniederliegendem Stoffwechsel ist die Regenerationskraft des Organismus gering, es bildet sich nur langsam und spärlich Callus, oft ungenügend für eine Konsolidation der Fragmente. Als *lokale Ursache* kommt am häufigsten die Interpositon von Weichteilen (Muskeln, Sehnen, Kapselfetzen) zwischen die Fragmente vor. Weiter kann bei starker Verkürzung nach einfachem Querbruch eines Röhrenknochens durch das Reiten der Fragmente aufeinander die Verschmelzung der Callusmassen zu einem verbindenden Ganzen unterbleiben. Auch durch zu geringen Bluterguß (Schenkelhals, Naviculare carpi) kann die Callusbildung ausbleiben, dies besonders bei Gelenkbrüchen, wobei überdies die Synovialflüssigkeit einen heilungswidrigen Einfluß auszuüben scheint. Im übrigen sieht man eine Verzögerung einer Heilung durch mangelnde Ruhigstellung des gebrochenen Gliedes, sowie bei offenen (Abfließen des Frakturhämatoms) und vor allem bei schwer infizierten Brüchen. Aber auch ohne erkennbare Ursache kann es vorkommen, daß ein Knochenbruch die normale Zeit zur Konsolidation erheblich überschreitet; so sehen wir bei Unterschenkelbrüchen unter der Mitte oft, daß noch viele Wochen nach der scheinbar abgeschlossenen Frakturheilung eine federnde Beweglichkeit in einer oder der anderen Richtung zurückgeblieben ist, die nur ganz allmählich verschwindet *(verzögerte Callusbildung)*.

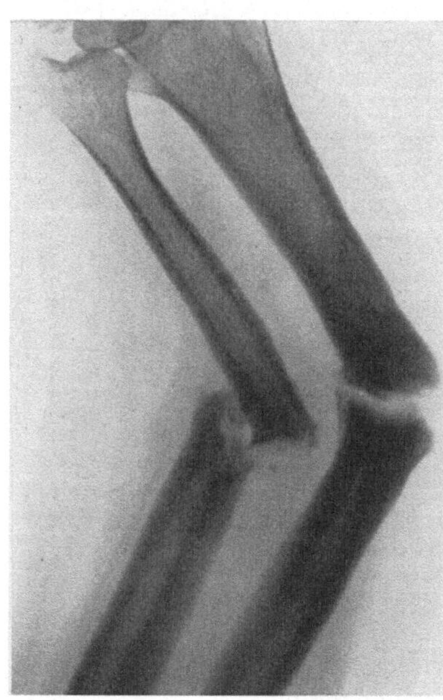

Abb. 11. Pseudarthrose des Vorderarms.

Unter *Pseudarthrose* (Abb. 11) versteht man den endgültigen Zustand einer ausgebliebenen Frakturheilung. Die callusbildende Kraft des verletzten Knochens ist längst erschöpft, die Knochenenden stehen entweder voneinander entfernt oder sie berühren sich, von einer oft in Knorpelgewebe umgewandelten schwieligen Bindegewebsschichte getrennt. Das umgebende fibröse Narbengewebe kann die Bruchstelle kapselartig umschließen, womit die Ähnlichkeit mit einem Gelenk, der das Krankheitsbild seinen Namen verdankt, deutlicher wird. Die Haut über der Pseudarthrose ist blaß und schlaff, die Muskeln sind atrophisch, alle Fraktursymptome sind verschwunden mit Ausnahme der abnormen Beweglichkeit, die hier keine Schmerzen mehr verursacht, und der Functio laesa. Letztere beherrscht das Krankheitsbild, wo der Knochen als Stütze dient, doch kann die Brauchbarkeit des Gliedes sich ganz erheblich bessern, wo im Augenblick der Funktion durch Straffung der über die Bruchstelle verlaufenden Muskeln eine vorübergehende relative Fixierung des Knochens erzielt wird (Humeruspseudarthrose); in andern Fällen kann bei gelenknaher Pseudarthrose die Beweglichkeit an der Bruchstelle vikariierend für das oft versteifte echte Gelenk eintreten (hohe Vorderarmpseudarthrose).

Andererseits kann auch eine allzureiche Bildung von Callus *(Callus luxurians)* die Frakturheilung stören; bei gelenknahen Brüchen kann es dadurch zu erheblichen Einschränkungen der Beweglichkeit kommen. Der Callus kann in weiterem Umfange die umgebenden Weichteile einbeziehen, ja auch getrennt von der Frakturstelle sich in den benachbarten Muskeln entwickeln *(parostaler Callus)* (Abb. 12), dies sieht man vorwiegend bei Verletzungen im Bereiche des Ellbogens.

Von besonderer Bedeutung sind die *Schäden*, welche die den Knochen umgebenden Weichteile, zumal die *Muskeln*, *Sehnen* und *Gelenke* während der Zeit der Frakturheilung zu erleiden haben. Schon allein durch die wochenlange Ruhigstellung des Gliedes kommt es zu einer Erschlaffung und Abmagerung aller Weichteile: die Muskulatur nimmt rasch und recht bedeutend an Querschnitt ab *(Inaktivitätsatrophie)* und verliert an Elastizität. Die Gelenke büßen ihre Geschmeidigkeit ein und drohen in ihrer zumeist eingehaltenen Stellung kontrakt zu werden, zu versteifen. Noch erheblich gesteigert und kompliziert werden diese Zustände durch die *lokalen Folgen* der Verletzung. Die zumeist vorhandenen Zerreißungen in Muskulatur und Fascien heilen unter Bildung von Schwielen aus, die Resorption eines inter- und intramuskulären Hämatoms geht nicht ohne Zurücklassung von Narben vor sich und vollends der Frakturcallus führt zu *Verwachsungen* mit

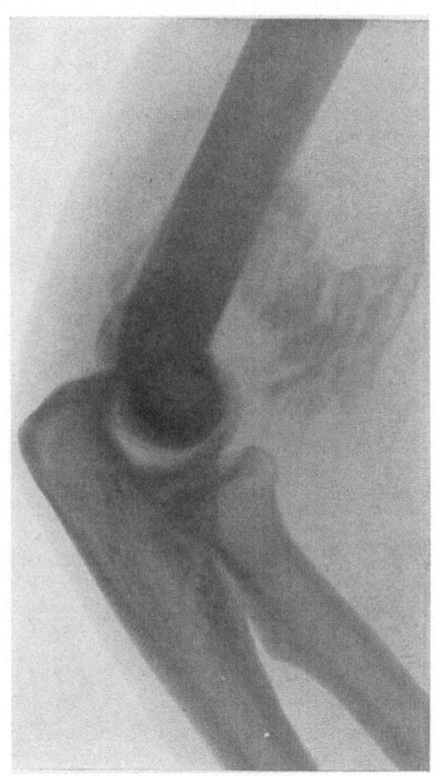

Abb. 12. Parostaler Callus.

Muskel und Sehnen, die bei Mangel rechtzeitiger Bewegungsübungen zu dauernden Versteifungen führen können. An der Atrophie nimmt auch der Knochen selbst teil, durch die langwierige Inaktivität baut er Kalksalze ab. In manchen Fällen kann dieser Schwund an Kalksalzen besonders rasch auftreten und hohe Grade annehmen (SUDECKsche akute *Knochenatrophie*, Abb. 13), was in einer Abnahme der Strukturzeichnung am Röntgenbild kenntlich ist. In den Gelenken führen begleitende Blutergüsse und Kapselrisse zu Verklebungen und Verwachsungen, die desto hartnäckiger werden, je länger die Zeit der Ruhigstellung dauert.

Bleibt eine Fragmentverstellung unkorrigiert, so kommen zu den genannten noch andere schwerwiegende Schädigungen hinzu: durch *Schrumpfung* des anfangs nur im Reizzustand kontrakten Muskels nimmt eine Dislokation in den ersten Wochen nach der Verletzung noch zu. Die sich daraus ergebende, oft recht bedeutende Verkürzung und Achsenknickung fixiert sich, denn der Muskel verliert rasch seine Dehnbarkeit; eine ungünstige Lagerung des Gliedes trägt oft noch dazu bei, daß die Dislokation der Fragmente sich weiter verschlechtert; der Knochen *verheilt in fehlerhafter Stellung*. Eine bleibende *Verkürzung* von mehreren Zentimeter bedeutet an der *unteren Extremität* ein dauerndes Hinken; das stört nicht nur in kosmetischer Beziehung, es führt auch leicht zur Ermüdung infolge der beim Gehen nötigen Kniebeugung des

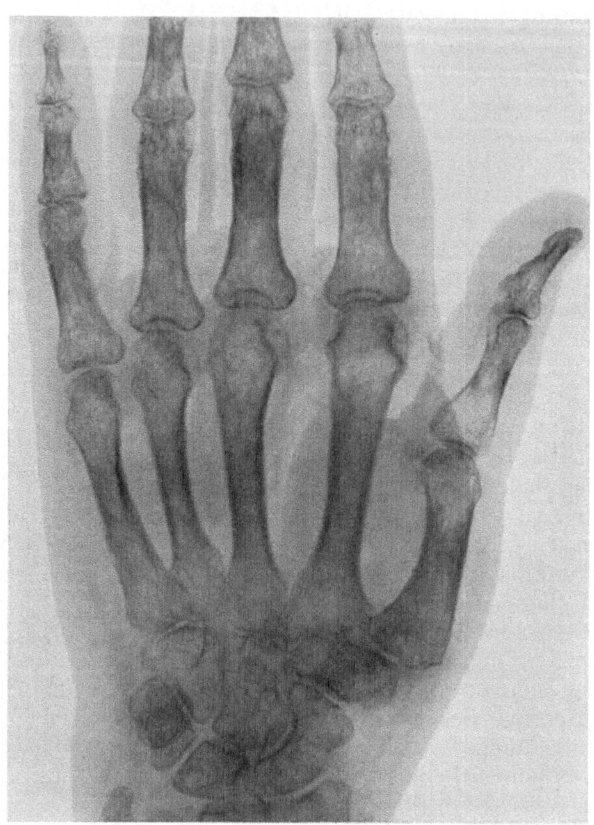

Abb. 13. Sudecksche Knochenatrophie.

gesunden Beines und Skoliosierung der Wirbelsäule; die Folgen einer Verheilung mit Achsenknickung ist eine oft lange Zeit bestehende Belastungsinsuffizienz, eine bleibende Schmerzhaftigkeit beim Auftreten; die exzentrische Belastung der benachbarten Gelenke führt allmählich zu Kapselerschlaffungen und zur Arthritis deformans. An der *oberen Extremität* sind die Folgen einer Verkürzung nicht so schwer, auch eine Achsenknickung hat hier nicht jene Bedeutung, wie an den durch das Gewicht des Körpers in der Längsachse belasteten Beinen. Trotzdem hat auch hier jede bleibende Dislokation ihre schädlichen Folgen, zumal bei gelenknahen Brüchen, wodurch die gerade an der oberen Extremität so wichtige freie Beweglichkeit der Gelenke Schaden leiden kann. Am Unterarm kann eine unkorrigiert bleibende Dislokation leicht zur Verschmelzung des Callus des einen Knochens mit dem des andern eintreten (*Brückencallus*), womit die Fähigkeit der Pro- und Supination vollkommen aufgehoben ist.

Unkorrigierte Dislokationen *bei Gelenkbrüchen* führen zumeist infolge von Inkongruenz der Gelenkflächen und intra-artikulären Verwachsungen zu Versteifung. Bei Absprengungen kleiner Knochen- und Knorpelstücke innerhalb des Gelenkes kommt es oft zur Bildung beweglicher Fragmente (Corpus liberum, *Gelenkmaus*), die symptomlos in einer Kapseltasche liegen bleiben, aber auch bei Bewegungen in der Gelenkspalte eingeklemmt werden können, wodurch eine augenblickliche Sperrung des Gelenkes unter heftigen Schmerzen und ein reaktiver seröser Erguß auftritt.

Diagnose. Die hauptsächlichsten *Erscheinungen* eines Knochenbruches sind die *Gestaltsveränderung* des gebrochenen Gliedes, seine *abnorme Beweglichkeit* an der Bruchstelle und die dabei wahrnehmbare *Crepitation* durch das Reiben der Bruchflächen aneinander; neben diesen untrüglichen Fraktursymptomen findet man regelmäßig eine *Funktionsstörung* des gebrochenen Gliedes, ein lokales *Hämatom* und den *Bruchschmerz.*

Schon aus der Anamnese erfahren wir Angaben, die uns oft einen Einblick in den Mechanismus der Verletzung gestatten. Zuweilen hat der Kranke im Augenblick des Knochenbruches ein deutliches Krachen vernommen; die primäre Dislokation ist nicht selten viel hochgradiger als sie der Arzt später zu sehen bekommt; die Diagnose wird also oft vom Verletzten selbst gestellt. In anderen Fällen kann sie auch für den erfahrenen Arzt recht schwierig sein. Als erstes in die Augen springendes Symptom konstatieren wir die Functio laesa; dieselbe ist um so größer je schwerer der Bruch ist, doch ist ihr Vorhandensein ebensowenig beweisend für eine Fraktur, wie ihr Fehlen gegen eine solche spricht. Zur Stellung der Diagnose kommt ihr nur eine untergeordnete Bedeutung bei.

Nach vorsichtiger Entblößung der verletzten Stelle (Auftrennen enger Kleider!), wobei eine kontinuierliche, kräftige manuelle Extension an der Gliedmaße die sonst oft heftigen Schmerzen vermeiden läßt, beginnt man die Untersuchung mit der *Inspektion*, bei der der Vergleich mit der gesunden Seite wertvolle Anhaltspunkte gibt. Trotz der oft störenden Verschwellung der Bruchstelle durch das bestehende Hämatom kann durch das prüfende Auge eine Dislokation oft erkannt, eine Verkürzung durch Zirkel oder Meßband nachgewiesen werden. In zweifelhaften Fällen prüft man mittels *Palpation* auf *abnorme Beweglichkeit* und *Crepitation.* Oft erübrigt sich diese meist schmerzhafte Untersuchung, wenn man den Kranken zu dem Versuch auffordert, die verletzte Gliedmaße von der Unterlage aufzuheben. Dabei tritt eine deutlich sichtbare Achsenknickung auf, oder es fühlt die auf die verdächtige Stelle leicht aufgelegte Hand ein feines Reiben der rauhen Bruchflächen aneinander (*Crepitation*; dieselbe ist an gröberen Knochen auch hörbar). Bei der manuellen Prüfung auf abnorme Beweglichkeit muß herzhaft zugefaßt werden, wobei man trachtet die Bruchstelle zwischen beide Hände zu bekommen. Eine dabei im Sinne einer Achsenabweichung oder Seitenverschiebung mögliche Bewegung, *beweist* das Vorhandensein des Bruches ebenso wie eine dabei auslösbare *Crepitation.* Bei unter der Haut liegenden Knochen kann der untersuchende Finger zuweilen eine Stufe (Tibia, Schädel) oder eine Spalte (Patella) tasten.

Abnorme Beweglichkeit fehlt bei manchen unvollkommenen Brüchen sowie bei Einkeilungen; bei letzteren ergibt sich die Diagnose oft durch den Nachweis einer Verkürzung. Im übrigen ist dort, wo die genannten Kardinalsymptome fehlen auf *Bruchschmerz* zu prüfen. Während der Fingerdruck gegen den gebrochenen Knochen abseits der Frakturstelle kaum empfindlich ist, äußert der Verletzte einen heftigen Schmerz, sobald der palpierende Finger die Stelle der Fraktur berührt. Dieses Symptom ist besonders bei Verdacht auf Fissuren wertvoll. In zweifelhaften Fällen kann auch die Prüfung des *Fernschmerzes* herangezogen werden: die Stoßempfindlichkeit der Bruchstelle bei Erschütterung des Knochens oder Gliedes entfernt vom Ort der Verletzung (Stoß auf die Sohle bei Verdacht auf Fissur der Tibia, auf die Schulter oder den Kopf bei Wirbelverletzungen usw.).

In allen Fällen von Knochenbrüchen soll genau auf das *Vorhandensein* von *Mitverletzungen* untersucht werden (Prüfung des Pulses und der aktiven Beweglichkeit peripher der Bruchstelle). Wird eine solche erst später entdeckt, so kann sie vom Patienten einer fehlerhaften Behandlung zugeschrieben werden; desgleichen muß bei schweren Unglücksfällen zumal an bewußtlos Eingelieferten der ganze Körper entkleidet und eingehend untersucht werden, damit nicht etwa ein weniger auffallender Bruch eines anderen Knochens, überhaupt noch andere Verletzungen übersehen werden.

Bei *Gelenkbrüchen* sind sorgfältig die Konturen des Gelenkes abzutasten und mit der gesunden Seite zu vergleichen, auch ist auf abnorme Bewegungsqualität zu prüfen (z. B. Ad- und Abduction im Ellbogen- oder Kniegelenk).

Differentialdiagnostisch kommt die Luxation und die einfache Kontusion in Betracht. Besondere Schwierigkeiten kann die Diagnose einer Luxationsfraktur bereiten, dem gleichzeitigen Vorhandensein eines Bruches in unmittelbarer Nähe einer Verrenkung desselben Knochens. Eine schwere Kontusion hat oft durch eine erhebliche Functio laesa, ein mächtiges Hämatom und der lokalen Druckempfindlichkeit viel Ähnlichkeit mit einem Knochenbruch und kann besonders leicht mit eingekeilten Frakturen, welchen abnorme Beweglichkeit und Crepitation fehlt, verwechselt werden.

In zweifelhaften Fällen entscheidet has *Röntgenbild,* das (in zwei senkrecht aufeinanderstehenden Richtungen angefertigt) fast regelmäßig klaren Aufschluß über die Knochenverletzung und Fragmentverstellung gibt, häufig auch Fissuren und Absplitterungen erkennen läßt, die durch die äußere Untersuchung nicht festgestellt werden konnten.

Therapie.

Das Wesentliche bei der *ersten Hilfe* eines Knochenbruches ist (nach einem etwaigen Wundverband) die provisorische Schienung des Gliedes; dieselbe hat den Zweck, die sonst sehr heftigen Schmerzen während des Transportes zu lindern und der Gefahr sekundärer Verletzungen durch scharfe Knochenränder, vorwiegend der Durchspießung der Haut, die durch ungeschickte Manipulationen geschehen kann, zu begegnen.

Eine namhafte Gestaltsveränderung der Gliedmaße wird durch kräftigen Zug und Gegenzug behoben, worauf dieselbe so gut dies durch Improvisation geht, gegen weitere grobe Verstellungen fixiert wird. Bei Brüchen der oberen Extremität einschließlich jenen des Schlüsselbeins ist die Fixation an den Rumpf, am besten mit einem Désaultschen oder Velpeauschen Verband, eine vollkommen genügende provisorische Fixation. Vorderarm- und Radiusfrakturen können leicht auf schmale Brettchen oder Karton gelagert und nach Polsterung mit weichem Material (Watte, Tücher, Moos, Heu, Gras, Holzwolle, geknülltes Papier usw.) versorgt werden (Abb. 14).

An der unteren Extremität ist die Schienung besonders wichtig; sie muß regelmäßig über beide der Bruchstelle benachbarten Gelenke hinausreichen. Auch hier eignen sich dünne Brettchen am besten (Jalousien, Holzleisten u. dgl.) doch können in der Not auch Regenschirme, Stöcke oder Äste Verwendung finden. Je schlechter sich diese „Schiene“ der Extremität anschmiegt, desto mehr muß sie unterpolstert werden. Auch empfiehlt es sich, stets mehrere Schienen anzulegen, von welchen bei Oberschenkelbrüchen die seitliche bis in die Achselhöhle hinaufreichen soll. Der Notverband soll fest sitzen, aber nirgends drücken. Weiters ist für die Arretierung der während eines Transportes auf unebenem Boden sehr schmerzhaften *Rotation* des Beines zu sorgen. Ist das Glied nur seitlich geschient, so kann die Erschütterung immer noch leichte Rollbewegungen zur Folge haben, wodurch die Fragmente aneinander scheuern (Abb. 15).

In allen der ersten Hilfe dienenden Depots, sowie in jeder größeren Fabrik sind PETITsche *Blechstiefel* oder solche aus CRAMERschem Drahtgeflecht vorrätig, die durch eine entsprechende Vorrichtung (vgl. Abb. 16) vor Rotation schützen. Die CRAMERsche Schiene hat auch in ihrer einfachen Form durch ihre Biegsamkeit und Leichtigkeit besondere Vorzüge für ihre Verwendung als Notverband (Abb. 17a). Auch in Gestalt der von EISELSBERG angegebenen Oberschenkelschiene soll sie im Rüstzeug keines Landarztes fehlen (Abb. 17b).

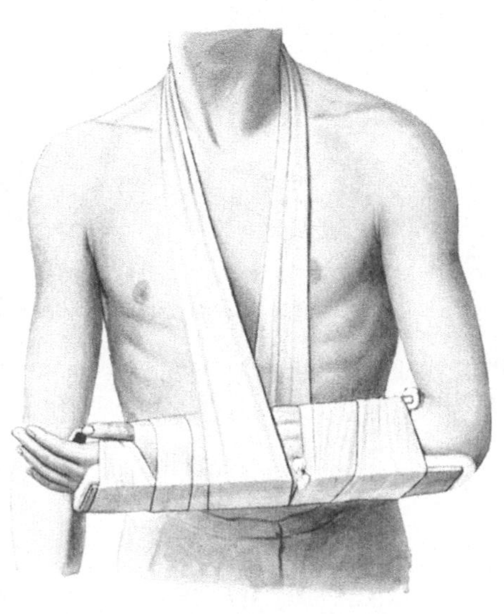

Abb. 14. Schienenverband für den Unterarm.

Die eigentliche *Behandlung* eines *Knochenbruches* hat erstens darin zu bestehen, eine vorliegende Dislokation der Fragmente so gut als möglich zu beheben *(Reposition)*: zweitens ist durch entsprechende Verbände dafür zu

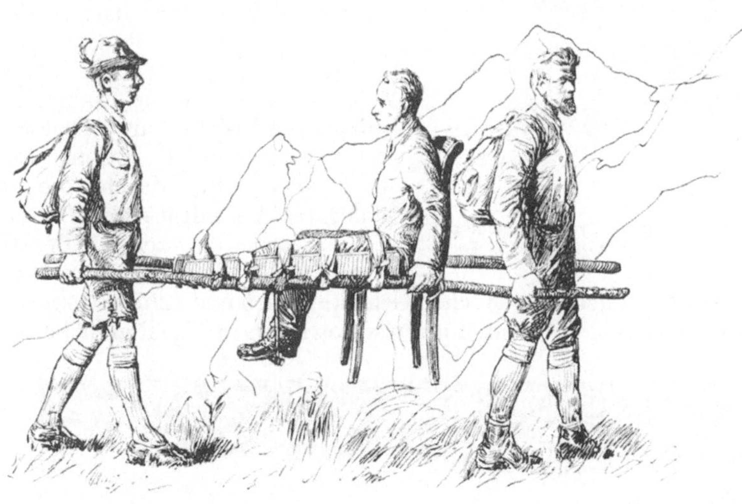

Abb. 15. Notverband für den Unterschenkel. (Nach BOCKENHEIMER.)

sorgen, daß die erreichte Korrektur der Fragmentstellung während der Zeit der Frakturheilung ungestört bestehen bleibt *(Retention)*. Bei der Wahl und Anbringung dieser Verbände ist drittens nach Tunlichkeit darauf Rücksicht zu nehmen, daß während der ganzen Zeit der Fixation des gebrochenen Knochens, jene Gelenke und Muskelgruppen durch deren Funktion die

Fragmentstellung nicht gefährdet ist, frei gelassen werden. Wo dies angängig ist, sollen selbst die über der Bruchstelle verlaufenden Muskeln und Sehnen, sowie

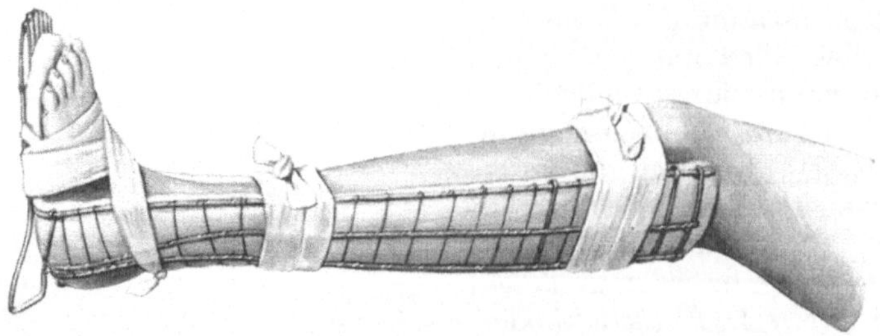

Abb. 16. Lagerungsschiene aus Cramerschem Drahtgeflecht.

die benachbarten Gelenke von Anfang an durch aktive Gymnastik und Bewegung *vor Versteifungen* und *Verwachsungen bewahrt* werden.

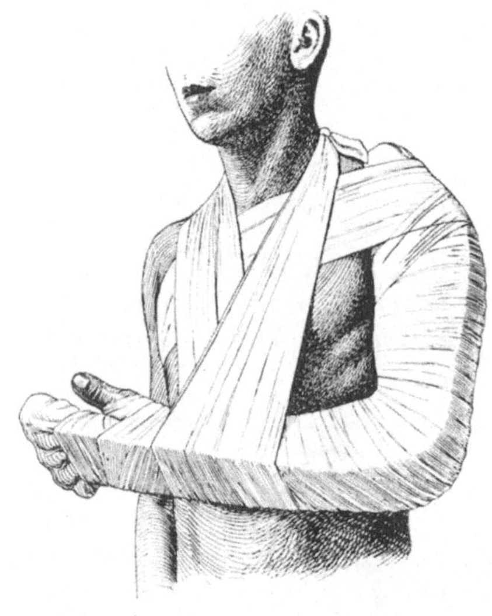

Abb. 17a. Verwendung der Cramerschiene zur Ruhigstellung der oberen Extremität.

Die manuelle Reposition soll so früh wie möglich gemacht werden, denn sie läßt sich um so besser durchführen, je geringer einerseits das Frakturhämatom, andererseits die Retraktion der Muskulatur ist; sie gelingt insbesondere bei Querbrüchen in der Nähe von Gelenken zuweilen ähnlich wie die einer Luxation, in anderen Fällen ist zumindest eine wesentliche Stellungsverbesserung der Fragmente möglich. Die Reposition gelingt auf unblutigem Wege nicht bei Impressionsfrakturen flacher Knochen, sowie bei vielen Stauchungsbrüchen und stärkerer Splitterung des Knochens. Wenn eine bestehende Einkeilung ohne bedeutende Dislokation vorliegt, so unterlassen wir einen Repositionsversuch, da wir andererseits durch die Lösung schlechtere Verhältnisse schaffen könnten, als sie vorher bestanden. Bei Wirbel-, Rippen- und vielen Beckenbrüchen ist eine Reposition nicht möglich, bei manchen Gelenkbrüchen und Rißfrakturen sowie bei vorliegender hartnäckiger Weichteilinterposition ist die blutige Reposition indiziert.

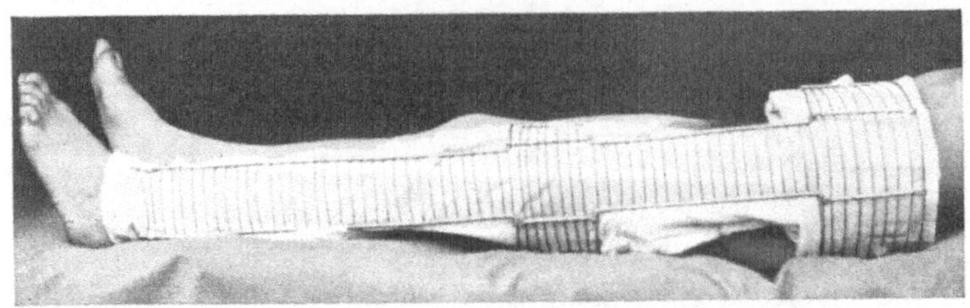

Abb. 17b. Eiselsbergschiene aus Cramerschem Drahtgeflecht als Notverband für Oberschenkelbrüche.

Das Einrichten eines Knochenbruches, bzw. die manuelle Stellungsverbesserung der Fragmente vor dem Anlegen des Verbandes, soll bei größeren

Knochen regelmäßig in Ätherrausch bzw. in lokaler Anästhesie vorgenommen werden. Letztere erreicht man durch Injektion von 20—30 ccm einer $^{1}/_{2}^{0}/_{0}$igen Novocainlösung zwischen die Bruchflächen. Während nun ein Gehilfe den zentralen Teil des Gliedes fixiert, beginnt der Operateur damit, den peripheren Teil langsam aber kräftig zu strecken: dadurch gleicht er eine bestehende Verkürzung und Achsenknickung aus; achtet er ferner auf die anatomisch richtige Rotationsstellung, so besteht oft nur mehr eine Seitenverschiebung, die in günstigen Fällen durch einen kräftigen seitlichen Druck und Gegendruck behoben werden kann. Verharren nun die Fragmente, auch wenn Zug und Seitendruck nachlassen, in reponierter Stellung, so kann die *Retention* oft durch einen *Schienen-* oder *zirkulären Gipsverband* gesichert werden.

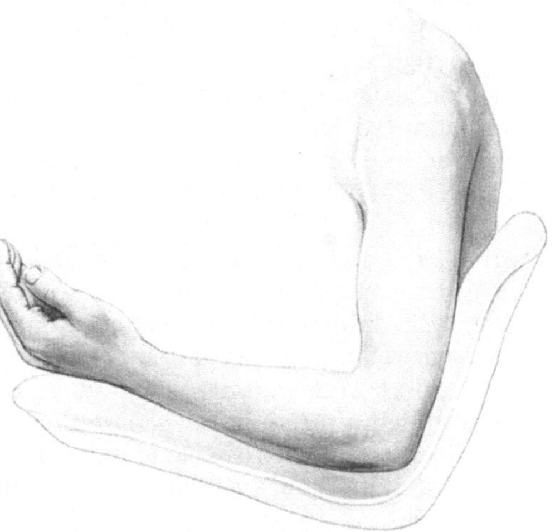

Abb. 18. Gipsschiene abgenommen.

Bei Schräg-, Splitter- oder Spiralbrüchen, bei stärkerer Verkürzung, wie ganz im allgemeinen, wenn es uns nicht gelingt durch die manuelle Reposition eine befriedigende Fragmentstellung zu erreichen, ist — mit speziellen Ausnahmen, die der blutigen Behandlung vorbehalten sind — ein *Streckverband* anzulegen.

Schienen werden aus Holz, Pappe, Blech, Drahtgeflecht oder Gipsbinden hergestellt; sie bilden gepolstert anbandagiert eine Stütze für den gebrochenen Knochen: als definitive Verbände sind sie nach Fissuren, Infraktionen oder gut reponierten Frakturen, die wenig Tendenz zur abermaligen Verstellung haben, zu verwenden. Bei Vorderarmbrüchen ist vielfach eine Doppelschiene in Verwendung, die mit einer gewölbten Polsterung versehen und in Supinationsstellung angelegt eine Fragmentverstellung gegen das Lig. interosseum (Gefahr des Brückencallus) verhindert. Sehr gute Dienste leistet

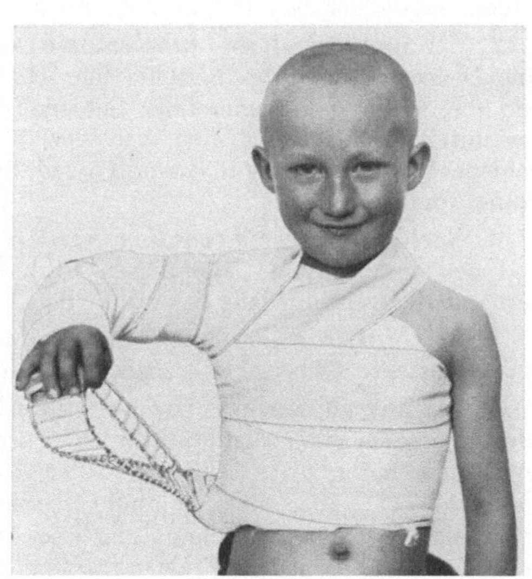

Abb. 19. Lagerungsschiene für den Oberarm.
(Aus K. H. BAUER: Frakturen und Luxationen.)

die Gipsschiene, die aus übereinandergelegten Zügen von Gipsbinden besteht und gut anmodelliert nach wenigen Minuten erhärtet, worauf sie leicht gepolstert als eine gut fixierende Hohlrinne getragen werden kann (Abb. 18). Auch eine Pappschiene, in erweichtem Zustand anbandagiert, erstarrt — allerdings langsam — zu einer brauchbaren Hohlschiene. Diese Verbände sind nicht nur bei vielen Brüchen des Armes geeignet, auch am Unterschenkel findet eine dorsale oder volare Gipsschiene reichlich Verwendung.

Cramerschienen wie auch Karton lassen sich zur Herstellung von *Lagerungs-apparaten*, wie sie speziell bei Oberarmbrüchen gebraucht werden, verwenden (Abb. 19).

Der *zirkuläre Gipsverband* wurde im Jahre 1852 von dem holländischen Militärarzt Matthysen zur Behandlung der Knochenbrüche eingeführt. Die mit Gipspulver eingestreuten Binden werden im Wasser aufgeweicht und um die Gliedmaße in mehreren Schichten herumgeführt. Der Gips erhärtet nach wenigen Minuten und fixiert damit Knochen und Gelenke gegenüber Verstellungen in allen Richtungen. Er bildet aber eine feste, unnachgiebige Schale, die bei etwaiger Volumszunahme des eingeschlossenen Teiles zu gefährlichen Druckerscheinungen, ja selbst zu Gangrän der Gliedmaße führen kann. Da der zirkuläre Gipsverband, einmal angelegt, in der Regel mehrere Wochen liegen bleibt, ist damit nicht nur die Möglichkeit ausgeschlossen, den eingegipsten Gliedabschnitt zu beobachten, es sind auch die zur exakten Fixation notwendigerweise miteingegipsten gesunden Gelenke der Nachbarschaft arretiert und damit der Entstehung von Gelenkversteifungen und Muskelatrophien Vorschub geleistet. Doch hat der Gipsverband durch seine Eigenschaft des raschen Erhärtens unbestreitbare Vorteile, die ihm bei richtiger Indikationsstellung und technisch einwandfreier Anwendung ein bestimmtes Gebiet sichern.

Ein zirkulärer Gipsverband ist anzuwenden:

1. Als *provisorischer* oder Notverband für länger dauernde Transporte. Bei Anlegung dieser Verbände wird nur insoferne auf die Fragmentstellung Rücksicht genommen, als ein durch die Bruchstücke auf die Haut wirkender Druck wegen der Gefahr eines Decubitus vermieden werden muß.

2. Bei *unvollständigen Brüchen*, wo keine Fragmentverstellung oder nur eine Dislocatio ad axim besteht; hier genügt zuweilen auch ein gut sitzender und die Stellung korrigierender Schienenverband. Doch wird man zumal an der unteren Extremität, den weit verläßlicheren zirkulären Gipsverband der Schiene vorziehen, schon deshalb, weil der Verletzte damit rascher auf die Beine kommt.

3. Nach *gelungener Reposition frischer Querbrüche*, insbesondere der Tibia und des Vorderarmes. Bei diesen Frakturen bietet ein gut sitzender Gipsverband die verläßlichste Retention der Fragmente.

4. Bei *infizierten Frakturen*, die eine absolute Ruhigstellung erfordern, ist der gefensterte Gipsverband, bzw. der Gipsbrückenverband anzulegen.

5. Wo *aus allgemeinen Ursachen* eine längere Rückenlage nicht angezeigt oder eine Extensionsbehandlung nicht durchführbar ist. Ersteres betrifft Verletzte in höherem Alter, die wegen der Gefahr der hypostatischen Pneumonie baldmöglichst außer Bett gebracht werden sollen. Undurchführbar ist eine erfolgreiche Extensionsbehandlung bei manchen Geisteskrankheiten, insbesondere bei dem bei Frakturkranken nicht selten auftretenden Delirium tremens.

Schließlich ist es *auf dem Lande* aus äußeren Gründen oft unmöglich einen wirksamen Extensionsverband anzulegen und wie dies nötig wäre durch Wochen hindurch zu betreuen. Sind andererseits auch die Transportverhältnisse ungünstig, so tritt hier der Gipsverband in seine Rechte.

6. *Im Anschluß an den Extensionsverband*, wenn die Fraktur so weit konsolidiert ist, daß eine Fragmentverstellung nicht mehr zu befürchten ist, andererseits aber der Callus für eine Beanspruchung auf Biegung und Belastung noch nicht fest genug ist. Diese hauptsächlich an der unteren Extremität in

Anwendung kommenden Gipsverbände erlauben es dem Verletzten schon früher aufzustehen und herum zu gehen, als dies sonst möglich wäre. Sie werden oft zerlegbar hergestellt, um die Anwendung von Bädern, Massage und Gymnastik zu ermöglichen.

7. Zur Sicherung der Retention *nach der blutigen Reposition* und Naht von Knochenbrüchen.

Technik des zirkulären Gipsverbandes.

Die Applikation der Gipsbinden auf die nackte, eingefettete oder nur mit einem Trikotschlauch überzogene Gliedmaße ist wegen der zu großen Gefahr der Druckschädigung nur in ganz besonderen Ausnahmsfällen zulässig; in der Regel ist zwischen Gips und Haut eine federnde Polsterschicht anzubringen. Am besten eignet sich dazu die nach Bindenart aufgerollte geleimte (sog. Wiener-) Watte (Abb. 20). Dieselbe wird in mehrere Zentimeter dicker Schicht gleichmäßig über das Glied gewickelt und muß an beiden Enden die Grenzen des folgenden Gipsverbandes

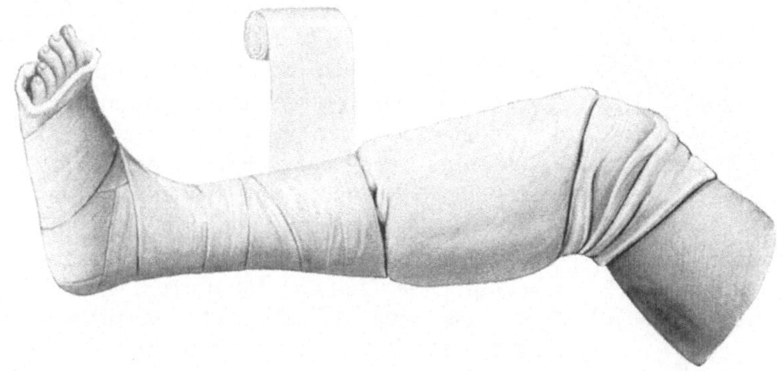

Abb. 20. Festwickelung der Watte als Unterbau für den zirkulären Gipsverband.

überragen. Druckgefährdete Stellen wie die Malleolen, Darmbeinstachel, Kreuzbein, Fibulaköpfchen, Patella, Fersenhöcker Epikondylen sind durch eine dickere Watteschicht zu schützen. Um dem Gips eine feste Unterlage zu geben, bindet man die Watteschicht mit einer Mull- oder Kalikotbinde fest nieder. Erst wenn dieser *Unterbau* fertig ist, läßt man Gipsbinden in einem Kübel mit heißem Wasser, dem eine Handvoll Alaun zur Beschleunigung des Erhärtens zugesetzt ist, einlegen. Dieselben gehen im Gefäß unter und lassen so lange Luftblasen aufsteigen, bis sie vollkommen durchdränkt sind; dies dauert, wenn die Binden richtig (locker) hergestellt sind, nur wenige Sekunden; ein Kneten derselben ist zu unterlassen, die Binde wird hierauf mit den Händen so weit ausgedrückt, daß sie kaum mehr tropft und in zirkulären Touren gleichmäßig und leicht gespannt um die Gliedmaße herumgeführt. Nur bei großen Verbänden (Gipshose) und auch dort nur an gewissen Stellen ist eine größere Dicke ($1—1^1/_2$ cm) der Gipsschicht notwendig; bei gutem Material genügt zumeist eine solche von 4—6 mm, was ungefähr einer 5fachen Lage der Gipsbinden entspricht. Ist der Verband soweit fertig, so ist er noch weich und modellierbar, was dazu benützt wird, etwaige leicht korrigierbare Dislokationen auszugleichen oder eine gewünschte Gelenkstellung festzuhalten, bis der Verband erhärtet ist, was bei gutem Gips nur wenige Minuten dauert. Dies ist vor Beginn des Verbandes zu bedenken und durch sorgfältige Vorbereitung alles nötigen und ausreichende Assistenz jede Verzögerung zu vermeiden. Wenn der Gips hart

wird, wobei er sich oft erhitzt und zu dampfen anfängt, muß die gewünschte
Stellungskorrektur bereits vorgenommen sein und die Gliedmaße ruhig-
gehalten werden. Etwa auftretende Fingereindrücke müssen rechtzeitig durch
Verstreichen geebnet werden; bleiben sie bestehen, so können sie zu Decubitus führen.

Sehr wichtig ist es, daß die Peripherie der Gliedmaße *(Finger, Zehen)* vom
Verbande freibleibt, damit die Zirkulation beobachtet werden kann. Ist etwa
das Frakturhämatom noch im Zunehmen begriffen, oder handelt es sich um
einen offenen Bruch, wobei eine schleichende Wundinfektion in den folgenden
Tagen zur Schwellung des Gliedes führt, so kann der starre Gipsverband eine
schwere Schädigung hervorrufen. Dasselbe kann ge-
schehen, wenn der Verband *zu eng angelegt* wurde.
Eine Strangulation oder Kompression führt zu einem
Stauungsödem, das bei der Unnachgiebigkeit des
Verbandes eine Erhöhung des schädlichen Druckes
und in den schlimmsten Fällen dieses Circulus vitiosus
durch vollständige Absperrung der Zirkulation zur
Gangrän des peripheren Gliedabschnittes führen kann.
Aber auch, wenn es nicht so weit kommt, kann eine
länger dauernde fast vollständige Unterbrechung der
Blutzufuhr eine irreparable Schädigung besonders an
der eingeschlossenen *Muskulatur* zur Folge haben.
Es kommt durch die lokale Asphyxie zu einer
schwieligen Degeneration derselben; der einzelne
Muskel wird hart, gelblich-weiß, brüchig, verklebt
mit der Umgebung, verliert seine Erregbarkeit und
schrumpft *(ischämische Contractur)* (Abb. 21). Die
Folge ist eine unbewegliche Krallenstellung der
Finger oder Zehen, eine irreparable Verkrüppelung
des Gliedes. Solche schwere Druckschädigungen
kamen früher nicht allzu selten vor und brachten
den zirkulären Gipsverband in Mißkredit. Sie sind
aber leicht zu vermeiden durch richtiges Anlegen

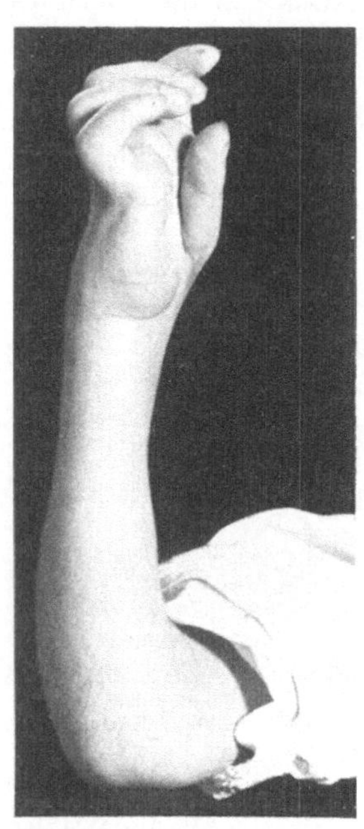

Abb. 21.
Ischämische Contractur.

des Verbandes, sowie durch strenge Einhaltung der
Regel, daß *jeder zirkuläre Gipsverband in den folgenden
Tagen in genauer ärztlicher Beobachtung bleiben muß.*
In krassen Fällen alarmieren bald auftretende unerträgliche Schmerzen und
erfordern die sofortige Abnahme des Verbandes. Doch können dieselben miß-
verstanden (auf den Knochenbruch bezogen) werden oder sie können bei
vorliegenden sensiblen Störungen vollkommen ausbleiben. Ein sicheres Zeichen
dafür, ob der Verband *zu enge* ist, gibt nur *die Beobachtung der Zehen bzw.
Finger.* Bei gestörter Zirkulation sind dieselben kühl und cyanotisch, sie
schwellen an und werden schwer beweglich, bei vollkommener Unterbrechung
der Blutzufuhr sind sie livide, kalt und unempfindlich. Dann genügt es oft,
daß der Verband der Länge nach aufgeschnitten und zum Klaffen gebracht
wird. Wenn unmittelbar darauf die bedrohlichen Erscheinungen an Fingern
und Zehen nicht rasch verschwinden, so ist der Verband vollkommen abzunehmen. *Lokaler Druck* (ungleiche Polsterung, Fingereindrücke!) kann durch
Ausschneiden von Fenstern aus der Gipsschichte rasch behoben werden; er
ist an einem lokalisierten Schmerz zu erkennen.

Zur *Verstärkung des Gipsverbandes* eignen sich dünne Streifen aus Buchen-
holz (Fournier- oder Schusterspäne), in Gipsbrei getränkte Leinwandstreifen
oder Aluminiumstäbe; letztere besonders dort, wo von vornherein zur Aus-

sparung des Verbandes über großen Wunden oder ganzen Gelenken größere
Fenster angelegt werden sollen oder der ganze Verband aus 2 miteinander un-
beweglich verbundenen Teilen zusammengesetzt sein muß *(Gipsbrückenverband)*
(Abb. 22).

HACKENBRUCH hat eine Spreizvorrichtung angegeben *(Distraktionsklammer)*,
womit eine im zirkulären Gipsverband noch unkorrigierte Dislokation, vor
allem eine Verkürzung nachträglich korrigiert werden kann. Der Verband

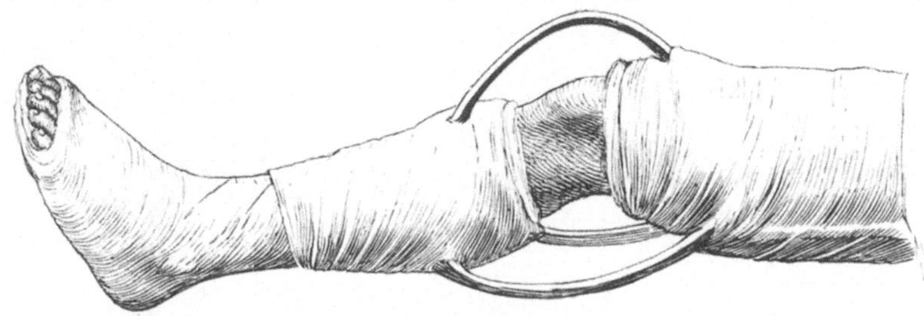

Abb. 22. Gipsbrückenverband.

muß gut gepolstert und anmodelliert sein, wenn er, ohne Decubitus hervorzurufen, erfolgreich distrahieren soll (Abb. 23).

Der Gipsverband soll in der Regel *nicht länger als 3—4 Wochen liegen* bleiben.
Gelegentlich der Auswechslung desselben, die nach dieser Zeit zumeist ohne
Gefahr einer Fragmentverstellung geschehen kann, ist durch leichte Streichmassage und durch Bewegung der Gelenke gegen eine drohende Versteifung
anzukämpfen. Ist die Konsolidation bereits vorgeschritten, so empfiehlt es sich,

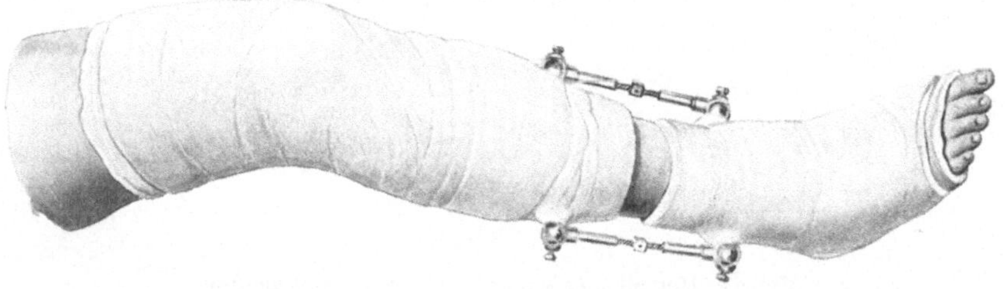

Abb. 23. HACKENBRUCHscher Distraktionsklammerverband.

den 2. Verband abnehmbar zu machen, indem man ihn durch seitliches Aufschneiden in 2 Schalen zerlegt, die zwecks täglicher Behandlung mit lokalen
Bädern, Massage und Bewegungen abgenommen werden.

Zur Abnahme von Gipsverbänden gibt es eigene Scheren, doch gelingt es
stets leicht, auch mit einem Federmesser den Gips aufzuschneiden, wenn er
vorher durch Auflegen von in Essig getränkten Tüchern erweicht wurde.

Der Extensionsverband.

Der *Extensionsverband* besteht im wesentlichen in der Anbringung einer
Vorrichtung, die einen permanenten Gewichtszug am peripheren Teil der
gebrochenen Gliedmaße ausübt. Derselbe wird durch ein Klebemittel auf die
Haut oder durch ein scharfes den Knochen selbst fassendes Instrument auf
diesen direkt übertragen. In der Regel genügt ein *Längszug* (5—25 kg), doch

können zur Korrektur von Dislokationen ad latus *Querzüge*, bei einer solchen
ad peripheriam *rotierende* Züge der Längsstreckung noch hinzugefügt werden.

Der Extensionsverband hat dem Gipsverband gegenüber *drei große Vorzüge*:
1. Überblicken wir während der ganzen Behandlungszeit die Extremität und
können durch Verstärkung oder Änderung des Zuges jederzeit und in aller Ruhe
auf eine Verbesserung der Fragmentstellung hinarbeiten. 2. Können damit
hochgradige Verkürzungen ausgeglichen werden; der *permanente* Zug ist nicht
nur imstande den Reflexkrampf der Muskulatur, wie er in den ersten Tagen
nach dem Bruch vorliegt, zu überwinden, er erreicht auch — was selbst unter

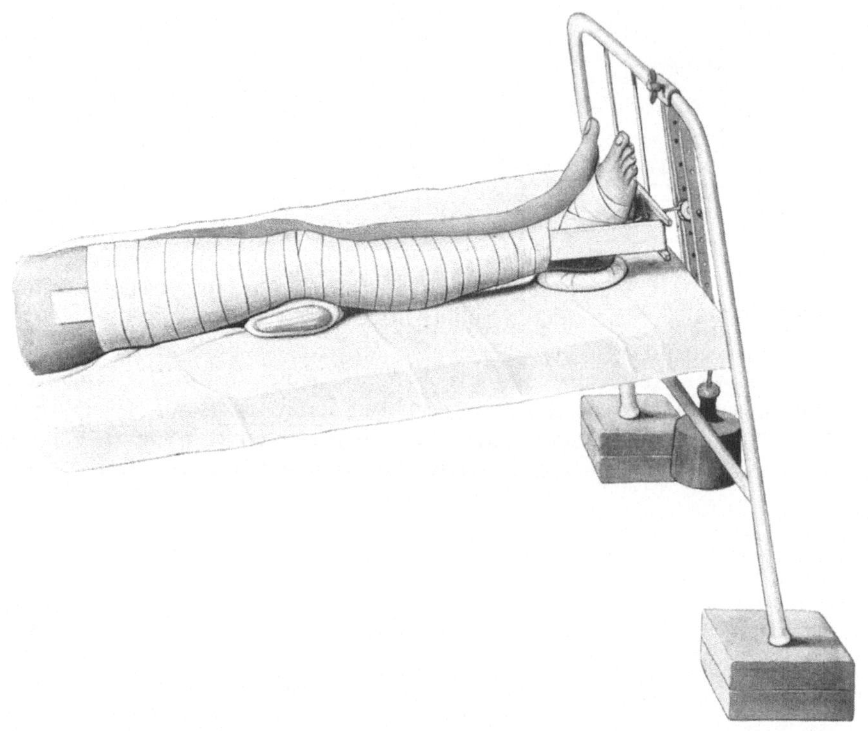

Abb. 24. Heftpflaster-Extensionsverband fertiggestellt.

Anwendung großer Kraft in einer Sitzung nicht möglich ist — eine Dehnung
bereits *geschrumpfter* Muskeln und kann damit eine hartnäckige Verkürzung,
wie sie bei nicht mehr frischen Brüchen oft vorliegt, beheben. 3. Kann schon
von Beginn der Behandlung an mit Massage der Muskeln und Bewegungen
der Gelenke gegen Atrophie und Versteifung angekämpft werden. Geringfügige Bewegungen, die dabei an der Bruchstelle vorkommen, stören die Konsolidation nicht.

Zur Anlegung eines Heftpflasterextensionsverbandes bedient man sich am
besten des eigens dazu hergestellten Segeltuch-Kautschukpflasters, das in
4—6 cm breiten Streifen zu beiden Seiten der Extremität bis etwas über die Stelle
des Bruches hinauf faltenlos angeklebt und durch in weiten Spiralen darüber-
gelegte schmale Streifen einfachen Heftpflasters, deren Ränder nirgends ein-
schneiden dürfen, noch weiter fixiert wird. An der Umkehrstelle des breiten
Streifens (Fußsohle, Ellbogen, Handgelenk) wird eine weite Schlinge gebildet,
um dem Ende des Gliedes freie Beweglichkeit zu lassen; in diese Schlinge wird

ein kleines Brettchen eingefügt, an dem eine Schnur ansetzt, die in der Richtung des nötigen Zuges über eine Rolle führt und am anderen Ende mit dem Gewicht belastet ist. Um den Verband haltbarer zu machen wird er in zentripetaler Richtung mit einer elastischen Binde (Flanell, Trikot), deren Touren sich zu je $^2/_3$ decken sollen, exakt eingewickelt (Abb. 24).

Der Verband verträgt am ersten Tag nur eine Belastung von wenigen Kilogramm; damit bei der folgenden Erhöhung des Gewichts nicht der ganze Körper dem Zuge folgt, ist eine *Gegenextension* nötig, die durch eine entsprechend geführte und gepolsterte Bindenschlinge um den Damm bzw. durch die Achselhöhle

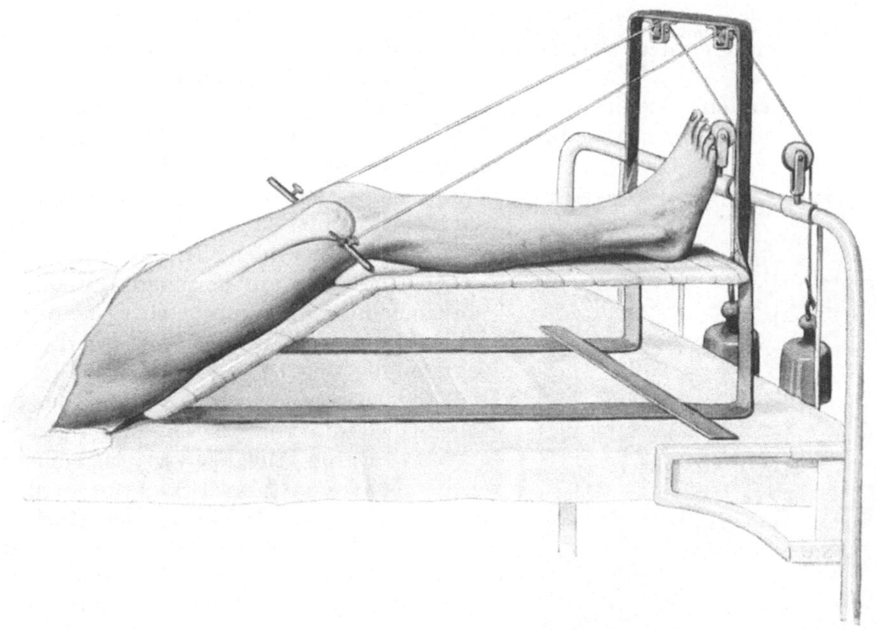

Abb. 25. STEINMANNsche Nagelextension auf BRAUNscher Schiene.

erzielt wird. Bei Streckverbänden an der unteren Extremität genügt als Gegenextension in der Regel das Höherstellen des unteren Bettendes. Eine hartnäckige Achsenabweichung eines kurzen zentralen Fragmentes, die auch durch die Kombination einer kräftigen Längsextension mit Querzügen nicht immer genügend korrigiert werden kann, erfordert es, mit der Richtung der Längsextension sich nach jener des zentralen Fragmentes zu richten. In diesen Fällen muß der Längszug unter Zuhilfenahme eines Lagerungsapparates seitlich aus dem Bette heraus, an der oberen Extremität evtl. vertikal nach oben geleitet werden. Statt des Pflasterverbandes, der sich nach wenigen Wochen in der Regel von der Haut ablöst und erneuert werden muß, wohl auch zuweilen zur Bildung hämorrhagischer Blasen Veranlassung gibt, die dann eine vorzeitige Abnahme des Verbandes erfordert, wird als Klebemittel vielfach der *Zinkleim* verwendet, der auf die bloße Haut und zwischen die Schichten des Verbandes aufgepinselt den Anforderungen einer längerdauernden Extension besser genügt als das Heftpflaster.

Seit der Einführung der permanenten Extension, die wir G. BUCK (1867), v. VOLKMANN und in ihrer weiteren Ausgestaltung BARDENHEUER verdanken, sind die Erfolge der Behandlung von Knochenbrüchen wesentlich bessere geworden. Einen weiteren Fortschritt bedeutet die zuerst von Codivilla ausgeführte, dann von Steinmann zur Behandlung von Schaftbrüchen angegebene

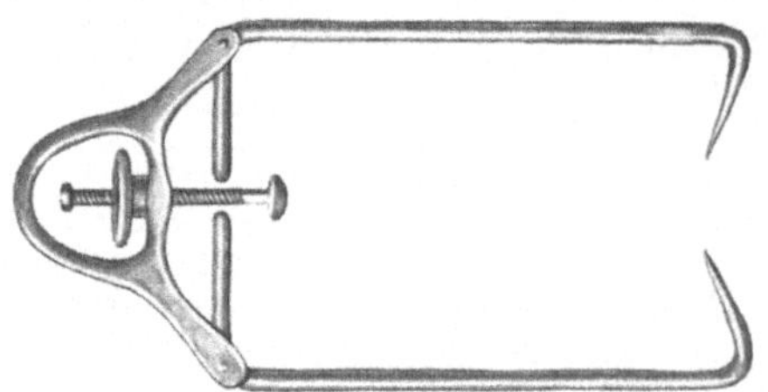

Abb. 26. Die Wolfsche Modifikation der Schmerzschen Klammer. (Aus Schönbauer: Konservative Frakturenbehandlung.)

Nagelextension, die darin besteht, daß die Übertragung des Gewichtszuges nicht mittels aufgeklebten Pflasters, sondern mit einem durch den Knochen gebohrten Nagel bewerkstelligt wird (Abb. 25). Derselbe wird mit Hilfe eines Handbohrers quer durch den Knochen (bei Oberschenkelbrüchen ober der Epiphysenfuge des unteren Femurendes oder hinter der Tuberositas tibiae, bei Unterschenkelbrüchen durch den Calcaneus) hindurchgeführt; seine beiden hervorstehenden Enden werden mit Drähten oder Schnüren versehen, an welchen die Gewichte hängen.

Die Nagelextension hat den Vorteil, daß unmittelbar nach Anlegen des Instrumentes bereits eine viel stärkere Extension in Anwendung kommen kann, als sie bei Pflasterverbänden jemals möglich ist. Das Angreifen des Zuges direkt am peripheren Ende eines gebrochenen Röhrenknochens gestattet eine viel wirksamere Einflußnahme auf die Fragmentstellung, insbesondere die Verkürzung. Die Nagelextension ist verbessert und vereinfacht worden von Tavel, Schömann und Schmerz, durch Angabe von Instrumenten, welche nicht den Knochen perforieren, womit immerhin eine Infektion der Markhöhle möglich und erfahrungsgemäß Veranlassung zur Fistelbildung gegeben ist, sondern denselben zangenartig fassen, also bloß in die Corticalis einsetzen (Abb. 26, 27). Auch mit diesen Instrumenten kann sofort ein Zug von 10—25 kg ausgeübt werden ohne Schmerzen zu verursachen.

Die „blutige" Extension gestattet es auch, peripher sitzende Brüche, die zur Anbringung der Heftpflasterextension zu wenig oder keinen Platz bieten, kräftig zu extendieren. Der örtlich beschränkte Angriffspunkt der Nagel- und Klammerextension ermöglicht es schließlich, eine für eine gleichmäßige Entspannung der Muskel notwendige Mittelstellung der Gelenke *(Semiflexion)* zu wählen, wozu entsprechende Lagerungsapparate (Braunsche Schiene [s. Abb. 25], Eiselsbergsche Einheitsschiene) verwendet werden. Die Steinmannsche Nagelextension und ihre Modifikationen sind aus diesen Gründen der alten Heftpflasterextension überlegen. Doch ist letztere bei Kindern, bei einfachen Fällen, sowie bei den meisten an der oberen Extremität nötigen Streckverbänden in der Regel vollkommen ausreichend. Indiziert ist der Extensionsverband

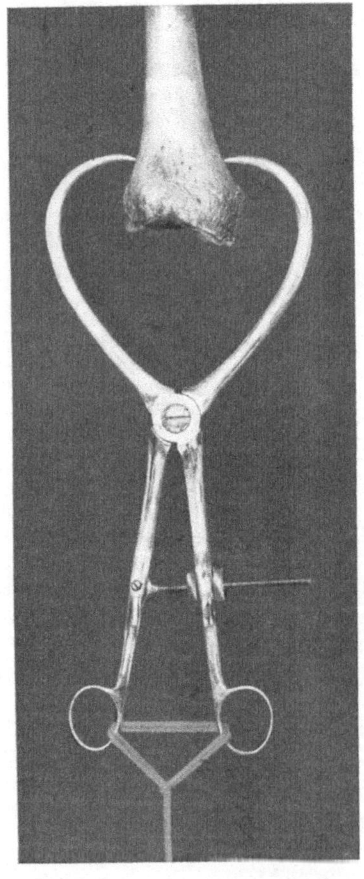

Abb. 27. Schömannsche Zange. (Aus Matti: Knochenbrüche II.)

bei fast allen Oberschenkelbrüchen, ferner bei Unterschenkelfrakturen mit bestehender Verkürzung infolge schrägen Verlaufes der Bruchlinie oder bei ausgedehnter Splitterung (Abb. 28). Auch kommt es sowohl am Ober- wie am Unterarm nicht selten vor, daß eine befriedigende Fragmentstellung nur durch eine

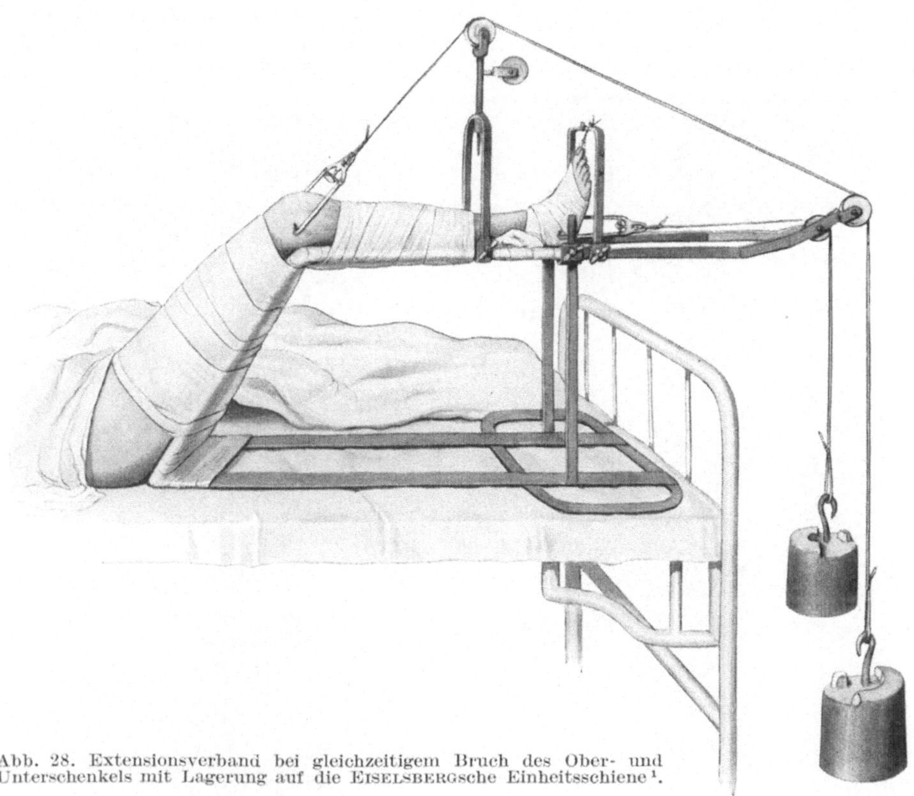

Abb. 28. Extensionsverband bei gleichzeitigem Bruch des Ober- und Unterschenkels mit Lagerung auf die EISELSBERGsche Einheitsschiene [1].

permanente Streckung in bestimmter Richtung zu erreichen ist. Für die Brüche des Wirbelkörpers und manche Gelenkfrakturen bildet die Extension eine wirksame Entlastung der Bruchstelle.

Die operative Frakturbehandlung.

In der heute ziemlich vorgeschrittenen Sicherheit im aseptischen Operieren liegt die Berechtigung, gewisse Brüche durch Freilegung der Frakturstelle und *Naht* der *Fragmente* zu behandeln. Dazu gehören in erster Linie manche Rißbrüche, die wegen der oft starken Dehiszenz der Fragmente und ungünstigem Angriffspunkte für eine Extension ungeeignet sind (Patella, Olecranon, Epicondylus medialis humeri); weiters kommen nicht nur an den großen Gelenken, sondern auch bei manchen Schaftbrüchen derart *ungünstige Fragmentverstellungen* vor, daß hier zuweilen die operative Synthese, die zumeist eine anatomisch exakte Koaptation der Bruchstücke gestattet, allen anderen Methoden vorzuziehen ist. Die Naht des Knochens ist ferner indiziert, wenn der blutige Eingriff bereits durch das Vorliegen einer *Weichteilinterposition*, einer *Mitverletzung*

---

[1] In der Zeichnung ist die Klammer irrtümlich im Bereiche des Kniegelenkes eingesetzt; *richtig* soll sie höher am Femur, ungefähr am Rande der Binde sitzen.

einer Hauptarterie oder eines größeren Nervenstammes angezeigt ist. Schließlich ist die Operation die einzig verläßliche Behandlungsmethode der *Pseudarthrose*. Während bei nur verzögerter Callusbildung ein die Knochenneubildung anregender lokaler Reiz (gewaltsames Reiben der Fragmente aneinander, Injektion von Eigenblut

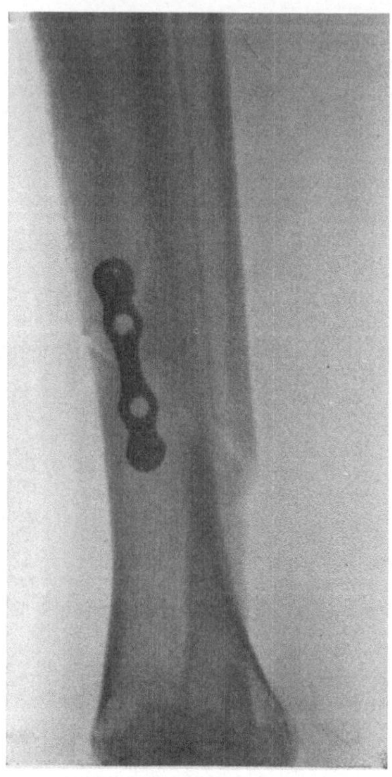
Abb. 30. Nach Lane verschraubter Unterschenkelbruch.

oder Periostemulsion zwischen die Fragmente) oft von sichtbarem Erfolg begleitet ist, bedarf es zur Behandlung einer Pseudarthrose radikaler Mittel, zumal dann, wenn dieselbe bereits längere Zeit besteht.

Nach schonender Freilegung der Bruchstelle, wobei tunlichst die Muskelinterstitien auszunützen sind, werden die Fragmentenden unter Zuhilfenahme von hebelartigen Instrumenten adaptiert und in anatomisch richtiger Lage aneinander befestigt. Dazu eignet sich bei Schrägbrüchen der *Stahldraht* (Klaviersaitendraht nach Kirschner), der mit einer eigenen Sperrzange außerordentlich fest um die Frag-

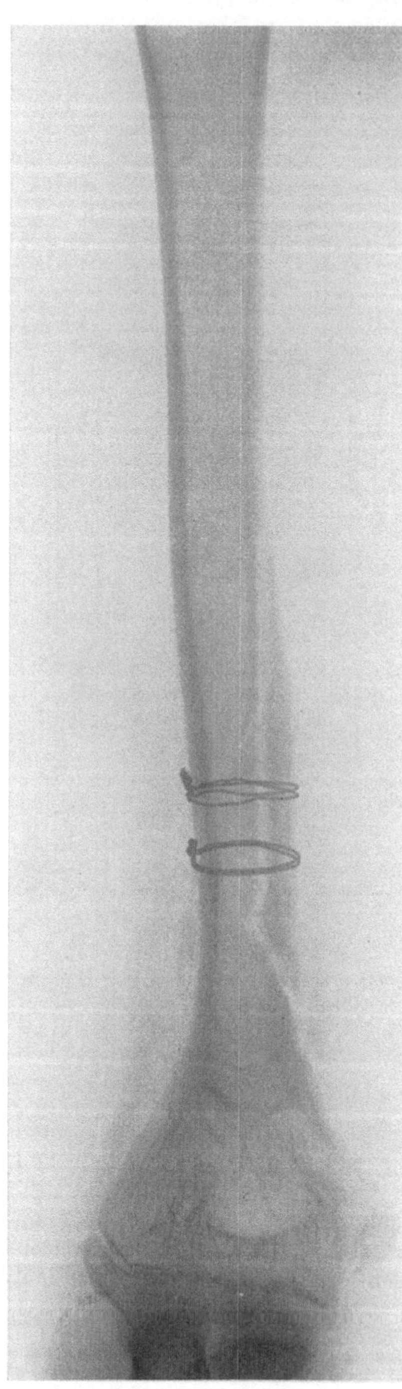
Abb. 29. Drahtumschlingung einer Humerusfraktur.
(Aus Matti: Knochenbrüche II.)

mente zusammengezogen werden kann. Zur Vereinigung von Querbrüchen wird vielfach ein kleines Metallschienchen benützt, das mit einer Reihe von Löchern versehen ist, durch welche Schrauben in den Knochen eingeführt werden (LANE) (Abb. 29 u. 30).

Schaftbrüche können auch *gebolzt* werden; ein dem Kaliber der Markhöhle angepaßter Bolzen aus artfremden (Horn, Elfenbein) oder eigenem (Tibiaspan) Material wird zur Hälfte in das eine Fragment eingefügt, worauf das andere über die 2. Hälfte darübergestülpt wird (Abb. 31).

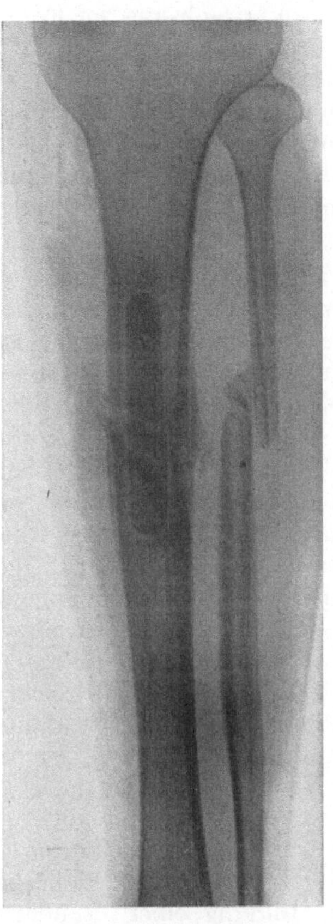

Abb. 31. Bolzung mit Elfenbeinstift bei Tibiapseudarthrose.

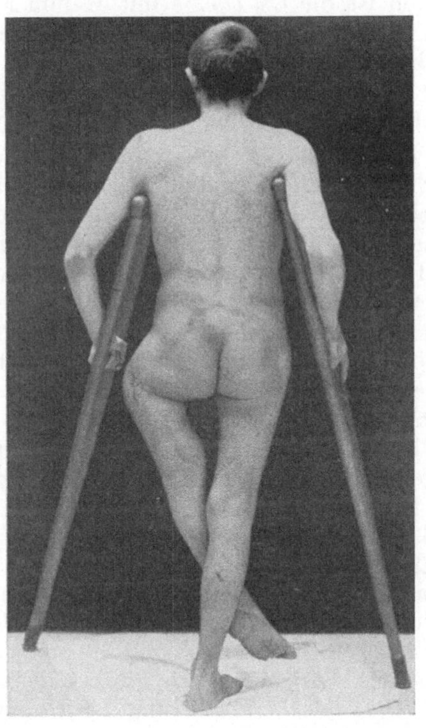

Abb. 32. Fractura femoris male sanata (typische Winkelstellung der hohen Schaftfraktur).

Bei manchen Gelenk- und Rißbrüchen genügt oft die Anbringung einer *Schraube* oder eines *Nagels*, in anderen Fällen wieder genügt nach Adaptierung der Fragmente eine Reihe von *Periostnähten* zur sicheren Retention.

Bei der Operation von *Pseudarthrosen* ist es wichtig den Knochen zwecks Anregung zur Callusbildung wund zu machen, es müssen darum die Fragmentenden vor der Naht oder Verschraubung reseziert werden. Um eine sich daraus ergebende Verkürzung zu vermeiden, kann der entstandene Defekt mit einem vom Kranken frisch entnommenen Knochen (Tibia, Darmbeinkamm, Fibula) überbrückt werden. Das Transplantat wird entweder nach Art eines Bolzens in die Markhöhle eingeführt oder seitlich nach Anfrischung des Periosts durch Drahtumschlingung fixiert. Bei aseptisch durchgeführter Operation heilen die Fremdkörper ein. Lebend transplantiertes Knochenmaterial vom Kranken selbst entnommen, verändert sich insoferne, als das überpflanzte

Knochengewebe langsam resorbiert wird, das Periost hingegen, zumal bei funktioneller Beanspruchung des operierten Gliedes zu callusähnlicher Knochenbildung führt, die die Fragmente der pseudarthrotischen Knochen zu konsolidieren imstande ist.

Endlich ist eine operative Freilegung der Frakturstelle angezeigt zur Korrektur von *in fehlerhafter Stellung verheilten* Brüchen (Abb. 32). Die Konsolidation einer Fraktur bei starker Achsenknickung der Fragmente, eine hochgradige Verkürzung, ein Brückencallus zwischen Radius und Ulna können schwere Funktionsstörungen des Gliedes zur Folge haben. Ist die Verwachsung der Fragmente noch nicht sehr fest, so kann sie unblutig durch *Osteoclase* aus freier Hand oder instrumentell, mittels des Lorenzschen *Osteoclasten* gelöst werden. In älteren Fällen ist die *Osteotomie* mit Hammer und Meißel zu machen. Da in diesen Fällen zumeist eine vorgeschrittene Schrumpfung der Muskulatur besteht, so daß eine vorliegende Verkürzung nur allmählich verringert werden kann, ist der Osteoclase bzw. Osteotomie eine Extensionsbehandlung mit starkem Gewichtszug unmittelbar anzuschließen.

Die *Behandlung* eines *offenen Bruches* wird sich zunächst nach der Schwere der vorliegenden Verletzung richten. Bei Zermalmungen eines Gliedes und grober Verunreinigung gesplitterter und aus der Wunde vorragender Knochen ist eine gründliche *Wundtoilette* mit Ausschneiden aller sichtlich beschmutzter Teile und evtl. Absägen vorstehender Knochenenden vorzunehmen; ist der periphere Gliedabschnitt kalt und pulslos, so ist primär die Amputation auszuführen. Bei kleineren Wunden, die nur oberflächlich oder gar nicht verunreinigt scheinen, ist die *Excision der Wundränder* mit darauffolgender Naht wie bei den offenen Gelenkverletzungen gerechtfertigt. Wenn unmittelbar darauf das Glied im Extensionsverband oder durch einen *gefensterten Gipsverband* ruhiggestellt wird, kann damit eine fortschreitende phlegmonöse Infektion abgewendet werden. Gelingt dies nicht, treten unter Fieber, Schmerz und Anschwellung die Erscheinungen einer schweren Infektion auf, so ist die *Wunde weit zu öffnen* und lose auszutamponieren; bei der folgenden Eiterung ist in ausreichendem Maße zu drainieren. Die Rücksicht auf die Fragmentstellung ist dann eine cura posterior. Der nun folgende viele Wochen währende Verlauf der Wundheilung muß sorgfältig überwacht werden. Die Kranken kommen meist durch den starken Säfteverlust und die stets vorhandene febrile Temperatur sichtlich herunter. Steigerung des Fiebers deutet auf Eiterretention, die durch *Nachincisionen* oder Verbesserung der Drainage behoben werden muß; dabei ist die Extraktion loser Splitter zu vermeiden um der Bildung einer Pseudarthrose nicht Vorschub zu leisten. Erst nach langer Zeit, wenn im Zustand der Rekonvaleszenz die Wunden sich zu *Fisteln* verengt haben, kann die Entfernung nekrotischer Knochensplitter, die oft an der noch Monate lang bestehenden Eiterung Schuld tragen, vorgenommen werden.

Nachbehandlung.

Der innige anatomische und physiologische Zusammenhang der Knochen mit den Muskeln, Sehnen und Gelenksbändern hat die selbstverständliche Folge, daß letztere nicht allein durch eine Fraktur an sich in Mitleidenschaft gezogen werden, sondern noch in besonderem Maße während der Heilungsvorgänge des Knochenbruches Schaden leiden. Es besteht daher eine Hauptaufgabe der Frakturbehandlung darin, schon von allem Anfang an, auf die Erhaltung bzw. Wiederherstellung der Beweglichkeit der Muskeln und Gelenke ein besonderes Augenmerk zu richten. Die in diesem Sinne prophylaktische Therapie zur *Verhütung* von Atrophien und Versteifungen, hat nicht nur den Gipsverband, der eine Zeitlang die souveräne Behandlungsmethode fast aller Frakturen war, mehr und mehr in den Hintergrund gedrängt, sie nimmt auch bestimmenden Einfluß auf die Konstruktion der Extensions- und Lagerungsapparate. Wo dies nur irgend angänglich ist, soll ein Knochenbruch derart behandelt werden, daß ohne Störung der Fragmentretention *Gelenk und Muskel* sowohl der *Massage* und *passiven Bewegung* als auch der *aktiven Gymnastik zugänglich* sind. Wenn es gelingt, der Frakturbehandlung im engeren Sinn eine auf Muskeln und Gelenke gerichtete funktionelle Therapie parallel laufen zu lassen, so kürzen wir damit nicht allein die Periode der Nachbehandlung wesentlich ab, wir können dadurch sonst irreparable Schädigungen geradezu vermeiden, sie im Keime ersticken.

Die eigentliche Nachbehandlung hat die Schädlichkeiten zu beheben, die trotz der funktionellen Behandlung, während die Gliedmaße im Schienen-, Gips- oder Extensionsverband fixiert war, nicht vermieden werden konnten und besteht in einer systematischen Streich- und Knetmassage, in passiven Bewegungen und aktiver Gymnastik. Durch Verabfolgung vorbereitender Heißluftbäder wird die mobilisierende Therapie ebenso unterstützt, wie bei der Nachbehandlung von Gelenksversteifungen die Diathermie und Packung mit Moor- und Schwefelschlamm besonders wertvolle Dienste leistet.

II. Die Verletzungen der Knochen und Gelenke der oberen Extremität.

1. Die Brüche des Schulterblattes.

Die *Korpusbrüche* des Schulterblattes entstehen durch direkte Gewalt, Sturz auf den Rücken, Überfahrenwerden od. dgl. und zeigen dann zumeist die Form verzweigter Fissuren. Größere Fragmentverschiebungen sind selten, da die flächenhafte Muskelinsertion die Splitter beisammen hält. Nur die Abbrüche der Schulterblattwinkel führen zu stärkeren Dislokationen.

Mit dem Bruch des flachen *Schulterblattkörpers* ist, wenn es sich nicht nur um eine einfache Fissur handelt, eine recht schwere Functio laesa verbunden, da die meisten Bewegungen des Armes, sowie auch viele des Rumpfes eine Mitbeteiligung der Schulterblattmuskeln erfordern. Ein oft mächtiges Hämatom kann den Nachweis von abnormer Beweglichkeit und Crepitation sehr erschweren, so zwar, daß die Diagnose nur mit Hilfe des Röntgenbildes möglich ist; in andern Fällen wieder, insbesondere bei mageren Individuen, ist der Bruch leicht zu erkennen, und zwar dadurch, daß man bei aktiver Muskelentspannung in Bauchlage zwischen Spina scap. und Schulterblattspitze gegenseitige Verschieblichkeit oder Crepitation auslösen kann.

Von den Fortsätzen der Scapula erleidet am häufigsten das *Akromion* infolge seiner exponierten Lage einen Bruch (Stockhieb, Sturz auf die Schulter). Der bei weitem wichtigste und auch häufigste Bruch der Scapula ist die Fraktur seines *Gelenkkörpers*; sie ist regelmäßig die Folge eines indirekten Traumas, zumeist einer Stauchung durch Sturz auf den seitwärts ausgestreckten Ellbogen, Dadurch kann es zu Absprengungen am Pfannenrand wie auch zum vollkommenen Abbruch der Pfanne kommen. Fissuren oder Absprengungen des Pfannenrandes sind nicht leicht zu erkennen, da sie mit der einfachen Kontusion des Schultergelenkes viel Ähnlichkeit haben. Dagegen hat der vollkommene Abbruch des Gelenkteiles eine *abnorme Haltung* der Schulter zur Folge: die Schwere des Armes zieht das Fragment nach abwärts; es kommt zu einer Konfiguration der Schulterwölbung, die jener der präglenoidalen Luxatio humeri sehr ähnlich ist: Vorspringen des Akromion, winkelige Knickung der Schulterwölbung, Nachweisbarkeit des Schulterkopfes an abnormer Stelle sind ebenso Kardinalsymptome der Luxation wie der Collumfraktur der Scapula (Abb. 33). Und doch ist die Differentialdiagnose zumeist leicht: es *fehlt* die *federnde Fixation* des Oberarms. Da bei dem Bruch des Pfannenhalses das Gelenk an sich intakt bleibt, sind Schulterbewegungen ausführbar. Dieselben werden entsprechend der Verletzung in unmittelbarer Nähe des Gelenkes begreiflicherweise schmerzhaft und etwas eingeschränkt sein, doch lange nicht so sehr, daß der Zustand mit jenem des luxierten Humerus verwechselt werden kann. Die durch die passive Bewegung insbesondere im Sinne des Emporschiebens des Oberarms leicht auszulösende *Crepitation* bestätigt die Diagnose: Pfannenhalsbruch.

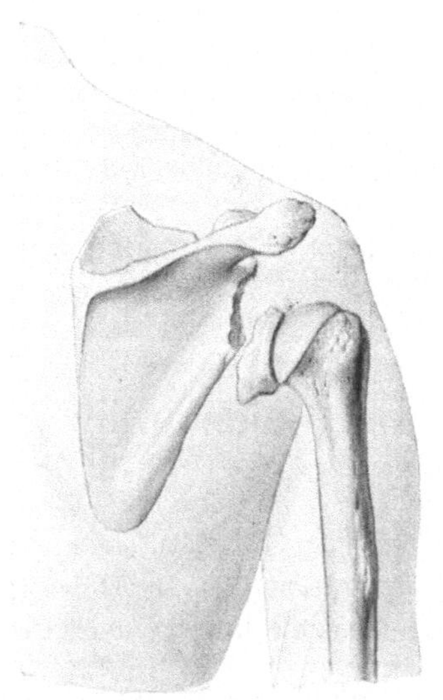
Abb. 33. Bruch des Pfannenhalses der Scapula mit typischer Dislokation nach abwärts (schematisch).

Therapie. Die Splitterbrüche und Fissuren des Schulterblattkörpers bedürfen keiner besonderen Behandlung. Da schwerere Verletzungen von schmerzhaften Hämatomen begleitet werden, ist zunächst die Ruhigstellung des Knochens nötig; dies erreicht man, indem man den Arm in einen DESAULTschen Verband legt, also an den Rumpf fixiert, doch empfiehlt es sich bald mit leichter Streichmassage zu beginnen, der später gymnastische Übungen und Widerstandsbewegungen zu folgen haben. Da die Schwere des Schulterblattkörperbruches außerordentlich verschieden sein kann, ist auch die Prognose des Grades der Wiederherstellung sowie der Zeitdauer der nötigen Therapie sehr ungleich.

Erhebliche Dislokationen abgebrochener Ecken und Fortsätze können auf operativem Wege behandelt werden, doch wird dies in der Regel kaum nötig sein. Dagegen erfordern Brüche im Bereich des Gelenkes wegen der Gefahr der Schulterversteifung besondere Aufmerksamkeit.

Geringfügige Absprengungen des Pfannenrandes bedürfen baldiger und lange durchzuführender Bewegungstherapie, unterstützt von Heißluftbehandlung und Diathermie. Stabturnen, Schwimmen usw. vollenden die Abschleifungen bestehender Inkongruenzen der Gelenkflächen.

Bei den Gelenkhalsbrüchen mit Dislokation der ganzen Schulter müssen wir bestrebt sein, das nach abwärts und zumeist auch nach vorn verschobene periphere Fragment der Scapula an seine richtige Stelle zu reponieren; dies gelingt in frischen Fällen oft vollkommen mit Hilfe eines Extensionsverbandes, der den im Ellbogen gestreckten Arm in hoher Elevation vom Körper abzuziehen bestrebt ist. Diese Behandlung ist nur am Liegenden durchführbar. Der Extensionszug muß über einen am Kopfende des Bettes angebrachten Bügel geleitet werden und durch 2—3 Wochen aufrecht erhalten bleiben.

Es empfiehlt sich hier, *wie bei fast allen Extensionsverbänden* nach Anlegen des Verbandes eine manuelle Reposition zu versuchen und die erreichte Stellungsverbesserung unverzüglich der günstigen Wirkung des Extensionszuges zu übergeben. Im vorliegenden Falle kann durch einen kräftigen Druck in der Achselhöhle eine Reposition erreicht werden, so daß dem Extensionsverband allein nur die Retention zukommt. Unterläßt man aber den Repositionsversuch, so kann es vorkommen, daß die Extension allein eine etwa vorliegende Verhackung der Fragmente nicht zu lösen imstande ist und daher vollkommen wirkungslos bleibt. Bei geringer Fragmentverschiebung der Fractura colli scapulae genügt ein SAYREscher Heftpflasterverband (vgl. Therapie der Fractura clavicula).

2. Der Bruch des Schlüsselbeines.

Die Claviculafraktur gehört zu den häufigsten Knochenbrüchen (11%/$_0$ aller Frakturen). Schon während des Geburtsaktes sehen wir die Verletzung, und zwar nicht selten als Folge der Manualhilfe bei Steißgeburten. Diese und die häufigen Brüche im eigentlichen Kindesalter sind meist *unvollständige Frakturen*, Einknickungen des Knochen ohne Aufhebung des Kontaktes. Dagegen kommt es beim Schlüsselbeinbruch des Erwachsenen, der unter Bildung einer schrägen, oft auch einer rein queren Bruchlinie zumeist im mittleren Drittel des Knochens entsteht, zu typischen und oft bedeutenden Dislokationen der Fragmente.

Wenn auch die Clavicula ihrer ganzen Länge nach unmittelbar unter der Haut liegend, direkten Traumen eher ausgesetzt ist als viele andere Knochen, so kommt doch die weitaus größte Mehrzahl der Brüche auf indirektem Wege zustande: direkte Schlüsselbeinbrüche sehen wir (mit Ausnahme der Schuß-frakturen) nur im äußeren Drittel des Knochens.

Die auf übertragene Gewalteinwirkung zurückzuführenden Brüche entstehen zumeist durch Sturz auf die bei fixiertem Ellbogen seitwärts ausgestreckte Hand. Man muß sich dabei vorstellen, daß der an beiden Enden fixierte Knochen in seiner Längsrichtung gestaucht und infolge seiner natürlichen Krümmung auf Biegung beansprucht wird.

Andere Entstehungsursachen direkter und indirekter Art sind: Fall auf die Schulter (Sturz vom Pferd), Stockhieb, Überfahren werden, Absturz in den Bergen und ähnliches. Auch durch vehementen Muskelzug (bei Schleuder-bewegungen des Oberarmes) kann es hier zum Bruch kommen.

Obwohl das Schlüsselbein einerseits nahe unter der Haut, andererseits auch nahe den großen Gefäßen und Nerven gelegen ist, kommt es doch selten zu Frakturkomplikationen.

Anspießungen der Haut kommen allerdings zuweilen vor, auch Läsionen des Plexus werden als unmittelbare Unfallsfolgen beobachtet; dagegen sind wirkliche Zerreißungen dieser Organe selten.

Beim typischen Schlüsselbeinbruch im mittleren Drittel finden wir eine charakteristische Dislokation: Nachdem das Schlüsselbein wie ein Röhrenknochen einer Extremität unter Längsdruck der umgebenden Muskulatur steht, ist im Augenblick des Bruches die Tendenz zur *Verkürzung* gegeben: dieselbe tritt auch, sofern der Bruch vollständig und nicht verzackt ist, unmittelbar nach der Verletzung auf.

Weiters ist das Schlüsselbein in architektonischer Beziehung der einzige Knochen, der die Schulter entgegen der Zugwirkung des Musc. pectoralis und latiss. dorsi vom Thorax entfernt und entgegen der Schwere des Armes in der Höhe hält; bricht demnach diese nur am Manubrium sterni fixierte und an der 1. Rippe sich stützende Strebe entzwei, so sinkt der Arm mitsamt dem Schulter-blatt, da diese beiden Knochen keinen Halt mehr am Thorax haben, *nach abwärts* (Dislocatio ad axim); zur Vollendung der typischen Dislokation trägt noch der Zug des Musc. sternocleidomastoideus bei, indem er das zentrale Fragment nach oben zieht: dies hat eine noch weitere Seiten- und Achsen-verstellung der Fragmente zur Folge.

Dementsprechend bestehen die *Symptome* der Claviculafraktur zunächst in einem *Tieferstehen* der krankseitigen Schulter; weiters ist dieselbe durch die bestehende *Verkürzung* des Knochens näher an die Mittellinie gerückt. Durch Überragen der Pectoralismuskulatur gegenüber jener des Rückens ist überdies die Schulter zumeist etwas *nach vorne gezogen*. Reflektorisch neigt der Verletzte den Kopf nach der kranken Seite und trachtet damit den Kopfnicker zu entspannen; zumeist wird auch der krankseitige Arm im Ellbogen gestützt gehalten; die Functio laesa ist hochgradig, jedwede Bewegung des Oberarms wird ängstlich vermieden.

Die Diagnose ist meist nicht schwer, denn das Schlüsselbein ist in seiner ganzen Ausdehnung der Inspektion und Palpation bequem zugänglich. Bei frischen Schrägbrüchen ist oft die Bruchstelle durch die Haut hindurch zu sehen, bei Querbrüchen wieder die vorliegende Stufe leicht zu tasten; eine Achsenabweichung ist bei Vergleich mit der anderen Seite schwer zu übersehen. In zweifelhaften Fällen kann die vergleichsweise Messung, ferner der Druck auf die frakturverdächtige Stelle, wodurch Crepitation ausgelöst werden kann und schließlich die Untersuchung auf abnorme Beweglichkeit die Diagnose sichern.

Auch der *im Kindesalter* entstehende Schlüsselbeinbruch ist zumeist ein Biegungsbruch infolge indirekter Gewalteinwirkung; in der äußeren Hälfte des Knochens, dort, wo seine Konvexität nach hinten gerichtet ist, kommt es am häufigsten zu solchen Infraktionen. Da dies unvollständige Brüche sind, fehlen hier die charakteristischen Symptome der Clavicularfraktur. Bei geringer Achsenknickung kann die Diagnose schwierig sein, die Verletzung leicht übersehen werden, denn die Beschwerden sind zuweilen sehr gering. Erst nach 1—2 Wochen, wenn die Bruchstelle sich durch Callusbildung spindelförmig verdickt, erkennt man oft den stattgehabten Knochenbruch (Abb. 35).

Brüche und Epiphysenlösungen am sternalen Ende des Schlüsselbeines kommen

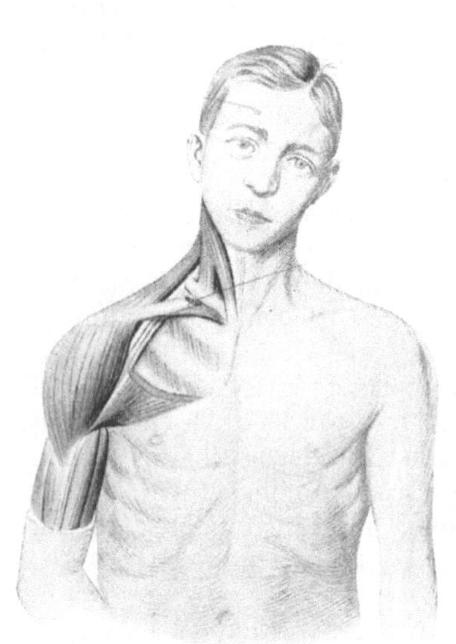
Abb. 34. Clavicularfraktur mit typischer Dislokation.

selten vor, dagegen sieht man zuweilen Frakturen am äußeren Ende des Knochens durch direkte von oben her kommende Gewalt, wobei der darunterliegende Knochen im Sinne eines Hypomochlion eine die Entstehung der Fraktur begünstigende Rolle spielt. So bricht das äußere Drittel des Schlüsselbeines, wenn es über der ersten Rippe gebogen wird und sein akromiales Ende, das über seine knöcherne Unterlage (Proc. coracoid.) hervorragt, wenn die Gewalt allein das Ende der Clavicula trifft; im letzten Falle kommt eine reine Abscherfraktur zustande.

Die *Heilung* der Schlüsselbeinbrüche dauert durchschnittlich 4 Wochen; unvollständige Brüche beanspruchen begreiflicherweise weniger, solche mit starker Fragmentsverstellung längere Zeit bis zur festen Konsolidation. Dabei ist hier die Prognose quoad functionem weniger von einer anatomisch richtigen Fragmentsvereinigung abhängig als bei vielen anderen Knochen; beim Erwachsenen bringt eine bleibende mäßige Achsenknickung oder Verkürzung, soferne die Organe der Umgebung nicht in Mitleidenschaft gezogen sind, keine Schädigung der Funktion des Armes mit sich und vollends bei Kindern, wo es oft kaum gelingt die Dislokation zu beheben, sehen wir regelmäßig eine spontane Ausheilung der nicht korrigierten Deformität während der folgenden 1—2 Jahre. Trotzdem müssen wir bestrebt sein, bei bestehenden Dislokationen eine möglichst vollständige Korrektur der Fragmentverstellung zu erreichen. Wo dies nicht gelungen ist oder unterlassen wurde, kann es zu einer *sekundären Plexus-schädigung* kommen. Es ereignet sich zuweilen, daß zunehmende Parästhesien und damit die Gefahr eintretender schwerer Druckerscheinungen dazu zwingen, operativ einzugehen und den weitausladenden Callus mit Hammer und Meißel zu verkleinern und dadurch den beengten Plexus vom Druck zu befreien. Ein weiterer Grund von vornherein eine möglichst gute Fragmentstellung anzustreben ist hier die Kosmetik.

Therapie. Unvollständige Brüche, ohne nennenswerten Knickungswinkel, bedürfen keiner besonderen Behandlung. Ist der Bruch frisch, so wird man, wenn es sich nicht um einen Säugling handelt, den Arm für eine Woche ruhig stellen; dazu genügt bei Erwachsenen und größeren Kindern eine gut sitzende Mitella. Bei Kindern unter 10 Jahren ist ein DESAULTscher Verband vorzuziehen,

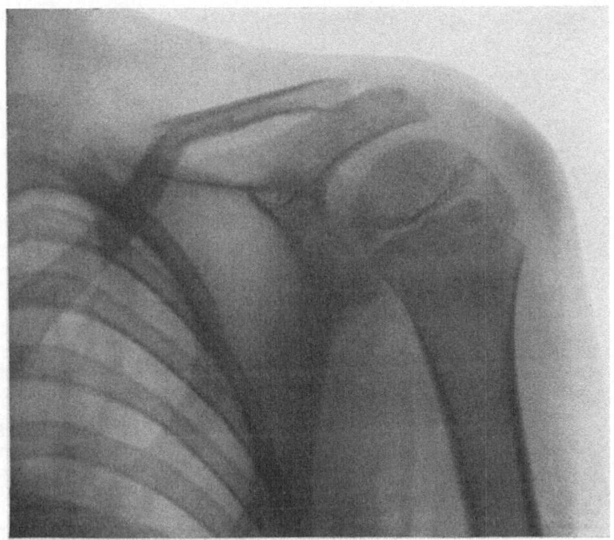

Abb. 35. Infraktion der Clavicula (Kind).

bei Neugeborenen erübrigt sich jede lokale auf Fixation oder Stellungskorrektur gerichtete Behandlung.

Der DESAULTsche Verband ist aber nicht allein zur Fixation des Armes an den Thorax, also zur Ruhigstellung des Schultergürtels die einfachste und beste Methode, man kann durch Polsterung der Achselhöhle mit einem harten, keilförmigen Kissen, dessen Basis nach oben gerichtet ist, eine gewisse Extension am äußern Fragment des gebrochenen Schlüsselbeines ausüben. Indem der Oberarm an die seitliche Thoraxwand anbandagiert wird, wirkt das Kissen als Hypomochlion. Wo demnach keine besondere Fragmentverstellung vorliegt, und die Aufgabe der Therapie hauptsächlich darin besteht, eine sekundäre Dislokation hintanzuhalten, im übrigen die Bruchstelle nach Möglichkeit ruhig-zustellen, ist der DESAULTsche Verband mit Keilkissen die geeignete Behandlungs-methode.

Bei stärkerer Fragmentverstellung tun wir gut daran, bei der Reposition der Fragmente die bestehende Dislokation in ihre einzelnen Komponenten zu zerlegen und jede für sich zu korrigieren. Es besteht demnach die Aufgabe: 1. die Verkürzung zu verringern, 2. die herabhängende Schulter zu heben, 3. die Achsenknickung (den nach unten offenen Winkel) nach Möglichkeit zu beheben. Das erreichen wir durch eine zweckentsprechende Bindenführung bei Anlegen des Verbandes.

Um das Schlüsselbein zu strecken, muß die Schulter stark nach rückwärts gedrängt werden. Durch die ersten Touren der Binde wird der Schulterkopf in „Habt acht"-Stellung gezwungen und darin festgehalten. Um die herabhängende Schulter zu heben muß der Verband den rechtwinkelig gebeugten Unterarm nahe dem Ellbogen fassen, heben und durch entsprechende Führung über die gesunde Schulter fixieren. Schließlich erreicht man durch permanentes Niederdrücken eines weichen Wattepolsters über der Stelle der winkeligen Knickung (Supraclaviculargrube) eine weitere Korrektur der Dislocatio ad axim. Eine Bindentour, die über die Bruchstelle senkrecht nach abwärts führt und die gleichzeitig eine Tragschlinge für den Unterarm darstellt, drückt durch das permanente Gewicht des hängenden Unterarms auf den an der entsprechenden Stelle unterlegten Wattetampon.

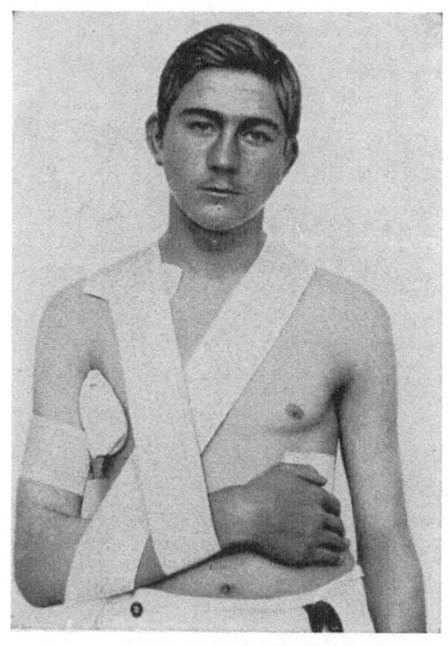

Abb. 36. Sayrescher Heftpflasterverband.
(Aus Bauer.)

Dieser Verband — mit 3 *Heftpflasterstreifen* ausgeführt — ist von Sayre angegeben und ist die Reihenfolge der einzelnen Touren sowie ihre richtige Lage aus der Abb. 36 zu ersehen. Wichtig ist, daß vor dem Ankleben des ersten Streifens beide Schultern durch einen Gehilfen stark nach rückwärts gedrängt werden. Im allgemeinen erfüllt der Sayresche Heftpflasterverband besser als alle die vielen anderen zur ambulatorischen Behandlung des Schlüsselbeinbruches angegebenen Methoden die Forderungen der Fragmentreposition. Dennoch hat er seinen Nachteil und dieser liegt darin, daß das Heftpflaster nicht lange vertragen wird. Insbesondere bei fetten Menschen, während des Sommers, auch bei empfindlicher Haut treten Schädigungen auf, die oft schon nach wenigen Tagen wenigstens vorübergehend das Abnehmen des Verbandes notwendig machen. Achtet man aber darauf, nur einwandfrei gutes Heftpflaster zu benützen, dasselbe so anzulegen, daß kein Rand einschneidet und bei Auftreten von Hautschädigung den Verband sofort abzunehmen, bzw. mit möglichster Schonung der geschädigten Stellen zu erneuern, so kommt man mit diesem Verbande fast in allen Fällen aus und erzielt günstige, anatomisch zufriedenstellende Resultate.

In schweren Fällen sowie auch bei gleichzeitigem Vorliegen anderweitiger Verletzungen, die eine länger dauernde Bettruhe erfordern, haben wir in der Bardenheuerschen *Heftpflasterextension* in seitlicher oder mehr erhobener Richtung ein ausgezeichnetes Verfahren zur Behandlung der Claviculafraktur.

Die blutige Vereinigung der Fragmente kommt kaum in Betracht, da es zumeist unschwer gelingt, eine funktionell wie anatomisch befriedigende Reposition durch den Verband zu erreichen. Dennoch kann die Operation indiziert sein, primär bei nicht zu lösender Anspießung der Haut, wie dies bei steilen Schrägbrüchen zuweilen vorkommt, sekundär bei Verheilung in schlechter Stellung, wobei ein auffallender kosmetischer Defekt die Anzeige zur Operation abgeben kann oder dann, wenn ein Callusdruck auf den Plexus zum Eingriff zwingt.

3. Die Verrenkungen des Schlüsselbeines.

Die einzige gelenkige Verbindung der Clavicula mit den Nachbarknochen besteht an ihrem medialen Ende. Dieses durch das Vorhandensein eines Meniscus ausgezeichnete Gelenk gestattet dem Schlüsselbein außer kreisförmigen Bewegungen in mäßigem Umfang eine ziemlich weitgehende Flexion in frontaler Ebene, deren untere Grenze durch das Aufliegen auf der ersten Rippe bei Horizontalstellung des Knochens gegeben ist.

Die Verrenkungen können nach dreierlei Richtungen eintreten: das Schlüsselbein kann gegenüber dem Manubrium sterni nach vorn, nach hinten und nach oben luxieren (Verrenkungen nach abwärts werden durch die erste Rippe verhindert).

Die weitaus häufigste Form ist die *Luxatio praesternalis*. Sie kommt durch ein gewaltsames und plötzliches Zurück- und Aufwärtsdrängen der Schulter zustande, wodurch das mediale Ende des Knochens die Kapsel zerreißt, aus dem Gelenk springt und vor das Manubrium sterni zu liegen kommt. Diese Luxationsform ist leicht zu erkennen. Da das luxierte Ende nur von der Haut bedeckt ist, fällt es sofort auf und kann unschwer abgetastet werden, auch die leere Gelenkpfanne läßt sich bei frischen Fällen palpieren.

Die *Reposition* dieser Luxationsform ist, wenn es sich nicht um veraltete Fälle handelt, nicht schwer: ein Zurückstauchen der Schulter, eventuell unterstützt durch einen Zug am über den Tischrand herabhängenden Arm bewirkt die zunächst nötige Abduction des ganzen Schultergürtels; ein im geeigneten Augenblick ausgeführter kräftiger Druck mit dem Daumen auf das mediale Ende der Clavicula läßt dasselbe in das Gelenk einschnappen. So leicht zumeist die Reposition gelingt, so ist eine verläßliche *Retention* oft recht schwierig. Da hier keine erhabenen Pfannenränder vorliegen, kann der reponierte Knochen leicht reluxieren. Die Retention gelingt, wenn dazu eine Stella dorsis nicht genügt, am sichersten durch die Naht der Kapsel, die noch durch plastische Verschiebung fibrösen Materiales aus der unmittelbaren Nachbarschaft verstärkt werden kann.

In seltenen Fällen kommt es zur Dislokation des sternalen Endes der Clavicula *hinter* das Manubrium sterni (Luxatio retrosternalis), wobei es durch Zerreißung der Vena subclavia oder durch Druck auf die Trachea zu sehr gefährlichen Komplikationen kommen kann. Diese Verletzung ist zumeist die Folge eines das sternale Ende des Schlüsselbeines von vorne direkt treffenden Traumas. Man findet an Stelle der medialen Hälfte der Clavicula eine tiefe Grube, während man die Gelenkfläche am Manubrium deutlich greifen kann. Eine forcierte Streckung der Schulter mit Zurückführen des ausgestreckten Armes nach hinten führt zur Reposition. Diese Form der Luxation ist immer eine schwere Verletzung, ihre Reposition muß so rasch als möglich vorgenommen werden.

Bei der *Luxatio suprasternalis* wird das sternale Ende des Knochens über der ersten Rippe als Hypomochlion nach oben gehebelt und kommt entweder vor oder hinter die sternale Portion des Kopfnickers zu liegen.

Häufiger kommt es zu Lösungen der Verbindung am *distalen Ende* der *Clavicula* (Luxatio acromialis claviculae). Dasselbe ist durch straffe, sehnige Bänder mit dem Akromion, wie auch mit der Basis des Proc. coracoideus, auf der es aufliegt, verbunden und bildet diese Befestigung einen wichtigen Halt für die Scapula und damit auch für den Oberarm. Ein Zerreißen dieser Verbindung hat demnach ein Heruntersinken der Schulter zur Folge; das laterale Ende der Clavicula ragt, von gespannter Haut bedeckt, sichtlich isoliert vor und zeigt abnorme Beweglichkeit. Der Muskelzug bewirkt eine Adduction des

Schulterblattes, der Gewichtszug eine Senkung desselben, so daß das akromiale Ende des Schlüsselbeines auch seitlich das Akromion überragt.

Hier ist der Sayresche Heftpflasterverband, der die Schulter hebt, das Schlüsselbein aber nach abwärts drückt, die richtige Behandlung zur Korrektur der entstandenen Dislokation.

4. Die Kontusion und Distorsion des Schultergelenkes.

Stumpfe Traumen der Schulter sind häufig, die Gegend ist direkten Gewalteinwirkungen durch ihre *exponierte Lage* besonders ausgesetzt. Es handelt sich dabei im wesentlichen um die gleichen Verletzungsmechanismen, die auch zu der Verrenkung und den verschiedensten Brüchen am oberen Humerusende und dem Schlüsselbein führen, doch sind hier die Traumen ihrer Intensität nach weniger heftig, so daß es nur zu geringeren Läsionen kommt. Letztere bestehen in kleinen Absprengungen vorspringender Knochenränder, Quetschungen und Fissuren im Gelenkknorpel, Bänder- und Kapselrissen oder Überdehnungen dieser Weichteile, alles Verletzungen, die zu schmerzhaften Extravasaten und zu starker Einschränkung der Funktion des Schultergelenkes führen.

Die Diagnose der Schulterkontusion ist nicht immer leicht; Brüche am Hals der Scapula, größere Absprengungen am Rande der Fossa glenoidalis oder des Tuberculum majus humeri bieten ebenso wie die eingekeilten Brüche des oberen Humerusendes oft auch dem Geübten differentialdiagnostische Schwierigkeiten. Die zuweilen recht starke Schwellung erschwert die Palpation.

Speziell im Schultergelenk steht die vorliegende Functio laesa scheinbar nicht immer im Verhältnis zur Schwere der Verletzung; man kann häufig beobachten, daß ein Schlag auf die seitliche Schulterwölbung für längere Zeit ein aktives Heben des Armes unmöglich macht. Dies liegt in dem sehr ungünstigen Umstand, daß der unter dem M. deltoideus liegende Hebelarm besonders kurz ist und im spitzen Winkel zur Zugrichtung des Muskels steht, so daß auch schon zu einer geringen Abduction des unbelasteten Armes eine ziemliche Muskelkraft notwendig ist. Ist dieselbe nach einer stattgehabten Kontusion nicht aufzubringen, so hängt der Arm wie gelähmt herab und ist vorwiegend in seitlicher Richtung aktiv unbeweglich. Daß er passiv vollkommen schmerzfrei in normalem Ausmaß abduziert werden kann, beweist die Richtigkeit der rein muskulären Insuffizienz.

Eine andere hierher gehörige Verletzung ist die *Zerrung* des Schultergelenkes kleiner Kinder, die im Begriffe zu fallen von der Begleitperson an der Hand hochgerissen werden. Dem augenblicklich eintretenden heftigen Schmerz folgt unmittelbar eine einer schlaffen Lähmung ähnliche Functio laesa, die allerdings nach wenigen Tagen spontan wieder schwindet.

Handelt es sich aber nicht bloß um eine Kontusion oder Distorsion, sondern um eine der eingangs erwähnten schwereren Verletzungen des Gelenkes und seiner Hüllen, so ist die Funktionsstörung von längerer Dauer. Der Patient hält den Arm ängstlich an den Thorax gepreßt, da alle Bewegungen, besonders die Rotation schmerzhaft sind. Wird nun die Ruhigstellung und Inaktivität des Armes auf längere Zeit ausgedehnt, wozu oft ein aus fehlerhafter Indikationsstellung zu langes Liegenbleiben eines Verbandes Veranlassung gibt, so kann sich daraus eine sehr schwere, oft nur nach langwieriger und mühsamer Behandlung zu behebende *Versteifung des Schultergelenkes* ergeben. Die anfangs durch den schmerzhaften Reiz spastisch kontrakten Muskeln zwischen Schulterblatt und Oberarm können zu wirklichen Adductionscontracturen führen, der Mangel an Bewegung aber hat Verklebungen in den Schleimbeuteln und Kapseltaschen des Gelenkes zufolge.

Die *Behandlung* bei all diesen Verletzungen hat allein in der *Prophylaxe der Versteifung* zu bestehen; die Zeit der Ruhigstellung des Schultergelenkes muß nach Möglichkeit eingeschränkt werden. Täglichen Massagen nach vorbereitender Hyperämisierung im Heißluftkasten folgen passive und aktive Bewegungsübungen, die nach allen Richtungen vorzunehmen sind.

Die oft schon bald nach dem Unfall aufgetretene Atrophie der Schultermuskulatur, von der der Musculus deltoideus meist am schwersten und sichtbarsten betroffen wird, erfordert neben der fleißig und lange Zeit anzuwendenden Massage auch die Behandlung mit *faradischen Strömen*. Ebenso ist die Anwendung der *Diathermie* zur Behandlung dieser Formen von Gelenkversteifung von gutem Erfolg begleitet.

5. Die Verrenkungen im Schultergelenk.

Unter allen Luxationen sind jene des Humerus weitaus die häufigsten ($51^0/_0$); in bezug auf das Alter beobachtet man sie besonders zwischen dem 40. und 50. Lebensjahr, in der Jugend sind sie sehr selten und kommen kaum jemals vor dem 15. Jahr vor.

Die auffallende Häufigkeit der Verrenkung im Schultergelenk ist ohne weiteres erklärlich aus dem Mißverhältnis zwischen der Kleinheit der Fossa glenoidalis scapulae und der Größe des Humeruskopfes, weiters aus der exponierten Lage des Gelenkes und nicht zuletzt aus der durch die Länge der oberen Extremität sich ergebenden Möglichkeit von Hebelwirkungen, die leicht die natürlichen Hemmungen der Gelenkexkursion zu durchbrechen imstande sind.

Die Richtung, in welcher der luxierte Humeruskopf die Pfanne verlassen kann und der Ort wohin er luxiert wird, ist verschieden. Durch die anatomischen Verhältnisse ist eine Luxation nach oben durch den Schutz des das Gelenk überdachende Akromion unmöglich, dagegen kann der Humeruskopf *vor*, *unter*, sowie auch *hinter* der Pfanne Platz finden.

Die weitaus häufigste Luxation ist jene, wobei der *Humeruskopf nach vorne (Luxatio praeglenoidea)*, und zwar *unter den Proc. coracoides disloziert* wird. Man nennt diese praktisch wichtigste aller Verrenkungen *Luxatio humeri subcoracoidea*. Die nächst häufige Verrenkung ist die *Luxatio axillaris*, wobei der Kopf unter die Pfanne zu liegen kommt und sich an die dort ziemlich breit werdende Kante der Scapula anlegt. Sehr viel seltener ($2^0/_0$ aller Schulterluxationen) kommt es zur Dislokation des Kopfes nach *hinten (Luxatio posterior sive retroglenoidea)*, wobei derselbe entweder knapp hinter die Fossa glenoidalis zu liegen kommt, so daß er noch vom Akromion gedeckt wird (Luxatio subacromialis) oder das Trauma war so stark, daß eine weitere Dislokation in der Längsrichtung des ausgestreckten Armes zustande gekommen ist, so zwar, daß das Caput humeri noch ein Stück weit unter die Spina scapulae nach hinten verschoben wurde (Luxatio infraspinata).

Der Mechanismus der präglenoidalen und der axillaren Luxationen ist selten ein direktes Trauma (Schlag auf die Schulter bei eleviertem Arm), viel häufiger besteht er in einer Hebelwirkung, wobei der abduzierte Oberarm sich mit der Gegend des Tuberculum majus am Akromion anstemmt und durch Fortwirken dieser Hebelbewegung der Schulterkopf unter Zerreißung der Kapsel aus der Pfanne herausgedrängt wird. Derselbe verhakt sich dann entweder hinter dem unteren Pfannenrand oder er gleitet nach vorne ab und kommt unter den Rabenschnabelfortsatz zu liegen. Eine andere Entstehungsart der Luxation, die vorwiegend bei der Verrenkung nach hinten eine Rolle spielt, ist ein heftiger Stoß in der *Längsrichtung* des elevierten Oberarmes, wobei die Stellung des

letzteren derart sein muß, daß die Gewalt nicht vollkommen auf die Gelenkpfanne übertragen wird, sondern zum Abgleiten des Kopfes führt.

Symptome. Die Symptome der präglenoidalen und axillaren Luxation
sind einander ähnlich und äußerst charakteristisch. Der Verletzte hält fast
regelmäßig Unter- oder Oberarm der kranken Seite mit der Hand fest und ist
sichtlich bestrebt, den Arm vom Rumpfe abzuhalten; in diesem Sinne beugt er
auch den Oberkörper nach der verletzten Seite, denn der schmerzhafte Druck
der Knochen aufeinander und die Spannung der zerrissenen Kapselteile wird
durch das Herabhängen des Armes vermehrt. Ist schon diese Haltung des
Verletzten für das Vorhandensein einer Schulterluxation nahezu pathognomonisch, so bestehen die eigentlichen Kardinalsymptome:

1. In einem *Verschwundensein der normalen Schulterwölbung*; insbesondere
bei Mageren dort, wo noch kein größeres Hämatom besteht, sieht man an der
Akromionspitze eine *winkelige
Knickung der Schulterwölbung*.
Der von der Seite her tastende
Finger konstatiert an der Stelle,
wo der Humeruskopf seine normale Lage hat, eine tiefe *Grube*,
die Pfanne ist leer (Abb. 37).

2. In einer *abnormen Richtung des Oberarmschaftes*. Verfolgt man die Richtung des
Humerusschaftes vom Ellbogen
gegen die Schulter, so weist dieselbe nicht gegen die Pfanne,
sondern unter bzw. vor dieselbe.

3. Der luxierte Oberarm ist
bei der axillaren Form der Luxation *scheinbar verlängert*, was
durch Messung von der Akromionspitze zum Olecranon leicht
zu prüfen ist.

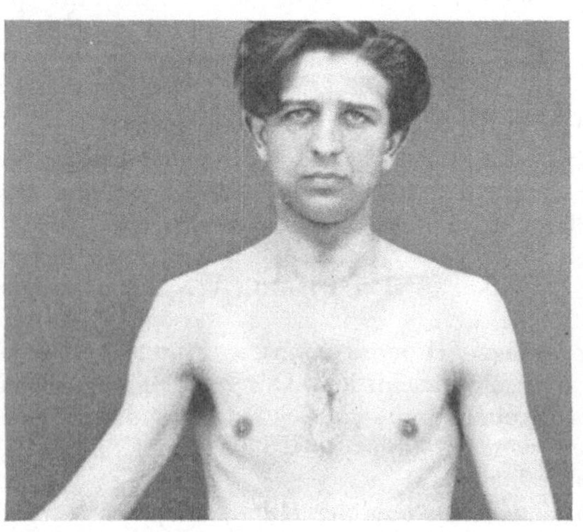

Abb. 37. Luxatio humeri axillaris.

4. Die Palpation der Pfannenumgebung läßt den *Kopf an abnormer Stelle*
erkennen; bei der Lux. praeglen. ist derselbe oft zu sehen, da er eine Vorwölbung
der Weichteile hervorruft; bei der Lux. axillaris ist der Kopf in der Achselhöhle
zu fühlen. In beiden Fällen überzeugt man sich von der Richtigkeit, daß die
zu tastende Resistenz tatsächlich dem Humeruskopf entspricht, indem man
mit der anderen Hand gleichzeitig den gebeugten Ellbogen fassend, Bewegungen
insbesondere im Sinne einer Rotation ausführt. Die prompte Mitbewegung
der getasteten Resistenz bestätigt die Diagnose.

5. Die charakteristische Stellung des Armes in *federnder Abduction* ist stabil;
Versuche dieselbe zu ändern sind schmerzhaft und der Arm nimmt — sich selbst
überlassen — stets wieder dieselbe Haltung ein.

Neben diesen Symptomen bestehen zuweilen ausstrahlende Schmerzen
und Parästhesien in der Hand, die darauf schließen lassen, daß der Plexus durch
das Trauma gezerrt wurde oder durch den dislozierten Humeruskopf gedrückt
wird. Ein größeres Hämatom sieht man selten, liegt dennoch ein solches vor,
so spricht dies dafür, daß neben der Luxation auch noch eine Fraktur vorhanden
ist. Doch kommt es auch bei der reinen Luxation bald zu einer ziemlichen
Schwellung in der Umgebung der Verletzung, so daß alle Symptome allmählich
weniger deutlich werden; vor allem kann durch einen Bluterguß die Knickung

der Schulterwölbung, wieder abgerundet werden. In zweifelhaften Fällen müssen eben alle Symptome herangezogen und jedes für sich geprüft werden.

Differentialdiagnostisch kommt zunächst der Bruch *im Halse des Schulter-blattes* in Frage. Da hierbei eine ganz ähnliche Verstellung des Kopfes — hier allerdings im Zusammenhang mit der Fossa glend. — nach unten und oft auch nach vorne vorliegt —, fallen manche Symptome dieser Verletzung mit jenen der Luxatio praeglenoidalis zusammen; dagegen fehlt beim Pfannenbruch die federnde Fixation und besteht Crepitation. Weiters kann eine *Collumfraktur* des Humerus zur Verwechslung mit der Luxation führen; sie ist oft wie jene

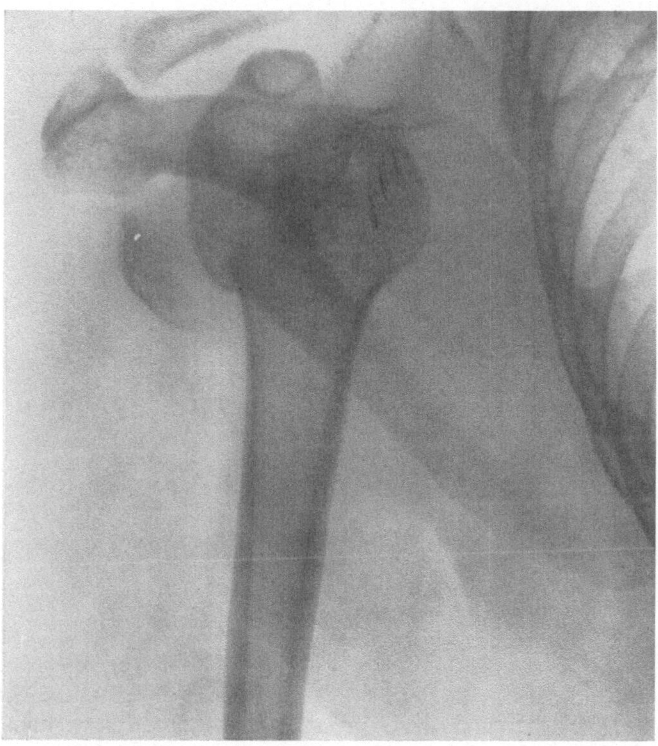

Abb. 38. Luxatio humeri subcoracoidea mit Absprengung des Tuberculum majus.
(Starkes Hämatom.)

von einer deutlichen Achsenabweichung des Oberarmschaftes begleitet. Bei undeutlichem Palpationsbefund entscheidet hier das Röntgenbild (Abb. 38).

Eine sehr häufige *Mitverletzung* der Schulterluxation ist die *Absprengung des Tuberculum majus*; dasselbe wird im Augenblick, da sich der Kopf aus der Pfanne heraushebelt, durch Abscherwirkung von seiten des Akromion abge-brochen; das oben breite Fragment läuft zumeist in eine nach außen und schaft-wärts gerichtete Spitze aus. Die Absprengung des Tuberculum majus stört in keiner Weise die typischen Symptome der Verrenkung; sie trägt dagegen häufig die Schuld an einem größeren Hämatom und kann dadurch wie durch die Er-scheinung der Crepitation die genaue Verletzungsdiagnose erschweren. Pro-gnostisch trübt sie freilich die sonst recht günstigen Aussichten auf baldige Wiederherstellung der freien Beweglichkeit nach reponierter Schulterluxation.

Die Behandlung der vorderen Schulterluxation.

Wie bei jeder traumatischen Luxation muß es auch hier unser Bestreben sein, sobald wie möglich die Verrenkung wieder einzurichten, die voneinander entfernten Gelenkpartien wieder in ihren anatomisch richtigen Kontakt zu bringen. Da sich dieselben entweder an Knochenvorsprüngen verhackt haben oder durch Weichteilhindernisse von einander ferngehalten werden, überdies bei fast jeder Luxation die pathologische Stellung durch einen schmerzreflektorischen Krampfzustand der regionären Muskeln bis zu einem gewissen Grad

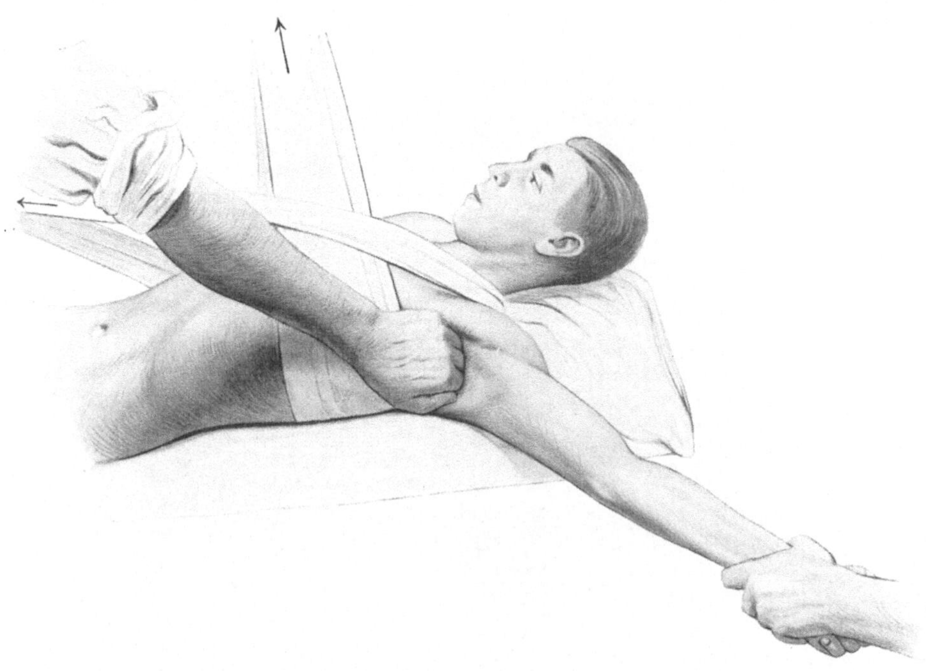

Abb. 39. Reposition der Luxatio humeri axillaris nach der Elevationsmethode.

fixiert ist, ist die künstliche Reduktion an die richtige Stelle nicht immer eine leichte Sache. Die Lösung der Verhakung des einen Knochens hinter dem Pfannenrand des anderen kann besondere Schwierigkeiten verursachen und ist oft nur durch geschickte Ausnützung einer zweckentsprechend ausgeführten Hebelbewegung möglich. Zur Überwindung des schmerzreflektorischen Muskelzuges ist es oft notwendig, auch bei ganz frischen Fällen die Narkose anzuwenden; vielmehr noch dann, wenn durch mehrtägiges oder noch längeres Verharren des Gelenkes in luxierter Stellung bereits Schrumpfungsprozesse in den Muskeln Platz gegriffen haben; hier kann unter Umständen auch eine tiefe Narkose nicht genügen, die zur Reposition nötige Dehnung der Weichteile zu erreichen, so daß man gezwungen ist zur vorbereitenden Extensionsbehandlung zu greifen, bzw. die Verrenkung auf blutigem Wege einzurichten.

Der Vorgang der Einrenkung muß zielbewußt, wie unter der Leitung des Auges geschehen. Das zu reponierende Gelenkende ist mit Vermeidung aller Irrwege durch den Kapselschlitz hindurch denselben Weg zurückzuführen, auf dem es seinen normalen Platz verlassen hat. Ein direktes Angreifen am luxierten Ende des Knochens ist bei der unblutigen Reposition nur selten möglich; wir benützen zur richtigen Führung des Humeruskopfes den Schaft des

Knochens, dem wir bei rechtwinkeliger Beugung im Ellbogengelenk leicht die jeweilig nötige Rotationsstellung geben können (Abb. 39).

Das Repositionsmanöver bei der *axillaren Luxation*, wobei der Kapselriß zumeist an dem der Axilla zugewendeten Abschnitt der Gelenkkapsel zustande gekommen ist, geschieht am einfachsten und schonendsten in einer allmählichen *Abduction des kontinuierlich extendierten Armes bis zur Elevation* nahezu in der Längsrichtung des Körpers. Dazu ist die Fixation des Rumpfes und der Scapula nötig, was durch Herumlegen von schmal zusammengelegten langen Tüchern um den Rumpf geschieht. Der Verletzte liegt mit leicht erhöhtem Oberkörper am Rand des Tisches. Indem nun der Operateur den gestreckten Arm extendierend langsam eleviert, trachtet er den Kopf allmählich bis über seinen Äquator über den unteren Pfannenrand zu heben. Ist die Elevation nahezu an ihrer äußersten Grenze angelangt, so wird von der Achselhöhle aus mit der Faust oder von seiten eines Gehilfen mit beiden Daumen ein kräftiger Druck auf den dort fühlbaren Kopf in der Richtung nach oben ausgeübt und gleichzeitig bei fortwährender Extension eine rasche Adduction des Armes ausgeführt. Unter einem hörbaren Geräusch schnappt der Humeruskopf in die Pfanne ein. Im gleichen Augenblick sind alle Symptome der Luxation verschwunden, die Schulterwölbung ist wiedergekehrt, die Achsenabweichung, die Verlängerung, die federnde Fixation besteht nicht mehr, ja der Verletzte kann zumeist unverzüglich den reponierten Arm aktiv bewegen, Schmerzen und Spannungsgefühl sind mit einem Schlag behoben.

Bei der häufigsten aller Luxationsformen der Schulter, der *Luxatio subcoracoidea* gebraucht man fast allgemein ein von Kocher angegebenes Repositionsmanöver das aus folgenden 4 Akten (vgl. Abb. 40a, b, c, d) besteht.

1. Akt: *Adduction des Oberarmes*; der infolge der federnden Abduction etwas abstehende Ellbogen wird an den Leib angelegt.

2. Akt: *Außenrotation* des *Oberarmes*. Während die im ersten Akt erreichte Adductionsstellung festgehalten wird, führt der Operateur langsam den im rechten Winkel nach vorne gerichteten *Unterarm* so weit seitwärts, daß er nahezu in der Frontalebene zu liegen kommt. Die Bewegung wirkt sich aus in einer Rotation des Humeruskopfes um 90°. Dieser Akt des Manövers ist schmerzhaft; der Verletzte trachtet durch Drehung des Oberkörpers die Rotation abzuschwächen und muß deshalb an den Schultern festgehalten werden.

3. Akt: Die erreichte Außenrotation wird festgehalten und der Ellbogen so weit *nach vorn geführt*, bis er die Höhe des Gesichtes erreicht hat. Dies wie die vorhergehende Bewegung wird langsam ausgeführt.

4. Akt: Endlich wird die Außenrotation in eine *Innenrotation* umgekehrt und der Ellbogen gleichzeitig in einem vor der Brust ausgeführten Bogen nach abwärts geführt. Meist schon zu Beginn dieses letzten Aktes tritt unter einem schnalzenden Geräusch der Kopf in die Pfanne (Abb. 40 a, b, c, d).

Die Kochersche Methode hat den großen Vorteil, daß sie richtig ausgeführt, fast regelmäßig schon auf das erste Mal gelingt, außerdem erfordert sie sehr wenig Kraft von seiten des Operateurs, ein Umstand, der deshalb von besonderer Bedeutung ist, weil sie auch bei einem Mißverhältnis der Muskelkräfte des Patienten zu ungunsten jener des Arztes den unverzüglichen Versuch der Reposition rechtfertigt, *keine Narkose* und kaum *Assistenz* erfordert, sofern der Fall frisch ist. Wenn man bedenkt, wie schmerzhaft und mühsam ein langer Transport (etwa von einem hohen Berg herab) mit ausgerenkter Schulter ist, so macht die Möglichkeit einer momentanen und radikalen Hilfe durch einen Arzt oder Mediziner ohne weitere Hilfsmittel die Methode noch wertvoller.

Bei schon älteren Fällen, vorwiegend aber bei Greisen, müssen alle Bewegungen während der Kocherschen Reposition recht langsam ausgeführt werden, denn es ist schon vorgekommen, daß dabei eine Fraktur am Collum humeri erzeugt wurde.

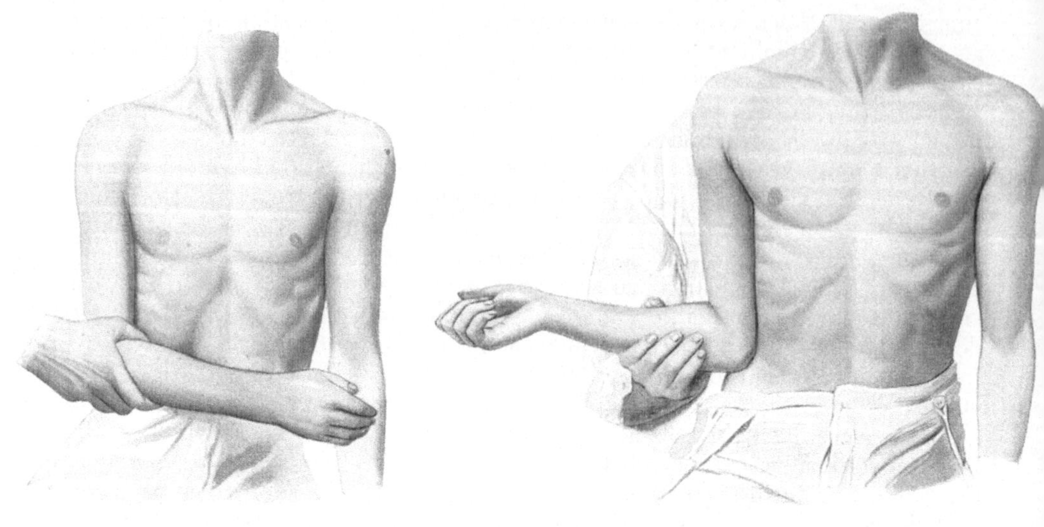

a) 1. Akt.   b) 2. Akt.

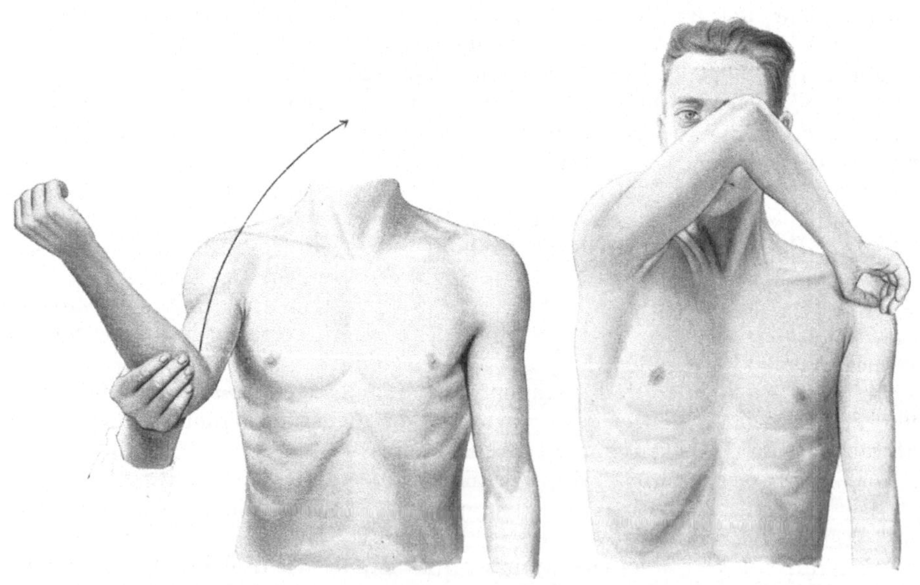

c) 3. Akt.   d) 4. Akt.

Abb. 40a—d. Reposition der präglenoidalen Luxatio humeri. (Nach Kocher.)

Es gibt noch andere (vorwiegend ältere) Methoden zur Reposition der gewöhnlichen Schulterverrenkung, doch sind sie weniger schonend und auch weniger verläßlich wie die zwei genannten.

Im allgemeinen wird man dort, wo man den Kopf in der Achselhöhle tastet, (Luxatio axillaris) zunächst die Elevationsmethode versuchen, bei der Luxatio subcoracoidea, das KOCHERsche Verfahren wählen. Es kann sein, daß man mit jeder der beiden Methoden, auch in Narkose zunächst einen oder mehrere Mißerfolge hat, wofür die Ursache zumeist in Kapsel- oder Muskelinterpositionen zu suchen ist; in solchen Fällen ist es oft von Vorteil von der einen Methode zur anderen überzugehen. Im übrigen ist es der Geschicklichkeit des Operateurs anheimgegeben, durch leichte Variationen im Ausmaß der verschiedenen Bewegungsqualitäten, insbesondere der Rotationsstellung den Rückweg ins Gelenk leichter zu finden.

Ist eine Schulterverrenkung mehrere Tage alt und sind bereits vergebliche Repositionsversuche ausgeführt worden, so daß der Erfolg eines abermaligen Versuches auf gleiche Art auch in Narkose zunächst zweifelhaft erscheint, so ist eine vorbereitende Extensionsbehandlung bei Lagerung auf die gesunde Seite und Zugrichtung in so weiter Abduction des gestreckten Armes, als dies eben ertragen wird, am Platz. Dadurch werden die kontrakten Muskeln gedehnt und damit das durch die abgelaufene Zeit entstandene erschwerende Moment der Reposition beseitigt. Nach 1—2tägiger Gewichtsextension gelingt zumeist leicht die Reposition nach einer der beschriebenen Methoden.

HOFMEISTER hat dieses Verfahren abgekürzt indem er (einer Schnellmethode vergleichbar) die Wirkung der Extension durch wiederholte, kräftige Traktionen in Pausen von 1—2 Minuten erreicht. Das Verfahren, bei welchem zum endlichen Einschnappen des Kopfes in die Pfanne oft nur noch ein geringer Druck auf den Gelenkkopf nötig ist, ist deshalb wertvoll, weil damit in hartnäckigen Fällen, die sonst der blutigen Operation zugeführt werden müßten, auf schonende und ungefährliche Weise oft noch ein voller Erfolg erzielt wird.

Die Reposition der Schulterluxation nach hinten.

Bei der *Luxatio subacromialis* steht der Schulterkopf zumeist knapp hinter der Pfanne und ist hier federnd fixiert, er läßt sich dort, insbesondere bei gleichzeitiger Rotation leicht und mit Sicherheit palpieren. Seine Reposition gelingt unschwer durch Zug in der Richtung des herabhängenden Armes, unterstützt durch direkten Druck von hinten oben auf den verrenkten Humeruskopf. Macht die Reduktion Schwierigkeiten, so ist zur Erschlaffung der entsprechenden Kapselteile das Repositionsmanöver mit *Innenrotation* des Oberarmes zu kombinieren.

Die Luxatio *infraspinata* läßt den dislozierten Kopf noch deutlicher erkennen. Der Arm steht mehr abduziert als bei der Luxatio axillaris und zumeist innenrotiert. Bei der Reduktion ist die Rotationsstellung noch zu verstärken und durch kräftigen Zug in Abductionsstellung der Kopf in der Rinne unter der Spina nach vorne zu führen. Auch hier erleichtert die Nachhilfe durch einen direkt am Kopf ansetzenden Druck, zumal dann, wenn letzterer bereits am Pfannenrand steht, die Reposition.

Nach jeder Einrenkung einer Schulterluxation ist der Arm in eine Schlinge zu legen. Früher war es üblich für 2—3 Wochen den Arm in dem VELPEAUschen Verband zu fixieren, wobei die krankseitige Hand auf die gesunde Schulter zu liegen kommt, die dadurch bezweckte Erschlaffung der vorderen und unteren Kapselpartie sollte ihre Heilung befördern. Bei unkomplizierten Fällen verzichten wir heute auf eine längere Ruhigstellung des Armes, sofern wir nicht eine Wiederholung der Verrenkung fürchten (Chorea, Delirium usw.) und beginnen schon in den nächsten Tagen mit aktiven Bewegungsübungen und Massage. Die Abduction des Armes über eine Mittelstellung hinaus, ist allerdings für einige Wochen zu verbieten. Es hat sich gezeigt, daß eine durch längere Zeit fixierende

Nachbehandlung nicht imstande ist den Perzentsatz der habituell werdender Luxationen herabzusetzen.

Die veraltete Schulterverrenkung.

Es kommt nicht sehr selten vor, daß zumal am Lande eine traumatische Schulterluxation uneingerenkt bleibt. Der Grund hierfür ist wohl zumeist eine gewisse Gleichgültigkeit der bäuerlichen Bevölkerung, die im allgemeinen vor einem starken Glauben zur spontanen Heilung von Krankheit und Unfallfolger beseelt, im übrigen gern zur Anwendung von Hausmitteln greift. Ein gewisser Perzentsatz der unreponiert bleibenden Schulterverrenkungen ist aber doch auf eine primär unrichtige ärztliche Diagnose oder auf eine nur vermeintliche Reposition zurückzuführen. Speziell letzteres ist nicht so selten: die vielleicht nicht sehr deutlichen Symptome lassen dem Arzt die Diagnose Luxatio humeri als wahrscheinlich erscheinen und veranlassen ihn zur Ausführung eines Repositionsmanövers. Die auch nach einem mißlungenen Repositionsversuch oft vorhandene größere Beweglichkeit im Schultergelenk kann, zumal bei starker Schwellung der Gelenkgegend, das Gelingen der Reposition vortäuschen. Es wird ein Verband angelegt und erst nach Abnahme desselben 1—2 Wochen später erweist sich mit Deutlichkeit, daß die Luxation noch besteht.

Im allgemeinen spricht man von einer veralteten (inveterierten) Luxation, wenn dieselbe 1—2 Monate besteht. Zumeist sind die Schmerzen bis dahin fast vollständig verschwunden und hat sich wieder eine mäßig aktive Beweglichkeit eingestellt. Die Schulter ist abgeschwollen und damit die Verstellung deutlich erkennbar. Durch die Autopsie in vivo bei unblutig nicht mehr reponiblen Verrenkungen, wissen wir, daß je länger die Luxation besteht, desto schwerere Veränderungen im Gelenk und in seiner Umgebung Platz greifen. Während der leere Kapselschlauch schrumpft und seine Falten verstreichen, bildet sich der Kopf durch Exkursionen in seiner pathologischen Stellung ein gewisses Lager, seine Umgebung nimmt den Charakter einer fibrösen Kapsel an; der Knorpelüberzug des Kopfes zeigt Druckatrophien neben arthritischen Veränderungen hohen Grades. Die Stelle der Scapula, gegen welche das Caput humeri sich anstemmt, erhält mit der Zeit eine deutliche Eindellung, die in dem Maße als der Arm wieder beansprucht wird, mehr und mehr die Gestalt und wohl auch die Funktion einer neuen Pfanne (Nearthrose) annimmt. Andererseits kommt es zur Verödung der richtigen Gelenkpfanne und Kapsel. Ist die Luxation von einer Fraktur oder nennenswerten Absprengungen des Pfannenrandes oder des Tuberculum humeri begleitet, so kann es zu einer knöchernen Ankylose zwischen Humerus und Scapula kommen. Eine deutliche Bewegungseinschränkung, hauptsächlich im Sinne der Abduction und Rotation, stark verminderte rohe Kraft und alle die besonders bei Witterungswechsel deutlichen Beschwerden der chronischen Arthritis sind auch in den günstigsten Fällen die bleibenden Folgen der nicht reponierten Luxation.

Darum soll auch in veralteten Fällen die Reposition angestrebt werden; dieselbe kann auf unblutigem Wege auch noch viele Wochen nach der Verletzung gelingen; wo dies nicht möglich ist, ist wenn der Allgemeinzustand des Patienten es erlaubt, die *blutige Reposition* auszuführen. Dieselbe besteht in der Freilegung des Gelenkes, am besten von vorne nach temporärer Ablösung der clavicularen Portion des Musc. deltoideus, Aufsuchen und Beseitigen des evtl. vorliegenden Repositionshindernisses, Durchtrennung kontrakter Muskeln und Reposition mit Hilfe eines Knochenhebels. Es kann vorkommen, daß auch die blutige Reposition Schwierigkeiten macht, bzw. nicht gelingt, dann ist die Resektion des Humeruskopfes auszuführen.

Die habituelle Luxation.

Wenn auch in der größeren Mehrzahl der Schulterverrenkungen Rezidive nicht vorkommen, so bleibt doch andererseits nicht selten nach einer auch ganz einfachen und sofort reponierten Luxation eine gewisse Disposition zurück, in dem Sinne als über kurz oder lang abermals, und zwar diesmal schon auf ein geringeres Trauma hin, eine Verrenkung desselben Gelenkes eintritt. Bei noch öfterer Wiederholung spricht man von einer habituellen Luxation. Dieselbe ist zum Teil dadurch veranlaßt, daß der gelegentlich der ersten Luxation in der Kapsel entstandene Riß aus irgendeinem Grunde (Muskelinterposition, Einkrempelung der Ränder bei der Reposition od. dgl.) nicht verheilt ist; zum Teil beruht sie auf einem nach früheren Luxationen zurückbleibendem, mangelhaftem Halt des Kopfes in der Pfanne, sei es daß der Limbus cartilagineus am Rande der Fossa glenoidalis eingebrochen ist und disloziert bleibt, sei es, daß durch eine bleibende Überdehnung gewisser Kapselteile die physiologische Bewegungshemmung bei entsprechender Exkursionsgrenze geschädigt ist. Schließlich genügt oft eine geringe Veranlassung (Steinwurf, Anziehen des Mantels, Schwimmen), eine rasche Elevation des Armes zur Entstehung der Verrenkung. Allerdings gelingt, je öfter die Schulter bereits ausgekegelt war, ihre Einrenkung auch um so leichter. In extremen Fällen kann der damit Behaftete *willkürlich* den Schulterkopf luxieren und durch eine geschickte Schleuderbewegung den Arm auch oft selbst wieder reponieren.

Die *Behandlung* der habituellen Schulterluxation, die sowohl bei der Verrenkung nach vorn, wie bei jener nach hinten beobachtet wird, besteht zunächst in dem Rat, jene (dem Patienten meist wohlbekannten) Bewegungen zu vermeiden, in denen die Gefahr der Verrenkung liegt; im übrigen empfiehlt es sich eine gut sitzende Lederkappe über die gefährdete Schulter tragen zu lassen, von der weg ein elastisches Band um Brust und Rücken herum führt, das sich im Falle der Elevation des Armes anspannt und die Bewegung hemmt. Eine verläßliche Prophylaxe bildet diese Bandage nicht. Man hat auch verschiedene *Operationen* angegeben die eine abermalige Verrenkung erschweren sollen. Zunächst begnügte man sich damit, den Riß in der Kapsel zu suchen und zu vernähen. Dies schützte nicht vor Rezidiven; man schritt zur Raffung, Doppelung und Resektion der Kapsel. Die Erfolge waren besser, doch gab es auch hierauf noch Rezidiven. Endlich versuchte man entbehrliche Partien benachbarter Muskeln abzuspalten und so zu transplantieren, daß sie im Augenblick der Luxationsgefahr das Austreten des Kopfes hindern. Andere Methoden gehen von dem Bestreben aus dem Humeruskopf ein tieferes Lager in der Pfanne zu schaffen und erhöhen den Pfannenrand durch freie Transplantationen von Knochenspänen, durch Aushöhlen der Pfanne, Modellieren des Kopfes und ähnliches.

6. Die Fraktur des Humerus.

a) Brüche am oberen Humerusende.

Diese Frakturen gehören nicht zu den seltenen, sie werden im Gegensatz zu den Schaftbrüchen und mehr noch zu jenen am unteren Ende des Humerus mehr im reifen Mannesalter, häufiger noch im Alter über 50 Jahren beobachtet; gerade bei Greisen sieht man, daß das gleiche Trauma, das im früheren Alter zur Luxation Veranlassung gibt, hier zu Brüchen im Bereich des Schulterkopfes führt.

Wir können die zumeist vorkommenden Frakturformen nach dem Verlauf der Bruchlinien in 4 Typen gliedern:

1. Die Brüche im Bereich des *anatomischen Halses*, eine seltene Verletzung: das kleine Fragment betrifft nur die überknorpelte Halbkugel des Humeruskopfes; man sieht diese Bruchform vorwiegend im höheren Alter.

2. Die sog. *pertuberkularen* Frakturen wobei die Bruchlinien oft unter Splitterung oder Einkeilung durch die Masse der Höcker verläuft. Hierher gehören auch die Epiphysenfrakturen und -lösungen.

3. Die „*Collumfrakturen*": *Brüche im chirurgischen Hals*; hier verläuft die Bruchlinie durch die sog. Metaphyse, jenen im Querschnitt noch spongiösen Teil des Knochens, der direkt in den Schaft übergeht.

4. *Der isolierte Bruch des Tuberculum majus oder minus*; ersterer eine häufige Mitverletzung bei der Kontusion, sowie bei der Luxation des Schultergelenkes.

Was den *Verletzungsmechanismus* betrifft, so können wir kaum eine strenge Unterscheidung finden zwischen den hier zu beobachtenden und jenen Traumen,

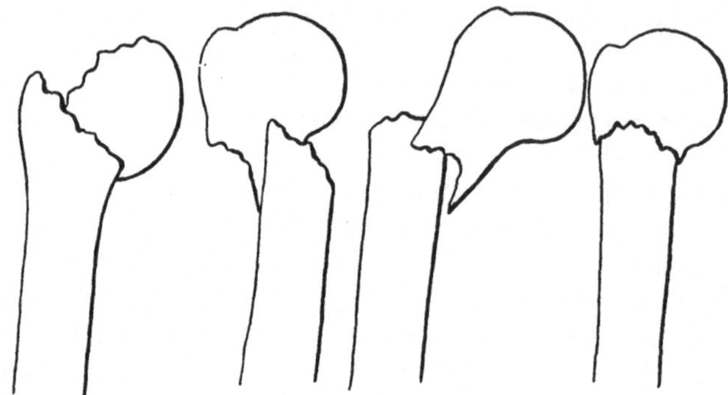
Abb. 41. Frakturlinien und Dislokationen am proximalen Humerusende.

die zur Fraktur der Clavicula oder zu den Verrenkungen der Schulter führen. Das eine Mal liegt allein ein direktes Trauma vor, etwa Fall auf die Schulter bei adduziertem Arm, wobei der Kopf durch die Pfanne festgehalten wird und nach dem Bruch das Schaftende gegen die Achselhöhle disloziert wird, ein anderes Mal kommt es durch Sturz auf den Ellbogen zu einer Stauchung, wobei der Kopf wie ein schief sitzender Hut verschoben wird. Je nachdem, ob während des Traumas der Arm in Adduction oder in Abduction stand, wird der Kopf nach der Innenseite oder nach der Außenseite abgeglitten sein. Diese Brüche sind oft eingekeilt. Das periphere Fragment kann auch vom Kopfe gelöst und weit von diesem disloziert, die Kugel derart gedreht sein, daß ihre Bruchfläche um 90° und mehr gegen jene des Schaftes abgewichen ist. Dabei finden wir seltener reine Querbrüche, häufiger recht unebene Schrägfrakturen mit gegezackten Bruchflächen (Abb. 41).

Zu diesen primären Dislokationen kommen in Fällen vollständiger Lösung und Aufhebung des Kontaktes Fragmentverstellungen infolge von Muskelwirkung. An den Höckern setzen Aus- und Einwärtsroller an, während unter dem chirurgischen Hals der nach vorne adduzierende Musc. pectoralis major und der nach hinten adduzierende Musc. latiss. dorsi ansetzen. Beide zusammen führen das bewegliche Schaftende an den Thorax; es kommt zu einer Verstellung, die auf den ersten Blick jener der vorderen Schulterverrenkung nicht unähnlich ist. Das kurze, obere Fragment aber, der Kopf wird durch das Überwiegen des Außenrollers in diesem Sinne disloziert.

Eine besondere Form der pertuberkularen Fraktur ist die *Epiphysenlösung*, eine Trennung in der Epiphysenfuge; diese Verletzung wird entweder als

Geburtstrauma beobachtet, wo sie zumeist durch Torsion des Armes von seiten des die Frucht entwickelnden Geburtshelfers zustande kommt oder als Unfallfolge, zumeist im 2. Dezennium. Es scheint gerade die Epiphysenfuge entsprechenden Traumen während der Entwicklungsjahre weniger Widerstand zu leisten, als die spongiösen Knochenmassen der unmittelbaren Umgebung. Zumeist liegt ein direktes Trauma vor, als dessen Folge der Schaft nach vorne neben dem Rabenschnabelfortsatz disloziert und oft unter der Haut sicht- und fühlbar ist. Demgegenüber bleibt der Kopf in Zusammenhang mit der Masse der Tubercula an normaler Stelle liegen.

Symptome und Diagnose. Die hierher gehörigen Brüche verursachen unmittelbar nach ihrer Entstehung zumeist recht heftige Schmerzen. Der Verletzte hält den im Ellbogen gebeugten Arm im Gegensatz zur typischen Luxation an den Thorax angedrückt. Ein schon in den ersten Stunden auftretender Bluterguß, der größere Dimensionen annimmt, als dies bei Kontusionen und insbesondere bei Verrenkungen beobachtet wird, erschwert zwar wesentlich die Palpation, spricht aber an sich für das Vorhandensein einer Fraktur. Ist das Schaftende stark nach vorne abgewichen, so ist es zuweilen vor dem inneren Rand des Deltamuskels deutlich tastbar, es kann hier sogar die Haut anspießen. Ist dasselbe dagegen nach innen gegen die Axilla disloziert, so ist es nicht so leicht fühlbar. dagegen weist hier die Achse des Oberarms wie bei der Luxatio subcoracoidea nach innen. Selbst bei diesen starken Fragmentverstellungen ist der Nachweis der *abnormen Beweglichkeit* wegen des zu kleinen zentralen Fragmentes nicht durch die Inspektion, sondern nur durch die Palpation zu erbringen: die eine Hand umfaßt den an normaler Stelle befindlichen Kopf und konstatiert — wenn tatsächlich eine Fraktur vorliegt —, daß die Bewegung des Schaftes, *insbesonders die Rotation,* die mit der anderen Hand am gebeugten Ellbogen vorgenommen wird, vom Kopf *nicht* mitgemacht werden. Dabei auftretende sehr heftige Schmerzen stützen, wahrnehmbare Crepitation bestätigen die Diagnose. Doch schließt eine deutliche Mitbewegung des Humeruskopfes, ebenso wie das Fehlen der Crepitation, das Vorliegen einer Fraktur nicht aus. Die pertuberkularen wie auch die Collumfrakturen sind sehr häufig infolge von Stauchung eingekeilt, so daß der Kopf allen Bewegungen des Armes folgt. Was in diesen Fällen für eine vorhandene Fraktur spricht, ist das Hämatom, die immer deutliche Functio laesa und ein ausgesprochener Druck- und Fernschmerz. Sicherheit über die Art der vorhandenen Verletzung kann hier oft nur das Röntgenbild bringen.

Als *Mitverletzung* bei den Brüchen am oberen Humerusende sind zu nennen die Zerreißung bzw. Quetschung des N. axillaris und jene der Arterie circumflexa humeri, beides Gebilde, die nahe dem chirurgischen Hals an der Rückseite des Knochens verlaufen und durch die oft sehr spitzen Bruchenden verletzt werden. Die Nervenverletzung hat eine Lähmung des Deltamuskels, die der Arterie ein übermächtiges Hämatom zur Folge; Interpositionen der langen Bicepssehne sind nicht selten.

Brüche im anatomischen Hals sind durch die klinische Untersuchung nur schwer zu erkennen; das obere Fragment ist zu klein zur Konstatierung einer geringen Dislokation oder abnormen Beweglichkeit. Hier muß, wie auch bei Verdacht auf Abbruch des Tuberculum majus oder minus mit Sorgfalt auf Crepitation untersucht werden. Zumeist bringt nur die Röntgenuntersuchung Sicherheit über das Vorhandensein dieser Frakturen. Der Bruch im anatomischen Hals gibt eine nicht günstige Prognose, indem das kalottenförmige Fragment nicht selten infolge mangelhafter Blutversorgung ähnlich den Verhältnissen der Schenkelhalsfraktur nicht mehr zur Anheilung kommt.

Therapie. Eingekeilte Brüche sollen, wenn die Fragmentstellung keine schlechte ist, nicht gelöst werden. Anderen Falles kann es vorkommen, daß statt Nutzen Schaden gestiftet wird, denn die Reposition einer Fraktur am oberen Humerusende ist oft recht schwierig, auf unblutigem Wege nicht selten unmöglich. Insbesonders bei älteren Individuen und dort wo eine freie Beweglichkeit der Schulter zum Lebensunterhalt nicht absolut nötig ist, wird man sich auch mit einer anatomisch nicht richtigen Fragmentstellung zufrieden geben, sofern sie primär eingekeilt ist.

Demgegenüber sieht man zuweilen Fragmentverhakungen in derart ungünstiger Stellung, daß die Lösung unbedingt erforderlich und daran anschließend die Reposition wie bei Frakturen mit primär aufgehobenem Kontakt vorzunehmen ist. Dies gelingt bei frischen Brüchen zuweilen recht zufriedenstellenderweise, und zwar zufolge der meist bedeutenden Rauhigkeit der Bruchflächen. Wo es gelingt dieselben einigermaßen richtig aufeinander zu stellen, da halten sie oft recht gut aneinander; unmittelbar nach gelungener Reposition, kann man die Mitbewegung des Kopfes bei Rotation des Schaftes konstatieren. Leider gelingt dies nicht allzuoft; in der Mehrzahl der Fälle müssen wir zu anderen Mitteln greifen um eine befriedigende Fragmentstellung zu erreichen.

Das eine Mal ist die manuelle unblutige Reposition unmöglich, weil die Fragmente wegen der zu schrägen Bruchfläche stets wieder voneinander abgleiten, ein andermal hat sich das Kopffragment stark verdreht und kann mangels vorhandener Angriffspunkte nicht fixiert oder bewegt werden, wie dies für die Reposition notwendig wäre. Oft auch liegt bei Collumbrüchen eine starke Verkürzung der ad latus verschobenen Fragmente vor, die sich infolge der Weichteilspannung, schon wenig Stunden nach der Verletzung durch manuellen Zug nicht mehr beheben läßt.

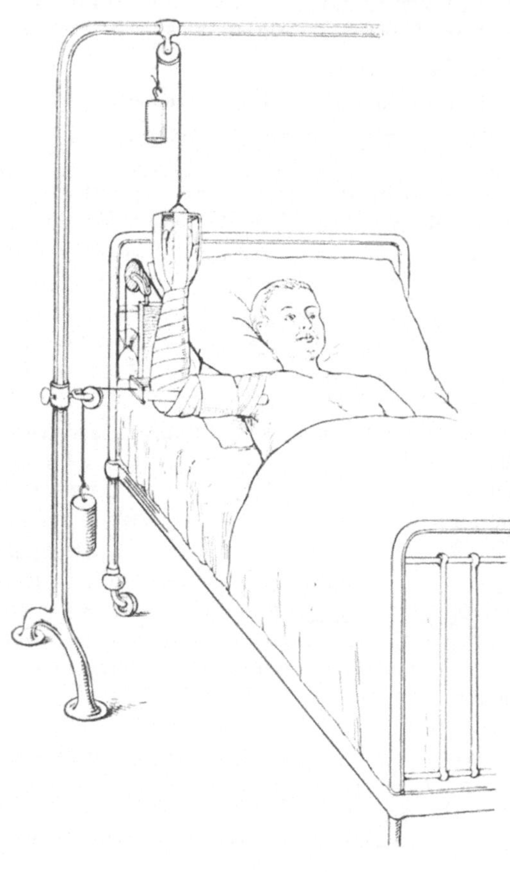

Abb. 42. Extension für eine Fraktur des oberen Humerusendes bei senkrecht eleviertem Vorderarm, zur Sicherung der mittleren Rotationsstellung. (Nach Matti.)

Für diese und ähnliche Fälle bleiben noch zwei Wege zu einer erfolgreichen Reposition: 1. der Extensionsverband, 2. die Operation. Die Extension wird am besten in Form des Bardenheuerschen *Heftpflasterzugverbandes* am liegenden Patienten angebracht; sie findet ihre Indikation überall dort, wo wir nur durch permanenten Längszug eine Stellungsverbesserung erzielen können, oder wo die manuelle Reposition zwar gelingt aber bei Nachlassen des Zuges am Arm wieder eine Verstellung eintritt. Durch Führung des Gewichtszuges über einen mobilen Bügel kann man ihm die jeweilig günstigste Richtung geben. Zuweilen genügt eine Abduction von 90⁰, oft wieder ist eine starke Elevation nötig, der Arm ist das eine Mal mehr nach vorne, das andere Mal mehr nach hinten zu elevieren, das hängt zumeist von der so oft unbeeinflußbaren Stellung des Kopffragmentes ab. Genügt eine horizontale Abduction, so kann die Extension auf geeigneten Lagerungsapparaten (s. weiter unten) ambulatorisch durchgeführt werden (Abb. 42).

Bei älteren Individuen die man nicht gerne länger im Bett liegen läßt, wie auch überall dort, wo durch Zug am herunterhängenden Arm eine genügende Stellungskorrektur erreicht wird, ist ein ambulanter Extensionsverband anzulegen wie er von HAMILTON angegeben wurde. Oft genügt auch ein DESAULTscher Verband, zumal wenn keine wesentliche Fragmentverstellung vorliegt. Bei Abweichen des Schaftes nach der Achselhöhle zu gelingt zuweilen eine recht befriedigende Reposition durch Adduction des Armes über ein hartes Achselkissen als Hypomochlion. Auch hier ist zur Fixation der DESAULTsche Verband geeignet. Derselbe ist ferner bei eingekeilten Brüchen für die ersten Wochen empfehlenswert (Abb. 43).

Die *Operation*, die bei gelenknahen Brüchen oft die beste Aussicht auf funktionell restlose Ausheilung in anatomisch vollkommener Stellung bietet, empfiehlt sich hier speziell bei Jugendlichen, und zwar dann, wenn andere Methoden versagt haben oder wenn dies auf Grund des Röntgenbildes zu erwarten ist. Allerdings ist die Prognose um so günstiger, je frischer der Fall ist, die Operation soll womöglich wenige Tage nach der Verletzung vorgenommen werden und besteht in der Freilegung der Bruchstelle, der exakten Reposition der Fragmente und sofern letztere noch keine genügende Stabilität ergibt, zur

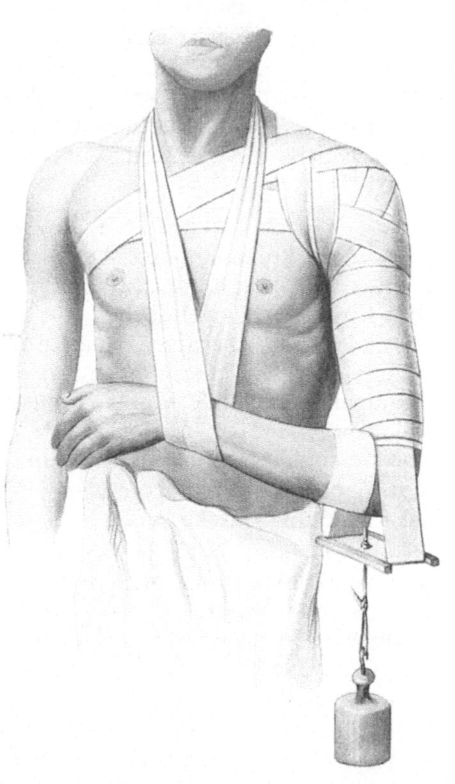

Abb. 43. Ambulanter Extensionsverband bei Humerusfraktur nach HAMILTON.

verläßlichen Fragmentretention durch Verschraubung oder Bolzung. Dabei ist unter allen Umständen der Gelenkknorpel zu schonen.

Auch Absprengungen des Tuberculum majus können, soferne das Fragment nicht zu klein ist und eine stärkere Verschiebung erlitten hat, wegen der auf anderem Wege unmöglichen Reposition blutig behandelt und nach Reduktion an anatomisch richtiger Stelle mit einer versenkten Schraube fixiert werden.

Alle Verbände, welche nach blutiger oder unblutiger Versorgung des Bruches am herabhängenden Arm angelegt werden, dürfen nicht lange liegen bleiben. Zumeist können sie nach zwei Wochen abgenommen und durch eine einfache Mitella ersetzt werden. Im allgemeinen heilen die Brüche am oberen Humerusende ziemlich rasch. Pseudarthrosen, auch verzögerte Callusbildung sieht man selten; nach etwa vier Wochen ist auch bei alten Individuen eine gut reponierte oder eingekeilte Collumfraktur konsolidiert.

Die Nachbehandlung muß so bald als möglich begonnen und mit großer Energie durchgeführt werden. Da die Bewegungsqualität, welche am schwersten durch die Fraktur an sich und die Inaktivität im besonderen geschädigt ist, die *Abduction* ist, muß die Hauptaufgabe der mobilisierenden Therapie darin gelegen sein, die Funktion des M. deltoideus zu erhalten bzw. verloren gegangenes durch reaktivierende Massage, Faradisation, durch Diathermie und schon sehr früh zu beginnende aktive Übungen wieder zu gewinnen. Ähnlich wie bei der Behandlung der Schulterkontusion, nur noch in erhöhtem Maße gilt hier der Satz, daß die zur rechten Zeit versäumte sachgemäße Nachbehandlung leichter als bei vielen anderen Brüchen zu einer bleibenden kaum mehr reparablen Versteifung des Gelenkes führt.

Von diesem Gesichtspunkt aus ist die Extensionsbehandlung in Elevation oder auch die Anwendung der bei Schaftbrüchen beliebten Abductionsschiene (Christen) sehr empfehlenswert, denn wenn der Oberarm gleich zu Beginn der Behandlung in Abductionsstellung fixiert wird, kommt es nicht zur Adductionscontractur und bleibt der schwierigste Teil der Nachbehandlung erspart.

b) Die Schaftbrüche des Humerus.

Dieselben kommen ungefähr ebenso häufig vor wie jene am oberen und jene am unteren Humerusende, also in einem Drittel aller Oberarmfrakturen. Zum Teil als reine Folge einfacher Biegung (Fall auf den adduzierten Arm) entstehen hier die so häufigen Quer- und Schrägbrüche oder es ist die Gewalteinwirkung eine kombinierte, etwa mit Stauchung, woraus sich eine oft mehr längs verlaufende Bruchlinie ergibt; schließlich kommen hier durchaus nicht selten Torsionsbrüche vor. Die häufigsten Bruchlinien im Verlauf der Humerusdiaphyse sind quer bzw. leicht schräg; außer bei kleinen Kindern kommt es kaum jemals zu unvollständigen Brüchen dieses Knochenabschnittes, auch sind Einkeilungen sehr selten.

Dagegen sehen wir hier relativ oft pathologische Frakturen; gerade die Humerusdiaphyse bildet nicht selten den Boden, auf dem osteo- bzw. myelogene Tumoren aufsprießen; zumeist sind dies Metastasen bei Mamma- und Prostatacarcinomen; auch Erweichungsprozesse anderer Genese (Lues, Syringomyelie usw.) führen mitunter zu Frakturen des Humerusschaftes.

Die *Symptome* des *Schaftbruches* sind auf den ersten Blick nicht wesentlich verschieden von jenen des oberen Humerusendes. Diese Ähnlichkeit verschwindet allerdings in dem Augenblick, da der Arm vom Thorax entfernt wird; sofort tritt nun bei der Diaphysenfraktur ein deutlicher Knickungswinkel auf, eine abnorme Beweglichkeit an der Bruchstelle ist für das Auge wahrnehmbar und muß nicht erst wie bei der höhersitzenden Fraktur durch die Prüfung auf Mitbewegung des Kopfes konstatiert werden. Dabei kann durch das direkte Trauma (Stauchung) ein spitzes Fragment oft sichtlich die Haut angespießt oder sich stark in der Muskulatur eingebohrt haben; dann fehlt zuweilen die Crepitation.

Von typischen Dislokationen kommen hier nur sekundäre in Betracht, da durch die natürliche Extension des dauernd herabhängenden Oberarms die primären Fragmentverstellungen verwischt werden. Aus dem gleichen Grund kommt es hier auch fast niemals zu nennenswerten Verkürzungen des Knochens, selbst bei vollkommenem Mangel jedweder Behandlung. Es ist der Humerus der einzige Knochen des menschlichen Körpers, dessen Ruhigstellung in natürlicher Lage nach stattgehabter Fraktur eine dem Gewicht des Armes entsprechende permanente Extension zur Folge hat. Dagegen kennen wir typische *Fragmentverstellung durch Muskelzug.*

Nahe der Mitte des Humerus setzt an der Außenseite des Knochens der M. deltoideus an. Kommt die Trennung unmittelbar unter dieser Stelle zustande, so abduziert der Muskel das proximale Fragment; es kommt zu einer Dislokation ad axim mit einem nach innen offenen Winkel. Im unteren Drittel wieder sind es die an den seitlichen Kanten des Knochens entspringenden Beuger und Strecker der Hand- und Fingergelenke, welche — da ihr Punctum fixum beweglich geworden ist — eine zunehmende Winkelstellung im Ellbogengelenk bewirken, also wieder eine Achsenabweichung an der Bruchstelle, diesmal mit einem nach hinten offenen Winkel. Diese genannten, bei frischen Brüchen magerer Individuen deutlich sichtbaren Fragmentverstellungen durch überwiegenden Muskelzug sind charakteristisch für die jeweilige Stelle des Bruches.

Was die in Frage kommenden *Mitverletzungen* betrifft, so steht hier der *N. radialis* weit im Vordergrund. Die Verletzung dieses Nerven ist an den Extremitäten die häufigste der subcutanen Frakturkomplikationen. Eine Verletzung des N. radialis kommt in etwa $10^0/_0$ aller unter der Mitte des Knochens zu beobachtenden Schaftbrüchen des Humerus vor und erklärt sich dies aus seinem dem Knochen eng anliegenden Verlauf. Bei manchen Brüchen sehen wir die *primäre Lähmung* des Nerven als Folge einer Zerreißung oder Quetschung, bei anderen zunächst nur eine *Parese,* die auf Zerrung oder Kontusion zurückzuführen ist, im Verlauf sowohl zu einer Besserung als zu einer Verschlechterung der Leitungsfähigkeit führen kann. Die primäre Paralyse hat die bekannte Strecklähmung der Hand zur Folge und erfordert zumeist ein operatives Vorgehen: Freilegung, evtl. Resektion und Naht des Nerven. Geringere Läsionen desselben äußern sich oft allein in der Störung sensibler Fasern in Form von Parästhesien und Schmerzen. Letztere können sehr heftig und quälend werden und trotz Fehlen einer deutlichen Lähmung zur Freilegung der Bruchstelle zwingen. Zuweilen ist eine primäre Traumatisierung des N. radialis mit Sicherheit auszuschließen und treten die ersten Erscheinungen zu einer Zeit auf, da der Callus zu verknöchern beginnt: Einbeziehung eines unverletzten N. radialis in den Periostcallus. Diese *sekundäre Schädigung des Radialis,* die zu recht schweren Leitungsstörungen und ebenfalls zu unerträglichen Schmerzen Veranlassung geben kann, erfordert oft die Neurolyse: Befreiung des Nerven von den ihn umklammernden Knochenmassen durch Reduktion der letzteren mit Hammer und Meißel und Einscheidung des Nerven in Fett oder Fascie.

Während unter normalen Umständen die Diaphysenfraktur des Humerus nach 5—6 Wochen konsolidiert, kommt es gerade an diesem Knochen nicht selten zur *Pseudoarthrose.* Schuld daran trägt das eine Mal eine Weichteilinterposition, an der sich nicht selten auch der N. radialis beteiligt, ein andermal die mangelnde Ruhigstellung der Fragmente bei oft nur geringem Kontakt der Bruchenden infolge der fehlenden Verkürzung. Jedenfalls sieht man hier nach den Schenkelhalsbrüchen die meisten Pseudarthrosen. Auf das ganze Skelet bezogen bilden jene des Humerusschaftes den dritten Teil.

Therapie. Eine Reposition der Fragmente ist meist nicht schwierig, dagegen gelingt es infolge der großen Beweglichkeit der benachbarten Skeletabschnitte nur schwer, die reponierten Fragmente dauernd in günstigem Kontakt zueinander zu erhalten.

Der zirkuläre Gipsverband eignet sich aus verschiedenen Gründen nicht für diese Brüche; dagegen ist *bei geringer Tendenz zur Fragmentverstellung* die *dorsale Gipsschiene,* die über der Schulterhöhe beginnt und an der Streckseite der im Ellbogen rechtwinkelig gebeugten Extremität bis über das Handgelenk verläuft, zumeist vollkommen ausreichend. Da eine permanente Längsextension auch die Seiten- und Achsenverschiebungen auszugleichen imstande ist, empfiehlt sich bei *nicht zu schwerer Verstellungstendenz* die ambulante Extension (Hamilton): Ein Desaultscher Verband läßt den Ellbogen und die proximale Hälfte des Unterarmes so weit frei, daß die darunter angelegte einfache Heftpflasterextension mit mäßigem Gewichtszug des Armes eine unbehinderte und permanente Streckung ausübt (Abb. 44).

Daneben bildet die altbewährte aus Pappschiene nach vorheriger Abnahme der richtigen Maße vom gesunden Arm rasch und einfach hergestellte Middeldorpfsche Triangel für manche Fälle einen sehr guten Verband. Speziell bei Achsenknickung mit nach außen offenen Winkel kann durch diesen Verband oder seine Modifikation durch Hacker leicht und verläßlich die Verstellung korrigiert werden. Die „Triangel" ist zwar unbequem zu tragen, fixiert aber, gut anbandagiert den Humerus besser, als manche andere Verbände. Wo schwerer zu behebende Dislokationen vorliegen, bedarf es anderer Methoden. Bei stärkerer Abduction des oberen Fragmentes, bei der Fraktur unter dem Deltoideusansatz, ist eine Gegenüberstellung der Bruchflächen oft nicht anders möglich als durch entsprechende Abduction des ganzen distalen Gliedabschnittes. Es gibt verschiedene in diesem Sinne konstruierte und mit einer Extensionsvorrichtung kombinierte Lagerungsapparate (Christen, Böhler), die sich sehr gut bewähren. Andere Fragmentdislokationen (Pectoralis) können häufig nicht anders als durch die Bardenheuersche Extension im Bett behandelt werden; die dort anzubringenden Vorrichtungen gestatten es, dem peripheren Fragment die jeweils nötige Stellung zu geben und dabei, wenn dies erforderlich ist, durch Seitenzüge die allmähliche Reposition noch zu vervollständigen. Da selten eine nennenswerte Verkürzung vorliegt, bedarf es für gewöhnlich keines starken

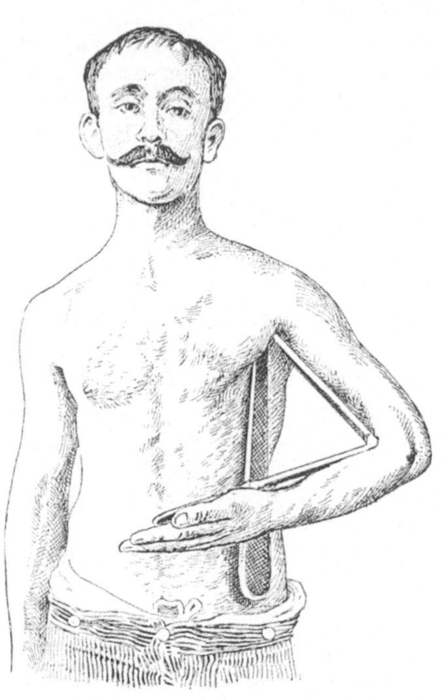

Abb. 44. Middeldorpf-Hacker-Triangel.
(Aus Matti: Knochenbrüche II.)

Längszuges. Es ist auch der Humerusschaft der einzige Teil des Skeletes, an dem eine etwa zurückbleibende Verkürzung kaum einen Schaden mit sich bringt, auch kosmetisch keine Rolle spielt.

Zur blutigen Reposition dieser Brüche wird man nur selten Veranlassung finden; hartnäckige Fragmentverstellungen geben so gut wie nie die Indikation dafür ab. Dagegen empfiehlt sich die Freilegung, wenn eine Interposition von Weichteilen vorliegt; es ist klar, daß man hier nach der Befreiung der Knochenenden wie auch nach dem wegen primärer Radialisläsion vorgenommenen Eingriff die Gelegenheit benützt und die in der Wunde vorliegenden Knochenenden künstlich vereinigt. Bei Schrägbrüchen eignet sich hierzu die Umschlingung mit Draht, bei Querbrüchen die Verschraubung nach Lane.

Bei Behandlung der *Schaftpseudarthrose* wird der Knochen beiderseits angefrischt. Da die Aussicht auf eine gesunde Callusbildung desto größer ist, je weiter man mit der Anlegung der frischen Knochenwunde von der alten Bruchstelle abrückt, andererseits eine Verkürzung gerade bei diesem Knochen am wenigstens ins Gewicht fällt, empfiehlt es sich die alte Bruchstelle womöglich im Gesunden mit der Säge quer abzusetzen und die adaptierten frischen Bruchflächen miteinander zu verschrauben. Auch die Knochenbolzung ist hier gut anwendbar. Eine Verkürzung von 5—6 cm bedeutet ceteris paribus keine wesentliche Funktionsstörung.

c) Die Brüche am unteren Humerusende.

Wir können drei Gruppen der hierhergehörigen Brüche unterscheiden:

1. Die *gelenknahen Frakturen*; Quer- oder häufiger noch Schrägbrüche außerhalb der Gelenkkapsel, die zumeist infolge indirekter Gewalteinwirkung zustande kommen, wobei der Unterarm als Hebel eine gewisse Rolle spielt. Diese Verletzung kommt vorwiegend im jugendlichen Alter vor; wir unterscheiden nach ihrem Entstehungsmechanismus die *Extensionsfraktur* und die *Flexionsfraktur*.

2. Die *eigentlichen Gelenkbrüche*, Verletzungen, die in jedem Alter beobachtet werden. Bruchformen und Dislokationen sind hier viel mannigfaltiger und komplizierter als bei den erstgenannten Brüchen. Doch kehren auch hier typische Bilder immer wieder. Als solche wären zu nennen: a) die *diakondyläre Humerusfraktur* (der quere Abbruch des überknorpelten Gelenkkörpers). Diese bei Jugendlichen einer Epiphysenlösung gleichkommende Verletzung kann mit einer Dislokation der Trochlea nach vorne und auch nach hinten einhergehen; die Gelenkverstellung ist aber meist nur gering, so daß dieser Bruch irrtümlich oft mit einer Distorsion verwechselt wird; b) die T- und Y-*Brüche*, der ebengenannten Bruchform verwandt, indem das längliche Fragment in der Mitte entzwei gebrochen ist; verläuft die quere Bruchlinie gerade, so kommt eine sog. T-Fraktur zustande, ist dieselbe mehr bogenförmig gekrümmt oder winkelig, so entsteht eine Y-förmige Bruchlinie; c) der *Gelenkschrägbruch*; die seitliche Knochenmasse des Gelenkendes, also Condylus in Zusammenhang mit Epicondylus ist herausgebrochen. Es gibt einen äußeren, dem Radiusköpfchen gegenüberliegenden (häufigeren), und einen inneren (selteren) Schrägbruch.

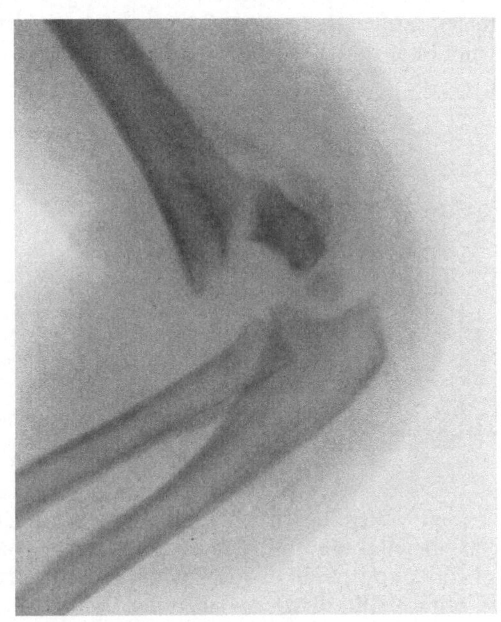

Abb. 45. Extensionsfraktur des Humerus.

3. Der *isolierte Bruch des Epicondylus medialis*. Neben diesen Typen kommen begreiflicherweise Übergangsformen und Kombinationen vor. Insbesondere nach schweren Gewalteinwirkungen sieht man oft atypische Bruchformen und weitgehende Zertrümmerungen des unteren Humerusendes.

Symptome und Diagnose. Was zunächst die *gelenknahen Brüche* betrifft, so sind dieselben, wenn noch keine höhergradige Verschwellung der Gegend vorliegt, oft leicht zu erkennen. Der Unterarm ist in mäßiger Streckstellung fixiert; der Versuch einer Beugung stößt auf Widerstand und löst heftige

Schmerzen aus. Entsprechend dem Umstand, daß die *Extensionsfraktur* infolge einer Überextension (meistens kombiniert mit Stauchung) zustande kommt, findet sich hier folgende typische Fragmentverstellung: die oberhalb der Epikondylen derart schräg gebrochene Diaphyse, daß die Bruchlinie von hinten oben nach vorne unten verläuft, *ist mit dem Schaftende nach unten vorne in die Ellbogenbeuge abgewichen.* Dadurch entsteht eine der typischen Verrenkung des Unterarms nicht unähnliches Profil. Differentialdiagnostisch sei hier gleich erwähnt, daß bei Extensionsfraktur die drei markanten Punkte des Ellbogengelenkes: Epicondylus medialis, Epicondylus lateralis und Olecranonspitze bei rechtwinkeliger Beugung *unverändert* im normalen Verhältnis (rechter Winkel) zueinander stehen. Bei der Untersuchung fühlt man das Schaftende und kann beide Epikondylen anfassend deutlich abnorme Beweglichkeit auslösen (Abb. 45).

Demgegenüber sehen wir das entgegengesetzte Bild bei der *Flexionsfraktur* (Sturz auf den spitzwinklig gebeugten Ellbogen). Entstehungsmechanismus, Bruchlinie und Fragmentverstellung sind hier gerade umgekehrt. Wohl ist auch

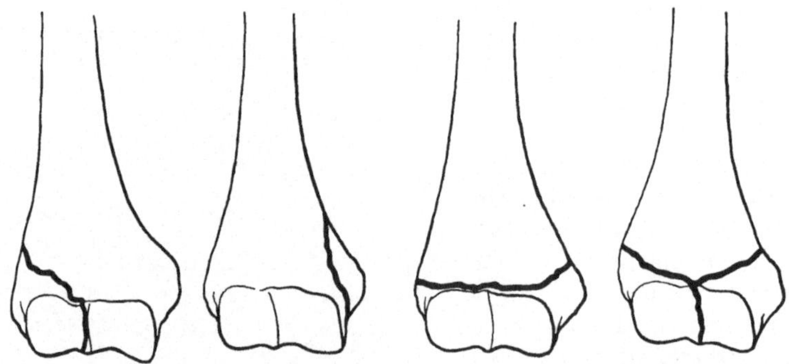

Abb. 46. Die häufigsten Bruchlinien am distalen Humerusende.

dies ein Biegungsbruch und dementsprechend die Bruchlinie meist schräg, aber diesmal von hinten unten nach vorne oben verlaufend. Die Fragmentverschiebung geschieht im Sinne einer Verrenkung des Unterarmes nach vorne; sie nimmt allerdings nie so hohe Grade an, wie jene bei der Extensionsfraktur, daher ist auch die Konfiguration des Gliedes, die in beiden Fällen meist rasch durch ein mächtig anschwellendes Hämatom gestört wird, bei der Flexionsfraktur weniger auffallend.

Von diesen beiden Brüchen ist die Extensionsfraktur die schwerere; nicht allein wegen der für später ungünstigeren Dislokation, sondern wegen der hier nicht seltenen Mitverletzung der Weichteile in der Ellbogenbeuge, vor allem des Medianus und der Art. cubitalis, welch letztere seltener zerrissen, als vielmehr durch das andrängende obere Fragmentende komprimiert wird. An dem typischen Charakter dieser Frakturformen ändert die Tatsache nichts, daß das periphere Fragment zuweilen nach der Seite abgewichen ist, so daß der Humerusschaft das eine Mal mehr nach innen, ein anderes Mal mehr nach außen abweicht. Von den eigentlichen Gelenkbrüchen sind diese „suprakondylären" dadurch leicht zu unterscheiden, daß abnorme Beweglichkeit bzw. Crepitation zu konstatieren ist, wenn mit der einen Hand der Humerusschaft, mit Daumen und Mittelfinger der anderen Hand beide Epikondylen angefaßt und hierauf seitliche Bewegungsversuche gemacht werden.

Diese Brüche sind oft unvollständig; insbesondere bei den Extensionsbrüchen im kindlichen Alter bleibt an der Streckseite häufig der Periostmantel erhalten; derselbe kann wie die Rinde an einem grünen Ast weit abgeschält werden, doch verhindert seine erhaltene Kontinuität die Verstellung des Schaftes in die Ellbogenbeuge durchaus nicht.

Wesentlich schwerer zu erkennen sind die eigentlichen *Gelenkbrüche*. Die verschiedenen oft verzweigten Bruchlinien führen zur vollständigen oder auch nur teilweisen Lösung der Fragmente, deren Verschiebung gegen ihre Nachbarschaft meist nur gering, im übrigen wenig charakteristisch ist. Dazu liegt das Verletzungsgebiet recht versteckt, die ohnedies nicht leichte Palpation dieses Gelenkkörpers wird durch den rasch auftretenden Bluterguß noch erschwert: eine genaue Diagnose ist hier zumeist nur durch das Röntgenbild möglich und auch dieses ist oft schwer zu deuten. Insbesondere bei Jugendlichen, deren Epiphyse erst zum geringen Teil verknöchert ist, so daß oft gerade die fragliche Stelle im Photogramm keinen Schatten gibt, bedarf es zuweilen eines genaueren Studiums und Vergleiches der Röntgenplatte mit

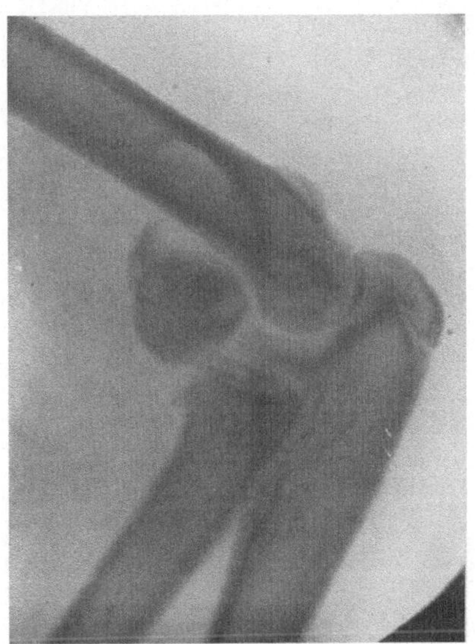

Abb. 47. Abbruch des Condylus lateralis humeri mit erheblicher Dislokation.

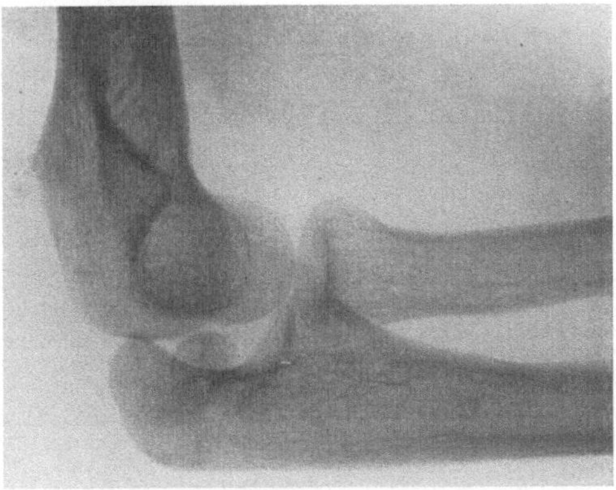

Abb. 48. Rißbruch des Epicondylus medialis mit Einklemmung im Gelenk.

dem Bild eines normalen Ellbogens gleichen Alters, um eine exakte Diagnose stellen zu können (Abb. 46).

Die *Gelenkschrägbrüche* gehen oft mit einer stärkeren Dislokation des Fragmentes einher. Zuweilen kommt es geradezu zu einer Luxation des Bruchstückes unter die Weichteile der Beuge- oder Streckseite des Ellbogens, wobei ersteres obendrein nach verschiedener Richtung bis zu 180° gedreht sein kann. Die Dislokation des durch den Schrägbruch mobilisierten Fragmentes hat zur Folge, daß das Gelenk im Sinne eines Cubitus valgus bzw. varus seitlich bewegt werden kann; bei stärkerer Bandzerreißung hat der Untersuchende den Eindruck eines hochgradigen Schlottergelenkes (Abb. 47).

Der *isolierte Bruch des Epicondylus medialis* ist ein echter Rißbruch. Bei plötzlicher Abduction des Ellbogengelenkes reißt das straffgespannte innere Seitenband den vorspringenden Epicondylus ab; wirkt das Trauma nun noch weiter, so kann eine seitliche Verrenkung entstehen; zumeist kommt es nur zur Lockerung des Gelenkes und leichtem Abstehen der Knorpelflächen voneinander. Gar nicht selten sieht man, daß das abgebrochene Stück des Epicondylus in das Gelenk zu liegen kommt und sich dortselbst einklemmt. Die Diagnose ist dann nicht schwer: Fehlen des Epicondylus medialis an richtiger Stelle, Gelenksperre bei annähernd gestrecktem Ellbogen, Cubitus valgus (Abb. 48).

30*

Therapie. Wir haben hier die Aufgabe, die normale Flexionsfähigkeit des Unterarmes von etwa 150⁰ und die freie Rotation des Radius zu erhalten bzw. wiederherzustellen. Da der Ellbogen ein „exaktes" Gelenk ist, durch geringe Inkongruenzen die korrespondierenden Gelenkflächen daher relativ leicht gesperrt oder in ihrer Exkursionsbreite eingeschränkt werden, kommt es nach Brüchen in dieser Gegend leider oft zu Versteifungen, die — im ersten Dezennium entstanden — einer schwer verständlichen Vis reparatrix naturae gehorchend — erstaunlich gut ausheilen können — später aber nur zu oft zu einer schweren

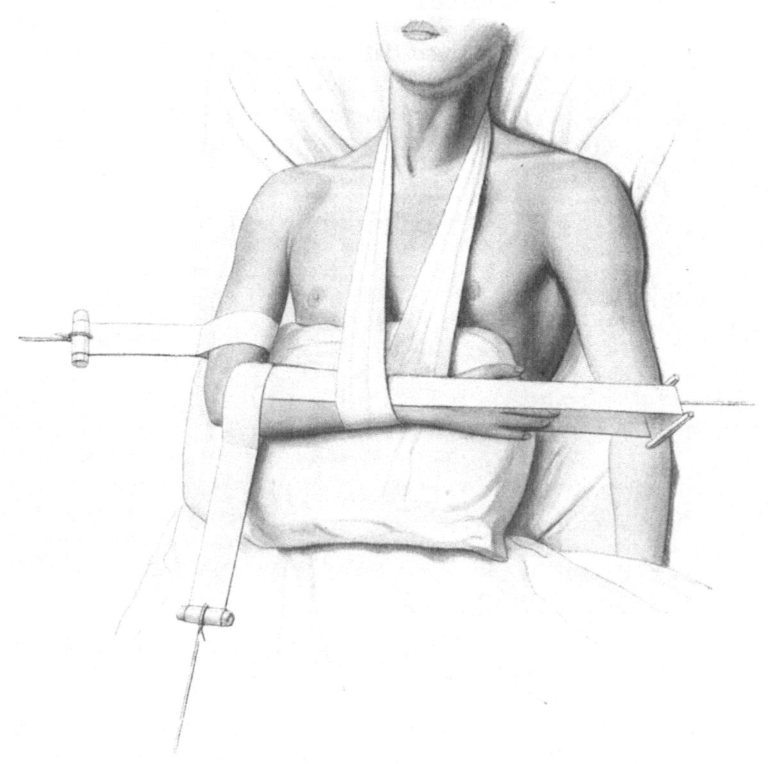

Abb. 49. Streckverband für die suprakondyläre Extensionsfraktur.

und dauernden Einschränkung der Exkursionsbreite des Ellbogengelenkes führen. Je mehr die Fragmentverstellung die Gelenklinie in sich einbezieht, desto größer ist die Gefahr der Versteifung, desto schwieriger ist aber auch die Reposition. Darum ist man hier öfter als bei anderen Brüchen genötigt die Einrichtung auf blutigem Wege vorzunehmen.

Bei den *suprakondylären Brüchen* kommen wir, wenn es sich nicht um veraltete Fälle handelt, regelmäßig mit den üblichen Verband- und Extensionsmethoden aus:

Zur Korrektur der *Extensionsfraktur* wird der der Entstehung dieser Verletzung umgekehrte Weg eingeschlagen. Zunächst wird der Unterarm — in Narkose — überstreckt und hierauf ein kräftiger Zug in der Längsrichtung des Armes ausgeübt; dadurch wird das in die Ellbogenbeuge dislozierte Schaftende des Humerus an seine anatomisch richtige Stelle zurückgeführt. Unter fortgesetztem Zug wird hierauf der Unterarm in spitzwinkelige Beugung gebracht, wobei die Epiphyse erst vollständig auf den Schaft aufgesetzt und damit auch die Retention erreicht wird.

Nach gelungener Reposition ist der Puls zu kontrollieren; denn das oft mächtige Hämatom in der Ellbogenbeuge kann durch die spitzwinkelige Stellung derart zusammengepreßt werden, daß die Zirkulation in bedenklicher Weise behindert ist. In diesem Falle ist der hierauf anzulegende Verband, der in einer dorsalen Gipsschiene besteht, bei mehr rechtwinkeliger Stellung zu applizieren. Sollten dabei die Fragmente wieder abgleiten, so ist der Extensionsverband im Bett am Platz (Abb. 49).

Bei den *Flexionsfrakturen* ist das Repositionsmanöver umgekehrt. Bei rechtwinkeliger Beugung des Unterarmes wird an diesem stark extendiert und damit das nach vorne und oben dislozierte Epiphysenfragment freigemacht und achsengerecht eingestellt; durch die Fixation in vollkommener Streckstellung des Unterarms, ebenfalls mittels einer dorsalen Gipsschiene, wird das Abgleiten der Epiphyse nach vorne verhindert. Auch hier kann die Retention durch die einfache Schiene mißlingen, zumal dann, wenn der Bruch bereits mehrere Tage alt ist; wir haben in dem *Extensionsverband* ein ausgezeichnetes Mittel, auch in schwierigen Fällen, dort wo eine manuelle Reposition oder die Retention durch den Schienenverband nicht gelingen will, die Fragmente allmählich doch in die gewünschte Stellung zueinander zu bringen und dort festzuhalten, bis die Gefahr des abermaligen Abgleitens vorüber ist.

Die unblutige Reposition eines abgebrochenen und erheblich aus seiner Lage gebrachten Condylus ist zwar möglich, wenn man den Verletzten unmittelbar nach dem Entstehen der Fraktur in Behandlung bekommt, doch gelingt es kaum jemals einen derart verläßlichen Verband anzulegen, daß dadurch die Retention des Fragmentes gesichert würde. Sekundäre Verstellungen aber werden leicht übersehen und sind wegen des mittlerweile aufgetretenen Hämatoms viel schwieriger zu reponieren. Hier ist oft die Operation das einzige Mittel das Gelenk mit einiger Hoffnung auf Wiederherstellung normaler Funktion zu rekonstruieren. Das gleiche gilt von den T- und Y-Brüchen der Trochlea.

Die Immobilisierung des gelenknahen und des Gelenkbruches darf nur so lange bestehen bleiben, als dies die Gefahr der Fragmentsverstellung unbedingt erfordert; denn gerade am Ellbogen besteht eine große Tendenz zur Versteifung. Nach Abnahme des Extensions- bzw. Schienenverbandes kommt der Arm in eine Mitella und wird täglich nach den allgemeinen Regeln der aktiv-passiven Gelenkmobilisierung behandelt. Dabei ist hier besondere Vorsicht und Schonung zu beobachten, denn brüsk vorgenommene Bewegungen verursachen nur Schmerzen und reflektorische Widerstände.

Im allgemeinen wird man einen desto vollständigeren Erfolg erzielen, je besser die Reposition des Fragmentes gelungen ist und je eher die Nachbehandlung begonnen wurde. Allerdings gibt es gerade hier eine sekundäre Komplikation, die selbst die besten Resultate zu trüben imstande ist: *die Myositis ossificans*. Die Verletzungen im Bereiche der Trochlea bilden am häufigsten die Veranlassung und die Muskulatur des Brachialis internus die Prädilektionsstelle zur Entstehung dieser posttraumatischen parostalen Knochenbildung, die gerade in der Ellbogenbeuge auftretend besonders störend wirkt, da sie die Flexion des Unterarmes behindert.

7. Die Verrenkungen im Ellbogengelenk.

Reine Verrenkungen in diesem Gelenk, wobei außer dem dazu nötigen Kapselriß keine nennenswerte Nebenverletzung zustande gekommen ist, sind nur nach hinten möglich. Die *Luxatio antibrachii posterior* ist häufig, sie macht ein Fünftel aller Verrenkungen aus und ist die einzige traumatische Luxation, die schon in früherem Alter (12—15 Jahren) nicht selten vorkommt. Ihrem

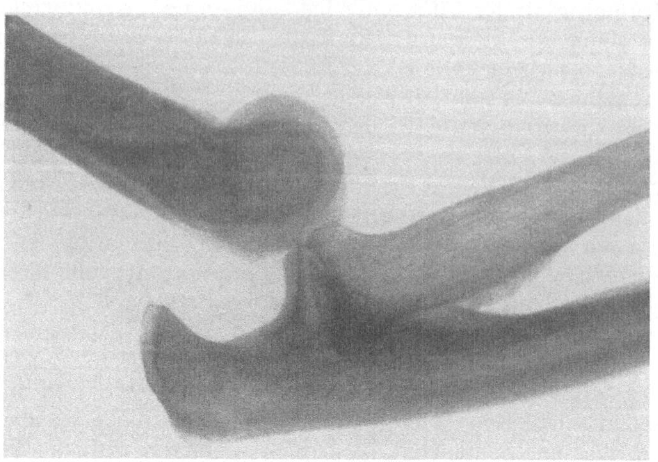

Abb. 50. Luxatio antebrachii posterior. (Aus Bauer.)

Mechanismus nach ist sie regelmäßig die Folge einer durch vehemente Überextension auftretenden Hebelwirkung. Dabei stemmt sich das Olecranon wohl zunächst in der Fovea olecrani an, gleitet aber durch die fortwirkende, aus

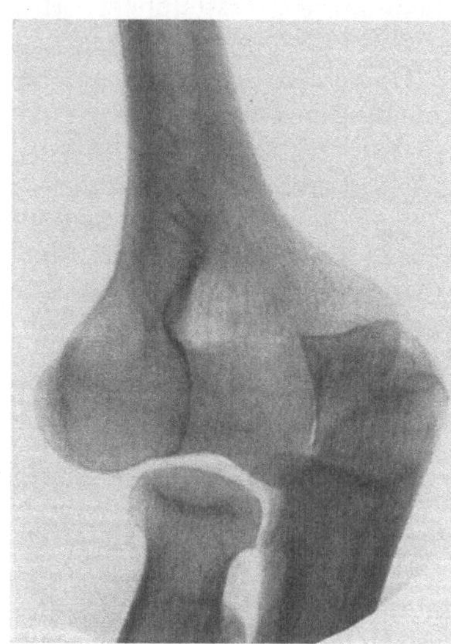

Abb. 51. Luxatio antebrachii lateralis. (Aus Bauer.)

Überstreckung und Stauchung zusammengesetzte Gewalt nach hinten ab, während der Proc. coronoideus durch die Überstreckung bereits den Halt an der Trochlea verloren hat und über die Rolle nach hinten gleitet um sich dort zu verhaken. Dabei wird das Radiusköpfchen mitgenommen; seine Verbindung mit der Ulna durch das Lig. annulare bleibt intakt (Abb. 50).

Der nach geschehener Verrenkung in rechtem Winkel gebeugte Ellbogen zeigt ein charakteristisches, dem Sprunggelenk eines Vierfüßlers nicht unähnliches Bild. Der Unterarm ist scheinbar verkürzt; das Radiusköpfchen, das am gesunden Ellbogen verborgen ist, tritt deutlich vor und das Olecranon ragt wie eine Ferse weit nach hinten, so zwar, daß oft die Sehne des Musc. triceps deutlich sichtbar wird. Die Stellung ist federnd fixiert; ein größeres Hämatom fehlt zumeist, auch sind die Schmerzen nur gering.

Eine häufige Mitverletzung der Luxation tritt oft erst auf dem Röntgenbild in Erscheinung: der Abscherbruch des Proc. coronoideus.

Gegenüber der Lux. antebrachii posterior ist die Verrenkung *nach vorn* eine seltene Verletzung. Sie entsteht durch direkte Gewalt, zumeist durch Sturz auf den spitzwinkelig gebeugten Ellbogen. Der Vorderarm ist verlängert und das Olecranon in die Tiefe getreten oder auch abgebrochen. Eine exakte Diagnose ist zumeist infolge des rasch auftretenden Hämatoms nur schwer möglich.

Häufiger als die Verrenkung nach vorn kommt jene *nach der Seite* zustande; die Verletzung tritt nur bei Kindern ohne eine begleitende Fraktur auf, während sie bei Erwachsenen regelmäßig durch Abrißbrüche oder Condylusfrakturen kompliziert ist. Die seitliche Luxation ist durch die charakteristische Bajonettstellung des Gelenkes leicht zu erkennen; bei der lateralen Luxation tritt das Radiusköpfchen deutlich unter der Haut vor und ist seine leere Delle sicht- und fühlbar. Bei oberflächlicher Betrachtung hat die Luxation nach der Seite Ähnlichkeit mit mancher Epiphysenlösung des unteren Humerusendes (diakondyläre Fraktur), wobei ebenfalls Seitenverschiebungen zustande kommen können. Vollkommene Klarheit kann bei diesen Verletzungen nur das Röntgenbild bringen (Abb. 51).

Eine seltene Verletzung ist die *isolierte Luxation des Radiusköpfchens*. Durch entsprechende Gewalteinwirkung wird dasselbe unter Überdehnung oder Zerreißung des Lig. annulare entweder nach der Beugeseite oder nach außen disloziert, während die Ulna an Ort und Stelle bleibt. Man tastet das Capitulum radii an abnormer Stelle, bei der lateralen Luxation ist es zumal bei Beugestellung des Gelenkes deutlich zu sehen. Der Palpationsbefund bei Rotation der Hand sichert die Diagnose. Diese Verrenkung führt bei beiden Dislokationsformen zu einer Einschränkung der Pro- und Supination und bei der Verschiebung des Köpfchens nach der Ellbogenbeuge auch zu einer Flexionsbehinderung. Als Mitverletzung bei einer hohen Fraktur der Ulna ist die Luxation des Radiusköpfchens nicht selten.

Therapie. Zur Reposition der Verrenkung des Vorderarmes nach hinten ist es unbedingt notwendig, zuerst jene Hyperextension wiederherzustellen, bei welcher der Proc. coronoideus über die Trochlea hinübergeglitten ist; es muß seine Verhakung hinter der Rolle gelöst werden und dazu ist die Überstreckung nötig. Der restliche Teil des Repositionsmanövers ist sehr einfach und gelingt regelmäßig und leicht, wenn der erste Akt richtig ausgeführt ist; er besteht in Extension und Flexion, womit der gelöste Proc. coronoideus um die Trochlea herum wieder nach vorne geführt wird. Der Ellbogen muß über den Rand einer harten Unterlage, auf welcher der Oberarm aufruht (Tischkante, Knie des Operateurs), hinausragen, die Hohlhand muß nach oben gerichtet sein. Es genügt meist eine mäßige Überstreckung von etwa 20°, die ohne gleichzeitige Extension und langsam ausgeführt werden muß. Ist man bei diesem Winkel angelangt, so folgt eine starke und plötzliche Traktion in der Längsrichtung des Unterarmes, die unmittelbar in eine Beugung übergeht. Letztere muß ohne Schwierigkeit möglich sein, sonst ist die Reposition nicht gelungen. Forciert man die Beugung gegen einen Widerstand, so bohrt man den Proc. coronoideus in den Knorpelüberzug der Rolle oder man bricht ihn ab, was beides zu vermeiden ist. Gelingt die Flexion nicht widerstandslos, so ist im Ätherrausch das Manöver zu wiederholen, eventuell Überstreckung und Traktion zu steigern. Man kann das Einrenkungsmanöver auch bei einer Lage des Armes vornehmen, wobei die Streckseite desselben nach oben gerichtet ist; dies hat den einen Vorteil, daß der Akt der extendierenden Traktion durch einen kräftigen Druck mit beiden Daumen (unter die Leitung des Auges) auf das Olecranon wirksam unterstützt werden kann.

Ist die Verrenkung nicht alt, so gelingt die Reposition meist sehr leicht und bedarf es hernach keiner Sicherung, denn die Retention ist nach der Lux. posterior verläßlich. Es genügt eine Mitella zur mehrtägigen Ruhigstellung, worauf eine kurze Periode der Nachbehandlung folgt.

In selteneren Fällen stellt sich hier aus uns unbekannten Gründen auch ohne nachweislicher Läsion des Periostes am Humerus eine Myositis ossificans ein; mehrere Wochen nach der Luxation wird die bereits vollständig freie Beweglichkeit allmählich wieder eingeengt, insbesondere die spitzwinkelige Flexion. Am Röntgenbild findet man dann vom Knochen oft vollkommen getrennt, einen rundlichen oder gestreckten wolkenförmigen Callusschatten, dem Bereiche des M. brachialis internus angehörend. In der Regel verschwindet diese Knochenbildung nach einigen Monaten wieder von selbst.

Auf die begleitenden *Gelenkbrüche* bei der Verrenkung *nach vorne* sowie bei jenen *nach der Seite* ist es zurückzuführen, daß einerseits diese Luxationen leichter und ohne besonderes Manöver zu reponieren sind, daß sie andererseits aber doch, die wesentlich schwereren, d. h. prognostisch ungünstigeren Verletzungen darstellen. Das Endresultat wird hier davon abhängen, wieweit die begleitenden Frakturen in anatomisch richtiger Stellung ausgeheilt sind. Es ist also neben der zunächst vorzunehmenden Einrenkung der nach hinten oder nach der Seite abgewichenen Trochlea mit besonderer Sorgfalt, eventuell auf operativem Wege (Olecranonfraktur) die Fragmentreposition durchzuführen.

Schwierigkeiten macht die Behandlung der isolierten Radiusluxation, denn das Köpfchen hat oft die Tendenz, bei Rotation und Streckung des Unterarmes wieder zu reluxieren; es wird eben unter normalen Verhältnissen nicht unwesentlich durch das Lig. annulare in seiner Stellung gehalten und dieses ist bei der Luxation zerrissen. Gelingt es nicht das Radiusköpfchen nach der Reposition dauernd an seiner richtigen Stelle zu halten, so ist die Resektion desselben angezeigt. Die sich hieraus ergebenden Funktionsstörungen sind sehr gering und fallen zumeist nur bei Schwerarbeitern ins Gewicht.

8. Die Brüche im Bereiche des Unterarms.

a) Frakturen am oberen Ende von Radius oder Ulna.

Die *Fraktur des Radiusköpfchens* geschieht meistens an einer Übergangsstelle in den Hals. Selten ist das zu dieser Verletzung führende Trauma ein direktes; fast regelmäßig handelt es sich um einen richtigen Stauchungsbruch durch Sturz auf die Hand.

Die Symptome bestehen in einer lokalen Schwellung und einer schmerzhaften Einschränkung der Pro- und Supination. Dabei konstatiert der zur Kontrolle der Rotation auf die Gegend des Radiusköpfchens aufgelegte Daumen das Fehlen der Mitbewegung; zuweilen ist deutliche Crepitation nachweisbar (Abb. 52).

Der Abbruch des Radiusköpfchens ist eine Gelenkfraktur. Das Fragment ist durch seine Form und glatte Oberfläche besonders dazu geeignet die verschiedensten Drehungen und andere Dislokationen zu erleiden, so daß es auch die Flexion des Ellbogengelenkes zu behindern imstande ist. Seine Lage ist oft erst mit Hilfe der Röntgenstrahlen sicher festzustellen.

Auch kann (infolge von Abscherung) allein ein Stück vom äußeren Rand des Radiusköpfchens abgesprengt sein, ähnlich wie vom Rand eines Tellers ein Stück herausgebrochen sein kann.

Eine unblutige Reposition des abgebrochenen und dislozierten Radiusköpfchens ist nur dann möglich, wenn es nach außen verschoben war, wobei durch Druck auf das Fragment eine Stellungsverbesserung erzielt werden kann. Oft ist es nötig operativ vorzugehen und den Versuch zu machen, das Fragment nach seiner Reposition durch Nähte oder mittels Stiften an seinem richtigen Platz zu fixieren. Gelingt dies nicht, so muß das Fragment entfernt werden;

dies empfiehlt sich auch in veralteten Fällen, wenn das dislozierte Köpfchen die Bewegungen des Ellbogens behindert.

Die Fraktur des Olecranon.

Durch Auffallen mit dem im spitzen Winkel gebeugten Ellbogen auf einen harten Gegenstand kann ein querer Abbruch des Olecranon entstehen. Der Knochen liegt unmittelbar unter der Haut und kann dieselbe, dadurch gequetscht, zum Platzen kommen, so daß ein offener Gelenkbruch vorliegt.

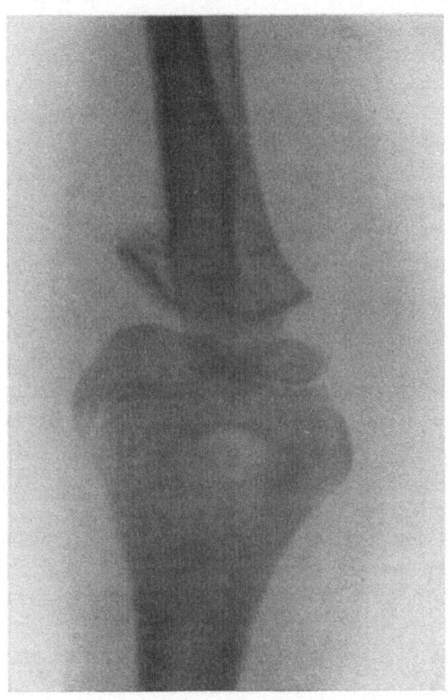

Abb. 52. Bruch des Radiusköpfchens.

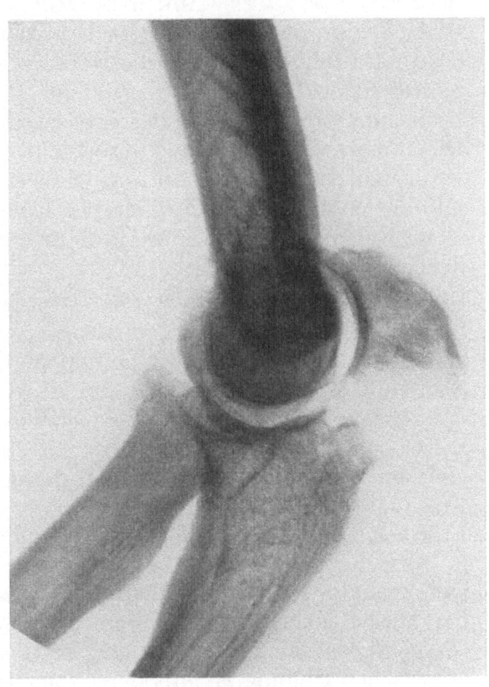

Abb. 53. Olecranonfraktur. (Aus BAUER.)

Man sieht dann, in die Wunde hineinblickend, zwischen die auseinandergewichenen Fragmente auf die glänzend weiße Knorpelfläche der Trochlea; diese Komplikation ist selten, die weitaus meisten Olecranonfrakturen sind subcutan. Dadurch, daß der mächtige Musculus triceps an der Spitze des Knochens ansetzt, kommt es nach geschehenem Bruch bald zu einer Dehiscenz der Fragmente ähnlich jener bei der Fractura patellae (Abb. 53).

Die Untersuchung ergibt zwar freie passive Beweglichkeit im Ellbogengelenk, doch ist die Flexion schmerzhaft. Nicht selten fühlt man eine Spalte zwischen Olecranon und dem Korpus der Ulna, die so weit klaffen kann, daß sich in dieselbe ein Finger einlegen läßt. Nach längerem Bestehen der Verletzung kann durch zunehmende Schrumpfung des Muskels die Diastase der Fragmente noch bedeutend zunehmen. Mit dem Bruch ist eine *Strecklähmung* verbunden, die desto deutlicher ist, je weiter der Bruch sich als Riß der sehnigen Weichteile nach den Seiten hin fortgesetzt hat. Zur Prüfung der Strecklähmung muß der Unterarm gegen die Schwere aktiv zu heben versucht werden. Dies geschieht am besten, indem man den Oberarm bis zur Horizontalen abduziert und so weit nach innen rotiert, daß der Unterarm lotrecht herabhängt; je vollständiger der Streckapparat durchtrennt ist, desto weniger kann der Verletzte bei der beschriebenen Haltung den Unterarm strecken. Beachtet man dies nicht, so können diagnostische Irrtümer unterlaufen.

Die *Behandlung* hängt von der Hochgradigkeit der Fragmentsdislokation ab. Hat der Musc. triceps infolge unvollständigen Zerreißens seiner Sehne nur eine geringfügige Distraktion des Olecranon etwa bis zu einer Diastase von $^1/_2$ cm hervorgerufen, so besteht die Hoffnung auf eine günstige Heilung bei Ruhigstellung und Entspannung des Muskels durch *Fixation des Gelenkes in Streckstellung*; durch Ankleben bogenförmig geführter schmaler Heftpflasterstreifen, die das Fragment nach abwärts ziehen oder wenigstens festzuhalten bestrebt sind, kann man die Heilung zu beschleunigen versuchen. Bei kompletter Strecklähmung und größerer Diastase der Fragmente ist die operative Freilegung trotz der damit unvermeidlichen Eröffnung des Gelenkes indiziert. Die Fragmentsvereinigung geschieht nach exakter Reposition durch eine Drahtnaht oder eine Schraube. Je verläßlicher die Fixation, desto eher kann mit der mobilisierenden Therapie begonnen werden und davon hängt ja bei allen Gelenkbrüchen Dauer und Erfolg der Nachbehandlung ab. Bei verläßlicher Naht und aseptischer Heilung wird man bereits 10 Tage nach der Operation mit aktiven und passiven Bewegungen beginnen können.

Der Bruch des *Proc. coronoideus* ist eine typische intraartikuläre Absprengungs- oder Abscherungsfraktur. Er kommt zustande durch einen vehementen Stoß auf den Unterarm in seiner Längsrichtung. Auch als Mitverletzung bei der typischen Luxation des Gelenkes nach hinten ist der Bruch dieses Fortsatzes nicht selten. Die Symptome sind wenig charakteristisch; sie sind die gleichen wie bei einer Kontusion des Gelenkes; erst das Röntgenbild läßt die Fraktur erkennen.

Nach kurz dauernder Ruhigstellung in der Tragschlinge hat eine zunächst in Streichmassage und Heißluftbädern bestehende, dann zu einer allmählich zunehmenden Bewegungstherapie übergehende Behandlung einzusetzen. Da der Musculus brachialis an dem Fragment inseriert, kann dasselbe nach oben disloziert werden. Eine blutige Fixation ist nicht unbedenklich, denn auch bei aseptischer Heilung ist mit einer folgenschweren Narbencontractur zu rechnen.

b) Die Schaftbrüche des Vorderarmes.

Was zunächst den *isolierten Schaftbruch* des *Radius* anlangt, so sehen wir denselben als Typus eines Biegungsbruches oft als Folge eines heftigen Schlages mit einem harten Gegenstand oder nach Auffallen des Oberkörpers auf den Arm. Der Bruch hat als reiner Biegungsbruch zumeist eine leicht schräge Verlaufsrichtung. Die Dislokation besteht bei jüngeren Individuen oft nur in einer Achsenknickung oder es haben sich die Fragmente trotz vollständiger Trennung der Kontinuität verhackt; in beiden Fällen ist mit Sorgfalt eine nachträgliche Lösung des Kontaktes zu verhüten, denn ein weiteres Auseinanderweichen der Fragmente ist zumeist schwer zu korrigieren. Beim Bruch des Erwachsenen kommt es nicht selten schon primär durch das Trauma zu einer starken Fragmentsverschiebung; besteht der Bruch nahe dem Ellbogengelenk, so kann durch die Zugwirkung des Musculus biceps eine sekundäre Verstellung noch hinzukommen. Desgleichen ist die dislozierende Wirkung des Musc. pronator teres bei Brüchen im unteren Drittel des Knochens unverkennbar. Eine schlechte Stellung bei isoliertem Radiusschaftbruch behindert, auch wenn sie konsolidiert ist, die Rotation. Bei Schaftbrüchen unterhalb der Mitte („Chauffeurfraktur" infolge des Zurückschlagens der Kurbel beim Anlassen des Motors) sind zumeist die Fragmente schon primär mit ihren Bruchflächen nach der Ulna zu abgewichen, inbesonders das distale Fragment zeigt eine deutliche Verstellung in diesem Sinne (Druck der langen Daumenmuskeln). Wird diese Dislokation nicht korrigiert, so nimmt sie allmählich noch zu, es entsteht eine deutliche radiale Abduction der Hand und das distale Ende der Ulna tritt nach und nach mehr unter der Haut vor und nimmt endlich eine richtige Subluxationsstellung ein. Mit dem allmählichen Abgleiten der Ulna geht aber ihre Wirkung als Spreize verloren und kann der kontinuierliche Muskelzug nun auch eine Verkürzung des Radius und damit eine weitere Verschlechterung der Fragmentstellung hervorrufen.

Aus diesen Gründen ist eine möglichst exakte Reposition des isoliert frakturierten Radius, besonders dann, wenn er in seiner peripheren Hälfte gebrochen ist, dringend nötig. Sie ist aber nicht leicht; da das periphere Fragment zumeist gegen die Ulna zu abgewichen ist, fehlt uns ein Angriffspunkt zur unblutigen Korrektur; eine Extension etwa mit Ulnaabduction genügt erfahrungsgemäß nicht. In leichteren Fällen hat oft ein Verband Erfolg, der auch bei anderen Brüchen des Vorderarmes zur Verhütung des Brückencallus eine einfache und ziemlich verläßliche Methode darstellt: um die unter Faltung des Lig. interosseum der Ulna genäherten Fragmente des Radius wieder zu entfernen, wird in Supinationsstellung ein Schienenverband angelegt, der auf *die Mitte der Muskelmassen der Beuge- wie auch der Streckseite einen Druck* ausübt; letzterer ist gegen das Lig. interosseum gerichtet und drängt dadurch die einander genäherten Knochen voneinander ab. Der Verband ist einfach gemacht; breite Holz- oder Pappschienen werden derart gewölbt gepolstert, daß nach Anwicklung derselben in Supinationsstellung der Druck auf die Weichteile entlang der Mitte einer jeden Schiene am stärksten ist.

Bei stärkerer Fragmentverstellung oder bei nicht mehr frischen Fällen ist aber von diesem Verband kein befriedigender Erfolg zu erwarten und muß die Dislokation des Radius auf operativem Wege behoben werden. Die nach Hervorholen mittels eines scharfen Knochenhakens aufeinander gestellten Bruchflächen müssen durch künstliche Vereinigung gegen ein abermaliges Abgleiten versichert werden.

Der isolierte *Schaftbruch* der *Ulna* ist etwas seltener und ebenfalls zumeist ein Biegungsbruch infolge direkter Gewalteinwirkung. Er entsteht durch Sturz auf unebenem, harten Boden bei vorgestrecktem Arm oder als sog. *Parierfraktur* bei zum Schutze für den Kopf gegen einen drohenden Schlag (Stockhieb) erhobenen Arm in rechter Winkelstellung des Ellbogens.

Da die Elle in ihrem ganzen Verlauf zu tasten ist, eine Eigenschaft, die sie mit der Tibia, dem Schlüsselbein und den Metakarpal- und Fingerknochen gemeinsam hat, ist hier leicht ein Bruch zu konstatieren, selbst eine Fissur läßt sich durch den lokalen Druckschmerz erkennen. Oft ist eine deutliche Stufe fühlbar oder — wie dies bei der Parierfraktur zumeist der Fall ist — die Ulna ist in einem nach außen offenen Winkel geknickt.

Auch hier haben wir wie bei der isolierten Schaftfraktur des Radius mit einer die Rotation störenden Calluswucherung als Folge schlechter Fragmentstellung zu rechnen, wenn es uns nicht gelingt die Dislocatio ad axim und ad latus zu korrigieren. Bei hochsitzenden Ulnafrakturen wird man mit dem oben beschriebenen Schienenverband nicht viel erreichen; hier empfiehlt sich bei starker Fragmentverstellung die primäre Operation, die auch bei Brüchen in der peripheren Hälfte des Knochens zuweilen die einfachste und beste Therapie ist. Zu derart schweren, allmählich noch zunehmenden Verstellungen, wie wir dies bei der distalen Schaftfraktur des Radius sehen, kommt es bei Brüchen der Ulna nicht.

Dagegen gibt es hier eine nicht seltene typische *Mitverletzung*, die den Bruch der Ulna wesentlich kompliziert: die *Luxation des Radiusköpfchens* (Abb. 54). Findet bei einem Sturz auf den im rechtèn Winkel gebeugten Unterarm derselbe nur in seiner proximalen Hälfte Unterstützung, so kommt es zunächst zum Biegungsbruch der Ulna und bei fortwirkendem Trauma zur Sprengung der das Radiusköpfchen fixierenden Bänder und folgender Luxation der Speiche nach außen.

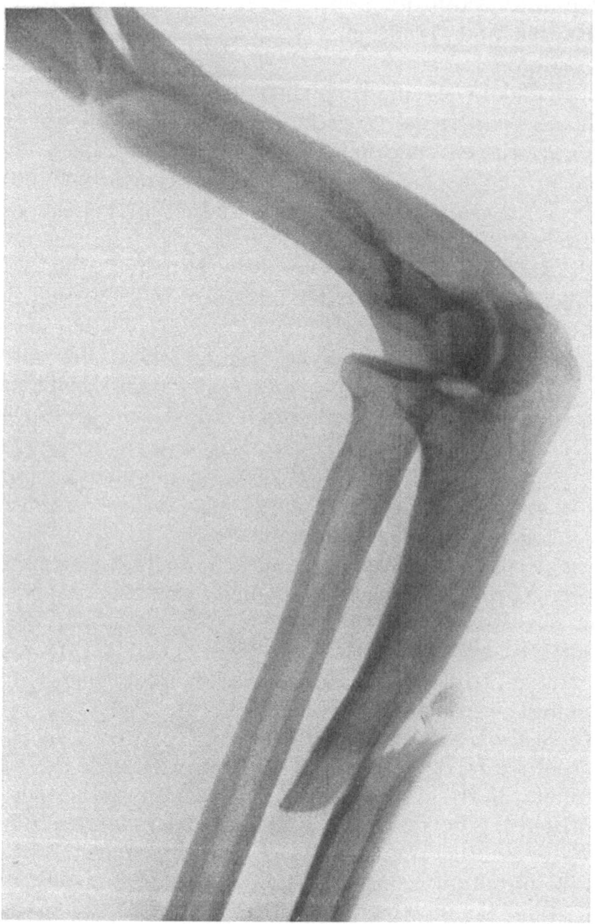

Abb. 54. Fractura humeri, Biegungsbruch der Ulna mit Luxation des Radius. (Aus Bauer.)

Da der bestehende Knochenbruch weit mehr Schmerzen verursacht als die Luxation, wird letztere vom Verletzten zumeist gar nicht bemerkt und vom Arzt ebenfalls oft übersehen. Erst die sonst unverständliche Verkürzung der Ulna, oft auch schon eine auffallende Behinderung der Beugung im Ellbogen deutet auf das Vorhandensein der Mitverletzung, die, einmal vermutet, leicht zu diagnostizieren ist. Die Reposition des Radiusköpfchens ist sehr wichtig, sie bedeutet sofern die Retention gelingt, die Anbringung einer natürlichen Schiene für die gebrochene Elle, die nach gelungener Einrenkung des Nachbarknochens zumeist schon von selbst eine wesentlich bessere Fragmentstellung zeigt. Da das Radiusköpfchen gerne reluxiert, ist vor dem Anlegen des

Verbandes (dorsale Gipsschiene) jene Beuge- und auch jene Rotationsstellung des Unterarmes zu suchen, bei welcher das reponierte Radiusköpfchen am sichersten retiniert bleibt. In schwierigen Fällen ist die Naht der Ulna, bei veralteten als Vorbehandlung dazu, der Extensionsverband zu machen. Ist das Radiusköpfchen irreponibel, so muß es reseziert werden.

Sowohl an der Diaphyse des Radius wie an jener der Ulna kommen insbesondere bei Jugendlichen, *Fissuren* und leichteste *Infraktionen* vor, die oft zu Beginn übersehen und erst erkannt werden, wenn sich der Knochen infolge

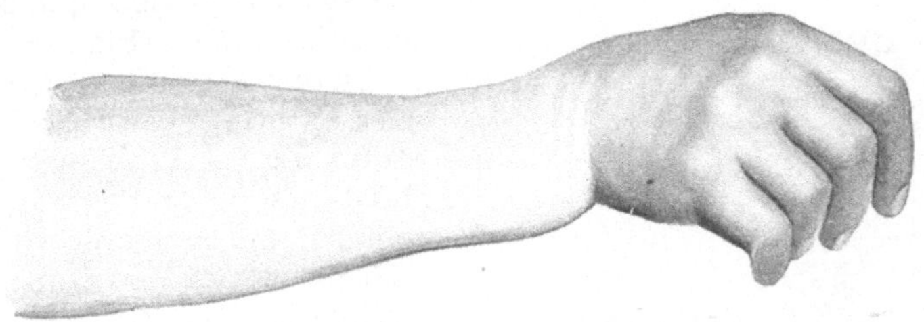

Abb. 55. Typische Radiusfraktur.

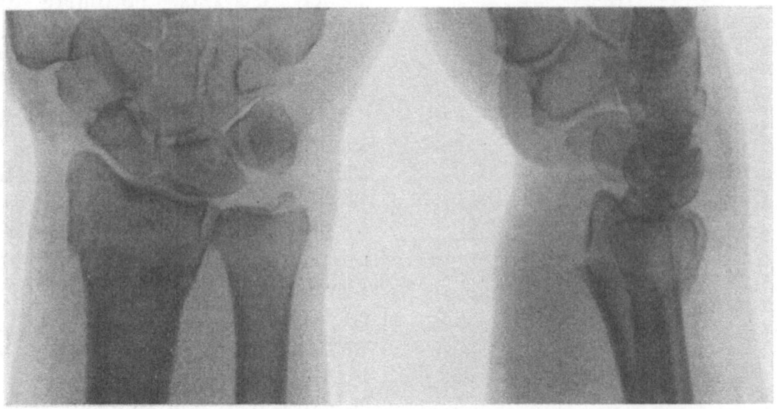

Abb. 56. Klassische Radiusfraktur mit Abbruch des Processus styloideus ulnae.

der Callusbildung verdickt. Diese einfachen Brüche bedürfen in der Regel nur einer 1—2wöchentlichen Ruhigstellung mit einem Stärkekleisterverband oder einer Mitella.

c) Die typische Fraktur der unteren Radiusepiphyse.

Dies ist der *häufigste* (10%) *aller Knochenbrüche* und kommt fast ausschließlich zustande durch Sturz auf die ausgestreckte Hand. Ist dabei der Ellbogen in vollkommener Streckung, so wird der Stoß nicht abgefedert, nicht gedämpft; er bricht sich an der Widerstandskraft der Knochen — sofern er diese eben nicht übersteigt. So kann es an verschiedenen Stellen der Extremität zum Bruch kommen; die Frakturen des Schlüsselbeines, jene der Gelenkpfanne der Scapula, die Abscherung des Proc. coronoideus am Ellbogengelenk, der Kahnbeinbruch sind auf den gleichen Mechanismus zurückzuführen, kommen aber wesentlich seltener vor als die Radiusfraktur „loco typico" (Abb. 55 und 56).

Im wesentlichen ist der Bruch also ein Stauchungsbruch und dementsprechend auch oft eingekeilt. Die Bruchlinie, die zumeist etwas proximal der Epiphysenlinie verläuft, mit dieser demnach genetisch nichts zu tun hat, ist entweder quer, häufiger in der Richtung schräg, daß die Bruchspalte an der volaren Seite näher, an der dorsalen entfernter vom Handgelenk an die Oberfläche des Knochens gelangt. In der Regel kommt es zu einer Verschiebung entlang der geneigten Bruchfläche, so zwar, daß die *Epiphyse* des *Radius* und damit die ganze Hand unter gleichzeitiger Verkürzung nach dem *Dorsum* verstellt wird. Da die Ulna an der Verkürzung nicht teilnimmt, kommt es zu einer

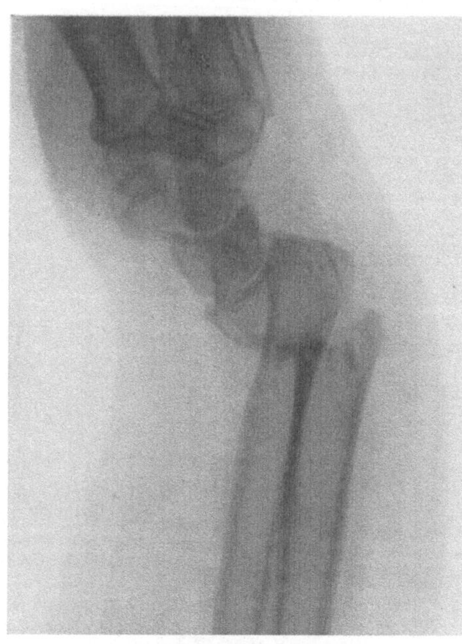

Abb. 57. Radiusfraktur mit volarer Fragmentdislokation.

Schrägstellung der queren Gelenkachse der Hand im Sinne einer radialen Abduction. Die Verschiebung in dorsaler Richtung bewirkt eine fühlbare Stufe, die im Profil betrachtet, der Hand eine charakteristische Gabelstellung (à la fourchette) verleiht. Sehr oft ist die Verletzung von einem Abrißbruch des Proc. styloides ulnae begleitet, dem aber weiter keine besondere Bedeutung zukommt. Zuweilen ist das periphere Radiusfragment in mehrere Stücke zerbrochen, wobei Bruchlinien auftreten, die ins Handgelenk führen.

Die viel seltenere Verstellung der Epiphyse nach der volaren Seite erklärt sich zumeist daraus, daß beim Unfall die Hand nicht dorsal, sondern volar flektiert war, so daß der Sturz auf den Handrücken zustande kam. Die dadurch forcierte Beugung führt zu ähnlicher Bruchlinie, aber volarwärts gerichteter Dislokation (Abb. 57). Bei der typischen Radiusfraktur haben die Bruchflächen, auch wenn keine Einkeilung vorliegt, ihren Kontakt nicht aufgegeben, es ist nur zu einer oft recht bedeutenden Seitenverschiebung derselben gekommen. Demnach fehlt hier in der Regel die sonst bei frischen Brüchen leicht nachweisbare abnorme Beweglichkeit; auch vermag der Verletzte die Hand ohne Unterstützung von der Unterlage aufzuheben.

Ein ziemlich heftiger Schmerz und eine recht bald auftretende Schwellung der verletzten Gegend machen schon bei oberflächlicher Betrachtung der zumeist mit der anderen Hand hochgehobenen oder an die Brust angedrückten Hand die *Diagnose* wahrscheinlich. Betrachten wir nun den Arm im Profil, so fällt uns eine „*bajonett*"-förmige Knickung desselben auf: die Längsachse des Unterarmes beschreibt an der Bruchstelle eine deutliche *Stufe*. Dieselbe kommt zustande durch die Dorsalverschiebung der Radiusepiphyse, wobei letzterer die ganze Hand folgt (Disloc. à la fourchette). Der palpierende Finger aber tastet, distalwärts über die Streckseite des Unterarmes gleitend, etwa daumenbreit über dem Handgelenk die Stufe desto deutlicher, je größer die Dislokation ist (Abb. 58).

Therapie. Der typische Radiusbruch ist eine der wenigen Frakturen, bei welcher, wenn die Reposition bald nach der Verletzung vorgenommen wird, mit ziemlicher Verläßlichkeit der wiederhergestellte Kontakt der Bruchflächen in anatomisch richtiger Stellung durch eine einfache Schiene aufrecht erhalten werden kann. Es liegt an der Breite und der Rauhigkeit der Bruchflächen im

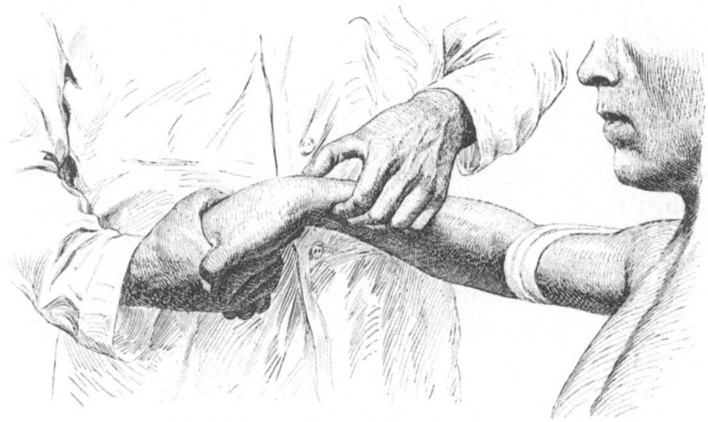

Abb. 58. Reposition der typischen Radiusfraktur.

Zusammenhang mit dem Längszug der langen Muskeln der Hand, daß es hier nicht so leicht zum Wiederabgleiten der einmal reponierten Fragmente kommt. Die *Reposition* ist desto leichter und die *Retention* desto sicherer, je früher der Bruch eingerichtet wird. Ein Gehilfe hält am rechtwinkelig gebeugten Ellbogen zur Gegenextension fest. Der Operateur faßt die verletzte Hand wie zur Begrüßung (also evtl. mit seiner linken Hand) und zieht nun, während der Daumen seiner anderen Hand das dorsal abgewichene Fragment kräftig in die Tiefe drückt, mit einem starken Ruck die Hand in Beugestellung und Ulnarabduction. Das Manöver muß mit großer Kraft und, weil die Fragmente oft eingekeilt sind, ruckweise ausgeführt werden. Ist die Reposition gelungen, d. h. haben sich nun die rauhen Bruchflächen in richtiger Stellung miteinander verhackt, so kann zumeist augenblicklich die Hand freigelassen werden, ohne daß es wieder zu einer Verschiebung kommt, ja, bei gut reponierter typischer Radius-

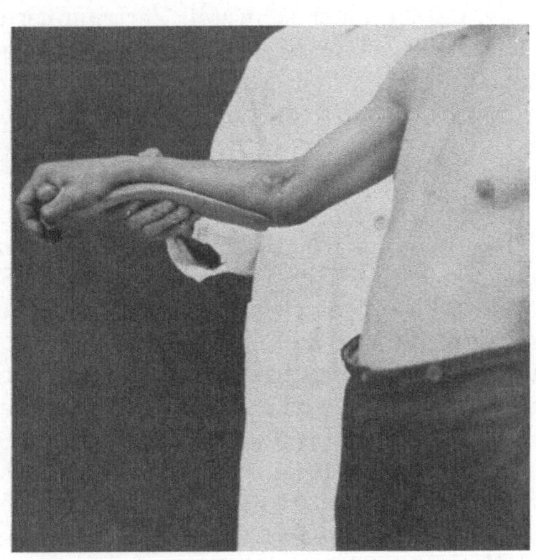

Abb. 59. Anlegen der Balkenschiene nach der Reposition.

fraktur kurz nach der Verletzung kann die Hand dorsal flektiert werden, ohne daß eine Reluxation eintritt und erst ein leichter Stoß auf den Daumenballen der überstreckten Hand führt zur abermaligen Verstellung.

Zur Sicherung der Retention empfiehlt es sich in allen Fällen, bei *Volarflexion* und *Ulnarabduction* einen fixierenden Verband anzulegen (Abb. 59). Dazu eignet sich eine dorsale *Gipsschiene*, die wenig oder gar nicht gepolstert, aber gut anmodelliert und mit einer Gazebinde fixiert eine genügende Stütze bietet. Manche geben noch eine volare Gipsschiene dazu, womit die Sicherheit noch erhöht wird. Dies ist jedenfalls besser als der zirkuläre Gipsverband, der (wenigstens an der oberen Extremität) nur dann angewendet werden soll, wenn er durch nichts anderes ersetzt werden kann. Auch Blech- oder *Holzschienen* sind zur Fixation der reponierten Radiusfraktur vielfach in Verwendung (*Pistoleschiene*, Rosersche Schiene, Carrsche Balkenschiene) oder Pflasterverbände, wie jener von Storp oder der von Lexer.

Der Lexersche Verband besteht in einem Heftpflasterstreifen, der derart um Vorderarm und Hand herumgeführt wird, daß letztere in jene gegen eine Fragmentverstellung gerichtete Volarflexion und Ulnaabduction gezwungen ist.

Was immer für ein Verband nach der Reposition der Radiusfraktur angelegt wird, *stets ist dafür zu sorgen, daß alle Finger frei beweglich sind* und auch zu kleinen Verrichtungen. baldmöglichst verwendet werden. Schienenverbände haben demnach nur den Unterarm bis nahe an das Ellbogengelenk und die Mittelhand in sich einzuschließen; das einzig zu fixierende Gelenk ist also der *Carpus*.

Die Fixation bleibt bei unkomplizierten Fällen, also wo keine Nebenverletzungen vorlagen und nach der Reposition sich eine befriedigende Stabilität erkennen ließ, 10—14 Tage. aufrecht. Ein längeres Liegenlassen des Verbandes hat sich als unnötig erwiesen und verzögert die Heilung. In den darauffolgenden 8 Tagen wird täglich. massiert, zum Schutze aber noch eine einfache Schiene gegeben. Hierauf bleibt die Hand ganz frei, wird auf der Straße noch in der Mitella getragen, aber fortgesetzt mit Heißluft, Massage, aktiven und passiven Bewegungen behandelt. Einfache Fälle können demnach 3—4 Wochen nach der Verletzung aus der Nachbehandlung entlassen werden. Kompliziertere, wobei etwa infolge einer schweren Zertrümmerung der Epiphyse eine exakte Reposition nicht gelungen ist oder wo eine Verzögerung der Callusbildung vorliegt, wo akute Knochenatrophie hinzukommt oder die Reposition längere Zeit nach der Verletzung vorgenommen wurde — diese durchaus nicht seltenen Fälle bedürfen einer länger dauernden Immobilisierung und dementsprechend auch einer protrahierten Nachbehandlung.

Eine tunlichst korrekte Reposition und eine möglichst kurz dauernde Immobilisierung der Radiusfraktur ist deshalb besonders wichtig, weil sowohl die Ober- wie die Unterfläche der distalen Radiusepiphyse reichlich und ziemlich unmittelbar von wichtigen Sehnen benachbart ist, deren Gleitfähigkeit desto mehr in Gefahr kommt, je größer eine etwa bleibende Dislokation ist und je umfangreicher demnach auch der Periostcallus wird. Verlötungen der *Sehnen* mit dem Callus oder mit tiefsitzenden Narben sind viel bedenklicher, als solche der Muskulatur; in diesem Sinne sind die Brüche der Radiusepiphyse von höher oben sitzenden Brüchen des Vorderarmes zu unterscheiden. Nicht reponierte, zu lange fixierte und nicht nachbehandelte Brüche des Radius loco typico zeigen die der ischämischen Contractur nicht unähnlichen traurigen Bilder der Versteifung von Hand und Fingergelenken, Verwachsung der Sehnen und Atrophie des Vorderarmes!

Die Reposition jener Radiusfraktur, wobei das Epiphysenfragment nach der volaren Seite disloziert wurde, bereitet manchmal Schwierigkeiten. Sie wird ebenfalls mit einem kräftigen Zug in der Längsrichtung eingeleitet, dem hier eine Dorsalflexion mit Druck auf die Epiphyse von der Beugeseite aus zu folgen hat.

Der isolierte Bruch des *Processus styloideus radii* kommt erheblich seltener vor und geht in der Regel nur mit unwesentlicher Dislokation einher; andernfalls kann seine Reposition mit einer Schraube oder einem Nagel gesichert werden. Die typische Epiphysenfraktur, auch wenn sie nicht befriedigend reponiert werden kann, operativ anzugehen, ist nur äußerst selten indiziert. Die Erfahrung hat gezeigt, daß auch nach mangelhafter Reposition ein günstiges funktionelles Resultat erzielt werden kann, soferne baldmöglichst und in intensivem Maße eine sachgemäße, mobilisierende Nachbehandlung begonnen wird.

d) Der Bruch beider Vorderarmknochen.

Beim isolierten Bruch des Radius oder der Ulna dient der unverletzt gebliebene Knochen als Spreize für seinen gebrochenen Nachbarn. Sind beide Knochen gebrochen, so ist die abnorme Beweglichkeit und in ihrer Folge die Functio laesa viel größer; es kommt zur stärkeren Verkürzung und all die charakteristischen Fraktursymptome sind meist so deutlich, daß die Diagnose in der Regel keine Schwierigkeiten bereitet.

Der Bruch beider Vorderarmknochen entsteht zumeist als Biegungsbruch durch Sturz auf den Boden, wobei der Oberkörper auf den Unterarm zu liegen kommt. Bei Schulkindern ist die Infraktion, *der unvollständige Bruch, ungefähr in der Mitte oder peripher davon eine typische und sehr häufige Verletzung* (Turnen). Dabei sind beide Knochen ungefähr in gleicher Höhe geknickt, so daß der Arm eine abnorme Gestalt erhält; der Knickungswinkel ist entweder nach der Streckseite oder nach der Beugeseite offen, die Extremität kann schmerzfrei in der Luft gehalten werden, ohne daß die Verstellung sich ändert. Die Bewegungen im Ellbogen und Handgelenk, selbst Pro- und Supination sind ausführbar. Crepitation fehlt, desgleichen abnorme Beweglichkeit, sofern dabei nicht Gewalt angewendet wird. Neben einem mäßigen lokalen Druckschmerz ist die meist auffallende Achsenknickung des Unterarmes, das einzige, allerdings alle Zweifel zerstreuende Fraktursymptom dieser so charakteristischen Verletzungsform.

Während hier die Bruchlinien meist schräg verlaufen, sehen wir als einen anderen Typus, der ebenfalls vorwiegend im jugendlichen Alter beobachtet werden kann: die Vorderarmfraktur *unweit des Handgelenkes* mit queren Bruchflächen und *Aufhebung des Kontaktes.* Meist reiten hier die Fragmente aufeinander entsprechend einer Verkürzung des Vorderarmes um etwa 1 cm. Dabei läßt sich deutlich abnorme Beweglichkeit nachweisen, auch ist der Kranke nicht imstande den Arm ohne Unterstützung von der Unterlage hochzuheben; dieser Bruch ist eben ein vollständiger (Abb. 60).

Die bei *Erwachsenen* häufigste Vorderarmfraktur kommt ungefähr in der Mitte des Knochens zustande, sie geht oft mit Bildung von zackigen Bruchlinien und unter Loslösung von Splittern einher; Radius und Ulna sind nicht immer in gleicher Höhe gebrochen; dabei ist die Fragmentverstellung ganz unregelmäßig; sie ändert sich auch mit dem Wechsel der Rotationsstellung; es ist eine große Zahl von Kombinationen in der gegenseitigen Stellung der 4 Fragmentenden möglich (Abb. 61).

Durchspießungen der Haut sind bei diesen Brüchen ebenso seltene Komplikationen, wie Nerven- oder Gefäßverletzungen. Dagegen kommen *Muskelinterpositionen* vor.

Die *Behandlung* des Vorderarmbruches wird sich nach den vorhandenen Dislokationen richten.

Bei dem nicht *seltenen Fehlen jeder Fragmentverstellung,* einer Frakturform, auf die bei der lokalen Untersuchung nur aus dem Druck- und Fernschmerz wie aus einer mäßigen Functio laesa geschlossen werden kann und die selbst an guten Röntgenbildern eine oft nur schwer erkennbare Bruchlinie aufweist, ist eine Schienung wegen der Gefahr einer nachträglichen Verstellung der Fragmente für ungefähr 10 Tage notwendig. Es genügt dazu ein volares gepolstertes Brettchen das vom Metakarpo-Phalangealgelenk bis in die Ellbogenbeuge reichend, mit einer Binde fixiert wird, worauf der Arm in eine Schlinge gelegt wird.

Die *Infraktion mit Achsenabweichung* erfordert eine Korrektur der Winkelstellung, welche in Supinationsstellung durch starken Zug an der Hand unter gleichzeitigem Druck auf die fühlbare Konvexität der Knickung erreicht wird. Die hierauf vorgenommene Röntgenkontrolle muß die Geraderichtung der Fragmente ergeben. Da sich die Knickung gerne wieder ein wenig einstellt, sofern sie nicht ganz korrigiert war, empfiehlt es sich bei der Reposition eine leichte Überkorrektur vorzunehmen. Diese Manipulation muß langsam und tastend, und nicht ruckweise geschehen, sonst könnte sich bei einem der Knochen der Kontakt lösen, was eine nicht unwesentliche Erschwerung des Falles bedeutet. Der Verband besteht auch hier in einer gepolsterten Schiene,

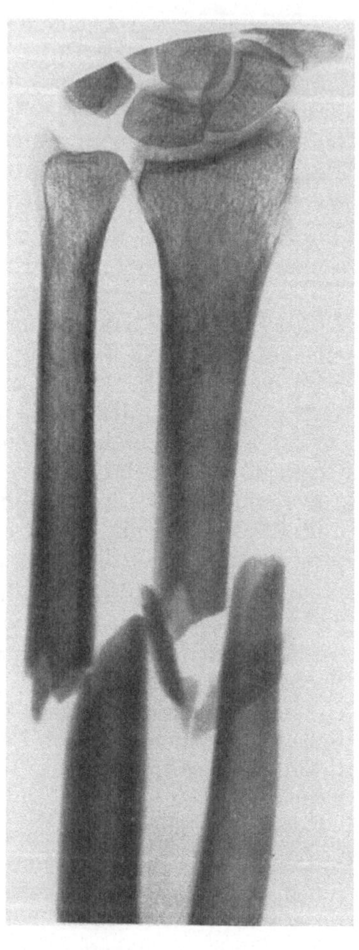

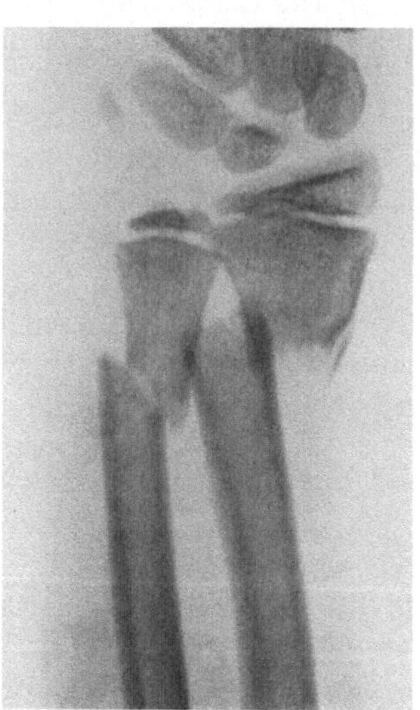

Abb. 60. Bruch beider Vorderarmknochen am distalen Ende des Unterarmes.

Abb. 61. Fragmentverstellung der Unterarmknochen mit Gefahr der Entstehung eines Brückencallus. (Aus Bauer.)

welche auf der Seite der Konvexität der vorhanden gewesenen Knickung zu legen ist und auf der Höhe des Knickungswinkels zur Sicherung gegen eine sich wieder einstellende Biegung (Muskelzug) einer erhöhten Polsterung bedarf. Größere Sicherheit bieten *zwei* Schienen, die an der Beuge- und an der Streckseite angelegt den Arm zwischen sich fassen und unter leichtem Druck anbandagiert werden. Es empfiehlt sich aber unter allen Umständen die Korrektur der Deformität nicht einem solchen Verbande zu überlassen, sondern dieselbe vor Anlegen der Schienen manuell vorzunehmen. Dem Verband kommt allein die Aufgabe der Retention zu.

Die queren Brüche im *distalen Drittel,* wobei die Fragmente aufeinander reiten, ist, wenn die Verletzung bald zur sachgemäßen Behandlung kommt, womöglich *unter der Leitung des Röntgenlichtes zu reponieren.* Da hierbei der einfache Längszug oft nicht genügt, kann man mit Erfolg das Repositions-manöver in Anwendung bringen, das bei der Luxation der Fingerphalangen angewendet wird. Dazu ist freilich nötig, daß beide distalen Enden in gleicher Richtung, also entweder nach der dorsalen oder der volaren Seite abgewichen sind. Dies läßt sich übrigens unter Röntgenkontrolle vor der Einrichtung durch einen manuellen Druck leicht richten. Hierauf werden unter nahezu recht-winkeliger Abknickung des Gliedes an der Bruchstelle und gleichzeitiger starker Extension in dieser Winkelstellung die Fragmentränder in Kontakt gebracht und durch Streckung die Reposition vollendet. Ist die Einrichtung gelungen, was sofort daran zu kennen ist, daß der Arm seine normale Konfiguration wieder erlangt hat und — was früher nicht möglich war — frei von der Unter-lage aufgehoben werden kann, so ist hier allerdings ein exakterer Verband zu machen als die früher erwähnten Schienenverbände sind. Dazu eignet sich am besten ein gut gepolsterter zirkulärer Gipsverband, der Finger- und Ellbogen-gelenk frei läßt. Auch kann hier eine doppelte (volare und dorsale) Gipsschiene Anwendung finden.

Es gelingt nicht immer beide Knochen zu reponieren, doch ist schon viel gewonnen, wenn die Bruchflächen des einen der beiden verläßlich aneinander-gestellt sind. Da der Radius an dieser Stelle wesentlich wichtiger ist als die Ulna, wird man trachten, wenigstens an diesem, einen befriedigenden Kontakt der Bruchflächen zu erreichen. Ist der Fall veraltet und gelingt die Reposition an keinem der beiden Knochen, so empfiehlt sich die *operative Freilegung* und Reposition der Fragmente unter Zuhilfenahme von Instrumenten (Knochen-hebel). Die bei älteren Brüchen bereits merkliche Schrumpfung der Muskeln sorgt nach dem Aufeinandersetzen der Fragmente durch Längsdruck für eine so verläßliche Adhärenz, daß sich zumeist eine Verschraubung erübrigt.

Schwieriger gelingt die Reposition bei Vorderarmbrüchen in der Mitte des Unterarmes. Hier sind die Bruchflächen selten rein quer, auch ist der Querschnitt der Knochen so klein und die Hebelarme, durch deren Bewegung ein gelungener Kontakt wieder gelöst werden kann, so lange, daß eine gute Reposition und Rentention *beider* Knochen auf unblutigem Wege nur äußerst selten gelingt; darum pflegt man auf anderen Wegen den Gefahren einer Heilung in schlechter Fragmentstellung zu begegnen; dazu kann der *Extensionsverband* im Bett oder ambulatorisch (BARDENHEUER, PERTHES u. a.) in Supinationsstellung bei recht-winkelig gebeugtem Ellbogen mit Gegenzug verwendet werden. In einfachen Fällen wird der *Schienenverband* mit entsprechend gepolsterten zwei Holzbrett-chen, wie er zur Behandlung der isolierten Radiusschaftbrüche beschrieben wurde, ausreichen. Auf eine Korrektur einer mäßigen Verkürzung braucht hierbei weniger geachtet zu werden, besonderes Augenmerk ist aber darauf zu richten, daß ein möglichst breites Spatium interosseum erreicht wird, denn die Hauptgefahr dieser Brüche besteht in dem *Brückencallus,* der leicht dadurch entstehen kann, daß eine der Bruchflächen des Radius mit einer der Ulna ver-wächst. Die Folge davon ist eine absolute Sperrung von Pro- und Supination. In Hinblick darauf ist es auch notwendig die Supinationsstellung durch den Verband aufrecht zu erhalten. Dies gelingt noch am besten durch einen *zirkulären Gipsverband.* Derselbe wird bei rechtwinkelig gebeugtem Ellbogen bis zur Mitte des Oberarms angelegt, womit die Supinationsstellung fixiert ist. Während der Gips hart wird, ist zwecks Korrektur von Achsenverstellungen der Fragmente eine Extension an den Fingern nötig bei gleichzeitiger Gegenextension an einem eingefetteten Bindenzügel, der oberhalb des Ellbogens über die nackte Haut geführt wurde.

Zur Wiederherstellung des Spatium interosseum werden nach Fertigstellung des reichlich gepolsterten Verbandes auf die Mitte der Beuge- und der Streckseite je ein runder Holzstab gelegt und in den noch weichen Gips während

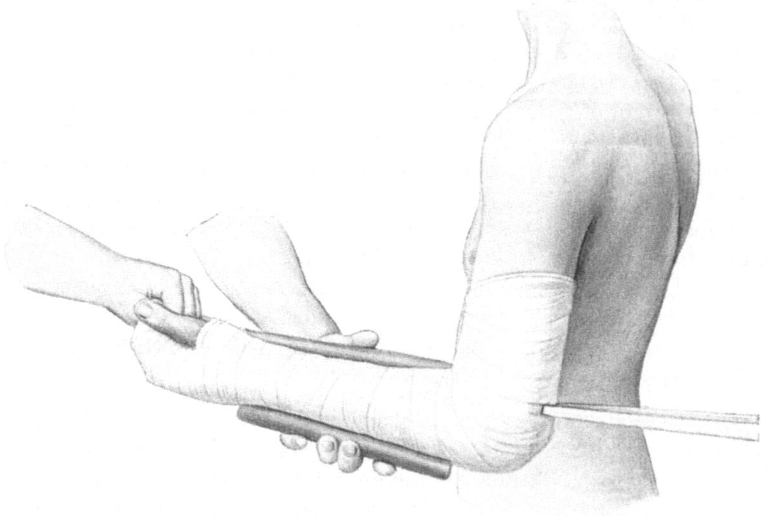

Abb. 62. Fractura antebrachii. Eindrücken runder Holzstäbe in den noch weichen Gips während manueller Extension des supinierten Unterarmes zur Vermeidung des Brückencallus.

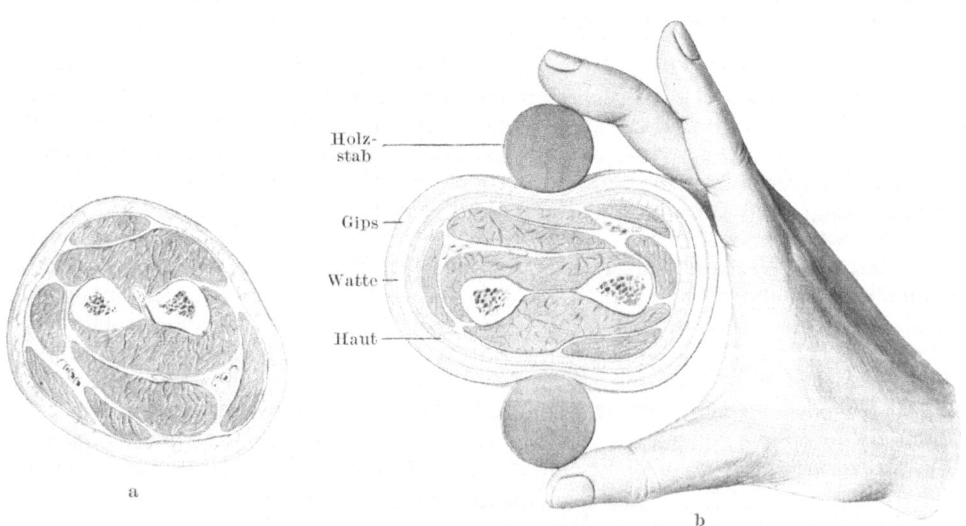

Abb. 63a und b. Wirkung der eingedrückten Holzstäbe.

seines Erhärtens mäßig stark eingedrückt. Der Druck setzt sich in die Tiefe fort, drängt die Fragmente auseinander und wird durch den Gips nach seinem Erhärten aufrechterhalten. Statt der Holzstäbe kann der Operateur auch den Ulnarrand seiner Hände benützen. Es ist selbstverständlich, daß mit peinlicher

Genauigkeit darauf zu achten ist, den Druck richtig zu dosieren. Die frei aus dem Verband ragenden Finger müssen beweglich bleiben, dürfen in der Folge nicht anschwellen und der Arm muß schmerzfrei bleiben. Die zirkulären Gipsverbände bei Vorderarmbrüchen haben — unrichtig angelegt — in früheren Zeiten zu ischämischen Contracturen geführt und damit den Gips zur Frakturbehandlung in Mißkredit gebracht (Abb. 62 u. 63 a, b).

Bei der Behandlung der *Pseudarthrose des Vorderarmes* ist es wie bei jener des Humerusschaftes gestattet, ohne Schädigung der Funktionstüchtigkeit ein größeres Stück der Fragmentenden zu resezieren, womit — gleichviel ob man sich der Verschraubung, der Drahtnaht oder der autoplastischen Transplantationen bedient — die Bedingungen für eine feste Verheilung wesentlich besser sind, als an der unteren Extremität, wo bei der Resektion der Fragmentenden vielmehr an Material gespart werden muß.

9. Die Luxation des distalen Ulnaendes.

Die periphere Gelenkfläche der Ulna steht dem Os triquetrum gegenüber, ist aber von diesem durch dicke Knorpelmassen (Discus articularis) getrennt. Traumatische Luxationen des peripheren Ulnaendes sind selten; sie kommen durch forcierte passive Supination bzw. Pronation der Hand bei fixiertem Unterarm zustande, wobei es zum Zerreißen der Gelenkbänder und zum Heraustreten des Capitulum ulnae nach dem Dorsum resp. nach der Vola kommt. Die Verletzung ist leicht zu erkennen und die Verrenkung unschwer zu reponieren. Allerdings kommt es leicht zur Reluxation, was begreiflich ist, da die reponierte Ulna keinerlei knöchernen Halt findet.

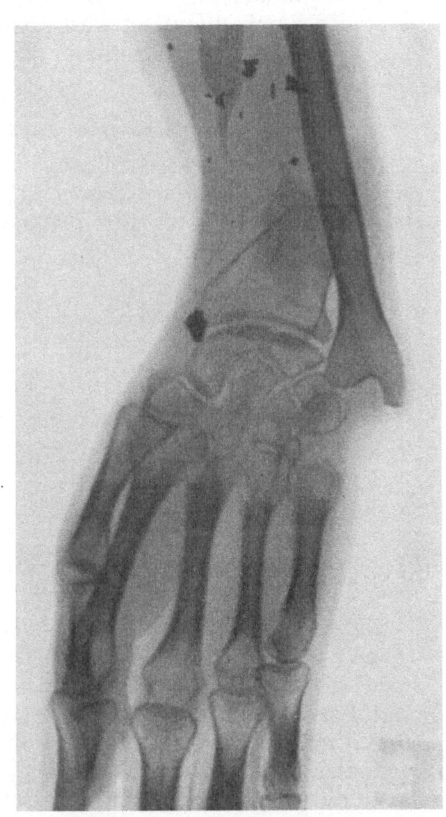

Abb. 64. Defektpseudarthrose nach Schußbruch des Radius. Pathologische Luxation der Ulna, starke Knochenatrophie.

Viel häufiger sehen wir eine allmählich entstehende, also *pathologische Luxation* der Ulna und zwar bei unkorrigiert gebliebener tiefsitzender isolierter *Radiusfraktur* oder *Defektpseudarthrose* dieses Knochens (Schußverletzung) (Abb. 64).

Schließlich sieht man zuweilen bei Wäscherinnen als Folge übermäßiger bzw. übertrieben häufiger Rotation des Unterarms (Auswringen der Wäsche) eine allmählich entstehende Lockerung des distalen Ulnaendes, so zwar, daß es schließlich schon durch leichten Druck abnorm weit volar- und dorsalwärts verschoben werden kann. Dieses in das Bereich des *Schlottergelenkes* gehörige Krankheitsbild kann nur durch blutige Raffung der überdehnten Bänder mit Aussicht auf Erfolg behandelt werden.

10. Die Kontusion des Handgelenkes.

Die Kontusion des Handgelenkes ist eine häufige Verletzung. Sie entspricht zumeist dem gleichen Trauma, das zur typischen Radiusfraktur führt, nur daß eben die Gewalteinwirkung zur Entstehung des Bruches nicht ausreichte. Die Symptome der Kontusion sind: sehr heftige Schmerzen, eine deutliche Functio laesa und objektiv eine Schwellung, die deutlich als Gelenkserguß zu erkennen ist und am Dorsum der Hand in Form einer prall-elastischen lokalisierten Vorwölbung auftritt. Doch lassen die Erscheinungen unter mehrtägiger Ruhigstellung oder bei Anwendung feuchter Verbände rasch nach; irgendeine Nachbehandlung ist zumeist nicht notwendig, wenn der Gebrauch der Hand bald wieder aufgenommen wird. Nur eine fehlerhaft lange Ruhigstellung bedarf einer mobilisierenden Therapie.

11. Die Luxationen der Hand.

Sie sind an drei Stellen möglich: 1. zwischen der proximalen Handwurzelreihe und den Vorderarmknochen, 2. zwischen der proximalen und der distalen Handwurzelreihe, 3. zwischen Handwurzelknochen und Mittelhand (Abb. 65).

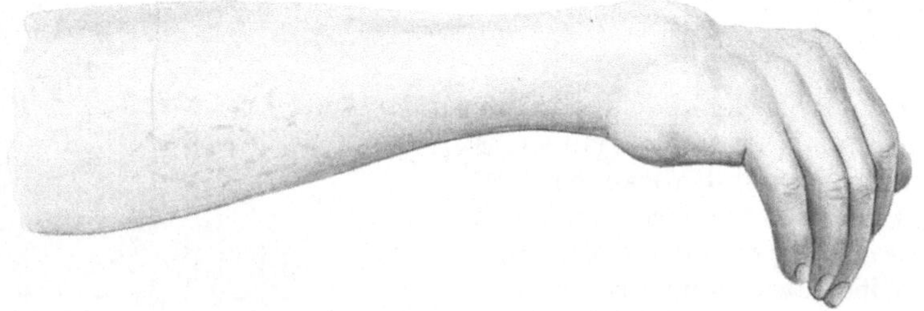

Abb. 65. Verrenkung im Karpometakarpalgelenk.

Diese Verrenkungen sind ausnahmslos sehr selten. Irrtümlich wurde in früherer Zeit die typische Radiusfraktur vielfach als Luxation im Handgelenk angesprochen, aber schon von Dupuytren, also lange vor der Röntgenära, richtig erkannt und von der Verrenkung streng unterschieden. In der Tat besteht im klinischen Bild eine große Ähnlichkeit zwischen beiden Verletzungen; wir finden hier wie dort die starre Fixation, die Bajonettstellung und als Ursache davon die stufenförmige Knickung der sonst mit der in Mittelstellung gehaltenen Hand gleich verlaufenden Vorderarmachse. Allerdings liegt die Stufe bei der Luxation *weiter vorne* als bei der Radiusfraktur. Differentialdiagnostisch ist weiters die Beachtung der beiden Proc. styloidei wichtig, deren Lageverhältnis zu den Unterarmknochen bei der Verrenkung nicht gestört sein kann. Die Luxation kann nach der Vola oder nach dem Dorsum eintreten. Letztere ist häufiger. Als Mitverletzung kommt der Bruch des Radius oder beider Proc. styloidei vor; in diesem Falle ist die Diagnose, wohl auch die sonst einfache Reposition wesentlich erschwert.

12. Die Brüche und Verrenkungen einzelner Handwurzelknochen.

Es sind die gleichen indirekten Gewalteinwirkungen, die meist bei Sturz auf die vorgestreckte Hand zu Stauchungsbrüchen des Radius führen, denen zufolge Brüche und auch Verrenkungen einzelner Handwurzelknochen auftreten.

Früher blieben diese Verletzungen zumeist unerkannt, wurden als Distorsion aufgefaßt und behandelt, denn die Fraktursymptome sind hier höchst undeutlich. Erst nach Einführung des Röntgenverfahrens erkannte man, daß mancher schweren „Distorsion" oder „Kontusion" des Handgelenkes in Wahrheit der Bruch eines Karpalknochens zugrunde lag. Es zeigte sich, *daß von den 8 Handwurzelknochen fast allein das Os naviculare zur Fraktur und das Os lunatum zur Luxation neigt.* Gleiche Verletzungen der anderen Knöchelchen werden nur sehr selten und dann zumeist in Kombination mit Frakturen der Nachbarknochen beobachtet.

Die Fraktur des Os naviculare.

Die Prädisposition des *Kahnbeines* für Brüche liegt in seiner länglichen Form und wohl auch darin, daß es bei Stauchung fast die ganze Gewalt des Stoßes aufzufangen und auf den Radius zu übertragen hat. Der Bruch zeigt meist eine querverlaufende Linie nahe der Mitte des Knochens, ein stärkeres Auseinanderweichen der Fragmente fehlt oft, so daß die schon äußerlich von einer Kontusion schwer zu unterscheidende Verletzung auch am Röntgenbild übersehen werden kann (Abb. 66).

Die klinischen Symptome sind die gleichen wie bei der Distorsion oder Kontusion des Gelenkes, nur graduell gesteigert: Schwellung, Functio laesa, Spontanschmerz sind sehr ausgesprochen und ein Fingerdruck auf die Gegend des Os naviculare, dessen radiale Seite von der „Tabatière" aus zu erreichen ist, löst zwar selten Crepitation, jedoch regelmäßig einen heftigen Frakturschmerz aus. Bei veralteten Fällen bleibt eine Schwäche der Hand sowie Schmerzhaftigkeit der Dorsalflexion zurück.

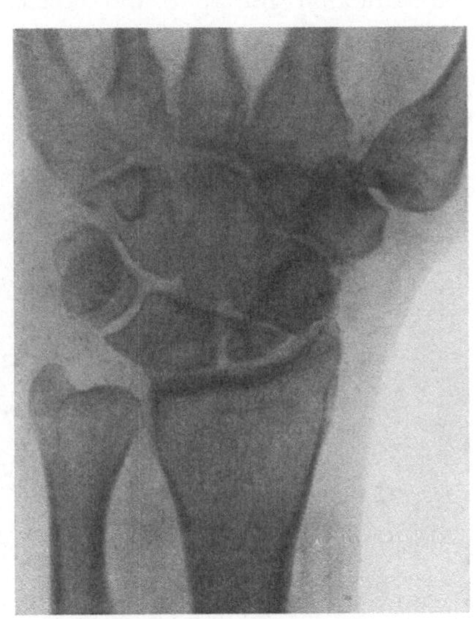

Abb. 66. Bruch des Kahnbeines.

Die Behandlung der Fraktur des Naviculare besteht in einer langdauernden Ruhigstellung des Handgelenkes, der eine vorsichtig steigende aktive und passive Bewegungstherapie folgt. Genaue Nachuntersuchungen haben ergeben, daß die beiden Fragmente des Kahnbeines häufig nicht mehr miteinander verwachsen, daß eine Pseudarthrose entsteht (mangelhafte Blutversorgung). Dies bräuchte — theoretisch betrachtet — keine Störung der Funktion zur Folge zu haben; es ist auch nicht das Offenbleiben der Bruchspalte, was oft zur bleibenden Schwächung der Hand führt, sondern ein allmählich im Knochen Platz greifender, als *traumatische Malacie* bezeichneter sklerosierender Schrumpfungsprozeß, der in seinem Wesen nicht ganz aufgeklärt ist und oft recht bedeutende sekundär-arthritische Veränderungen mit sich bringt. In solchen Fällen kann die sekundäre Entfernung der malacischen Fragmente angezeigt sein.

Die Luxation des Os lunatum.

Ein abnorm starker Schlag oder Stoß auf die Volarseite der *über*streckten Hand kann zur isolierten Luxation des Mondbeines nach der Beugeseite des Gelenkes führen. Meist geschieht diese Verletzung durch einen Sturz nach rückwärts oder senkrecht herab auf die vorgestreckten Hände. Dabei echappiert das Mondbein „gleich einem Kirschkern zwischen den Fingern" nach der Volarseite. Grundbedingung hierfür ist ein vollständiges Abreißen des dorsalen Bandes, während das volare nur einen Einriß erleidet. Das Mondbein dreht sich bei seiner Verrenkung um 90—180⁰ um sein volares Horn und kommt damit zwischen die Beugesehnen des Handgelenkes zu liegen. Dort ist es bei genauer Palpation als eine deutliche Resistenz zu fühlen, bewirkt durch den Druck auf die Sehnen oft eine leichte Flexionsstellung des Zeige- und Mittelfingers, so daß deren passive Streckung Schmerzen verursacht und führt überdies meistens zu Kompressionserscheinungen (Parästhesien) des N. medianus. Diese Symptome erleichtern die Diagnose (Abb. 67).

Die *Reposition* der isolierten Lunatumluxation ist zuweilen schwierig. Unter einem kontinuierlichen Zug an der Hand, wird dieselbe zunächst in starke Dorsalflexion gebracht und hierauf bei gleichzeitigem Druck auf das luxierte

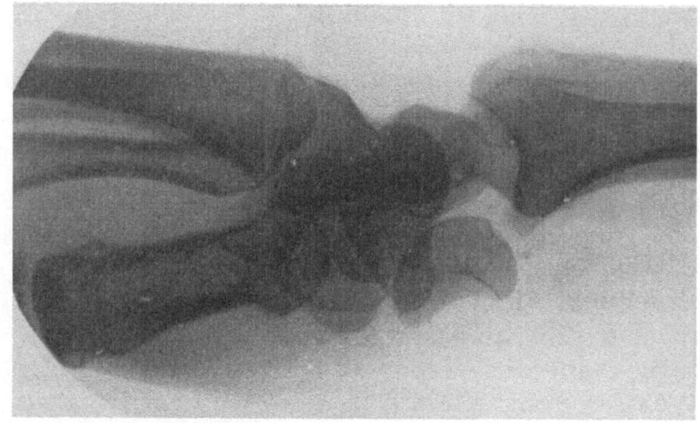

Abb. 67. Luxation des Os lunatum. (Aus Bauer.)

Mondbein volar flektiert. Die Schwierigkeit der Reposition besteht darin, daß dieses Manöver dort, wo das Mondbein stärker disloziert ist, auf unblutigem Wege leicht mißlingt. Das unter die Beugesehne geratene Knöchelchen legt sich zuweilen quer und verspießt sich bei dem Versuch, es an Ort und Stelle zu bringen. Auch veraltete Fälle können unblutig schwer reponiert werden. Doch auch nach der blutigen Freilegung gelingt die Reposition nicht immer, indem die Nachbarknochen nach stattgehabter Verrenkung aneinanderrücken und den Raum, der dem Lunatum gebührt, verengen. Oft bleibt nichts übrig als den Knochen zu exstirpieren, um den Druck auf Nerv und Sehnen zu beheben. Dann bleibt freilich in den meisten Fällen eine Schwäche der Hand zurück; infolge des Fehlens eines wichtigen Bausteines im Gefüge der Handwurzelknochen und Verschiebungen unter den anderen kommt es zu Inkongruenzen der Gelenkflächen und demzufolge zur Arthritis deformans. In Hinblick auf diese Prognose ist es besonders wichtig, die Verletzung rechtzeitig zu erkennen, denn im frischen Zustand ist die Reposition, wenn schon nicht auf unblutigem Wege, so doch durch eine Operation meistens durchführbar, womit eine vollständige Wiederherstellung erreicht ist.

Die Verrenkung des Mondbeines wird nicht allzuselten *neben* dem Bruch des Kahnbeines beobachtet; sie kommt auch bei Zertrümmerungsbrüchen der Radiusepiphyse vor.

13. Die Brüche der Mittelhandknochen.

Sie sind als komplizierte Frakturen nicht selten bei schweren Betriebsunfällen, insbesondere als Folge von Maschinenverletzungen zu sehen; dabei sind oft mehrere der Metakarpalknochen gebrochen. Auch bei den so häufigen Schußverletzungen der Hand (Unvorsichtigkeit beim Gewehrputzen) kommt es oft zu diesem Bruch. Unkompliziert ist die Metakarpalfraktur ein Biegungs- oder Stauchungsbruch. Ein direkter Schlag auf den Handrücken (Steinarbeiter) oder ein Stoß gegen die Knöchel der zur Faust geballten Hand (Boxer) führt zum Quer- oder Schrägbruch, vorwiegend in der Mitte des Knochens (Abb. 68).

Die Untersuchung läßt bei der Prüfung auf abnorme Beweglichkeit Crepitation erkennen; die Schwellung des Handrückens ist regelmäßig ziemlich bedeutend, dagegen kommt es selten zu nennenswerten Fragmentverstellungen, denn die Nachbarknochen wirken im Sinne einer Schienung. Trotzdem ist zumal bei Schrägbrüchen oft eine mäßige Verkürzung vorhanden und daran leicht zu erkennen, daß der betreffende Fingerknöchel aus der Reihe getreten ist. Druck- und Stoßschmerz erleichtern in zweifelhaften Fällen die Diagnose.

Bei komplizierten Brüchen der Mittelhand steht eine eventuell begleitende Sehnenverletzung und die

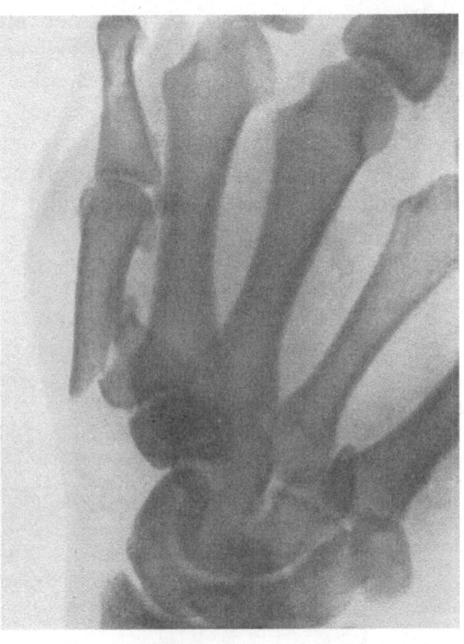

Abb. 68. Schrägbruch des Metacarpus I.

Bekämpfung der Infektion im Vordergrund der Therapie. Ist eine nennenswerte Dislokation vorhanden, so empfiehlt sich bei offenen wie bei subcutanen Brüchen ein Extensionsverband am Finger, der ambulatorisch mit Hilfe eines

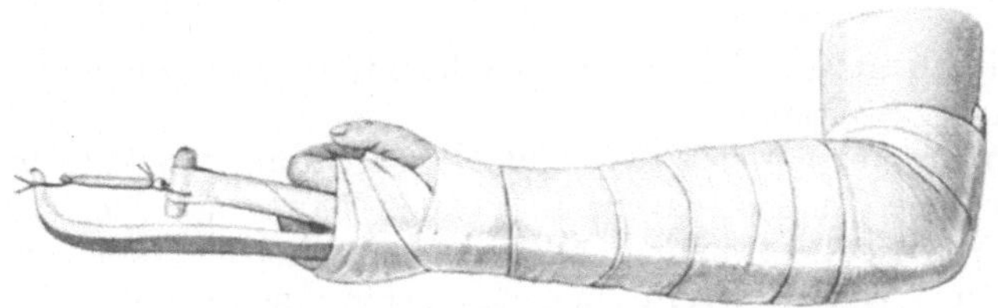

Abb. 69. Fingerextensionsverband mit Gummizug.

Drainrohres sehr einfach angefertigt werden kann (vgl. Abb. 69). Dieser auch für Phalangenbrüche sehr zweckmäßige Verband muß 2—3 Wochen liegen. Er kann so schmal und leicht angefertigt werden, daß die übrigen Finger gebrauchsfähig bleiben.

14. Bandriß, Bruch und Verrenkung an den Phalangen.

Durch Überstreckung oder forciertes seitliches Abbiegen kommt es in den Grund- oder Interphalangealgelenken nicht selten zu Kaspel- und Bänderrissen, die eine sofortige lokale Schwellung unter starken Schmerzen zur Folge haben. Untersucht man den Finger, so findet man abnorme Beweglichkeit, oft nach verschiedenen Richtungen, ohne daß ein Bruch oder eine Verrenkung vorliegt (Röntgen). Dieser Zustand erklärt sich aus einer *Zerreißung* der Verstärkungsbänder der Kapsel und folgendem Bluterguß im Gelenk. Die Heilung geht nur langsam vor sich, führt nicht selten infolge begleitender Periostverletzung zu spindelförmiger knöcherner Verdickung und konsekutiver Beweglichkeitseinschränkung, die viele Monate bestehen bleiben kann.

Wenn schon die Frakturen der Mittelhandknochen häufig offene sind, so sieht man dies noch öfter an den Fingern. Quetschungen, Kreissägeverletzungen und Hackwunden sind die häufigsten Ursachen der Fingerbrüche. Subcutane Frakturen sieht man bei Sturz auf die Hand, nach Raufhändeln und bei ähnlichen Gelegenheiten. Die Diagnose ist nicht schwer; bei offenem Bruch sieht man die Knochenwundfläche in

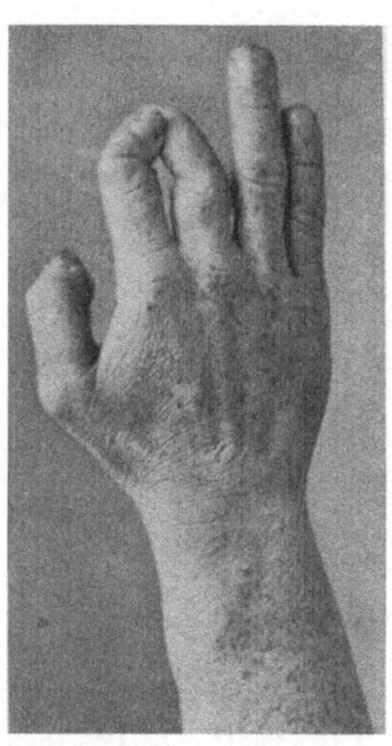

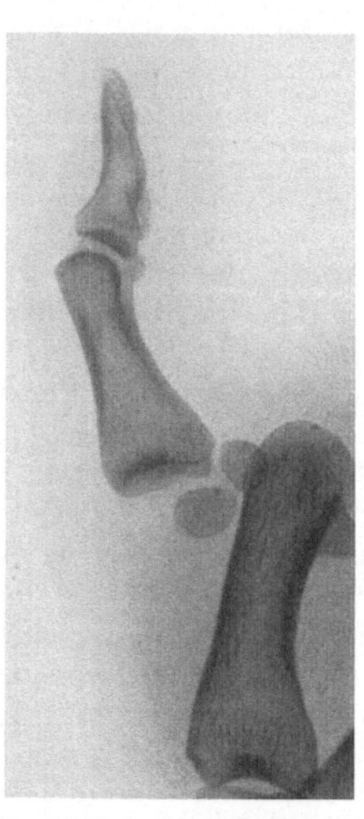

Abb. 70. Mangels Behandlung difform verheilte   Abb. 71. Dorsale Luxation des Daumens.
multiple Fingerfraktur.   (Aus BAUER.)

der Tiefe, bei subcutanen ist es zumeist leicht, Crepitation und abnorme Beweglichkeit nachzuweisen.

Zur Behandlung eignet sich der bei der Besprechung der Mittelhandknochenbrüche empfohlene Extensionsverband. Auch kann man sich hier des geistreichen ZUPPINGERschen Prinzipes bedienen und eine biegsame schmale Aluminiumschiene in folgender Weise zur Extension verwenden: die Schiene, die von der Mitte des Vorderarmes bis zur Spitze des gebrochenen Fingers reicht, wird an der vorlaren Seite angelegt und der dorsal flektierten Hand sowie dem gestreckten Finger gut anmodelliert. Hierauf wird sie durch exakt angelegte zirkuläre Heftpflasterstreifen fixiert. Biegt man nun im Bereich des Fingers die Schiene krumm, so extendiert man letzteren. Die Extension empfiehlt sich zur Vermeidung einer sich leicht fixierenden Achsenabweichung an der Bruchstelle nach der Seite, was schon aus kosmetischen Gründen nicht wünschenswert ist (Abb. 70).

Neben den meist schrägen Brüchen der Phalangen kommen oft Absprengungen als Folge von Distorsion oder Stauchung zur Beobachtung; man findet sie vorwiegend am Pfannenrand der proximalen Epiphysen.

Verrenkungen der Fingerglieder können nach dem Dorsum, nach der Vola und nach der Seite eintreten. Nur bei der letzteren Form ist ein Einreißen der Seitenbänder Bedingung, die dorsale und die volare Luxation geht zumeist nur mit einem Kapselriß einher. Die Verletzung ist an der charakteristischen Gestalt des Fingers zu erkennen; die Reposition gelingt eben wegen des Erhaltenseins der Seitenbänder nicht immer leicht, vor allem nicht durch einfache Streckung des Gliedes. Bei volarer Luxation muß daher erst die Flexion, bei dorsaler die Überstreckung forciert und damit die Verhakung der Epiphysen voneinander gelöst werden, worauf die Geradestreckung des Fingers die Reposition vollendet. Die dorsalen Luxationen zwischen Mittel- und Endglied sind die weitaus häufigsten.

Eine besondere Rolle spielt die *Luxation des Daumens*. Das Metakarpophalangealgelenk dieses Fingers ist infolge seiner Exponiertheit und bei seiner relativ geringen Exkursionsfähigkeit Traumen öfter ausgesetzt, als andere Gelenke der Finger. Distorsionen sind hier häufige und schmerzhafte Verletzungen, die lange zur Heilung brauchen (Abb. 71).

Die Verrenkung der Grundphalanx des Daumens auf das Dorsum seines Metakarpalköpfchens ist eine nicht seltene und typische Verletzung, die wohl nicht schwer zu erkennen, oft aber schwierig zu reponieren ist: an der Basis der Grundphalanx setzen eine Reihe kräftiger Muskeln an, die quer zur Hohlhand verlaufen. Zwischen diese Muskeln schlüpft in der Regel das Köpfchen des Metacarpus, nachdem es die volarwärts zerrissene Kapsel verlassen hat. Die sich dem Hals des Metacarpus enganlegende Kapsel und zumeist auch die lange Beugesehne können ein Repositionshindernis abgeben, das zu überwinden oft nur schwer gelingt. Durch einfachen, noch so kräftigen Längszug, ist die Reposition nicht möglich, es muß der Daumen erst überstreckt und dann durch Druck von außen auf die Basis der Grundphalanx bei entsprechenden Stellungen des Fingers der Weg gesucht werden, der zum Kontakt der Gelenkflächen führt. Es kommt vor, daß die Interposition so hartnäckig ist (Knopflochmechanismus), daß die Luxation auch im frischen Zustand unblutig nicht reponiert werden kann und die Freilegung des Gelenkes notwendig wird.

Nach der Reposition aller Frakturen und Luxationen im Bereiche der Hand ist der fixierende Verband unter möglichster Freilassung der gesunden Glieder anzulegen und darf nicht länger als dies unbedingt erforderlich ist (durchschnittlich 2 Wochen), liegen bleiben, worauf unverzüglich die hier sehr wichtige Massage und Bewegungstherapie einzusetzen hat.

III. Die Verletzungen der Knochen- und Gelenke der unteren Extremität.

1. Die Luxation des Hüftgelenkes.

Da der Gelenkkopf des Femur sehr tief in der Pfanne verborgen und die Kapsel durch besonders widerstandsfähige, sehnige Bänder verstärkt ist, kommt es an der Hüfte nicht so leicht zur Luxation wie an der Schulter ($2\%:51\%$). Die Verletzung ist regelmäßig die Folge einer indirekten Gewalteinwirkung, wobei der Oberschenkel mit großer Wucht gegenüber dem fixierten Becken über das physiologische Maß hinaus bewegt wird. Der Vorgang kann auch umgekehrt sein, indem das Bein fixiert ist und der Rumpf im Hüftgelenk derart bewegt wird, daß dessen normale Exkursionsgrenze gewaltsam überschritten wird. Es handelt sich zumeist um Männer im mittleren Lebensalter, die von einem Gerüst abstürzten, von Erdreich oder einer Lawine verschüttet oder von ähnlichen stumpfen und schweren Gewalteinwirkungen betroffen wurden. Die

Luxation kommt dabei zustande, indem der *Femurkopf* aus *der Pfanne herausgehebelt wird*. Der dazu nötige Einriß in der Gelenkkapsel kann nicht an jeder beliebigen Stelle stattfinden, denn dieselbe ist in großem Umfange ihrer Oberfläche außerordentlich widerstandsfähig. Sie hat aber sowohl *vorne unten* nahe dem Pfannenrand als auch *hinten* je eine schwache Stelle. Wenn der Kopf in einer dieser Richtungen andrängt, so kann es zum Einreißen bzw. zum Abriß der Kapsel kommen. Der Femurkopf tritt durch die entstandene Lücke durch, kommt auf den angrenzenden Teil des Beckenknochens zu liegen und wird da in einer bestimmten Stellung durch die sich nun straffende Kapsel festgehalten. Mit der aus der Anspannung der Kapsel sich ergebenden Zwangshaltung des Kopfes in federnder Fixation ist mittelbar auch die der jeweiligen Luxation charakteristische Stellung des ganzen Beines gegeben (Abb. 72 a, b, c, d).

Man kann 2 Hauptgruppen von Luxationen unterscheiden: jene nach hinten (Luxatio posterior) und jene nach vorne (Luxatio anterior). Je nachdem, an welche Stelle der luxierte Kopf nach der Verrenkung zu liegen kommt, unterscheiden wir bei den Luxationen nach hinten 1. die Luxatio ischiadica; 2. die Luxatio iliaca; bei der Verrenkung nach vorne: 1. die Luxatio pubica; 2. die Luxatio obturatoria.

Symptome und Diagnose. Bei der *Luxatio ischiadica* tritt der Kopf durch forcierte Adduction und gleichzeitige Stauchung des gebeugten Oberschenkels, die schwache Stelle der hinteren Kapsel zerreißend, hinter die Pfanne; die beiden sehnigen Kapselränder strangulieren den Schenkelhals an seiner Übergangsstelle in den Kopf; ihre Spannung fixiert die Stellung und daraus resultiert die pathognomonische Haltung des ganzen Beines: *Flexion, Innenrotation und Adduction*. Die Stellung ist federnd, beim Versuch sie zu ändern spannen sich die Kapselränder noch mehr an.

Die *Luxatio iliaca* ist in der Regel die Folge einer sekundären Verstellung nach stattgehabter Luxatio ischiadica. Der Mechanismus der Verrenkung ist der gleiche wie dort, die Stelle des Kapselrisses ebenfalls, es ist nur die Lage des Kopfes eine andere, indem entweder durch das in entsprechender Richtung fortwirkende Trauma oder durch nachfolgende Streckung des Beines der *Schenkelknopf nach oben auf den Darmbeinteller* abgewichen ist. Durch das Trauma kann es zum Zerreißen im Bereiche der Auswärtsroller, insbesondere der Sehne des Musc. obturator internus kommen, wodurch es dem Femurkopf leichter möglich ist, nach oben abzuweichen. Die Symptome sind im wesentlichen die gleichen wie bei der Luxatio ischiadica, nur weniger ausgeprägt; vor allem ist die Flexion geringer, dagegen besteht eine deutliche *Verkürzung des Beines* infolge des Hochstandes des Schenkelkopfes. Untersucht man in Seitenlage, so tastet man unter den Glutäalmuskeln den Kopf als undeutliche Resistenz; beim Versuch zu rotieren wird der Befund deutlicher.

Bei den Luxationen der Hüfte *nach vorne* ist das auffallendste Symptom die *Außenrotation des* Beines. Sie erklärt sich aus dem Stand des Schenkelkopfes vor, bzw. vor und unter der Pfanne. Bei der *Luxatio pubica* ist der Kopf medial vom Lig. Bertini ausgetreten und hat auf dem horizontalen Schambeinast sein Lager gefunden. Durch die Anspannung der Kapsel wird bei vorne festgehaltenem Kopf der Hals nach hinten gedrängt und daraus ergibt sich die Außenrotation. Die lokale Untersuchung läßt lateral vom Trigonum femorale den Kopf als deutliche Resistenz tasten. Entsprechend dem Nachinnenrücken des ganzen coxalen Femurendes ist die normale Trochanterwölbung verschwunden, man tastet den großen Rollhügel nur undeutlich in der Tiefe.

Die *Luxatio obturatoria* kommt wie die Luxatio pubica durch eine übertrieben abduzierende und gleichzeitig flektierende Gewalteinwirkung zustande.

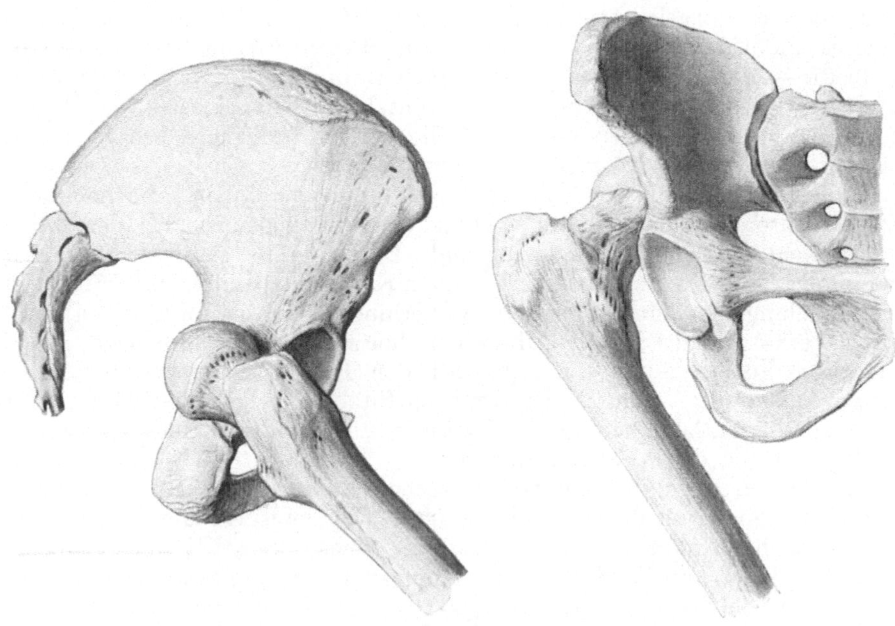

a) Ischiadica.   b) Iliaca.

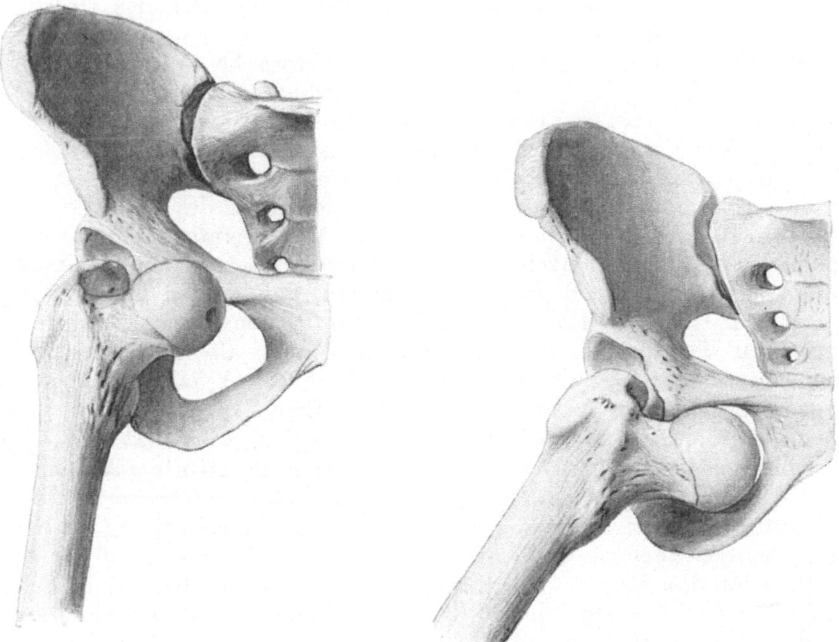

c) Pubica.   d) Obturatoria.

Abb. 72a—d. Luxatio coxae.

Der Schenkelkopf verursacht hier wie dort einen Riß nahe dem unteren Pfannenrand. Bei der Luxatio obtur. aber verhakt sich der Kopf unter dem horizontalen Schambeinast, so daß der Schenkel in stärkerer Abduction fixiert bleibt.
Er bleibt — daher der Name — im Foramen obturatorium liegen und stemmt
sich gegen den unteren Rand des horizontalen Schambeinastes an. Hier ist
die Außenrotation weniger deutlich als im vorigen Fall im Gegensatz zur Abduction. Der Kopf ist vom Rectum aus zu tasten.

Es bedingt also die Verrenkung nach hinten eine Innen-, die nach vorne
eine Außenrotation des Femurs. Bei der Luxatio iliaca wie bei der Luxatio
pubica steht der Kopf höher als normal. Daraus ergibt sich eine Verkürzung
und infolge der damit verbundenen relativen Kapselentspannung eine annähernde
Streckstellung des Beines. Letztere ist verhindert bei der Luxatio obturatoria
durch Verhakung des Kopfes unter den horizontalen Schambeinast, bei der
Luxatio ischiadica durch die sich über den Hals anspannende Kapsel und
kurzen Außenroller, wodurch der Kopf am Sitzbein festgehalten wird. Die für
die Diagnose pathognomonischen Zwangshaltungen des Beines ergeben sich
bei Betrachtung der Abb. 72 a, b, c, d.

Das Lig. teres ist bei der traumatischen Luxation der Hüfte regelmäßig
abgerissen. Auch ist die Verrenkung ohne Dehnungsrisse am Limbus cartilagineus nicht denkbar, nachdem letzterer einen wesentlich kleineren Kreis
darstellt, als der Äquator des Schenkelkopfes; Absprengungen vom knöchernen
Pfannenrand sind selten. Bei den Luxationen nach vorne kommt es zuweilen
zur Kompression der Arteria femoralis, die durch den Kopf nach vorne gegen
die Haut des Trigonum femorale gedrängt wird und in diesem Falle bei Auflegen der Hand oft ein Schwirren erkennen läßt. Auch der Nervus femoralis
kann durch Kompression in Mitleidenschaft gezogen werden, was sich in
heftigen Schmerzen und Parästhesien an der Vorderseite des Oberschenkels
und des Knies äußert.

Therapie. Um die sehr hinderliche reflektorische Muskelspannung vollkommen auszuschalten ist zur Reposition regelmäßig eine tiefe Narkose nötig.
Erst nach vollkommener Erschlaffung der Muskeln beginnt der Operateur sein
Manöver. Der Verletzte wird auf einer harten Matratze flach *auf den Boden*
gelegt. In jedem Falle ist das Becken durch einen kräftigen Gehilfen zu fixieren.
Derselbe kniet mit gespreizten Beinen über der Brust des Verletzten und hält
mit seinen Händen die Darmbeinkämme fest. Der Operateur faßt nun am rechtwinkelig gebeugten Unterschenkel an. Bei den wechselnden Manipulationen,
muß er sich fortwährend gegenwärtig halten, daß er den langen Arm eines
zweiarmigen Hebels in Händen hat, daß also die von ihm ausgeführten Bewegungen auf der anderen Seite des Hypomochlion, als welches entweder der
Pfannenrand oder sich anspannende Teile der Gelenkskapsel dienen können,
in entgegengesetzter Richtung verlaufen. Eine Abduction des gebeugten
Schenkels gegen oder über die Mitte der Körperlängsachse hat eine Abduction
des Schenkelhalses zufolge, wird der Schenkel in der Hüfte gebeugt, also das
Knie gehoben, bewegt sich der nach hinten luxierte Kopf nach abwärts. Allein
die Rotation ist eine Bewegung, bei welcher keine Hebelwirkung im Spiele ist;
indem der Schenkelhals im Winkel zum Schaft steht, beschreibt der Kopf bei
der Rotation des Femurs eine Kreislinie (etwa wie der Bart eines Schlüssels,
während derselbe umgedreht wird). Wir benützen diese mechanischen Verhältnisse, um, wo dies geht, ohne Anwendung von Gewalt den luxierten Femurkopf wieder in die Pfanne zurück zu führen.

Bei der *Luxatio ischiadica* hat sich der Kopf hinter den äußeren Pfannenrand verhakt. Um ihn zu lösen, muß hier die bestehende Innenrotation zunächst vermehrt werden; dadurch hebelt man den Kopf vom Sitzbein ab. Da der Kapselriß bei den hinteren Luxationen ungefähr in der Höhe der Mitte des hinteren Pfannenrandes liegt, muß nun der Kopf, der auch bei der Luxatio ischiadica ein wenig hoch steht, so weit nach abwärts geführt werden, daß er dem Loche in der Kapsel nach Möglichkeit genähert wird. Dies erreichen wir durch Flexion des langen Hebelarmes: Heben des Knies. Schließlich genügt oft ein mäßiger Zug in der Längsrichtung des Oberschenkels und der Kopf gleitet mit einem hörbaren Geräusch und einer fühlbaren Erschütterung des Beckens in die Pfanne. Das Einschnappen des Kopfes kann in schwierigeren Fällen durch eine im letzten Augenblick vorgenommene Abduction erleichtert werden. Die Reposition der Luxatio ischiadica wird also erreicht durch *Innenrotation, Flexion, Traktion* und *Abduction*.

Bei der *Luxatio iliaca* ist der Kopf weiter von der Pfanne entfernt, es besteht eine Verkürzung. Das *Einrenkungsmanöver ist im wesentlichen dasselbe*, wie bei der Luxatio ischiadica. Der Kopf wird zunächst an den hinteren Pfannenrand geführt, was bei frischen Fällen nicht schwer ist und hierauf wie eine Luxatio ischiadica reponiert. Besteht die Verrenkung bereits einige Tage, so macht die Behebung der Verkürzung Schwierigkeiten und müssen am Oberschenkel recht kräftige Traktionen durch längere Zeit vorgenommen werden, bevor sich der Kopf dem hinteren Pfannenrand so weit genähert hat, daß er durch eine unmittelbar folgende Abduction in die Pfanne gleitet. Geht man dabei zu brüsk vor, so kann es vorkommen, daß der Kopf bei der ebengenannten Abduction nach unten und um den unteren Pfannenrand herum nach vorne gleitet (Circumduction). Es wird damit künstlich aus einer Luxatio posterior eine anteriore gemacht. Sehr weit nach vorne kann der Kopf allerdings nicht abweichen, denn der Kapselriß ist hinten.

Auch bei der Reposition der *Verrenkungen nach vorne* ist zunächst die pathognomonische Rotationstellung zu vermehren und damit die Verhakung des Kopfes zu lösen. Da hier der Kapselschlitz, dem wir den Kopf zuführen müssen, am unteren Rand der Pfanne liegt, muß der Schenkelkopf nach seiner Abhebelung vom Foramen obturatorium bzw. Os pubis durch starke Flexion unter die Hüftpfanne gebracht werden. Das Manöver beginnt also mit einer Vermehrung der *Abduction*, derselben folgt eine starke *Flexion* des Beines, wodurch der Kopf nach abwärts geführt wird. Dann wird das Bein *innenrotiert* (der Kopf gleitet gegen die Mitte des unteren Pfannenrandes) und schließlich *gestreckt*, wobei sich der erhaltene Teil der vorderen Kapsel anspannt und den Kopf in die Pfanne gewissermaßen hineinzwingt.

Bei allen diesen Repositionsmannövern, die oft mehrmals wiederholt werden müssen, ehe die Einrenkung gelingt, muß der Operateur trachten, durch feinere und gröbere Nuancierungen aller Bewegungen, insbesondere der jeweiligen Rotationsstellung den Repositionshindernissen zu begegnen. Mit der wörtlichen Befolgung der Regel Außenrotation, Flexion, Innenrotation, Streckung gelingt die Reposition der Luxatio anterior durchaus nicht immer. Wenn die Einrenkung nicht gelingen will, ist zumeist die Interposition der Kapsel, oder bei den Luxationen nach hinten auch die Muskulatur daran schuld. Bei richtiger Vorstellung vom jeweiligen Stand des Schenkelkopfes und einem einigermaßen geübten Tastgefühl wird es dem Operateur gelingen, durch Variationen der von ihm ausgeführten Bewegungen mit dem Schenkelkopf den Kapselschlitz zu finden und damit die Luxation zu reponieren. Doch gibt es Fälle, wo das nicht möglich ist; es kann vorkommen, daß der Riß in der Kapsel sehr klein ist und (wie bei der Daumenluxation) der sog. Knopflochmechanismus die unblutige Reposition unmöglich macht. Auch kann es durch Hineingeraten eines Lappens der Gelenkkapsel in die Pfanne, infolge eines Rißbruches am Pfannenboden durch das Lig. teres, durch Vorlagerung des abgebrochenen Limbus cartilagineus zur Erschwerung, bzw. Behinderung der Reposition kommen.

Nach gelungener Einrenkung bedarf es in der Regel keiner weiteren Therapie; die Retention ist begreiflicherweise verläßlich; die Verletzung ist aber doch zumeist eine schwere und oft durch Shock oder gleichzeitige andere Verletzungen kompliziert. Aus diesen Gründen läßt man den Verletzten nach der Reposition eine Zeitlang zu Bett, beginnt aber bereits nach 2—3 Tagen mit aktiven Bewegungsübungen.

Ist die Reposition auf unblutigem Wege nicht gelungen, so ist sie nach Freilegung des Gelenkes und operativer Beseitigung der Hindernisse in frischen Fällen wohl regelmäßig möglich; bei veralteten Luxationen kann die Schrumpfung der Kapsel und Muskulatur insbesondere bei der Luxatio iliaca auch für die blutige Einrenkung ein unüberwindliches Hindernis abgeben.

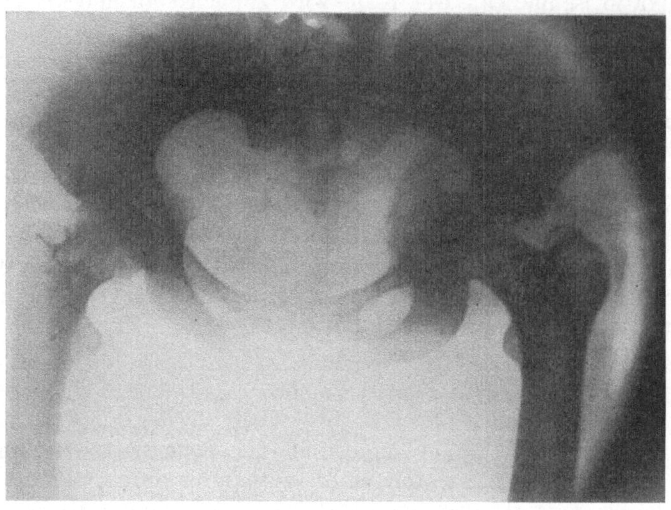

Abb. 73. Luxatio coxae centralis.

Wird eine Luxatio coxae traumatica nicht reponiert, so ist der weitere Verlauf nicht so schlecht, wie es bei Betrachtung der anatomischen Verhältnisse den Anschein haben könnte. Bei allen 4 Stellungen des Kopfes kommt es allmählich durch Wiederaufnehmen der Funktion des Gliedes zu einer Nearthrose, die, je mehr sie ausgebildet ist, je gelenkähnlicher das Lager des Kopfes mit der Zeit geworden ist, desto weniger Beschwerden verursacht. Die bei der Luxatio ischiadica und obturatoria besonders auffallende Zwangshaltung nimmt allmählich ab, insbesondere die Beugung der Hüfte wird zum Teil durch Dehnung der gespannten Kapsel geringer, zum Teil wird sie durch Lordosierung der Wirbelsäule kompensiert. Wohl bleibt in allen Fällen eine recht bedeutende Steifheit in der Hüfte zurück, doch wird der Verletzte in der Regel nach Jahr und Tag von seinen Krücken frei. Am ungünstigsten liegen hier die Verhältnisse bei der Luxatio iliaca, denn der luxierte Kopf findet hier keinen knöchernen Widerhalt, die Weichteile an der Außenfläche der Beckenschaufel geben nach und es stellt sich eine oft recht bedeutende Verkürzung ein. In diesen Fällen wie auch dort, wo aus anderen Gründen ein schmerzloses Gehen nicht möglich ist, kann die *Osteotomie* im Bereiche des großen Rollhügels mit Einpflanzung des peripheren Fragmentes in die Pfanne die Tragfähigkeit des Beines wieder herstellen.

In sehr seltenen Fällen kommt der Kopf auf andere Stellen, als dies bei den 4 klassischen Luxationsformen der Fall ist, zu liegen; so gibt es eine Luxatio *perinealis*, eine Luxatio *supraspinosa* u. a. Unter *Luxatio centralis* versteht man ein Durchstoßen des unverletzten Schenkelkopfes durch den gebrochenen Grund der Pfanne. Diese Luxationsfraktur entsteht zumeist durch hartes Auffallen auf den Trochanter und ist demnach ein Stauchungsbruch. Durch Fortwirkung des Traumas in der Richtung des Schenkelhalses tritt der Kopf, die Splitter der Pfanne nach der Seite drängend, gegen das Beckeninnere; dadurch kommt der Schenkelhals in die Pfanne zu liegen. Die Verletzung kann sehr schwer sein. In leichteren Fällen, wobei es nur zu klaffenden Fissuren und mäßigem Tiefertreten des coxalen Femurendes kommt, kann die Verletzung anfangs übersehen oder mit einem eingekeilten Schenkelhalsbruch verwechselt werden. Der Versuch einer Reposition ist um so mehr gerechtfertigt, als das Bestehenbleiben einer auch geringfügigen Dislokation eine recht erhebliche Einschränkung der freien Beweglichkeit zur Folge hat (Abb. 73).

2. Verletzungen im Bereiche des Femurkopfes.

Brüche des überknorpelten Femurkopfes sind äußerst selten. Da derselbe so gut wie vollkommen durch die ihn umgreifende Gelenkpfanne gedeckt ist, ist er gegen Absprengungen geschützt. Abscherwirkungen aber und Stauchungen spielen sich regelmäßig an dem weit weniger widerstandsfähigen Schenkelhalse ab. Auch werden indirekte Frakturen, selbst fortgeleitete Fissuren im Gefüge des Gelenkkopfes kaum jemals beobachtet.

Anders steht es hier mit der *Epiphysenfuge*, dieselbe stellt beim Adoleszenten einen Locus minoris resistentiae dar; eine Lösung an dieser Stelle mit geringerer oder größerer Verschiebung des Kopffragmentes ist keine große Seltenheit. Zumeist ist es ein Sturz mit dem Trochanter auf harten Boden oder eine Stauchung in der Längsrichtung des Oberschenkelschaftes, wobei der Kopf in der Pfanne zurückgehalten wird und es in der Epiphysenfuge im Sinne einer Abscherung zur Lösung kommt. Im Vordergrund der Erscheinungen steht die Functio laesa; das Bein ist aktiv kaum beweglich und nicht belastungsfähig, die Gelenkgegend druckempfindlich, die Gliedmaße zumeist etwas adduziert, bei stärkerer Dislokation der Fragmente *verkürzt* und ein wenig außenrotiert. Passive Bewegungsversuche sind schmerzhaft und lassen sich infolge reflektorischer Kontraktion der pelvitrochanteren Muskeln nicht ohne teilweise Mitbewegung des Beckens ausführen.

Da differentialdiagnostisch die häufigere Contusio coxae von der Epiphysenlösung unterschieden werden muß, ist die genaue Feststellung einer etwa vorliegenden Verkürzung notwendig. Dazu wird der Verletzte auf die gesunde Seite gelegt und bei leicht gebeugter Hüfte mit einem Meßband die Roser-Nelatonsche *Linie* markiert. Das eine Ende des Bandes wird an den Tuber ossis ischii, angelegt und da festgehalten; nun wird das gespannte Meßband um die Außenseite der Hüfte zur Spina anterior superior geführt. Bei normaler Hüfte tangiert diese Linie die Spitze des Trochanter major, bei Verkürzungen infolge einer *Kontinuitätstrennung zwischen großem Rollhügel und Femurkopf,* sowie bei Luxationen des letzteren mit entsprechender Dislokation nach oben überragt die Trochanterspitze die Roser-Nelatonsche Linie („Hochstand des Trochanter").

Die Erfahrung hat gelehrt, daß die traumatische Epiphysenlösung durchaus nicht immer mit einer primären Verschiebung der Fragmente einhergeht. Es kommt gar nicht selten vor, daß die nach stattgehabten Trauma vorgenommene Untersuchung ausschließlich die Symptome der Kontusion erkennen läßt und das Vorhandensein der Lösung in der Epiphysenfuge erst ganz allmählich, und zwar erst nach Wiederaufnahme der Funktion *unter dem Einflusse der Belastung* in Erscheinung tritt. Der in der Epiphysenfuge gelockerte Kopf wird durch seine sichere Lage in der Pfanne festgehalten, während der Schenkelhals sich beim Stehen und Gehen allmählich immer mehr nach oben verschiebt. So kommt es zu einer langsam entstehenden Verkürzung, zu einem Herabgleiten des Kopfes entlang der Knorpelfuge (Coxa vara). (Genaue Röntgenuntersuchungen haben gezeigt, daß hier nicht selten Erweichungs- und andere Krankheitsprozesse der Knorpelfuge vorliegen, die der Entstehung der traumatischen Coxa vara Vorschub leisten.) Der Verdacht auf das Vorhandensein einer Epiphysenlösung ohne primäre Dislokation muß dann rege werden, wenn nach Abklingen der gewöhnlichen Symptome einer Kontusion ein allmählich zunehmendes Hinken, eine Schwächung der Belastungsfähigkeit und dauernde Schmerzen zurückbleiben. Der Nachweis eines auch geringen Trochanterhochstandes bestätigt, wie auch das Röntgenbild, die Epiphysenlösung. Allerdings muß hier auch an den Beginn einer Coxitis tuberculosa gedacht werden. Über die Symptome derselben vgl. das Kapitel Hüftgelenktuberkulose.

Die *Behandlung* der Epiphysenlösung besteht in einem Fixationsverband in Abduction. Durch letztere rückt der Hals nach abwärts, während der Kopf in der Pfanne festgehalten wird und die Bewegung nicht mitmacht, auch wenn, wie dies zumeist der Fall ist, der Kontakt der Fragmente ein ziemlich inniger ist. Selbst in veralteten Fällen, in welchen bereits die Coxa vara konsolidiert ist, gelingt es oft an der Epiphysenfuge eine abermalige Lösung durch starke Abduction zu erzielen und die Fragmentstellung zu verbessern. Ob wir die korrigierte Stellung durch Extension oder durch einen Gipsverband festhalten, hängt vom speziellen Fall ab. Zuweilen ist neben der Abduction auch eine Innenrotation notwendig. Diese Stellung kann im Extensionsverband schwer dauernd festgehalten werden; zu ihrer Fixation im Gipsverband ist es unerläßlich, entweder den Fuß bis zu den Zehen mit einzugipsen oder das Knie zu beugen; nur dadurch kann es vermieden werden, daß das Bein im Verband wieder nach außen rotiert.

Es empfiehlt sich, den Gipsverband 3—6 Monate liegen zu lassen und auch dann noch einen das Hüftgelenk entlastenden Schienenhülsenapparat, der die Gelenke freiläßt, tagsüber anzulegen.

3. Der Bruch des Schenkelhalses.

Während im Kindesalter und in der Pubertätszeit — wenn auch nicht häufig — die eben besprochene Lösung im Bereich der Kopfepiphyse als Folge schwerer lokaler Traumen beobachtet wird, sieht man in höherem Alter besonders oft den Bruch des Schenkelhalses. Derselbe kommt zwar auch im mittleren Alter nicht selten zur Beobachtung, er tritt hier als Torsionsbruch oder als Stauchungsfraktur in Erscheinung, kann in seltenen Fällen auch bei Adoleszenten (Turn- und Sportverletzungen) zustande kommen, doch bildet er eine unverhältnismäßig häufige Verletzung des Greisenalters. Der dritte Teil aller Knochenbrüche, die sich jenseits des 60. Lebensjahres ereignen, sind Schenkelhalsbrüche. Die Erklärung hierfür ist zweifellos einerseits in den für das Collum femoris eigenartigen statisch-dynamischen Verhältnissen, andererseits darin zu suchen, daß der Abbau der Knochensalze, der physiologischerweise im Senium vor sich geht und die Altersosteoporose des Skeletes zur Folge hat, sich besonders deutlich im Bereiche des Schenkelhalses abspielt. Dadurch wird die Tragfähigkeit dieses Knochenabschnittes vermindert, seine Brüchigkeit erhöht. Durch den schrägen Verlauf des Schenkelhalses wird derselbe normalerweise bereits bei jedem Schritt auf Biegung beansprucht. Ist nun seine Tragkraft herabgesetzt, so genügt beim Greis oft ein Trauma, das im kräftigen Mannesalter kaum zu einer nennenswerten Kontusion führt, und der Schenkelhals bricht ab (Abb. 74).

Was die Bruchlinie betrifft, so sind die Collumfrakturen meist Querbrüche, stehen also in ihrer Verlaufsrichtung annähernd senkrecht zur Längsachse des Schenkelhalses. Dabei unterscheiden wir die medialen Schenkelhalsbrüche von den lateralen; die ersteren verlaufen nahe dem Kopf, die letzteren näher dem Trochanter major. Weiters wird hier nach allgemeiner Gepflogenheit ein Bruch mit eingerechnet, welcher strenggenommen nicht im Bereich des Halses liegt, dessen Bruchlinie lateral davon schräg durch die Masse beider Rollhügel („pertrochanter") verläuft.

Splitterung des Schenkelhalses sieht man selten; hingegen kommen oft *Einkeilungen* vor. Dabei bohrt sich in der Regel die relativ feste Corticalis des

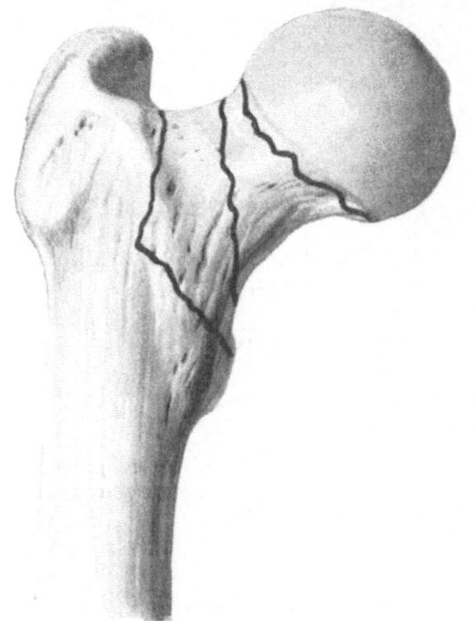

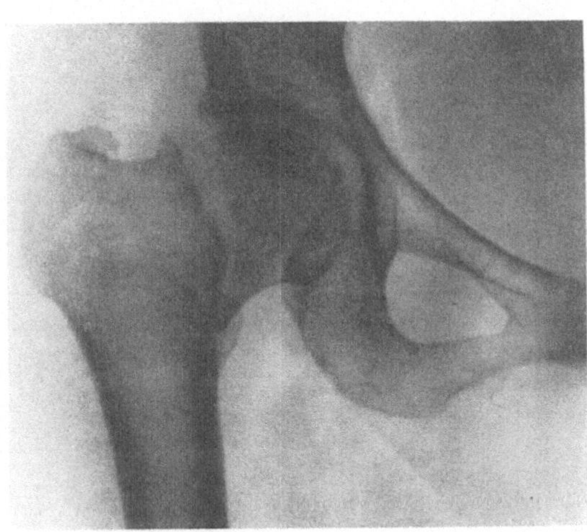

Abb. 74. Die häufigsten Bruchlinien der Schenkelhalsfraktur.

Abb. 75. Fractura colli femoris.

unteren Halsrandes in die Spongiosa des Kopffragmentes ein. Bei der Einkeilung der lateralen Schenkelhalsbrüche sieht man das Umgekehrte: das Kopffragment (also hier der Hals) bohrt sich in das periphere Fragment, in die spongiöse Masse der zwischen den Rollhügeln liegenden Metaphyse. Auch hier wieder ist es vorwiegend die untere Halscorticalis, welche dank ihrer Widerstandsfähigkeit oft tief in das distale Fragment eindringt, und zu einer recht festen Verhakung der Bruchteile führen kann. Da bei beiden Formen der Einkeilung die untere Halscorticalis es ist, die in das andere Fragment eindringt, ergibt sich daraus eine *Verkleinerung des Schenkelhalswirbels.*

Symptome, Diagnose und Verlauf. Während die Fractura colli femoris im Mannesalter wohl regelmäßig als die Folge eines gewaltigen Traumas (Absturz, Überfahrenwerden usw.) beobachtet wird, genügt bei Greisen ein Sturz im Zimmer oder auf der Straße zur Entstehung des Bruches. Durch das Stolpern über einen Teppich, Ausgleiten auf Glatteis, oder aus ähnlicher Veranlassung fällt der Betreffende zu Boden und kann sich nicht mehr erheben. Augenblicklich treten ziemlich heftige Schmerzen in der Hüfte auf, die sich in der Folge steigern, insbesondere bei Bewegungsversuchen, die am Bein vorgenommen werden. Bei Einkeilungen sind die Schmerzen zumeist geringer, ja man kann nicht selten

32*

sehen, daß der Verletzte noch vom Boden aufsteht und eine Zeitlang geht, wobei er den gebrochenen Schenkelhals nahezu normal belastet. Dies ist bei losen Brüchen nicht möglich (Abb. 75).

Bei der Untersuchung des am Rücken liegenden Verletzten finden wir folgendes: Das gebrochene Bein wird in Streckstellung gehalten, ist aber meist deutlich *nach außen rotiert*, so zwar, daß der äußere Fußrand der Unterlage aufliegt oder sich derselben wenigstens genähert hat. Dieses Symptom, das schon vor der Entkleidung des Patienten und aus der Entfernung deutlich

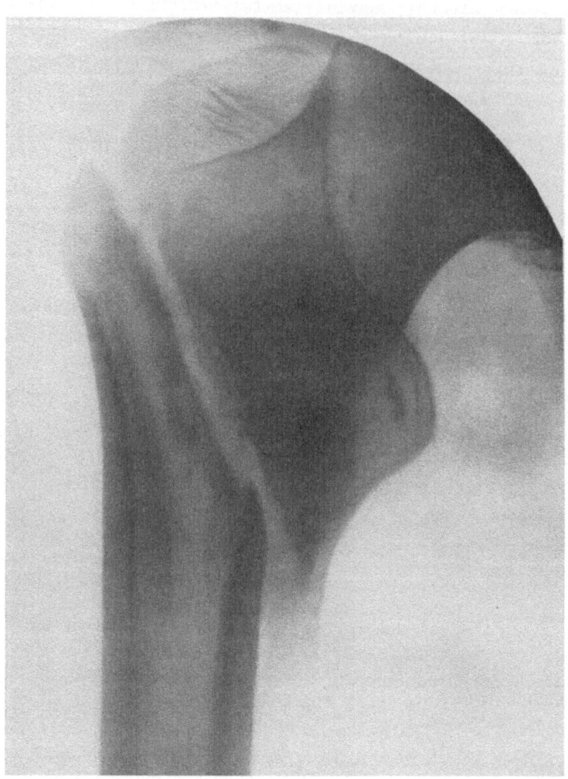

Abb. 76. Pertrochantere Schenkelhalsfraktur. (Aus Bauer.)

erkennbar ist, ist zwar nicht pathognomonisch für den Schenkelhalsbruch, läßt denselben aber, zumal bei alten Leuten, als höchst wahrscheinlich annehmen. Die auch bei losen Brüchen unmittelbar nach der Verletzung vorhandene *Verkürzung* ist nie sehr hochgradig; immerhin oft deutlich genug, um am Höherstehen der Kniescheibe oder der Fußsohle erkannt zu werden, so zwar, daß ein schmerzhaftes Umlegen des Patienten zur Messung der Roser-Nelatonschen Linie sich zumeist erübrigt. Die Prüfung derselben ist hier nur differentialdiagnostisch gegenüber dem hohen Schaftbruch von Wert. Ein größeres *Hämatom* fehlt fast regelmäßig, besteht eine deutliche Schwellung, so spricht dies für das Vorhandensein einer pertrochanteren Fraktur (Abb. 76). Bei losen Brüchen kann der auf dem Rücken liegende Patient das verletzte Bein nicht von der Unterlage aufheben. Außenrotation, Verkürzung und *Functio laesa* lassen sich also konstatieren, ohne den Kranken zu berühren. Die nun folgende Palpation läßt allerdings an Ort und Stelle wegen der relativ geringen Verschiebung der überdies recht verborgenen Fragmentenden nicht viel erkennen. Wohl ist ein undeutlicher lokaler Druckschmerz vorhanden, doch läßt sich dieses Fraktursymptom wesentlich deutlicher und verläßlicher als *Fernschmerz* durch Schlag auf den Trochanter oder auf die Fußsohle auslösen. Ergreift man aber den Schenkel, hebt ihn von der Unterlage auf und biegt das Kniegelenk, so kann man oft schon als untrügliches Zeichen der stattgehabten Fraktur *Crepitation* nachweisen. Das Aufheben des Beines verursacht an der Bruchstelle deutliche Schmerzen, wogegen abnorme Beweglichkeit am Schenkelhals nur sehr undeutlich und nicht überzeugend ausgelöst werden kann. Der Versuch, die Außenrotation passiv zu beheben, stößt auf Schwierigkeiten und verursacht heftige Schmerzen, desgleichen ist auch zur Behebung der Verkürzung ein sehr kräftiger Zug nötig; die pathologische Stellung ist also von vornherein ziemlich fixiert und läßt sich durch entsprechende Lagerung des Beines nicht viel beeinflussen, zu ihrer Korrektur sind energische Maßnahmen nötig. Eine bestehende Einkeilung ist daran zu erkennen, daß wohl einerseits eine nachweisbare Verkürzung besteht, Trochanterhochstand, oft auch Adduction und Außenrotation vorliegt, daß aber andererseits keine Crepitation ausgelöst werden kann und alle Manipulationen am Bein infolge der fehlenden abnormen Beweglichkeit wesentlich weniger schmerzhaft sind. Bei mageren Individuen ist durch Palpation des *Trigonum femorale* während einer passiv vorgenommenen Rotation der Hüfte die Mitbewegung des Kopfes fühlbar.

Differentialdiagnostisch kommt die *hohe Schaftfraktur des Femur* in Betracht. Dieselbe läßt für die Inspektion die gleiche Außenrotation, Verkürzung und Functio laesa erkennen, wie beim Bruch des Schenkelhalses. Doch tritt hier eine meist rasch unter dem Trochanter sich ausbreitende Schwellung auf; wichtiger ist der Nachweis der abnormen Beweglichkeit, welche bei hohen Schaftbrüchen viel deutlicher darzustellen ist als bei Halsbrüchen. Die sichere Klärung zweifelhafter Fälle bringt (außer der Röntgenuntersuchung) die Messung der ROSER-NELATONschen Linie, die bei Schaftbrüchen natürlich vom Trochanter nicht überragt wird.

Der Bruch des Schenkelhalses bedeutet regelmäßig eine sehr ernste Verletzung, die auch bei jungen Individuen viele Monate zur Heilung beansprucht. Letztere kann außerordentlich verzögert sein oder auch vollkommen ausbleiben; dies ist geradezu die Regel bei den medialen Brüchen alter Leute. Die Ursache der so schlechten Heilungsaussichten liegt nicht in therapeutischen Schwierigkeiten der Fragmentreposition, sie ist vielmehr in der *mangelhaften Blutversorgung des Kopffragmentes* zu suchen, die schon im mittleren Lebensalter Schuld an der auffallend langsamen Heilung dieses Bruches trägt, beim Greis aber die so häufige *Pseudarthrose* veranlaßt. Ohne Durchblutung des Fragmentes bzw. seines Periostes ist die Bildung eines Frakturcallus undenkbar; nun wird der Schenkelkopf außer durch die Gefäße des Halses nur äußerst dürftig durch eine kleine Arterie im Lig. teres ernährt, die überdies im Alter obliteriert; bricht der Hals an irgendeiner Stelle ab, so ist die Ernährung des kurzen Fragmentes desto schlechter je kleiner dasselbe ist.

Bei alten gebrechlichen Leuten ist es daher begreiflich, wenn sie nach einem erlittenen Schenkelhalsbruch oft überhaupt nicht mehr auf die Beine gebracht werden können und für manche bedeutet diese Verletzung den Anfang vom Ende: Durch die erzwungene Rückenlage kommt es leicht zur hypostatischen Pneumonie; in anderen Fällen führt ein gangränöser Decubitus der Kreuzbeingegend zu einer fortschreitenden Infektion oder der wiederholte Katheterismus, der bei alten bettlägerigen Männern oft erforderlich ist, führt zur Cystitis, Pyelitis und Urosepsis. Diese Tatsache fordert die aufmerksamste Beachtung

der Pflege des Kranken, muß aber auch bei unseren therapeutischen Maßnahmen
berücksichtigt werden.

Therapie. Dieselbe besteht in einer möglichst guten Reposition der Fragmente
und Fixation bis zur verläßlichen Konsolidierung. Doch gibt es hier Ausnahmen;
bei ganz *alten Leuten,* die bereits früher marantisch waren oder an unheilbaren

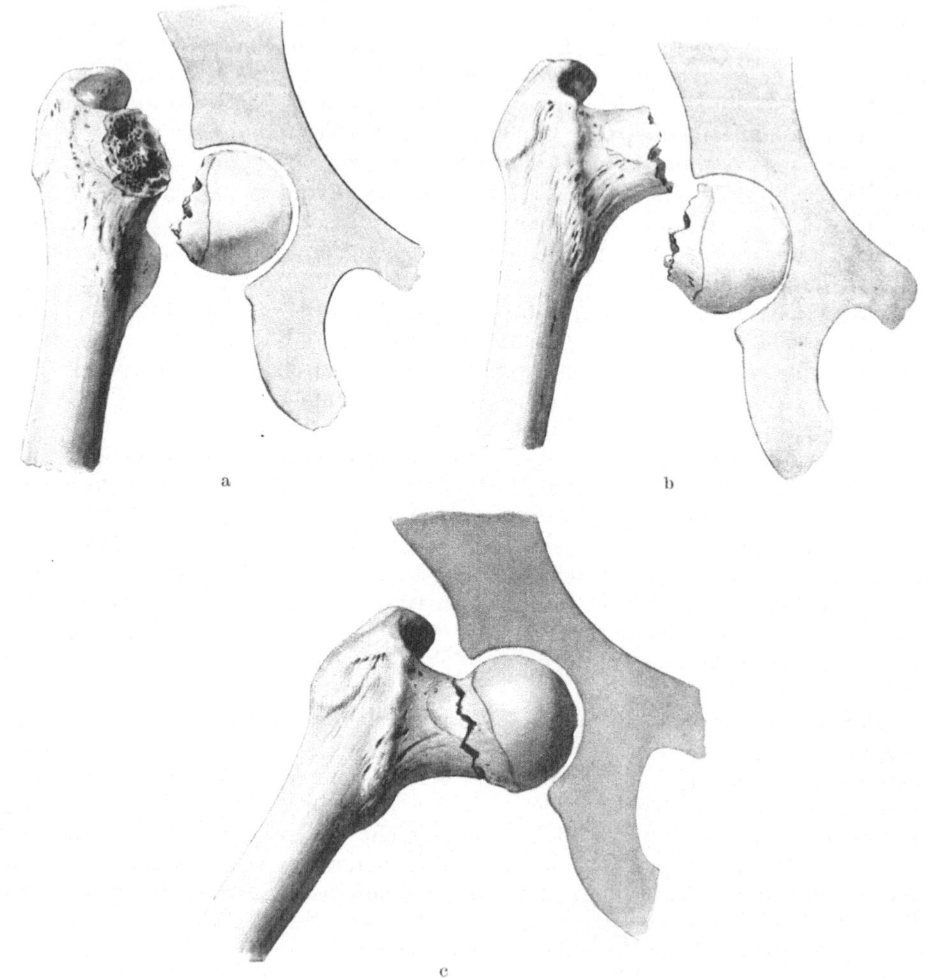

Abb. 77a—c. a Pathologische Stellung. b Wirkung der Innenrotation. c Wirkung der Abduction.

Krankheiten litten, wird man von quälenden, immobilisierenden Verbänden Abstand nehmen; dies besonders, wenn es sich um feste Einkeilungen handelt oder
um mediale Halsbrüche, welch letztere an solchen Kranken keine Hoffnung auf
Konsolidation geben. Hier wird das Hauptaugenmerk auf die Pflege des ganzen
Körpers und auf die Verhütung der oben erwähnten akzidentellen Krankheiten
zu richten sein. Die Erfahrung lehrt, daß der Bruchschmerz auch ohne Fixation
der Fragmente allmählich nachläßt und daß man diese Kranken, wenn man sie
geschickt anfaßt, schon wenige Tage nach dem Unfall im Bett aufsetzen und
bald auch auf einen bequemen Stuhl herausheben kann. Für die ersten Tage

empfiehlt es sich, ein hartes Keilpolster unter das krankseitige Knie zu legen; dadurch wird die Bruchstelle gegen die besonders schmerzhafte Rotation besser fixiert, als bei ausgestreckter Lage des Beines. Man verzichtet also in diesen Fällen auf eine Heilung des Knochenbruches. Nach Ablauf von Wochen können diese Kranken zuweilen leidlich mit einem entlastenden Schienenhülsenapparat umhergehen. Freilich bleibt die Belastung immer schmerzhaft und ist die Fortbewegung nur langsam und nur auf kurze Strecken möglich, doch wurde die Hauptsache erreicht: Der Verletzte wurde bald aus dem Bett gebracht und damit der Gefahr der sekundären Komplikationen entrückt.

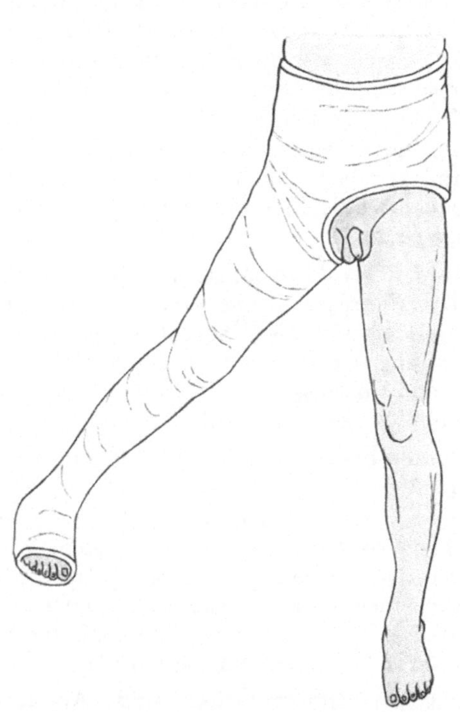

Abb. 78. Gipshose nach Stellungskorrektur des Schenkelhalsbruches.

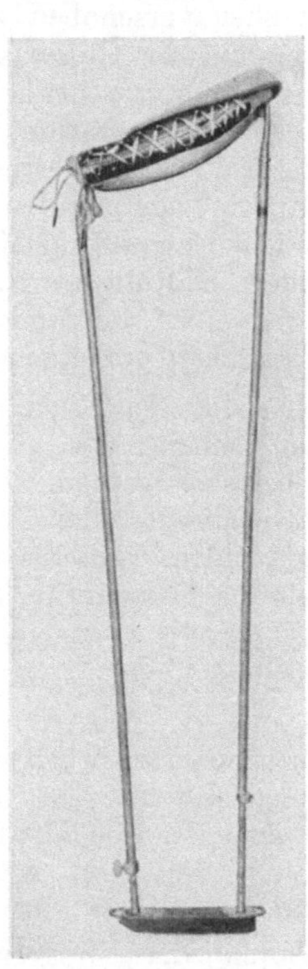

Abb. 79. BRUNSsche Schiene. (Aus BAUER.)

Wo es sich nicht um decrepite Individuen handelt, müssen wir zunächst bestrebt sein, die Bruchflächen nach Tunlichkeit einander zu nähern. Die Richtung des Zuges der im Bereiche der Rollhügel angreifenden Beckenmuskeln verläuft nach oben und innen. Um der fragmentverstellenden Wirkung desselben zu begegnen, kann man einen *Extensionsverband* anlegen und mit einem Gewicht von 10—15 kg belasten. Das Bein muß dabei aus dem Bett heraus stark abduziert und die pathologische Außenrotation durch entsprechend ängelegte Hilfszüge bekämpft werden. Die recht mühsame Pflege eines lange liegenden Extensionsverbandes läßt sich umgehen, wenn man den Bruch mit einem *Gipsverband* behandelt. Bei älteren Leuten, die nicht zu schwach sind, hat die Gipsverbandbehandlung den großen Vorteil, daß damit die Verletzten schon wenige Tage nach dem Unfall aus dem Bett gebracht werden können; sie hat deshalb hier den unbedingten Vorzug vor der Extensionsbehandlung. Aber auch sonst bietet die vom Rippenbogen bis zu den Zehen reichende Gipshose gewisse Vorteile, so daß sie von manchen als Methode der Wahl bei allen Schenkelhalsbrüchen in Anwendung gebracht wird. Es ist dies die Möglichkeit, damit die günstigste, durch die Extension kaum dauernd aufrecht zu erhaltende Stellung des Beines sicher und verläßlich auf beliebige Zeit zu fixieren. Diese, zumal bei den medialen Collumbrüchen notwendige Beinstellung besteht in einer *Innenrotation* und gleichzeitigen *Abduction*. Dies ist zur Wiederherstellung des Bruchflächenkontaktes aus folgender Überlegung notwendig: Indem nach stattgehabter Fraktur das Bein, der Schwere des Fußes folgend, nach außen rollt, wendet sich die Bruchfläche des peripheren Fragmentes nach vorne. Die gleichzeitig auftretende Verkürzung hat zur Folge, daß das distale Fragment nach oben verschoben wird. Die Korrektur der Verkürzung können wir bei Anwendung des Gipsverbandes durch eine starke Abduction erreichen; dadurch führen wir den Schenkelhals nach abwärts. Wenn wir gleichzeitig die pathologische Außenrotation korrigieren, so erzielen wir nicht nur einen Kontakt, sondern auch ein festes Aufeinanderpressen der Bruchflächen. In Narkose wird nach Lagerung des Patienten auf dem Gipstisch das Bein zunächst innenrotiert und hierauf ungefähr 45° von der indifferenten Streckstellung abduziert. In dieser Haltung wird der Gipsverband angelegt, der bis an die Zehen reicht. Mit demselben soll der Patient baldmöglichst aufstehen und unter Zuhilfenahme von Krücken umhergehen (Abb. 77 a, b, c u. 78).

Je näher der Bruch am Schenkelkopf liegt, desto länger muß der Verband liegen bleiben. Vor Ablauf eines halben Jahres soll eine Collumfraktur nicht frei belastet werden. Zur Nachbehandlung und als Übergangsapparat nach der Gipshosen- oder Extensionsbehandlung ist die Bbunssche Schiene sehr zu empfehlen. Dieselbe stützt sich an den Tuber ossis ischii; da sie etwas länger ist als die Extremität, hält sie das Bein in Schwebe (Abb. 79).

Eingekeilte Brüche sollen, auch wenn die Fragmentstellung keine anatomisch befriedigende ist, nicht gelöst werden.

Die pertrochanteren Frakturen unterscheiden sich wesentlich von den eigentlichen Halsbrüchen, indem hier keinerlei Gefahr einer verzögerten Callusbildung besteht. Im Gegenteil bilden diese Brüche zuweilen übermächtige Callusmassen. Die Therapie besteht auch hier in einem Extensions- oder Gipsverband. Dabei ist, wie bei den richtigen Schenkelhalsbrüchen, auf die Vermeidung der Coxa vara zu achten (starke Abduction im Verbande).

Durch die Gipsverbandbehandlung in Innenrotation und Abduction (A. Lorenz, Whitman) ist es gelungen, die Prognose der Schenkelhalsbrüche wesentlich zu bessern. Trotzdem bleibt noch ein Rest von ungefähr 20% (ausschließlich nicht eingekeilte mediale Brüche), in welchen mit konservativen Behandlungsmethoden ein befriedigendes Heilresultat nicht erreicht wird. Die Symptome der unverheilten Fraktur *(Pseudarthrose)* des Schenkelhalses sind Schmerzen, Bewegungseinschränkung und Belastungsunfähigkeit. Zumeist kommt es zum allmählichen Schwund des Schenkelhalses, so zwar, daß Kopf und Trochantermasse nahe aneinander rücken, oft nur durch die bleibende Bruchspalte getrennt sind. Dadurch, sowie durch die begleitende Schrumpfung der umgebenden Weichteile wird die Exkursionsbreite in den Bewegungen des Femurschaftes erheblich verringert. Die Abduction ist fast vollkommen unmöglich, aber auch Flexion und Rotation sind stark eingeschränkt. Durch die endlich aufgenommenen Gehversuche kommt es zu einem allmählichen Abschleifen der Bruchflächen aneinander, bzw. zur Bildung eines neuen gelenkähnlichen Lagers des restlichen Schenkelhalses in den Weichteilen oberhalb des Gelenkes (Nearthrose). Bei jedem Schritt scheuert der Stumpf des Schenkelhalses am Kopffragment oder er bohrt sich in die über dem Pfannendach liegenden Muskeln ein, hier sich allmählich ein fibröses Widerlager stampfend. Diese rein statischen Folgen der Pseudarthrose werden zumeist noch begleitet von den Erscheinungen der chronisch-deformierenden Arthritis.

Zur *Behandlung der Schenkelhalspseudarthrose* kann verschiedenes versucht werden; daß hier nur operative Maßnahmen in Frage kommen können, liegt auf der Hand. Die einfachste Methode ist die *Nagelung* des Schenkelhalses. Dieselbe besteht darin, daß man durch den großen Trochanter gegen das Zentrum des Schenkelkopfes einen kräftigen Nagel eintreibt und liegen läßt. Der Fremdkörperreiz soll Calluswucherung und damit eine Verschmelzung der Fragmente zur Folge haben (Abb. 80). Andere Vorschläge gehen dahin, den Kanal vorzubohren und statt des Nagels aus Metall oder Elfenbein lebenden Knochen aus

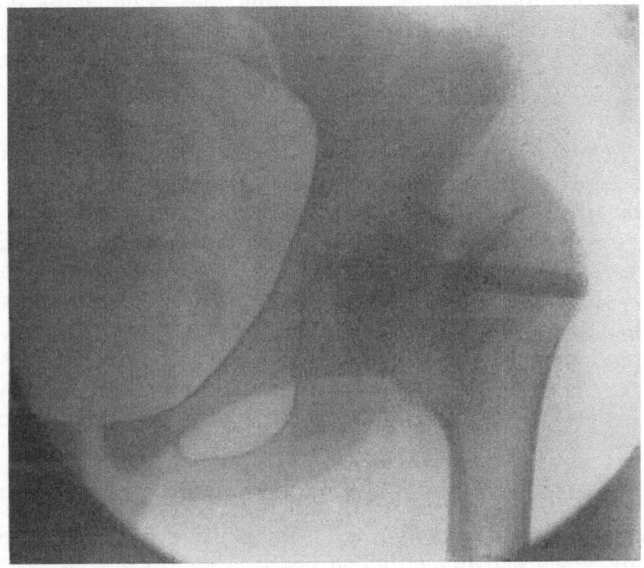

Abb. 80. Mittels frisch entnommenem Tibiaspan genagelte Pseudarthrose des Schenkelhalses.

der Tibia zu nehmen; die Erfolge mit diesen Methoden sind auch nach vorheriger Anfrischung der Bruchflächen unbefriedigend. Andere Operationsmethoden gehen von der Überlegung aus, daß die Belastungsfähigkeit des Hüftgelenkes wichtiger ist als seine Beweglichkeit, sind also dahin orientiert, erstere auch auf Kosten einer *Ankylose* zu erzwingen. Man hat um dem peripheren Fragment mehr Halt zu verschaffen, den Kopf exstirpiert, das distale Stücke des Halses oder den Trochanter major angefrischt und in die leere Pfanne eingepflanzt. Wenn es gelingt durch genügend lange Fixation in Abduction diese Einpflanzung aufrecht zu erhalten und durch Vernarbung der Umgebung zu stabilisieren, so erreicht man eine wieder belastungsfähige Hüfte. Eine andere, weniger eingreifende, Methode besteht darin, nach schräger Osteotomie im Bereiche des großen Rollhügels oder unter diesem den *Femurschaft unterhalb des Kopffragmentes einzustemmen* und ihn da — ebenfalls durch lange Ruhigstellung im Gips- oder Extensionsverband bei starker Abduction — ein festes Lager zu verschaffen.

Unbedingt erforderlich ist die Resektion des Kopffragmentes bei infizierten Schußbrüchen des Schenkelhalses; denn hier unterhält der abgestorbene Kopf als Sequester die Eiterung, solange er nicht entfernt ist.

4. Der Bruch des Trochanter major und minor.

Diese Brüche sind selten. Die Fraktur des großen Rollhügels kann als Folge direkter Gewalteinwirkung, etwa durch Sturz auf die Seite bei starker Adduction des Beines auftreten, oder sie ist die Wirkung eines abnorm vehementen Muskelzuges (Glutaeus medius und minimus); wahrscheinlich ist es, daß bei der Entstehung dieser Verletzung, beide Mechanismen gleichzeitig im Spiele sind. Die abgerissene bzw. -gebrochene Trochanterspitze (das Fragment ist zumeist nicht groß) folgt dem Zug der Glutäalmuskeln nach hinten und oben. Die Erscheinungen sind: lokale Schwellung und Druckempfindlichkeit, Schmerzhaftigkeit vorwiegend beim Versuch aktiver Abduction oder Außenrotation. Dabei ist die Belastungsfähigkeit des Beines nicht vermindert. Bei nennenswerter Dislokation, etwa um mehrere Zentimeter, wie dies bei Rißbrüchen nicht selten ist, kann therapeutisch die Annagelung des Fragmentes oder die Verschraubung desselben nach exakter Adaptierung empfehlenswert sein. Der Eingriff ist nicht groß und gelingt desto sicherer, je früher er vorgenommen wird. Bei nur geringer Dislokation oder sehr kleinem Fragment genügt eine kurze Gipshose, die für 3—4 Wochen in Abduction und Außenrotation angelegt wird.

Der *kleine Rollhügel,* der an der Innenseite des Oberschenkels in den massigen Weichteilen versteckt und gegen direkte Traumen geschützt liegt, bildet, wenn er isoliert frakturiert, das typische Beispiel einer reinen *Rißfraktur,* und zwar ist es der *M. iliopsoas,* dessen vehemente Kontraktion hier zum Bruch führt. Die Diagnose ist schwieriger, als beim Bruch des großen Rollhügels: als charakteristisches Symptom gilt das Unvermögen, den Schenkel über den rechten Winkel zur Rumpfachse zu erheben. Bis dahin flektiert der M. quadriceps femoris, während die weitere Beugung der am Trochanter minor inserierende M. iliopsoas zu besorgen hat. Die Therapie ist hier rein konservativ: Ruhigstellung des Beines und Massage führen in der Regel zur vollkommenen Ausheilung.

5. Der Bruch des Oberschenkelschaftes.

Der Diaphysenbruch des Femur wird am häufigsten bei kräftigen Männern mittleren Alters sowie bei Jugendlichen beobachtet, doch kommt er auch nicht selten bei Kindern vor. Direkte Gewalteinwirkung ist dabei seltener im Spiel als indirekte. Erstere besteht bei Schußbrüchen, Überfahrenwerden und ähnlichen Unfällen. Dagegen läßt sich häufiger ein deutlicher Biegungsmechanismus nachweisen, oft auch eine reine Torsion (Skiverletzung) oder die Kombination dieser beiden Brucharten mit Stauchung. Bei Erwachsenen ist die Schaftfraktur des Femurs stets ein vollständiger Bruch und nie eingekeilt; bei Kindern, insbesondere rachitischen, sieht man oft subperiostale Brüche. Was die Frakturlinie betrifft, so ist sie, zumal bei direkten Brüchen, meist annähernd quer. Die Bruchlinie der Torsionsbrüche erstreckt sich zuweilen über die Hälfte des Schaftes, so daß recht spitze Fragmente entstehen, die sich tief in die Weichteile einbohren und auch die Haut durchspießen können. Begleitende Fissuren wie auch Splitterungen sieht man oft, vorwiegend bei Brüchen des mittleren Drittels.

Symptome und Diagnose. Der Oberschenkelknochen ist der stärkste der Röhrenknochen und bedeutet sein Bruch stets eine schwere Verletzung, zu deren Zustandekommen eine erhebliche Gewalteinwirkung notwendig ist. Demnach ist der Verletzte unmittelbar nach dem Unfall nicht selten im Zustand des Shockes. Liegt ein Sturz aus großer Höhe vor, so bestehen oft noch andere Verletzungen (Becken-, Wirbelbruch), die nicht übersehen werden dürfen. Offene Brüche des Oberschenkels sind selten, denn der Knochen ist allenthalben von

einem dicken Muskelmantel umgeben. Auch werden Zerreißung und Anspießung
von Gefäßen und Nerven nicht oft beobachtet; am häufigsten noch sieht man die
Kompression der Art. femoralis knapp ober ihrem Eintritt in die Kniekehle
bei Querbrüchen an dieser Stelle. Das Bild des typischen Oberschenkelbruches
ist folgendes: Der Verletzte liegt auf dem Rücken, ist blaß, zuweilen deutlich
apathisch. Nach vorsichtigem Entkleiden ist der Bruch zumeist auf den ersten
Blick zu erkennen. Da die Ein- und Auswärtsroller keinen Einfluß auf das
periphere Fragment haben, folgt dieses der Schwere, man sieht deshalb, wie bei
Schenkelhalsbrüchen auch hier, daß das Bein sich in Außenrotation befindet,
der äußere Rand des Fußes der Unterlage aufliegt. Allerdings kann es, was
bei Collumfrakturen nicht vorkommt, auch Innenrotationsstellung einnehmen;
dies hängt oft davon ab, wie das Bein hingelegt wurde. Weiters ergibt die bloße
Inspektion oft schon das Vorhandensein einer deutlichen Verkürzung, das Knie

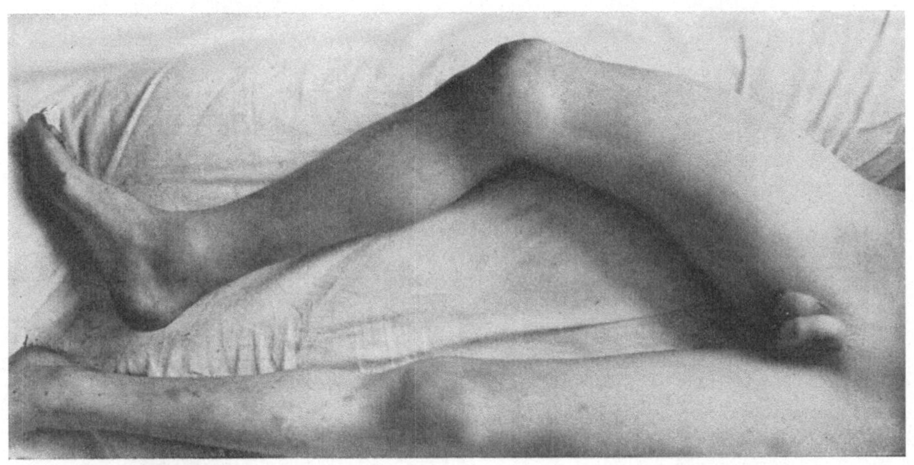

Abb. 81. Frischer Oberschenkelbruch. (Aus Matti: Knochenbrüche I.)

der verletzten Seite steht höher als das andere. Die Stelle des Bruches ist verdickt, oft durch das Hämatom spindelförmig aufgeschwollen oder man sieht,
daß vorne oder seitlich der Bruchstelle die Weichteile durch eines der Fragmente
vorgewölbt sind. Zumeist besteht eine komplette Functio laesa, der Aufforderung,
das Bein zu heben, folgt nicht einmal der Versuch einer Bewegung; in anderen
Fällen kann das zentrale Fragment ein wenig von der Unterlage aufgehoben
werden, wobei eine deutliche Achsenabweichung, oft auch eine momentane
Zunahme der Verkürzung (Muskelinnervation) zu erkennen ist. Wenn wir auf
solche Art in den meisten Fällen die Diagnose ohne weitere Untersuchung
stellen können, kommt es doch andererseits vor, daß auf Crepitation oder abnorme
Beweglichkeit geprüft werden muß. Ein genaueres Durchtasten der Fragmente
ist dabei nur selten möglich, wohl auch unnötig, denn der Nachweis abnormer
Beweglichkeit genügt; derselbe ist begreiflicherweise desto leichter, je näher
der Bruch der Mitte des Knochens liegt (Abb. 81).

Man teilt die Diaphysenbrüche des Oberschenkels ein in solche des oberen,
des mittleren und des unteren Drittels. Nach diesem Einteilungsgrunde ist die
Prognose sowie die Therapie für jede der Gruppen verschieden (Abb. 82). Die
Ursache dafür liegt in der Verschiedenheit der sekundären Fragmentverstellung,
die sich vorwiegend auf Grund der Muskelwirkung wesentlich anders gestaltet,

je nachdem, an welcher Stelle des Knochens die Kontinuitätstrennung zustande
gekommen ist. Die sich in typischer Weise einstellende Dislokation besteht
bei Frakturen im *oberen Drittel* des Schaftes in einer Abduction, Flexion und
Außenrotation des oberen, in einer Adduction und Abbreviation des unteren
Fragmentes. Die Abductoren setzen am großen Rollhügel, die Adductoren an
der Innenseite der beiden unteren Drittel des Schaftes an; letztere verlaufen

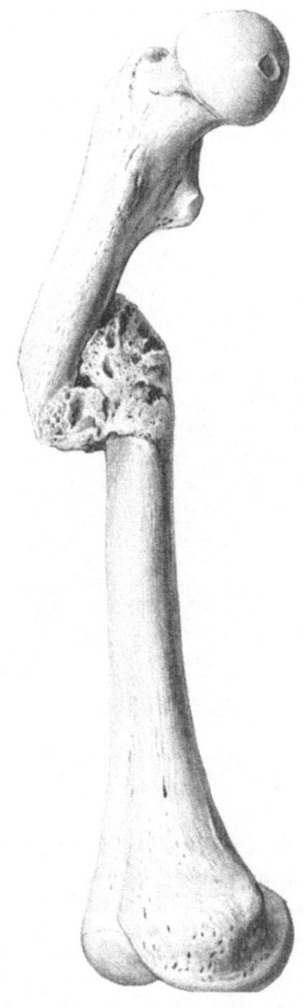

Abb. 82. Verheilte Fraktur des Oberschenkels im oberen Drittel mit typischer
Fragmentdislokation.

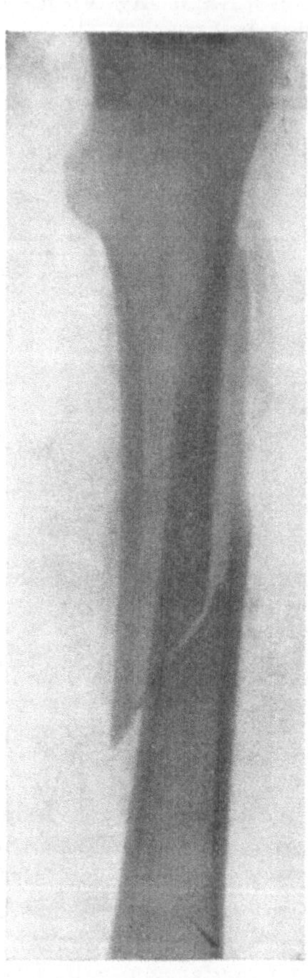

Abb. 83. Torsionsbruch des Oberschenkelschaftes
in Konsolidation.

schräg nach aufwärts zum kleinen Becken. Es werden also die schmerzreflektorisch sich kontrahierenden Muskeln die genannte divergierende Stellung der
Fragmente, an welchen sie inserieren, bewirken (Abb. 83). Die Brüche im *mittleren
Drittel* zeigen ein weniger charakteristisches Bild der Fragmentverstellung.
Die bedeutendste und auch die wichtigste der Dislokationen ist hier die Verkürzung: sie kann, wenn dem Muskelzug der Strecker und Beuger nicht entgegengearbeitet wird, eine Größe von 12 cm und darüber erreichen. Im übrigen
besteht auch hier meist die Tendenz zur Bildung eines nach hinten und innen
offenen Winkels. Die Fraktur im *unteren Drittel* zeigt wieder ein typisches
Bild: das kurze Fragment ist, dem Zug des Musc. gastrocnemius nachgebend,

nach hinten abgewichen, was zur Folge hat, daß sich das Kniegelenk auch bei
gestreckter Lage des Unterschenkels in Flexionsstellung befindet.

Prognose und Therapie. Der Bruch des Femurschaftes verheilt bei Kindern
in 4—5, bei Jugendlichen in 8 Wochen, nach dem 40. Lebensjahr bedarf es
meistens noch länger zur Konsolidation; dabei ist der Zeitpunkt der Belastungsfähigkeit der Bruchstelle ceteris paribus auch abhängig vom Gewicht des Körpers
und von der Fragmentstellung, in welcher die Heilung eingetreten ist. Auch
ist die Heilungstendenz der Femurfrakturen je nach der Art und Lokalisation
des Bruches verschieden, so daß die oben genannten Zahlen ziemlich großen
Schwankungen unterliegen. Gelingt es nicht oder wurde es versäumt, die
Dislokation zu korrigieren, so ist eine *dauernde Invalidität* die Folge, deren
Grad abhängig ist von der Größe der Verkürzung, der etwaigen Winkelstellung
der Fragmente, der narbigen Verwachsung und Inaktivitätsatrophie der Muskel
sowie der bleibenden Bewegungseinschränkung in Knie- und Sprunggelenk.
Mit der Konsolidation allein ist noch nicht viel gewonnen, sie kann in derart
schlechter Fragmentstellung eintreten, daß sie künstlich durch gewaltsames
Einbrechen wieder aufgehoben werden muß. Es ist deshalb von der ersten
Stunde der Behandlung an gegen die die Fragmente dislozierenden Kräfte mit
aller Energie anzukämpfen und muß unter der Leitung wiederholter Kontroll-
Röntgenaufnahmen im Laufe der ersten Wochen, durch Verstärkung des
Extensionszuges, Anbringung bzw. Richtungsänderung etwaiger Seitenzüge
und ähnliche Manipulationen eine möglichst günstige Fragmentstellung erzielt
werden. Je eher uns diese gelingt, desto besser ist das Resultat. Der Schaftbruch des Oberschenkels ist die eigentliche Domäne des Extensionsverbandes
und weil wir dabei einen sofort einsetzenden, besonders kräftigen Längszug
brauchen, ist hier die blutige Extension so recht an ihrem Platz (vgl. Abb. 25 u. 28).

Der Gipsverband kommt hier als Methode der Spitalbehandlung kaum mehr in
Betracht. Dagegen ist der Heftpflasterextensionsverband für leichtere Fälle und
vor allem bei Kindern der Nagelextension vorzuziehen. Bei *kleinen Kindern* genügt
regelmäßig der einfache Längszug mit wenig Gewicht. Dabei hat sich hier die
vertikale Extension allgemein bewährt. Der Gewichtszug führt senkrecht nach
oben über einen Bügel und soll so stark sein, daß das Gesäß krankseitig dauernd
etwas von der Unterlage abgehoben ist, also in der Luft schwebt. Vor Ablauf
von 3—4 Wochen empfiehlt es sich nicht, den Verband zu entfernen. Eine weitere
Behandlung ist bei kleinen Kindern in der Regel nicht nötig. Sollte die hierauf
vorgenommene Röntgenuntersuchung ergeben, daß die Konsolidation dennoch
in mäßiger Winkelstellung der Fragmente oder mit Verkürzung eingetreten ist,
so erfordert dies keine Korrektur. Erfahrungsgemäß verschwindet die etwa
gebliebene Dislokation allmählich von selbst, sie wird unter dem Einfluß des
fortschreitenden Wachstums der Knochen ausgeglichen. Wenn wir auch im
späteren Kindesalter noch nicht zur Nagelextension greifen müssen, so ist zur
Korrektur der Verkürzung hier das Gewicht des gehobenen Beckens doch nicht
mehr ausreichend, die vertikale Extension ist also nur bis zum Alter von 4 bis
5 Jahren anzuwenden; später empfiehlt sich die *Heftpflasterextension* in Semiflexion. Dabei ist oft die Angriffsfläche am Oberschenkel allein für den nötigen
Zug unzureichend und muß die Extension (wegen der Winkelstellung im Kniegelenk) in zwei Teile zerlegt werden. Das Kniegelenk kann dabei von Beginn
der Behandlung an bewegt werden, was besonders bei tief sitzenden Brüchen
sehr wichtig ist.

Schon bei einem Alter von etwa 15 Jahren empfiehlt es sich von der Pflaster-
methode Abstand zu nehmen und zur blutigen Extension zu greifen. Bevor
dieselbe angelegt wird, soll in jedem Fall die manuelle „Reposition" vorgenommen werden, d. h. man trachtet unter lokaler oder allgemeiner Anästhesie

durch kräftigen Zug die Fragmentenden möglichst günstig einzustellen. Dabei
kann man wahrnehmen, welche Widerstände besonders hartnäckig sind, wie stark
die Tendenz zur Deviation nach dieser oder jener Richtung ist und kann überdies
durch kräftige Traktionen in der Längsrichtung die bereits verkürzten Muskeln
dehnen, was besonders dann wichtig ist, wenn die Zeit des Bruches bereits
mehrere Tage zurückliegt. Überdies kann man durch das Repositionsmanöver
eine auf andere Weise (Röntgen!) nicht nachweisbare Muskelinterposition
erkennen (fehlende Crepitation). Die nun mit der Extension versehene und an
den Wundstellen steril verbundene Extremität wird auf die BRAUNsche oder
EISELSBERGsche Schiene gelagert und unverzüglich mit einem Gewicht von

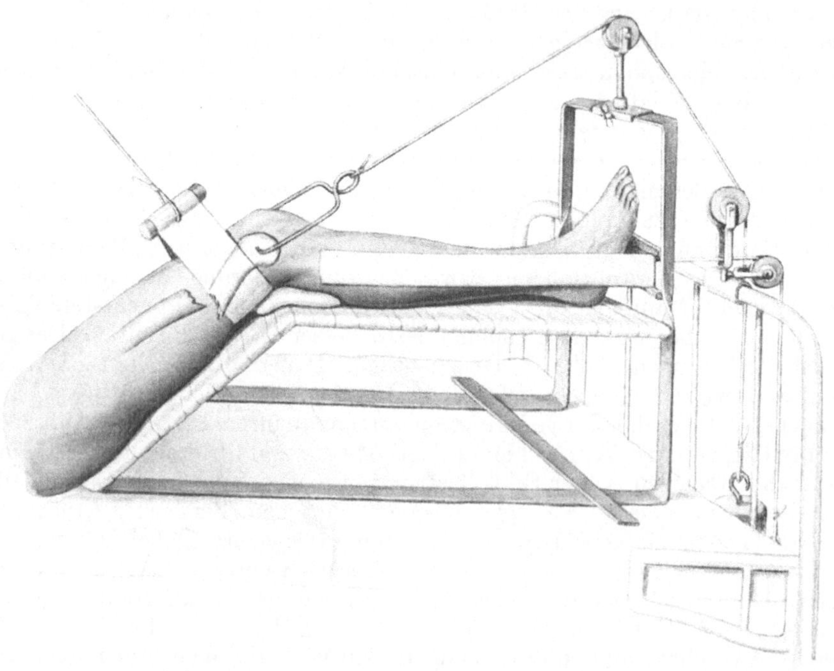

Abb. 84. Extension mit Seitenzug nach oben zur Korrektur einer Fragmentverstellung nach hinten.

10—15 kg belastet. Je kräftiger der Längszug ist, desto besser wird die Verkürzung korrigiert. Er gleicht aber auch die Achsenabweichung aus und ist
überdies imstande durch Straffung der Längsmuskeln indirekt einen korrigierenden Einfluß auf die Seitenverschiebung auszuüben. Bei stärkerem Zug
und mageren (leichten) Menschen ist zuweilen eine Gegenextension nötig, die
am einfachsten durch Hochstellen des Bettes an seinem Fußende erreicht wird.
Nachdem man durch 1—2 Tage allein den kräftigen Längszug wirken ließ,
kontrolliert man unter dem Röntgenschirm, ob die Richtung der Extension
geändert werden muß, bzw. ob Seitenzüge anzubringen sind. Bei Brüchen
im mittleren Drittel ist dies in der Regel nicht nötig; ein etwaiges Abweichen
der Fragmentenden in sagittaler Richtung kann durch entsprechende Unterstützung mit einem harten Kissen, bzw. durch Auflegen eines Sandsackes
behoben werden. Dagegen ist bei hohen Oberschenkelbrüchen die Abduction
des proximalen Fragmentes zuweilen allein durch den Längszug nicht zu
korrigieren. Deshalb muß hier oft die Lagerung der ganzen Extremität in dem
Sinne geändert werden, daß die Richtung des peripheren Gliedabschnittes

jener des zentralen genähert wird, das Bein muß abduziert werden. Legt man noch dazu einen adduzierenden Querzug am oberen Fragment an, so kann man hier auch in schwierigen Fällen eine achsengerechte Einstellung erreichen. Brüche im unteren Drittel gehen meistens mit einer Abweichung des kurzen Fragmentes nach hinten einher; diese Deviation ist desto hochgradiger und um so schwerer zu bekämpfen, je kürzer das distale Fragment ist. Das Bein ist stark in Hüfte und Kniegelenk zu beugen; dadurch wird nicht allein die Wadenmuskulatur, es werden auch Beuger und Strecker des Unterschenkels entspannt. Trotzdem genügt ein sehr kräftiger Längszug nur selten zu Behebung dieser Dislokation und muß oft ein vertikal nach oben gerichteter Seitenzug, der das distale Fragment hebt, hinzukommen; in leichteren Fällen genügt es, unter das kurze Fragmentende ein hartes Polster zu legen (Abb. 84).

Die Korrektur der Dislokation einer Femurschaftfraktur soll in den ersten Tagen nach der Verletzung vollendet sein; später angewendete Verstärkungen, Seitenzüge und andere unblutige Maßnahmen haben zumeist nur wenig Erfolg.

Der Extensionsverband soll so lange liegen bleiben, bis die Fragmente konsolidiert sind; dies ist daran zu erkennen, daß das Bein aktiv von der Unterlage aufgehoben werden kann, ohne daß dadurch eine abnorme Bewegung entsteht. Zeigt auch das Röntgenbild einen deutlichen und ausreichenden Callus, so kann nun (4—8 Wochen nach der Verletzung) der Streckverband entfernt werden. Mit der im Bett nachgewiesenen Konsolidation der Fraktur ist aber noch nicht ihre Belastungsfähigkeit eingetreten. Ein zu frühes Aufstehen kann nur zu leicht ein gutes Resultat zunichte machen, indem der noch weiche Callus unter dem Druck der Körperlast allmählich (seltener plötzlich) nachgibt und eine zunehmende Verkürzung oder Verbiegung an der Bruchstelle eintritt. Darum ist es notwendig, nach Entfernung des Streckverbandes den Kranken noch liegen zu lassen und empfiehlt es sich die folgenden 1—2 Wochen dazu zu benützen, durch Massage der Muskeln und aktive Bewegungsübungen, soweit dieselben nicht bereits während der Extensionsbehandlung durchgeführt wurden, die Extremität zu kräftigen und die Gelenke wieder geschmeidig zu machen. Das Hüftgelenk selbst versteift bei Schaftbrüchen niemals, dagegen ist das Knie oft schwer in Mitleidenschaft gezogen. Bei Brüchen im unteren Drittel ist dies ohne weiteres begreiflich, denn sie gehen oft mit einem primären Hämarthros des Kniegelenkes einher. Aber auch bei Frakturen im mittleren und selbst im oberen Drittel resultiert nach langdauerndem Extensionsverband oft eine recht erhebliche Versteifung des Kniegelenkes. Sie ist durchaus nicht immer auf intraartikuläre Verwachsungen oder Kapselschrumpfung, sondern häufig genug auf eine Einschränkung der Gleitfähigkeit der Beuge- und Streckmuskeln zurückzuführen, die ihrerseits wieder die Folge von Verwachsungen ist, die zwischen Muskel und dem Callus eingetreten sind. So kann man zuweilen beobachten, daß bei Schaftfrakturen im unteren Drittel die physiologische Kontraktion des innervierten M. quadriceps sich in einem erfolglosen Zug an den Callusmassen und Bindegewebsnarben der Bruchstelle erschöpft, die Sehne des Muskels aber schlaff bleibt. Auch diese Gefahr muß uns von Anbeginn der Behandlung an vorschweben.

Um eine sekundäre Dislokation durch die Belastung des Beines zu vermeiden, wird oft ein Gehgipsverband angelegt, mit welchem der Patient 2—3 Wochen herumgeht. Ob eine Entlastung der Bruchstelle dabei ratsam ist, hängt vom speziellen Fall ab; sie wird erreicht durch Miteingipsen des Fußes und sorgfältiges Anmodellieren des Gipses am Tuber ossis ischii oder durch Anlegung des CAPELLERschen Bügels, in dem der Fuß frei schwebt. Das gleiche wird erreicht durch einen abnehmbaren Schienenhülsenverband oder die BRUNSsche Gehschiene, womit der Kranke zunächst auf Krücken gestützt umhergeht.

Die blutige Freilegung der Bruchstelle mit Naht der Fragmente ist bei Schaftbrüchen des Femur selten notwendig; sie muß gemacht werden bei Muskelinterposition, da sonst die Konsolidation in Frage steht. Weiters kommt es vor, daß die Fragmentverstellung sehr hochgradig und durch den Extensionsverband allein nicht in befriedigender Weise zu korrigieren ist. Unter solchen Umständen ist namentlich bei sonst gesunden jugendlichen Individuen die blutige Vereinigung der Fragmente gerechtfertigt. Doch werden es immer Ausnahmsfälle bleiben, die operiert werden müssen, wenn rechtzeitig eine sachgemäße Extensionsbehandlung eingeleitet wird.

Die Behandlung der Pseudarthrose und der in schlechter Stellung verheilten Fraktur des Oberschenkelschaftes.

Zur Operation der Schaftpseudarthrose des Femur können verschiedene Methoden verwendet werden. Handelt es sich um eine ungelöst gebliebene Muskelinterposition bei subcutanem Schrägbruch, so wird nach Exstirpation des Schwielengewebes, in das sich der zwischengelagerte Muskel mittlerweile umgewandelt hat, und Anfrischung der Knochenbruchflächen mit dem scharfen Löffel die Klaviersaitendrahtumschlingung die richtige Therapie sein; bei Querbrüchen wieder empfiehlt sich mehr die Verschraubung nach Lane. Auch die Bolzung kann hier mit gutem Erfolg angewendet werden, sie bietet den Vorteil recht verläßlicher Retention, ist also bei hartnäckiger Tendenz zu starker Achsen- oder Seitenabweichung der Fragmente recht brauchbar. Bei der Operation der Pseudarthrose nach infiziert gewesenen Schußbruch kann der sich nach der Anfrischung ergebende Defekt durch ein Transplantat (Tibiaspan) ersetzt werden. Dies bleibt aber immer nur ein Versuch; diese Operation kann aus verschiedenen Gründen leichter mißlingen als die einfache Osteosynthese. Letzterer wieder haftet hier der nicht unbedeutende Nachteil an, daß damit die regelmäßig bestehende, oft sehr erhebliche Verkürzung nur noch vermehrt wird.

Was die in ungünstiger Stellung *verheilten* Oberschenkelbrüche betrifft, so sei vorerst bemerkt, daß Verkürzungen von 1—2 cm bei sonst achsengerechter Fragmentstellung nicht als schlechtes Resultat zu bezeichnen sind; durch eine Erhöhung der Schuhsohle kann der Fehler ausgeglichen werden, so daß nach restloser Wiederkehr der Funktion auch ein im kosmetischem Sinne störendes Hinken vermieden wird. Dagegen bringen höhergradige Verkürzungen des Knochens, zumal wenn die Fragmente im Winkel zueinander konsolidiert sind, schwere Funktionsstörungen mit sich. Die nicht ausgeglichene Verkürzung erfordert es, daß bei jedem krankseitigem Schritt durch Kniebeuge des gesunden Beines der ganze Körper gesenkt wird. Dies führt leicht zur Ermüdung; desgleichen verursacht die kompensatorische Beckenneigung, womit der Kranke instinktiv einen Teil der Verkürzung auszugleichen bestrebt ist, eine ungewöhnte Haltung und Muskelanstrengung. Sind noch dazu die Fragmente im Winkel verheilt, so bedeutet das zunächst durch Monate, oft durch Jahre einen Belastungsschmerz an der Bruchstelle, der den Kranken vom Gebrauch der Krücke oder eines Schienenapparates lange nicht befreit; später aber treten infolge der exzentrischen Belastung in Knie und Hüftgelenk die Erscheinungen der Arthritis deformans auf, wodurch die Krüppelhaftigkeit noch vermehrt wird. Diese Perspektive rechtfertigt die Indikation, in schlechter Stellung verheilte Schaftbrüche des Oberschenkels abermals zu lösen. Wenn der Zeitpunkt der Konsolidation noch nicht weit zurückliegt, gelingt oft das Wiedereinbrechen auf unblutigem Wege (Osteoclase). Wo dies aus freier Hand nicht mehr möglich ist, kann der Lorenzsche Osteoclast benützt werden. Dies ist ein Apparat,

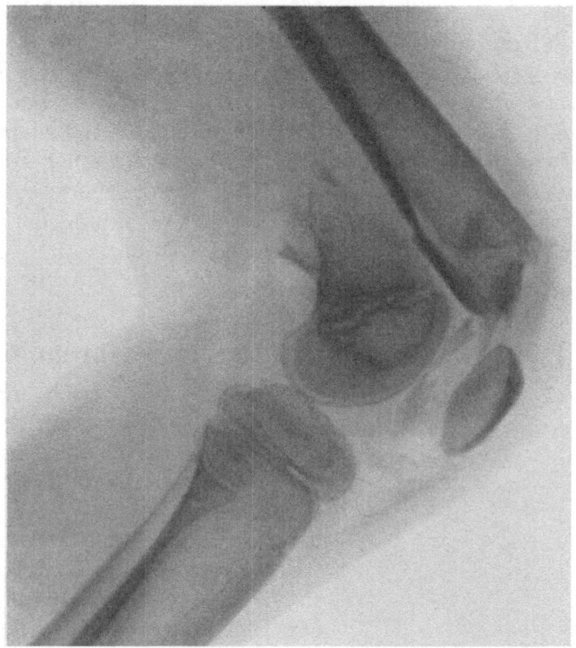

Abb. 85a. Suprakondyläre Femurfraktur mit starker Fragmentverstellung und Splitterung.

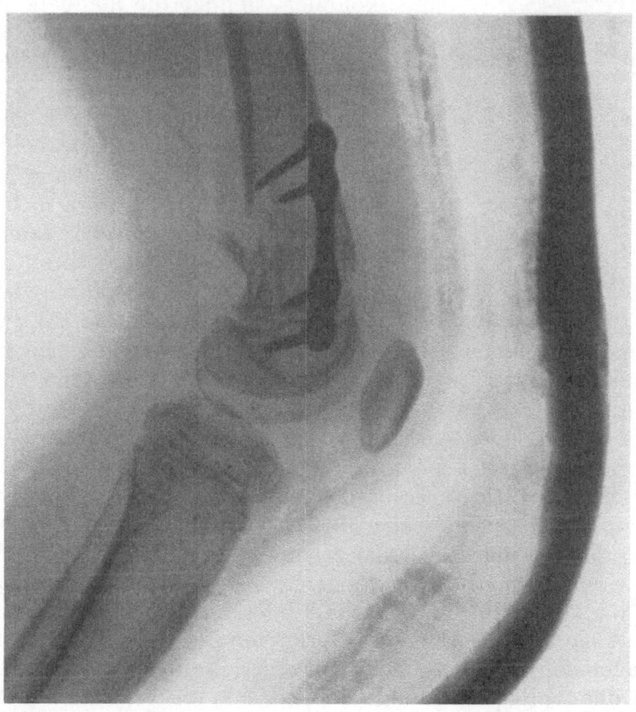

Abb. 85b. Derselbe Fall nach der Verschraubung der Fragmente (dorsale Gipsschiene).

der einerseits das zentrale Fragment fixiert, andererseits mittels Schraubenvorrichtung den in einer Schlinge gefaßten peripheren Gliedabschnitt so weit seitlich abbiegt, daß er einbricht (Abscherung).

Besteht schon durch längere Zeit eine feste Verheilung der Fragmente, so ist die *schräge Osteotomie* der Osteoclase vorzuziehen. Es ist aus verschiedenen Gründen oft vorteilhafter, den Knochen nicht an der alten Bruchstelle, sondern abseits davon zu osteotomieren; dabei ist zum Zwecke einer ausgiebigen Verlängerung, die mit dem Meißel oder der Knochensäge vorgenommene Durchtrennung möglichst schräg vorzunehmen. Nach Vollendung der Operation die von einem seitlichen Weichteilschnitt aus durchzuführen ist, beginnt unverzüglich die gleiche Behandlung wie bei einer frischen Fraktur des Knochens.

6. Die Frakturen am unteren Femurende.

Die sog. *suprakondyläre* Femurfraktur unterscheidet sich nicht wesentlich von dem Bruch im unteren Drittel des Knochens. Sie ist ein Schaftbruch mit sehr kurzem peripheren Fragment, das infolgedessen erheblich mehr dem Zuge der Gastrocnemiusköpfe folgen kann. Gerade bei diesen Brüchen kommt es nicht selten zur Kompression der Arterie oder auch zur Läsion eines der beiden Nervenstämme. Die Einflußnahme auf die Stellung des so kurzen Fragmentes ist recht schwierig; in manchen jener Fälle, die unmittelbar nach der Verletzung in Spitalsbehandlung kommen, gelingt die manuelle Reposition und Verhakung der Fragmente. Ist dies nicht möglich oder läßt sich die erreichte Reposition durch kräftige Extension in starker Kniebeugestellung nicht aufrecht erhalten, so ist die operative Freilegung und seitliche Verschraubung der Fragmente indiziert (Abb. 85 a u. b).

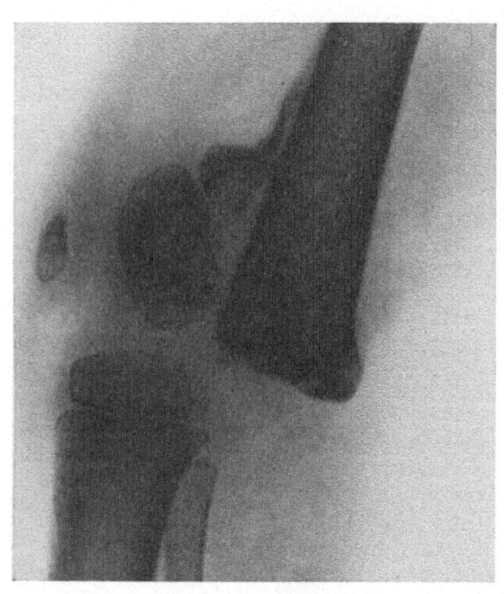

Abb. 86. Epiphysenlösung des distalen Femurendes. (Die begleitende Abschälung des Periostes hat zu Callusbildung geführt.)

Die *Epiphysenlösung* am unteren Femurende kann durch direkte wie auch durch indirekte Gewalteinwirkung zustande kommen, in letzterem Fall zumeist durch Überstreckung im Kniegelenk. Analog anderen traumatischen Epiphysenlösungen ist die Dislokation oft nur gering, doch kommen auch alle höheren Grade der Fragmentsverschiebungen bis zur vollkommenen Lösung des Kontaktes vor. In diesem Fall gleitet die Epiphyse meistens nach vorne ab, der Schaft ist nach hinten gegen die Kniekehle disloziert. Die Verletzung hat eine gewisse Ähnlichkeit mit der Luxatio anterior des Kniegelenkes. Typisch ist eine bei der Palpation auffallende tiefe Grube über der Patella. Da die Epiphysenlinie hinten innerhalb des Gelenkes liegt, ist regelmäßig ein Hämarthros vorhanden. Auch hier kann es — diesmal durch das zentrale Fragment — zur Kompression der Poplitealgefäße kommen. Es ist deshalb bei allen Brüchen am unteren Ende des Femurs sofort nach Übernahme des Verletzten der periphere Puls zu prüfen, und wenn derselbe fehlt, unverzüglich in tiefer Narkose die Reposition vorzunehmen. Bei der Epiphysenlösung ist dies sehr schwer, zumal wenn es sich um Erwachsene handelt, wobei die Knorpelfuge weniger quer gestellt ist, wie im Knabenalter, sondern nach unten konvex verläuft. Dadurch ist die unblutige

Reposition zuweilen unmöglich; da schon wegen der Gefahr der Wachstumsstörung eine exakte Reposition notwendig ist, ist der blutige Eingriff oft nicht zu vermeiden; er ist dringend, ohne Verzug auszuführen, wenn eine Kompression der Arterie vorliegt, die anders nicht behoben werden kann (Abb. 86).

7. Die Brüche, Verrenkungen und andere Verletzungen im Bereiche des Kniegelenkes.

a) Die Fraktur des Condylus femoris.

Als typischer Stauchungsbruch kommt nicht selten die *isolierte Fraktur* eines der *Kondylen* zur Beobachtung. Entweder durch Aufspringen auf die gestreckten Füße aus bedeutender Höhe oder infolge von Sturz auf das gebeugte Knie, entsteht ein Bruch, dessen Linie von der Fossa intercondyloidea beginnend schräg nach außen oder nach innen verläuft und damit zum Abbruch des äußeren bzw. des inneren Condylus führt. Es ist dies ein typischer Gelenkbruch, der stets von einem starken Bluterguß aus den breiten Bruchflächen der gefäßreichen Spongiosa begleitet ist. Durch das Trauma kommt es in der Regel zu einer primären Dislokation des Fragmentes nach oben, wodurch im Fall der äußere Condylus abgebrochen ist, ein Genu valgum, beim Bruch des inneren ein Genu varum entsteht. Ist diese Dislokation nicht deutlich erkennbar, so kann sie bei der Untersuchung künstlich hervorgerufen werden, es sind Wackelbewegungen im Knie ausführbar, wobei Crepitation zu fühlen ist (Abb. 87).

Die Reposition kann bei einfacher Bruchlinie und unkomplizierter Dislokation des abgebrochenen Condylus durch einen Extensionsverband in Streckstellung des Kniegelenkes mit Seitenzug erreicht werden. Diese Behandlung kann aber nur durchgeführt werden, wenn bald nach dem Anlegen des Verbandes eine befriedigende Fragmentstellung im Röntgenbild nachweisbar ist. Bleibt eine nennenswerte Spalte oder Stufe zurück, so ist dies für die spätere Funktion des Kniegelenkes sehr störend und macht die blutige Synthese notwendig. Die Fixation mit Schrauben oder Nägeln hat nebenbei den großen Vorteil, daß viel früher als bei unblutiger Behandlung mit passiven und aktiven Bewegungen begonnen werden kann.

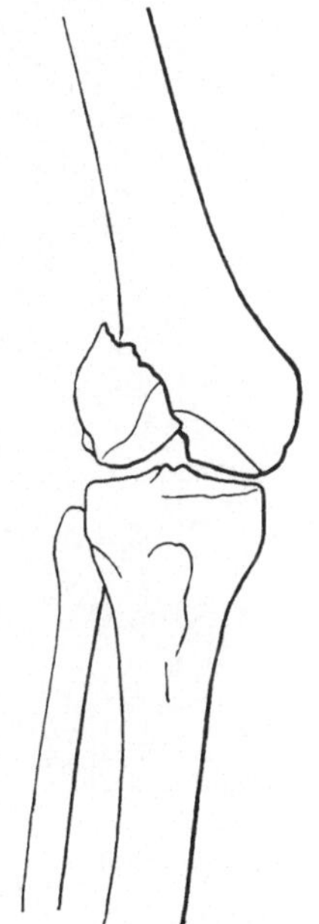

Abb. 87.
Stauchungsbruch
des Condylus
lateralis femoris.

In seltenen Fällen schwerer Stauchungen kommt es zum *Bruch beider Kondylen,* wobei ähnlich wie am unteren Humerusende T- oder Y-förmige Bruchlinien auftreten. Die Brüche der Femurkondylen geben im allgemeinen keine gute Prognose. Selbst geringe Dislokationen haben, wenn sie unkorrigiert zur Verheilung gelangen, schwere Funktionsstörung des Gelenkes zur Folge. Intraartikuläre Verwachsungen und Kapselschrumpfung schränken die Beweglichkeit ein, die Inkongruenz der Gelenkflächen führt zu dauernden, schmerzhaften Reizzuständen, die sich objektiv in einem chronischen oder intermittierenden Hydrops äußern; der schließlich bleibende Zustand ist ein oft nur wenig belastungsfähiges, in seiner Bewegung erheblich eingeschränktes, durch sekundäre arthritische Veränderungen stets empfindliches „Wackelknie". Ein solches Gelenk bedarf der dauernden Schienung und Entlastung und nur selten ist es möglich, den Zustand zu verbessern.

b) Der Bruch der Kniescheibe.

Diese in mancher Beziehung der Olecranonfraktur ähnliche Verletzung, die am häufigsten im kräftigen Mannesalter beobachtet wird und bei Frauen nur selten vorkommt, kann entweder als *direkter Bruch* durch Schlag auf das Knie oder Sturz mit demselben auf harten Boden entstehen, wobei der Knochen zumeist in mehrere Stücke zersplittert *(Sternfraktur)* oder sie erscheint als reine *Rißfraktur* mit quergestellter Bruchlinie. Für beide Entstehungsarten ist eine mäßige Beugestellung die günstigste Vorbedingung; dabei ruht die Patella, „in Kippstellung" auf ihrer Unterlage, den Femurkondylen, auf und wird durch den gestrafften Streckapparat im Winkel gespannt gehalten, so daß eine Biegungskomponente auftritt, die das Zustandekommen der Fraktur begünstigt.

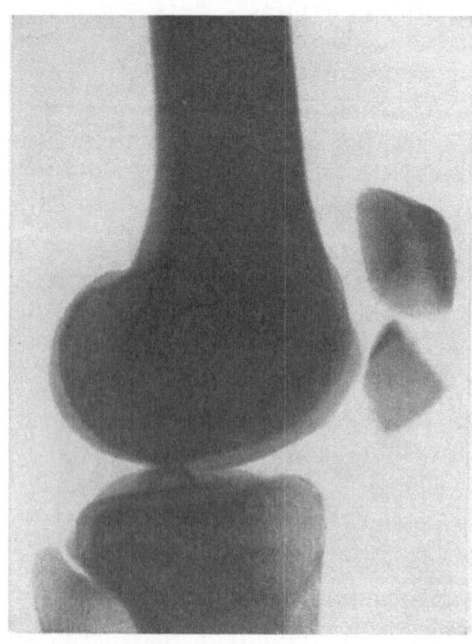

Abb. 88. Frischer Querbruch der Patella.
(Aus Bauer.)

Die häufigsten Rißbrüche geschehen durch eine reflektorische sehr *vehemente Streckung* des Unterschenkels bei Gefahr des Sturzes nach vorn oder nach hinten. Oft hört man, daß der vom Unfall Betroffene ein schweres Gewicht trug oder, daß er im Bestreben einen Fuß rasch nach vorne zu setzen um das Gleichgewicht wieder zu erlangen, an ein Hindernis anstieß (Stiege!), beides sind Momente, die die im Reflex ohnehin hohe Spannung des Streckapparates noch erhöhen.

Der gleiche Verletzungsmechanismus, der den Querbruch der Kniescheibe hervorruft, kann ein andermal zum Abriß der Strecksehne nahe der Patella oder zur Zerreißung des Lig. pat. prop. führen. Diese, in ihren Folgen dem Kniescheibenbruch ähnlichen Verletzungen sind selten (Abb. 88).

Rißbrüche sind nie offen, wenn sie dennoch durch eine äußere Wunde kompliziert sind, was zuweilen vorkommt, so stammt letztere regelmäßig von einem Sturz, der sich als Folge der Fraktur, also *nach* derselben ereignete.

Die Dislokation der Fragmente ist beim direkten Bruch gewöhnlich nicht sehr erheblich, dagegen kann sie beim Rißbruch recht bedeutend sein. Das hat seine Ursache in dem Umstand, daß hier die distrahierende Wirkung des gewaltigen Muskelzuges sich nicht immer mit dem Durchbrechen des Knochens erschöpft, sondern noch weiter wirkt und zum *Einreißen* der neben der Kniescheibe in der Gelenkkapsel verlaufenden *Verstärkungsbänder* (Lig. parapatellaria) führt. Da letztere ebenso zum Streckapparat gehören, wie die Kniescheibe, kommt es zu einer größeren Diastase der Patellarfragmente nur dann, wenn eben diese Seitenbänder mit zerrissen sind und ist die Hochgradigkeit der Elongation ungefähr abhängig von der Breite des Risses. Während das untere Fragment der meisten etwas unter der Mitte quer abgebrochenen Kniescheibe an Ort und Stelle liegen bleibt, wird das obere von der Quadricepssehne hochgezogen; so resultiert oft schon unmittelbar nach der Verletzung eine Spalte von mehreren Zentimetern zwischen beiden Fragmenten; dieselbe ist nicht immer deutlich zu sehen, doch stets zu tasten.

Auch Längsbrüche der Patella kommen vor (Axthieb, Sturz auf eine Kante), sie sind sehr selten; eine Fragmentverstellung tritt dabei aus naheliegenden Gründen nicht auf.

Symptome und Diagnose. Der Verletzte ist zumeist nicht imstande zu gehen; wenn ihm dies bei intakt gebliebenem Ligg. parapatellaria anfangs noch gelingt, so ist es andererseits unmöglich bei vollkommener Zerreißung des Streckapparates. Denn schon bei geringster Beugung des Kniegelenkes hat die Belastung desselben ein Einknicken zur Folge, der Kranke fällt „wie vom Blitz getroffen" zu Boden. Diese *Strecklähmung* äußert sich im Liegen darin, daß beim Versuch das Bein aufzuheben, die Ferse auf der Unterlage liegen bleibt. Im Sitzen mit hängenden Beinen kann der Unterschenkel nicht gestreckt werden; gelingt dies dennoch, so ist ein nicht unbedeutender Teil der Verstärkungsbänder („Reservestreckapparat") erhalten.

Das Gelenk ist infolge des Blutergusses geschwollen, nicht besonders druckempfindlich, so daß zumeist eine genaue Orientierung durch die Palpation möglich ist. Während der Riß in den Seitenbändern nicht zu tasten ist, lassen sich die Fragmente der Patella, die ja ziemlich unmittelbar unter der Haut liegt, gut umgreifen. Ist nur die Kniescheibe gebrochen, so ist die Diastase oft nur sehr gering, doch kann durch die Palpation *abnorme Verschieblichkeit* (in seitlicher Richtung) und *Crepitation* ausgelöst werden. Bei stärkerer Mitbeteiligung der Seitenbänder kann man oft schon unmittelbar nach der Verletzung einen, auch zwei Finger in die Bruchspalte einlegen und wenn der Bluterguß nicht erheblich ist, die darunterliegenden Femurkondylen durchtasten.

Fissuren an der Patella kommen kaum vor; die Diagnose der Fraktur wird sich auf den Nachweis von Crepitation, abnormer Beweglichkeit, Diastase der Fragmente und dem Vorhandensein der Strecklähmung stützen. Da letztere bei Abriß der Quadricepssehne oder des Lig. pat. prop. auch vorhanden sein kann, ist sie als einziges Symptom nicht charakteristisch für den Kniescheibenbruch.

Therapie. Die Kniescheibe ist ein Sehnenknochen und besitzt *kein Periost*, bildet deshalb auch nicht jenen Callus, wie wir ihn beim Bruch der Röhrenknochen zu sehen gewohnt sind. Darauf beruht es, daß eine feste knöcherne Vereinigung der Fragmente der Patella nur dann eintritt, wenn die Bruchflächen derselben in breitem Kontakt zueinander stehen. Wo dies nicht der Fall ist, bleibt die Heilung entweder ganz aus (bei großer Diastase) oder es kommt zur bindegewebigen Vereinigung der Bruchstücke. Letztere kann allerdings derart fest sein, daß die Funktion des Streckapparates (trotz im Röntgenbild deutlicher Bruchspalte) wieder hergestellt ist. Die Bindegewebsnarbe ist aber funktionell insuffizient, wo sie eine größere Spalte überbrückt. Eine Verlängerung des Streckapparates zwischen Ursprung der Quadricepssehne und Tuberositas tibiae muß sich muskelmechanisch in einer bedeutenden Schwächung des Quadriceps auswirken. Es ist daher unser Bestreben, die Fragmente so weit einander zu nähern, daß die Bruchspalte vollkommen aufgehoben ist.

Bei einfachen Brüchen ohne Riß in den Seitenbändern fehlt zuweilen jede Diastase oder sie ist nur wenige Millimeter breit. In diesen Fällen können wir eine konservative Therapie einschlagen und begnügen uns damit den M. quadriceps zu entspannen. Das Bein wird bei gestrecktem Knie und flektierter Hüfte auf eine Schiene bandagiert, also hochgelagert. Weiters kann man versuchen die Fragmente einander zu nähern bzw. in Kontakt zu erhalten durch Anlegen eines *Heftpflasterverbandes*, der durch U-förmig geführte Streifen die Fragmente aneinander zu drücken bestrebt ist. Auch die feste Anbandagierung einer breiten, das obere Fragment hufeisenförmig umfassenden Filzplatte leistet gute Dienste.

Bei größerer Fragmentdiastase, vor allem bei *vollkommener Strecklähmung ist die Naht indiziert.* Mit der Operation der Kniescheibenbrüche soll nicht lange gewartet werden, denn die Diastase nimmt analog der zunehmenden Verkürzung des Gliedes bei Schaftbrüchen von Tag zu Tag zu, die Dehnbarkeit des Muskels aber ab.

Nach einem bogenförmigen Querschnitt durch die Haut und Zurückpräparieren derselben wird unmittelbar der Knochenbruch und zumeist auch der Riß in den Seitenbändern sichtbar. Zugleich ist auch das Gelenk offen und empfiehlt es sich die stets vorliegenden Blutmassen zu entfernen. Nun ist es sehr wichtig den M. quadriceps, der je nach der Größe der Fragmentdislokation mehr oder weniger relaxiert ist, zwecks möglichster Entspannung der folgenden Naht durch manuelle Traktionen kräftig zu dehnen. Ist dies geschehen, so gelingt es (zumal bei frischen Fällen) leicht, die Bruchflächen in gegenseitigen Kontakt zu bringen. Näht man nun mit exakten Knopfnähten den Riß des seitlichen Streckapparates, so kann man auf die Naht der Kniescheibe zumeist verzichten, die Fragmente bleiben durch die Wiederherstellung des seitlichen Streckapparates in Kontakt. Will man sich nicht auf die Weichteilnaht verlassen, bleibt doch eine gewisse Spannung zurück oder gelang es nicht die Bruchflächen in befriedigender Weise aneinander zu legen, so muß die Kniescheibe selbst genäht werden. Dies geschieht vielfach mit Silberdraht; derselbe hat den Vorteil großer Biegsamkeit. Handelt es sich nur um zwei Fragmente, so wird der Draht durch vorgebohrte Löcher geführt, bei Splitterbruch der Kniescheibe legt man ihn am besten kreisförmig knapp außerhalb des Randes der Patella durch die sehnigen Weichteile. In keinem Falle darf ein Teil des Drahtes, durch dessen Anspannen und Zusammendrehen die Fragmente

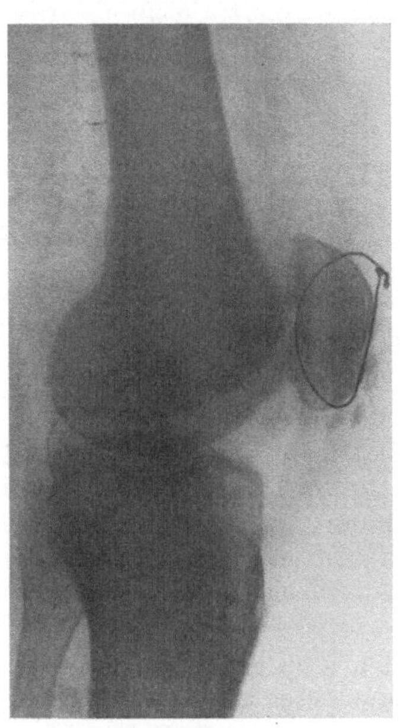

Abb. 89. Geheilte Patellarfraktur mit Silberdraht genäht.

nun fest aneinandergepreßt werden, in das Gelenk zu liegen kommen (Abb. 89). Es hat sich gezeigt, daß die Festigkeit der Konsolidation gebrochener Kniescheiben in den ersten Monaten nach der Operation nicht sehr verläßlich ist und sind *Refrakturen* gelegentlich eines Sturzes oder auch nur beim raschen Aufstehen vom Stuhl sehr oft beobachtet worden. Dabei zeigt das Röntgenbild nicht selten einen Bruch des Silberdrahtes. Solche Rezidive erfordern in der Regel die Wiederholung der Operation. Um dies zu vermeiden ist darauf Bedacht zu nehmen, daß bei der so wichtigen Nachbehandlung keine brüsken Bewegungen vorgenommen werden. Zur Verminderung der Muskelschrumpfung ist die Massage des Quadriceps sehr bald nach der Operation aufzunehmen, auch ist mit den Bewegungen bald, aber vorsichtig zu beginnen. Je verläßlicher die Naht, desto früher kann mit der Mobilisierung begonnen werden, und je eher dies geschieht, desto sicherer erreicht man die Wiederherstellung voller Beweglichkeit. Verläßlicher als der Silberdraht ist jener aus Aluminiumbronze, der unmittelbar vor dem Gebrauch ausgeglüht, außerordentlich geschmeidig ist, ohne an Zähigkeit einzubüßen, auch starke Seide kann hier verwendet werden. An der Patella wurde die erste Naht eines gebrochenen Knochens vorgenommen, und zwar durch Lister im Jahre 1878.

c) Die Luxation der Patella.

Die traumatische Verrenkung der Kniescheibe geschieht zumeist durch direkte Gewalteinwirkung, die den Knochen von der Seite trifft und ihn über den Epicondylus hinüberschiebt. Da der äußere Femurknorren weniger nach vorne vorragt als der innere, das Knie überdies eine physiologische Valgusstellung einnimmt, kann die Luxation viel leichter nach außen als nach innen eintreten. Die Verletzung ist selten, aber unschwer zu erkennen und leicht zu beheben: In vollkommener Streckstellung des Beines genügt ein kräftiger Druck von der Seite, um die Kniescheibe an ihre normale Stelle zurückgleiten zu lassen (Abb. 90).

Da oft eine Schwächung des gedehnten oder teilweise eingerissenen medialen Lig. parapatellare zurückbleibt, kommen Rezidive häufig vor. Dabei genügt schließlich ein sehr geringes Trauma, oft nur ein vehementer Zug des Streckmuskels bei einer bestimmten Winkelstellung des Kniegelenkes zur abermaligen Verrenkung, die sich, wenn sie einmal *habituell* ist, der Patient in der Regel selbst reponiert.

Zur Behandlung ist zu bemerken, daß gerade in Hinblick auf die Gefahr des Habituellwerdens der Luxation nach der ersten Verrenkung eine möglichst ungestörte und feste Verheilung der verletzten Weichteile anzustreben ist. Das Bein ist in Streckstellung zu schienen, das Knie mit einem leichten Kompressionsverband zu versehen und nach 8tägiger Bettruhe für weitere 2 Wochen tagsüber ein Stärkekleisterverband in Streckstellung tragen zu lassen.

Bei bereits habitueller Luxation können vom Bandagisten gefertigte Lederschutzhülsen mit Gummizug getragen werden; sie bieten aber keine sichere Gewähr gegen abermalige Verrenkungen. Gute Erfolge zeitigt die Opera-

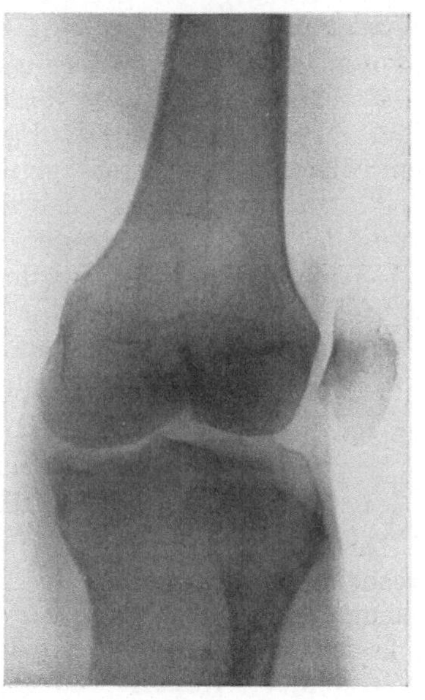

Abb. 90. Luxation der Patella.

tion. Es gibt verschiedene plastische Methoden (Muskel, Fascie), die den Zweck haben, ohne die physiologische Beweglichkeit der Kniescheibe zu hemmen, ihre Entgleisung unmöglich zu machen.

d) Die Verrenkung des Kniegelenkes.

Sie ist eine schwere Verletzung, zu deren Zustandekommen eine starke Gewalteinwirkung notwendig ist. Da das Kniegelenk durch starke Bänder in seiner normalen Bahn gehalten wird, ist eine Luxation nur unter Zerreißung dieser denkbar. Die Tibia kann nach vorne und nach rückwärts, aber auch nach rechts und links luxieren, im letzteren Falle sind außer den Kreuzbändern auch die Seitenbänder zerrissen. Das Trauma ist regelmäßig ein stumpfes, oft in Kombination mit forcierter Überstreckung oder seitlicher Flexion; auch kann es im Sinne eines reinen Abschermechanismus zur Verrenkung kommen. Die häufigste Form der übrigens seltenen Verletzung ist die Luxation nach vorne; dabei reißt die Kapel hinten durch und treten die Femurkondylen hinter der Tibiaepiphyse nach abwärts; umgekehrt liegen die Verhältnisse bei der Luxatio posterior; das Übereinanderschieben der mächtigen Knochenmassen führt zu einer auffallenden Deformität, die, wenn die Schwellung der Weichteile nicht hochgradig ist, auch bei seitlicher Luxation stets eine Bajonettstellung des Beines erkennen läßt.

Bei den Luxationen in anterior-posteriorer Richtung ist die Arterie poplitea gefährdet; sie kann komprimiert oder auch zerrissen sein. Weiter kommt es zuweilen vor, daß die Luxation infolge Platzens der Haut offen ist. Eine dadurch leicht entstehende Infektion der großen Gelenkhöhle bildet eine sehr ernste Komplikation der Verletzung.

Die Diagnose ist stets leicht zu stellen, denn die außer Kontakt getretenen massigen Gelenkteile sind unschwer durchzutasten. Die sonst für Luxationen charakteristische, federnde Fixation fehlt hier, der Unterschenkel ist nach verschiedenen Richtungen abnorm beweglich. Darum ist auch die Reposition nicht schwierig; sie gelingt durch Längszug evtl. unter Zuhilfenahme jener Bewegungen die zur Lösung von Verhackungen nötig sind (z. B. Abduction bei der Luxatio gen. lateralis).

Nach der Reposition besteht begreiflicherweise ein Schlottergelenk, zu dessen Festigung lange Ruhigstellung nötig ist. Das reponierte Kniegelenk nun vollkommen zu arretieren würde die Gefahr der Versteifung mit sich bringen; es gilt, das Gelenk vor *abnormen* Bewegungen zu schützen; nach mehrtägiger Ruhelage unter Kompressionsverbänden ist ein *Gipsscharnierverband* oder ein Schienenhülsenverband anzufertigen, der dem Knie nur die Bewegungen in physiologischen Grenzen gestattet. Aber auch nach sorgfältigster Nachbehandlung erlangt das Gelenk kaum jemals seine frühere Festigkeit wieder, Schuld daran trägt der Riß der Kreuzbänder, der stets nur mangelhaft verheilt.

e) Die Kontusion des Kniegelenkes und die Verletzung seiner Bänder und Knorpel.

Das Kniegelenk ist nicht nur direkten, sondern auch indirekten Traumen besonders ausgesetzt; letzteres durch den Umstand, daß Ober- wie Unterschenkel lange Hebelarme darstellen, die leicht zur Überschreitung der physiologischen Bewegungsgrenzen des Gelenkes Veranlassung geben können. Demnach kommen Kapsel- und Bänderrisse, sowie Knorpelverletzungen als Folge abnormer mechanischer Beanspruchung am Knie wesentlich häufiger zur Beobachtung als an anderen Gelenken. Es sind vorwiegend 3 Bewegungsqualitäten, welche sofern sie mit erheblicher Gewalteinwirkung verbunden sind, leicht zu Läsionen des Gelenkes führen: Überstreckung, Torsion und Abduction.

Demgegenüber ist die leichteste der hierher gehörigen Verletzungen, die einfache *Kontusion des Kniegelenkes* fast regelmäßig die Folge eines direkten stumpfen Traumas. Sturz oder Schlag auf das Knie ist die häufigste Veranlassung des hier so leicht entstehenden Ergusses, der oft nur seröser Natur ist, bei Zerreißungen der ausgedehnten und blutreichen Kapsel aber aus flüssigem Blut besteht. Nach einer erheblichen Kontusion schwillt das Knie rasch an, schmerzt und wird leicht gebeugt gehalten; Bewegungen sind nur in mäßigen Grenzen möglich. Die normale Konfiguration des Gelenkes verschwindet, zu beiden Seiten der Kniescheibe und vorwiegend ober derselben erkennt man die Wölbung der durch die Flüssigkeit gespannten Kapsel. Die Gegend fühlt sich heiß an. Bei größerem Erguß ist Fluktuation nachweisbar, bei geringerem bildet schon das sog. *Balottement* — („Tanzen") — der Patella ein sicheres Zeichen dafür, daß die Volumszunahme des Kniegelenkes auf einen intraartikulären Flüssigkeitserguß beruht. Durch letzteren wird die Kniescheibe, die bei gesundem Knie bei jeder Beugestellung den Femurkondylen aufliegt, von denselben abgehoben. Durch einen leichten Stoß oder Druck mit den

Fingern senkrecht auf die Kniescheibe bei gestrecktem Bein, kann man das harte Aufschlagen derselben auf die Femurkondylen wahrnehmen. Das Phänomen ist bei starkem Erguß um so deutlicher (Abb. 91).

Zur *Behandlung* der Kontusion des Kniegelenkes sind während der ersten Zeit schmerzlindernde, kalte Umschläge empfehlenswert, doch wird man von Anfang an bestrebt sein, durch einen konzentrischen Druck auf das Gelenk die Aufsaugung der Flüssigkeit zu unterstützen. Einwicklung mit nassen oder elastischen Binden unter gleichzeitiger Fixation mittels der VOLKMANNschen

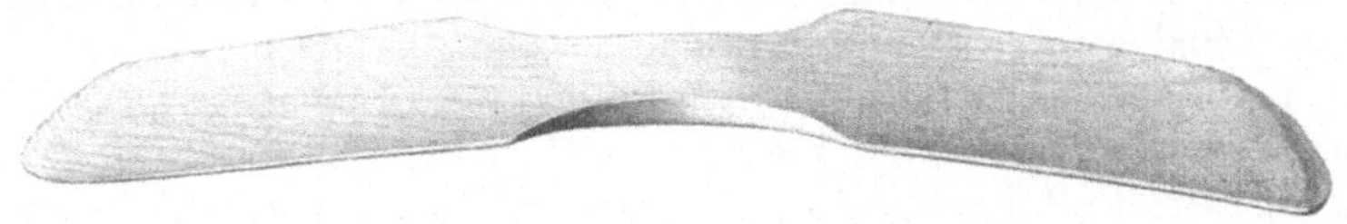

Abb. 91. VOLKMANNsche Schiene.

Schiene, Anbandagieren feuchter Badeschwämme, sowie Hochlagerung der Extremität befördern die Resorption. Bei starker Spannung infolge eines hochgradigen Hämarthros ist die *Punktion* des *Gelenkes* mit einem feinen Troikart oder die Aspiration des Ergusses mit einer starken Hohlnadel vorzunehmen. Dieser Eingriff ist unter peinlichster Beobachtung der Asepsis auszuführen, da eine Infektion des Gelenkes die schwersten Folgen nach sich ziehen kann. Im späteren Stadium der Verletzung ist Massage und vorsichtig zunehmende aktive Gymnastik anzuwenden.

f) Die Absprengung vom überknorpelten Femurende

kommt durch Traumen zustande, welche *bei gebeugtem Knie* im Sinne einer forcierten *Rotation, Ab-* oder *Adduction* wirken. Während bei Streckstellung Seiten- oder Drehbewegungen durch Straffung der Bänder nicht möglich sind, ist die Fixation zwischen Femur und Tibia bei gebeugtem Knie gelockert und damit die Möglichkeit intraartikulärer Zerrungen, Zerreißungen und Knorpelabsprengungen gegeben.

Bei letzteren ist zumeist auch Kompression im Spiel; dabei kann ein erbsenbis mandelgroßes Stück des Femurknorpels, an dem zuweilen eine kleine Spongiosaschicht haftet, aus der Kontinuität herausspringen

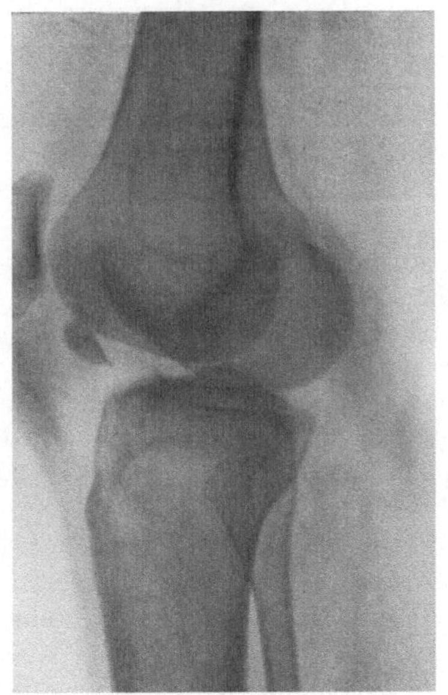

Abb. 92. Intraartikuläre Absprengung des Kniegelenkes.

und fällt unmittelbar oder allmählich in das Gelenkinnere, wo es später die Erscheinungen des *Corpus mobile* (Gelenkmaus) hervorruft.

Die Bruchfläche dieser Knorpelfragmente ist anfangs stets scharfrandig, schleift sich aber durch die Bewegungen des Gelenkes ab, so daß es allmählich die Form eines Flußkiesels annimmt. Auch der Defekt im Femur (an die Tibia kommen Absprengungen gleicher Art nicht leicht vor) verliert seine scharfen Ränder und kann allmählich vollkommen vernarben (Abb. 92).

Die Diagnose der Knorpelabsprengungen ist ohne Röntgenuntersuchung nur vermutungsweise zu stellen und auch letztere gibt nur dann ein sicher positives Ergebnis, wenn das Fragment zum Teil aus Knochensubstanz besteht. Die unmittelbare Folge der Verletzung ist ein serös-blutiger Erguß, wie er bei Kontusionen und Distorsionen des Kniegelenkes fast regelmäßig vorliegt. Zumeist wird die Verletzung erst an ihren Folgen erkannt, indem das frei im Gelenk bewegliche Fragment Störungen hervorruft; oft ist nach Ausheilung des Ergusses die vollkommene Streckung unmöglich, ein anderes Mal die extreme Beugung. Geradezu pathognomonisch für das Corpus mobile ist die *plötzliche Sperrung* des Gelenkes durch zufälliges Hineingeraten der Gelenkmaus zwischen Femur und Tibia während einer Bewegung. Das Corpus mobile hat sich eingeklemmt und verursacht einen Schmerzreflexkrampf, der es festhält. Binnen weniger Stunden tritt hierauf ein reaktiver seröser Erguß auf, der lange bestehen bleiben kann; die Einklemmung und damit die Gelenksperre löst sich zumeist unmerklich nach wenigen Stunden. Wo sich solche Klemmungen häufig wiederholen, empfiehlt es sich das Fragment — das zuweilen auch in der Mehrzahl vorhanden ist — aus dem Gelenk zu entfernen.

Eine seit der Zunahme des Skisportes häufig beobachtete intraartikuläre Knieverletzung ist die des *Semilunarknorpels*. Derselbe liegt zwischen Femur- und Tibiakondylen sichelförmig dem Rande beider Schienbeinflächen auf. Seine Bedeutung liegt einerseits in einer Vertiefung dieses Gelenkes, andererseits in einer elastischen Polsterung. Der Meniscus kann luxieren oder auch zerreißen. Die Gewalteinwirkung ist für beide Verletzungen die gleiche: vehemente *Rotation bei gebeugtem Knie*. Der innere Meniscus, der durch Drehung des Unterschenkels nach außen zu Schaden kommt, luxiert oder bricht viel häufiger als der äußere, zu dessen Verletzung eine Torsion in umgekehrter Richtung stattfinden muß.

Zumeist kommt die *Luxation* durch einen Abriß am vorderen Ende des inneren Meniscus zustande. Die Erscheinungen sind jene einer heftigen Distorsion; die Verletzung ist von einem brennenden lokalen Schmerz gefolgt. Der Betroffene kann zwar weiter gehen, doch ist die Beweglichkeit des Gelenkes eingeschränkt, oft vollkommen gesperrt; meistens aber kann das Knie nicht mehr ganz gestreckt werden. Bald stellt sich ein begleitender Erguß ein und allmählich nimmt die Functio laesa zu. Ist der luxierte Meniscus nach außen verschoben, so kann er an der Stelle der Gelenkspalte getastet werden; ist er nach innen disloziert, so macht er zuweilen die Symptome der Einklemmung.

Der *Bruch (Zerreißung)* des Semilunarknorpels, der fast regelmäßig in seiner vorderen Hälfte eintritt, macht ähnliche Erscheinungen, denn auch hier ist die Verletzung zumeist mit einer Verschiebung eines oder beider Fragmente verbunden.

Eine *Reposition* des tastbar nach außen dislozierten Knorpelringes kann bei Beugestellung und entsprechender Rotation in frischen Fällen gelingen. Durch länger dauernde Ruhigstellung kann es hierauf zur Verheilung kommen; doch bleibt oft eine Bewegungseinschränkung, Unsicherheit und Schmerzhaftigkeit beim Auftreten durch Monate bestehen. Durch unvorsichtige Bewegungen kommt es in der Folge leicht zu rezidivierenden Gelenkergüssen, nicht selten zu abermaliger Luxation oder zu wiederholten Einklemmungen. In solchen Fällen ist die *Operation* indiziert: Freilegung des Meniscus durch einen seitlichen Schnitt. In frischen Fällen kann ein Bruch genäht und auch eine Luxation durch entsprechende Suturen dauernd reponiert werden. In veralteten Fällen ist die Exstirpation bzw. Resektion des freibeweglichen Knorpelteiles vorzunehmen. Diese in letzter Zeit häufig geübte radikale Maßnahme hat sich bewährt. Funktionelle Störungen nach Entfernung des Semilunarknorpels treten nur selten auf und sind nicht hochgradig.

Differentialdiagnostisch ist von der Meniscusverletzung wie auch von freien Gelenkkörpern, die Einklemmung von Kapselfalten und Gelenkzotten, wie sie bei älteren, zur Fettleibigkeit und Arthritis deformans neigenden Personen häufig beobachtet wird, zu unterscheiden. Hier fehlt in der Regel ein primäres Trauma, auch kommt es nicht leicht zu einer richtigen Gelenksperre. Die Behandlung ist konservativ.

g) Der Riß des medialen Seitenbandes.

Der *Riß des medialen Seitenbandes* ist eine durchaus nicht seltene Verletzung und kommt durch Torsion am leicht flektierten Knie bei gleichzeitiger Belastung in Abduction des Unterschenkels zustande. Die veranlassende Ursache ist oft scheinbar geringfügig; ein drohender Sturz durch einen Fehltritt zumeist beim Bergabschreiten auf unebenem Boden, Fall beim Skilaufen, wobei Torsionsverletzungen der unteren Extremität begreiflicherweise leicht zustande kommen, und ähnliche Traumen können das Lig. laterale internum zerreißen. Ein augenblicklich heftiger Schmerz, dem in den nächsten Stunden eine mäßige Schwellung des Kniegelenkes folgt, erschwert das Gehen, ohne daß die Belastungsfähigkeit oder Beweglichkeit erheblich gestört ist.

Die Untersuchung läßt außer einem Gelenkerguß und deutlichen *lokalen Druckschmerz* erkennen, daß *seitliche Wackelbewegungen* möglich sind. Unter mehrtägiger Ruhigstellung bessert sich der Zustand, bedarf aber in der Regel langer Zeit zur vollkommenen Ausheilung. Während derselben bleibt die Abduction des Unterschenkels schmerzhaft und das Knie steht in leichter Valgusstellung. Zuweilen entsteht als Zeichen einer begleitenden Periostverletzung eine wulstartige Calluswucherung am inneren Rand der Tibiagelenkfläche.

h) Der Riß der Kreuzbänder.

Der *Riß* der *Kreuzbänder* ist eine seltene Verletzung; da ihre Funktion hauptsächlich darin liegt, das Kniegelenk gegen die *Überstreckung* zu sperren und gegen stärkere *Torsion* zu schützen, erklärt sich die Entstehung der Zerreißung dieser Bänder aus gewaltsamen Traumen in genanntem Sinne. Die häufigste Veranlassung ist ein direktes stumpfes Trauma, das das Knie von vorne trifft, wodurch in der Regel das hintere Kreuzband abreißt. Nicht selten ist mit der Verletzung ein *Abbruch der Eminentia intercondylica* verbunden, worüber das Röntgenbild Aufschluß gibt; demgegenüber ist der unkomplizierte Bandriß durch die Möglichkeit der *Überstreckung* trotz Fehlens einer Knochenverletzung unschwer zu diagnostizieren. Ein zweites sehr charakteristisches Symptom ist die *Verschieblichkeit des Tibiakopfes* gegenüber den Femurkondylen in der Richtung von vorne nach hinten („Schubladen-Phänomen").

Die Verletzung, die regelmäßig mit einem bedeutenden Gelenkerguß einhergeht, ist schwer, die Heilung bedarf langer Ruhigstellung und erfolgt oft nur in unbefriedigendem Maße, so zwar, daß eine recht erhebliche Unsicherheit beim Gehen zurückbleibt und Schienenhülsenapparate mit Scharnieren getragen werden müssen. Wegen dieser ungünstigen Prognose und der relativen Ohnmacht der unblutigen Therapie wurde in letzter Zeit wiederholt und teilweise mit gutem Erfolg die Naht des zerrissenen Bandapparates, bzw. sein plastischer Ersatz, vorgenommen.

i) Der Stauchungsbruch des Tibiakopfes.

Analog den Frakturen der Femurkondylen kann es durch Kompression auch zum Bruch im Bereich der Tibiakondylen kommen. Die häufigsten hier zu beobachtenden Frakturformen sind isolierte Brüche des einen oder des anderen, zumeist jene des *inneren* Condylus tibiae. Doch können auch beide gebrochen sein, wodurch jene auch am unteren Humerus- oder Femurende durch ähnliche Traumen entstehenden T- und Y-förmigen Bruchlinien entstehen. Ist die Gewalteinwirkung sehr groß, so kommt es zur Zertrümmerung des ganzen Tibiakopfes mit bedeutenden Fragmentverstellungen, Splitterung und Längsfissuren im Bereiche der Diaphyse. Solche Verletzungen kommen zur Beobachtung bei Sturz aus großer Höhe auf die gestreckten Knie (Unfall mit dem Förderstuhl in Bergwerken).

Der isolierte Bruch des einen oder anderen Tibiaknorrens führt wie bei der Fraktur des Condylus femoris zur *primären* Dislokation, also in der Richtung der Gewalteinwirkung: das abgebrochene Fragment wird hier nach abwärts verschoben, wodurch die gleichen Symptome auftreten wie beim Bruch der Oberschenkelknorren: Abduction des Unterschenkels (Valgusstellung) bei Bruch des äußeren, Adduction (Varusstellung) beim Bruch des inneren Condylus, begleitender Gelenkerguß, passive Wackelbewegungen des Kniegelenkes. Entsprechend dem Stauchungsmechanismus kommt es hier zuweilen zu Einkeilungen.

Auch Prognose und Therapie sind den Kompressionsbrüchen der Femurkondylen analog. Durch *Extensionsverbände* mit Seitenzug gelingt es in frischen und leichteren Fällen, eine befriedigende Reposition und Retention zu erreichen. Andernfalls ist die *Operation* indiziert. Leichter noch als am Oberschenkel läßt sich der hier nach abwärts verschobene Knorren nach entsprechender Freilegung an seine anatomisch richtige Stelle zurückschieben. Zur Retention empfiehlt es sich das Fragment an Ort und Stelle anzunageln oder mit Hilfe einer Schraube zu fixieren.

In ähnlicher Weise können Dislokationen nach Y- oder T-förmigen Brüchen osteosynthetisch behandelt werden, während schwerere Zertrümmerungen an dieser Stelle wenig Aussicht auf Wiederherstellung eines beweglichen Gelenkes geben. Die schließliche Heilung ist in erster Linie abhängig von der Genauigkeit der Reposition. Da weiters die Zeit der Wiederaufnahme der Gelenkbewegungen eine wesentliche Rolle spielt, wird bei diesen Brüchen wie auch bei jenen der Femurkondylen der operativen Behandlung mit Recht der Vorzug gegenüber der unblutigen gegeben. Zu vermeiden ist unter allen Umständen die längere Immobilisierung, denn sie führt nur allzuleicht zur Versteifung des Gelenkes.

8. Der Schaftbruch beider Unterschenkelknochen.

Der Bruch beider Unterschenkelknochen bildet mit 15% aller Frakturen eine der häufigsten Skeletverletzungen und kommt ungefähr eben so oft durch ein direktes Trauma wie auf indirektem Wege zustande.

Zur Entstehung indirekter Brüche trägt oft das Gewicht des eigenen Körpers bei: so entsteht der einfache Biegungsbruch nicht selten, indem der stürzende Körper auf den bereits liegenden, aber uneben unterstützten Unterschenkel mit dem Gesäß aufstößt; der Torsionsbruch wieder kommt zustande, wenn sich der Rumpf während des Sturzes um seine Längsachse dreht, dabei aber der Fuß fixiert ist (Abb. 93).

Während die direkten Brüche meist quere oder nur mäßig schräge Bruchlinien zeigen und mit Ausnahme der Schußverletzungen selten größere Splitterungen aufweisen, sieht man bei den indirekten die für Biegung und Torsion so charakteristische Verlaufsrichtung der Bruchspalte. Dabei ist die Fibula oft an ganz anderer Stelle (in der Regel höher) gebrochen als die Tibia, was bei der Untersuchung (auch im Röntgenbild) nicht übersehen werden darf.

Die häufigsten der Unterschenkelschaftbrüche sind Schrägfrakturen an der Grenze zwischen mittlerem und unterem Drittel mit einer von hinten oben nach vorne unten verlaufenden Bruchlinie der Tibia (Abb. 94).

Da die vordere Tibiakante in ihrem ganzen Verlaufe unter der Haut liegt, kommen

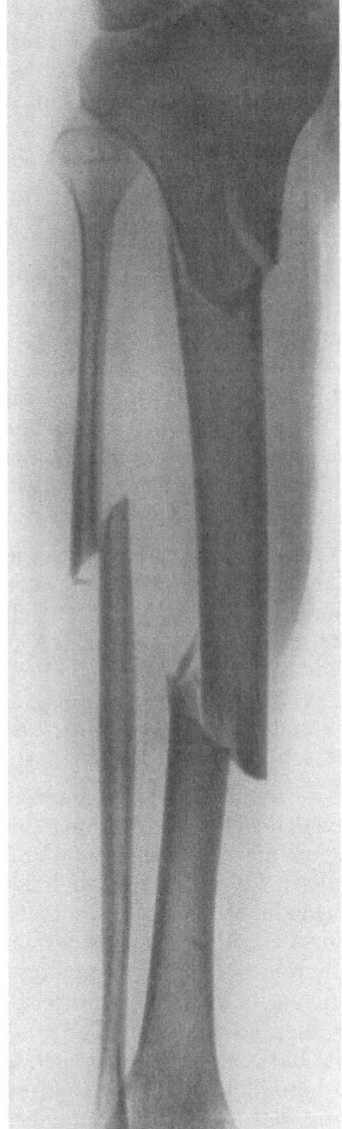

Abb. 93. Unterschenkelfraktur mit doppeltem Bruch der Tibia.

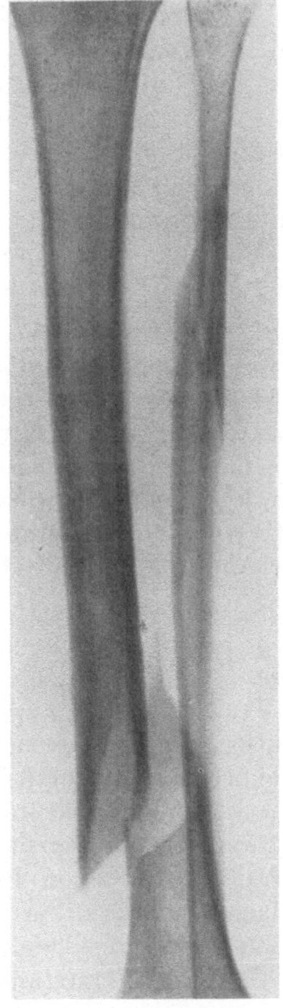

Abb. 94. Torsionsfraktur des Unterschenkels mit Dislocatio ad peripheram.

An- und Durchspießungen derselben oft vor. Andererseits sieht man bei Schulkindern Brüche ohne jede Dislokation der Fragmente, superiostale Schräg- und Torsionsbrüche oder Fissuren, die oft recht ausgedehnt sind, aber nur einen feinen Spalt erkennen lassen.

Symptome und Diagnose. Beim isolierten Bruch eines der beiden Unterschenkelknochen wirkt der unverletzte Parallelknochen gewissermaßen als natürliche Schiene, so daß es hier nicht so leicht zu grober Verstellung und Lageveränderung des peripheren Gliedabschnittes kommen kann. Dagegen ist beim Bruch beider Knochen (zumal wenn er in gleicher Höhe liegt) fast regelmäßig eine leicht erkennbare Gestaltsveränderung des Unterschenkels vorhanden: *Achsenknickung und Dislocatio ad peripheram.* Sind diese Dislokationen nicht deutlich erkennbar, so kann abnorme Beweglichkeit konstatiert werden, wenn der Verletzte aufgefordert wird, das Bein von der Unterlage aufzuheben; bei seitlicher Betrachtung sieht man dabei an der Bruchstelle einen nach hinten offenen Winkel entstehen. Die leicht aufgelegte Hand fühlt gleichzeitig wie sich eine Stufe im Knochen bildet. Ist auch auf diese Art die Diagnose nicht mit Sicherheit zu stellen, so prüft man auf lokalen Druckschmerz und mit passiver Bewegung auf Crepitation und abnorme Beweglichkeit. Bei subperiostalen Brüchen ist zuweilen der lokale Druckschmerz, sowie der Fernschmerz durch Klopfen auf die Fußsohle das einzige Symptom. Im krassen Gegensatz dazu sieht man bei schweren Zertrümmerungsbrüchen, zumal wenn sie kompliziert sind, die hochgradigsten Lageveränderungen des peripheren Gliedabschnittes; das zentrale Fragment der Tibia kann weit aus der Wunde hervorragen (Stauchung). Der begleitende Bruch der Fibula ist durch die lokale Inspektion und Palpation in der Regel nur dann zu konstatieren, wenn er im obersten oder untersten Viertel des Knochens liegt; im übrigen ergibt er sich das eine Mal aus der abnormen Beweglichkeit des peripheren Gliedabschnittes, das andere Mal aus der bestehenden Verkürzung des Beines.

Prognose und Therapie. Die Prognose der Unterschenkelbrüche war in früheren Zeiten recht ungünstig, die Wiederherstellung eines wieder vollkommen gebrauchsfähigen und nicht verkürzten Gliedes gehörte keinesfalls zur Regel; erst allmählich als man nach Entdeckung der Röntgenstrahlen bessere Einsicht in den Mechanismus der Knochenbrüche gewann und später, da die Erfindung der Nagelextension die bei Unterschenkelbrüchen oft unzureichende Methode der Heftpflasterstreckverbände wesentlich vervollkommnete, gelang es, die Erfolge der Behandlung der Fractura cruris recht erheblich zu bessern.

Die besonderen Schwierigkeiten liegen hier nicht wie beim Bruch des Vorderarmes darin, vor allem einen Brückencallus zu vermeiden — die Stellung der Fibulafragmente macht uns ungleich weniger Sorgen als die Reposition und Retention der Tibia. Die Behandlung ist hier deshalb keine leichte, weil der Fragmentreposition dieses Knochens häufig bedeutende Hindernisse im Weg stehen; dazu gehört eine oft hartnäckige Tendenz zur Verkürzung, ein andermal eine schwer zu behebende Verstellung des peripheren Schienbeinfragmentes gegen das Lig. interosseum oder nach hinten; auch macht es zuweilen Schwierigkeiten die spiralig gewundenen Bruchflächen der hier so häufigen Torsionsbrüche in richtigen Kontakt zu bringen. Andererseits hat aber eine ungenügende Reposition gerade bei Unterschenkelbrüchen recht böse Folgen für die spätere Funktion des Gliedes. Verheilung mit Verkürzung hat ein lebenslängliches Hinken zur Folge, unkorrigierte Dislokationen ad axim ziehen eine dauernde Schwächung der Belastungsfähigkeit nach sich. Andere Umstände, die die Statistik der Unterschenkelbrüche ungünstig beeinflussen sind die häufige *Durchspießung* der Haut mit folgender Infektion des offenen Bruches, sowie eine oft recht bedeutende *Verzögerung der Callusbildung*, die besonders bei Brüchen an der Grenze zwischen mittlerem und unterem Drittel der Tibia auch ohne Interposition von Weichteilen, selbst bei scheinbar gutem Bruchflächenkontakt zur richtigen *Pseudarthrose* führen kann.

In früheren Jahren war der Bruch des Unterschenkels *das klassische Feld für den Gipsverband*. Mit oder ohne Polsterung wurde der Unterschenkel eingegipst, während ein Assistent am Fuß extendierte; vor dem Erhärten des fertigen Verbandes korrigierte der Operateur durch Druck mit den Handtellern nach dem Augenmaß die Achsenknickung nach der Seite und nach vorne; der Verband blieb 3—4 Wochen liegen und wurde dann durch einen leichteren, mit dem der Verletzte herumgehen durfte, ersetzt.

Diese Methode der Behandlung ist auch heute indiziert bei einfachen Fällen, vor allem bei subperiostalen Brüchen und Fissuren, aber auch bei Querbrüchen, welche keine wesentliche Verstellung der Fragmente zeigen oder die gut reponiert werden konnten. Zur Verhütung der Achsenknickung an der Bruchstelle, während das Bein zum Anlegen des zirkulären Verbandes frei in der Luft schwebt, empfiehlt es sich eine starke Extension auszuüben. Abb. 95 zeigt die Anwendung der SCHÖMANNschen Zange zu diesem Zweck, die in den Calcaneus eingesetzt, gleichzeitig den Fuß in rechtwinkeliger Stellung hält. Eine Dislocatio ad peripheram wird vermieden, wenn man darauf achtet, daß Spina sup., Mitte der Patella und große Zehe in einer geraden Verbindungslinie liegen. Trotz dieser Maßnahmen kann es geschehen, daß die Fragmentverstellungen nur ungenügend korrigiert wurden; im fertigen Gipsverband ist aber die Dislokation für das Auge verschleiert. Zeigt eine Röntgenkontrollaufnahme eine mäßige Achsenknickung, so durchsägt man zirkulär den erhärteten Gips über der Bruchstelle, korrigiert die fehlerhafte Stellung und gipst unverzüglich die nun im Verband entstandene Spalte zu. Fehlt aber die Gelegenheit zur Durchleuchtung (Landpraxis), so muß der Verband vor der Konsolidation der Fragmente (3. Woche) gewechselt und dabei die evtl. fehlerhafte Stellung korrigiert werden. Unterläßt man diese Vorsichtsmaßregel, so können schwere und irreparable Schäden auftreten.

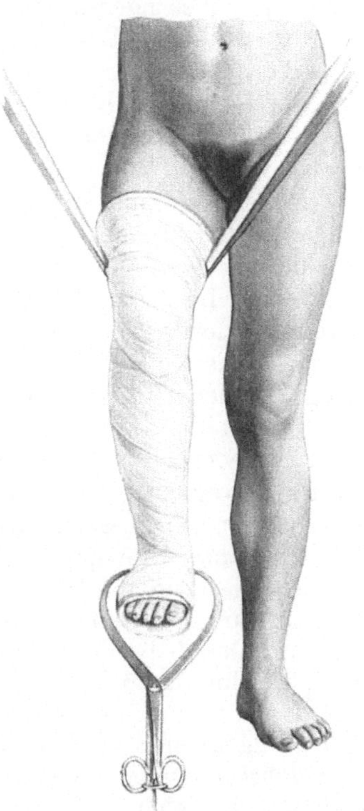

Abb. 95. Anlegen eines Gipsverbandes wegen Unterschenkelbruches bei gleichzeitiger Extension mit Hilfe der SCHÖMANNschen Zange.

Bei Schräg- und Torsionsbrüchen gelingt es zwar unter kräftigem Zug, die Fragmente oft recht gut zu reponieren, doch können sie durch einen zirkulären Gipsverband nicht in der erreichten Stellung erhalten werden. Der erstarrte Verband kann wohl eine spätere Achsenabweichung, bei Querbrüchen auch eine Seitenverschiebung verhindern, nicht aber ein Aneinanderabgleiten schräger Bruchflächen, die der Wirkung des Muskelzuges unterliegen. Darum ist für Schräg- und Torsionsbrüche, auch wenn die Reposition durch forcierte Streckung des Gliedes gelingt, der zirkuläre Gipsverband nicht die richtige Methode, hier ist die *permanente Extension* am Platz.

Da für den Heftpflasterverband zu wenig Angriffsfläche vorhanden ist, empfiehlt es sich, die *Nagelextension* mit dem STEINMANNschen Nagel oder der modifizierten SCHMERZschen Klammer anzuwenden. Dieselbe wird in den

Calcaneus eingesetzt, das Bein auf eine Braunsche oder Eiselsbergsche Einheitsschiene in Flexion gelagert und mit dem für den Ausgleich der Verkürzung nötigen Gewicht belastet. Entsprechende Seitenzüge korrigieren, wo dies notwendig ist, Dislocationen ad latus.

Mit der Korrektur der Dislokation der Tibiafragmente bessert sich regelmäßig auch die Stellung des Fibulabruches. Bei den gewöhnlichen Schaftbrüchen des Unterschenkels ist eine besondere Rücksichtnahme auf das Wadenbein in der Regel nicht notwendig. Kommt es zu einem Brückencallus zwischen beiden Knochen, so resultiert daraus keine nennenswerte Funktionsstörung.

Mit dem Anlegen des definitiven Verbandes (Gips oder Extension) soll nicht ohne besonderen Grund gewartet werden. Die vielfach noch geübte Gepflogenheit, das Bein einige Tage im Petitschen Stiefel zu lagern und erst dann die Reposition vorzunehmen und den Verband anzulegen, wenn die Schwellung im Rückgang begriffen ist, ist nicht empfehlenswert; *die Unterschenkelfraktur soll womöglich am Tage der Verletzung oder am nächstfolgenden „definitiv" versorgt werden.* Vor dem Anlegen des Verbandes ist in tiefer Narkose oder in Lokalanästhesie eine möglichst exakte Reposition vorzunehmen.

Der Schaftbruch beider Unterschenkelknochen bedarf in der Regel 5—6 Wochen zur Konsolidation. Damit ist aber — wie am Oberschenkel — noch nicht seine Belastungsfähigkeit wiedergekehrt. Läßt man nach Abnahme des Verbandes den Kranken liegen, um mit Gymnastik und Massage zu behandeln, so erzielt man eine frühere Wiederkehr der Beweglichkeit in den Gelenken; demgegenüber wird die Belastungsfähigkeit des Callus rascher zunehmen, wenn die Bruchstelle durch bald aufgenommene Gehübungen mechanisch gereizt wird. Vorwiegend dort, wo die Callusbildung träge ist, und noch nach Wochen geringe Bewegungen an der Bruchstelle ausführbar sind, bildet das fleißige Umhergehen in einem enganliegenden Gipsverband oder Schienenhülsenapparat eine wirksame Anregung der noch unfertigen Konsolidation.

Die Belastung soll aber — besonders bei Schrägbrüchen — nicht zu früh und nur ganz allmählich aufgenommen werden; denn der Callus ist auch nach Verschwinden jedweder abnormen Beweglichkeit noch plastisch und kann es zu einer sekundären Verkürzung bzw. Verkrümmung kommen, letzteres besonders dann, wenn eine Achsenverstellung nicht vollständig korrigiert wurde.

Im allgemeinen wird man *den primären Gips- oder Extensionsverband nach 4—6 Wochen durch einen nicht gepolsterten gut anmodellierten Gipsgehverband ersetzen*, mit welchem der Patient zunächst unter Zuhilfenahme von Krücken oder einer Gehschule aufzutreten beginnt. Sehr zweckmäßig ist es, den Verband durch beiderseitiges Aufschneiden in 2 Hohlschienen zu zerlegen, die zur Applikation von Bädern und Massagen, sowie während der Nacht abgenommen werden.

Die hier angegebenen Zeiten sind nur Durchschnittszahlen. Es bedarf keiner weiteren Erklärung dafür, daß die Dauer der Verbandbehandlung vom lokalen Befund, der Beginn der Belastung vom Alter, dem Körpergewicht usw. mit abhängig ist.

In seltenen Fällen schwer korrigierbarer Dislokation ist die Verschraubung bzw. Drahtumschlingung der Tibia indiziert.

9. Der isolierte Bruch der Tibiadiaphyse.

Die Entstehungsweise dieser Verletzung ist die gleiche, wie jene des Bruches beider Unterschenkelknochen, nur ist die Intensität des Traumas etwas geringer, bzw. die Dauer seiner Einwirkung kürzer. Es entstehen hier auch dieselben Bruchformen wie dort. Doch kann es durch das Intaktbleiben des Wadenbeines nie zu hochgradiger Fragmentverstellung, vor allem nicht zu einer bedeutenden Verkürzung kommen. Immerhin sind alle Qualitäten der Dislokation möglich. Ihre Korrektur bereitet manchmal größere Schwierigkeiten, als beim Bruch beider Knochen; so ist zuweilen eines der Fragmente gegen die Fibula abgewichen und läßt sich auf unblutigem Wege nicht reponieren; dann ist die operative Freilegung, Reposition und Verschraubung der Fragmente indiziert; doch findet man dazu nur dann Veranlassung, wenn die Fragmentverstellung bedeutend ist; ein unblutig irreponibler Quer- oder Schrägbruch mit einer Dislocatio ad latus um weniger als den Querschnitt des Knochens bedarf keiner operativen Behandlung. Oft wird man durch einen mehrwöchentlichen Extensionsverband die Stellung verbessern können; bei subperiostalen wie auch bei Querbrüchen ohne nennenswerte Verschiebung leistet der Gipsverband gute Dienste.

10. Der isolierte Bruch der Fibuladiaphyse.

Derselbe entsteht zumeist durch direkte Gewalteinwirkung und macht in der Regel so geringfügige Erscheinungen, daß er vor der Röntgenära zu den seltenen Frakturen gezählt wurde. Der Knochen hat in statischer Beziehung nur untergeordnete Bedeutung; er liegt außer an seinen Enden unter den Muskeln verborgen und erleidet in diesem Abschnitt, isoliert gebrochen, nur selten eine nennenswerte Fragmentverschiebung. Der Verletzte ist in der Regel durch den Bruch im Gehen nicht wesentlich behindert, klagt nur über lokale Schmerzen, die 1—2 Wochen unverändert bestehen bleiben. Objektiv ist ein lokaler Druckschmerz nachweisbar, zuweilen auch Crepitation; in anderen Fällen stellt erst das Röntgenbild mit Sicherheit den Knochenbruch fest. Hochsitzende Wadenbeinbrüche können primär oder sekundär (durch Calluswucherung) zur Schädigung des *Nervus peroneus* führen und geben damit zuweilen Veranlassung zu operativem Vorgehen. Schaftbrüche im mittleren Teil des Knochens bedürfen keiner besonderen Frakturbehandlung; Massage beschleunigt die Heilung.

Brüche am unteren Ende des Fibulaschaftes, die oft einen sehr schrägen Verlauf der Frakturlinie zeigen, beanspruchen dagegen mehr Beachtung. Durch die Belastung, welche das Wadenbein bei jedem Schritt erfährt, kann sich entlang eines tiefsitzenden Schrägbruches leicht eine Fragmentsverschiebung im Sinne einer Verkürzung des Knochens bilden, womit die Veranlassung zur Entstehung eines *Plattfußes* gegeben ist. Es empfiehlt sich daher bei solchen Brüchen, den Fuß in Supinationsstellung zu zwingen, indem man für 1—2 Wochen einen Gipsverband in dieser Stellung, später eine schiefe Sohle und eine Plattfußeinlage tragen läßt. Mit der Hebung des inneren Fußrandes wird bei jedem Schritt eine extendierende Wirkung auf den äußeren Knöchel ausgeübt und damit der Entstehung einer Verkürzung oder Achsenknickung der Fibula entgegengearbeitet. Im übrigen empfiehlt sich auch hier Massage und aktive Gymnastik.

11. Der supramalleoläre Bruch beider Unterschenkelknochen.

Diese Fraktur kommt zumeist durch indirekte Gewalt zustande, wobei Biegung und Torsion im Spiele sind. Oft entsteht sie ähnlich wie die suprakondyläre Humerusfraktur durch Überstreckung, wobei eine schräge, von vorne unten nach hinten oben verlaufende Bruchlinie der Tibia nahe dem Sprunggelenk auftritt. Auch rein quere Brüche sind nicht selten, besonders in unmittelbarer Nähe der Epiphysenlinie. Die Verstellung der Fragmente ist meist sehr ausgeprägt. Das eine Mal steht der Fuß in hochgradiger Varus- das andere Mal in Valgusstellung, oder er ist, bei Torsionsbrüchen, verdreht, bei Extensionsbrüchen, nach hinten gesunken, wobei das Ende des langen Tibiafragmentes gegen die Haut stark vordrängt und der Fuß in Spitzfußstellung herabhängt.

In das Sprunggelenk reichende Fissuren können den ohnehin schweren Bruch noch komplizieren; das Hämatom und der Frakturschmerz sind meist recht erheblich, Crepitation und abnorme Beweglichkeit sehr deutlich; die Diagnose ist also leicht zu stellen (Abb. 96).

Hier ist eine möglichst exakte Reposition sehr wichtig; dieselbe gelingt zumal bei Querbrüchen desto leichter, je früher sie vorgenommen wird. Ein in kurzer Narkose ausgeübter kräftiger Zug am Fuß (als wollte man einen Stiefel ausziehen) genügt oft um die Fragmente in richtigen Kontakt zueinander zu bringen. Ähnlich wie bei der typischen Radiusfraktur ist es auch hier der Rauhigkeit der beiden Knochenwundflächen und dem Längszug der Muskeln zu danken, daß die Fragmente nach der Einrichtung oft von selbst in der richtigen Lage verharren; dies gilt freilich nur für quere oder annähernd quere Bruchflächen. Zur Sicherung der erreichten Korrektur genügt in diesen Fällen eine Gips. schiene oder ein für kurze Zeit angelegter zirkulärer Gipsverband.

Schräg- und *Torsionsbrüche* zeigen eine Tendenz zur Fragmentverstellung, die desto hartnäckiger ist, je schräger die Bruchflächen verlaufen. Bis vor nicht langer Zeit gab diese Form der supramalleolaren Brüche recht ungünstige Resultate, denn die Korrektur im zirkulären Gipsverband gelingt hier nur selten vollständig, für die Heftpflasterextension ist aber nicht genügend Angriffsfläche vorhanden; auch die Modifikation des Schlingen-

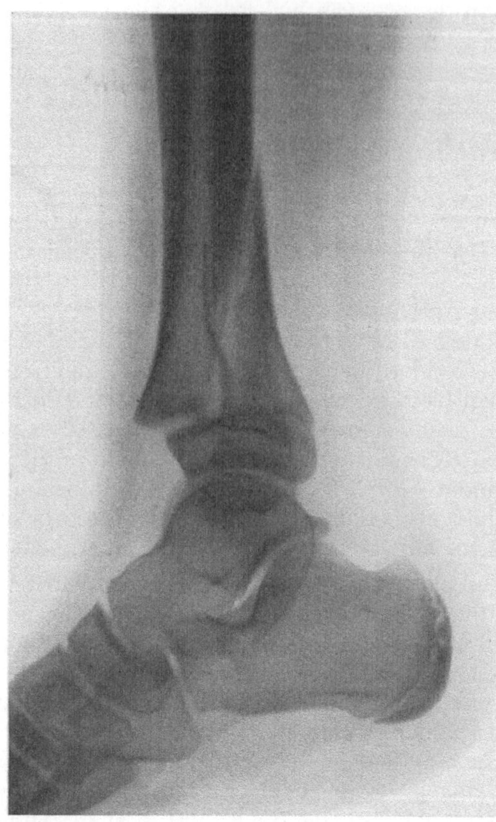

Abb. 96. Supramalleolärer Schrägbruch der Tibia und Fibula.

und Sandalen-Zugverbandes von Gaza, der am Rist und Fersenhöcker angreift, kann ohne die Gefahr eines Decubitus nicht immer in genügender Stärke belastet werden. Hier kommt der große Wert der *Nagelextension* zur Geltung. Der durch das Fersenbein durchgeführte Nagel oder die eingehakte Zange kann unverzüglich mit dem zur Korrektur nötigen Gewicht belastet werden; dabei bleibt die Bruchstelle frei für etwa nötige Seitenzüge.

Der Streckverband erlaubt tägliche aktive Bewegungsübungen im Sprunggelenk, die dann besonders wichtig sind, wenn in den Gelenkknorpel verlaufende Fissuren vorliegen.

Die möglichst exakte Reposition gerade der supramalleolaren Fraktur ist deshalb notwendig, weil dieser Bruch, wenn er in fehlerhafter Stellung zur

Verheilung gekommen ist, eine besonders schwere Funktionsstörung zur Folge hat, eine nachträgliche Korrektur durch Osteoclase oder Osteotomie aber bei weitem nicht jene Aussicht auf Erfolg bietet, wie dies bei gelenkfernen Schaftbrüchen der Fall ist.

Bei Jugendlichen kommen *Epiphysenlösungen* am unteren Ende der Tibia vor, die ein ähnliches, wenn auch weniger schweres Bild darbieten, wie die supramalleolare Fraktur. Hämatom, lokaler Bruchschmerz und abnorme Beweglichkeit sind meist gering, die Crepitation ist „weich" (Knorpel) und der Bruchflächenkontakt zumeist nicht vollkommen aufgehoben; an der Fibula findet sich in der Regel eine der Richtung des Traumas entsprechende Infraktion. Die Epiphysenlösungen sind nach den gleichen Regeln, wie die Fraktur zu behandeln, Reposition und Retention gelingt meist ohne große Schwierigkeiten.

12. Die Verstauchung des Fußes und die Malleolarfraktur.

Der Knöchelbruch ist eine relativ häufige und fast ausschließlich auf indirekte Gewalteinwirkung zurückzuführende Verletzung, ein Gelenkbruch, dessen Mechanismus leicht verständlich ist, wenn man bedenkt, daß zwischen dem Talus und den Unterschenkelknochen physiologisch nur eine Bewegung, und zwar in anterior-posteriorer Richtung möglich ist. Gegen Rotation, sowie Ab- und Adduction des Fußes ist dieses Gelenk gesperrt; wird aber diese Bewegung forciert, so kommt es zum Riß der Seitenbänder, bei stärkeren Traumen zur Sprengung der Gabel, zum Bruch eines oder beider Knöchel (Abb. 97).

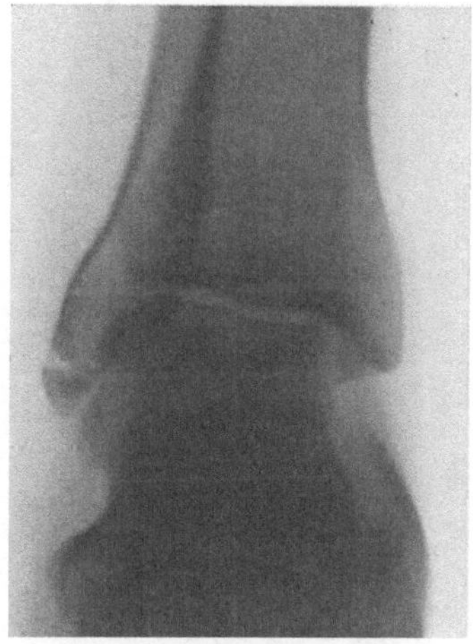

Während die Rotation als Verletzungsmechanismus zumeist nur eine begleitende Rolle spielt, in seltenen Fällen allein zum Knöchelbruch führt, steht die *seitliche Achsenabweichung* des Fußes gegenüber dem Unterschenkel, im oberen Sprunggelenk als mechanisches Moment zur Entstehung dieser Verletzungen im Vordergrund. In diesem Sinne unterscheiden wir die Abductions- von den Adductionsfrakturen. Bei minder schwerer Gewalteinwirkung kommt es

Abb. 97. Rißbruch des unteren Knöchels.

zu einer Bandzerreißung, die gewissermaßen als Vorstadium des Bruches anzusehen ist, und die, wenn sich das Trauma infolge seiner Geringfügigkeit in ihr erschöpft, das bekannte und so häufige Bild der „*Verstauchung*" darbietet. Es ist vorwiegend die gewaltsame Supination, die zum Riß der Gelenkkapsel und des äußeren Seitenbandes (Lig. calcaneo-fibulari) mit Gelenkerguß und allen Erscheinungen der Distorsion führt. Von dieser reinen Weichteilverletzung zum *Rißbruch des äußeren Knöchels* ist nur ein Schritt. Das Röntgenbild läßt den Abriß der Spitze des Malleolus externus erkennen. Klinisch unterscheidet sich diese Verletzung (die leichteste Form der Malleolarfraktur) nur wenig von der obengenannten Verstauchung. Der Verletzungsmechanismus besteht zumeist in einem Umkippen des Fußes mit nachfolgendem Sturz des Körpers, wodurch die pathologische Adduction noch vermehrt wird (Abb. 98).

Wesentlich schwerer sind die durch Pronation im oberen Sprunggelenk zustande kommenden *Abductionsfrakturen*. Durch die hier viel größere Gewalteinwirkung (ein einfaches Umkippen des Fußes in dieser Richtung kommt kaum vor), entsteht zunächst auch ein Rißbruch des Knöchels; hier ist es der Malleolus internus, der durch forcierten Zug des Lig. tibio-calcaneum abgerissen wird. In manchen Fällen erschöpft sich hiermit das Trauma und ist der Bruch des inneren Knöchels sozusagen das Spiegelbild der Fraktur des Malleolus externus. Der Bruch des inneren Knöchels hat aber oft noch eine weitere recht schwere Verletzung im Gefolge. Wenn die abduzierende Gewalteinwirkung zum Rißbruch des Malleolus internus geführt hat und *im gleichen Sinne weiterwirkt,* kommt es nur zu leicht zum Einknicken der schwachen Fibula oberhalb des Malleolus externus, zum richtigen Biegungsbruch dieses Knochens mit Achsenabweichung und zu ausgedehnter Zerreißung der Bänder. Die nächste, diese Verletzung erheblich komplizierende Folge ist, daß der Talus der Dislokation des Fibulafragmentes folgt, von der Gelenkfläche der Tibia seitwärts abrückt und sich in Subluxation zu ihr stellt. *Luxationsfraktur* der *Malleolengabel* nennt man diese Verletzung, die schwerste Form des Knöchelbruches. Der Fuß steht dabei in starker Abduction. Als häufige Mitverletzung sieht man die Absprengung eines dreieckigen Fragmentes

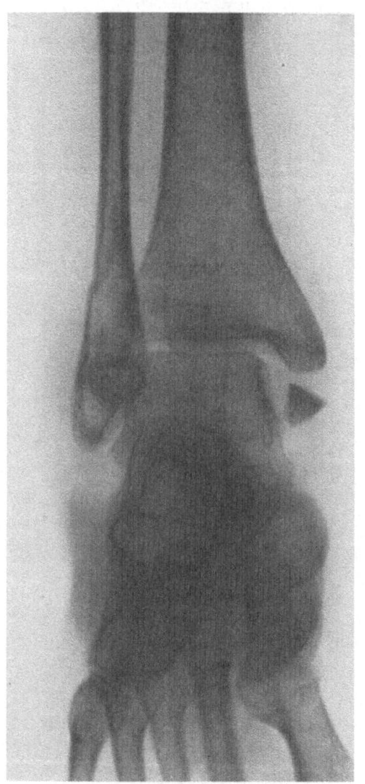

Abb. 98. Doppelter Knöchelbruch mit geringer Verschiebung des Talus nach außen.

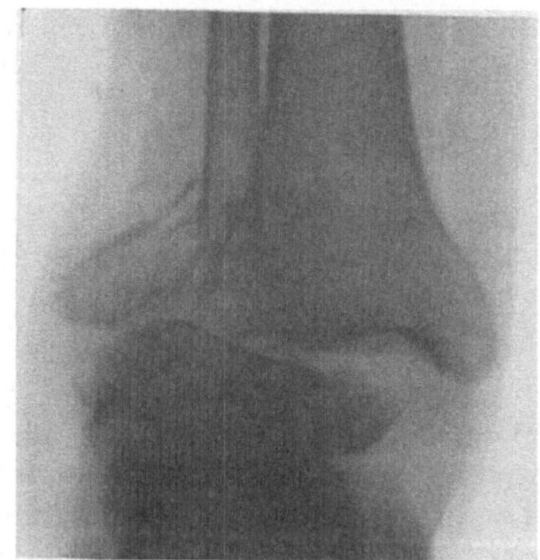

Abb. 99. Abductions-Luxationsfraktur.

der der Fibula zugewandten Tibiagelenksfläche (Volkmannsches Dreieck), ein Bruch, der als Folge von Stauchung anzusehen ist. Es besteht also bei dieser typischen Verletzung ein *Rißbruch des inneren,* ein *Biegungsbruch des äußeren Knöchels,* eine ausgedehnte *Zerreißung der Gelenkkapsel und -bänder,* eine *Subluxation des Talus* und damit des ganzen Fußes und nicht selten auch ein Stauungsbruch der queren Tibiagelenkfläche. Zudem ist die Fraktur nicht selten kompliziert, indem die scharfe Kante der Tibiabruchfläche die starkgespannte, dünne Haut des inneren Knöchels perforiert (Abb. 99).

Symptome und Diagnose. Die so häufige einfache *Verstauchung,* die vorwiegend beim Abwärtsgehen auf unebenen Boden durch einen „falschen Tritt" entsteht und bei sog. lockeren Sprunggelenken, die physiologischerweise bereits eine höhergradige Supination zulassen, öfter beobachtet wird, während sie bei

Plattfüßigen kaum je vorkommt, verursacht augenblicklich einen heftigen Schmerz an der Außenseite des Sprunggelenkes. Fast unmittelbar darauf kommt es zum Anschwellen dieser Gegend, zur Bildung eines Hämatoms. In leichten Fällen handelt es sich dabei nur um einen Kapselriß vor dem äußeren Seitenband, während dieses intakt bleibt. Die bald vorübergehende Functio laesa ist durch den Bluterguß bedingt, der sich in den folgenden Tagen an einer Blauverfäbung an den abhängigen Partien des äußeren Fußes und hinter dem Malleolus ext. erkennen läßt. Mit der Resorption desselben nach 1—2 Wochen ist die Verletzung meist restlos geheilt.

War durch das Trauma die äußere Knöchelspitze abgebrochen, so sind auch die Symptome schwerer; ein Auftreten ist oft nicht mehr möglich, die Schmerzen sind stärker und halten länger an. Der tastende Finger kann oft die Stelle des *Rißbruches palpieren*, regelmäßig aber ist ein intensiver Druck- und Stauchungsschmerz nachweisbar. Dasselbe gilt auch für den Bruch des inneren Knöchels.

Sind *beide Malleolen* gebrochen, was häufiger bei forcierter Adduction vorkommt, während bei Abductionsbrüchen die Fibula im Bereiche ihres Schaftes bricht, so schwillt der Fuß stark an, erhält eine spindelförmige Gestalt und läßt sich gegenüber dem Unterschenkel im Sinne einer Seitenverschiebung sowohl in der Richtung von links nach rechts als auch oft von vorne nach hinten verschieben.

Bei Betrachtung des in anterior-posteriorer Richtung aufgenommenen Röntgenbildes sieht man oft eine Unregelmäßigkeit der sonst kongruenten Gelenkflächen zwischen Talus und Unterschenkel, die *Gelenkspalte klafft* außen, innen oder oben, die Malleolengabel ist erweitert.

Bei der Luxationsfraktur ist die *Talusrolle seitlich abgewichen* und in Pro- bzw. Supinationsstellung fixiert. Damit erhält der Fuß eine charakteristische Valgus- oder Varusstellung. In seltenen Fällen kommt es neben dem doppelten Knöchelbruch zur vollständigen Luxation des Fußes, in anderen zur Subluxation nach vorne oder nach hinten.

Therapie. Die *Verstauchung* des Fußes sowie die einfache Abrißfraktur einer Knöchelspitze bedarf zumeist nur einer mobilisierenden Behandlung. Dieselbe soll bald aufgenommen werden und mit regelmäßiger Massage beginnen; eine mehrtägige Ruhigstellung des Fußes unter Anwendung von Umschlägen, wie dies oft geübt wird, kann leicht und rasch zu einer Spitzfußstellung führen, die ihrerseits wieder Behandlung braucht.

Sind beide Knöchel gebrochen, so ist das Hauptaugenmerk auf die Rekonstruktion des oberen Sprunggelenkes zu richten; besteht keine Subluxation des Talus, so liegt doch oft eine Verbreiterung der Malleolengabel vor, ein Zustand, der am besten durch einen Druck auf beide Knöchel (Gips) behoben wird. Bei bestehender Seitenverschiebung des Talus ist die manuelle Einrichtung erforderlich, die vorliegende Subluxation des Fußes muß restlos behoben werden. In frischen Fällen ist dies nicht schwer, die dislozierte Talusrolle schnappt bei der Reposition in ihre richtige Lage ein, womit sich die Stellung der Knöchel von selbst wesentlich bessert. In günstigen Fällen ist die Lage nach der Reposition eine recht stabile, während nach der Einrichtung nicht mehr frischer Fälle das mächtige intraartikuläre Hämatom die Tendenz hat, die Fragmente auseinander zu drangen. Dann ist oft eine befriedigende Reposition in einer Sitzung nicht möglich und muß nach einigen Tagen eine weitere Korrektur der Stellung vorgenommen werden.

Es wird sich in der Regel empfehlen, die erreichte Fragmentstellung durch einen *Gipsverband* festzuhalten; da derselbe hauptsächlich beide Malleolen gegen die Talusrolle anzudrücken hat, kann man eine ungepolsterte Gipsschiene U-förmig um die Sohle legen, beiderseits am Unterschenkel hinaufführen und während des Erhärtens an beide Knöchel andrücken. Auch ein leichter zirkulärer Gipsverband ist hierzu geeignet, doch hat die Schiene den Vorteil, daß die Stellung des Fußes während des Erhärtens des Gipses besser sichtbar ist, also genauer korrigiert werden kann. Unter allen Umständen ist das erreichte Resultat durch Röntgenuntersuchung nachzuprüfen, dabei auf die Korrektur der Seitenabweichung des Fußes und nicht minder darauf zu achten, daß die Gelenkspalte zwischen Talus und Malleolengabel allenthalben gleich schmal ist.

In schweren Fällen, so bei stärkeren Zertrümmerungen, ist die *Nagelextension* am Fersenbein in Kombination mit Bardenheuerschen Seitenzügen über beiden Knöcheln, die in diesem Falle schlitzförmig ineinander greifen müssen, anzuwenden.

Es ist begreiflich, daß eine unvollständige Rekonstruktion des Sprunggelenkes die schwersten Folgen für die Belastungsfähigkeit und Beweglichkeit des Fußes nach sich ziehen muß. Was in diesem Sinne von der supramalleolären Fraktur gesagt wurde, gilt noch in erhöhtem Maße von den Verrenkungsbrüchen des Fußes, besonders in betreff der Irreparabilität der in schlechter Stellung verheilten Frakturen. Aber auch relativ geringfügige Dislokationen führen, wenn sie bestehen bleiben, zu erheblicher Funktionsstörung, zumeist zu einer mehr minder hochgradigen *Belastungsinsuffizienz* (traumatischer Plattfuß), später infolge der Inkongruenz der Gelenkflächen und exzentrischer Belastung zur Arthritis deformans. Solche Füße sind dauernd ödematös, beim Auftreten schmerzhaft, selbst wenn der Bruch viele Monate zurückliegt. Energische Medikomechanik, Schlammpackungen, Diathermie usw., erzielen nur geringe Besserung, ein operatives Vorgehen (Osteotomie) aber hat nur in wenig Fällen befriedigenden Erfolg.

13. Die Luxationen im Bereiche des Fußes.

Verrenkungen des Sprunggelenkes kommen sowohl im Gelenk zwischen Talus und Malleolengabel (oberes Sprunggelenk) wie auch zwischen Calcaneus

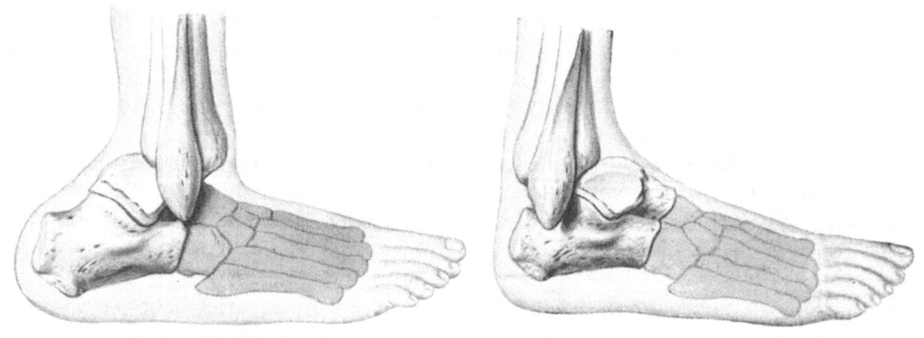

a) posterior　　　　　　　　　　　　　　　b) anterior
Abb. 100a und b. Luxatio pedis (schematisch).

und Talus (unteres Sprunggelenk) vor. In beiden Fällen tritt die Luxation ein, wenn die physiologische Grenze der dem Gelenk zukommenden Bewegung gewaltsam überschritten wird. Da im oberen Sprunggelenk Beugung und Streckung des Fußes vor sich geht, im unteren Pro- und Supination, so kommt es dort zu Luxationen *nach vorne* bzw. *nach hinten,* hier zu Verrenkungen *nach der Seite* (Abb. 100).

Nachdem der Talus bei der Luxatio pedis anterior mit dem übrigen Fuß in normaler Verbindung bleibt, entsteht bei der Verrenkung im oberen Sprunggelenk eine charakteristische Deformität: der vor den Knöcheln befindliche Teil des Fußes ist länger, dagegen ragt die Ferse weniger weit nach hinten vor; auch tastet man — wenn die Schwellung noch nicht zu hochgradig ist — die Talusrolle unter der Haut des Ristes. Umgekehrt ergibt sich eine Verkürzung des Vorfußes mit einem auffallenden Vorspringen der Ferse und Achillessehne nach hinten bei der Luxatio pedis posterior, wobei die Talusrolle hinter die Malleolengabel zu liegen kommt. Die *Reposition* ist in frischen Fällen leicht: zur Reduktion des Talus muß erst die an der Luxation schuldtragende übermäßige Gelenkstellung nachgeahmt, also bei der Luxation nach *hinten eine starke Plantarflexion*, bei der nach *vorne eine Dorsalflexion* vorgenommen werden; ein

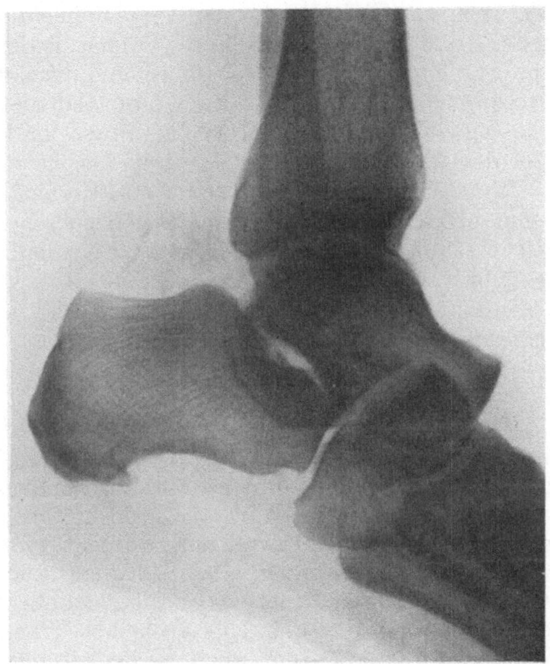

Abb. 101. Luxation im Talonaviculargelenk.

darauffolgender kräftiger Zug nach vorne bzw. nach hinten bei gut fixiertem Unterschenkel führt den Talus an seine normale Stelle zurück.

Die *Verrenkung im unteren Sprunggelenk* (auch Luxatio sub talo genannt) führt nach übertriebener Supination und Lösung der Bänder zwischen Sprung- und Fersenbein zur federnden Fixation des Fußes in *Adductionsstellung*, bei der Luxation nach außen in *Abductionsstellung*. Die Diagnose ist hier nicht immer leicht, zumal dann, wenn der Fuß stark angeschwollen ist und außer der Luxation ein Knöchelbruch vorliegt, der bei den Verrenkungen des Fußes als Nebenverletzung nicht selten vorkommt; in diesen Fällen ist eine Verwechslung mit einer Luxationsfraktur der Malleolen möglich. Die Reposition geschieht hier nach denselben Grundsätzen wie bei der Verrenkung im oberen Sprunggelenk.

Liegen hier wie dort keine erheblichen Nebenverletzungen vor, so kann nach mehrtägiger Ruhigstellung des Fußes mit Bewegungstherapie begonnen werden. Doch kann die Belastung des Fußes bei all diesen Verletzungen wegen

der stets vorhandenen Bänderrisse nicht so bald aufgenommen werden und ist
dabei zum Zwecke der Stützung des Fußgewölbes regelmäßig eine Plattfußeinlage zu tragen.

Eine Verletzung, die in ihrer Genese eine gewisse Ähnlichkeit hat mit der
Luxation des Os lunatum carpi, ist die isolierte *Verrenkung* des *Talus* nach
vorne, ein Herausspringen des Knochens aus der Verbindung mit allen seinen
Nachbarn vor die Malleolengabel; dabei dreht er sich zumeist derart, daß er
mehr oder weniger quer unter die Strecksehnen des Fußes zu liegen kommt.
Der Verletzungsmechanismus ist ähnlich wie bei der Luxatio pedis posterior
eine forcierte Plantarflexion, doch kommt hier noch eine Zerreißung der Bänder
zwischen Talus einerseits, Calcaneus und Naviculare andererseits hinzu; zumeist
liegt auch ein begleitender Bruch der Fibula vor.

Die sonst noch gelegentlich beobachteten Verrenkungen im Bereiche des
Fußes sind so selten, daß ihnen praktisch nur wenig Bedeutung zukommt.
Durch exzentrische Stauchung kann es zur isolierten Luxation des *Naviculare*
kommen, durch torquierende und gleichzeitig stark abduzierende Gewaltein-
wirkung kann eine Luxation im Chopartschen, durch forcierte Flexion des
Vorfußes gegenüber dem fixierten Sprunggelenk eine solche im Lisfrancschen
Gelenk auftreten. Atypische Verrenkungen zumal in Kombination mit Brüchen
der Fußwurzeln sind bei schweren Zertrümmerungen zu sehen (Abb. 101).

Rein traumatische Luxationen der *Phalangen* sind ebenfalls selten; dagegen
sieht man häufig Subluxationen in Metatarsophalangeal- sowie in den Interphalangealgelenken, doch sind dieselben fast regelmäßig als pathologische
anzusehen; sie gehören in das Gebiet der Fußdeformitäten.

14. Der Bruch einzelner Fußwurzelknochen.

Die *Talusfraktur* entsteht zumeist am *Hals* des Knochens, so zwar, daß der
Kopf in einer frontalen Bruchebene von der Rolle abgesprengt wird. Die Verletzung kommt am häufigsten durch Sturz aus großer Höhe zustande, wobei
der normale Bogen der Fußwölbung gewaltsam gestreckt wird und der Talushals als Scheitelpunkt der Krümmung einen Biegungsbruch erleidet. Bei
gewaltsamer Stauchung sieht man Brüche oder ausgedehnte *Zertrümmerungen
der Talusrolle*. Schließlich kann durch ein entsprechendes Trauma der Processus
posterior des Sprungbeines isoliert oder auch in Begleitung einer Calcaneus-
fraktur abgebrochen sein.

In günstigen Fällen des Halsbruches kommt es nicht oder kaum zur Fragmentverstellung; es ist daher die Diagnose ohne Röntgenuntersuchung hier nur
vermutungsweise zu stellen, wenn bei nachweislich unverletzten Malleolen ein
intensiver tiefer Gelenkschmerz, insbesondere bei Stoß auf die Sohle, sowie
absolute Belastungsunfähigkeit besteht. Das Gelenk ist dabei durch den
Hämarthros spindelförmig aufgetrieben, von den physiologischen Bewegungen
ist die Dorsalflexion infolge des dabei entstehenden Druckes der Fragmente
aufeinander deutlich schmerzempfindlich.

Die Talusbrüche sind nicht selten durch *Mitverletzungen* der Weichteile
kompliziert. Die Arterie tibialis postica sowie der Nervus tibialis können
komprimiert oder zerrissen sein, oder der Bruch ist offen, was die Prognose
ganz wesentlich verschlechtert, denn gerade die Infektionen des Sprunggelenkes
führen nicht selten zu schweren progredient-phlegmonösen Entzündungen.

Bei der Fraktur des Talushalses ohne Fragmentverstellung wird die *Behandlung* darin bestehen, bei Vermeidung jedweder Belastung die Resorption
des Blutergusses durch Massage zu fördern und durch aktive wie passive
Bewegungsübungen intra-artikuläre Verwachsungen zu verhüten. Erst nach

4—6 Wochen wird man den Kranken auftreten lassen und auch dann nur mit einer nach dem Gipsmodell verfertigten, das Fußgewölbe gut stützenden Plattfußeinlage. Liegt eine erhebliche Fragmentverstellung vor, so ist eine Reposition auf unblutigem Wege kaum jemals möglich; damit sind aber die Aussichten auf eine befriedigende Heilung sehr gering. Deshalb entschließt man sich bei Talusbrüchen relativ leicht zur *Operation*. Durch einen lateralen Bogenschnitt wird das Gelenk eröffnet und nach möglichst exakter Adaptierung der Fragmente die Retention durch eine oder mehrere Schrauben gesichert.

15. Der Bruch des Calcaneus.

Diese Verletzung ist unter allen Frakturen und Luxationen im Bereiche der Fußwurzel die weitaus häufigste; sie kommt fast ausschließlich durch Sturz aus der Höhe (z. B. Sprung aus dem Fenster) auf die ausgestreckten Füße zustande und wird daher nicht selten doppelseitig beobachtet (Abb. 102).

Der Calcaneus zeigt in schweren Fällen das Bild der *Kompression* oder auch der Zermalmung. Häufiger kommt es durch das gleiche, aber minder intensive Trauma der Stauchung zur Bildung einfacher Bruchlinien. Wir unterscheiden am Fersenbein Längs- und Querbrüche sowie auch Schrägbrüche des Körpers und des Proc. posterior. Auch kann das Sustentaculum tali abgebrochen sein, wodurch das Sprungbein seine Stütze verliert.

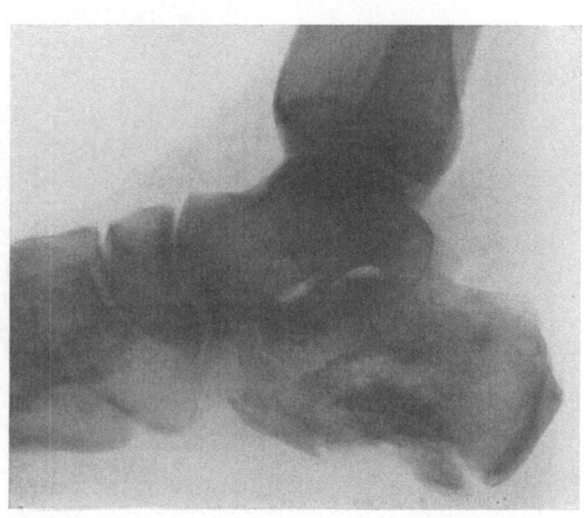

Abb. 102. Zertrümmerungsbruch des Fersenbeines.

Endlich beobachtet man *Rißbrüche* des Knochens infolge plötzlicher und übermäßig starker Kontraktion des Biceps surae, wobei die Achillessehne ein Stück des Knochens aus seinem Zusammenhang mit dem Fersenhöcker herausreißt.

Mit Ausnahme des letzten Bruches finden wir bei allen Calcaneusfrakturen eine mehr oder weniger deutliche *Abflachung* des *Fußgewölbes*, die sich aus dem Einbrechen der hinteren Strebe ergibt. Der normalerweise nach vorne aufwärts gerichtete Knochen sinkt nach dem Bruch zusammen; entweder primär durch das Trauma oder erst allmählich durch die Belastung des Fußes kommt es zum typischen Bild des Pes planus: die Fußwölbung ist verschwunden, beide Knöchel stehen tiefer, die Ferse ist verbreitert, die besonders bei Betrachtung von hinten sonst deutliche Verschmälerung des Fußes zwischen Knöchel und Ferse ist hier aufgehoben, die Retromalleolargruben sind verstrichen. Diese Veränderungen in der Gestalt des Fußes sind nicht oder nur zum Teil auf das begleitende Hämatom zurückzuführen, im wesentlichen sind sie durch das Einstürzen des Fußgerüstes bedingt und daher auch bei bereits veralteten Brüchen zu sehen (Abb. 103).

Bei den meisten Fersenbeinbrüchen findet sich eine charakteristische lokale Druckempfindlichkeit, bei deren Prüfung zuweilen deutliche Crepitation vernehmbar ist. Die Bewegung im oberen Sprunggelenk ist ziemlich frei und kann in mäßigem Ausmaß aktiv ausgeführt werden, dagegen ist Pro- und Supination schmerzhaft und die Belastung des Fußes unmöglich.

Verläuft bei Schrägbrüchen die Bruchspalte von hinten unten nach vorne oben, so kann es zu einer starken Achsenknickung kommen, indem der Fersenhöcker, durch den Zug der Wadenmuskeln gehoben wird; es kommt zum Auftreten einer erheblich klaffenden Bruchspalte an der Unterfläche des Knochens. Während bei Stauchungsbrüchen zur Kompensation des schmerzhaften Muskelzuges am hinteren Fragment der Fuß zumeist in Plantarflexion gehalten wird, fehlt dieses Symptom bei Rißfrakturen; hier kann man das abgebrochene und im Sinne der Elongation dislozierte Fragment oft deutlich an abnormer Stelle unter der Haut tasten.

Die *Prognose* der Fersenbeinbrüche ist keine günstige, besonders die schweren Zertrümmerungen, die eine zumeist nicht mehr reparable Destruktion des

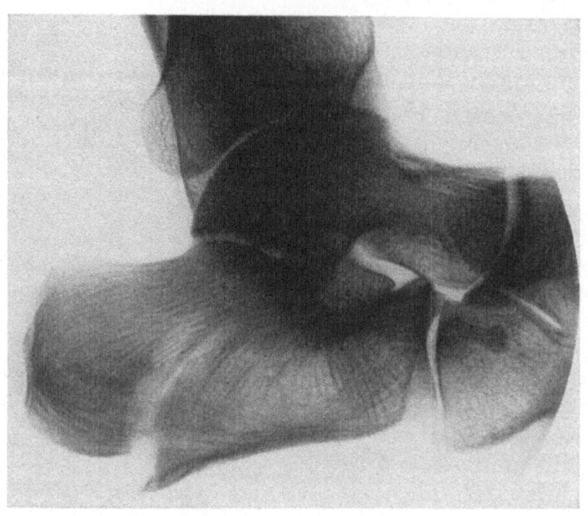

Abb. 103. Dislokation des Fersenbeinfragmentes. (Aus Bauer.)

Fußskeletes mit sich bringen, haben leicht eine dauernde Belastungsinsuffizienz zur Folge.

Einfache Quer- und Schrägbrüche führen, wenn sie zu früh belastet werden, zu sekundären Dislokationen der Fragmente im Sinne einer weiteren Abflachung des Fußgewölbes. Die Folge ist ein hartnäckiger schwerer Plattfuß mit oft sehr erheblichen Schmerzen.

Die *Behandlung* wird bei nennenswerter Fragmentverstellung eine Reposition anstreben, in allen andern Fällen wenigstens dahingerichtet sein, die Wölbung des Fußskeletes nach Möglichkeit wiederherzustellen und vor der Gefahr einer zu frühen Belastung zu schützen.

Zuweilen gelingt dies durch einen gut anmodellierten Gipsverband; doch muß derselbe, um den entgegenwirkenden Zug der Achillessehne auszuschalten, in Plantarflexion angelegt werden, was einen hartnäckigen Spitzfuß zur Folge haben kann. Deshalb ist in der Regel die Gewichtsextension vorzuziehen, die mit der Schömannschen *Zange* oder der Drahtschlinge nach Klapp im Fersenhöcker anzugreifen hat, bzw. vor der Achillessehne durchzuführen ist. Zur weiteren Entspannung des Muskelzuges ist das Knie in rechtwinkeliger Flexion zu lagern.

Bei Zermalmungsbrüchen ist begreiflicherweise von einem Streckverband nicht viel zu erwarten; hier gebührt dem *Gips* der Vorzug, der in Form eines zirkulären Verbandes oder einer plantaren Schiene angefertigt werden kann und mit einer gut herausmodellierten Wölbung dem Fußskelet eine Stütze bietet.

Manche Quer- und Schrägbrüche des Proc. posterior calcanei, vorwiegend aber die Rißbrüche, können mit gutem Erfolg *operativ* behandelt werden. Nach möglichst exakter Reposition in tiefer Narkose wird eine Schraube von hinten in der Längsrichtung des Knochens eingeführt, die die Fragmente fest aneinander fixiert. In veralteten Fällen ist der Verschraubung unter Umständen die plastische *Verlängerung der Achillessehne vorauszuschicken.*

16. Die Verletzungen der übrigen Tarsalia.

Der *Bruch des Os naviculare pedis* ist sehr selten. Er kommt als Stauchungsbruch zur Beobachtung, und zwar entweder durch den gleichen Mechanismus, der zur Fraktur des Talus oder des Calcaneus führt: plötzliche und übermäßige Belastung des Fußgewölbes, oder durch direkte Kompression in der Längsrichtung des Vorfußes: hartes Auffallen auf die Zehenballen bei plantarflektiertem Fuß. In beiden Fällen sieht man zumeist, daß das Kahnbein *in sich zusammengedrückt wurde*; durch die Quetschung kommt es zu einer Verschmälerung des Knochens, dessen Gelenkflächen näher aneinanderrücken; oft ist mit dem Bruch eine Subluxation kombiniert, das Naviculare nach dem Dorsum oder der medialen Seite des Fußes etwas herausgetreten. Der Kahnbeinbruch ist trotz seines seltenen Vorkommens wegen der verhältnismäßig oberflächlichen Lage des Knochens nicht allzuschwer zu erkennen. Lokaler Druck- sowie Fernschmerz bei Stoß auf den Großzehenballen, regionäre Schwellung, vorwiegend aber der örtliche Palpationsbefund (Stufe) machen die Diagnose wahrscheinlich.

Auch am *Würfelbein* und an den *Keilbeinen* kann es gelegentlich zu Frakturen kommen, hier zumeist als Folge direkter Traumen (Überfahrenwerden, Sturz mit dem Pferd u. dgl.). Oft sind es nur geringfügige Absprengungen scharfer oder vorspringender Kanten dieser Knochen, in anderen Fällen, insbesondere bei schweren Quetschungen, regellose Zertrümmerungsbrüche, wobei zumeist mehrere der kleinen Fußwurzelknochen gleichzeitig verletzt sind.

Eine sichere Diagnose ist hier nur mit Hilfe des Röntgenbildes zu stellen.

Bei der *Behandlung* des Kahnbeinbruches wird man auf die Erhaltung bzw. Wiederherstellung des Fußgewölbes Bedacht zu nehmen haben; das Naviculare ist ein architektonisch wichtiger Knochen, weshalb eine evtl. Subluxation korrigiert werden muß. Aber er hat auch durch dem Ansatz wichtiger Muskeln (Tib. anticus und Tib. posticus) eine besondere Bedeutung. Darum ist der Bruch oder die Verrenkung des Kahnbeines eine erheblich schwerere Verletzung als jene des Cuboid und der Cuneiformia. Die Behandlung der Fraktur der letzteren ist eine mobilisierende.

17. Die Brüche des Mittelfußes und der Phalangen.

Die Brüche des Mittelfußes und der *Phalangen* sind ziemlich häufige Verletzungen; sie entstehen leicht durch Sturz eines schweren und harten Gegenstandes auf den Fuß (Packträger), durch Überfahrenwerden, durch Pferdehuftritt und aus ähnlicher Veranlassung. Zumeist sind es also Quetschungen, die zuweilen mit nicht unerheblichen Weichteilverletzungen verbunden sind und zur Entwicklung schwerer Infektionen einen günstigen Boden darstellen.

Die Quer- und Schrägbrüche in der Diaphyse der Mittelfußknochen zeigen ähnlich den Frakturen an der Mittelhand wenig Tendenz zu stärkerer Dislokation. Eine lange Zeit unbekannt gebliebene typische Fraktur ist die Infraktion des 2. und 3. Metatarsalknochens infolge allzustarken Auftretens auf hartem Boden (Parademarsch). Die Verletzung wurde besonders häufig bei Rekruten beobachtet,

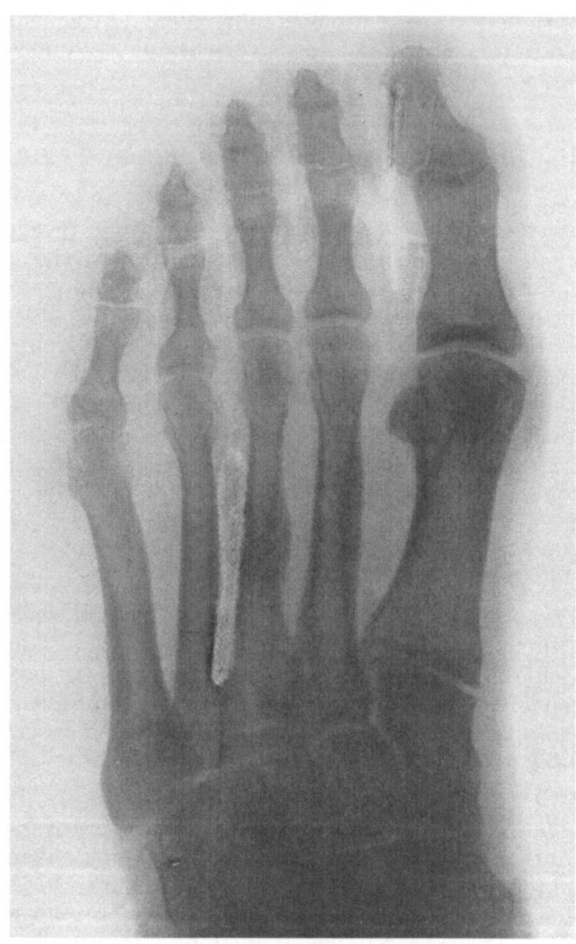

Abb. 104. „Fußgeschwulst". Fraktur des Os metatarsale III. (Aus Matti: Knochenbrüche II.)

trat in Form einer schmerzhaften lokalen Schwellung auf, die mit dem Namen „*Fußgeschwulst*", bezeichnet und erst nach Entdeckung der Röntgenstrahlen als Bruch erkannt wurde.

Die Fraktur des statisch nicht unwichtigen *Metatarsus primus* bedarf einer auf Reposition und Retention hin gerichteten eigentlichen Frakturbehandlung (Extension), während beim Bruch der übrigen Mittelfuß- und Zehenknochen zumeist eine mobilisierende Therapie genügt.

Die Mißbildungen und Deformitäten des Rumpf- und Extremitätenskeletes.

Von

Professor Dr. OTTO FRISCH - Wien.

Mit 34 Abbildungen.

Einleitung.

Die Verbildungen des Skeletes können angeboren und erworben sein. Erstere — schlechthin *Mißbildungen* genannt — sind zum Teil als *primäre Formfehler* anzusehen und aus einer fehlerhaften Keimanlage *(innere Entwicklungshemmung)* zu erklären; hierher gehören die Defektbildungen (der partielle oder vollkommene Mangel eines Knochens), die Spaltbildungen (Wolfsrachen, Blasenektopie, Rachischisis) und die Doppelbildungen (angeborene Skoliose, Halsrippe, Polydaktilie). Weiters gehören dazu die Syndaktilie, der angeborene

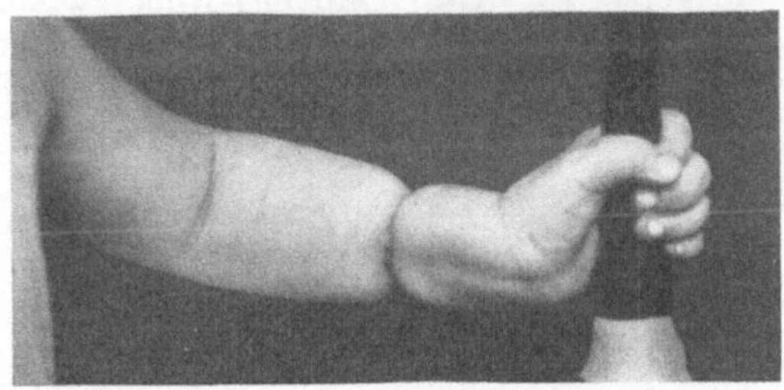

Abb. 1. Amniotische Abschnürung von Haut- und Fettpolster des Vorderarmes.

partielle Riesenwuchs und noch eine Reihe chirurgisch weniger wichtiger Mißbildungen.

Eine zweite Gruppe der angeborenen Mißbildungen sind als *sekundärkongenital* anzusprechen und auf Entwicklungsstörungen des Fetus durch *äußere* Einflüsse zurückzuführen. Hierher gehören die *Wachstumshemmungen* infolge von Umschnürungen mit amniotischen Strängen oder die Verwachsungen des Amnion mit der Frucht. Ferner kann eine intrauterine *Raumbeengung* durch Mangel an Fruchtwasser, können Tumoren des Uterus, Zwillingschwangerschaft usw. zu Zwangslagen und -haltungen der Frucht Veranlassung geben, als deren Folge Wachstumshemmungen einzelner Glieder auftreten. Auf diese Art werden der angeborene Klump- und Plattfuß, die Luxatio coxae congenita, die angeborene Coxa vara, auch das Caput obstipum erklärt. Doch sind Beobachtungen bekannt, die diese Genese bei den genannten Mißbildungen in Frage stellen; es ist auch hier, wenigstens in manchen Fällen, eine primär fehlerhafte Keimanlage wahrscheinlich, bzw. — und das gilt für das Caput obstipum — eine intrauterine Erkrankung als ätiologisches Moment heranzuziehen.

Zu der letzten Gruppe der angeborenen Mißbildungen gehören jene Entwicklungsstörungen, die als sichere *Skeleterkrankungen des* Fetus anzusehen sind. Diese treten vorwiegend in zwei Formen auf: 1. der *Chondrodystrophie*, einer Störung der endochondralen Ossification der Epiphysen mit entsprechender Verbildung der Glieder und 2. der *Osteogenesis imperfecta*, einem Ausbleiben des Dickenwachstums und der Kalkablagerung in den Röhrenknochen, zurückzuführen auf mangelhafte Knochenbildung von seiten des Periostes und des Markes. Beides ist selten.

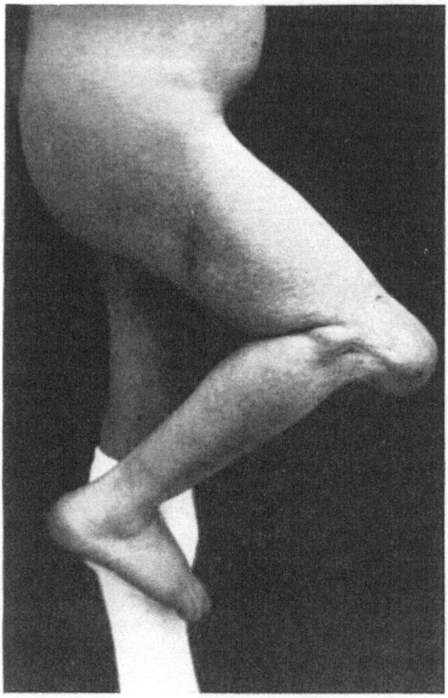

Von den *postfetal erworbenen* Deformitäten des Skeletes können nur jene als *primäre* bezeichnet werden, die als direkte Folge fehlerhaft verheilter Frakturen oder nicht reponierter Luxationen auftreten, sie sind demnach rein traumatisch. Demgegenüber sind die *sekundär* erworbenen stets die Folge allmählich wirkender Kräfte, die an einem erkrankten (Rachitis, Osteomalacie usw.) oder wenig widerstandsfähigen aber sonst gesunden Skelet angreifen. Hierher gehört die große Gruppe der *Belastungsdeformitäten* (Skoliose, Coxa vara, Genu valgum, Plattfuß, rachitische Verkrümmungen usw.), deren Entstehen auf ein Mißverhältnis zwischen der Festigkeit des Knochens und seiner statischen Beanspruchung zurückzuführen ist.

Endlich gibt es Deformierungen des Skeletes, die durch Schrumpfung von Weichteilen entstanden *(Contracturen)* oder auf eine Verödung eines oder mehrerer Gelenke zurückzuführen sind *(Ankylosen)*. Sie sind streng genommen nur dann unter die Deformitäten zu rechnen, wenn damit eine pathologische Gelenkstellung verbunden ist, während sie im anderen Falle nur eine teilweise oder vollkommene Einschränkung der normalen Beweglichkeit eines Gliedes bedeuten.

Abb. 2. Beugecontractur bei veralteter Luxatio genu post.

I. Die angeborenen Deformitäten des Rumpfskeletes.

1. Die Spina bifida.

Als Spina bifida bezeichnen wir jene Mißbildung, die durch eine mangelnde Verschmelzung der Wirbelbögen gekennzeichnet ist. Sie ist fast regelmäßig in Verbindung mit einer gleichzeitigen Entwicklungsstörung des Rückenmarkes und seiner Häute. Die schwerste hierher gehörige Form, die totale Rachischisis besteht nicht nur in einer Spaltbildung der ganzen Wirbelsäule, sondern auch einer solchen der Medulla. Hier ist durch Ausbleiben der Verschmelzung der Medullarwülste die Bildung des Rückenmarkes als runder, den Zentralkanal einschließender Strang unterblieben. An der Spaltbildung beteiligen sich auch die Rückenmarkshäute, die Muskeln und die äußere Haut. Dem ganzen Rückgrat entlang besteht eine offene Rinne, deren Grund von rötlicher Marksubstanz ausgekleidet ist. Diese schwerste Form der Spaltbildung ist regelmäßig von anderen hochgradigen Entwicklungsfehlern begleitet und hat, da hier keine Lebensfähigkeit besteht, auch kein chirurgisches Interesse.

Der Mangel eines Verschlusses des knöchernen, meningealen und medullären Rohres kann aber auch auf einen kurzen Abschnitt der Wirbelsäule beschränkt sein (Rachischisis partialis); diese Formen der Spina bifida gehören in das Gebiet der Rückenmarkschirurgie und werden dort abgehandelt. Im Gegensatz zum totalen Offenbleiben des Wirbelrohres gibt es auch ganz leichte Fälle dieser Entwicklungsstörung:

Die *Spina bifida occulta* stellt eine rudimentäre Form dieser Mißbildung dar, wobei an der Oberfläche des Körpers oft nur wenig zu finden ist. Wohl tastet man oft die Wirbelspalte, auch sind zuweilen narbenähnliche Einziehungen der Haut zu finden, doch fehlt regelmäßig eine deutliche Geschwulstbildung. Dagegen ist nicht selten die Gegend des Kreuzbeines auffallend stark behaart, zuweilen mit einer richtigen Schwanzbildung versehen. Gleichzeitig bestehende Contracturen oder Lähmungen sowie trophische Störungen an den Füßen weisen darauf hin, daß auch bei der Spina bifida occulta Entwicklungsstörungen der Cauda im Bereiche der Bogenspalte vorliegen können. Das gleichzeitige Vorhandensein eines Pes equinovarus und einer Schwanzbildung mag zur Entstehung der bildlichen Faun- und Teufelsgestalten beigetragen haben.

2. Die kongenitale Skoliose.

Eine andere Entwicklungsstörung im Bereich der Wirbelsäule besteht in einer numerischen Variation ihrer Elemente, wobei die Gestalt der *überzähligen Wirbel* regelmäßig stark von der Norm abweicht, so daß als direkte Folge hiervon eine Verkrümmung, eine *kongenitale Skoliose* vorliegt.

Anomalien in Form von Verschmelzung einzelner Wirbelkörper sind vor allem in der unteren Lendenwirbelsäule nicht allzuselten (Sakralisation des V. Lendenwirbels). Dieselben haben aber keine seitlichen Rückgratsverkrümmungen zur Folge. Diese kommt dann zustande, wenn an irgendeiner Stelle der Wirbelsäule ein überzähliges Segment, welches regelmäßig entweder einer rechten oder einer linken Wirbelhälfte entspricht, eingeschoben ist. Diese sog. Halb- oder Schaltwirbel haben keilförmige Gestalt, auf der Seite ihrer vollen Entwicklung normale Höhe, sind hier mit Quer- und Gelenkfortsätzen versehen, während sie auf der gegenüberliegenden Seite in eine Kante auslaufen, die selten die seitliche Grenze der Wirbelsäule erreicht. Durch diesen eingefügten Knochenkeil, der als ein Vitium primae formationis anzusehen ist, ist naturgemäß eine Seitenkrümmung des Rückgrates bedingt. Fügt sich der Schaltwirbel unmittelbar ober oder unter der Brustwirbelsäule ein, so kann er eine überzählige Rippe tragen. Eine „*Halsrippe*" entspricht zumeist einem gleichzeitig vorliegenden Schaltwirbel zwischen dem 7. Hals- und dem 1. Brustwirbel. Die kongenitale Skoliose ist nicht so selten wie man früher annahm, ihre Ursache häufiger auf die eben beschriebene Verbildung zurückzuführen, als, wie dies vor der Röntgenära vermutet wurde, auf fetale Rachitis oder intrauterine abnorme Belastung.

Klinisch unterscheidet sie sich von der habituellen Skoliose durch die meist vorhandene scharfe Knickung der Wirbelsäule, sowie durch den Umstand, daß sie bereits zu einer Zeit bemerkt wird, da erworbene Rückgratverkrümmungen erfahrungsgemäß noch nicht in Erscheinung treten.

Da mit der angeborenen Asymmetrie der Grund für spätere abnorme Belastung vorliegt, kann die kongenitale Form der Skoliose im schulpflichtigen Alter an Krümmung noch zunehmen. Daß sie allen therapeutischen Maßnahmen noch mehr Widerstand entgegensetzt, als die habituelle Skoliose, liegt auf der Hand.

Neben den numerischen Variationen und Verschmelzungen der Wirbel kommen gleiche Bildungsfehler auch an den *Rippen* vor. Hier ist vorwiegend die bereits erwähnte *Halsrippe* von chirurgischem Interesse. Sie kann einseitig oder auch doppelseitig vorliegen, die Gestalt einer unförmigen oft nach vorne und unten gebogenen Knochenplatte haben, die zuweilen mit der ersten Rippe verwachsen ist. Sie wird meist erst zur Pubertätszeit entdeckt, wenn durch ihre fortschreitende Verknöcherung, mitunter auch durch ihr stärkeres Wachstum die Nackenschulterlinie abnorm vorgebuchtet wird. Zuweilen treten Störungen

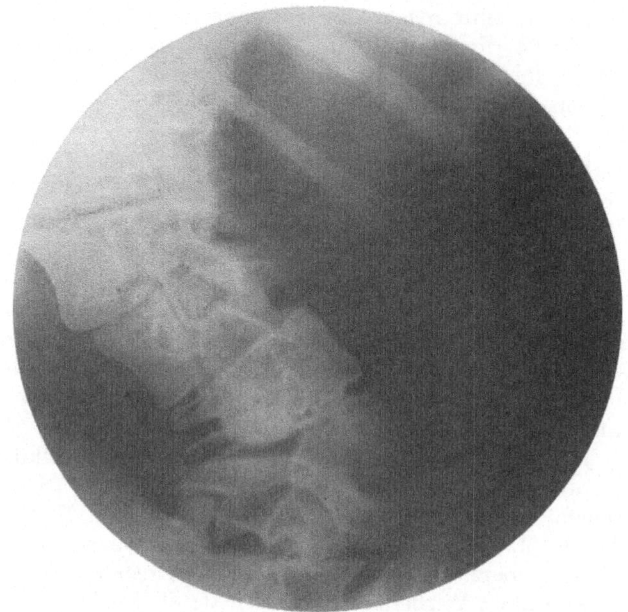

Abb. 3. Kongenitale Skoliose. (Zwischen 4. und 5. Lendenwirbel liegt ein rudimentärer Spaltwirbel.)

in der Gefäß- und Nervenversorgung des Armes auf, darauf zurückzuführen, daß die Arteria subclavia oder der Plexus brachialis durch die Halsrippe komprimiert werden. Die damit verbundenen sehr heftigen Schmerzen, Parästhesien und trophischen Störungen verschwinden nach Resektion der überzähligen Rippe.

3. Der angeborene Schiefhals (Caput obstipum, Torticollis).

Derselbe besteht in einer dauernden Zwangshaltung des Kopfes infolge der narbigen Verkürzung eines der beiden Mm. sternocleidomastoidei. Die Deformität ist am Säugling zumeist noch unscheinbar, wird mit der aufrechten Körperhaltung deutlicher, um im späteren Kindesalter ihre volle Ausbildung zu erreichen.

Der Kopf ist, wie dies dem einseitigen Kontraktionszustand des Muskels entspricht, nach der kranken Seite geneigt, so daß das Ohr der Schulter genähert ist und nach der gesunden Seite gedreht. Versucht man den Kopf gerade zu richten, so spannt sich der erkrankte Muskel (zumeist in seiner sternalen Portion) als runder, sehniger, harter und unelastischer Strang an, tritt deutlich als Kulisse vor und bildet augenfällig das Hindernis auch für eine passive Korrektur der Zwangshaltung. Dabei besteht eine Cervicalskoliose mit einer Konvexkrümmung nach der gesunden Seite, an die sich eine kompensatorische Gegenkrümmung der Brustwirbelsäule anschließt, wodurch die Schiefstellung des Kopfes und die Visierebene der Augen einigermaßen korrigiert wird. Diese Gegenkrümmung bringt eine Hebung der krankseitigen Schulter mit sich. Außerdem besteht fast regelmäßig eine deutliche Gesichtsasymmetrie in dem Sinne als die krankseitige Gesichtshälfte in ihrer Entwicklung zurückgeblieben ist. Die ganze Gesichtshälfte und meist auch der gleichseitige Hirnschädel ist kleiner als die andere Hälfte. Von vorn betrachtet, ergibt sich daraus, daß die vom Scheitel zum Kinn gezogene Medianlinie eine der Cervicalskoliose gleichgerichtete Konvexkrümmung nach der gesunden Seite aufweist.

Alle diese, vom Scheitel bis oft in die Lendenwirbelsäule reichenden Asymmetrien sind typisch für den angeborenen Schiefhals und auf den eigentlichen Grund des Leidens, die Contractur des Kopfnickers, zurückzuführen. Sie sind desto stärker ausgeprägt, je größer die Verkürzung des Kopfnickers ist und je länger sie bereits besteht.

Der erkrankte Muskel erweist sich bei der Untersuchung als bindegewebig degeneriert, oft ohne jede contractile Fasern, also sehnigfibrös, von weißlicher Farbe, derber Konsistenz, verringertem Querschnitt und oft bis zur Hälfte seiner natürlichen Länge verkürzt.

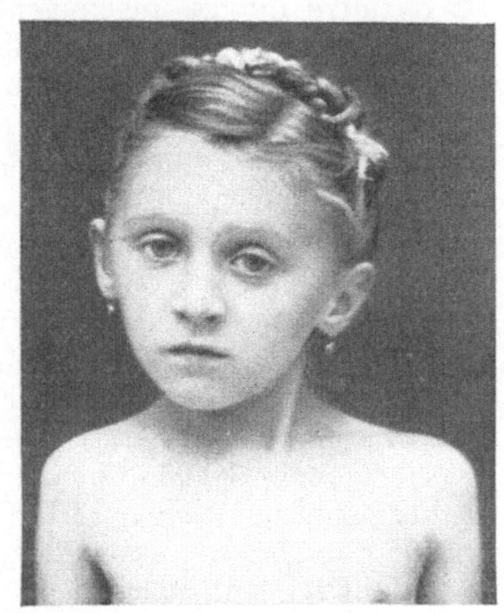

Abb. 4. Angeborener Schiefhals.

Die eigentliche Ursache dieser Veränderung ist umstritten. Daß sie in einem Geburtstrauma zu suchen sei, wie man früher hauptsächlich deshalb annahm, weil tatsächlich die meisten an dem Leiden erkrankten Kinder eine schwere Geburt durchmachen mußten und Zerreißungen des M. sternocleidomast. als Geburtstrauma wirklich vorkommen, kann deshalb keine allgemeine Gültigkeit haben, weil die histologische Untersuchung totgeborener Kinder ergab, daß die vorliegenden Veränderungen schon längere Zeit bestehen mußten. Hier kann Ursache und Wirkung verwechselt sein. Andere Erklärungen gehen dahin, den Schiefhals auf eine intrauerine Zwangshaltung mit konsekutiver ischämischer Contractur des Kopfnickers zurückzuführen; auch eine vor der Geburt ablaufende schleichende Entzündung des Muskels oder eine zentral neurogene Störung wurde als ätiologisches Moment herangezogen. Während die begleitende Cervicalskoliose sich ungezwungen daraus erklärt, daß die Halswirbel sich in der Richtung des geringeren Widerstandes stärker entwickeln als auf der Seite, wo sie durch den gespannten und unnachgiebigen Muskel gepreßt werden, ist die Entstehung der Schädelasymmetrie unklar.

Die *Diagnose* des Leidens ist, wie die fast aller Deformitäten leicht zu stellen; ein erworbener Schiefhals wie er am häufigsten bei akut rheumatischen Zuständen beobachtet wird, weiters bei der Spondylitis cervicalis, als Narbencontractur nach Verbrennungen, endlich als nervöser Tic vorkommt, ist vom kongenitalen schon durch die Anamnese zu differenzieren. Schmerzen verursacht der angeborene Schiefhals wohl niemals, doch entstellt er außerordentlich, was bereits zur Zeit des Schulbesuches schwer ins Gewicht fällt. Dies gibt die Indikation zur *Therapie*.

Unblutige Maßnahmen haben hier keinen Erfolg. Die Behandlung besteht in der Durchschneidung des verkürzten Muskels, darauffolgender Gerade-richtung des Kopfes, wodurch die Schnittflächen auseinanderweichen und einer sorgfältigen Nachbehandlung, die darauf gerichtet sein muß, eine Schrumpfung im Bereiche der gesetzten Muskelnarbe zu verhindern.

Die einfachste Methode besteht in der *offenen oder subcutanen Durchtrennung* des Muskelansatzes neben dem Jugulum. Dabei ist darauf zu achten, daß zumeist auch die den Muskel umgebende Fascie geschrumpft ist und der Korrektur hindernd im Wege stehen kann. Deshalb ist bei älteren Kindern oder bei höher-gradigem Schiefhals die offene Durchtrennung der subcutanen vorzuziehen; auch ist damit eine Verletzung der Vena jugularis ext. leichter zu vermeiden. Da Rezidive infolge ungenügender Durchtrennung der verkürzten Gebilde oder zu kurz dauernder Nachbehandlung oft vorkommen, wurden andere Operations-methoden (Exstirpation des Muskels, seine plastische Verlängerung oder Durch-trennung am Warzenfortsatz) empfohlen.

Die Nachbehandlung ist wichtig; anschließend an die Operation muß der Kopf nach Möglichkeit in *überkorrigierte* Stellung gebracht und darin festgehalten werden. Dies gelingt bei kleinen Kindern ohne Schwierigkeit, bei älteren bietet die Cervicalskoliose ein gewisses Hindernis für die Wiederherstellung der Symmetrie, denn nach Geraderichtung des Kopfes bleibt derselbe immer noch aus der Medianlinie verschoben. Die Fixation kann man durch einen Gips-verband erreichen, wohl auch mit der zu diesem Zweck sehr gut verwendbaren SCHANZschen Watte-Krawatte (Abb. 6 im Abschnitt „Verletzungen der Knochen und Gelenke"), die im Sinne einer Überkorrektur gesundseitig stärker gepolstert sein muß. Sie hat gegenüber dem Gipsverband den großen Vorteil, daß sie stark extendiert, häufig erneuert werden kann, was die Wirkung erhöht, und überdies viel leichter ertragen wird.

Zur Erhaltung des erreichten Erfolges ist es ferner notwendig, nach Abnehmen des Verbandes in der 3. oder 4. Woche noch durch längere Zeit passive gym-nastische Übungen vorzunehmen, denn die Tendenz der Narbe zur Schrumpfung ist groß und besteht auch nach scheinbar abgelaufener Wundheilung fort.

Während in diesem Sinne bei Anstaltsbehandlung die wiederholte Suspension in der GLISSONschen Schlinge die beste Art der Nachbehandlung darstellt, besteht die in häuslicher Behandlung von der Mutter des Kindes ausführbare Gymnastik in manueller Überkorrektur des mit beiden Händen erfaßten Kopfes, während das Kind flach auf dem Tisch liegt und von einer 2. Person der krank-seitige Arm stark nach abwärts gezogen wird. Ein sehr wirksames Mittel zur Nachbehandlung stellt auch das „Schiefhalsdiadem" dar, eine sehr einfache Bandage, die die Aufgabe hat, den Kopf nach der gesunden Seite zu neigen. Schließlich ist das Kind noch durch lange Zeit zu ermahnen, sich gerade zu halten und die krankseitige Schulter nicht zu hoch zu ziehen.

4. Der angeborene Hochstand des Schulterblattes
(SPRENGELsche Deformität).

Die Deformität besteht einerseits in einer abnormen Lage, weiters aber auch regelmäßig in einer Verbildung der Scapula. Diese ist kleiner und scheint deutlich nach oben gerückt, so daß sie oft die Nackenschulterlinie vorbuchtet. Zuweilen bestehen abnorme Verbindungen mit der Wirbelsäule durch fibröse Stränge, oder es bestehen Exostosen an der Scapula, daneben Muskeldefekte, überzählige Rippen und Schaltwirbel, was dafür spricht, daß die Deformität auf eine früh-zeitige Entwicklungshemmung zurückzuführen ist. Die Mißbildung tritt ein- oder doppelseitig auf und wurde wiederholt bei Geschwistern beobachtet.

Die unregelmäßige Form des mit seiner oberen Kante oft nach vorne umgebogenen Knochens, begleitende Defekte und Verwachsungen bringen in der Regel eine Funktionsstörung des Schulterblattes durch Beeinträchtigung seiner Gleit- und Drehfähigkeit an der Thoraxwand mit sich, die auf chirurgischem Wege durch Durchtrennung fibröser Verwachsungen, Abmeißelung von Exostosen u. dgl. behoben werden können. Auch ein Tiefersetzen des ganzen Knochens durch Muskelplastik ist mit Erfolg ausgeführt worden.

5. Der angeborene Defekt beider Schlüsselbeine

hat zur Folge, daß die Schultern etwas tiefer stehen als normal, so daß die Nackenschulterlinie steil abfällt. Der Brust- und Deltamuskel ist kräftig entwickelt und setzt an einem bindegewebigen, den fehlenden Knochen ersetzenden Strang an. Da die vordere Strebe des Schultergürtels fehlt, hat die Kontraktion beider Mus. pectorales zur Folge, daß sich die Schulterköpfe in der Mittellinie berühren. Trotzdem besteht in der Regel keine besondere Funktionsstörung. Die Mißbildung ist oft begleitet von einer Chondrodystrophie der Extremitätenknochen, vor allem aber von einer unvollständigen Verknöcherung des Hirnschädels, einem Persistieren der Fontanellen. Diese Entwicklungshemmung zeigt sich vorwiegend in einer auffallenden tiefen in das Stirnbein auslaufenden Einsenkung des Schädeldaches (große Fontanelle) und ist so häufig mit dem Schlüsselbeindefekt vergesellschaftet, daß die Mißbildung auch als *kleidokraniale Dysostose* bezeichnet wird. Auch dieses Leiden tritt häufig familiär auf.

6. Mißbildungen des Beckengürtels.

Neben den bereits beschriebenen sakrolumbalen Mißbildungen, die auf eine Spina bifida zurückzuführen sind und in Gestalt der Meningo- und Myelocelen in Erscheinung treten, kommen nicht selten angeborene Cysten vor, die vom Ende des *Kreuzbeines* ihren Ausgang nehmen, im Gegensatz zu den erstgenannten Geschwülsten nicht mit einer mangelhaften Verschmelzung des knöchernen Wirbelrohres zusammenhängen, sondern aus dem normalen Ende des Vertebralkanals hervortreten. Diese als *sacrococcygeale Meningocelen* zu bezeichnenden Tumoren sind oft überwuchert oder begleitet von Gewebsneubildungen, wie Lipomen, Angiomen, Cystosarkomen, vorwiegend aber Teratomen. Diese Geschwülste können besondere Größe erreichen, gegen den Damm, auch in das Beckeninnere vordringen.

Bei ihrer Entfernung ist auf die Möglichkeit der in der Tiefe des Tumors liegenden Meningocele zu achten und wegen der Gefahr einer sekundären Meningitis die Stelle, wo die sorgfältig gestielte Geschwulst abgetragen wird, exakt und in mehreren Schichten zu verschließen.

Schließlich ist als Beckenmißbildung noch die *Schamfugenspalte* zu nennen, die zuweilen neben der Spina bifida und anderen Entwicklungshemmungen beobachtet wird. Die mangelnde Verschmelzung des Schambeines ist eine regelmäßige Begleiterscheinung der Blasenektopie und kann durch starke Dehiszenz eine Verbildung des ganzen Beckens mit sich bringen.

II. Die erworbenen Deformitäten der Wirbelsäule und des Beckens.

Vorbemerkung.

Die Wirbelsäule stellt einen aus einer Reihe aneinander gegliederter Elemente (Wirbel) zusammengesetzten, durch die Zwischenschaltung der Bandscheiben elastischen Stab dar, welcher der Fläche des ersten Kreuzbeinwirbels aufruht und unter Leitung und Hemmung der vorhandenen Gelenke bestimmter Bewegungen fähig ist. Letztere bestehen in Beugung, Streckung, Seitwärtsbiegung und Drehung; ihre Exkursionsgröße ist je nach der Stelle der Wirbelsäule verschieden.

Da das Becken des Neugeborenen noch kaum eine Neigung nach vorwärts zeigt, ruht die untere Fläche des 5. Lendenwirbels annähernd horizontal auf dem Kreuzbein und ist auch die ganze übrige Wirbelsäule mit Ausnahme der bereits lordotischen Halswirbelsäule gerade gerichtet. Zu der Zeit, da das Kind beginnt sich auf die Beine zu stellen, tritt die Neigung des Beckens auf, als deren Folge zunächst eine Reklination des Rumpfes in der Lendenwirbelsäule zur Erhaltung des Gleichgewichtes notwendig wird. Derart entsteht schon im ersten Lebensjahr die *physiologische Lendenlordose,* der erst später, zwischen dem 4. und 8. Jahr allmählich eine deutliche Gegenkrümmung der Brustwirbelsäule, die *physiologische Dorsalkyphose* folgt.

Am Erwachsenen finden sich demnach drei Krümmungen der Wirbelsäule in anterior-posteriorer Richtung: die Lendenlordose mit der größten Vorwölbung in der Höhe des 3. Lendenwirbels, die Kyphose der Brustwirbelsäule mit dem Krümmungsscheitel in der Höhe des 4. bis 6. Brustwirbels und die Halskrümmung mit der größten Vorwölbung im Bereich des 4. oder 5. Halswirbels. Nehmen wir dazu die starre Krümmung des nach hinten konvexen Kreuzbeines, so haben wir an der ganzen Wirbelsäule 4 sagittale Krümmungen, 2 (Hals, Lende) nach vorne und 2 (Brust, Kreuzbein) nach hinten konvexe. Diese Gestalt der Wirbelsäule ist elastisch fixiert, d. h. sie besteht auch an dem von allen übrigen Organen losgelösten Bänderpräparat des Rückgrates. Doch können die genannten Krümmungen durch Muskelwirkung verringert und verstärkt werden; letzteres auch durch Belastung der Wirbelsäule oder durch Muskelerschlaffung bei aufrechter Stellung. Die Grenzen des Spielraumes liegen in der Elastizität der Bandscheiben, der Straffheit der vorderen und hinteren Längsbänder und der physiologischen Hemmung der Gelenke. Sie sind bei Jugendlichen infolge Prävalierens der knorpeligen Gebilde wesentlich weiter als im Mannesalter, womit zu jener Zeit eine gewisse Prädisposition zur Entstehung pathologischer Haltungen und Verkrümmungen gegeben ist. Die seitliche Ausbiegung der Wirbelsäule (Skoliose) ist stets pathologisch.

1. Die sagittalen Wirbelsäuledeformitäten.

Die eben beschriebenen physiologischen Krümmungen der Wirbelsäule können unter krankhaften Umständen vermehrt oder vermindert sein. Häufiger sind die graduellen Abweichungen als bloße *Haltungstypen* zu bezeichnen.

Der sog. *flache Rücken* besteht darin, daß sowohl die Lendenlordose als die Brustkyphose verringert sind, wodurch der ganze Rücken mehr die Gestalt einer ebenen Fläche erhält. Zurückzuführen ist dieser Typus, der das eine Mal auf rachitischer Grundlage beruht, das andere Mal als Berufsdeformität zu bezeichnen ist (z. B. sitzende Beschäftigung des Schuhmachers) auf einer abnorm *geringen Beckenneigung.* Aus derselben ergibt sich zwangsläufig die Streckung der Lenden- und Brustwirbelsäule. Im flachen Rücken (vgl. Abb. 5 b) scheint eine Prädisposition für die Entstehung einer seitlichen Rückgratsverkrümmung zu liegen.

Eine vermehrte *Lendenlordose* (vgl. Abb. 5 c) wird in verschiedenem Zusammenhang beobachtet. Eine in mäßigem Grade vermehrte Vorwärtskrümmung, deren eigentliche Veranlassung unbekannt ist, ist nachgewiesenermaßen die Ursache der *orthostatischen Albuminurie* Jugendlicher. Jene, früher unter die chronischen

Nephritiden gerechnete Erkrankung, wobei ohne jedwede anderen Symptome bei aufrechter Haltung reichlich Eiweißausscheidungen mit dem Harne beobachtet wird, die mit der horizontalen Rückenlage augenblicklich verschwindet, findet sich ausschließlich bei dem lordotischen Haltungstypus und ist durch Korrektur der Deformität zu heilen.

Symptomatisch wird die vermehrte Lendenlordose beobachtet bei der Spondylolisthesis, wobei der letzte Lendenwirbel auf dem Kreuzbein nach vorne abgleitet; eine seltene chronische Erkrankung des Skeletes, die zur

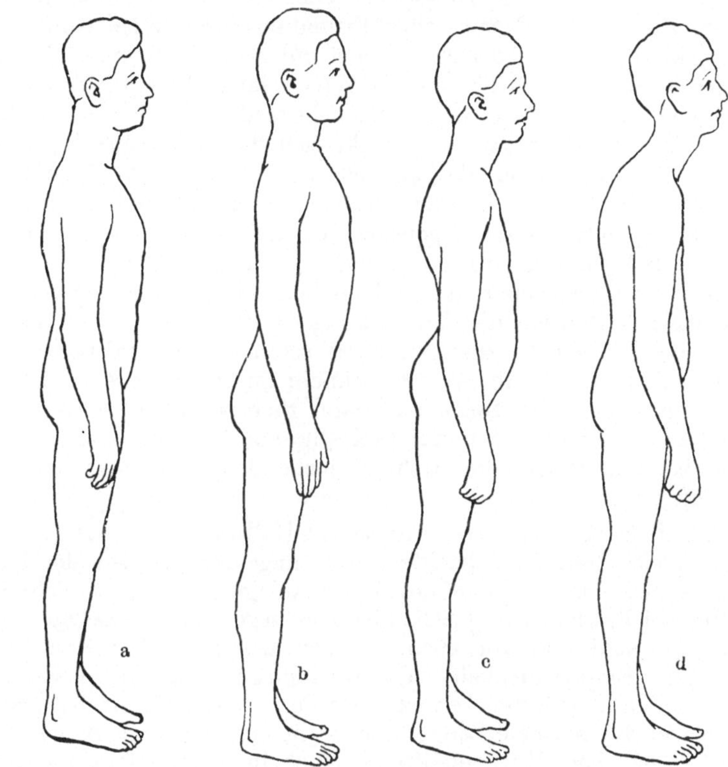

Abb. 5a—d. Haltungsanomalien: a normaler Rücken, b flacher Rücken, c vermehrte Lendenlordose, d runder Rücken.

Deformierung des Beckens führt und zu Geburtshindernissen Veranlassung geben kann.

Von Erkrankungen des Hüftgelenkes sind als Ursache einer vermehrten Lendenlordose die kongenitale Luxation, sowie die in Flexionsstellung ankylosierte Coxitis zu nennen. In beiden Fällen ist es die Aufrechterhaltung des Gleichgewichtes, die zur verstärkten Neigung des Beckens und damit zur Vermehrung der Lordose Veranlassung gibt. Schließlich kann die Rückgratsverkrümmung durch Lähmungen der Streckmuskeln, wohl auch durch eine solche der Beuger veranlaßt sein. Jede verstärkte Lendenlordose wirkt sich in einem Vortreten des Bauches aus.

Eine pathologische *Kyphose* ist das eine Mal die Folge eines lokalen destruierenden Prozesses, wie wir ihn bei Verletzungen oder Entzündungen der Wirbel sehen, in diesem Falle beschreibt die vermehrte Konvexkrümmung der Wirbelsäule zumeist einen kurzen Bogen. Als Folge von Rachitis, Osteomalacie, bei der Alterskyphose oder als Ausdruck einer „schlaffen Haltung" Jugendlicher sowie endlich als berufliche Schädigung finden wir die vermehrte Rückwärtskrümmung als gleichmäßigen langgestreckten Bogen, wobei die normale Dorsalkyphose einfach verstärkt oder auch auf die Lendenwirbelsäule ausgedehnt sein kann.

Die *rachitische Kyphose* entsteht im 1. bis 2. Lebensjahr infolge zu früher Belastung (Sitzen) der erkrankten Wirbel. Dabei ist die Lendenwirbelsäule in die Verkrümmung einbezogen; von ihrer physiologischen Lordose besteht nur eine geringfügige Knickung nahe dem Kreuzbein. Der bestehende Buckel reicht also von hier bis in die Halswirbelsäule, hält sich zumeist in mäßigen Grenzen und bringt außer einer raschen Ermüdung jeder freien Rumpfhaltung keinerlei subjektive Krankheitserscheinungen mit sich. Differentialdiagnostisch gegenüber der spondylitischen Kyphose ist seine relative Beweglichkeit an erster Stelle zu nennen. Hebt man das am Bauch liegende Kind bei den Füßen allmählich von der Unterlage auf, so streckt sich die rachitische Kyphose fast vollständig, sie ist also mobil, dagegen ist die spondylitische Kyphose starr fixiert und ändert sich nicht bei der obengenannten Manipulation. Daneben besteht bei der Spondylitis im Gegensatz zur rachitischen Kyphose eine sehr ausgesprochene Belastungsinsuffizienz sowie eine lokale Druckempfindlichkeit der Wirbelsäule, wogegen man am rachitischen Kind regelmäßig an anderen Stellen des Skeletes Zeichen der Erkrankung findet. Auch ist in den ersten Lebensjahren die Wirbeltuberkulose äußerst selten. Die rachitische Kyphose nimmt selten höhere Grade an; sie ist vielmehr einer spontanen Rückbildung fähig und verursacht in der Regel nur dann therapeutische Schwierigkeiten, wenn sie mit einer Seitenverkrümmung (Kyphoskoliose) kombiniert ist. (Über die Kyphose bei ankylosierender Arthritis siehe den Abschnitt: Krankheiten der Wirbelsäule.)

Der sog. *runde Rücken* (vgl. Abb. 5 d) ist ein Haltungstypus, der bei Knaben und Mädchen gleich häufig beobachtet wird, ungefähr zur Zeit der Pubertät am deutlichsten wird und oft eine hereditäre Anlage zeigt. Man sieht ihn bei Kurzsichtigen, bei Fettleibigen, bei Kindern die gegen das 15. Lebensjahr. sehr rasch gewachsen sind und vor allem bei gleichzeitigem Mangel an Energie und bei erhöhter Empfindlichkeit. Die Dorsalkrümmung ist vorwiegend in der Gegend der Schulterblätter vermehrt und erstreckt sich oft bis gegen das Kreuzbein, wobei die normale Lendenlordose in eine winklige Knickung umgewandelt ist. Die obere Rückenhälfte ist auch in querer Richtung gewölbt, die Schulterblätter sind nach vorne gesunken, ihre Anguli vorstehend. Die Brust scheint verschmälert und eingesunken.

Besteht der runde Rücken bereits längere Zeit, so ist er insoferne fixiert, als er durch einfache Straffung der Rückenmuskulatur nur teilweise gestreckt werden kann. Im Bestreben zur Aufrichtung des Oberkörpers bildet sich dann vikariierend eine verstärkte Lendenlordose, womit unterhalb der Kyphose eine tiefe Einsattelung entsteht. Dieser sog. *hohlrunde Rücken* ist dann meist die bleibende Form der zur Schulzeit erworbenen Haltungsanomalie.

Eine gleiche nur noch verstärkte lumbo-thorakale Kyphose tritt bei Lähmungen der Rückenstrecker auf, wie sie als Folgezustand der Poliomyelitis anterior nicht selten vorkommen; zumeist bestehen gleichzeitig auch Lähmungen der Beckenmuskulatur oder an den Beinen.

Was die *Behandlung* der sagittalen Rückgratsverkrümmungen betrifft, so ist dieselbe mit geringen Ausnahmen wesentlich einfacher als die der seitlichen Inklinationen. Bei rachitischer Kyphose ist nebst der energischen Durchführung einer antirachitischen Diät und Medikation zunächst das freie Sitzen streng zu verbieten. Ferner soll das Kind während des Schlafens auf eine harte

Matratze gebettet und unter dem Höhepunkt der Kyphose eine Rolle gelegt werden. Auch ein in starker Reklination angefertigtes Gipsbett leistet Gutes.

Bei der Bekämpfung der übrigen Haltungsanomalien, insbesondere des runden und hohlrunden Rückens ist neben der Vermeidung jedweder Ermüdung der in ihrer Widerstandskraft geschwächten Wirbelsäule eine durch lange Zeit fortgesetzte Übungsgymnastik nötig. Dabei muß mit Nachdruck darauf hingearbeitet werden, zunächst die normale Lendenlordose wiederherzustellen; mit ihrer Rekonstruktion bessert sich zumeist auch die fehlerhafte Haltung der Brustwirbelsäule. Massage der Rückenstrecker, Stabturnen, Geräteturnen, Widerstandsübungen, Liegekuren in entsprechend korrigierter Haltung des Rückgrates müssen oft durch Jahre fortgesetzt werden. Die dadurch erzielte Kräftigung der Rumpfmuskeln zeitigt jedenfalls bessere Erfolge als Mieder und Geradehalter.

2. Die Skoliose.

Unter Skoliose versteht man jede *bleibende seitliche Abweichung* der Wirbelsäule von ihrer normalen Mittelstellung. Je nach dem Sitze der Verkrümmung unterscheiden wir cervicale, dorsale und lumbale oder, wenn die Grenzen der natürlichen Abschnitte in die Verkrümmung einbezogen sind, cervicodorsale und dorsolumbale Skoliosen. Es kann das ganze Rückgrat nach einer Richtung ausgebogen sein (Totalskoliose) oder — und dies ist die Regel — es erstreckt sich die Krümmung nur auf einen Teil der Wirbelsäule; allerdings findet sich fast immer dabei eine, oft auch zwei begleitende *Gegenkrümmungen* (Kompensationen), wodurch die verschobene Schwerlinie des Rumpfes wieder in die Mitte gerückt wird.

Man bezeichnet die Krümmungen nach der Richtung ihrer Konvexität; so findet sich z. B. häufig eine primäre rechtseitige (dextrokonvexe) Dorsalskoliose begleitet von einer kompensatorischen linksseitigen Cervical- und einer ebensolchen Lumbalskoliose.

Die Entstehung einer seitlichen Rückgratsverkrümmung kann auf verschiedene Ursachen zurückzuführen sein:

Die *angeborene* Skoliose wurde bereits bei Besprechung der Mißbildungen der Wirbelsäule erwähnt; sie beruht auf dem Vorhandensein eines keilförmigen, überzähligen Wirbelrudimentes. *Statische* Skoliose nennen wir jene Verkrümmung, die bei Vorhandensein einer Beinverkürzung oder einer entsprechenden Verbildung des Beckens vorhanden ist; sie ist als Kompensation aufzufassen. Die *rachitische* Skoliose verdankt ihre Entstehung der krankhaften Erweichung der Wirbelkörper, die *myogene* der einseitigen Lähmung der Rückenstrecker, die *cicatricielle* der Narbenschrumpfung nach Verbrennungen, Empyema pleurae usw., schließlich die *neurogene* (Hysterie, Ischias) einem dauernden Reflexspasmus gewisser Muskelgruppen. Die weitaus häufigste aller Skoliosen, deren Ursache aber nicht so klar ist, wie jene bei den ebengenannten ist:

Die habituelle Skoliose.

Sie betrifft ungefähr $28^0/_0$ aller zur Beobachtung kommenden Deformitäten des menschlichen Skeletes, ist also eine sehr häufige Erscheinung die bei sonst gesunden Jugendlichen zumeist in der 2. Hälfte des 1. Dezenniums und bei Mädchen ungleich häufiger (5: 1) als bei Knaben auftritt.

Daß bei dem labilen Gleichgewicht, in welchem sich die Wirbelsäule zur Zeit des raschen Wachstums befindet, wobei die equilibrierenden Muskelkräfte noch unterentwickelt sind, eine fehlerhafte Haltung leicht habituell werden kann, ist verständlich, trotzdem ist die eigentliche Veranlassung zur Entstehung dieser

Rückgratsverkrümmungen unklar. Die vielfach beschuldigte schlechte Haltung des Kindes während des Schreibens entspricht zwar der habituellen („Schul-") Skoliose: die Kinder verschieben beim Schreiben den Oberkörper nach rechts und drehen ihn dabei nach links, um den rechten schreibenden Arm möglichst frei zu bekommen. Es scheint erklärlich, daß eine derartige, täglich durch lange Zeit eingenommene und immer in gleicher Weise wiederholte, fehlerhafte Haltung sich fixieren kann, zumal bei Mädchen die, wie dies früher der Fall war, in ihrer freien Zeit sich wenig mit Spielen und Turnübungen beschäftigt haben, so daß eine richtige Erholung und Kräftigung der ermüdeten Rückenmuskulatur nicht recht möglich war. Doch sprechen mancherlei Beobachtungen dafür, daß diese Theorie die Entstehung der Deformität nur ungenügend erklärt; es ist wahrscheinlich, daß, viel häufiger als dies früher angenommenwurde, angeborene Asymmetrien den Anstoß zur Bildung der Skoliose geben.

Der Schwere nach unterscheiden wir 3 Grade der Deformität (vgl. Abb. 7a, b, c): mit dem 1. leichtesten Grad bezeichnen wir jene noch geringfügigen Verkrümmungen, welche durch aktive Straffung der Rückenmuskulatur behoben werden können; Skoliosen 2. Grades können nur passiv (durch Extension oder manuellen seitlichen Druck auf den Thorax) korrigiert werden, während solche 3. Grades bereits fixiert sind. Je schwerer die Skoliose ist, desto deutlichere Veränderungen zeigen sich am Rumpfskelet. Was zunächst die Wirbel betrifft, so erleiden dieselben allmählich eine

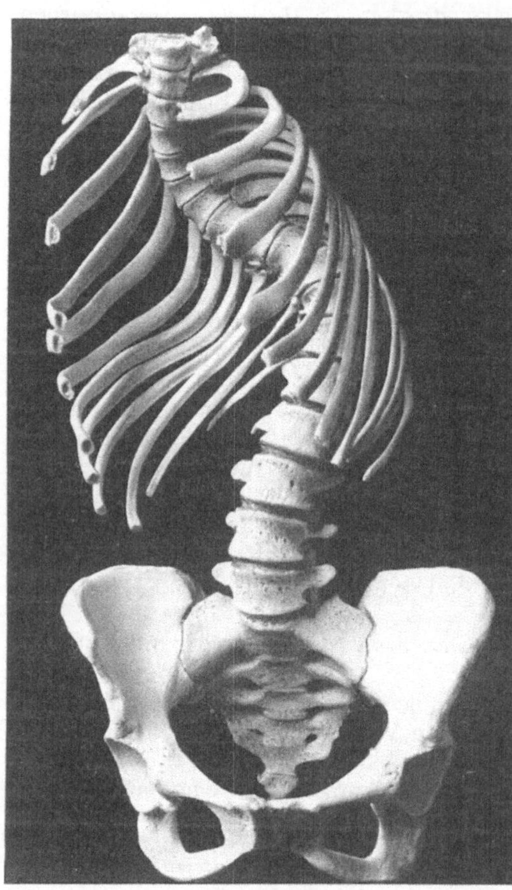

Abb. 6. Skolioseskelet.
(Aus Schanz: Praktische Orthopädie.)

Umformung; die Wirbelkörper erhalten an der Stelle der stärksten Krümmung eine Keilform, die Spongiosa erweist sich auf der Konkavseite der Krümmung kompakter als auf der Konvexseite; dort finden sich auch ihre Ränder aufgewulstet, in besonders schweren Fällen bei gleichzeitigem Schwund der Zwischenwirbelscheiben untereinander verwachsen.

Die keilförmige Umbildung des Wirbelkörpers ist aber nicht die einzige Gestaltsveränderung des Knochens; infolge von schiebenden und drehenden Kräften erreicht derselbe eine in allen Durchmessern asymmetrische Gestalt.

Die Drehung (Torsion) des Wirbels — an der sich mehr der Körper als die Bogenteile des Knochens beteiligen — ist eine regelmäßige Begleiterscheinung jeder höhergradigen Skoliose und besteht darin, daß der skoliotische Wirbel außer der keilförmigen Kompression auch eine Rotation erleidet, und zwar nach der Richtung der Konvexität und desto stärker, je schärfer die Krümmung ist. Der auf der Höhe der Krümmung befindliche Wirbel zeigt nicht nur die deutlichste Keilform, sondern auch die stärkste Drehung. Je mehr sich seine Nachbarwirbeln der Mittellinie nähern, desto mehr nimmt ihre Keilform, wie auch ihre Torsion ab. Dasselbe gilt für die kompensatorischen (meist geringeren) Gegenkrümmungen, wobei Keilform und Torsion der Wirbelkörper entsprechend der kontralateralen Ausbiegung ebenfalls nach der anderen Seite gerichtet sind. Nur die in der Medianlinie gelegenen Übergangs-(Interferenz-) Wirbel zwischen 2 benachbarten Krümmungen zeigen weder Keilform noch Torsion.

Betrachtet man eine typische, habituelle Skoliose mittleren Grades von hinten, so sieht man die mehr gestreckte primäre rechtskonvexe Dorsalkrümmung in der Regel von der Schulterhöhe bis in die Taille reichend und die sich

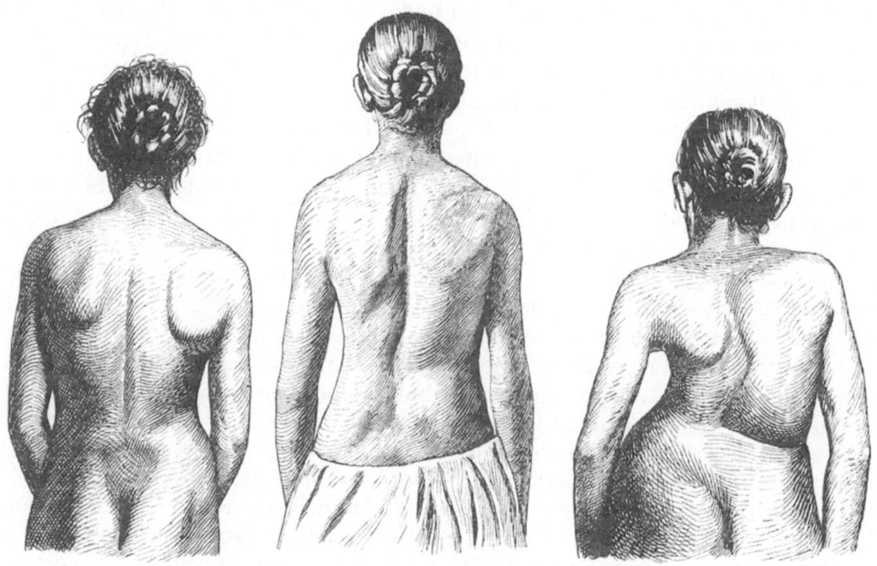

Abb. 7a—c. Skoliosen verschiedenen Grades.

unten anschließende kürzere kompensatorische Lumbalskoliose am Verlauf der Dornfortsätze; die obere Gegenkrümmung ist meist sehr gering und überdies durch die Lordose der Halswirbelsäule und die Behaarung verdeckt. Als deutliche Anzeichen der bestehenden Torsion sieht man den sog. *Rippenbuckel*, eine Vorwölbung der rechten Thoraxhälfte nach hinten; dieselbe ist darauf zurückzuführen, daß mit der Rechtstorsion der Brustwirbel auch die Rippen eine Änderung ihrer Verlaufsrichtung erleiden; indem sie in ihrem hinteren Anteil stärker gebogen sind, heben sie auch das Schulterblatt mehr vor und drängen es nach oben und außen. Der Rippenbuckel wird deutlicher bei Vorwärtsneigen des Körpers; von vorne betrachtet zeigt sich in hochgradigen Fällen eine ähnliche Deformierung des Thorax auf der kontralateralen Seite als weiteres Zeichen der Verziehung des ganzen Brustkorbes durch die Wirbeltorsion. Die Seitenkrümmung im Dorsalsegment hat eine Annäherung der Rippen untereinander auf die Konkavseite, ein Auseinanderweichen auf der Konvexseite zur Folge. Auch die Torsion der unteren Gegenkrümmung ist deutlich zu erkennen; sie äußert sich in einem Hervortreten des Muskelwulstes des Errector trunci links neben den Dornfortsätzen der Lendenwirbelsäule und entsteht dadurch, daß der Muskel von den Querfortsätzen der links torquierten Lendenwirbelsäule nach hinten herausgedrängt wird. Noch eine Asymmetrie fällt deutlich in Erscheinung, ein Symptom, das oft als erstes Zeichen der beginnenden Skoliose zu beobachten ist: die Ungleichheit der *Taillendreiecke*, des Luftraumes zwischen den herabhängenden Armen und dem seitlichen Körperkontur; durch die physiologische Einsenkung in der Taille hat dieser Raum die Gestalt eines gestreckten Dreieckes. Schon durch eine ganz geringe Inklination im Bereiche der Lenden- oder Brustwirbelsäule erhalten die beiden Taillendreiecke eine deutliche Störung ihrer Symmetrie. Da, wie bereits bemerkt der 1. Grad der habituellen Skoliose bei strammer Haltung des Körpers verschwindet, ist bei der diagnostischen Betrachtung von rückwärts auf eine lässige Haltung bei geschlossenen Beinen, herabhängenden Armen und guter seitlicher Beleuchtung zu achten.

Die oben beschriebene primäre Dorsalskoliose ist wohl die häufigste Form der habituellen Rückgratsverkrümmungen. Doch kommen daneben — ebenfalls bei Schulkindern — Totalskoliosen, öfter noch primäre Lumbalskoliosen zur Beobachtung. Letztere können rechts- oder auch linkskonvex sein, haben ihre Gegenkrümmung in der Brustwirbelsäule, unterscheiden sich aber von den primären Dorsalskoliosen durch das Überwiegen der lumbalen Deviation gegenüber der dorsalen. Hier findet sich also eine stärkere Krümmung und Torsion der Lendenwirbelsäule, daher auch ein sehr deutlicher Muskelwulst und Verschiedenheit des Taillendreiecks, dagegen eine nur mäßige Gegenkrümmung ohne oder mit nur geringem Rippenbuckel.

Die *rachitische Skoliose* ist in manchem von der habituellen verschieden. Sie entsteht regelmäßig bereits im 2.—3. Lebensjahr; ihr klinisches Bild ist das einer fast immer links konvexen ausgedehnten Krümmung mit dem Scheitel in der Mitte der Wirbelsäule. Dies wird darauf zurückgeführt, daß das Kind zumeist am linken Arm getragen wird und indem es den Kopf gegen die Schulter oder den Hals der Mutter legt, die Wirbelsäule nach links ausbiegt. Auch das Führen der rachitischen Kinder (mit der rechten Hand) hat eine linkskonvexe Umkrümmung der Wirbelsäule zur Folge. Ist hiermit einmal der Anstoß zur Inklination gegeben, so kann es infolge der abnormen Weichheit der Knochen allmählich zu sehr hochgradigen Skoliosen mit mächtigem Rippenbuckel kommen. Der größeren Bereitschaft der rachitischen Knochen zur plastischen Umformung, ist es zuzuschreiben, daß diese Krümmungen sich leichter fixieren und damit allen therapeutischen Maßnahmen mehr Widerstand entgegensetzten als die habituellen Skoliosen.

Gegenüber diesen konstitutionellen Formen der Rückgratsverkrümmung ist die *statische*, sowie die *myo- und neurogene* Skoliose fast nie mit einer Verbildung der Wirbel oder Rippen verbunden und fixiert sich auch nicht; sie verschwindet meist rasch, wenn das Grundleiden behoben ist, so daß ihr nicht viel mehr als die Bedeutung eines Symptomes zukommt. So gleicht sich die statische Skoliose von selbst aus, wenn das verkürzte Bein künstlich verlängert wird, die rheumatische und hysterische Skoliose sind nur Zwangshaltungen und selbst die Verkrümmung infolge von einseitiger Thoraxschrumpfung nach Empyema pleurae verschwindet zumeist nach vorgenommener Thorakoplastik.

Der *Verlauf* der habituellen und rachitischen Skoliose ist ein eminent chronischer. Die Krankheit beginnt schleichend, wird früher oder später an der asymmetrischen Körperhaltung erkannt und kann in jedem Stadium ihrer Entwicklung halt machen, doch ist sie einer spontanen Rückbildung kaum fähig; schwere Fälle, die nicht behandelt werden, können zu ganz exzessiven Graden von Verkrüpplung führen; dabei sieht man Störungen der inneren Organe durch Lageveränderung, Intercostalneuralgien und andere Folgezustände, die den Skoliotischen zu einem Kranken machen. Die ärgsten Verkrümmungen sieht man bei schwerer Rachitis, wobei oft auch das Becken und die Extremitäten aus gleicher Ursache in hohem Maße deformiert sind. Bei der habituellen Skoliose geben jene Fälle, die sich bei einem Haltungstypus des runden Rückens entwickeln, eine bessere *Prognose* als jene aus dem „flachen" Rücken hervorgegangenen. Im allgemeinen sind die Skoliosen 1. Grades, wobei es noch kaum zur Ausbildung von Gegenkrümmungen gekommen ist, heilbar, jene 2. Grades sind — allerdings durch eine langwierige Behandlung — besserungsfähig; die Skoliose 3. Grades kann wenigstens in ihrer Weiterentwicklung aufgehalten werden.

Therapie. Es unterliegt keinem Zweifel, daß durch prophylaktische Maßnahmen die Zahl der habituellen und rachitischen Skoliosen bedeutend verringert werden kann. Durch systematische Aufklärung und Beratung der Eltern über die Ernährung und Hygiene im frühen Kindesalter wird die vorwiegend in den ärmeren Volksschichten so häufige Rachitis seltener, ihre Folgezustände werden rechtzeitig erkannt und bekämpft. Von besonderer Wichtigkeit ist eine richtige *Pflege* der *Körperübungen während der Schulzeit.* Durch regelmäßiges Turnen und sportliche Betätigung im Freien gerade in der Zeit des raschen Wachstums werden auch die Muskeln des Rückens gekräftigt und damit ein Hauptfaktor bei der Entstehung der Skoliosen, die Ermüdung während der Schulstunden, wirksam bekämpft. Auf die Prophylaxe der habituellen Rückgratsverkrümmungen muß ein um so größeres Gewicht gelegt werden, als die Therapie dieses Leidens

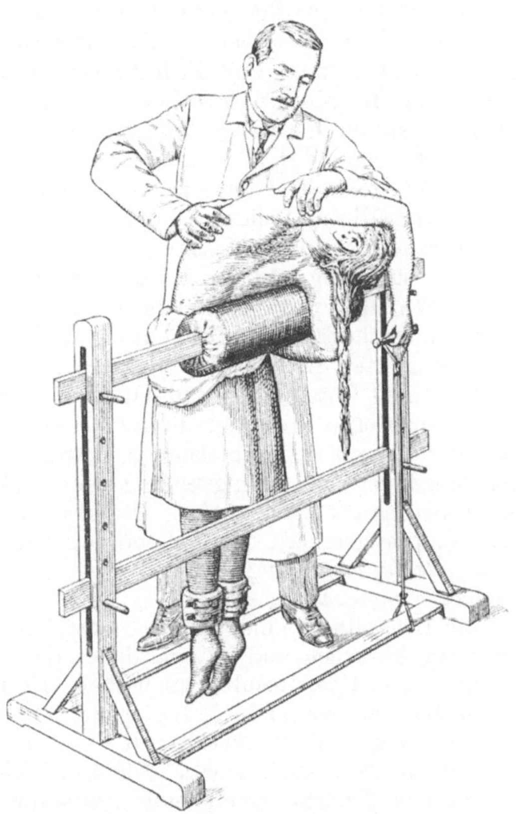

Abb. 8. Redressierende Übung mit dem „Wolm".
(Aus SCHANZ.)

außerordentlich schwierig ist und schon bei Skoliosen 2. Grades kaum mehr eine vollständige Heilung erzielt werden kann. Eine bleibende Verunstaltung belastet aber das Gemüt zeitlebens.

Die Behandlung der Skoliose fällt in das Gebiet der orthopädischen Fachwissenschaft und besteht darin, jene Muskelgruppen zu kräftigen, welche durch ihre aktive Anspannung die Streckung einer bestehenden Seitenkrümmung hervorzurufen imstande sind. Dies wird einerseits durch passive Maßnahmen (Massage), andererseits durch aktive spezielle Turnübungen zu erreichen versucht.

Ferner muß die Therapie dahin gerichtet sein, eine drohende Versteifung der Wirbelsäule in pathologischer Haltung zu bekämpfen, bzw. wo dieselbe bereits teilweise eingetreten ist, die Wirbelsäule wieder zu mobilisieren. Auch hier besteht die Behandlung zum Teil in aktiven Übungen (Freiübungen und Geräteturnen nach bestimmten Prinzipien) und in passiven Manipulationen aus freier Hand oder mit Hilfe bestimmter orthopädischer Apparate (Überkorrektur).

Ist es mit diesen Mitteln gelungen die Skoliose mobil zu machen, so daß sie bei Suspension des Kindes verschwindet oder wesentlich geringer wird, so bestehen die weiteren Maßnahmen:

Im Gebrauch von Lagerungsapparaten, in welchen die Patienten in korrigierter Haltung liegen (Gipsbett) oder von Korsetts aus Stoff, Celluloid oder Gips, die imstande sind die passiv aufgerichtete Wirbelsäule zu stützen.

Es liegt auf der Hand, daß die einfache Anwendung von Massage der Rückenstrecker in Verbindung mit allgemeinen Turnübungen nur bei der Skoliose 1. Grades, wobei der Patient noch aus eigener Kraft die Wirbelsäule gerade strecken kann, zum Ziele führen kann, während eine noch so bedeutende Kräftigung der Muskulatur allein nicht genügt, wo die Skoliose bereits fixiert ist und erst durch passive Dehnung aller Weichteile, besonders der Bänder auf der Konkavseite der Krümmung jene Vorbedingung geschaffen werden muß, ohne welche eine Straffung der konvexseitigen Längsmuskulatur erfolglos bleibt. Bei höhergradiger Skoliose stößt die passive Korrektur, insbesondere die Detorsion der Wirbelsäule auf sehr große Schwierigkeiten; liegt doch die Ursache der Verkrümmung und des Buckels im unzugänglichsten Teil des Rückgrates, in den Wirbelkörpern. Der naheliegende Gedanke, eine durch langwierige und mühsame orthopädische Behandlung mobilisierte Skoliose in korrigierter oder überkorrigierter Stellung durch ein großes in Extension angelegtes Gipsmieder für lange Zeit festzuhalten und damit eine Umformung der deformierten Wirbelkörper anzuregen, wurde oft in die Tat umgesetzt, hat aber wenig befriedigende Resultate ergeben, hauptsächlich deshalb, weil die Rumpfmuskulatur unter der langdauernden Ruhigstellung sehr leidet. Solche Verbände dürfen nur etappenweise getragen werden. Es ist neben der Mobilisierung der Wirbelsäule das Hauptaugenmerk der Behandlung darauf zu richten, daß der *Kranke es lernt unter systematischer Stärkung der Muskulatur aus eigener Kraft die passiv erreichte Streckung zu erhalten.*

Die Behandlung einer Skoliose mittleren Grades nimmt regelmäßig mehrere Jahre in Anspruch und ist eine dauernde wesentliche Besserung der Verkrümmung als günstiges Resultat anzusehen. Es darf mit dem Beginn der therapeutischen Maßnahmen nicht gezögert werden; diese dürfen auch nicht, wie dies oft geschieht, mit Rücksicht auf die Schulbildung nur unvollständig durchgeführt werden. Zum Zweck der Kontrolle des Behandlungserfolges ist vor Beginn der Therapie eine genaue Aufnahme der Wirbelsäule, wozu den Orthopäden eigene Meßapparate zur Verfügung stehen oder auch durch die Photographie vorzunehmen. Der Schulbesuch ist einzuschränken, unter Umständen ganz zu unterbrechen. Kräftige Ernährung, viel Aufenthalt in frischer Luft, vor allem aber viel körperliche Ruhe unterstützen die Wirkung der Heilgymnastik, die nur unter der Leitung des Facharztes oder nach dessen genauer Angabe von geschulten Kräften durchgeführt werden kann. Schablone ist schädlich, die vorzunehmenden aktiven und passiven Übungen müssen dem jeweiligen Fall angepaßt sein. Die orthopädischen Turnübungen werden von regelmäßigen Massagen begleitet, die passiven Umkrümmungen teils manuell, teils durch besondere Übungen an Geräten und mittels eigener Apparate (Wolm, Beelyscher Rahmen usw.) vorgenommen. In regelmäßigen Zeitabständen wird die Differenz zwischen schlaffer und strammer Haltung als Ausdruck der Wirkung der vorgenommenen Turn- und Mobilisierungsübungen durch Kontrollaufnahme des Rückens vorgenommen.

Nur dort, wo die Skoliose bereits derart fixiert zur Behandlung kommt, daß durch die eben genannten Methoden keine Besserung erzielt wird, kommen redressierende Gipsverbände in Betracht. Ähnlich wie zur allmählichen Verringerung eines spondylitischen Gibbus (siehe diesen) erfolgreich ein gefenstertes Gipsmieder getragen werden kann, wobei durch das Fenster ein permanenter Druck auf die vorspringenden Wirbeldorne ausgeübt wird, kann man zur Korrektur hartnäckig fixierter Skoliosen über der Konvexität der Krümmung (Rippenbuckel) elastische Pelotten anbringen, die durch ihren permanenten Druck eine Verringerung der Seitenkrümmung bewirken. Es ist verständlich, daß solche Verbände sehr sorgfältig angelegt und kontrolliert werden müssen, wenn sie ohne nebenbei zu schaden (Decubitus) und den Träger zu quälen Erfolg haben sollen. Sie werden dort am meisten erreichen, wo durch monatelange systematische Umkrümmungsübungen bereits in gleichem Sinne vorgearbeitet wurde. Die redressierenden Gipsverbände sind nur für schwere Skoliosen 2. Grades anzuwenden und auch hier nur in speziellen Fällen.

Die Skoliose 3. Grades, welche vollkommen immobil ist, kann durch ein Stützkorsett (HESSING) vor einer weiteren Zunahme der Verkrümmung geschützt werden.

3. Die Deformitäten des Beckens

beanspruchen weniger chirurgisches als geburtshilfliches Interesse; sie sind in den einschlägigen Lehrbüchern entsprechend gewürdigt. Hier sei nur erwähnt, daß die bei weitem häufigste Verbildung der Beckenknochen auf eine schon in früher Jugend entstandene rachitische Erweichung zurückzuführen ist, die unter der dauernden Wirkung der Belastung des Rumpfes und dem Gegendruck der Femurköpfe zur Bildung des sog. *platten* Beckens Veranlassung gibt. Während diese typische Belastungsdeformität in ihrer Entstehungsperiode sicherlich dazu beiträgt, daß die rachitischen Kinder das Laufen spät erlernen, macht sie nach Abheilung des Erweichungsprozesses in der Regel keinerlei Erscheinungen außer zur Zeit der Geburt infolge von Raumbeengung.

Eine andere Beckendeformität, die ebenfalls durch Belastung des krankhaft erweichten Knochens entsteht, ist die *osteomalacische* Verbildung. Die Krankheit befällt im Gegensatz zur Rachitis stets den fertigen Knochen des Erwachsenen, besonders der Frauen; die durch Resorption der Kalksalze eintretende Biegsamkeit des Knochens hat im ganzen Skeletsystem schwerwiegende Verbildungen zur Folge (s. Krankheiten der Knochen); am Becken findet sich regelmäßig eine charakteristische Gestaltsveränderung, die im wesentlichen darin besteht, daß sowohl das Kreuzbein als die Pfannengegend gegen die Beckenhöhle unter dem Druck der Belastung vorgedrängt werden, dieselbe dadurch stark verengen und den querovalen Beckeneingang „kartenherzförmig" deformieren.

Durch langdauernde abnorme Belastung zumal in der Wachstumsperiode können bedeutende *Asymmetrien* im Becken entstehen. Eine hochgradige Skoliose, einseitige Luxatio cox. cong., vorwiegend aber eine schwere mit Ankylose ausgeheilte Coxitis, die meist eine dauernd ungleichmäßige Belastung der Beine mit sich bringt, führt allmählich zu einer Deformierung des Beckens (coxalgisches Becken) in dem Sinne, daß die gesunde Seite enger und steiler erscheint die kranke, platter und nach außen erweitert; an der Ungleichheit beteiligt sich auch das Kreuzbein, der Beckeneingang ist „schräg verengt".

Zu chirurgischen Eingriffen geben selbst hochgradige Beckendeformitäten keinerlei Veranlassung. Auch eine konservative Behandlung kommt hier kaum in Frage, dagegen kann durch prophylaktische Maßnahmen bei rechtzeitigem Erkennen der Rachitis und Osteomalacie, sowie durch sachgemäße chirurgisch-orthopädische Behandlung der Coxitis den schweren Formen der Beckenverbildungen vorgebeugt werden.

III. Die Mißbildungen und Deformitäten der oberen Extremität.

Auch bei den Mißbildungen der oberen Extremität können wir eine primäre fehlerhafte Keimanlage (Defekte, Doppel- und Fehlbildungen) von einer sekundär-kongenitalen Entwicklungsstörung (amniotische Einschnürung, intrauterine Amputation, Wachstumsbehinderung durch Raumbeschränkung) unterscheiden. In manchen Fällen ist die Ursache der Mißbildung unklar.

Der angeborene Defekt kann den ganzen Arm betreffen, oder nur einen Teil desselben; auch kann er sich allein auf das Skelet der Extremität beziehen, während die Weichteile erhalten sind. Zuweilen fehlt Ober- und Unterarm vollständig oder sie sind rudimentär entwickelt, während die allerdings auch verkümmerte Hand erhalten ist und der Schulter oder dem Armstumpf flossenähnlich aufsitzt. Diese Mißbildungen kommen auch doppelseitig vor.

Die kongenitale Luxation des Humerus ist viel seltener als jene der Hüfte, sie ist, wie jene, von Verbildungen des Gelenkkopfes und der Pfanne begleitet, wodurch die Behandlung dieses Leidens erschwert wird. Immerhin kann dieser Entwicklungsfehler behoben werden. In günstigen Fällen gelingt die Reposition des Schulterkopfes auf unblutigem Wege, sonst nach operativer Freilegung, womit eine wesentliche Besserung der ansonst erheblich gestörten Funktion angebahnt ist.

Im Bereiche des *Ellbogens* sind zwei Mißbildungen häufiger beobachtet worden: Die Luxation des Radiusköpfchens und die Synostose beider Unterarmknochen. Ersteres bringt in der Regel keine Funktionsstörung mit sich; das Ende des Knochens der etwas länger ist als die Ulna, ragt nach hinten vor und ist deutlich unter der Haut zu tasten. Dagegen bedeutet die Verwachsung zwischen Radius und Ulna eine Sperrung der Rotationsmöglichkeit der Hand; hier kann wieder durch einen operativen Eingriff geholfen werden. Die knöcherne Verwachsung ist zu durchtrennen und durch genügende Reduktion der Dicke des Knochens ein derart breiter Spalt zwischen Ulna und Radius herzustellen, daß ein womöglich gestielter Fettlappen zwischengelegt werden kann, welcher das abermalige Verwachsen der beiden Knochen verhindern soll. Eine angeborene Straffheit der Weichteile insbesondere des Lig. interosseum verhindert leider eine vollkommen freie Pro- und Supination nach der Trennung der Knochen, weshalb hier häufiger Mißerfolge vorkommen als bei der analogen Operation des Brückencallus nach Vorderarmfraktur.

Häufiger als am Oberarm kommt am Unterarm der partielle oder totale Knochendefekt zur Beobachtung; zumeist ist es der Radius der vollkommene oder in seiner distalen Hälfte fehlt. Die Mißbildung hat eine charakteristische Deformität zur Folge die als *Manus radioflexa* bezeichnet wird. Die Hand ist radialwärts abgewichen, die Ulna subluxiert, bildet mit ihrer Epiphyse eine deutliche Vorbuchtung an der Kleinfingerseite des Handgelenkes. Die starke Varusstellung ist die Folge des Fehlens der radialen Spreitze der Hand und bildet sich in gleicher Weise wie beim traumatischen Defekt des Radius Erwachsener. Ähnliche Defekte der *Ulna* sind viel seltener.

Therapeutisch kommt hier die Einpflanzung eines Tibiaspanes in Betracht, der entsprechend gelagert und fixiert die korrigierte Stellung der Hand dauernd festhalten soll. Diesbezügliche Versuche sind gemacht, doch ist die osteoplastische Chirurgie noch zu jung, als daß man heute schon sagen könnte, daß ein derartig beim Kind implantierter Knochen eine dem Erwachsenen brauchbare Extremität gewährt.

Nicht zu verwechseln mit der oben beschriebenen Manus radioflexa ist die echte *Klumphand*, eine Contractur des Handgelenkes die zweifellos als intra- uterine Belastungsdeformität anzusprechen ist und mit dem angeborenen Klump- fuß nicht allein viel Ähnlichkeit hat, sondern auch gemeinsam mit diesem beob- achtet wird. Die Hand steht in Volarflexion und Ulnaradduction, alle Beuge- sehnen sind verkürzt, der Carpus verbildet. Die Deformität wird als Folge einer langdauernden intrauterinen Zwangshaltung bei Mangel an Fruchtwasser angesehen und kann durch etappenweise Redressements geheilt werden.

Wesentlich häufiger als an Ober- und Unterarm finden sich Mißbildungen an *Hand* und *Fingern*. Hier sehen wir häufiger als dort amniotische Ab- schnürungen, welche nicht allein an der Haut, sondern auch an den tiefen Weichteilen, selbst am Skelet die deutlichen Zeichen der Strangulation erkennen lassen. Nicht selten sieht man einen Finger oder das Rudiment eines solchen wie mit einem Faden abgeschnürt, nur an einer dünnen Hautbrücke hängen, ein Vorstadium der intrauterinen Amputation.

Die *Polydaktylie* tritt zumeist in Form eines überzähligen und rudimen- tären Daumens oder kleinen Fingers auf, kann aber auch mit einer größeren Anzahl ausgebildeter Finger in Er- scheinung treten; zuweilen ist nur das Nagelglied doppelt vorhanden. Wo das überzählige Glied rudimentär entwickelt ist, ist es leicht schon am Neugeborenen zu entfernen; aber auch alle übrigen Formen der Fingerdoppel- bildungen sollen beizeiten operiert werden, da in ihnen der Träger später meist einen Grund sieht, unangenehm aufzufallen.

Neben der Überzahl der Finger sieht man zuweilen ihren teilweisen Defekt oder ihre rudimentäre Ent-

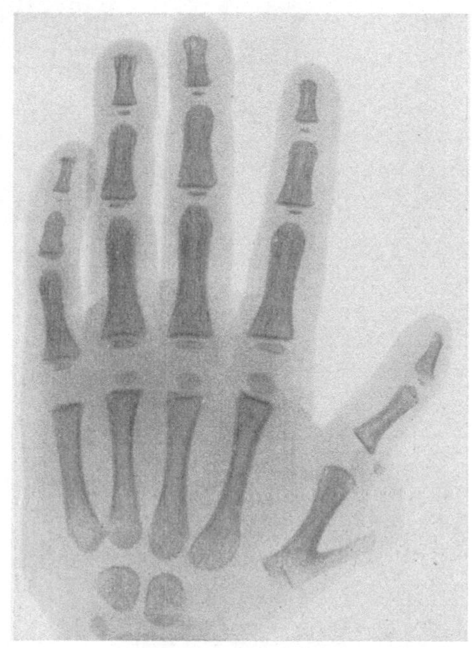

Abb. 9. Polydaktylie.

wicklung, die sich auch auf die Mittelhandknochen erstrecken kann. Dazu im Gegensatz steht der angeborene *partielle Riesenwuchs* (Makrodaktylie), der meistens Zeige- und Mittelfinger betrifft und in gleichem Maße Knochen und Weichteile befällt. Derselbe ist schon am Neugeborenen kenntlich und hält bis zum Abschluß des Wachstums gleichen Schritt mit dem übrigen Körper. Dabei ist die Funktion der mächtig vergrößerten Finger durchaus normal; häufig sieht man eine Verkrümmung des Mittelfingers im Sinne einer ulnaren Abweichung seiner Spitze. Diese Mißbildung ist sehr störend, jedoch nicht verbesserungsfähig.

Unter *Syndaktylie* versteht man die Verwachsung zweier Finger unter- einander. Sie betrifft meistens Mittel- und Ringfinger, ist oft doppelseitig, auch mit Polydaktylie vergesellschaftet, tritt nicht selten familiär auf oder ist erblich. Die Finger können bis an ihre Spitze miteinander verwachsen sein oder nur im Bereich der Grund- oder der Grund- und Mittelphalanx. Dabei ist die Funktion mit Ausnahme der Spreizmöglichkeit vollkommen normal, die

Mißbildung besteht ausschließlich in einer gemeinsamen Hautbedeckung der 2 benachbarten Finger.

Das Leiden soll vor Beginn des Schulbesuches operativ behoben werden. Früher ist dies nicht notwendig; denn durch das Wachstum wird hier die Funktion nicht gestört wie bei manchen andern Mißbildungen, dagegen ist die Operation technisch leichter auszuführen, wenn die Finger nicht allzu klein sind. Sie

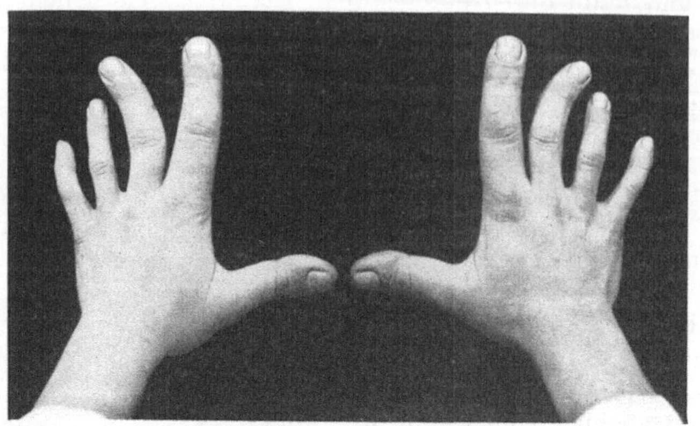

Abb. 10. Partieller Riesenwuchs.

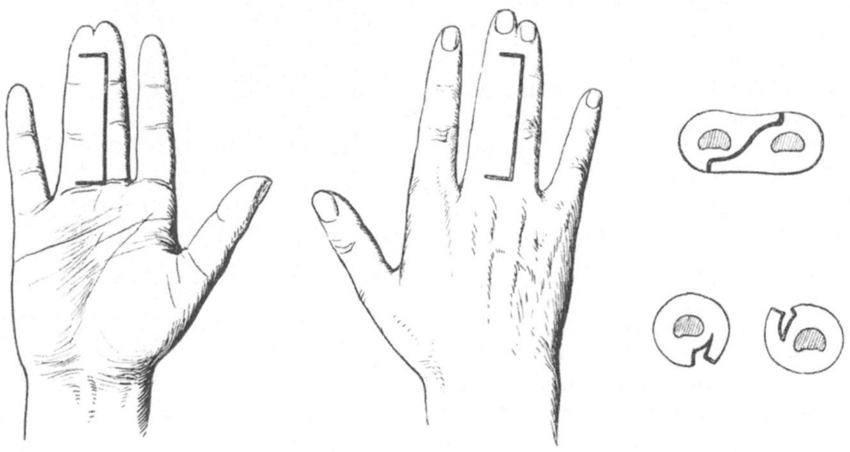

Abb. 11. Syndaktylie.

besteht in der Trennung der Finger voneinander nach Bildung zweier rechteckiger Hautlappen, von welchen der eine an der Streck-, der andere an der Beugeseite der Finger liegt. Mit den von beiden Fingern genommenen Lappen der Streckseite wird der eine, mit dem in gleicher Art von der Volarseite beider Finger genommene Hautlappen wird der andere Finger nach Durchtrennung der restlichen interdigitalen Weichteile bedeckt (vgl. Abb. 11). Wichtig ist, daß in der Tiefe der gebildeten Spalte, an der Commissur keine offene Stelle zurückbleibt, da hier eine schrumpfende Narbe die Spreizmöglichkeit beeinträchtigt (Einschlagen eines kleinen Hilfslappens vom Handrücken).

Schließlich wären noch die nicht seltenen *Fingercontracturen* zu erwähnen. Am häufigsten sieht man diesen kongenitalen Defekt am kleinen Finger und zwar im proximalen Interphalangealgelenk. Das Skelet ist intakt, aber die Weichteile der Beugeseite straffen sich bevor das Glied vollkommen gestreckt ist. Die Contractur besteht oft doppelseitig und ist erblich.

Die genannten Mißbildungen sind jene, die am häufigsten an der oberen Extremität wiederkehren. Außer ihnen wurden noch eine große Reihe anderer Verbildungen beschrieben, die wegen ihrer Seltenheit hier nicht angeführt werden können, wohl auch kein besonderes chirurgisches Interesse beanspruchen.

Was die *erworbenen* Deformitäten des Armes betrifft, so spielen dieselben gegenüber jenen der unteren Extremität eine recht untergeordnete Rolle; ist doch in der Belastung das hauptsächlichste Moment zur Bildung der postfetal entstehenden Verkrümmungen und Verbiegungen gelegen. In diesem Sinne ist an der oberen Gliedmaße nur die rachitische Verkrümmung der Diaphysen zu nennen, die durch Überwiegen der Beugungsmuskulatur gegenüber jenen der Streckseite bei schweren Fällen englischer Krankheit die erweichten Knochen nach der Streckseite ausbiegt, wie die gespannte Sehne den Bogen.

Die übrigen Deformitäten sind Folgezustände schlecht verheilter Brüche oder es sind Verbildungen von Knochen und Gelenken, die durch Lähmungen oder Muskelcontracturen, durch Verbrennungsnarben und ähnliches auf eine langdauernde Zwangshaltung oder Inaktivität zurückzuführen sind.

IV. Mißbildungen und Deformitäten der unteren Extremität.

Die häufigsten angeborenen Deformitäten im Bereiche der unteren Extremität sind: Die kongenitale Luxation der Hüfte und der Klumpfuß. Diesen beiden Mißbildungen gegenüber stehen alle anderen kongenitalen, vorwiegend die Defekte wegen ihrer relativen Seltenheit im Hintergrund.

Was die amniotischen Ein- und Abschnürungen betrifft, so sehen wir hier analoge Bilder wie an der oberen Extremität. Auch die Poly- und Syndaktylie wird am Fuß in gleicher Weise wie an der Hand beobachtet; letztere gibt an der unteren Extremität allerdings keine Veranlassung zu therapeutischen Eingriffen.

Das vollkommene Fehlen eines oder auch beider Beine wurde wiederholt beobachtet, häufiger ist der partielle Defekt des Extremitätenskeletes. So fehlt zuweilen das coxale oder das distale Ende des Oberschenkelknochens, am Unterschenkel wurden Defekte der Tibia oder solche der Fibula beobachtet; oder es fehlt der Unterschenkel während der Fuß erhalten ist und dem Oberschenkel direkt aufsitzt. Meist sind diese schweren Defekte mit anderen Mißbildungen vergesellschaftet.

Eine eigenartige angeborene Verbildung ist die *Coxa vara congenita*, eine recht- oder auch spitzwinkelige Einfügung des meist sehr kurzen Schenkelhalses in den Femurschaft. Ob die Deformität als Folge einer interuterinen Zwangshaltung in forcierter Adduction, die das Wachstum des Collum femoris in abnormer Richtung erklären könnte, anzusehen ist, oder ob hier ein Fehler in der Anlage der Knorpelfuge vorliegt, ist unsicher. Die Röntgenuntersuchung läßt in den meisten Fällen die letztere Erklärung berechtigt erscheinen.

Eine andere zuweilen zu beobachtende Mißbildung ist die Luxation oder der vollkommene Defekt der Kniescheibe. Auch kongenitale Verrenkungen im Kniegelenk kommen vor, wobei der Unterschenkel in der Regel nach vorne disloziert und das Kniegelenk rekurviert ist.

Wiederholt wurde eine *kongenitale Pseudarthrose* des Unterschenkels beobachtet, regelmäßig in der unteren Hälfte der Knochen und meist ohne sichtbare Zeichen äußerer Traumen (Abschnürungsfurche). Die Bruchstelle zeigt keinerlei Callusbildung und ist auch auf operativem Wege in späteren Jahren äußerst schwer zur Verheilung zu bringen. Meist bleibt der Unterschenkel im Wachstum zurück, obwohl die Pseudarthrose von den Epiphysenfugen entfernt liegt.

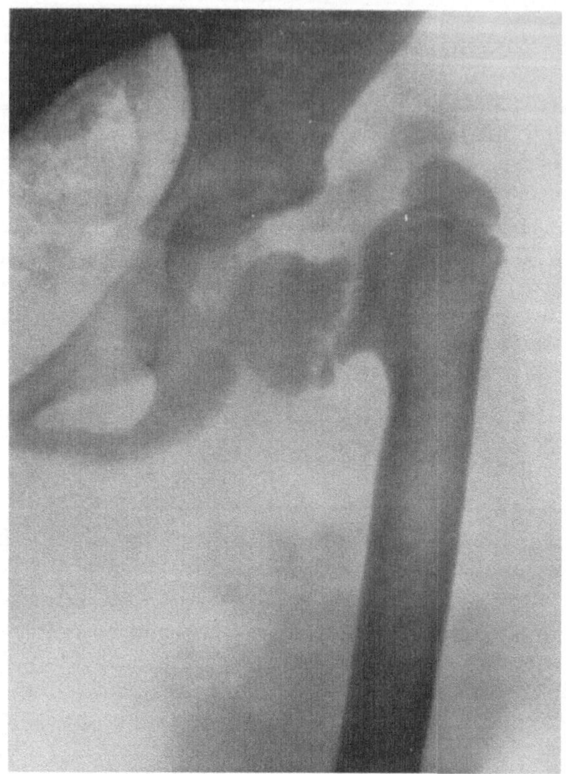

Abb. 12. Coxa vara congenita.

Die Heilung dieser angeborenen Mißbildung, deren Genese vollkommen unklar ist, gelingt in der Regel nur durch freie Knochentransplantation.

Von den kongenitalen Verbildungen im Bereich des Fußskeletes wird weiter unten noch die Rede sein.

1. Die angeborene Luxation der Hüfte.

Sie ist einer der häufigsten Entwicklungsfehler des Skeletes. Einseitige Verrenkungen werden doppelt so oft beobachtet als beiderseitige und das weibliche Geschlecht ist 7mal häufiger betroffen, als das männliche. Über die Ursache der Mißbildung, die wie viele andere nicht selten familiär und zusammen mit anderen Entwicklungshemmungen auftritt, ist viel gestritten worden. Intrauterine Gelenkerkrankung, Zwangshaltung in Adductions- und Flexionsstellung infolge von Mangel an Fruchtwasser in den ersten Monaten der Entwicklung, differentes Wachstum von Pfanne und Schenkelkopf und noch manches andere wurde als Entstehungsursache angenommen. Auch die Frage, ob der Femurkopf während des Fetallebens aus der Pfanne luxiert oder ob er niemals in derselben gelegen war, ist nicht leicht zu beantworten. Die pathologische Anatomie lehrt, daß die Luxationspfanne regelmäßig eine abnorme Gestalt hat, insoferne als sie seichter als normal ist und das Pfannendach anstatt seiner normalen Wölbung eine deutliche Abflachung zeigt. Damit ist zumindest eine nicht unbedeutende Inkongruenz zwischen Kopf und Pfanne vorhanden. Es ist wahrscheinlich, daß manche kongenitalen Hüftluxationen bei den ersten Gehversuchen entstehen, daß vorher der Kopf wohl in der Pfanne lag und erst mit der Belastung die fehlende Stütze des flachen Pfannendaches zur Verrenkung führte. Tatsächlich werden die Luxationen fast ausschließlich erst im 2. Lebensjahr erkannt. In manchen Fällen fehlt das Lig. teres, während die Kapsel stets gut entwickelt ist und beide Gelenkkörper in sich einschließt. Die Stellung des Schenkelkopfes bei frühzeitig erkannter Luxation ist oberhalb oder etwas hinter dem oberen Pfannenrand.

Mit dem Beginn der Belastung treten an Knochen und Weichteilen des Beckens und Oberschenkels Veränderungen auf, die mit dem zunehmenden Alter immer deutlicher werden. Die Pfanne, die mit Bindegewebe und Fett gefüllt ist, nimmt mit der Zeit eine nach oben spitz verlaufende dreieckige Gestalt an; der Femurkopf tritt weiter nach oben und (unter gleichzeitiger stärkerer Beckenneigung) nach hinten. Er findet seinen Halt durch Anspannung des Lig. teres und des Kapselschlauches, in dem er nach wie vor liegt, und den er allmählich dehnt und verlängert. Dabei stemmt er sich gegen die Darmbeinschaufel, an der er, je älter das Individuum wird, desto mehr hinaufrückt. Durch den mangelnden Gegendruck von seiten der Pfanne verbildet er sich, bekommt eine pilz- oder auch zapfenförmige Gestalt, behält aber seinen Knorpelüberzug. Der Schenkelhals wird allmählich gedrungener und kürzer; das ganze coxale Femurende erleidet mit der Zeit eine Drehung nach vorne (Anteversion). Bei einseitiger Luxation wird das Becken allmählich asymmetrisch; durch den permanenten Zug bei Belastung der kranken Seite (gegenüber der Druckwirkung

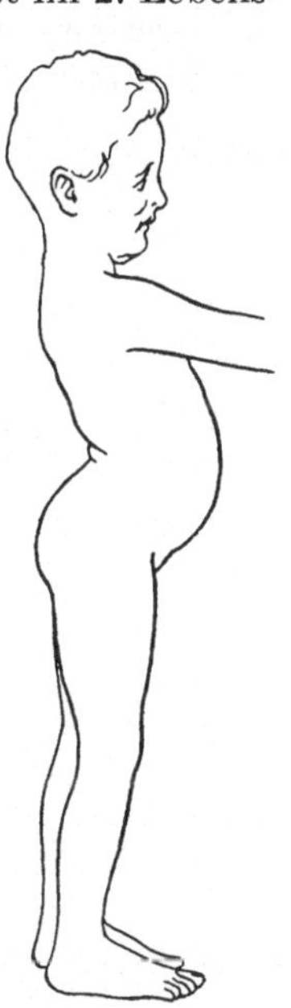

Abb. 13. Luxatio coxae congenita duplex.

auf der gesunden) kommt es hier unter gleichzeitiger Atrophie des Knochens zu einer Streckung der Beckenhälfte nach hinten und oben. Auch die Muskulatur erleidet bedeutende Veränderungen: der immer mehr zunehmende Hochstand des Femurendes bringt es mit sich, daß die Verlaufsrichtung der pelveotrochanteren Muskeln allmählich eine rein quere wird. Ebenso ändert sich die Faserrichtung der Adductoren. Manche Muskeln werden durch Annäherung von Insertion und Ursprung dauernd verkürzt und schrumpfen, andere werden gedehnt und dadurch länger. All diese mit zunehmendem Wachstum des Individuums immer deutlicher werdenden Erscheinungen erklären sich ungezwungen aus den Folgen der Belastung des Beckens durch das Gehen und Stehen bei mangelndem Widerhalt des Schenkelkopfes am oberen Pfannendach.

Symptome und Diagnose. Da an dem unbelasteten Becken von den ebengenannten Erscheinungen noch nichts vorhanden ist als das flache Pfannendach, finden sich am Säugling in der Regel keinerlei Symptome, welche die Mißbildung verraten. Letztere wird — wenn nicht aus prinzipiellen Gründen eine systematische Untersuchung des Säuglings vorgenommen wird — erst erkannt, wenn das Kind zu gehen anfängt. Ein dabei auffallendes, schmerzloses Hinken muß den Verdacht auf das Vorhandensein einer kongenitalen Luxation wachrufen.

Betrachtet man (bei einseitiger Luxation) das stehende Kind von hinten, so fällt eine Asymmetrie des Gesäßes auf: Die Gesäßfalte der kranken Seite steht tiefer, die Wölbung erscheint abgeflacht und die normale Vorbuchtung des Trochanters etwas nach hinten verschoben und höher. Bei fettreichen Kindern bringt oft erst die Palpation Aufschluß: das Kind wird auf die gesunde Seite gelegt, die krankseitige Hüfte gebeugt und (indem man mit einer Hand das Knie fest umgreift) adduziert und rotiert. Die die Hüftgegend palpierende andere Hand tastet hinter und ober der Pfanne (oberhalb dem Trochanter) den Kopf; er folgt der Rotation und wird bei Einwärtsdrehung deutlicher. Ein 2. Griff bestätigt die Luxation: Der Versuch das Bein in seiner Längsrichtung am fixierten Becken auf und ab zu verschieben, fällt positiv aus. Die Messung der Roser-Nelatonschen Linie ergibt den Hochstand des Trochanters. Nun

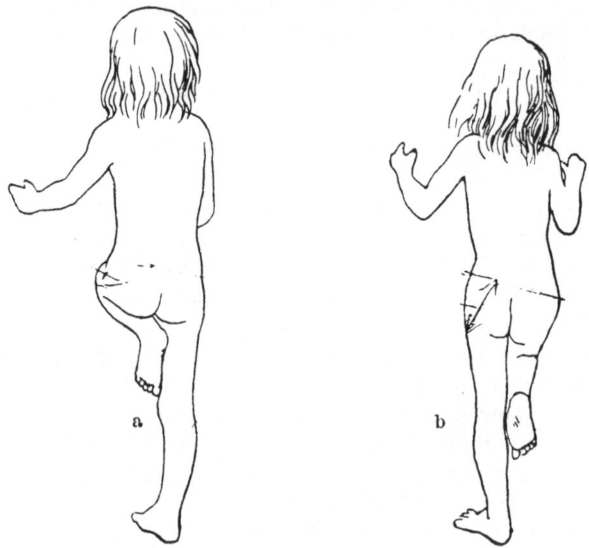

Abb. 14a u. b. Trendelenburgsches Phänomen. a Stand auf dem gesunden, b Stand auf dem kranken Bein.

stellen wir das Kind auf die Beine und prüfen wieder bei Betrachtung von hinten, das Trendelenburgsche *Phänomen*. Das Kind wird zunächst aufgefordert, das kranke Bein zu heben; dabei wird das Becken mitgehoben oder es bleibt in seiner natürlichen Haltung; stellt sich das Kind nun aber auf das kranke Bein und hebt das gesunde, so fällt augenblicklich die gesundseitige Beckenhälfte herab, die quere Beckenachse steht schief (Trendelenburg). Ursache dieser Erscheinung ist, daß bei der veränderten Verlaufsrichtung der pelveotrochanteren Muskeln auf der Seite der Luxation die Kraft fehlt, das nur einseitig unterstützte Becken durch Anspannung der Muskeln horizontal zu erhalten.

Dasselbe Symptom besteht in gleicher Weise bei doppelseitiger kongenitaler Hüftluxation. Hier kommt noch ein Symptom hinzu, das bei einseitiger Verrenkung nicht so sehr ins Gewicht fällt: die starke Vorwärtsneigung des Beckens. Sie erklärt sich rein mechanisch durch das Nachhinterrücken der Unterstützungspunkte und äußert sich in einem Zurücktreten der Symphyse, Vordrängen des Bauches nach vorn, des Gesäßes nach hinten und in einer starken lordotischen Einsenkung der Lendenwirbelsäule.

Auch das Hinken ist bei doppelseitiger Luxation deutlicher. Der Gang ist „watschelnd", dem einer Ente vergleichbar und wird mit zunehmendem

Alter infolge des immer weiteren Hinaufrückens des Femurkopfes auf der Hinterfläche des Darmbeintellers auffallender. Um dem Femurkopf mehr Stütze zu geben, neigt der Kranke bei jedem Schritt das Becken und damit den Oberkörper über das Standbein, wodurch der Gang ein schwankender wird.

Die Dislokation des Schenkelkopfes kann *beim Erwachsenen* schließlich viele Zentimeter betragen: eine deutlich sichtbare Vorwölbung des oberen äußeren Quadranten der Gesäßbacke, die durch die begleitende Lordose bei Betrachtung von *hinten* noch deutlicher in Erscheinung tritt, läßt die Lage des coxalen Femurendes schon durch den Aspekt erkennen. Je mehr der luxierte Kopf nach oben und hinten rückt, desto unfreier wird auch die Beweglichkeit des Beines, das schon bald eine mäßige Adduction und Flexion als Mittelstellung einzunehmen gezwungen ist.

Therapie. Die Luxatio coxae congenita kann in den meisten Fällen auf unblutigem Wege reponiert und damit eine Heilung des Leidens erzielt werden; doch gelingt diese Behandlung nur am Kind, da mit zunehmendem Wachstum die Inkongruenz zwischen Kopf und Pfanne immer mehr zunimmt und der ebenfalls stetig größer werdende Hochstand des coxalen Femurendes sich mehr und mehr fixiert, so daß schon in einem Alter von ungefähr 10 Jahren das Herunterführen des Kopfes bis in Pfannenhöhe ohne blutige Durchtrennung der geschrumpften Weichteile kaum mehr möglich ist.

Es ist das Verdienst A. Lorenz', die Methode der unblutigen Reposition ausgearbeitet und Mittel gefunden zu haben, der recht geringen Tendenz zur Retention des Kopfes, die sich in der Regel vorfindet und auf die Flachheit der Pfanne, vorwiegend ihres Daches zurückzuführen ist, durch entsprechende Maßnahmen mit Erfolg zu überwinden. In früherer Zeit begnügte man sich damit, durch das Tragenlassen von Stützkorsetts und Beckengürtel der allmählichen Zunahme der Deformität entgegenzuarbeiten, ein weiteres Hinaufrücken des Kopfes am Darmbeinteller zu verhindern. Auch heute kommen diese Apparate in Verwendung, wenn aus irgendeinem Grunde ein operativer Eingriff nicht durchführbar ist.

Die unblutige Einrenkung geschieht am besten im Alter von 2—3 Jahren und wird am narkotisierten Kinde folgendermaßen ausgeführt: Das Manöver beginnt damit, daß die Weichteile durch Traktionen am Bein nach verschiedenen Richtungen so weit gedehnt werden, daß der hochstehende Trochanter durch Zug bis in die Roser-Nelatonsche Linie herabgeführt werden kann. Bei älteren Kindern ist dies in einer Sitzung nur schwer möglich; hier muß vorerst eine länger dauernde Extensionsbehandlung eingeleitet werden. Die Einrenkung geschieht sodann über den hinteren bzw. unteren Pfannenrand. Das Kind liegt mit dem Rücken auf einem harten Tisch, ein Assistent fixiert das Becken durch kräftiges Niederdrücken der Darmbeinschaufeln und der Operateur ergreift das luxierte, im Knie und Hüftgelenk flektierte Bein mit der einen Hand, während seine andere die Bewegungen des Kopfes kontrolliert bzw. denselben Nachdruck verleiht. Durch starke Beugung im Hüftgelenk rückt der Kopf hinter der Pfanne nach abwärts, und kommt, wenn dazu noch eine leichte Innenrotation ausgeführt wird und jede Verkürzung der Weichteile tatsächlich behoben ist, an den Rand der Pfanne zu liegen. Abduziert man nun das flektierte und innen rotierte Bein stark, so springt der Kopf unter einer fühlbaren Erschütterung, oft auch unter einem hörbaren Geräusch in die Pfanne. Aber die Pfanne ist seicht und der Kopf meist viel größer als der Pfannenraum. Er behält seine Stellung nur durch die Spannung der Muskeln; eine geringe Adduction und er ist wieder luxiert. Um dem Schenkelkopf eine größere Stabilität zu verschaffen, wird er zunächst kräftig in die Pfanne hineingebohrt, weiters aber — und dies ist ebenso wichtig wie die Reposition — wird die starke Abductionsstellung des Oberschenkels, die einen zweckdienlichen dauernden Druck des Kopfes gegen die Pfanne durch die gespannten Längsmuskeln mit sich bringt durch Monate aufrechterhalten. Es wird nach gelungener Reposition *in „horizontaler" Abduction ein Gipsverband* angelegt, der Becken und Oberschenkel eng umschließt. Ein weiteres Tiefertreten des Kopfes kann durch eine systematische Belastung des Beines also durch das Gehen im Gipsverband erreicht werden.

Der erste Verband verbleibt 3—6 Monate und wird hierauf durch einen zweiten ersetzt, der in stärkerer Streckstellung bei gleichbleibender Abduction

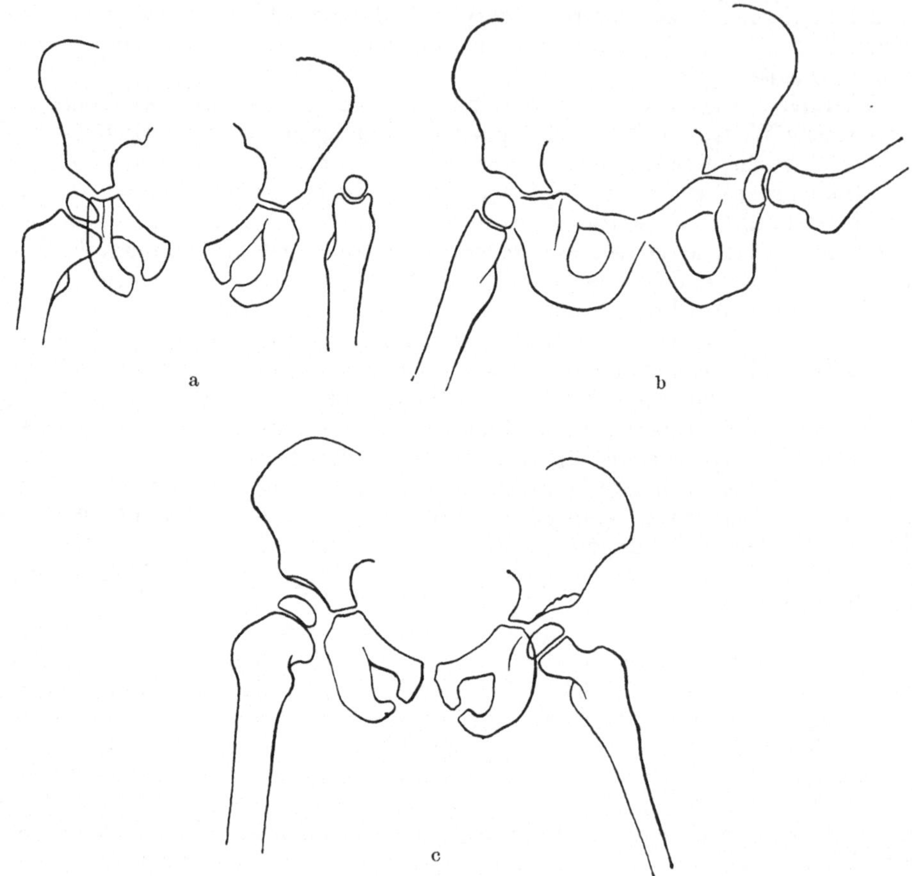

Abb. 15a—c. Luxat. coxae cong. a vor der Behandlung, b im ersten, c im letzten Gipsverband. (Röntgenskizzen).

wiederum für mehrere Monate angelegt wird. Erst nach Ablauf eines Jahres kann in der Regel der Verband dauernd entfernt und eine Massagekur angeschlossen werden. Die nach dieser langen Zeit fixierte Abductionsstellung, deren zu frühe Korrektur zu Rezidiven führt, verliert sich allmählich spontan im Laufe der folgenden Jahre.

Sowohl die Reposition als auch die Retention des kongenital luxierten Schenkelkopfes kann große Schwierigkeiten verursachen. Erstere durch Interposition der Kapsel oder ein allzu starkes Lig. teres; letztere durch hochgradige Verbildung des Kopfes oder der Pfanne. Zur Behebung dieser Schwierigkeiten sind mancherlei Modifikationen der Behandlung angegeben worden, deren Erörterung den orthopädischen Lehrbüchern überlassen werden muß.

Gelingt die unblutige Reposition nicht, wozu am häufigsten das zu weit vorgeschrittene Alter (8—10 Jahre) des Kindes Veranlassung gibt, so kann immer noch die blutige Einrenkung Erfolg haben. Auch hier ist eine vorbereitende Extensionsbehandlung nötig. Die Operation besteht in einer Freilegung und Vertiefung der Pfanne und darauffolgender Einfügung des evtl. mit dem Knorpelmesser verkleinerten Kopfes unter Zuhilfenahme hebelartiger Instrumente. Die Retention ist nach der blutigen Reposition zwar besser als nach der unblutigen, die Stabilität des Kopfes in der Pfanne ist wesentlich größer, dagegen kommt es dabei nicht selten zu einer fibrösen Ankylose, oder doch zu einer unerwünschten bleibenden Bewegungseinschränkung des Hüftgelenkes, was nach einer unblutig gelungenen Reposition fast niemals der Fall ist.

Am Erwachsenen ist auch die blutige Reposition nicht mehr möglich, alle Weichteile des Oberschenkels haben sich der dauernden Verkürzung des Beines organisch angepaßt und da letztere hier 5—10 cm beträgt, ist sie durch Dehnung nicht zu überwinden. Hier kann durch eine andere Operation wesentliche Besserung erzielt werden: Durch Osteotomie im Bereiche des Trochanters und Einstemmen des Schaftendes gegen die Pfanne kann dem Bein im Augenblick der Belastung ein fester Widerhalt am Becken geboten werden. Damit schwindet der watschelnde Gang, das TRENDELENBURGsche Phänomen und die leichte Ermüdung beim Gehen. Es ist dies dieselbe Operation, die auch bei Pseudarthrosen des Schenkelhalses oder bei veralteter traumatischer Hüftluxation zur Ausführung kommt.

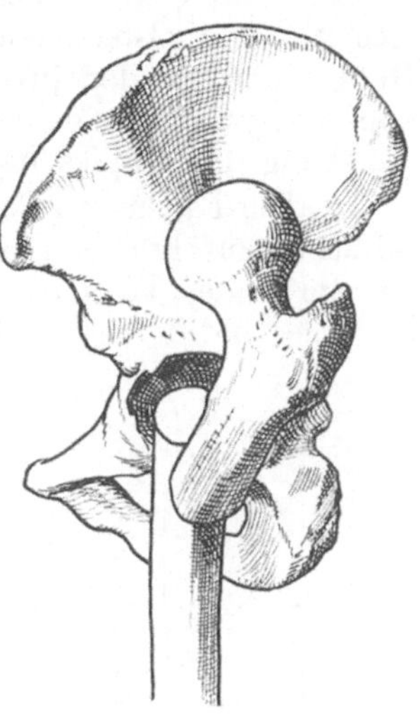

Abb. 16. Gabelung nach BAEYER-LORENZ.

2. Die Coxa vara.

Unter Coxa vara versteht man jene Deformität des coxalen Femurendes, die auf einer Verkleinerung des Schenkelhalswinkels beruht. Die Längsachse des Schenkelhalses steht zu jener des Femurschaftes normalerweise in einem Winkel von 128°. Unter verschiedenen Umständen kann es zu einer Verminderung dieses Winkels kommen, er kann ein rechter, ja sogar ein spitzer werden. Daß sich aus dieser Deformierung nicht nur eine Gestaltsveränderung, sondern auch Funktionsstörungen des Beines ergeben, ist ohne weiteres klar. Das eine Mal liegt eine bogenförmige Krümmung des Schenkelhalses vor, ein ander Mal ist letzterer schon an seinem Ursprung aus der Trochantermasse mehr horizontal gestellt oder es besteht die Verbiegung ausschließlich in der Gegend der Kopfepiphyse. Demnach bedeutet der Begriff der Coxa vara nur ein Symptom und kann die Verbildung verschiedene Ursachen haben: Bei der *Coxa vara congenita* finden wir neben der Schenkelhalsverbiegung, fast regelmäßig eine abnorm angelegte Epiphysenfuge, der offenbar das Wachstum des Schenkelhalses in fehlerhafter Richtung zuzuschreiben ist. Bei Einkeilungen von trochanternahen *Schenkelhalsbrüchen* sieht man häufig, daß die untere Corticalis des Collum tiefer in die Masse des Rollhügels eingedrungen ist, als die obere, was ebenfalls eine Verkleinerung des Schenkelhalswinkels mit sich bringt. Auch die Verheilung einer nicht eingekeilten Collumfraktur führt leicht infolge eingetretener Verkürzung des Beines zur Verkleinerung des Schenkelhalswinkels.

Die weitaus größte Bedeutung haben aber jene Fälle von Coxa vara, die auf eine zu große funktionelle Beanspruchung bei zu geringer Widerstandskraft des Schenkelhalses zurückzuführen und demnach zu den Belastungsdeformitäten zu rechnen sind. Dazu gehört in erster Linie die reine *Coxa vara statica*, eine in allen ihren Erscheinungen charakteristische Erkrankung des Jünglingsalters, auf welche wir sogleich zurückkommen werden. Neben dieser Form kommt es, ebenfalls unter dem Einfluß der Belastung bei *lokaler Knochenerkrankung* im Bereiche des coxalen Femurendes zur Verbiegung des Schenkelhalses, so bei Rachitis und Osteomalacie, bei tuberkulösen, im Collum femoris sitzenden Herden und bei der juvenilen Chondrodystrophie im Bereiche der Schenkelkopfepiphyse, die eine Lockerung an dieser Stelle und eine allmähliche Verschiebung des Kopfes nach abwärts zur Folge hat (Perthes).

In allen Fällen von Coxa vara, gleichviel wo die Deformität sitzt und worauf sie zurückzuführen ist, besteht eine Verkürzung des Beines und befindet sich die Spitze des Trochanters ober der Roser-Nelatonschen Linie. Da weiters bei einer indifferenten Mittelstellung des Beines der Schenkelkopf der Coxa

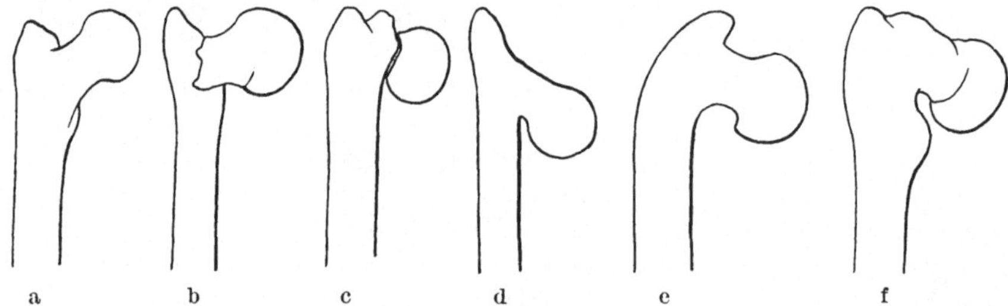

a   b   c   d   e   f

Abb. 17a—f. a normaler Schenkelhals, b—f verschiedene Formen der Coxa vara.

vara nicht konzentrisch in der Mitte der Pfanne liegt, sondern unten etwas aus derselben hervortritt, ist die normale Abductionsfähigkeit regelmäßig vermindert, denn der verkleinerte Schenkelhalswinkel bringt es mit sich, daß die Lage des Kopfes in der Pfanne einer Abductionsstellung des Beines entspricht, die tatsächlich nicht besteht. Wird das Bein nun wirklich abduziert, so tritt der Kopf um so mehr mit seiner unteren Hälfte aus der Pfanne heraus. Dies hat aber seine physiologischen Grenzen, woraus sich eine Hemmung der Abduction des Femurschaftes ergibt, die desto früher eintritt, je kleiner der Schenkelhalswinkel ist.

Die *Coxa vara statica* oder *adolescentium* tritt bei sonst gesunden Menschen zumeist zwischen dem 15. und 20. Lebensjahr auf als Folge zu starker Beanspruchung zur Zeit des noch nicht abgeschlossenen Wachstums. Es handelt sich meist um rasch aufgeschossene magere Individuen, die bei ungenügender Ernährung in stehender oder gebückter Haltung schwere Arbeit (meist Feldarbeit) zu leisten haben. Die ersten Erscheinungen des Leidens bestehen in leichter Ermüdung und in ausstrahlenden Schmerzen. Mit der Zeit tritt ein hinkender Gang auf, eine hockende oder kniende Stellung macht Schwierigkeiten und verursacht stärkere Schmerzen. Bei mangelnder Schonung kommt es zu einer zunehmenden Steifheit der Beine, die ihre Ursache in begleitenden Reflexspasmen der die Hüfte umgebenden Muskeln hat, ähnlich wie wir dies bei der beginnenden Coxitis oder beim entzündlichen Plattfuß sehen. Die Krankheit kann einseitig oder auch doppelseitig auftreten. Ist die Deformität einigermaßen entwickelt, so läßt sich folgendes konstatieren: Das Skelet erscheint grobknochig, die Muskeln grazil, jene des Beckens oft deutlich atrophisch, die Haut der Hände und Füße ist zuweilen cyanotisch marmoriert. Von rückwärts betrachtet treten die großen Rollhügel deutlich hervor, die Beine werden leicht außenrotiert gehalten. Dies hat seine Ursache in einer zweiten bei der Coxa vara adolescentium fast regelmäßig hinzukommenden Deformität: Der *Anteversion* des Schenkelhalses. Letzterer ist demnach nicht nur im eigentlichen Sinne der Coxa vara verbogen, sondern zeigt noch überdies eine Krümmung mit der Konvexität nach vorne. Worauf dieselbe zurückzuführen ist, ist ungewiß. Diese Anteversion hat zur Folge, daß das Bein bei ungezwungener Haltung in mäßiger Außenrotation steht und so auch zum Gehen benützt wird. Der hinkende Gang ist auf die eigentliche Coxa vara zurückzuführen, die eine abnorme Adduction der Beine als Mittelstellung bedingt, was beim Gehen sehr störend ist und durch Schwankungen des Beckens kompensiert wird.

Bei höhergradiger Coxa vara ist das TRENDELENBURGsche Phänomen infolge der geänderten (mehr horizontal stehenden) Verlaufsrichtung der pelviotrochanteren Muskeln positiv. Die pathologische Außenrotation tritt nicht nur beim Gehen in Erscheinung, sondern — noch deutlicher — beim Sitzen und Knien, wobei sie den Kranken zwingt, die Unterschenkel zu kreuzen. Dies könnte nur durch stärkere Abduction umgangen werden, was aber wieder die Coxa vara nicht zuläßt.

Die passiven Bewegungen des Beines am liegenden Kranken sind in mäßigen Grenzen nach allen Richtungen frei. Die Abduction erleidet je nach der Hochgradigkeit der Coxa vara eine geringere oder stärkere Einschnürung, während eine stärkere Flexion des Oberschenkels infolge der Schenkelhalsverbiegung sowohl im Sinne der Coxa vara als auch der Anteversion nur bei gleichzeitiger Außenrotation und Adduction gelingt. Die Ursache dieser Bewegungseinschränkungen liegt im Anstemmen des deformierten Schenkelhalses am oberen Pfannenrand und in der Spannung der Gelenkkapsel.

Therapie. Die Art der Behandlung der Coxa vara statica richtet sich nach der Hochgradigkeit der Deformität. Zuweilen besteht erst eine geringe Verbildung des Schenkelhalses und sind die subjektiven Beschwerden demnach nicht erheblich. Die Untersuchung kann in solchen Fällen ein auffallendes Mißverhältnis zwischen dem klinischen Befund und dem Röntgenbild erkennen lassen. Dasselbe klärt sich aber nach mehrtägiger Bettruhe dahin auf, daß die anfänglich konstatierten Bewegungseinschränkungen zum größten Teil auf Muskelspasmen zurückzuführen waren, die als Folge des akuten Reizzustandes aufzufassen sind und nach Wegfall der schädlichen Belastung allmählich vollkommen verschwinden. So lassen sich oft erst nach mehreren Tagen Bettruhe die wahren Grenzen der passiven Beweglichkeit des Hüftgelenkes feststellen, die dann oft von der Norm nur wenig abweichen. Solche Fälle beginnender Coxa vara sind leicht vollständig zu heilen. Liegekuren, unterstützt durch Extensionsverbände, lange genug durchgeführt, beseitigen die im Frühstadium der Deformität vorauseilenden Begleiterscheinungen und halten die Weiterentwicklung der Coxa vara auf, zumal wenn fernerhin durch Änderung des Berufes die ursächliche Schädigung ausgeschaltet wird.

Höhergradige Schenkelhalsverbiegungen erfordern operative Maßnahmen. Liegt die Ursache der Coxa vara im Bereich der Epiphysenfuge des Schenkelkopfes, wie dies bei traumatischen Auflockerungen an dieser Stelle wie auch bei manchen Knorpelerkrankungen (PERTHES) der Fall ist, so kann durch eine gewaltsame Abduction des Beines eine Stellungsverbesserung des Kopfes gegenüber dem Schenkelhals erreicht werden, die durch einen lange liegenbleibenden Gipsverband allmählich zur Konsolidation gebracht wird. Bei der Coxa vara statica gelingt dies in der Regel nicht, hier muß auf blutigem Wege der Schenkelhals wieder aufgerichtet bzw. die Folgen der Deformität kompensiert werden.

Es ist zu diesem Zwecke eine große Anzahl von Operationen am coxalen Femurende angegeben worden, von welchem jene die das Übel an der Wurzel zu fassen suchen, die Osteotomien am Schenkelhals die schlechtesten Resultate geben, zum Teil weil sie technisch am schwierigsten sind, zum Teil aus dem gleichen Grunde, aus welchem der gewöhnliche Bruch des Schenkelhalses schwer in befriedigender Weise zur Verheilung gebracht werden kann.

Die beste operative Behandlung der schweren Coxa vara ist die subtrochantere Osteotomie mit Verheilung der Fragmente in einem nach außen offenen Winkel. Damit erreicht man, daß bei indifferenter Mittelstellung des Beines der Schenkelkopf wieder konzentrisch in der Pfanne sitzt, also nach allen Richtungen hin Bewegungen gestattet. Freilich ist damit nur eine Verbesserung der Funktion und keine Korrektur der Deformität erreicht. In besonders schweren Fällen kann die Resektion des Kopfes und Einpflanzung des Trochanters in die Pfanne indiziert sein.

Unter *Coxa valga* versteht man eine der Coxa vara gerade entgegengesetzte Verbiegung, eine Vergrößerung des Schenkelhalswinkels. Die Deformität ist selten. Sie tritt vorwiegend als Begleiterscheinung langdauernder Lähmungen, bei Osteomyelitis des Beckens, bei Genu valgum und anderen chronischen Lokalerkrankungen auf, besonders solchen, die eine langdauernde *Verminderung* der normalen Belastung des Schenkelhalses mit sich bringen. Es scheint insbesonders während der Jahre des Wachstums der normale Druck, den die Körperlast während des Gehens und Stehens auf den Schenkelkopf ausübt für die Bildung der richtigen Schenkelhalsneigung von Einfluß zu sein. Zu therapeutischen Eingriffen gibt die Coxa valga kaum jemals Veranlassung.

3. Das Genu valgum.

Unter Genu valgum (X-Bein, Bäckerknie) versteht man jede pathologische Verstärkung des normalen nach außen offenen Knickungswinkels zwischen Ober- und Unterschenkel.

Die Deformität kann auf *traumatischem Wege* zustande kommen, wenn eine Fraktur des äußeren Femur- oder Tibiaknorren mit Dislokation der Fragmente im Sinne einer Verkürzung ausheilt; dadurch kommt es zu einer Schiefstellung der Basis des betroffenen Gelenkes, die eine entsprechende Richtungsänderung des angrenzenden Gliedes zur natürlichen Folge hat.

Die häufigsten Fälle von Genu valgum sind aber typische *Belastungsdeformitäten*, und zwar sind es vorwiegend zwei Lebensperioden, in welchen sie entstehen: Das rachitische X-Bein entsteht zwischen dem 3. und 5. Lebensjahr, zu jener Zeit, da der Erweichungsprozeß der rachitischen Knochen sich im floriden Stadium befindet und schon die Belastung der Glieder allein durch die aufrechte Haltung zur Verbiegung der Knochen führt. Eine zweite Zeitperiode entspricht ungefähr jener, die auch bei der Coxa vara eine Rolle spielt, das Alter zwischen dem 16. und 20. Lebensjahr; hier führt nicht mehr die normale Belastung zur Deformität, sondern die abnorme Beanspruchung des Skeletabschnittes durch eine entsprechende Berufstätigkeit. Wohl nimmt man auch für das Genu valgum adolescentium eine pathologische Weichheit des Knochens an („Spätrachitis"), doch steht hier zweifellos eine erhöhte funktionelle Beanspruchung ätiologisch im Vordergrund. Das im Jünglingsalter auftretende Genu valgum sieht man am häufigsten bei Bäckern, Tischlern, Schlossern und ähnlichen Berufen, die langes Stehen erfordern. Um die ermüdeten Muskeln auszuschalten wird das Knie absichtlich in Abductionsstellung belastet, wodurch infolge der Bänderspannung eine leichte Fixation des Gelenkes erreicht wird. Wird diese Stellung bei der Arbeit habituell, so kann dadurch der Grund zur Deformierung gelegt werden. Bei Bäckern nimmt man an, daß das häufige Hinein- und Herausschieben der mit den Brotlaiben beschwerten Bretter in die Ofenröhren, eine habituelle Belastung des seitweits abgespreizten Beines im Sinne eines Genu valgum, allmählich zur Deformität führt; das gleiche gilt von Heizern. In diesem Sinne hat man das X-Bein als professionelle Belastungsdeformität bezeichnet.

Anatomisch erweist sich die Epiphyse sowohl des Femurs wie der Tibia als annähernd normal; die den Winkel bildende Asymmetrie liegt in der Epiphysenfuge und der ihr zunächst anliegenden Knochenmasse der Metaphyse. Der Epiphysenknorpel ist an der Innenseite hochgradig verbreitert, zeigt auch beim Genu valgum adolescentium mikroskopisch das Bild abnormer Wucherung und unregelmäßiger Begrenzung wie bei der Rachitis; dagegen ist die Außenseite der Knorpelfuge schmal und dünn. Die gegen die Diaphyse zunächst angrenzenden Knochenmassen sind an der Außenseite kompakter, innen aufgelockert und verbreitert.

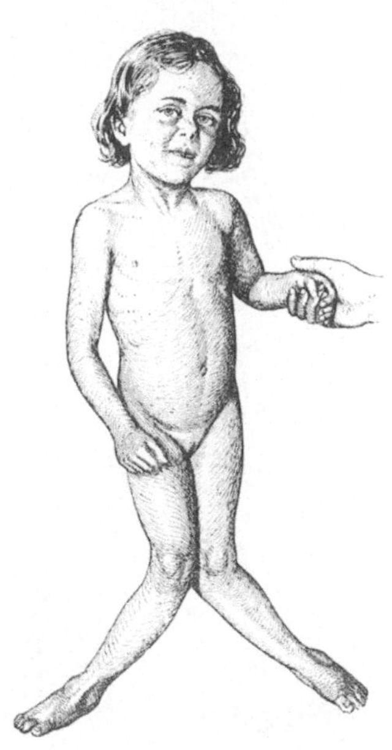

Abb. 18. Genu valgum rachiticum.

Diese keilförmige Zwischenschichte zwischen Epi- und Diaphyse ist, speziell beim X-Bein des Erwachsenen, vorwiegend am Femur zu finden, doch kann das Genu valgum auch durch die gleichen Veränderungen am oberen Tibiaende hervorgerufen sein oder es beruht auf einer mehr oder weniger gleichmäßigen Erkrankung beider Knochen. Darüber gibt das Röntgenbild klaren Aufschluß, während die bloße Betrachtung des Kniegelenkes diesbezüglich zu Täuschungen führen kann. Ein einfacher Versuch gibt, allerdings im groben Ausmaß, Aufschluß über den Sitz der Deformität: Die spitzwinkelige Beugung des X-Beines. Unter normalen Verhältnissen, sowohl wie bei annähernd gleicher Beteiligung der Epiphysenfugen des Femurs sowie der Tibia am Genu valgum stößt die Ferse bei voller Beugung des Unterschenkels auf das Sitzbein. Liegt die Ursache des Genu valgum allein am Femur, so weicht die Ferse bei der Beugung nach innen ab und kommt gegen die Analöffnung zu liegen, liegt sie in der Tibia, so weicht die Ferse nach außen vom Sitzbeinknorren ab. Das absolute Maß für die Hochgradigkeit der Valgität gibt der Abstand der inneren Malleolen bei Schluß der Knie und gestreckten Beinen.

Ein höhergradiges Genu valgum macht seinem Träger Beschwerden. Während die Schwerlinie des Standbeines bei gesundem Skelet vom Hüftgelenk lotrecht nach abwärts in die Mitte zwischen beide Femurkondylen fällt, ist sie beim Genu valgum nach außen gerückt, verursacht also eine exzentrische Belastung, die im Sinne einer Vermehrung der Deformität schmerzhafte Zug- und Druckwirkungen im Bereiche des Kniegelenkes hervorruft. Der Gang ist erschwert, die Knie selbst sind beim Gehen hinderlich; der Kranke führt die Beine im Bogen nach vorwärts oder er gewöhnt sich daran, sie in übertriebener Außenrotation zu gebrauchen, womit der Kniewinkel nach vorne verschoben wird und beim Gehen weniger hinderlich ist. Die Außenrotation behält er auch gerne im Stehen bei, um das X-Bein zu kaschieren.

Es ist nach den einfachen Gesetzen der Mechanik (Kräfteparallelogramm) verständlich, daß die einmal begonnene Deformierung bei fortwirkender

Ursache desto mehr sich verstärken muß, je weiter sie bereits gediehen ist; dies gilt für die Coxa vara in gleicher Weise wie für das Genu valgum und noch andere Belastungsdeformitäten. Wenn dennoch besonders hochgradige Verbiegungen dieser Art selten vorkommen, so liegt dies eben daran, daß der Kranke sich früher oder später gezwungen sieht, seinen Beruf zu ändern, bzw. sich behandeln zu lassen.

Therapie. Leichteste Fälle von Genu valgum des Kindesalters heilen bei antirachitischer Behandlung und Schonung des Skeletes vor schädlicher Belastung allmählich aus. Mit dem zunehmenden Wachstum kommt es zum vollständigen Verschwinden der pathologischen Knickung. Aber schon bei einer Knöcheldistanz von einigen Zentimetern ist nicht mit Sicherheit auf eine Spontanheilung zu rechnen und empfiehlt es sich, den Kindern sog. *Nachtschienen* anzulegen. Die Weichheit der rachitischen Knochen erlaubt es, ein kindliches Genu valgum mäßigen Grades ohne besondere Kraftanstrengung gerade zu biegen. Fixiert man das Bein in korrigierter Stellung während der Nacht an eine außen angelegte unelastische Schiene, so erzielt man bei systematischer Fortsetzung dieser orthopädischen Behandlung bald eine Besserung der Deformität. Bei größeren Kindern kommt man mit Nachtschienen allein nicht aus und soll auch tagsüber redressierende Apparate tragen lassen.

Ist das X-Bein so hochgradig, daß nur ein Bruchteil der Deformität durch das Anlegen der Schiene korrigiert werden kann, so bleiben noch 2 unblutige Wege der Behandlung offen. Der *Etappenverband* und die *Osteoclase*. Ersterer besteht in einem Gipsverband, der dem Bein ziemlich enge angelegt wird und vor dessen Erhärten das Genu valgum aus freier Hand soweit als dies möglich ist, korrigiert wird. Der Verband bleibt 8—14 Tage liegen und wird hierauf

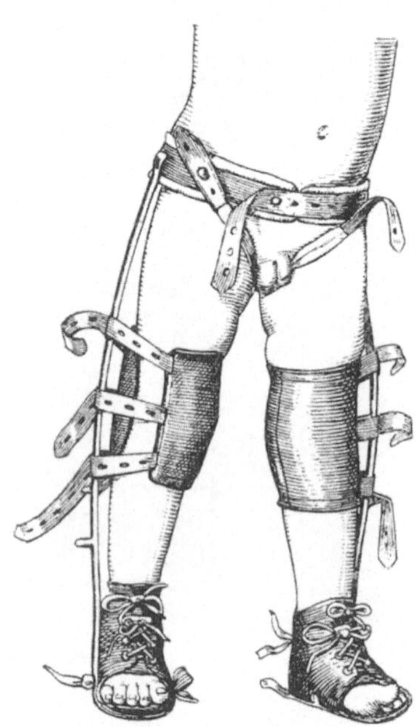

Abb. 19. Nachtschiene.
(Aus Schanz.)

in gleicher Weise erneuert, wobei eine weitere Streckung des Winkels gelingt. Erst wenn eine vollständige Korrektur, und zwar ohne besondere Kraftanstrengung möglich ist, wird in leicht überkorrigierter Stellung ein artikulierender Gipsverband angelegt, der die Bewegungen im Knie freiläßt und durch die eingegipsten Scharniere das erreichte Resultat sichert. Dieser Dauerverband muß mehrere Monate liegen bleiben, worauf er durch Nachtschienen abgelöst wird.

Der zweite Weg besteht in der vollständigen Korrektur der Deformität in einer Sitzung mit Hilfe des *Osteoclasten*. Ein richtiges Einbrechen des Knochens unter hörbarem Geräusch, wie dies beim Erwachsenen die Regel ist, kommt am rachitischen Knochen des Kindesalters dabei nur selten zustande. Es handelt sich vielmehr um das Einknicken des Femurs oberhalb der Epiphysenlinie durch gewaltsame Adduction des Unterschenkels nach Fixation des Oberschenkels im Osteoclasten. Die Operation ist in Narkose vorzunehmen, gelingt meist ohne Schwierigkeit und führt objektiv zu dem Zustand der eingekeilten Fraktur oder Impression, subjektiv macht die Osteoclase des kindlich rachitischen Knochens auffallend wenig Erscheinungen. Die Streckung des Genu valgum ist nach dem Augenmaß bis zur leichten Überkorrektur vorzunehmen und hierauf das Bein für 4 Wochen einzugipsen, womit in der Regel sich jede weitere Therapie erübrigt. Die Osteoclase kann am Femur oder an der Tibia ausgeführt werden.

Nach dem 15. Lebensjahr sind die Knochen bereits zu hart um in Etappenverbänden umgeformt werden zu können. Hier ist regelmäßig die Osteoclase oder die *Osteotomie* anzuwenden. Letztere geschieht am besten (nach MAC EWEN), indem man von der Innenseite des Oberschenkels knapp oberhalb der Stelle der größten Verkrümmung einen kurzen Längsschnitt durch alle Weichteile anlegt, in die gesetzte Wunde einen Meißel einführt, denselben am Knochen querstellt und nun ungefähr $^2/_3$ der Dicke des Knochens durch kräftige Hammerschläge durchmeißelt; der Rest wird aus freier Hand durch Abbiegen im Sinne einer Vermehrung der Deformität eingebrochen; Hautnaht und Gipsverband in korrigierter Stellung. Die Osteotomie hat vor der Osteoclase den Vorteil, daß die Stelle des Bruches genau bestimmt werden kann und Schräg- oder Splitterbrüche vermieden werden. Bei Erwachsenen ist zudem die Osteoclase nicht immer leicht. Hat das Genu valgum seine Ursache in einer Verbiegung der Tibia, so ist hier die Osteotomie zu machen; die Fibula kann dabei in der Regel vernachlässigt werden, andernfalls ist sie von außen und tiefer unten (Nervus peroneus!) zu durchmeißeln. Sind Femur und Tibia in annähernd gleichem Maße an der Deformität beteiligt, so empfiehlt es sich die Osteotomie am Oberschenkel vorzunehmen; nur in besonders hochgradigen Fällen müssen beide Knochen durchtrennt werden. In dem Bestreben möglichst normale anatomische Verhältnisse wiederherzustellen sind manche Modifikationen der Osteotomie ersonnen worden, die zum Teil bei besonders starkem Genu valgum der einfachen Osteotomie vorzuziehen sind; doch kommt man in der Mehrzahl der Fälle mit der MAC EWENschen Operation aus.

4. Das Crus varum.

Eine dem Genu valgum entgegengesetzte Deformität im Sinne eines nach innen offenen Winkels im Bereiche des Kniegelenkes kommt wohl als Folge von Gelenkbrüchen bei der *Tabi*schen Arthropatie und bei Arthritis deformans vor (Genu varum). Die reinen Belastungsdeformitäten in dieser Richtung treten aber fast niemals in Form einer winkeligen Knickung, sondern stets in Gestalt einer bogenförmigen Krümmung der Glieder in Erscheinung, wobei sich die Verbiegung stets auf einen größeren Abschnitt der Diaphyse der Unterschenkelknochen oder auch des Femur erstreckt (O-Bein). Auch gibt es kein eigentliches Crus varum adolescentium, die Deformität entsteht auf rachitischer Basis in der Regel zwischen dem 2. und 5. Lebensjahr im Anschluß an das akute Stadium der englischen Krankheit. Während das Genu valgum ungefähr ebenso oft doppelseitig wie einseitig vorkommt, ist das Crus varum regelmäßig doppelseitig. Die Krümmung ist zumeist in der unteren Hälfte des Femur und der Tibia am stärksten, doch erstreckt sich die Deformität auch häufig über die ganze Diaphyse des Ober- und Unterschenkels; an beiden Gliedabschnitten ist der Knochen oft auch nach vorne gekrümmt, zuweilen ist diese Komponente der Deformität wesentlich stärker entwickelt als erstere („Säbelbein"). Die Hochgradigkeit des Crus varum ergibt sich aus der Kniedistanz bei gestreckten Beinen und Berührung der inneren Knöchel. Das O-Bein hat einen watschelnden Gang zur Folge, der auch bestehen bleibt, wenn die Zeit der Belastungsschwäche und abnormen Weichheit der Knochen längst abgelaufen ist. Im Mannesalter sind rachitisch verbogene Knochen in der Regel fester und widerstandsfähiger als normale und brechen weniger leicht als diese.

Das O-Bein sieht man außer in Gestalt der rachitischen Belastungsdeformität, nicht selten nach schlecht verheilten Diaphysenbrüchen des Ober- oder Unterschenkels, ferner nach Osteomyelitis, bei chronisch deformierenden und tabischen Arthropathien des Kniegelenkes und bei der Osteomalacie. Daß der Kavallerist durch die habituelle Haltung der Schenkel am Pferd ein Crus varum akquiriert ist unrichtig; diesbezügliche Beobachtungen beruhen auf einer optischen Täuschung.

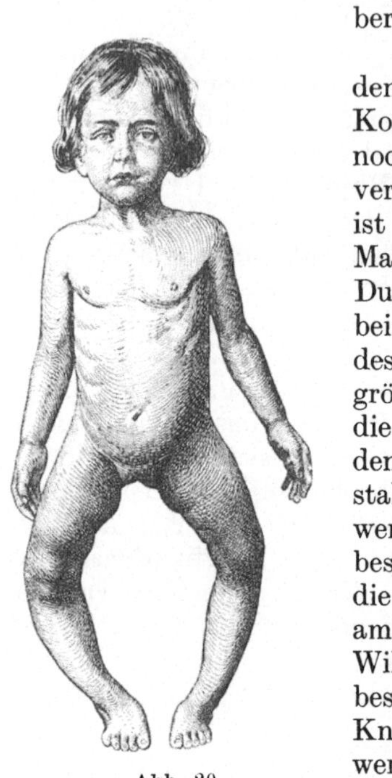
Abb. 20.
Crus varum rachiticum.

Die *Behandlung* des Crus varum geschieht nach denselben Prinzipien wie die des Genu valgum. Eine Korrektur der Deformität ist, während die Knochen noch plastisch sind, durch Schienen- und Etappenverbände meist unschwer zu erreichen. Schwieriger ist die Therapie, wenn sie erst im Jünglings- oder Mannesalter am gefestigten Knochen eingeleitet wird. Durch den Umstand, daß die Deformität nicht wie beim Genu valgum in einem relativ kleinen Segment des Knochens ihren Sitz hat, sondern sich auf einen größeren Abschnitt desselben erstreckt, kann durch die einfache Osteotomie oder Osteoclase hier eine den anatomischen Verhältnissen nahekommende Gestalt, wie dies beim X-Bein möglich ist, nicht erreicht werden. Immerhin wird damit eine wesentliche Verbesserung erzielt und genügt in den meisten Fällen die Operation nach Mac Ewen; freilich muß sie oft am Ober- *und* Unterschenkel ausgeführt werden. Will man bei hochgradigem Crus varum operativ bessere Resultate erzielen, so muß der verkrümmte Knochen an mehr als einer Stelle osteotomiert werden. Die in diesem Sinne empfohlene *„Aufsplitterung"* des Knochens besteht darin, daß derselbe durch längsgeführte Meißelschläge, die die Kontinuität nicht unterbrechen und dem Knochen plastische Eigenschaft verleihen, in viele einzelne Stücke zerschlagen wird, die bei vollkommener Streckung des Gliedes im Extensionsverband zur Konsolidation gebracht werden (Kirschner).

5. Der Klumpfuß (Pes equinovarus).

Unter Klumpfuß schlechtweg verstehen wir jede krankhafte *Supinationsstellung des Fußes*; dieselbe kann erworben und auf verschiedene traumatische oder entzündliche Ursachen zurückzuführen sein, oder sie ist angeboren.

Unter den kongenitalen Klumpfüßen unterscheiden wir drei Gruppen: 1. jene die auf einer fehlerhaften Keimanlage (Tibiadefekt) beruhen, 2. den spastischen Klumpfuß, eine neurogene Contractur, die als häufige Begleiterscheinung der Spina bifida zu sehen ist und 3. die als intrauterine Belastungsdeformität aufzufassende häufigste Erscheinungsform des Pes equinovarus. Letztere wird zurückgeführt auf eine Zwangslage des Fetus, während der letzten Monate der Schwangerschaft infolge von Raumbeengung im Uterus. Die Haltung, in welche das Kind bei Mangel an Fruchtwasser im Cavum uteri durch die enganliegende Wand der Gebärmutter gezwungen ist, läßt sich am Neugeborenen leicht rekonstruieren: Knie- und Hüftgelenke sind maximal gebeugt und die Füße an den Leib (Gegend des Genitale) *angepreßt*. In dieser Stellung bildet die untere Körperhälfte eine Halbkugel. Die Füße kommen damit in Adduction, Supination und Plantarflexion zu liegen und es ist anzunehmen, daß bei längerdauernder Fixation dieser Haltung der Tarsus in abnormer Richtung wächst, so daß sich der ganze Fuß im Sinne des Klumpfußes verbildet. Diese Erklärung der sekundär-kongenitalen Genese wird unterstützt von der Tatsache, daß häufig an den konvexen Stellen des kindlichen Klumpfußes deutliche Druckmarken zu bemerken sind, die auf die dauernd enganliegende Uteruswand zurückgeführt werden. Der angeborene Klumpfuß ist keine seltene Deformität. Er kommt bei Knaben doppelt so häufig vor als bei Mädchen und wird

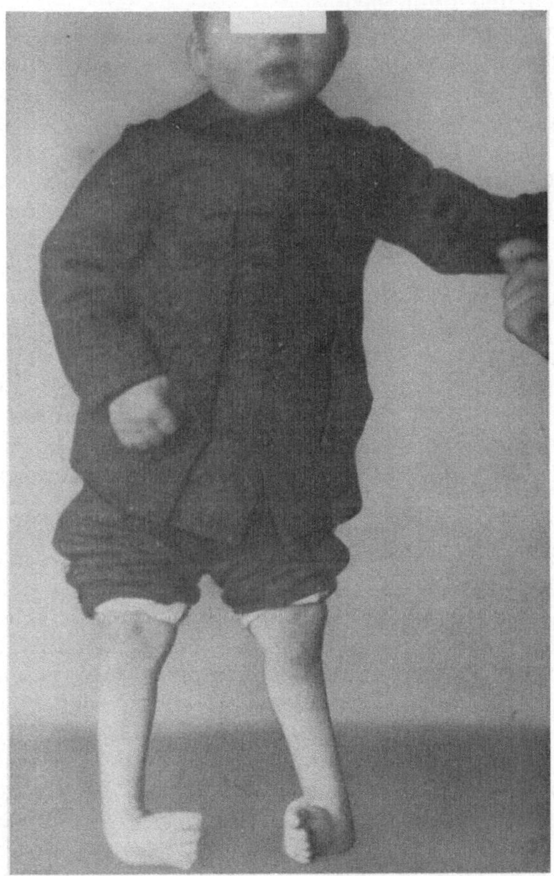

Abb. 21. Klumpfuß. (Aus SCHANZ.)

doppelseitig ungefähr gleich oft beobachtet wie einseitig. Die Hochgradigkeit der Verbildung ist verschieden. In leichten Fällen besteht nur eine abnorme Supination. Trachtet man den Fuß zu pronieren, so bemerkt man einen elastischen Widerstand, sich selbst überlassen, nimmt der Fuß sofort wieder die Supinationsstellung ein. Ein hochgradiger Pes equinovarus zeigt noch 2 andere recht charakteristische Abweichungen von der normalen Gestalt und Haltung: Eine *Spitzfußstellung* (Pes equinus), d. i. eine starke Plantarflexion, welche auch passiv ohne Gewalt nicht behoben werden kann, da sich die Achillessehne stark anspannt und eine *Adduction* des Vorfußes: Die Längsachse des Fußes ist an der Stelle des CHOPARTschen Gelenkes nach innen abgeknickt, die Flucht des Fußskeletes bildet einen nach innen öffenen Winkel, wodurch die Zehen gegeneinander gerichtet sind als wären die Beine innenrotiert. Die *Kombination dieser drei Zwangshaltungen Supination, Plantarflexion* und *Adduction ergibt das Bild des typischen kongenitalen Klumpfußes.*

Bei mittleren Graden der Deformität tritt der Fuß mit dem äußeren Rand auf, bei schweren mit dem Dorsum, so daß die Fußsohle nach oben gerichtet ist. Die pathologische Haltung kann sowohl passiv wie aktiv nur in geringen Grenzen verändert werden; je älter der Klumpfuß ist, desto mehr fixiert sich die Stellung der Fußwurzelknochen. Der beim Gehen und Stehen belastete Hautbezirk wandelt sich allmählich in eine harte Schwiele um, während die Sohlenhaut weich und dünn bleibt.

Die einzelnen Tarsalknochen sind nicht allein in der der Deformität entsprechenden extremen Stellung zueinander fixiert, sie sind auch zum Teil verbildet. So ist der Processus anterior des Calcaneus abnorm hoch, während der Fersenhöcker nur um weniges nach hinten vorragt, so daß die Achillessehne nur undeutlich zu tasten ist. Der Talushals ist abnorm lang, nach unten und innen konkav gekrümmt. Fast regelmäßig findet sich auch eine Deformierung der Unterschenkelknochen in Form einer Innenrotation der Malleolengabel: bei gerade gerichteten Unterschenkeln, wobei die Patella nach oben gerichtet ist, steht das obere Sprunggelenk etwas nach innen rotiert, so daß der äußere Knöchel mehr nach vorne, der innere nach hinten gerückt ist.

Wächst das mit angeborenem Klumpfuß behaftete Kind heran, so kommt es allmählich noch zu einer Reihe sekundärer Symptome, wovon eine deutliche Inaktivitätsatrophie der Unterschenkelmuskeln und eine habituelle Lordose am meisten auffallen. Beim Erwachsenen ist der Gang aufrecht und hart „wie auf Stelzen". Es stehen die mageren Unterschenkel im Kontrast zu den verkrüppelten eingerollten Füßen, die oft tatsächlich wie Klumpen an den Beinen hängen.

Wo der Grad der Supination von Geburt nur ein mittlerer ist, kann er sich durch die Belastung allmählich verstärken, indem der auf den äußeren Rand auftretende Fuß bei jedem Schritt nach innen umkippt. Mit zunehmendem Alter nimmt dann auch die Drehung des Fußes zu, die labile Stellung verschwindet und der Kranke tritt nur mehr am Fußrücken auf. Umgekehrt kann durch die Belastung ein geringgradiger Klumpfuß allmählich etwas redressiert und damit die pathologische Supination gebessert werden. Zu einer Spontanheilung kommt es aber selbst in den leichtesten Fällen kaum jemals, denn die angeborenen Verkürzungen der Weichteile in der Fußsohle, sowie die Verbildung des Skeletes bieten diesen schwachen Kräften zu viel Widerstand; die Korrektur auch eines leichten Klumpfußes erfordert größere Gewaltanwendung.

Therapie. Je früher der angeborene Klumpfuß behandelt wird, desto leichter gelingt es, ihn vollständig zu heilen. Es ist ohne weiters begreiflich, daß eine Korrektur der Deformität leichter und rascher durchführbar ist, solange noch die in Betracht kommenden Knochen zum größten Teil aus plastischem Knorpel bestehen. Aber auch nach dem Säuglingsalter gelingt die unblutige Korrektur der schwersten Klumpfüße ohne besondere Schwierigkeit zumeist in einer Sitzung. Je älter das Individuum ist desto mehr Gewaltanwendung ist allerdings nötig und desto weniger erreicht man in einer Sitzung, so daß die vollkommene Umgestaltung eines älteren Fußes oft nur in mehreren Etappen möglich ist. Hochgradige Klumpfüße Erwachsener sind unter Umständen schonender und rascher auf blutigem Wege zu heilen als durch das Redressement.

Das Redressement des angeborenen Klumpfußes, das nur in tiefer Narkose durchzuführen ist, besteht in einer allmählichen („modellierenden") Korrektur aller drei Komponenten der Deformität durch Anwendung entsprechend gerichteter und dosierter Gewalt. Bei kleinen Kindern gelingt dies aus freier Hand;

später ist oft die Kraft des Arztes zu gering und müssen hebelartige und andere Instrumente zu Hilfe genommen werden. Das Redressement soll allmählich und schonend vorgenommen werden, wodurch es gelingt manche Gebilde des Fußes durch bloße Dehnung entsprechend umzuformen, während sie durch brüske Gewalt brechen oder reißen würden. Bei älteren Individuen mit mehr verknöchertem Fußskelet ist eine Korrektur ohne Zerreißung von Bändern und Infraktionen von Knochen allerdings nicht möglich, doch haben diese oft recht ausgedehnten unter hörbarem Krachen eintretenden subcutanen Quetschungen und Zerreißungen merkwürdig wenig üble Folgen für die spätere Beweglichkeit und Belastungsfähigkeit des Fußes.

Durch Umbiegen, Kneten und Walken des Fußes trachtet man zunächst die Supination und Adduction zu beheben. Dabei kann man sich eines mit Leder überzogenen Holzkeiles als Hypomochlion bedienen. Schwierigkeiten verursacht zumeist die Korrektur des Spitzfußes, wozu oft die subcutane Tenotomie der Achillessehne nötig ist, die aber erst am Schlusse des Redressements ausgeführt werden soll. Zu achten ist regelmäßig darauf, daß die Korrektur nicht allein im Vorfuß geschieht, der Tarsus ist ebenfalls zu pronieren, die Fußsohle muß nach vollendeter Operation hinten wie vorne gleich vollkommen nach abwärts gerichtet sein; es empfiehlt sich sogar eine leichte Überkorrektur anzustreben. Erst wenn alle Widerstände so weit behoben sind, daß es ohne Kraftanstrengung gelingt, den Fuß, der auch nach gelungenem Redressement bestrebt ist, die pathologische Haltung wieder einzunehmen, die richtige Stellung zu geben, wird das erreichte Resultat eingegipst und während des Erhärtens des Verbandes noch etwas überkorrigiert.

Der Verband soll über das flektierte Knie hinaufreichen und mehrere Wochen liegen bleiben. Wegen der zu erwartenden Anschwellung des Gliedes ist der Gips unmittelbar nach Vollendung des Verbandes vorne der Länge nach aufzuschneiden, wodurch er etwas federt und Decubitus leichter vermieden wird. Letzterer entsteht leicht am Rist, wenn der Verband in Spitzfußstellung angelegt und letztere erst nachher behoben wird. Nach Vollendung des Verbandes müssen die Zehen frischrot sein.

Gelingt die vollkommene Korrektur des Klumpfußes nicht in einer Sitzung, so ist das Redressement unmittelbar nach Abnahme des Gipsverbandes in der 3. oder 4. Woche zu wiederholen. Da stets eine gewisse Neigung zur Rezidive zurückbleibt, ist die Verbandbehandlung durch einen Schienenschuh abzulösen, der noch monatelang getragen werden muß.

Wenn es im allgemeinen ein Fehler ist bei der Behandlung des Klumpfußes einen nennenswerten redressierenden Druck dem Verband zu überlassen, so gilt dies nicht bei *Behandlung der Neugeborenen.* Hier ist durch die große Elastizität des knorpeligen Fußskeletes ein augenblicklicher Erfolg des Redressements nur in gewissen Grenzen möglich, andererseits genügen geringe Kräfte, den Fuß dauernd in korrigierter Stellung zu erhalten, wodurch eine allmähliche Umformung erreicht wird.

Man kommt bei Säuglingen ohne Gips und ohne Narkose aus. Der durch modellierendes Redressement leicht korrigierte aber ebenso leicht zurückschnurrende Fuß wird durch einen Heftpflasterstreifen, dessen eines Ende um den Vorfuß herumgeführt wird, während der Rest an der Außenseite des Unterschenkels angeklebt und noch durch mehrere zirkuläre Streifen fixiert wird, in pronierter und abduzierter Stellung erhalten. Nun wird die erreichte Korrektur durch zentripetale Einwicklung mit schmalen Flanellbinden in redressierendem Sinne noch vermehrt. Der Verband hält nicht lang; wenn er alle 3—6 Tage in gleicher Weise erneuert wird, gelingt es auch die schwersten Klumpfüße in wenigen Monaten zu heilen. Der Behandlung schließt sich eine entsprechend orientierte Massage an.

Für die blutige Operation — die nur bei Erwachsenen in Betracht kommt — sind eine Reihe von Methoden angegeben worden, von welchen die *Keilresektion* aus dem Tarsus die empfehlenswerteste ist. Es wird aus der nach außen und unten gerichteten Konvexität des Fußrückens ein Keil in Form einer Orangenspalte ausgemeißelt. Die Kante des Keils muß am inneren Rand des Fußskeletes liegen. Das entfernte meist aus Fragmenten des Talus, Calcaneus und Naviculare bestehende Stück muß einen Defekt zurücklassen, der nach dem folgenden Hinaufklappen des Vorfußes vollkommen verschwindet; mit dem Vernähen der Weichteile muß die Deformität korrigiert sein. Ein Gipsverband sichert die Stellung des nun verkürzten Fußes.

Im Gegensatz zum angeborenen ist der *erworbene Klumpfuß* fast niemals so hochgradig, daß die Fußsohle nach oben sieht und der Kranke mit dem Dorsus pedis auftritt. Er kann die Folge eines schlecht verheilten Bruches im Bereich des Sprunggelenkes (traumatischer Klumpfuß) oder (häufiger) auf Lähmungen oder Contracturen gewisser Muskeln zurückzuführen sein. Vorwiegend der Funktionsausfall der Mm. peronei der als Folge der Verletzung des N. peroneus oder verhältnismäßig oft nach Poliomyelitis anterior zurückbleibt, führt da den Supinatoren (Tibialis anticus und posticus) keine Antagonisten mehr gegenüberstehen, zu einer allmählich zunehmenden Supination des Fußes (paralytischer Klumpfuß). Infolge des dauernden Mangels passiver Dehnung verkürzen sich die Supinatoren bei länger bestehender Peroneuslähmung derart, daß später auch passiv außer unter Gewaltanwendung eine Korrektur der Deformität nicht mehr möglich ist; es kommt zu einem Zustand der *Contractur,* der übrigens in ganz gleicher Art an anderen Gelenken auftritt, wenn Muskelgruppen, welchen reine Antagonisten entgegenstehen, durch lange Zeit gelähmt sind. So kann auch der paralytische Klumpfuß derart fixiert sein, daß zu seiner Behebung ein gewaltsames Redressement nötig ist; er sieht seiner Gestalt nach dem angeborenen Klumpfuß sehr ähnlich, wozu der Umstand beiträgt, daß bei der Poliomyelitis anterior sehr häufig neben der Peroneuslähmung auch eine solche der Dorsalflexoren besteht, womit auch der Gastrocnemius seine Antagonisten verloren hat und zur Varus- eine Equinusstellung hinzukommt.

Die Korrektur des paralytischen Klumpfußes gelingt in der Regel leichter als die des angeborenen, sie bedarf zumeist keiner so starken Gewaltanwendung und kann in einer Sitzung vollendet werden. Freilich ist damit keine Heilung erzielt. Es muß die erreichte Stellung durch einen Schienenschuh aufrechterhalten werden; oder es gelingt durch Sehnenüberpflanzung die Wirkung der Mm. peronei zu ersetzen (vgl. d. Kap.: „Contracturen und Ankylosen").

6. Der Plattfuß (Pes planovalgus).

Das Wesen des Plattfußes beruht darauf, daß das zwischen dem Fersenhöcker und dem Metatarsalköpfchen gewölbte Fußskelet entweder nur im Zustand der Belastung abnorm tief einsinkt oder auch unbelastet eine Gestalt angenommen hat, die vorwiegend in einer Streckung des Gewölbebogens besteht. Er ist eine typische Belastungsdeformität und entsteht infolge Nachlassens der das Fußgewölbe spannenden Muskeln und Bänder; zu ersteren gehören die kurzen Beuger wie auch die Mm. tibialis posticus und anticus; zu den Bändern die Plantarfascie und die zwischen den einzelnen Fußwurzeln, vorwiegend zwischen Talus und Naviculare ausgespannten Ligamente. Eine Verbildung der Knochen kommt erst sekundär zustande. Wir unterscheiden übrigens noch andere Arten von Plattfuß, so den angeborenen, den rachitischen, den paralytischen und den traumatischen.

Wenn auch ein mittlerer Grad von *Pes planus congenitus* beim Säugling als physiologisch zu bezeichnen ist, sich das Gewölbe des Fußes mit der fortschreitenden Verknöcherung des Skeletes ausbildet, so findet man doch zuweilen am Neugeborenen ein- oder doppelseitig einen auffallend platten, flachen und langgestreckten Fuß; derselbe läßt sich regelmäßig abnorm weit dorsal flektieren, so daß das Dorsum pedis sich an den Unterschenkel anlegt. Hier findet sich dann oft eine Eindellung, die es wahrscheinlich macht, daß der Fuß in den letzten Wochen der Schwangerschaft dauernd in dieser Zwangshaltung fixiert war; demnach wird der angeborene Plattfuß zu den intrauterinen Belastungsdeformitäten gerechnet.

Daß bei bestehender Weichheit der Knochen eine Verbildung des Fußskeletes in Form einer Abplattung entstehen kann ist leicht erklärlich, und so sehen wir den *rachitischen Plattfuß* oft in Gesellschaft anderer rachitischer Deformitäten besonders bei fetten Kindern zwischen dem 3. und 10. Lebensjahr. Wohl handelt es sich hier auch um eine Belastungsdeformität, doch unterscheidet sich diese Form wesentlich von jener, die wir schlechthin als statischen Plattfuß bezeichnen, und die in ihrer Frequenz die genannten anderen weitaus überragt; auf 8 angeborene, kommen 11 traumatische, 7 paralytische, ebenso viel rachitische und 200 statische Plattfüße.

Der *statische Plattfuß*, Pes planovalgus adolescentium ist die häufigste aller Belastungsdeformitäten überhaupt und tritt unter ähnlichen Bedingungen, wie das Genu valgum oder die Coxa vara zumeist zwischen dem 16. und 21. Lebensjahr, zu einer Zeit in Erscheinung, da das noch

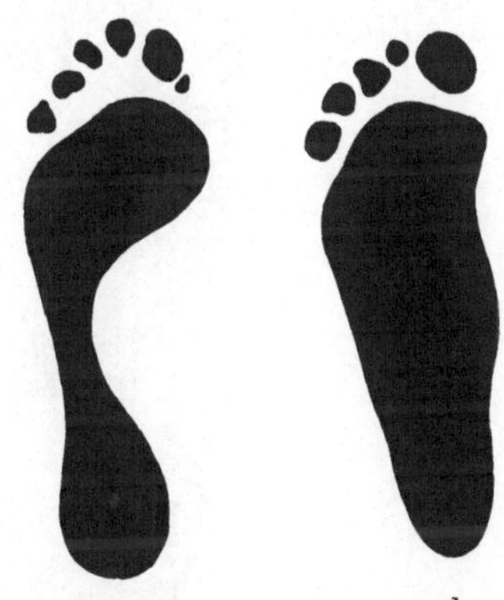

a   b

Abb. 22a u. b. Sohlenabdruck, a normal, b Plattfuß.

nicht voll ausgewachsene Skelet den Einflüssen stärkerer Beanspruchung bei oft ungenügender Ernährung und Erholung des Individuums nicht gewachsen ist und an den Stellen dauernder Belastung nachgibt. Demnach tritt der Plattfuß vorwiegend bei jenen auf, die kaum der Schule entwachsen, einen ausschließlich stehenden Beruf ausüben und dabei tagsüber keine Gelegenheit haben, auszuruhen. Wir finden die Deformität am häufigsten bei Kellnern, Schlossern, Schriftsetzern und ähnlichen Berufsarten, während sie bei Schustern, Schneidern und Schreibern, die eine sitzende Beschäftigung haben nur selten beobachtet wird. Auch bei Feldarbeitern sieht man den Plattfuß nicht oft, denn das Gehen, speziell auf unebenen Boden bedeutet eine viel geringere Belastungsprobe für das Fußgewölbe als das Stehen.

Am ausgebildeten statischen Plattfuß finden wir folgende Formveränderung gegenüber dem normalen Fuß: entsprechend der Senkung des Gewölbes ist der allmähliche bogenförmige Übergang des Fußrückens in die Profillinie des Unterschenkels (Rist) verschwunden; an seiner Stelle besteht ein mehr oder weniger scharfer Winkel. In gleicher Weise ist die Wölbung der Fußsohle, die am inneren Rand am höchsten sein soll, verringert oder ganz aufgehoben; der belastete Fuß berührt mit der ganzen Sohle die Unterlage (Pes planus, s. Sohlenabdruck). Weiters erkennt man eine deutliche *Pronation* des Fußes am Tieferstehen des inneren Fußrandes gegenüber dem äußeren (Pes valgus). Diese Drehung, die in schweren Fällen im unbelasteten Zustand deutlicher sichtbar ist als im belasteten, zeigt sich schon bei Betrachtung des Calcaneus von hinten.

Schließlich findet man meistens die Andeutung einer Abknickung des Fußes in dem Sinne, als seine hintere Hälfte adduziert, seine vordere abduziert ist, so zwar, daß der innere Fußrand mit einem konvexen, der äußere mit einem konkaven Bogen den Fußabdruck begrenzt. Die Senkung des Fußgewölbes hat eine nicht unbedeutende Verlängerung des Vorfußes zufolge, was sich in einer deutlichen Spannung aller langen Sehnen auswirkt.

Was die dieser Fußforn zugrunde liegende Skeletveränderung betrifft, so beruht dieselbe hauptsächlich auf zwei typischen Komponenten: 1. *dem Umsinken* des normalerweise aufgerichteten *Calcaneus,* dessen Längsachse sich einer

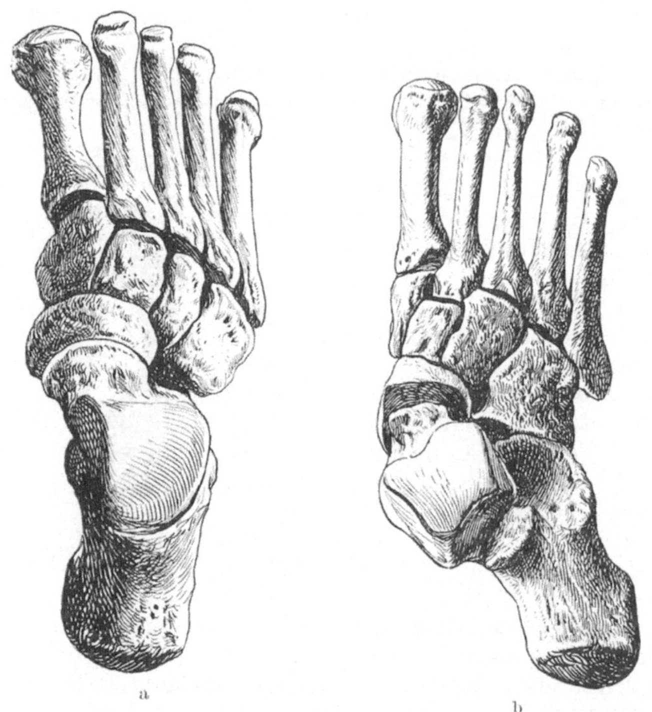

Abb. 23a u. b. Fußskelet, a normal, b Plattfußskelet.

horizontalen nähert und 2. dem *Abgleiten des Taluskopfes nach innen und unten;* das Os naviculare ist am Taluskopf hinaufgerückt und nach außen, d. i. gegen die Kleinzehenseite des Fußes verschoben; durch letzteres ist die Abduction des Vorfußes begründet. Lange bestehende schwere Plattfüße zeigen eine der dauernden abnormen und exzentrischen Belastung der Fußwurzel entsprechende Deformierung ihrer einzelnen Knochen. Dieselbe hat sekundär entzündliche Veränderungen zur Folge, die zu Verwachsungen und Versteifungen des durch die Deformität an sich in seiner Beweglichkeit eingeschränkten Fußes führen können.

Die ersten subjektiven Erscheinungen des statischen Plattfußes sind leichte Ermüdbarkeit, das Gefühl von Schwere in beiden Beinen und dumpfe Schmerzen. Letztere treten meist unter dem inneren Knöchel auf oder in den langen Streckmuskeln des Unterschenkels. Der Fuß ist abends leicht angeschwollen, er neigt zum Schwitzen, seine Hautvenen sind erweitert. Nicht selten treten gleichzeitig Hühneraugen auf, Druckschwielen, die durch das Längerwerden des Fußes — bei gleichem Schuhwerk — zu erklären sind.

Der Plattfuß ist und bleibt oft nur ein symptomatischer, d. h. er besteht im Zustand der Belastung, während der vom Boden erhobene Fuß annähernd normale Gestalt und Wölbung annimmt. Die Beschwerden, die diese lockere Form hervorruft, sind meist weniger hochgradig als jene, die bei Fixierung der Deformität auftreten.

Ein Zustand, wobei der Plattfuß sowohl aktiv wie passiv eine erhebliche Einschränkung seiner Beweglichkeit aufweist, bedeutet durchaus nicht das

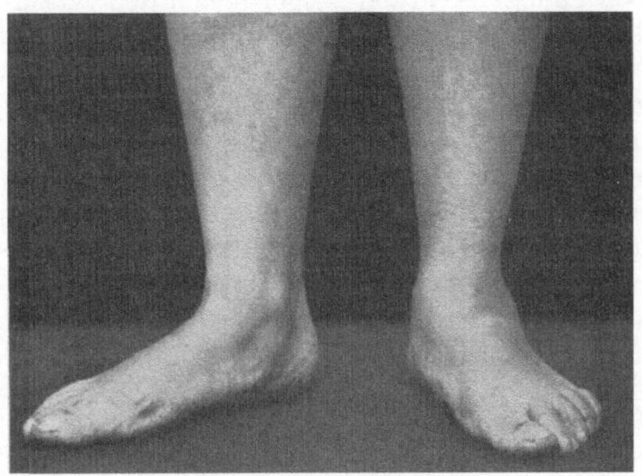

Abb. 24. Plattfüße.

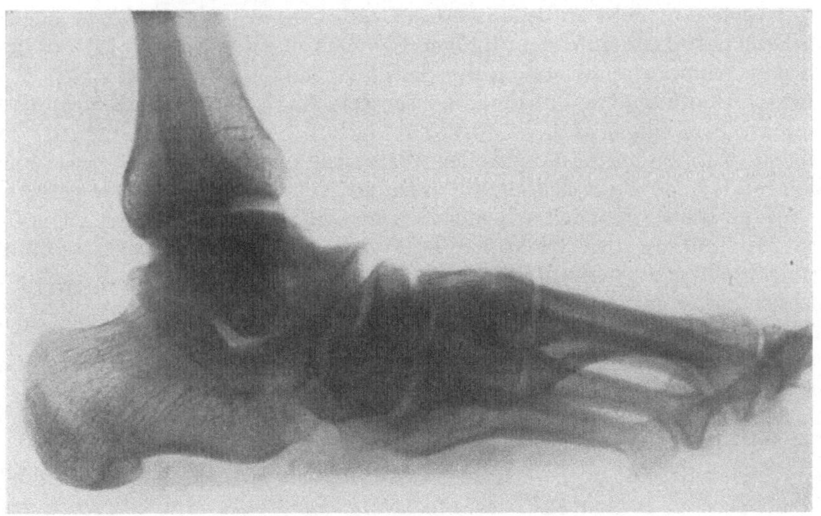

Abb. 25. Plattfußskelet im Röntgenbild.

oben angedeutete Endstadium des deformierenden Prozesses; der sog. *„fixierte" Plattfuß* beruht auf einem Reizzustand, der häufig in den Anfangsstadien der Krankheit zur Beobachtung kommt. Er wird auch mit dem Namen „entzündlicher Plattfuß" oder „Pronationskrampf" bezeichnet und besteht darin, daß der Fuß durch einen Reflexspasmus in pronierter Stellung versteift ist. Die Abflachung des Fußgewölbes ist dabei weniger ausgesprochen wie die Valgität. Der Kranke kommt hinkend zum Arzt, dem die Unbeweglichkeit des Fußes sofort auffällt; oft sind die Strecksehnen am Fußrücken deutlich gespannt, jene des Tibialis anticus springt kulissenartig vor; die Zehen befinden sich in Krallenstellung und der äußere Fußrand ist gehoben. Der Krampfzustand schwindet nachts in der Bettwärme allmählich, tritt aber des morgens nach den ersten Schritten prompt wieder auf; in schweren Fällen bleibt er auch während des Schlafes unverändert bestehen. Er ist meist einseitig, auch wenn ein doppelseitiger Plattfuß vorliegt. Versucht man den Fuß passiv zu bewegen, so verursacht man Schmerzen, bei stärkerer Anstrengung ein leichtes Krachen im Sprunggelenk, doch gelingt es in der Regel nicht, den Krampf zu überwinden. Trotzdem ist er kein Dauerzustand; er verschwindet meist spontan nach mehrtägiger Ruhelage.

Ist die Deformität einmal ausgebildet, die Umbildung des Fußskeletes nach Ablauf von Jahren zum Stillstand gekommen, so werden zumeist auch die Schmerzen geringer; die freie Beweglichkeit des Fußes ist freilich verloren gegangen, vorwiegend die Fähigkeit aktiv zu supinieren; zumeist ist auch die Plantarflexion stark eingeschränkt (weshalb der Plattfüßige z. B. keine Röhrenstiefel anziehen kann). Der Gang ist leicht schwankend, es fehlt ihm die Elastizität, die Füße werden abduziert aufgesetzt und wickeln sich beim Schreiten nicht ab. Von all der freien Motilität des gesunden Fußes ist nichts übriggeblieben als eine Scharnierbewegung im oberen Sprunggelenk und selbst diese ist eingeschränkt. Die Form des ausgebildeten Plattfußes zeigt Abb. 24 u. 25.

Therapie. Der nur im Zustand der Belastung bestehende Plattfuß ist eine sehr häufige Erscheinung, die vorwiegend bei Jugendlichen mit sog. „schwachen Gelenken" oft beobachtet werden kann und keinerlei Beschwerden mit sich bringt. Auch ein nicht unbedeutender Grad von Pes planus kann das ganze Leben lang bestehen ohne dem Träger Schmerzen zu verursachen; oft bringen Eltern ihre Kindern allein wegen der damit verbundenen kosmetischen Störung zum Arzt. Allerdings beginnt auch der schwere statische Plattfuß, der unbehandelt im Laufe weniger Jahre unter namhaften Leiden leicht bis zur Berufsunfähigkeit führen kann, in gleicher Weise schleichend, indem sich ganz allmählich und ohne zunächst Schmerzen zu verursachen das Gewölbe senkt und eine deutliche Pronation des Fußes einstellt.

Die Behandlung des leichten Plattfußes bzw. des Anfangsstadiums der Deformität gehört zu den alltäglichen und dankbaren Aufgaben des Orthopäden.

Sie besteht vorwiegend in drei Richtungen:

1. Das Fußgewölbe muß gestützt, die Pronation korrigiert werden.

2. Die natürlichen Kräfte zur Erhaltung des Fußskeletes und seiner einzelnen Bausteine in richtiger Lage zueinander müssen gestärkt werden.

3. Die den Plattfuß hervorrufenden Schädlichkeiten müssen nach Möglichkeit beseitigt werden.

ad 1. Durch Einfügen einer sog. *Plattfußeinlage* in den Schuh findet der Gewölbebogen im Augenblick der Belastung des Fußes eine Stütze und kann nicht mehr niedergetreten werden. Die Einlage darf nicht zu hoch sein, sonst drückt sie, sie muß besonders an der Innenseite der Fußsohle im Augenblick des Auftretens einen gleichmäßigen Druck ausüben, dabei federnd etwas nachgeben; sie wird am besten aus leichtem Metall hergestellt und mit Leder bezogen. Die Valgität des Fußes wird durch eine *schiefe Sohle* korrigiert. Die Schuhsohle muß an der Innenseite des Schuhes von der Ferse bis zur Fußspitze um $1/_2$—1 cm höher sein als an der Außenseite; dadurch wird der Fuß im Augenblick der Belastung aus der Pronation in die normale Mittelstellung gezwungen.

ad 2. Kräftigung der Muskulatur des Unterschenkels durch Massage, Gymnastik des Fußes und Vermeidung jedes das Muskelspiel und die Beweglichkeit des Fußes behindernden Schuhwerkes. Der Kranke muß angehalten werden, mit einwärts gerichteter Fußspitze zu gehen und zu stehen, soll regelmäßig Bewegungsübungen machen, vorwiegend im Sinne der Pro- und Supination (Spaziergänge über gepflügte Felder). Eng anliegende Schnürschuhe, die die aktive Supination behindern sind schädlich, Halbschuhe vorzuziehen, sie schließen den Gebrauch der Einlagen und schiefen Sohlen nicht aus. Häufiges Wechseln der Schuhe, reichliche Anwendung kühler Fußbäder.

ad 3. Alles überflüssige Stehen vorwiegend auf Steinböden ist zu vermeiden. Wo der Beruf nur stehend ausgeübt werden kann, ist er zu wechseln, andernfalls sind häufige Ruhepausen einzuschalten, wobei 1 Stunde nach dem Mittagessen in horizontaler Lage am wirksamsten ist. Bei Neigung zu Fettleibigkeit: Abmagerungskur.

Durch diese Therapie kann mit Sicherheit ein beginnender Plattfuß in seiner Weiterentwicklung aufgehalten, oft auch eine bereits bestehende mäßige Deformierung des Fußskeletes wieder behoben werden. Dabei ist das Tragen der Einlagen meist durch Jahre fortzusetzen.

Schwieriger ist die Behandlung, wenn der Prozeß schon weiter vorgeschritten ist, so zwar, daß sich eine gewisse Lageveränderung besonders des Talus und Naviculare eingestellt und bereits stabilisiert hat. Während der einfache Pronationskrampf in Narkose, durch eine Cocaininjektion ins Gelenk oder oft genug auch schon durch eine mehrtägige Bettruhe restlos verschwindet, so daß damit der Fuß wieder seine normale Gestalt und freie Beweglichkeit erhalten hat, bis er durch ein neuerliches Belastungstrauma sich wieder in Pronation fixiert, findet sich beim Plattfuß höheren Grades eine Formveränderung, die weder durch Bettruhe, noch in Narkose verschwindet, zu deren Behebung eine größere Gewalteinwirkung, das *Redressement* notwendig ist. Bei Betrachtung eines solchen Fußes erkennt man, daß der Taluskopf, der an einem gesunden Fuß nicht palpabel ist, nach innen und unten als deutliche Vorwölbung erscheint und den Höhepunkt der pathologischen Konvexität des inneren Fußrandes einnimmt. Derselbe ist gegenüber dem Os naviculare subluxiert und diese Stellung ist stabil. In tiefer Narkose gelingt es in der Regel durch kräftige Bewegungen nach allen Richtungen unter Lösung von Verwachsungen zunächst das in allen seinen Teilen steif gewordene Fußskelet zu lockern; unter krachendem Geräusch wird die stark verminderte Plantarflexion vergrößert und auch die Supination läßt sich allmählich wieder herstellen; Schwierigkeiten bereitet oft der wichtigste Teil des Redressements, die Wiederherstellung der Wölbung und die Korrektur der Abduction des Vorfußes; da leistet oft der zum Redressement des Klumpfußes gebräuchliche mit Leder überzogene Holzkeil große Dienste. Seine Kante wird als Hypomochlion benützt, auf dem der dislozierte Taluskopf zu liegen kommt, während die Ferse und der Vorfuß mit kräftigen walkenden Bewegungen niedergedrückt und adduziert werden. War die Deformität noch nicht zu alt, der Plattfuß nicht allzu hochgradig, so gelingt durch derartige kräftige Manipulationen, wozu auch eigene Hebelapparate verwendet werden können, die Rekonstruktion des Fußgewölbes; das erreichte Resultat wird in möglichster Supination eingegipst. Der Verband bleibt 3 Wochen liegen, worauf die früher beschriebene Behandlung einsetzt.

Oft macht die Wiederaufrichtung des Calcaneus besondere Schwierigkeiten, so daß es empfehlenswert sein kann zur wirksamen Unterstützung der unblutigen Maßnahmen, die Achillessehne subcutan zu durchschneiden bzw. zu verlängern. Zur Vermeidung von Rezidiven wurde weiters empfohlen nach gelungenem Redressement (oder auch prophylaktisch bei beginnendem Plattfuß) die Sehne des Tib. ant. oder Tib. post. zu verkürzen. Andere blutige Operationen verfolgen den Zweck, in ganz schweren Fällen, die wegen zu weitgehender Verbildung der Tarsalknochen auf dem Wege des Redressements keinen Erfolg versprechen, eine Verbesserung der statischen Verhältnisse zu erreichen. In diesem Sinne wurde die keilförmige Resektion aus dem Fußskelet mit der Basis am inneren Fußrand oder die supramalleolare Osteotomie beider Unterschenkelknochen mit Wiederverheilung in Supination des Fußes empfohlen. Auch die schräge Osteotomie des Proc. posterior calcanei (im Anschluß an die Achillotenotomie) mit Annagelung des Fragmentes nach seiner Verschiebung nach abwärts und innen verfolgt den gleichen Zweck. Eine Indikation zu diesen Operationen findet sich um so seltener, je sorgfältiger und energischer man das unblutige Redressement des schweren Plattfußes, das ähnlich wie das des angeborenen Klumpfußes auch in Etappen vorgenommen werden kann, ausführt.

Unter *traumatischem Plattfuß* versteht man eine Deformierung des Fußes im Sinne eines Pes planus oder Pes valgus als Folge einer lokalen Verletzung. So tritt nach einer tiefsitzenden mit Verkürzung ausgeheilten Schaftfraktur der Fibula, häufiger nach doppelseitiger Malleolarfraktur, eine bleibende Pronationsstellung, nach Brüchen des Talushalses oder des Calcaneus nicht selten ein Pes planus auf. Die Erfahrung lehrt, daß die Belastungsfähigkeit des traumatischen Plattfußes gering ist und daß durch die bleibende Zwangshaltung des Fußes wirkliche Plattfußbeschwerden auftreten; dieselben können durch eine sekundäre, der traumatischen Verbildung aufgepfropfte statische Deformierung einen besonders hohen Grad erreichen.

Auch der traumatische Plattfuß kann durch das unblutige Redressement, bzw. die supramalleoläre Osteotomie beider Unterschenkelknochen gebessert werden. Zu seiner Verhütung ist insbesondere beim Anlegen von Gipsverbänden nach Frakturen in der Umgebung des Sprunggelenkes darauf zu achten, daß in der ersten Zeit der Belastung nicht nur ein noch weicher Callus, sondern auch das gelegentlich des Bruches atrophierte Knochengewebe der Nachbarschaft leicht nachgeben kann; deshalb empfiehlt es sich in allen solchen Fällen, den Fuß in deutlicher Supinationsstellung einzugipsen.

Eine ganz andere Ätiologie hat der *paralytische Plattfuß*. Der stärkste Supinator des Fußes ist der zwischen Tibiakante und langem Zehenstrecker eingelagerte kräftige M. tib. anticus, dessen Sehne am inneren Rand des Os naviculare ansetzt. Gerade dieser Muskel bleibt nach Ablauf der Poliomyelitis anterior häufig vollständig gelähmt, was eine allmählich zunehmende Valgusstellung des Fußes zur Folge hat. Dabei bleiben die Gelenke schlaff, die Pronationsstellung, die auch am unbelasteten Fuß deutlich erkennbar ist, nimmt mit der Dauer der Lähmung zu.

Oft besteht neben der Lähmung des M. tib. ant. auch eine solche der langen Extensoren, womit neben der Pronation auch eine Spitzfußstellung eintritt (Pes equinovalgus paralyticus).

Die Behandlung des paralytischen Plattfußes begnügt sich entweder damit, den Fuß in richtiger Stellung in einem Schienenhülsenapparat, der nur Scharnierbewegungen im oberen Sprunggelenk gestattet, festzustellen oder sie verfolgt das Ziel, die verlorengegangene Wirkung des gelähmten Muskels durch Transplantation der Sehne eines gesunden zu ersetzen. Für den einfachen Fall einer isolierten Lähmung des M. tib. ant. ist folgende Operation am geeignetsten: die Sehne des M. extensor hallucis longus wird am Unterschenkel quer durchtrennt und ihr peripheres Stück an die Sehnen des Extensor dig. communis angeschlossen; der gesunde Muskel aber des Extensor hallucis wird mit der Sehne des gelähmten Tib. anticus vernäht. Die Muskelkraft des Großzehenstreckers wird damit ihrer ursprünglichen Bestimmung enthoben und zur Supination des Fußes verwendet; die Angliederung der großen Zehe aber in bezug auf ihre Streckfähigkeit an jene der übrigen Zehen bedeutet keinen wesentlichen Funktionsausfall.

7. Der Spitzfuß (Pes equinus).

Unter Spitzfuß versteht man jene Deformität, wobei der Fuß in starker Plantarflexion, also mit hochgezogener Ferse und abwärtsgerichteten Vorfuß fixiert ist; er entspricht jener Stellung, in welcher alle „Zehengänger" im Tierreich, also vor allem die meisten Säugetiere und Vögel, auftreten. Der Spitzfuß ist fast immer erworben, am häufigsten durch Lähmung der Dorsalflexoren (paralytischer Spitzfuß) weiters als Folge einer spastischen Contractur der Wadenmuskeln, besonders bei der spastischen Hemiplegie und spastischen Diplegie (LITTLEsche Krankheit) der Kinder; diesem neurogenen Pes equinus, wozu auch der hysterische Spitzfuß gehört, steht jener gegenüber, der seine Ursache in einer lokalen Erkrankung (zumeist entzündlicher oder traumatischer Natur) der Weichteile der Wade hat. Erkrankungen in den tieferen Schichten der Beugeseite des Unterschenkels können leicht infolge der zur Entspannung der Gewebe dauernd eingehaltenen Plantarflexion des Fußes zu einer hartnäckigen Schrumpfung der Wadenmuskulatur führen, eine Entstehung des Spitzfußes, der die dauernde Rückenlage und der Druck der Bettdecke Vorschub leistet und die trotz der Einfachheit, womit sie vermieden werden könnte, oft übersehen wird, so daß nach Ausheilung des primären Leidens eine langwierige orthopädische Nachbehandlung zur Korrektur der Deformität nötig ist. Dasselbe gilt bei Knochen- und Gelenkverletzungen des Unterschenkels oder Fußes, zumal wenn sie eine langdauernde Fixierung im Gipsverband erfordern. Auch eine geringgradige Spitzfußstellung bildet, wenn sie sich fixiert hat, eine recht bedeutende Gehstörung.

Endlich ist noch der habituelle oder kompensatorische Spitzfuß zu nennen, der sich aus der gewohnheitsmäßigen Haltung allmählich fixiert, wenn ein mit einer erheblichen Verkürzung des Beines Behafteter bestrebt ist, das Hinken dadurch zu vermeiden, daß er statt mit der Sohle nur mit den Zehenballen auftritt und damit die Extremität „verlängert".

Der paralytische Spitzfuß kann durch Verkürzung der langen Strecksehnen gebessert, bzw. geheilt werden. Vorbedingung dazu ist hier wie bei allen Sehnenplastiken, daß die Deformität passiv widerstandslos korrigiert werden kann. Deshalb muß der Verkürzung der Strecksehnen zuweilen eine Verlängerung der Achillessehne vorausgeschickt werden.

Ist der Pes equinus auf entzündlicher oder traumatischer Basis entstanden, so kann er in leichteren Fällen durch eine fortgesetzte Massage, Gymnastik und Bäderbehandlung allmählich behoben werden, wo dies nicht ausreicht ist oft eine Apparatbehandlung(Scharnierverband mit elastischem Zug)oder das Redressement in Narkose mit nachfolgendem Gipsverband von Erfolg. In schweren Fällen ist die Korrektur allein durch die Tenotomie der Achillessehne bzw. durch ihre bajonettförmige Verlängerung zu erreichen. Damit ist allerdings eine Schwächung der plantarflektierenden Muskelkraft kausal verbunden, doch fällt dieser Nachteil kaum in die Waagschale gegenüber der schweren Funktionsstörung, die ein Spitzfuß mit sich bringt. Diese soll dem Arzt bei der Behandlung von Verletzungen und Erkrankungen des Unterschenkels und Fußes stets vorschweben und zu rechtzeitigen prophylaktischen Vorkehrungen ermahnen.

8. Der Hackenfuß (Pes calcaneus).

Diese Deformität kann sich auf das ganze Fußskelet beziehen und bildet dann den Gegensatz zum Spitzfuß. In dieser Form ist der Hackenfuß nicht selten angeboren und im wesentlichen dadurch gekennzeichnet, daß der Fuß in hochgradiger Dorsalflexion gehalten wird. Zumeist ist ein Pes planus damit verbunden. Versucht man den Fuß stark plantar zu flektieren, so spannen sich die Strecksehnen sichtlich an.

Eine andere, aber regelmäßig erworbene Form des Pes calcaneus beruht darauf, daß allein der Tarsus in maximaler Dorsalflexion steht, während der Metatarsus wieder plantarflektiert ist; dadurch kommt ein scharfer Bogen des Fußskeletes zustande, dessen Stützpunkte, Ferse und Metatarsalköpfchen einander genähert sind und die dazwischenliegende Sohlenhaut auch bei der Belastung den Boden kaum berührt. Diese Deformität, die bei den Chinesinnen durch ein jahrelanges tägliches Bandagieren der Füße künstlich erzeugt wird, sehen wir in geringerem oder höherem Grade als Folge des Ausfalles der Funktion der am Fersenhöcker ansetzenden Muskeln. Wie die Peroneuslähmung durch Überwiegen der erhalten gebliebenen Antagonisten einen Klumpfuß, die Lähmung des Tib. anticus einen Plattfuß, jene der Extensoren einen Spitzfuß zur Folge hat, so führt die dauernde Erschlaffung der Achillessehne zum Hackenfuß, wobei das Erhaltenbleiben der kurzen Sohlenbeuger die Flexion des Vorfußes und damit die Bildung der pathologischen hohen Fußwölbung erklärt. Neben der Kürze des Fußes und seiner hohen Wölbung ist am Pes calcaneus besonders auffallend, daß die Ferse nicht nach hinten vorspringt, sondern sohlenwärts wie ein Schuhabsatz vorragt, eine Erscheinung, die sich aus der fast senkrechten Aufrichtung des Fersenbeines ergibt.

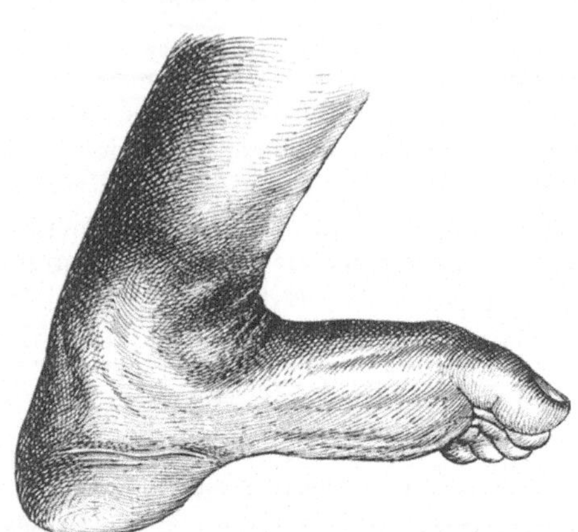

Abb. 26. Paralytischer Hackenfuß.

Die Deformität kann eintreten, wenn die Achillessehne vollkommen durchtrennt war und nicht wieder verheilt ist; häufiger beobachtet man sie, wenn nach Poliomyelitis anterior bei Erhaltenbleiben aller übrigen Unterschenkelmuskeln der Gastrocnemius und Soleus komplett gelähmt sind.

Nach Vornahme eines, die Deformität korrigierenden Redressements kann durch Übertragung gesunder Muskelkräfte (Peroneus, Flexor digitorum usw.) auf dem Wege der Sehnentransplantation wieder die Möglichkeit einer aktiven Flexion des Fußes erzielt werden.

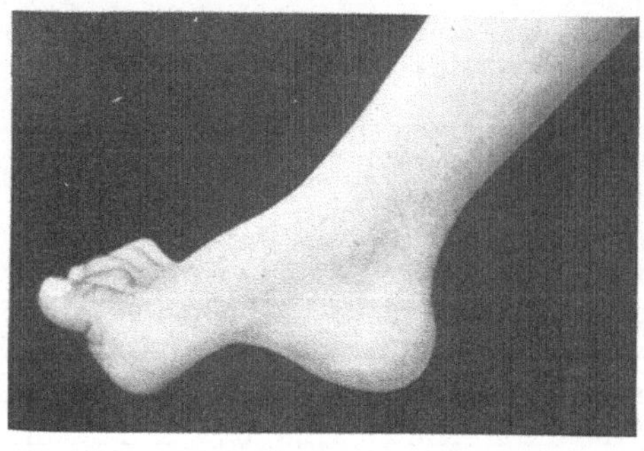

Abb. 27. Hohlfuß (angeboren).

9. Der Hohlfuß (Pes cavus).

Derselbe besteht in einer angeborenen abnormen Höhe des Fußgewölbes; er unterscheidet sich vom erworbenen Hackenfuß dadurch, daß das Wesen der Deformität nicht in einer Aufrichtung des Calcaneus besteht, sondern in einer allzu ausgeprägten Keilform der Bausteine des Fußgewölbes. Damit tritt auch eine auffallend geschweifte Wölbung des Fußrückens (hoher Rist) in Erscheinung. Der Hohlfuß ist stets doppelseitig und kommt in geringem Grade nicht selten vor. Während er bei der ländlichen Bevölkerung oft kaum Beschwerden hervorruft, führt er den Städter zumeist wegen lästigen Schuhdruckes zum Arzt. Auch bestehen oft Spannungsschmerzen in der Fußsohle, die des öfteren zur Tenotomie der Plantarfascie Veranlassung gegeben haben. In der Regel genügt ein gutes nach Maß gearbeitetes Schuhwerk und eine nach dem Gipsabguß hergestellte Plattfußeinlage zur Beseitigung der Beschwerden.

10. Der Hallux valgus.

Derselbe besteht in einer dauernden Abductionsstellung der großen Zehe. Letztere ist nach der Kleinzehenseite hin winkelig abgewichen; ihr Endglied lagert sich mehr oder weniger über oder auch unter die Spitze der 2. Zehe; das Köpfchen des Metatarsus I. ragt als „Ballen" deutlich nach innen vor und erscheint verdickt. Die Haut an seiner Innenseite ist schwielig verändert, oft gerötet und gespannt. Zwischen ihr und dem Knochen bildet sich leicht ein Schleimbeutel, der häufig entzündet ist und zu langwieriger Fisteleiterung Veranlassung geben kann. Der Zustand ist oft mit periodisch auftretenden, sehr heftigen Schmerzen verbunden und spontan kaum besserungsfähig, er entsteht allmählich, meist erst am Erwachsenen und ist eine nicht seltene Begleiterscheinung des Plattfußes.

Der Hallux valgus ist eine Belastungsdeformität und wird oft eingeleitet durch das Einsinken des queren Fußgewölbes, in dem die Metatarsalköpfchen

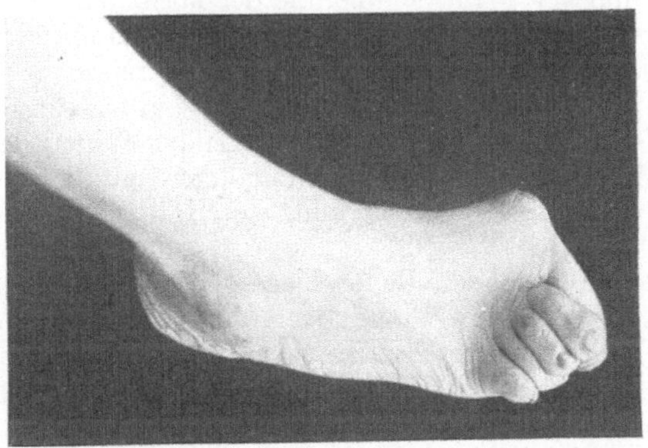

Abb. 28. Hallux valgus.

ausgespannt sind. Mit der Abflachung desselben wird die gemeinsame Fläche der Zehenballen breiter, die Köpfchen weichen auseinander, die Mittelfußknochen spreizen sich fächerförmig. Indem gleichzeitig durch das Tragen enger Schuhe und Strümpfe die Zehenglieder aneinander gedrückt bleiben, müssen die langen Sehnen vorwiegend der großen Zehe von ihrem Lager auf der Streck- und Beugeseite des Knochens nach innen abgleiten, womit in der Wirkung des Muskelzuges sowohl der Flexoren als der Extensoren eine die Deformität verstärkende Komponente auftritt.

Der Hallux valgus ist eine häufige Erscheinung insbesondere bei Frauen, was auf das Tragen spitzer Schuhe und hoher Absätze zurückzuführen ist.

Anatomisch findet sich am Fußskelet ein zumindest zwischen dem 1. und 2. Mittelfußknochen regelmäßig vergrößertes Spatium interosseum als Folge einer pathologischen Adduction des Metatarsus I. Die Grundphalanx der großen Zehe ist dem Köpfchen schief aufgesetzt, in schwereren Fällen nach außen subluxiert. Die halbkugelige Vorwölbung (der „Ballen") am inneren Fußrand entspricht nicht dem freien Teil des Gelenkkopfes, sondern der durch periostitische Wucherungen und Exostosen verdickten Metaphyse des Metatarsus, jener Zwischenschicht zwischen überknorpeltem Capitulum und Diaphyse, an dem sich die Gelenkkapsel, Fascien, Bänder und Sehnen ansetzen. Im eigentlichen Gelenk vorzüglich am Rand der überknorpelten Fläche sind zumeist chronisch-arthritische Veränderungen vorhanden.

Im Beginn der Deformität, die vom Patienten anfangs oft als Erfrierung gedeutet wird, besteht nur eine Rötung und ein brennendes Jucken der Haut, deren Venen etwas erweitert sind; bald ist es der allmählich unerträgliche Schuhdruck, bald die sichtbar werdende Winkelstellung der Zehe, die den Kranken zum Arzt führt. In hochgradigen Fällen, die jahrelang bestehen, ist die stark abduzierte große Zehe oft gleichzeitig proniert; sie kann sich über oder unter ihren Nachbarn geschoben, letzteren auch in eine Hammerzehenstellung gezwungen haben, so daß ihre Spitze das Endglied der 3., 4. oder gar 5. Zehe berührt. Bei gleichzeitigem Plattfuß springen die gespannten Strecksehnen stark vor und man sieht deutlich ihre von den darunterliegenden Knochen abweichende Verlaufsrichtung. Durch langwierige und wiederholte Entzündung des unter der Höhe der Konvexität liegenden Schleimbeutels ist hier die Haut schwielig stark verdickt, oft cyanotisch, mit der Unterlage verwachsen und sehr druckempfindlich.

Was die Behandlung betrifft, so können leichte, vor allem beginnende Fälle von Hallux valgus erfolgreich orthopädisch behandelt werden. Weite Strümpfe und vor allem Schuhe, die der normalen Form des Fußes, wobei die große Zehe die gerade Fortsetzung ihres Mittelfußknochens darstellt, Rechnung tragen, sind erste Bedingung, ein Fortschreiten der Deformität aufzuhalten. Besteht gleichzeitig ein Pes valgus, so ist auf niedrige Absätze und das Tragen schiefer den Fuß in Supination zwingender Sohlen besonderes Gewicht zu legen. Denn schon allein das Stehen in mäßiger Spitzfuß- und Valgusstellung übt einen Druck im Sinne der Verstärkung des Hallux valgus aus. Derselbe vermehrt sich beim schreiten.

Durch heiße Bäder, Massage, Tragen kleiner an der Innenseite anbandagierten Schienchen während der Nacht, kann ein mäßiger Hallux valgus allmählich gebessert, wohl auch geheilt werden. Alle höhergradigen Fälle trotzen der konservativen Behandlung, nicht zuletzt wegen der sehr hartnäckigen und oft auch hochgradigen Empfindlichkeit auf der Höhe der Konvexität.

Es sind verschiedene Operationsmethoden angegeben worden, von welchen die am Skelet auszuführenden die besten und sichersten Erfolge geben. Dieselben bestehen in ihrem Wesen in einer Verkürzung des Knochengerüstes der großen Zehe, womit die Geraderichtung ihrer Glieder wieder ermöglicht wird. Man kann das Köpfchen vollkommen entfernen, wodurch die Belastungs- und Gehfähigkeit des Fußes merkwürdig wenig gestört wird. Andere bevorzugen die schräge Osteotomie des Metatarsus; bei der darauffolgenden Aufrichtung der Zehe verschieben sich die Bruchflächen aneinander im Sinne einer Verkürzung des Knochens und werden hierauf durch einen fixen Verband ruhiggestellt. In weniger hochgradigen Fällen genügt oft die Abmeißelung der vortretenden, durch Exostosen verdickten Knochenmasse mit anschließender Raffung der fibrösen Kapsel an der Innenseite des Gelenkes. Bei Anwendung jeder dieser Methoden ist mit Sorgfalt auf eine vollständige Korrektur der Deformität zu achten, denn wenn auch nur ein geringer Winkel bestehen bleibt, so kann bald wieder ein Rezidiv eintreten.

11. Die Hammerzehe.

Sie besteht in einer mehr oder weniger spitzwinkeligen Beugestellung zwischen der Grund- und Mittelphalanx meistens der 2. Zehe. Die Endphalanx kann dabei in abnormer Weise überstreckt sein. Die Deformität ist meist die Folge unzweckmäßigen Schuhwerkes und verursacht in der Regel nur dadurch Beschwerden, daß auf der Höhe des spitzen Winkels ein hartnäckiges Hühnerauge besteht. Zu Beginn des Leidens kann durch systematisches Niederbinden der Zehe an eine entsprechende Vorrichtung, durch Massage und redressierende Traktionen eine Besserung der Contractur erzielt werden; später, wenn dieselbe bereits hochgradig ist und längere Zeit besteht, ist allein auf operativem Wege zu helfen. Weichteildurchschneidungen und Sehnenplastiken sind unverläßlich, auch wesentlich komplizierter als die einfache Resektion des Gelenkes mit der Beißzange, nach Anlegung eines kleinen Querschnittes auf der Kuppe des Gelenkes. Die Zehe wird etwas kürzer, bildet durch einige Zeit ein Schlottergelenk, verursacht aber keinerlei Beschwerden mehr, bedarf keiner Nachbehandlung und kann sich nicht mehr verkrümmen.

V. Contracturen und Ankylosen.

Unter Contractur verstehen wir jene *Zwangshaltung eines Gliedes,* die durch *Schrumpfung von Weichteilen* entstanden oder auf einen krankhaften dauernden Kontraktionszustand eines oder mehrerer Muskeln zurückzuführen ist. Dabei kann das Gelenk, dessen freie Beweglichkeit in der durch die Weichteilschrumpfung gegebenen Richtung eingeschränkt oder vollkommen aufgehoben ist, normal sein.

Demgegenüber ist die *Ankylose* regelmäßig die Folge einer Erkrankung oder Verletzung eines Gelenkes und bedeutet seine *Versteifung* in irgendeiner Stellung durch Verödung der Gelenkspalte. Letztere kann von fibrösem Narbengewebe eingenommen sein, wobei oft noch eine geringe federnde Beweglichkeit im Gelenk zurückbleibt (fibröse Ankylose) oder es ist zu einer knöchernen Verwachsung an Stelle des Gelenkes gekommen (ossäre Ankylose), womit die beiden benachbarten Knochen zu einem unnachgiebigen Ganzen miteinander verschmolzen sind.

Was zunächst die *Contractur* betrifft, so können derselben verschiedene Ursachen zugrunde liegen. Wir unterscheiden:

1. Dermatogene Contracturen.

Zwangshaltungen infolge von Schrumpfungsprozessen der *Haut.* Die meisten hierhergehörigen Formen betreffen Zustandsbilder nach ausgedehnten Verbrennungen. Die sich dabei bildende Hautnarbe hat große Tendenz zur Schrumpfung und ist, sofern sie z. B. im Beugewinkel eines Gelenkes liegt, imstande, letzteres in Flexionstellung zu zwingen und auch einer passiven Streckung des Gliedes einen Widerstand entgegenzusetzen, der ohne gewaltsame Zerreißung der Gewebe nicht überwunden werden kann (Abb. 29). In gleicher Weise wie die Beugung kann jede andere Bewegungsqualität durch größere Verbrennungsnarben oder andere per granulationam ausgeheilte Hautdefekte in der Umgebung der Gelenke im Sinne einer Contractur eingeschränkt werden.

2. Desmogene Contracturen.

Unter *desmogenen Contracturen* verstehen wir jene, die als Folge der Schrumpfung von Sehnen, Fascien oder Bindegewebe auftreten. Sie fuhren häufig nach phlegmonösen Zellgewebsentzündungen zu Bewegungseinschränkung bzw. Zwangshaltung in benachbarten Gelenken. Auch hier ist die Schrumpfung des Gewebes neben ihrem Verlust an Dehnbarkeit die Ursache zur Contractur.

Eine eigenartige hierher gehörige Krankheit ist die DUPUYTRENsche Contractur, eine schleichend auftretende, durch Monate und Jahre fortschreitende schwielige Entartung und Zusammenziehung der Palmarfascie. Sie tritt meist im höheren Alter, vorwiegend bei Kutschern und Reitern und häufig doppelseitig auf, befällt fast regelmäßig nur die ulnare Hälfte des Handtellers und

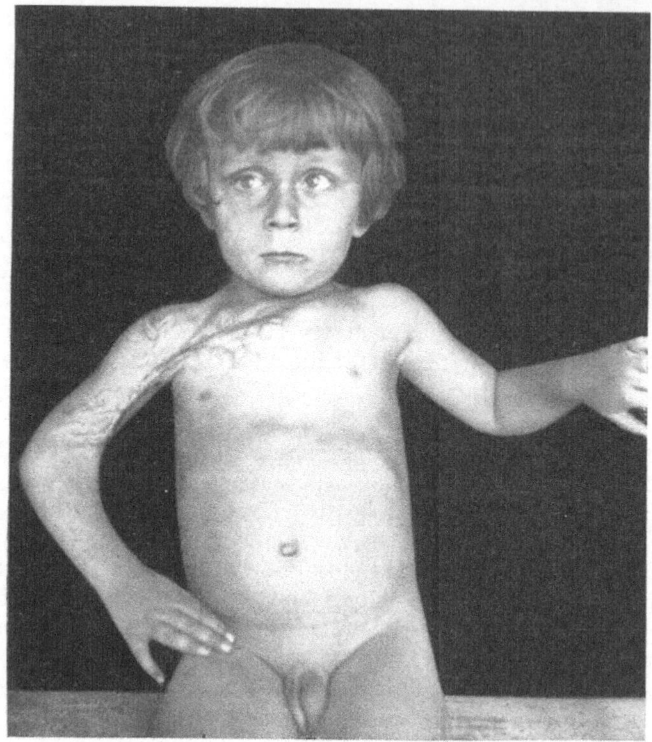

Abb. 29. Beugecontractur des Ellbogens nach Verbrennung.

zeigt sich in einer kelloidartigen Verhärtung der gerunzelten mit der Unterlage verwachsenden Haut der Hohlhand und einer Beugecontractur des 4. (und 5.) Fingers im Metakarpophalangealgelenk. Die Beugesehnen sind intakt; das

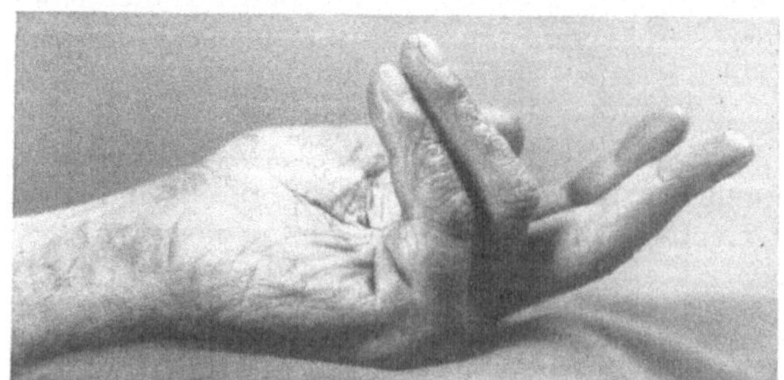

Abb. 30. Dupuytrensche Contractur.

Unvermögen der Fingerstreckung ist darauf zurückzuführen, daß die Schrumpfung der Palmarfascie auf jene der Grundphalangen übergeht und damit die Finger in Flexion zwingt. Durch Exstirpation des erkrankten Abschnittes der Fascie ist den Fingern die vollkommen freie Beweglichkeit in der Regel wiedergegeben. Die Ursache dieser Erkrankung ist unbekannt.

3. Myogene Contracturen.

Wie die dermatogenen und desmogenen, so sind auch die *myogenen Contracturen* meist die Folge narbiger Schrumpfung nach Erkrankungen oder Verletzungen. Zugrunde gegangenes Muskelgewebe wird durch Bindegewebe ersetzt, das anfangs noch locker und stark durchblutet allmählich derber wird und sich mehr und mehr zusammenzieht. Wenn es einen größeren Bezirk eines Muskels substituiert, so kann es durch seine Schrumpfung eine beträchtliche Verkürzung und Beeinträchtigung der Dehnbarkeit des Organes mit sich bringen. Beispiele hierfür sehen wir im angeborenen und rheumatischen Caput obstipum, nach ausgedehnten Muskelzerreißungen oder Vereiterungen, nach Myositiden, sowie in der ischämischen Contractur (s. allgemeine Frakturenlehre). Die bleibende Annäherung der beiden Enden des erkrankten Muskels kommt in ihrer Wirkung seinem dauernden Kontraktionszustand gleich und bewirkt eine entsprechende Zwangshaltung des peripheren Gliedabschnittes. Das weitaus größte Kontingent der Contracturen stellen die

4. Neurogenen Contracturen.

Sie unterscheiden sich prinzipiell von den bisher genannten dadurch, daß sie nicht auf Narbenschrumpfung, sondern auf eine Ungleichheit der motorischen Innervation im Bereiche der Muskulatur eines Gliedabschnittes zurückzuführen sind. Dabei kann es sich um eine abnorme Steigerung des Tonus bestimmter Muskeln handeln *(Spasmen)* oder es besteht das gerade Gegenteil: dieselben sind paretisch oder paralytisch, ihre Kontraktionsfähigkeit ist durch Störung in den nervösen (zentralen oder Leitungs-) Apparaten geschwächt oder ganz aufgehoben *(schlaffe Lähmung)*. In beiden Fällen kommt es zu Zwangsstellungen, zu Contracturen, sofern nicht alle, sondern nur ein Teil der Muskeln eines Gelenkes befallen sind.

Hier ist zunächst der *Reflexspasmus* zu nennen. Er wird beobachtet bei lokalen Erkrankungen oder Verletzungen und äußert sich in einer beabsichtigten oder instinktiv eingenommenen krampfhaften Haltung des Gliedes, das damit in einer Stellung fixiert wird, die die geringsten Schmerzen verursacht. Wir sehen diese Spasmen bei manchen frischen Frakturen, bei akuten Weichteilentzündungen, vorwiegend bei Entzündung der Gelenke. Die abnorme Haltung des Gliedes verschwindet wieder, wenn der krankhafte Reiz nachläßt, kann aber auch zu einer hartnäckigen Contractur führen, sofern ihre Ursache lange Zeit bestehen bleibt. So sehen wir die Beugecontracturen in Hüft- und Kniegelenk bei Coxitis und Gonitis zu Beginn der Erkrankung, die Adductionscontracturen der Schulter bereits bei Schweißdrüsenabscessen auftreten. Der Spitzfuß in Begleitung selbst geringfügiger Verletzungen oder Erkrankungen der tiefen Weichteile der Wade bedeutet häufig einen schwer zu bekämpfenden Reflexspasmus. Auch die Scoliosis ischiadica gehört hierher. In anderen Fällen sieht man wieder, daß sich der Krampf auf größere Muskelgruppen ausbreitet, so daß das Gelenk nach allen Richtungen fixiert ist (Pronationskrampf des entzündlichen Plattfußes, Muskelspasmus bei Spondylitis und Spondylarthritis). Bei Gelenkentzündungen wird in der Regel jene Stellung des Gliedes krampfhaft inne gehalten, wobei die entzündete Kapsel allenthalben möglichst entspannt ist, so kommt die primäre Stellung bei der tuberkulösen Coxitis (Flexion und Abduction) und die leichte Kniebeugung bei jeder Kniegelenkentzündung zustande. Am Ellbogen ist eine Mittelstellung zwischen der rechtwinkeligen und der vollkommenen Streckung, im Sprunggelenk die Plantarflexion jene Haltung, die die Gelenkkapsel am meisten entspannt. Alle die genannten Reflexspasmen schwinden in Narkose und damit auch die Zwangshaltung des Gliedes. Bleibt aber die Veranlassung zum Innehalten dieser Reflexstellung lange Zeit bestehen, so werden die dauernd gespannten Muskeln allmählich kontrakt, sie machen langsam einen Prozeß der „nutritiven Schrumpfung" durch, passen nach und nach ihre physiologische Länge der nun habituell gewordenen Haltung an und verlieren allmählich die Fähigkeit, sich durch ihre Antagonisten auf ihr ursprüngliches Maß dehnen zu lassen [1].

Der Reflexspasmus ist besonders bei allen chronischen Erkrankungen zu bekämpfen, da die Contractur desto hartnäckiger wird, je älter sie ist. Zu Beginn des Leidens läßt sich in der Regel (evtl. durch eine kurzdauernde Narkose) jene Haltung des Gliedes leicht erreichen und im Verbande festhalten, welche für seine allmählich wiederkehrende Funktion die günstigste Ausgangsstellung bedeutet.

Contracturen infolge zentraler Störungen.

a) Spastische Contracturen.

Das Wesen dieser Contracturen besteht in einer abnorm gesteigerten Innervation bestimmter Muskelgruppen infolge krankhafter Veränderungen im *Gehirn* oder *Rückenmark*. Dabei ist der betroffene periphere Gliedabschnitt entweder dauernd in einem tonischen Krampfzustand, wobei das Glied eine der Wirkung der betroffenen Muskeln entsprechende kontrakte Stellung einnimmt, oder es besteht nur eine gesteigerte Reflexerregbarkeit gewisser Muskelgruppen, deren krampfhafte Zusammenziehung sowohl durch äußere Reize wie auch durch Bewegungsimpulse ausgelöst wird und dann oft längere Zeit bestehen bleibt, um nur ganz allmählich und bei vollkommener Ruhe wieder einer Erschlaffung der Muskeln Platz zu machen. Am Rückenmark ist es vorwiegend die *Kompressionsmyelitis,* in deren Folge derartige Muskelspasmen häufig auftreten. Nach Wirbelbrüchen, bei der Spondylitis tuberculosa, bei Tumoren des Rückenmarkes, aber auch bei der multiplen Sklerose und anderen Erkrankungen der Medulla spinalis kann es zu hartnäckigen Contracturen der verschiedensten Muskelgruppen kommen, wovon die Flexions- und Adductionsspasmen der Beine am häufigsten beobachtet werden. Doch sind auch nicht selten die Bauchmuskeln, beim Malum suboccipitale, bei der Syringomyelie und bei manchen hochsitzenden Wirbelbrüchen, die oberen Extremitäten betroffen. Diese Contracturen haben die Eigentümlichkeit, daß sie sich durch passive langsam wirkende Gewaltanwendung beheben lassen, wobei meist der Widerstand ähnlich den Verhältnissen bei der Totenstarre, zu Beginn der Stellungskorrektur am stärksten ist, mit der Dehnung des kontrakten Muskels nachläßt. Doch stellt sich regelmäßig nach Aufhören der Gewalt der kontrakte Zustande augenblicklich wieder ein. Bleibt dieser krankhafte Spasmus lange Zeit bestehen, so verlieren die kontrahierten Muskeln allmählich ihre passive Dehnbarkeit, die Contractur „fixiert sich" und die pathologische Haltung des Gliedes bleibt bestehen, auch wenn der Krampfzustand später verschwindet. An den Gelenken kann es durch die monate- und jahrelange Innehaltung der immer gleichen oft extremen Stellung zur Kapseldehnung, zu Subluxationen und selbst zu vollständigen Verrenkungen kommen.

Wie im Rückenmark, so kann die Ursache für solche Contracturen auch im Gehirn liegen. Krankhafte Veränderungen oder Verletzungen der Gehirnrinde

---

[1] Bricht ein Reh den Hinterlauf knapp ober dem Huf, so zieht es in der Folge die Extremität hoch, vermeidet damit das Auftreten und die schmerzhafte Berührung mit dem Boden. Wird es längst nach Ausheilung der Verletzung erlegt, so gelingt es auch passiv nicht, das Knie zu strecken, die Oberschenkelmuskulatur ist in dem habituell gewordenen Spasmus kontrakt geworden.

im Bereiche der betreffenden motorischen Zentren können einen dauernden, sich in Spasmen der entsprechenden Muskelgruppen auswirkenden Reizzustand hervorrufen.

Ein hierhergehöriges wohlcharakterisiertes Leiden ist die LITTLEsche Krankheit, die „angeborene spastische Gliederstarre". Sie tritt meist bei Kindern auf, die eine vorzeitige schwere oder asphyktische Geburt durchgemacht haben und ist auf Blutungen zurückzuführen, die dabei in der Hirnrinde oder auch im subarachnoidealen Raum aufgetreten waren. Die Folgen der damit verbundenen Störungen in den motorischen Zentren werden zumeist erst erkannt, wenn die Kinder zu gehen beginnen. Es ist in der Regel ein ganz bestimmter Komplex von Symptomen, vorwiegend Contracturen, der nun allmählich in Erscheinung tritt und ein so konstantes Bild darbietet, daß die LITTLEsche Krankheit ohne weiters erkennbar und mit anderen Leiden kaum zu verwechseln ist. Im Vordergrund steht eine Adductions-Beugecontractur der Hüften, Kniebeugecontracturen und Spitzfüße; das Bein ist zumeist auch deutlich nach innen rotiert. In schwereren Fällen sind auch die Arme kontrakt, der Oberarm ist an den Körper angedrückt (M. pectoralis und latissimus), der Ellbogen flektiert, die Hand gebeugt und ulnarabduziert. Nebenbei besteht oft Strabismus convergens und ein nicht unerheblicher Intelligenzdefekt. Die charakteristische Haltung der Extremitäten ist auf einen permanenten Kontraktionszustand der entsprechenden Muskeln zurückzuführen und wird besonders deutlich bei Bewegungsintentionen. Durch die Adductionscontractur ist das Gehen erschwert, da beim Vorsetzen des einen Beines vor das andere die Knie sich gegenseitig im Wege sind. Der Gang ist ein steifer, schwankender, die innenrotierten und in dauernder Spitzfußstellung gehaltenen Füße treten auf den Zehenballen auf, dabei wiegt sich der Körper nach links und rechts, um durch Beckenneigung die Adduction der Beine zu verringern.

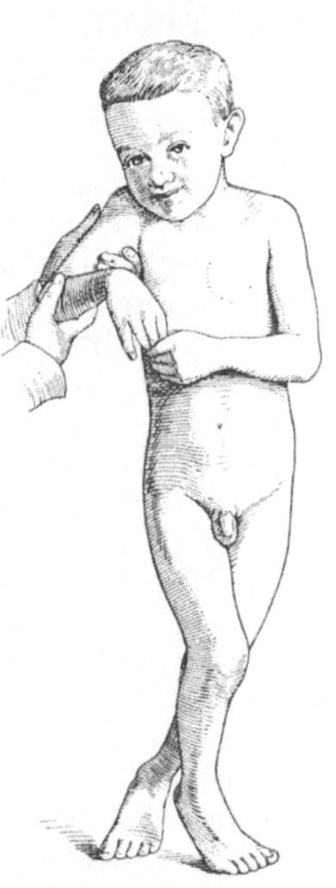

Abb. 31.
LITTLEsche Krankheit.
(Aus SCHANZ.)

Oft müssen die Kinder dauernd an der Hand geführt werden, weil sie allein nicht imstande sind, sich im Gleichgewicht zu erhalten. Auch hier lassen sich die Spasmen mit Gewalt überwinden, kehren aber im nächsten Augenblick wieder.

Die *Behandlung* der auf cerebralen und spinalen Innervationsstörungen beruhenden Contracturen ist schwieriger als jene bei lokalen Ursachen krankhafter Muskelspasmen. Da die Ursache des Leidens dort weit entfernt von der zu behebenden Deformität zu suchen ist, kommen wir mit den gewöhnlichen orthopädischen Maßnahmen, Dehnung der kontrakten Muskeln, langdauernde Fixation des Gliedes in korrigierter oder der krankhaften entgegengesetzten Stellung in der Regel nicht aus. Ja selbst die Sehnenverlängerungen und Myotomien (Adductoren) schützen oft nicht vor Rezidiven, so daß sie nur bei leichteren Fällen befriedigende Erfolge geben.

In schweren Fällen bringt oft die FÖRSTERsche Operation überraschende Besserung. Sie besteht bei der LITTLEschen Krankheit in der Resektion der 2., 3. und 5. *sensiblen* Lendenwurzel. Die Operation beginnt mit der Freilegung des Rückenmarkes (Laminektomie) und der Eröffnung der Dura mater; hierauf hat man das Rückenmark vor sich und sieht den Ursprung der hinteren Wurzeln. Welche von denselben die richtigen sind, erkennt man an den Wirbeln, zwischen welchen sie austreten. Mit der Unterbrechung der sensiblen Bahnen wird eine Schwächung des Reflexbogens erzielt. Eine Störung der Sensibilität ist nur zu gewärtigen, wenn mehr als zwei aufeinander folgende hintere Wurzeln durchschnitten werden; eine Durchtrennung der vorderen Wurzeln würde eine schlaffe Lähmung zur Folge haben. Die Förstersche Operation zeitigt nicht nur bei der angeborenen Gliederstarre, sondern auch bei anderen spastischen Lähmungen schwerer Art gute Erfolge. Bei der Littleschen Krankheit ist das Ergebnis der Operation mit abhängig von einer sehr sorgfältigen Nachbehandlung, die vorwiegend in systematischen Bewegungsübungen unterstützt durch eine zweckmäßige Apparatbehandlung besteht. Wo ein begleitender Intelligenzdefekt allzugroß ist, ist auch von der Försterschen Operation nicht viel zu erwarten.

b) Paralytische Contracturen.

Bleibt nach Durchtrennung einer Fingerstrecksehne die Wiederverheilung derselben aus, so nimmt der Finger eine allmählich zunehmende Beugestellung ein, es entsteht eine Beugecontractur. Dieselbe ist darauf zurückzuführen, daß den Flexoren des Gliedes der Antagonist fehlt; wenn die Beuger innerviert werden, krümmt sich der Finger wohl annähernd normal, hört der Bewegungsimpuls auf, so erschlafft zwar die Beugemuskulatur, aber der Finger bleibt gekrümmt. Die Ruhestellung des Gliedes nimmt nun, je länger der Antagonist ausgeschaltet ist, im Sinne der Beugung immer mehr zu, die passive Dehnbarkeit der Beugemuskeln allmählich ab.

Die gleichen Verhältnisse treten in Erscheinung, wenn die Ausschaltung eines Muskels nicht auf einer Durchtrennung seiner Sehne, sondern auf einer Lähmung seines motorischen Nerven beruht. Die natürliche Stellung eines Gelenkes und seine freie Beweglichkeit kann durch die Lähmung im Bereich einzelner Muskeln oder Muskelgruppen in diesem Sinne gestört sein und die Bilder der sich jeweils einstellenden Contracturen ergeben sich folgerichtig daraus, welche der das Gelenk bewegenden Muskeln gelähmt sind, die überwiegende Wirkung der gesunden Antagonisten verursacht die dauernd innegehaltene pathologische Stellung, die allmählich kontrakt wird. Die Schwere des Gliedes oder seine Belastung tragen oft dazu bei, daß die paralytische Contractur noch verstärkt, die Deformität noch vergrößert wird.

Die häufigste zu partiellen Lähmungen und hiermit zu Contracturen führende Erkrankung ist die *Poliomyelitis anterior*, die spinale Kinderlähmung, deren anatomisches Substrat in einer entzündlichen Erkrankung und folgender Degeneration bestimmter Partien der vorderen grauen Substanz des Rückenmarkes zu suchen ist. Der Infektionserreger ist unbekannt, desgleichen die Ursache der merkwürdigen Lokalisation des Infektes. Aus der narbigen Verödung und bindegewebigen Durchwachsung der erkrankt gewesenen Partien im Vorderhorn ergibt sich eine absteigende Atrophie der motorischen Nerven und der von ihnen versorgten Muskeln. Es sind ganz bestimmte Gruppen von Muskeln des Rumpfes und der Extremitäten, die von der Krankheit mit Vorliebe befallen werden, andere wieder, die fast regelmäßig verschont bleiben.

Die Krankheit befällt meist Kinder zwischen dem 1. und 4. Jahr und beginnt plötzlich, mit hohem Fieber, Gliederschmerzen und Benommenheit; in den ersten Tagen werden häufig Zuckungen und Konvulsionen („Fraisen") beobachtet, die die ganze Skeletmuskulatur betreffen, aber nach wenigen Tagen wieder verschwinden, wie überhaupt der akute Zustand der Krankheit nur kurze Zeit dauert. Unmittelbar darauf bemerken die Eltern, daß das Kind die Glieder nicht bewegen kann. Die eingetretene Lähmung betrifft zu dieser Zeit zumeist einen größeren Abschnitt der Skeletmuskulatur, bleibt aber in dieser

Ausdehnung fast niemals bestehen, sondern beschränkt sich allmählich auf kleinere Muskelgruppen, welche dann allerdings entweder vollständig gelähmt bleiben oder nur ganz langsam im Laufe vieler Monate sich teilweise erholen, so daß Paresen zurückbleiben. Während an der oberen Extremität trotz ihrer häufigen Beteiligung im akuten Stadium der Krankheit, relativ selten vollständige Lähmungen zurückbleiben, ist dies im Bereich der Beine vorwiegend an den Streckern keine Seltenheit. In schweren Fällen sind alle Muskeln des Unterschenkels oder auch des ganzen Beines betroffen; dann hängt das Glied schlaff herab, ist abgemagert, kalt und von cyanotischer Haut bedeckt, oft blaurötlich marmoriert; den Gelenken fehlt die normale Straffheit, die Muskulatur ist nicht durchzutasten und von einem gleichmäßigen Fettpolster bedeckt. Jede aktive und Reflexbewegung ist erloschen, die Sensibilität dabei durchwegs erhalten.

Hat sich die Lähmung auf einzelne Muskeln zurückgezogen, so treten nun allmählich Contracturen in Erscheinung, deren Form sich aus der Gruppe der erhalten gebliebenen Muskeln ergibt. So entsteht der paralytische Plattfuß, als Contractur der M. peronei bei Lähmung des M. tibialis anticus, der paralitische Spitzfuß bei Lähmung aller Strecker durch Überwiegen der Wadenmuskulatur, der paralytische Klumpfuß, wenn die Mm. peroneii gelähmt sind, der Pes calcaneus, wenn die Wadenmuskulatur gelähmt ist. Weiters findet sich eine Kniebeugecontractur bei der durchaus nicht seltenen Lähmung des Quadriceps femoris, eine Skoliose bei jener der Rückenstrecker einer Seite und anderes mehr.

Sind und bleiben alle, ein Gelenk bewegenden Muskeln gelähmt, so resultiert daraus ein *Schlottergelenk.* Dasselbe kann nicht nur willkürlich nicht bewegt werden, es läßt sich auch nicht aktiv fixieren, was speziell an der unteren Extremität während der Belastung des Gliedes eine schwere Funktionsstörung der ganzen Extremität bedeutet. Damit kommt es zu sekundären Deformitäten (Genu valgum, Genu recurvatum, Pes valgus usw.).

Therapie. Durch das Tragen gut sitzender Schienenhülsenapparate mit Sperrvorrichtung für die betroffenen Gelenke kann die Gebrauchsfähigkeit des Gliedes wesentlich verbessert werden. Die Möglichkeit, das Schlottergelenk durch den Mechanismus des Apparates in beliebiger Stellung festzustellen, bietet Vorteile, denen seine Kostspieligkeit sowie manche mit ihm verbundene Unbequemlichkeiten (Hitze während des Sommers, häufige Reparaturbedürftigkeit usw.) gegenüberstehen. Deshalb empfiehlt es sich, vorwiegend für Fälle aus der ärmeren Bevölkerung beim Schlottergelenk von der operativen Versteifung *(Arthrodese)* des Gelenkes Gebrauch zu machen. Durch die Operation wird eine Ankylose erzielt und es liegt dabei in der Hand des Operateurs, dem Gelenk jene Dauerstellung zu geben, welche für den Gebrauch der Gliedmaße am günstigten ist. So empfiehlt es sich das Sprunggelenk in rechtwinkeliger Stellung des Fußes zum Unterschenkel, das Knie und die Hüfte in leichter Beugestellung, die Schulter in Abduction und den Ellbogen in rechtwinkeliger Beugung zu ankylosieren. Es ist notwendig, eine möglichst knöcherne Verbindung der Knochen herzustellen, da unvollständige Verwachsungen der korrespondierenden Knorpelflächen gelähmter Gelenke erfahrungsgemäß leicht zu Rezidiven des Schlottergelenkes und zu Contracturen führen. In diesem Sinne hat sich die künstliche Erregung einer Entzündung durch Einspritzung reizender Flüssigkeiten (Phenol usw.) als unzuverläßlich erwiesen und selbst die Sperrung des Gelenkes durch Eintreibung eines Knochennagels, wie dies noch am ehesten am Sprunggelenk von der Sohle aus zum Ziele führen kann, bringt keine sichere Gewähr für eine feste und dauernde Ankylose. Die beste Methode besteht wohl in der Resektion des Gelenkes, der Entfernung seines Knorpelüberzuges. Werden hierauf die geschaffenen Wundflächen der

Epiphysenspongiosa fest aufeinandergesetzt und durch Periostnähte und einen starren Gipsverband durch Wochen in unverschieblichem Kontakt erhalten, so ist die Folge eine der Frakturheilung vergleichbare knöcherne Verwachsung der bisher beweglichen Knochen eines Gelenkes.

Bleiben nicht alle, sondern nur ein Teil der ein Gelenk bedienender Muskeln dauernd gelähmt, so kann ebenfalls durch das Tragen von Apparaten eine bedeutende Besserung der Funktion erreicht, vor allem der Entstehung der paralytischen Contracturen entgegengearbeitet werden.

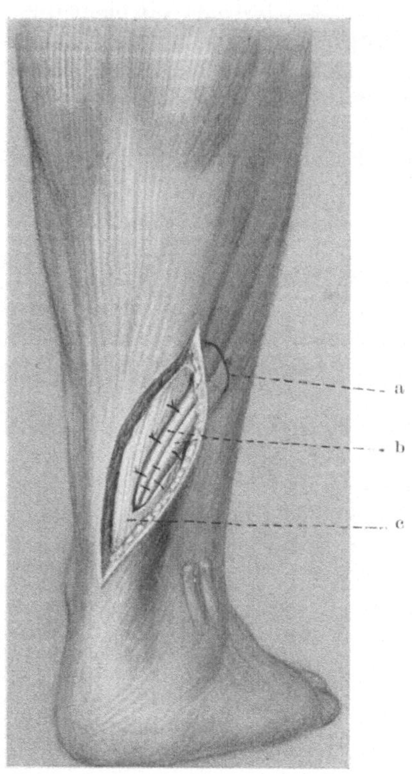

Abb. 32.
Beispiel einer Sehnentransplantation.
a Silberdraht; b Peronaei; c Achillessehne.
(Nach Erlacher.)

Hier sind wir aber seit Nicoladoni (1880) in der Lage, auch auf andere Weise zu helfen, durch die *Sehnenüberpflanzung*. Ist etwa nach Ablauf des Krankheits- und Regenerationsprozesses der eine oder andere wichtige Muskel eines Gelenkes vollständig gelähmt geblieben, während die andern benachbarten entweder gar nicht erkrankt waren oder sich wieder erholt haben, so können die bestehenden Ausfallserscheinungen ganz erheblich gemildert werden, wenn durch Überpflanzung der Sehne eines *weniger wichtigen* Muskels auf jene des wichtigeren, aber gelähmten, eine Funktion des letzteren angebahnt wird. Der Anschluß kann von Sehne zu Sehne ausgeführt, er kann aber auch durch Annähen der Sehne des entlehnten Muskels an das Periost direkt mit dem Knochen hergestellt werden. Je nach der Art und Zahl der gelähmten Muskel wird die Auswahl der zu transplantierenden Sehnen und die Stelle, wohin dieselben überpflanzt werden, eine jeweils verschiedene sein. So können bei der Paralyse des Mm. quadriceps femoris, der M. sartorius oder einer der Kniebeuger auf die Streckseite des Oberschenkels überpflanzt und mit der Sehne des Quadriceps in Verbindung gebracht werden; an der Hand haben wir die Flexoren und Extensoren des Carpus, deren Wirkung wir durch Verlegung der Sehne modifizieren können (Radialislähmung); am Fuß sind es wieder die langen Zehenbeuger und -strecker, deren gesunde Muskulatur als Anleihe bei der Lähmung der Peronei, der Mm. tibiales oder des Triceps surae Verwendung finden; oder es wird einer der Peronei als Kraftspender auf den inneren Fußrand oder auf den Fersenhöcker verlagert. Die Zahl der vorhandenen Möglichkeiten ist sehr groß, das Operationsprogramm ergibt sich in jedem einzelnen Falle aus dem vorliegenden Befund. Vor jeder Sehnenverpflanzung muß eine etwa bestehende Contractur passiv korrigiert sein, d. h. es muß das Gelenk evtl. durch ein Redressement oder durch Sehnenverlängerung nicht mehr genügend dehnbarer kontrakter Muskeln *mühelos* in Mittelstellung gebracht werden können. Bei der Verpflanzung selbst sollen nach Möglichkeit funktionsverwandte Muskeln in Verbindung gebracht werden; denn der Kranke lernt oft nur schwer, koordiniert zu innervieren, wenn ein Synergist künstlich zu einem Antagonisten gemacht wurde. Oft ist der Erfolg kombinierter Sehnenverpflanzungen nur ein mäßiger, der theoretischen Überlegung nicht voll entsprechender. Doch gelingt es wenigstens in den meisten Fällen durch die Operation ein muskuläres Gleichgewicht zu erreichen und damit die Contractur dauernd zu beheben.

Ähnlich wie durch die Sehnentransplantation kann in manchen Fällen durch *Nervenpfropfung* die Funktion gelähmter Muskel wiederhergestellt werden. Dies geschieht durch Einpflanzung des Nerven eines weniger wichtigen gesunden Muskels in das Fleisch eines wichtigen, aber gelähmten. Bei größeren Nerven kann derselbe geteilt (gespalten) werden, so daß der Spender nicht vollkommen zugrunde gehen muß. Diese Neurotisation eines gelähmten Muskels kann, besonders, wenn die Lähmung noch nicht lange besteht, zu einer vollständigen Wiederherstellung der Funktionstüchtigkeit des Muskels führen. Allerdings dauert es Monate, bis die ersten Zeichen der Wiederbelebung auftreten und ist ein sicherer Erfolg niemals zu erwarten.

5. Arthrogene Contracturen.

Man versteht darunter jene, die durch Schrumpfung der zum Gelenk gehörigen Weichteile, also vorwiegend der Kapsel entstanden sind. Die häufigste Veranlassung zur Entstehung arthrogener Contracturen bildet die Entzündung des

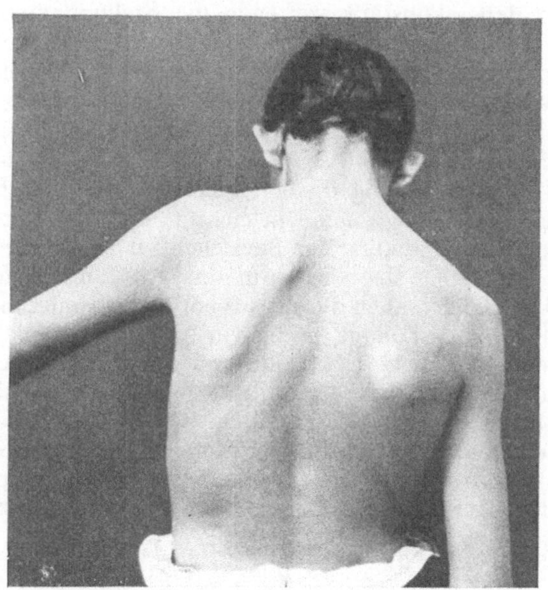

Abb. 33. Arthrogene Abductionscontractur.

Gelenkes, in deren Folge das Glied in einer bestimmten Haltung durch längere Zeit fixiert bleibt; diese entweder krampfreflektorische oder aktiv eingenommene, wohl auch passiv durch zeitweise starre Verbände festgehaltene Stellung kann durch die schwindende Elastizität der entzündeten Synovialis allmählich starr werden. So sehen wir Beugecontracturen der Hüfte bei Kranken, die wegen Coxitis lange Zeit auf der gesunden Seite liegen und das krankseitige Bein in dauernder Beugestellung halten. Auch am Kniegelenk ist die fixierte Beugung die häufigste der arthrogenen Contracturen, am Fuß die Plantarflexion, am entzündeten Ellbogen die bei langwierigem Tragen einer Mitella innegehaltene rechtwinkelige Stellung. Diese Zwangshaltungen unterscheiden sich dadurch von den Reflexcontracturen, daß sie nicht auf eine aktive Muskelspannung zurückzuführen sind, sie sind vielmehr bedingt durch die Schrumpfung der entzündeten Gelenkkapsel und Bänder an jenen Stellen, wo sich letztere durch die dauernde Haltung des Gliedes im Zustand der *Entspannung* befunden haben. Die Fixation eines gesunden Gelenkes etwa in Beugestellung durch lange Zeit (Gips) kann wohl eine vorübergehende Steifheit mit sich bringen — dies hängt ab von der Dauer der Fixation — aber nicht leicht eine echte Contractur; letztere entsteht hingegen sehr rasch, wenn das fixierte Gelenk entzündet war, da hier die Kapsel den Prozeß der narbigen Schrumpfung durchmacht.

Neben der Kokkeninfektion (Strepto-, Staphylo- Gonokokken) der Gelenke und der Tuberkulose führt hauptsächlich die chronisch-deformierende Arthritis sowie die Arthritis urica zu schweren, hartnäckigen Contracturen.

Wegen der großen Schmerzempfindlichkeit der Gelenke stößt die konservative *Behandlung* dieser Deformitäten oft auf so erhebliche Schwierigkeiten, daß zuweilen nur durch Redressement, Tenotomien bzw. Resektion des Gelenkes eine Stellungskorrektur erreicht werden kann (Knie, Ellbogen). In weniger schweren Fällen kann durch langdauernden, permanenten Zug ein allmähliches Nachgeben der geschrumpften Weichteile erreicht werden. Mit Gelenken versehene Bandagen und Apparate, die mit Gummizug oder Spiralfedern versehen sind, müssen oft Wochen und Monate lang getragen werden, ehe die Contractur behoben ist. Die dabei konstant wirkende die Stellung korrigierende Kraft kann ganz gering sein, so daß sich daraus keine Schmerzen ergeben; hier ist die Zeitdauer der Einwirkung der wesentliche Faktor (Gutta cavat lapidem ...!).

Die besondere Schwierigkeit bei der Bekämpfung der arthrogenen Contracturen muß uns bei der Behandlung jeder frischen Gelenkentzündung oder -verletzung vorschweben und müssen schon frühzeitig Maßnahmen ergriffen werden, wodurch die Entstehung dieser Deformität verhindert wird.

Eine Deformität, die strenggenommen nicht zu den Contracturen zu rechnen ist, ist die teilweise Einschränkung der Beweglichkeit eines Gliedes infolge einer Destruktion des Gelenkes. Dieselbe kann durch traumatische, entzündliche, neoplastische und schließlich auch durch angeborene Veränderungen der Gelenkenden entstanden sein. Es kommt häufig vor, daß ein Gelenk aus einer dieser Veranlassungen seine natürliche Exkursionsbreite zum größeren oder geringeren Teil eingebüßt hat. So kann nach einem stattgehabten Gelenkbruch wohl eine Streckung des Gliedes von der Mittelstellung aus möglich, die Beugung aber unmöglich sein; ein andermal ist die Rotation gesperrt, während die Flexion in normalen Grenzen frei ist. Nach abgelaufener Entzündung bleibt oft nur eine Beweglichkeit in den nächsten Grenzen der Mittelstellung zurück, während alle weiteren Exkursionen gesperrt sind.

Ankylose.

Von den schwersten Bewegungseinschränkungen dieser Art zur *Ankylose* ist nur ein Schritt. Die fibröse Ankylose ist häufiger, sie ist meist die Folge einer abgelaufenen schweren Entzündung eines Gelenkes; dagegen sehen wir die seltenere ossäre Ankylose öfter nach ausgedehnten Gelenkbrüchen, wobei der Frakturcallus die Verschmelzung der Knochen hervorruft. Eine künstliche Ankylose streben wir bei vielen Gelenkresektionen an und erzielen damit ein zwar unbewegliches aber schmerzlos belastungsfähiges Glied. Wo, wie bei der Tuberkulose, ein lokaler Krankheitsherd vorliegt, verbinden wir oft dessen Eliminierung mit der Arthrodese. In anderen Fällen kann die absolute Belastungs- oder Gebrauchsunfähigkeit eines durch chronische Entzündung destruierten, und dauernd empfindlichen Gelenkes die Indikation zur künstlichen Ankylose abgeben.

Es gibt aber auch Fälle, in welchen eine bestehende Ankylose zu einem operativen Eingriff Veranlassung gibt. Dies zunächst in jenen Fällen, wo die Verödung des Gelenkes in einer für den Gebrauch des Gliedes ungünstigen Stellung eingetreten ist. Bei langdauernden schweren Gelenkentzündungen kommt es vor, daß in der Contracturstellung, welche durch viele Monate unverändert innegehalten wurde, die vollkommene Versteifung des Gelenkes eintritt. So sehen wir nicht selten Ankylosen in starker Beugestellung der Hüfte oder des Kniegelenkes nach Tuberkulose, Gonorrhöe, septischen oder traumatischen Arthritiden. Hier kann durch verschiedene Methoden eine Stellungsverbesserung erzielt werden; die einfachsten sind die Resektion des Gelenkes, mit Entfernung eines Knochenkeiles, der so gestaltet ist, daß nun mit der Adaptierung der frischen Knochenwundflächen die Deformität korrigiert ist — und die Osteotomie in unmittelbarer Nachbarschaft ober- oder unterhalb des verödeten Gelenkes mit nachfolgender Streckung und Verheilung in günstiger Fragmentstellung, analog der MAC EWENschen Operation bei Genu valgum.

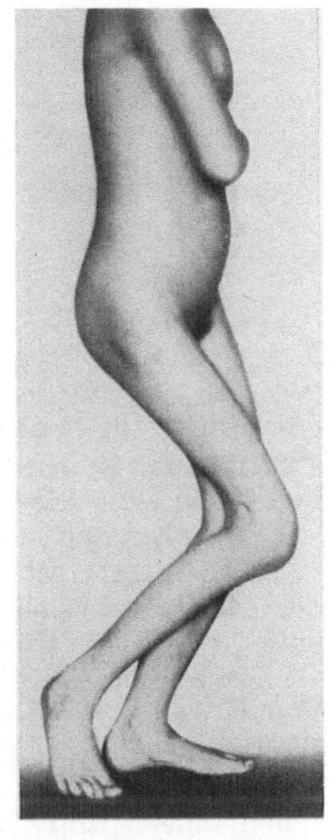

Abb. 34. Ankylose des rechten Kniegelenks. (Aus SCHANZ.)

Andererseits kann aber auch eine Ankylose behoben und auf operativem Wege ein wieder gebrauchsfähiges Gelenk gebildet werden (Arthrolyse). Wo es sich um sonst gesunde nicht zu alte Individuen handelt, und die zu dem aus irgendeinem Grunde versteiften Gelenk gehörigen Muskeln nicht zugrunde gegangen sind, kann man durch Wiederherstellung und Auskleidung der Gelenkspalte mit Fascie oder Fett dem Glied seine aktive Beweglichkeit zurückgeben. Die Auswahl der für solche *Gelenkplastiken* geeigneten Fälle ist nicht immer leicht, denn die Operation ist schwierig und kann einerseits zur abermaligen Versteifung, aber auch zu einem sehr unerwünschten Schlottergelenk führen. Am häufigsten geben das Knie, die Hüfte und das Ellbogengelenk Gelegenheit zur Ausführung der Arthroplastik. Der Operation muß eine langwierige und sehr sorgfältige mediko-mechanische Nachbehandlung angeschlossen werden.

Die typischen Operationen.

Von

Privatdozent Dr. RUDOLF DEMEL-Wien.

Mit 16 Abbildungen.

I. Die Hautnaht.

Zum Anlegen der Hautnaht werden chirurgische Nähnadeln und Seide als Nahtmaterial benötigt. Die Nadeln sind flach oder halbkreisförmig gebogen, gegen die Spitze hin abgeplattet und an ihren beiden Seitenrändern scharf geschliffen. Die Nadeln werden beim Nähen entweder mit dem einfach gebauten Nadelhalter von LANGENBECK gehalten oder mit einem der zahlreichen Nadelhalter, die zum selben Zweck angegeben wurden.

Zur Vereinigung einer Hautwunde dienen folgende Hauptformen der Naht:

1. Die unterbrochene oder *Knopfnaht*. Mit der chirurgischen Pinzette wird der eine Hautrand hochgehoben und die Nadel einige Millimeter vom Hautrand entfernt durch die Haut eingestochen bis ihre Spitze in der Wunde herauskommt. Dann wird der andere Hautrand mit der Pinzette gehoben, die Nadel aus der Wunde durch die Haut durchgeführt, und zwar in derselben Entfernung vom Hautrand wie gegenüber. An Stellen an denen das Gewebe der Haut unter Spannung steht, wird die Nadel 2 cm weit vom Hautrand eingestochen, um die Wundränder leichter aneinander zu bringen *(Entspannungsnähte)*. Damit sich die Hautränder gut aneinander legen und nicht tote, mit Blut sich füllende Räume unter der Haut zustande kommen, muß die Nadel beiderseits gleich tief und gleich weit vom Hautrand eingestochen werden, dadurch werden zusammengehörige Stellen der Wundränder wieder aneinander gebracht. Zum Knoten des Seidenfadens dient entweder der *Schiffer-* oder der *chirurgische Knoten* (Abb. 1). Der *Weiberknoten* läßt nach und ist zu vermeiden. Ist dieser erste Knoten zusammengezogen, so wird ein zweiter einfach geschürzter Knoten darauf gelegt. Die Knoten sollen nicht auf, sondern neben den Wundrändern liegen. Je nach der Länge der Hautwunde werden dann die übrigen Knopfnähte angelegt, wobei der Zwischenraum zwischen den einzelnen Knopfnähten ungefähr 1 cm beträgt. Der Vorzug der Knopfnaht besteht darin, daß jeder Faden für sich geknotet ist und daher durch das Nachgeben eines Knotens nicht die ganze Nahtlinie gefährdet wird.

2. *Die fortlaufende (Kürschner- oder Überwendlingsnaht)* wird in zweierlei Weise ausgeführt. Nach dem ersten Einstich wird der Faden mit eimen chirurgischen Knoten an der Haut befestigt und dann entweder auf die eine oder andere Art fortlaufend genäht. Wenn die Hautwunde geschlossen ist, wird die letzte noch nicht festgezogene Fadenschlinge mit dem Endfaden geknotet.

Der Vorteil der fortlaufenden Hautnaht besteht darin, daß sie sich mit einer Nadel und einem Faden ausführen läßt und weniger Zeit braucht.

3. *Subcutane Naht nach* HALSTED. Da die Stichkanäle der Hautnähte unter Umständen lange sichtbar sind, ist an sichtbaren Hautstellen (Gesicht, Hals) aus kosmetischen Rücksichten diese Naht vorzuziehen. Sie besteht darin,

daß die in eine Nadel eingefädelte Seide, oder ein feiner Draht, von einem zum anderen Wundende dicht unter der Cutis abwechselnd, bald unter dem einen und bald unter dem anderen Hautrand durch das subcutane Gewebe geführt wird. Nach Beendigung der Naht wird das Nahtmaterial durch Zug an seinen beiden Enden gestreckt, wodurch sich die Wundränder eng aneinander legen. Das Nahtmaterial wird nach 8—10 Tagen von dem einen Ende aus herausgezogen.

4. Die Hautwunde kann auch mit Metallklammern geschlossen werden. Dazu dienen entweder die MICHELschen *Wundklammern*, welche eigene Pinzetten zum Anlegen und eigene Instrumente zum Abnehmen benötigen oder die Klammern nach v. HERFF, die sich leicht mit den Fingern anlegen und ab-

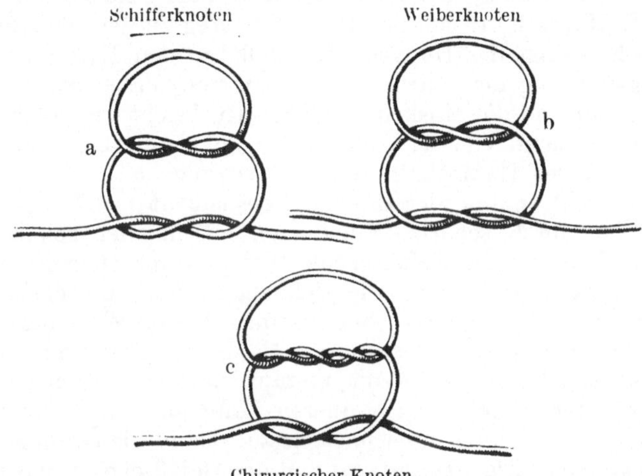

Abb. 1. Die verschiedenen Arten der Knoten.

nehmen lassen. Diese Wundklammern hinterlassen ebenfalls sehr kleine Spuren in der Haut und werden aus diesem Grunde vielfach aus kosmetischen Rücksichten angewendet.

II. Die Unterbindung der wichtigsten Arterien.

A. Allgemeines über Arterienunterbindungen.

Ein Gefäß kann im allgemeinen entweder an der Stelle der Verletzung, d. h. am Ort der Not unterbunden werden, oder zentral von der Verletzungsstelle in seiner Kontinuität, am Ort der Wahl. Von dieser letzten Art der Unterbindung soll hier die Rede sein.

Die Gefäßunterbindung am Ort der Wahl ist angezeigt bei:

1. Schnitt-, Stich- und Schußverletzungen, bei Hiebwunden, bei Quetschungen und subcutanen Zerreißungen großer Gefäße, wenn die Unterbindung an der verletzten Stelle in dem blutig durchtränkten und gequetschten Gewebe nicht möglich ist.

2. Bei Blutungen infolge eitriger Einschmelzung der Gefäßwand, als sog. „septische Nachblutung" bei Phlegmonen, bei Gangrän und bei zerfallenden Neubildungen.

3. Um eine Rückbildung pathologisch veränderter Organe oder Geschwülste durch die Unterbrechung des arteriellen Zuflusses herbeizuführen, wie z. B. die Unterbindung der Schilddrüsenarterien bei Kropf, der zuführenden Arterien bei Aneurysmen.

4. Prophylaktisch wird die als sog. „präliminare Unterbindung" ausgeführt, um ein blutleeres Operieren zu ermöglichen, wie die Unterbindung der A. lingualis bei Zungenoperationen, der A. axillaris und der A. femoralis bei Amputation oder Exartikulation der Schulter bzw. der Hüfte.

B. Die Ausführung der Unterbindung.

Diese Operationen können in allgemeiner Narkose vorgenommen werden, die meisten von ihnen lassen sich aber auch in örtlicher Betäubung ausführen.

Die Kenntnis der anatomischen Verhältnisse vorausgesetzt, ist es ratsam, sich der leicht tastbaren Punkte des Skeletes, sowie der Muskelwülste und der Furchen zwischen diesen, sowie der Sehnen zur genauen Orientierung zu bedienen. Der Hautschnitt soll den kürzesten Weg zu der betreffenden Arterie wählen. Die Richtung des Hautschnittes fällt an den Extremitäten meistens mit der Längsrichtung der Gliedmaßen zusammen; dabei wird auf die Spaltrichtung der Haut und die Muskelinterstitien Rücksicht genommen. Die Länge des Hautschnittes hängt von der Tiefe der Wunde ab; je tiefer die Wunde, desto länger muß auch der Hautschnitt angelegt werden.

Nach der Durchtrennung der Haut und des subcutanen Fettgewebes werden die Wundränder durch scharfe Wundhaken auseinander gehalten. Es wird dann in die Tiefe bis an die Gefäßscheide stumpf vorgedrungen und mit 2 anatomischen Pinzetten präpariert; die sich spannenden Gewebsbündel werden auf der Hohlsonde mit dem Messer durchtrennt. Die im Wege liegenden Muskel, Nerven und Venen werden mit stumpfen Haken bei Seite gehalten. Die dargestellte Gefäßscheide wird entweder stumpf, mittels anatomischen Pinzetten eröffnet, oder unter Anheben einer queren Falte mit einer chirurgischen Pinzette und durch ein weiteres Aufschneiden auf der in die Öffnung eingeführten Hohlsonde gespalten. Die Arterie wird von der Gefäßscheide und von der Vene mit 2 anatomischen Pinzetten stumpf befreit und aus dem Bette gehoben. Wegen der Gefahr der Ernährungsstörung darf das Gefäß nicht zu weit befreit werden. Man muß die Arterie aus ihrer anatomischen Lage erkennen und sich nicht auf die Färbung und auf die Dicke der Gefäßwand, oder auf die Pulsation des Gefäßes verlassen, weil diese Merkmale unter Umständen in Stich lassen können.

Bei dieser Präparation dürfen die Arterien und die Venen nicht mit Pinzetten angefaßt werden, weil dadurch sehr leicht eine Schädigung der Gefäßwand und die daran sich anschließende Thrombose zustande kommen kann. Auch die Nerven dürfen wegen der Gefahr der Nervenschädigung nicht gezerrt oder gequetscht werden und nur an der Scheide gefaßt oder mit stumpfen Haken beiseite gehalten werden.

Dann wird am besten von der Seite des gefährdeten Nachbargebildes, sei es der Vene oder des Nerven, die mit einem Seidenfaden versehene Unterbindungsnadel unter die Arterie geführt und das Gefäß unterbunden.

Beim Knoten des Fadens bediene man sich des Schifferknotens oder des chirurgischen Knotens und nicht des Weiberknotens. Es wird dann peripherwärts noch eine 2. Ligatur in der Entfernung von etwa 1 cm von der ersten Unterbindung angelegt und die Arterie mit der Schere in der Mitte zwischen den beiden Ligaturen quer durchtrennt. Hierauf ziehen sich die beiden Arterienstümpfe nach beiden Seiten etwas zurück. Bei einem großen Gefäß ist es zweckmäßig die Arterie zentral doppelt zu unterbinden, wobei die beiden Ligaturen mindestens $1/_2$ cm voneinander angelegt werden sollen. Die Unterbindungsfäden dürfen wegen Gefahr der Knotenlösung nicht zu kurz abgeschnitten werden.

Die Weichteilwunde wird durch Knopfnähte geschlossen, indem zuerst das subcutane Gewebe und dann die Haut genäht wird.

Unterbindungen am Hals.

1. Unterbindung der Arteria carotis externa.

Bei den folgenden Unterbindungen an der A. carotis liegt der Kopf mit dem Gesicht nach der gesunden Seite gedreht.

a) In der Regio retromandibularis am Lig. stylomandibulare nach TANDLER.

Der Hautschnitt beginnt unter der Ansatzstelle des Ohrläppchens zieht hinter dem aufsteigenden Kieferaste längs des Sternocleidomastoideus nach unten und biegt daumenbreit unterhalb des Angulus mandibulae ein wenig nach vorn. Die Vena facialis posterior wird doppelt ligiert und durchschnitten. Die Parotis wird am Rande des M. sternocleidomastoideus mit dem Skalpell vom Muskel gelöst und nach vorne und oben, der M. sternocleidomastoideus nach hinten gezogen. In der Tiefe erscheint der hintere Bauch des M. digastricus und ihm kranial eng angeschlossen der M. stylohyoideus. Kranial davon erblickt man einen weißlichen nach unten und vorne breiter werdenden Streifen, das Lig. stylomandibulare. Folgt man diesem Ligament nach vorne gegen die Innenfläche des Unterkieferwinkels, so tastet und sieht man die A. carotis externa, welche hier gefaßt und ligiert wird. Der N. facialis liegt in der Tiefe der Parotis und wird mit dieser nach vorne und oben verzogen, so daß er nicht ins Gesichtsfeld kommt.

b) Im Trigonum caroticum nach TANDLER.

Hautschnitt am vorderen Rand des N. sternocleidomastoid. von der Höhe des Angulus mandibulae bis in die Höhe des unteren Randes der Cartilago cricoidea. Das Platysma wird durchtrennt und die Vena facialis communis, wenn sie vorhanden ist, entweder verlagert oder doppelt unterbunden und durchtrennt. Die oberflächliche Halsfascie wird knapp hinter dem vorderen Rand des M. sternocleidomastoid. eingeschnitten und der Muskel aus seinem Lager nach hinten verzogen. Im oberen Wundwinkel ist das Paket der Lymphdrüsen sichtbar. Nach der Durchtrennung der oberflächlichen Halsfascie kommt die seitliche Wand der Gefäßscheide zum Vorschein. Nach Spaltung der Gefäßscheide, wobei man auf den, die Gefäßscheide im caudal konvexen Bogen kreuzenden N. hypoglossus zu achten hat, erscheint die A. carotis ext. und lateral davon die V. jugularis int. Die A. carotis ext. wird von der lateral liegenden Vene frei gemacht und unterbunden.

Bei diesem Verfahren wird weder der N. vagus noch der N. accessorius in den Bereich des unmittelbaren Operationsgebietes einbezogen.

2. Unterbindung der Arteria carotis interna.

Man geht dabei in ähnlicher Weise vor, wie bei der Unterbindung der Carotis ext. im Trigonum caroticum nur mit dem Unterschied, daß der Schnitt etwas weiter nach unten geführt wird, so daß nach Durchtrennung der oberflächlichen Halsfascie vorne die Carotis, lateral davon die V. jugularis int. und zwischen beiden der N. vagus zur Darstellung gebracht wird. Es gelingt leicht die Carotis ext. und int. schon durch ihre Lage auseinander zu halten. Die Carotis ext. liegt vorne und oberflächlicher, die Carotis int. hinten und tiefer; außerdem hat die Carotis int. keine Äste, während die Carotis ext. an den zahlreichen von ihr abgehenden Ästen leicht zu erkennen ist, welche in der Richtung nach einwärts ziehen.

3. Unterbindung der Arteria carotis communis am Tuberculum caroticum Chassaignac.

Der Hautschnitt wird ähnlich wie bei den beiden letztgenannten Unterbindungen am vorderen Rand des M. sternocleidomastoid. angelegt, nur mit dem Unterschied, daß er etwas weiter nach unten verlegt wird, und zwar entsprechend dem mittleren Drittel der Länge des M. sternocleidomastoid. Das Platysma und die oberflächliche Halsfascie werden durchtrennt.

Die V. jugularis ext. und der N. cutaneus colli, welche auf der Fascie liegen, werden geschont. Der Kopfnicker wird nach hinten und die Schilddrüse nach der entgegengesetzten Seite mit Haken verlagert. In der Wunde erscheint die vom M. omohyoideus gekreuzte Gefäßscheide. Der M. omohyoideus wird nach unten verlagert und die Gefäßscheide eröffnet. An der medialen Seite des Tuberculum caroticum liegt die A. carotis communis. Auf ihr verläuft der dünne Ramus descendens nervi hypoglossi. Lateral von der Arterie liegt die Vena jugularis interna, zwischen und hinter den beiden Gefäßen der N. vagus. Die Arterie wird vom N. vagus und von der Vene befreit und unterbunden.

4. Unterbindung der Arteria subclavia.

a) Oberhalb des Schlüsselbeines.

Der Körper ist erhöht gelagert, der Kopf ist nach der dem Operationsfelde entgegengesetzten Seite gedreht. Querer Hautschnitt oberhalb der Clavicula parallel zu dieser, und zwar entsprechend der Basis jenes dreieckigen Feldes, welches begrenzt wird nach vorne durch den lateralen Rand des M. sternocleidomastoid., nach hinten durch den vorderen Rand des M. trapecius und nach unten durch das Schlüsselbein. Es wird das Platysma durchtrennt und das lockere Zellgewebe der Supraclaviculargrube bis an die tiefe Fascie stumpf präpariert. Ab und zu muß die Vena jugularis ext. unterbunden und durchschnitten werden. Nach Spaltung des tiefen Fascienblattes (Fascia omoclavicularis) wird der laterale Rand des M. scalenus ant. sichtbar, welcher als Leitmuskel dient; unter ihm tritt die A. subclavia hervor. Sie liegt der ersten Rippe an. Die Arterie wird an dieser Stelle mit 2 anatomischen Pinzetten isoliert und unterbunden. Lateral von ihr tastet man das Tuberculum Lisfranci. Der Nervenplexus zieht lateralwärts und oberhalb der Arterie als ein derber Strang zur oberen Extremität. Die Vena subclavia liegt an der Innenseite der Arterie, zwischen dem M. sternocleidomastoid. und dem M. scalenus ant. und kommt meistens gar nicht zu Gesicht.

b) Unterhalb des Schlüsselbeines im Trigonum Mohrenheimi.

Der Körper wird ähnlich gelagert wie bei der Unterbindung der A. subclavia oberhalb der Clavicula. Das Trigonum Mohrenheimi kommt dadurch zustande, daß sich der Sulcus deltoideopectoralis durch das Auseinanderweichen des M. deltoideus und der Pars clavicularis des M. pectoralis major nach aufwärts immer mehr verbreitet, so daß dadurch ein nach oben durch die Clavicula abgeschlossenes kleines Dreieck entsteht.

Ein Querfingerbreit unter der Clavicula wird die Haut vom Sternoclaviculargelenk bis zum Processus coracoideus quer durchtrennt und die Pars clavicularis des M. pectoralis major von der Clavicula abgelöst und nach unten geschlagen. Die Vena cephalica wird lateral verlagert oder unterbunden. Es wird der scharfe Rand der Fascie des M. subclavius sichtbar. Der untere Rand der Fascia subclavia und das deutlich tastbare Tuberculum Lisfranci dienen als Orientierungspunkte für die Aufsuchung der Arterie. Von dem unteren Rand der Fascia subclavia wird das Fett abgelöst und nach abwärts verlagert, worauf der obere Rand der Vena subclavia und weiter oben der Plexus brachialis zum Vorschein kommt. Wenn der Plexus mit einem stumpfen Haken ein wenig nach aufwärts weggehalten wird, dann erscheint auf der ersten Rippe die A. subclavia; sie liegt zwischen der Vena subclavia und dem Plexus brachialis im lockeren Zellgewebe, und zwar etwas tiefer als diese beiden Gebilde.

Medial von der Arterie liegt die Vena subclavia, lateral der Plexus brachialis. Die Arterie wird stumpf ausgelöst und unterbunden.

5. Unterbindung der Arteria anonyma.

Der Hals ist überstreckt. Der Hautschnitt wird am vorderen Rande des rechten Sternocleidomastoideus entsprechend dem unteren Drittel desselben angelegt und bis zum oberen Rand des Manubrium sterni fortgesetzt. Man spaltet die Scheide des Kopfnickers, verzieht den Muskel nach außen und durchtrennt auch unter Umständen seine sternale Portion. Die Fascia colli wird inzidiert und die M. sternothyroidei und sternohyoidei entweder mit stumpfen Haken abgezogen oder quer durchtrennt. Dann verfolgt man die rechte Seite der Trachea nach abwärts und findet die Arteria anonyma der Trachea anliegend. Die Arterie wird aus dem lockeren Zellgewebe isoliert, wobei man die Abgangsstelle der A. carotis communis dextra und der A. subclavia dextra übersehen kann. An dieser Stelle wird die Arterie unterbunden. Vor der Arterie sieht man den oberen Rand der V. anonyma sinistra, lateral von ihr den medialen Rand der V. anonyma dextra.

Unterbindungen an der oberen Extremität.
1. Unterbindung der Arteria axillaris.

Derjenige Abschnitt der Hauptschlagader der oberen Extremitat, welcher sich vom unteren Rande der 1. Rippe bis an das Collum chirurgicum humeri erstreckt, entspricht der A. axillaris.

Bei der Unterbindung liegt der Körper in Rückenlage, der Arm ist bis zum rechten Winkel vom Stamm abduziert, der gestreckte Vorderarm befindet sich in Mittelstellung zwischen Pro- und Suppination. Der Operateur steht zwischen dem Thorax und dem abduzierten Arme.

Man sucht sich zunächst den zwischen den Wülsten des M. biceps und triceps verlaufenden Sulcus bicipitalis internus auf, in welchem die Gefäße und Nerven des Oberarmes liegen. Dieser Sulcus läßt sich nicht bis an die vordere Achselfalte verfolgen, welche durch den freien Rand des M. pectoralis major gebildet wird, weil der Bauch des M. biceps sich hier verjüngt und in die Sehne übergeht. Durch das Zusammentreffen des freien Randes des M. pectoralis major und des oberen Endes des Biceps werden 2 Schenkel eines Dreiecks gebildet, dessen Basis vom M. coracobrachialis dargestellt wird. Dieses kleine Dreieck wird also durch die Wülste dreier Muskel umgrenzt, und zwar medial und oben durch den M. pectoralis major, lateral und oben durch den M. biceps und nach unten durch den M. coracobrachialis (Abb. 2).

An dieser Stelle, entsprechend dem zu tastenden inneren Rand des M. coracobrachialis wird in der Fortsetzung des Sulcus bicipitalis internus der Hautschnitt angelegt und nach Durchtrennung des Unterhautzellgewebes die Oberarmfascie dargestellt. Der M. coracobrachialis schimmert unter der Fascie durch, welche auf der Hohlsonde gespalten wird. Der untere Hautschnittrand wird samt der

Fascie mit Haken nach unten gezogen und der N. medianus, welcher in lockeres Zellgewebe eingebettet ist, freigelegt. Mit einem stumpfen Haken wird der N. medianus nach oben verlagert, worauf die A. axillaris erscheint. Sie wird an dieser Stelle isoliert und unterbunden. Um sich nicht im Fett der Axilla zu verlieren ist es wichtig, daß man sich an den M. coracobrachialis hält; er ist der beste Wegweiser.

Nach Spaltung der Oberarmfascie wird ab und zu ein dünner Faden sichtbar, welcher dem N. cutaneus antibrachii medialis entspricht; er soll mit dem viel stärkeren N. medianus nicht verwechselt werden, welch letzterer erst nach weiterem Abziehen des unteren Wundrandes zu Gesicht kommt. Die Arterie ist von einer oder mehreren Venen begleitet, welche an der vorderen und inneren

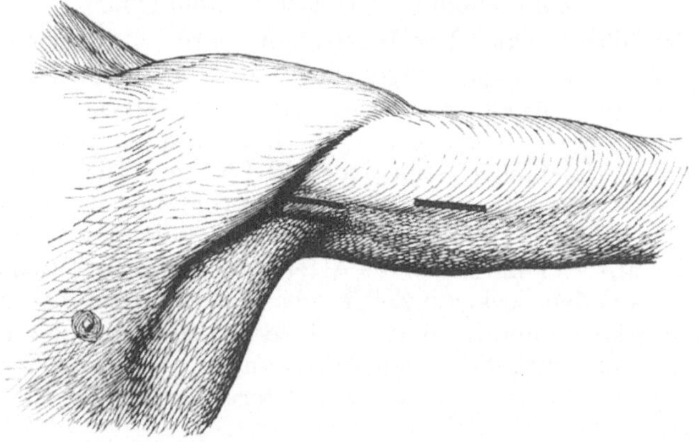

Abb. 2. Schnittführung zur Bloßlegung der Art. axillaris und brachialis.

Seite der Arterie liegen. Das Nervenbündel des Plexus brachialis liegt nach innen und hinten von der Arterie und wird bei dem eben geschilderten Vorgehen der Darstellung der Arterie unberührt gelassen.

2. Unterbindung der Arteria brachialis.

Die Fortsetzung der A. axillaris vom Collum chirurgicum humeri bis zur Teilung der Arterie in der Ellenbogenbeuge heißt A. brachialis. Sie liegt im Sulcus bicipitalis int. In der oberen Hälfte des Oberarmes befindet sich der N. medianus vor der Arterie, im weiteren Verlauf ulnarwärts von derselben. Die V. basilica, welche ebenfalls im Sulcus bicipitalis liegt, ist durch die Fascie von dem Gefäß- und Nervenbündel getrennt.

Beim Einhalten derselben Lage der Extremität wie zur Unterbindung der A. axillaris wird der Hautschnitt entsprechend der Mitte des Oberarmes, und zwar etwas über dem Sulcus bicipitalis int., in der Längsrichtung des Oberarmes, angelegt (Abb. 2). In derselben Richtung wird das Unterhautzellgewebe und die Fascie des M. biceps durchtrennt, so daß der Muskel frei liegt. Auf die in den Bereich des Schnittes fallende V. basilica und auf den dünnen N. cutaneus antibrachii medialis ist zu achten, um ihre Verletzung zu vermeiden. In der oberen Wundhälfte liegen diese Gebilde subfascial, in der unteren subcutan. Der mediale Rand des M. biceps, welcher lateral beiseite geschoben wird, dient beim weiteren Vorgehen als Wegweiser. Durch das Weghalten des unteren Fascienschnittrandes mit einem scharfen Haken nach abwärts wird der N. medianus dargestellt, welcher dicht entlang des medialen Bicepsrandes zieht und der auch fast stets durch die Haut zu fühlen ist. Derselbe wird aus seinem Bette gehoben, worauf die dahinter gelegene, von den Venen begleitete A. brachialis freigelegt und zur Anlegung der Ligatur isoliert wird.

Wird der Hautschnitt nicht etwas über dem Sulcus bicipitalis int., sondern genau im Sulcus oder etwas unterhalb desselben angelegt, dann kann man auf Schwierigkeiten stoßen und statt des N. medianus den N. ulnaris freilegen und hinter ihm vergebens nach der Arterie suchen.

Findet sich hinter dem N. medianus ein im Verhältnis zum sonstigen Körperbau auffallend dünnes Gefäß, dann denke man an die hohe Teilung der A. brachialis; dabei liegt das eine von den beiden Gefäßen (A. radialis und ulnaris) vor, das andere hinter dem N. medianus.

3. Unterbindung der Arteria cubitalis.

Der Arm wird in der Ellenbeuge gestreckt und in reine Suppination gebracht. Der Hautschnitt wird auf dem ulnaren Rande der Bicepssehne im Sulcus cubitalis int. zwischen M. biceps und Pronator teres angelegt, und zwar in Fortsetzung des Sulcus bicipitalis int. und verläuft von innen oben nach außen

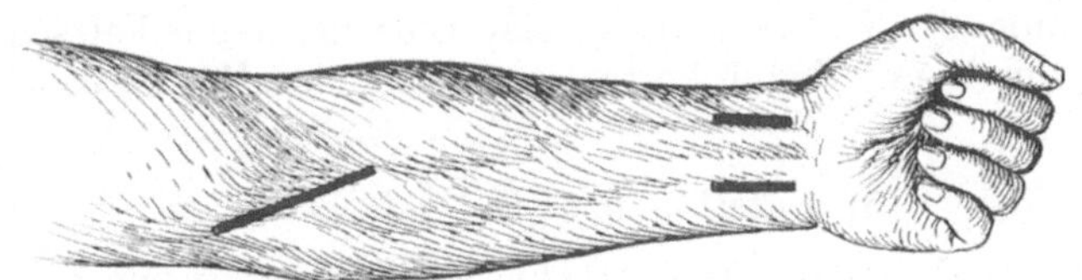

Abb. 3. Schnittführung zur Bloßlegung der Art. cubitalis, radial. und ulnar.

unten (Abb. 3). Es wird das subcutane Gewebe und wenn notwendig die V. mediana cubiti, sowie die Fascie durchtrennt, bis die Sehne des M. biceps freiliegt. Durch Auseinanderziehen der Wundränder wird der Lacertus fibrosus dargestellt, ein Sehnenstrang, der den Sulcus cubitalis überbrückt und der in schräger Richtung ulnarwärts absteigend von der Bicepssehne aus in die Vorderarmfascie übergeht. Der Lacertus fibrosus wird auf der Hohlsonde ebenfalls in der Richtung des Hautschnittes gespalten. Unter ihm liegt gleich die A. cubitalis, von den Venen begleitet. Der N. medianus liegt ulnarwärts von der Arterie. Die Unterbindungsstelle der Arterie liegt in der Ellenbeuge in der Höhe der Epikondylen des Humerus.

Bei hoher Teilung der A. brachialis kann unter Umständen einer der beiden Stämme auch auf dem Lacertus fibrosus liegen. Zur besseren Orientierung ist dann eine Verlängerung des Hautschnittes proximalwärts nach dem Sulcus bicipitalis internus angezeigt.

4. Unterbindung der Arteria radialis.

a) Im oberen Drittel des Vorderarmes.

Längsschnitt an der Beugeseite des Vorderarmes entlang dem Innenrand des M. brachioradialis, welcher freigelegt und radialwärts verzogen wird. Die dünne tiefe Fascie wird gespalten. In der Tiefe zwischen dicken Muskelwülsten des M. brachio-radialis auf der radialen Seite und dem M. flexor digitorum sublimis auf der ulnaren Seite ist die A. radialis nebst 2 Begleitvenen zu finden. Mit der Arterie zieht hier der dünne oberflächliche Ast des N. radialis, jedoch nicht unmittelbar, sondern etwas weiter radialwärts unter dem M. brachioradialis verborgen.

b) Oberhalb des Handgelenkes.

In Suppinationsstellung des Vorderarmes wird ein Längsschnitt in der Furche zwischen den Sehnen des M. brachioradialis und des M. flexor carpi radialis angelegt (Abb. 3). Es ist das jene, von dem Pulsfühlen her, bekannte Stelle. Nach Durchtrennung der Haut wird die Aponeurose auf der Hohlsonde gespalten und die freigelegte Arterie von den Begleitvenen isoliert und unterbunden. Der Ramus superficialis des N. radialis ist bereits höher oben auf die Streckseite des Vorderarmes abgewichen. Bisweilen ist die A. radialis an dieser Stelle nicht zu finden, weil sie bereits über dem Handgelenk auf die Streckseite getreten ist.

c) Am Dorsum carpi in der sog. Tabatière.

Entsprechend dem dreieckigen Zwischenraum zwischen der Sehne des M. extensor pollicis longus einerseits und den Sehnen des M. extensor pollicis brevis und Abductor pollicis longus andererseits wird ein Längsschnitt bis in den Winkel zwischen Metacarpus I. und II. geführt, welcher die Sehne des Musculus extensor pollicis longus schräg kreuzt und an ihrem ulnaren Rande weiterzieht. Der subcutan gelegene Ramus dorsalis N. radialis muß geschont werden. Nach Trennung der Fascie und der darunter liegenden Fettschichte wird die Arterie proximal und distal hinter der Sehne des M. extensor pollicis longus freigelegt.

5. Unterbindung der Arteria ulnaris.

a) Im oberen Drittel des Vorderarms.

An der Beugeseite des Vorderarmes in einer Linie, welche vom Epicondylus medialis humeri zum Os pisiforme zieht, wird ein genügend langer Längsschnitt in der Haut angelegt, weil die Arterie an dieser Stelle ziemlich tief liegt. Auch die Vorderarmfascie wird ausgiebig gespalten und der sehnige radiale Rand des M. flexor carpi ulnaris aufgesucht. Dabei muß man ziemlich ulnarwärts bleiben, denn sonst verliert man sich in den Muskelbündeln des M. flexor digitorum sublimis. Es wird der M. flexor carpi ulnaris ulnarwärts und der M. flexor digitorum sublimis radialwärts beiseitegezogen und in der Tiefe der M. flexor digitorum profundus gesichtet, auf welchem die A. ulnaris von der zarten tiefen Fascie gedeckt verläuft (Abb. 3). An der ulnaren Seite des Gefäßes zieht der N. ulnaris.

b) Oberhalb des Handgelenkes.

Ein kurzer Längsschnitt an der volaren Vorderarmfläche durchtrennt die Haut entlang dem radialen Rand des M. flexor carpi ulnaris, welcher als Wegweiser dient. Nach Spaltung der Fascie liegt die A. ulnaris nebst 2 Begleitvenen frei. Ulnarwärts von der Arterie ist der N. ulnaris sichtbar.

6. Unterbindung des Arcus volaris sublimis.

Der Eingriff kann unter Umständen wegen besserer Übersicht in Blutleere ausgeführt werden. Der Hautschnitt beginnt in der Furche zwischen dem Daumen und Kleinfingerballen und setzt sich bei gestreckten Fingern in der Richtung auf den 4. Finger bis zur mittleren Hohlhandfurche fort. In gleicher Ausdehnung wird die Aponeurosis palmaris gespalten, das faserreiche Fett der Hohlhand vorsichtig mit Pinzetten getrennt, bis man die Beugesehnen des 4. Fingers erblickt, auf welchem der Anfangsteil des Arcus zieht, kenntlich an der rechtwinkelig abgehenden A. digitalis IV. zentralwärts von dem abgehenden Ast wird der Arcus unterbunden.

Unterbindungen an der unteren Extremität.

1. Unterbindung der Arteria iliaca communis, externa et hypogastrica nach TANDLER.

Der Hautschnitt zieht von der Mitte des POUPARTschen Bandes bis zur Spina iliaca anterior superior 2 Querfinger breit oberhalb des Lig. Pouparti zu diesem parallel und biegt lateralwärts nach außen und oben ab. Es wird die Fascie des M. obliquus ext., der M. obliquus int., ferner der M. transversus mit seiner Fascie durchtrennt und das subseröse Fett mit dem Bauchfell dargestellt. Das Peritoneum wird stumpf vom POUPARTschen Band und dem Beckenrande, sowie von der Fascie des M. iliopsoas abgelöst und nach oben und innen gedrängt. In der Wand des abgelösten Peritoneum parietale sieht man die Vasa spermatica in der Tiefe der Wunde, ferner durch die Fascie des M. ileopsoas den N. genitofemoralis durchschimmern. Es wird das Peritoneum noch weiter medialwärts abge-drängt, worauf die A. iliaca communis mit den daselbst gelegenen Lymphdrüsen dargestellt wird. Die Vena iliaca communis dextra liegt an der Außenseite, die linke Vene an der Innenseite der gleichnamigen Arterie. Beim weiteren Abschieben des Peritioneums wird auch der Ureter verschoben, welcher an der vorderen Fläche der tiefen Wunde sichtbar wird, während an der hinteren Fläche der Wunde die Fortsetzung der A. iliaca com-munis die A iliaca externa erscheint. Von diesem Ge-fäß zweigt beckenwärts die A. hypogastrica ab. Nach Isolierung der Arterien von den anliegenden Venen kann jedes Gefäß für sich unterbunden werden.

2. Unterbindung der Arteria femoralis.

a) Unter dem POUPARTschen Bande, oberhalb des Abganges der A. profunda femoris.

Es wird ein Hautlängsschnitt angelegt, welcher in der Mitte des Leistenbandes beginnt und nach abwärts gerichtet ist (Abb. 4). Die Haut und die oberflächliche Fascie werden durchtrennt und die Fascia lata mit ihrem Margo falciformis dargestellt, nachdem man das drüsen-haltige Unterhautfettgewebe zum Teil stumpf, zum Teil scharf vorsichtig gespalten hat. Dann wird die Fascia lata vom Margo falciformis beginnend in der Schnitt-richtung nach abwärts auf der Hohlsonde aufgeschnitten und damit auch die Gefäßscheide eröffnet. Die Arterie liegt lateral, die Vene medial. Die Arterie wird mit 2 Pinzetten frei gemacht und unterbunden. Der N. cruralis liegt abseits von den Gefäßen, und zwar lateral-

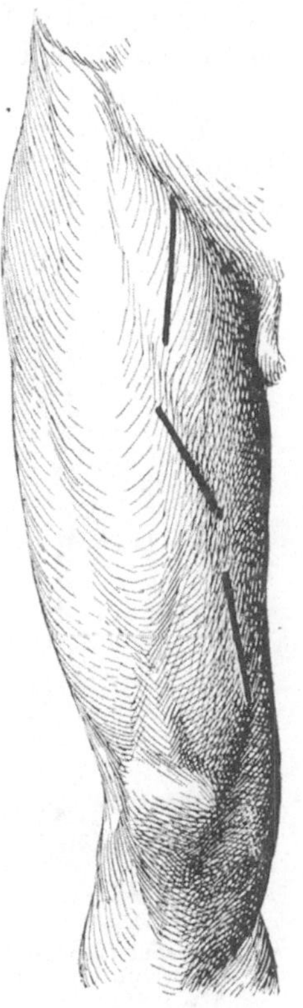

Abb. 4. Schnittführung zur Unterbindung der Art. femoralis.

wärts und ist durch das Lig. ileopectineum bzw. durch die Fascie des M. ileopsoas von den Gefäßen getrennt.

Legt man den Margo falciformis weiter nach innen frei, dann findet man den stärksten Seitenast der V. femoralis, die V. saphena magna.

b) Im mittleren Drittel, unterhalb des Abganges der A. profunda femoris.

Man sucht sich zunächst den M. sartorius auf, dessen inneren Rand man gut tasten kann. An der Grenze zwischen dem mittleren und oberen Drittel des Femurs wird in Längsrichtung der Hautschnitt am Innenrande des M. sartorius angelegt und das Unterhautzellgewebe mit der Oberschenkelfascie in der Richtung des Hautschnittes gespalten (Abb. 4). Nach Durchtrennung der Fascie liegt der M. sartorius bloß, welcher an seiner dem Hautschnitte parallelen Faserrichtung von oben außen nach unten innen zu erkennen ist. Nach Incision der Fascie wird der M. sartorius lateralwärts verzogen, worauf seine hintere Scheide dargestellt wird. Auch diese wird in der Schnittrichtung gespalten und die Gefäße freigelegt. Die Arterie liegt nicht mehr rein lateral, sondern etwas vor der Vene; auf der Arterie zieht der N. saphenus major.

c) Im Adductorenschlitz.

Das Bein ist stark nach außen rotiert, im Hüft- und Kniegelenk etwas flektiert und abduziert. Man schneidet am äußeren Rande des M. sartorius an der Grenze zwischen mittlerem und unterem Drittel des Oberschenkels ein (Abb. 4). Der M. sartorius wird etwas nach einwärts verzogen. Daraufhin wird in das Interstitium zwischen M. vastus medialis und M. sartorius vorgedrungen, wobei man sich nicht zu weit medial in den Adductoren verlieren darf. Es wird das spiegelnde Sehnenblatt sichtbar, welches zwischen dem M. adductor magnus und dem M. vastus int. ausgespannt ist. Dieses Sehnenblatt, welches das Dach des Adductorenkanals darstellt, wird in der Schnittrichtung gespalten, worauf zunächst die Arterie und hinter ihr die Vene freigelegt wird. Der N. saphenus major liegt lateral und vorn von der Arterie, von dieser bereits etwas entfernt.

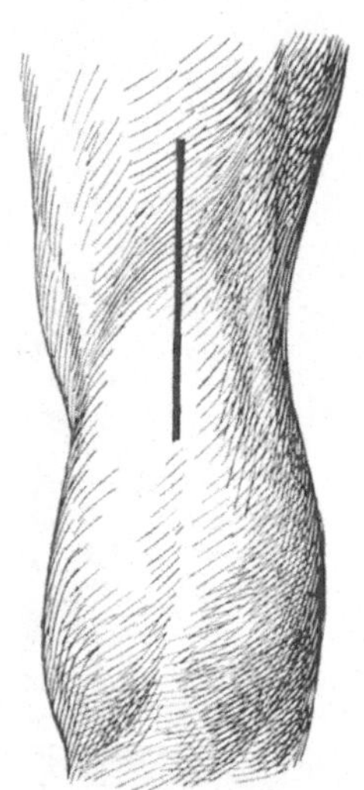

Abb. 5. Schnittführung zur Unterbindung der Art. poplitea.

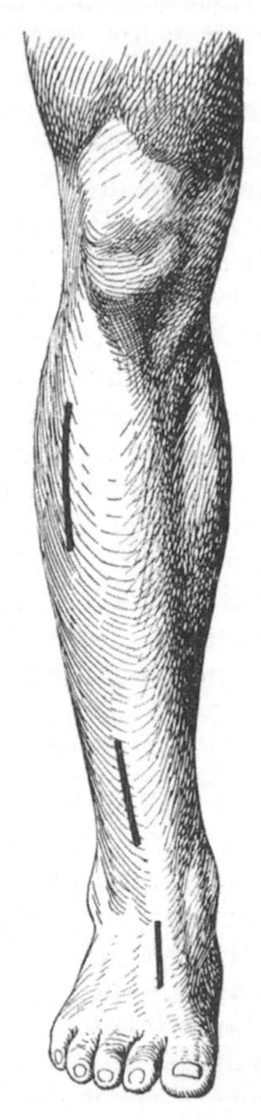

Abb. 6. Schnittführung zur Bloßlegung der Art. tibialis antica und dorsalis.

3. Unterbindung der Arteria poplitea.

Der Körper liegt in Bauchlage, das Bein ist im Kniegelenk gestreckt. Die Kniekehle zieht nach oben. Entsprechend der Kniekehle tastet man sich zunächst die rautenförmige Grube ab, deren Begrenzung gebildet wird, oben an der Außenseite durch die Bicepssehne, an der Innenseite durch den Pes anserinus und unten durch die beiden Bäuche des M. gastrocnemius. Die Haut wird in Längsrichtung in der Mittellinie der Kniekehle eingeschnitten (Abb. 5). Im subcutanen Gewebe wird die V. saphena minor sichtbar, welche zwischen den beiden Bäuchen des M. gastrocnemius nach oben zieht und geschont werden soll. Lateral von der V. saphena minor zieht der N. cutaneus surae medialis. Nach Durchtrennung des subcutanen Fettgewebes wird die Fascia poplitea freigelegt, welche in der Richtung des Hautschnittes gespalten wird. Dicht unter der Fascie sieht man den, von der Mittellinie etwas lateral liegenden Nervus tibialis, welcher als Wegweiser für die Gefäße dient. Man zieht den

N. tibialis etwas lateralwärts und dringt neben ihm im Fettgewebe der Kniekehle in die Tiefe vor. Unter dem N. tibialis und etwas medialwärts findet sich
zuerst die V. poplitea und unter der Vene und wieder etwas medialwärts von
ihr die A. poplitea ganz in der Tiefe, nahe der Gelenkkapsel. Die Arterie wird
von der Vene sorgfältig abgelöst und unterbunden.

4. Unterbindung der Arteria tibialis anterior.

a) An der Grenze zwischen oberem und mittlerem Drittel.

Der Körper liegt auf dem Rücken, das Bein ist in Streckstellung. Man
tastet sich zunächst die vordere Tibiakante ab. An der Außenseite der Tibiakante
liegt der M. tibialis anterior, der in dieser Höhe des Unterschenkels über daumenbreit ist. Am Außenrande dieses Muskels wird die Haut in Längsrichtung eingeschnitten (Abb. 6) und die straffe Muskelfascie dargestellt, welche hier mit
den Muskeln eng verwachsen ist. Es macht daher gewisse Schwierigkeiten in
das gewünschte erste Muskelinterstitium zu gelangen; für gewöhnlich sucht man
es zu nahe der Tibiakante. Ist der richtige Muskelspalt gefunden, dann zieht
man mit zwei stumpfen Haken den M. tibialis anterior und den lateralwärts
davon liegenden M. extensor digitorum communis voneinander und findet in
der Tiefe des Muskelspaltes die A. tibialis ant. begleitet vom N. peroneus profundus und einigen Venen. Nach Isolierung wird die Arterie unterbunden.

b) Über der Knöchelgegend.

Hautschnitt im unteren Drittel des Unterschenkels in der Längsrichtung
kleinfingerbreit nach außen von der vorderen Tibiakante (Abb. 6). Nach Durchtrennung des subcutanen Fettgewebes wird die dem Knochen am nächsten
liegende Sehne des M. tibialis ant. freigelegt und lateralwärts davon die
Sehne des M. extensor hallucis longus. Zwischen beiden Sehnen findet sich
auf dem Lig. interosseum die A. tibialis ant. mit dem N. peroneus profundus und den Begleitvenen.

5. Unterbindung der Arteria dorsalis pedis.

Bei plantarflektiertem Fuß Längsschnitt in der Mitte des Fußrückens bis
zum Beginn des ersten Spatium intermetatarsale (Abb. 6). Die Haut und
die Fascie werden am Außenrand der Sehne des M. extensor hallucis longus
gespalten.

Beim Eingehen zwischen der medialwärts liegenden Sehne des M. extensor
hallucis longus und der lateralwärts verlagerten Sehne des M. extensor hallucis
brevis bzw. M. extensor digitorum longus, findet sich in der Tiefe die A. dorsalis
mit ihren Begleitvenen und medial davon der N. peroneus profundus.

6. Unterbindung der Arteria tibialis posterior.

a) Im oberen Drittel.

Der Unterschenkel ist nach außen rotiert und im Knie flektiert. Ein Zentimeter hinter der medialen Tibiakante wird die Haut in der Längsrichtung
eingeschnitten. Die V. saphena magna und der N. saphenus int. werden sichtbar
und geschont. Die oberflächlichen Unterschenkelfascien werden gespalten, der
mediale Kopf des M. gastrocnemius stumpf abgedrängt und beiseite gehalten.
Der M. soleus wird in der Richtung auf die hintere Tibiafläche bis auf die tiefe
Unterschenkelfascie gespalten. Auch die tiefe Unterschenkelfascie wird eingeschnitten, worauf innerhalb der tiefen Beugerloge (M. flexor hallucis longus,

M. tibialis post. und M. flexor digitorum communis), dem M. tibialis post. auf-
liegend, die Arteria tibialis posterior zu sehen ist. Der N. tibialis post. zieht
lateralwärts von der Arterie.

b) Im Gebiete des Malleolus internus.

Bogenförmiger und den inneren Knöchel umkreisender Schnitt entsprechend
der Mitte der Entfernung zwischen dem inneren Knöchel und der Achillessehne.
In derselben Richtung wird auch die Fascie durchtrennt; gleich hinter ihr liegt
im Fettgewebe eingebettet die A. tibialis post. von den Venen begleitet. Der
N. tibialis post. zieht hinter der Arterie. Man muß vermeiden, sich entweder
zu weit nach hinten in das lockere Gewebe unter der Achillessehne zu verlieren
oder zu weit nach vorne zu kommen und die Scheide der Beugesehnen (M. flexor
digitorum communis, M. flexor hallucis longus, M. tibialis post.), zu eröffnen,
welche dicht hinter dem Knöchel liegt.

III. Einige typische Eingriffe an den Venen der Extremitäten.

Die Beschreibung der Unterbindung der Vena saphena magna, des Ader-
lasses, der intravenösen Infusion und der Bluttransfusion findet sich im Abschnitt:
„Die Gefäßchirurgie."

IV. Amputationen und Exartikulationen an den Extremitäten.

A. Allgemeines zur Amputation und Exartikulation.

Von einer Amputation spricht man, wenn das Glied in der Kontinuität des
Knochens durchtrennt wird, von Exartikulation, wenn die Absetzung der
Gliedmaße im Gelenk erfolgt.

Im allgemeinen muß man an der oberen Extremität mit diesen Operationen
mit Rücksicht auf die spätere Funktion äußerst sparsam verfahren, vor allem
an der Hand und an den Fingern, und insbesondere am Zeigefinger und Daumen,
wo jeder Zentimeter wertvoll ist und auch noch der verkrümmte und versteifte
Finger brauchbar sein kann, während an den übrigen Fingern dieser Mangel
nur störend wirkt. So ist auch ein kleiner Fingerrest am Daumen, am Zeige-
und am Kleinfinger noch von Nutzen, am 3. und 4. Finger ist er nur hinderlich.
Auch am Unterarm und Oberarm sei die Amputation so sparsam als möglich,
um recht viel Muskelansätze zu erhalten, welche für die Funktion der Prothese
von Wert sein können.

An der unteren Extremität ist in erster Linie für belastungsfähige Stümpfe
zu sorgen.

1. Schmerzstillung.

Im allgemeinen werden diese Operationen in Inhalationsnarkose ausgeführt,
weil ja die Ausschaltung des psychischen Momentes in derartigen Fällen für den
Kranken einen großen Gewinn bedeutet.

In Fällen, in denen besondere Gründe vorliegen, wie bei Diabeteskranken,
bei Lungen- und Herzerkrankungen, bei Nierenleiden, kann man sich auch
noch anderer schmerzstillender Methoden bedienen. Es sind dies die Lumbal-,
die Leitungs- und die Umspritzungsanästhesie. So lassen sich nicht nur die
Finger und Zehenamputationen, sondern auch größere Amputationen in ört-

licher Betäubung durchführen, wie z. B. die Amputatio humeri nach Leitungsanästhesie des Plexus brachialis nach Kulenkampff.

2. Blutersparnis.

Vor Beginn der Operation wird zum Zwecke des blutleeren Operierens die
von Esmarch eingeführte elastische Binde zentralwärts von der Absetzungs-
stelle angelegt, nachdem vorher die Extremität durch einige Zeit hochgehalten
wurde, um nach Möglichkeit nicht zu viel von dem in der Extremität vorhandenen Blut abzuschnüren und zu verlieren.

Die Esmarch-Binde wird entweder in Form der elastischen Einwicklung
oder bloß als einfache Umschnürung zentralwärts von der Operationsstelle
angewendet.

Bei der elastischen Einwicklung wird die Extremität mit Hilfe mehrerer
elastischer Binden von der Peripherie zentralwärts bis oberhalb der Absetzungs-
stelle eingewickelt und hier mit einer Umschnürung beendet, während die übrigen
Binden wieder abgenommen werden.

Bei ganz hohen Absetzungen, wo infolge der Kürze des Stumpfes keine
Binde mehr angelegt werden kann, wird entweder die manuelle Kompression
der Stammarterie geübt oder die vorgängige Unterbindung der Hauptarterie
und der Vene oberhalb der Operationsstelle ausgeführt, oder falls noch genug
Platz vorhanden ist die Blutleerklemme nach Sehrt angelegt.

3. Instrumentarium.

Abgesehen von den gewöhnlichen Instrumenten, wie Skalpell, Schere,
anatomische und chirurgische Pinzetten, scharfen Wundhaken, stumpfen
Muskelhaken, Schieberpinzetten und Arterienklemmen, benötigt man an besonderen Instrumenten noch das große und kleine Amputationsmesser, das Zwischenknochenmesser (Catline), das Raspatorium, die Bogensäge, den scharfen Löffel,
und die Luersche Hohlmeißelzange.

4. Die verschiedenen Methoden der Durchtrennung der Haut und der Weichteile.

Die Extremität muß bei den Operationen gut zugänglich sein. Zu diesem
Zweck wird die obere Extremität durch den Assistenten in die Horizontale
gehoben und in dieser Lage erhalten oder auf einem Nebentischchen gelagert.
Die untere Extremität liegt auf dem Operationstisch in starker Abduction, so
daß sie den Tischrand überragt. Sie wird von zwei Assistenten horizontal
gehalten, und zwar faßt der eine von ihnen die Extremität an ihrem peripheren
Ende, der zweite hält dieselbe zentralwärts von der Stelle der Abtragung.

Der rechtshändige Operateur stellt sich derart, daß das zu amputierende
Glied zu seiner Rechten abfällt. Der Operateur steht etwas vorgeneigt, der
rechte Fuß ist vorgesetzt, seine rechte Hüfte und das rechte Knie sind etwas
gebeugt. Bei der Amputation an der rechten oberen Extremität steht der Operateur an der Außenseite, das Gesicht den Füßen des Kranken zugekehrt, bei
der Operation an der linken oberen Extremität steht er zwischen dem Rumpf
und dem abduzierten Arme mit dem Gesicht gegen den Kopf des Kranken.
Bei der Amputation an der rechten unteren Extremität steht der Operateur
an der Außenseite derselben, bei der Operation an der linken zwischen den
abduzierten Beinen des Kranken.

Der operative Eingriff muß der Hauptforderung gerecht werden, die Weichteile so zu durchtrennen, daß sich nach erfolgter Absetzung der Knochenstumpf

oder der Exartikulationsstumpf mit Weichteilen vollkommen decken läßt und daß die Weichteilwunde durch die Naht geschlossen werden kann. Außerdem muß aber bei Operationen im Bereich der unteren Extremität die Hautnaht so angelegt werden, daß die spätere Narbe womöglich außerhalb der Unterstützungsfläche zu liegen kommt.

Der Weichteildurchtrennung stehen mehrere Schnittmethoden zur Verfügung. Die einfachste Methode ist der *einzeitige Zirkelschnitt,* bei welchem die Weichteile und auch der Knochen in derselben Ebene durchtrennt werden. Dieser Schnitt ist im allgemeinen verlassen, weil man dabei den Knochenstumpf mit Weichteilen nicht decken kann, so daß eine günstige Stumpfbildung und ein primärer Schluß der Wunde nicht möglich sind.

Der *zweizeitige Zirkelschnitt* verfolgt das Ziel, den Knochenstumpf mit einer Hautmanschette zu bedecken. Bei diesem Schnitt wird zunächst die Haut peripherwärts von jener Stelle, an welcher die Muskulatur durchtrennt und

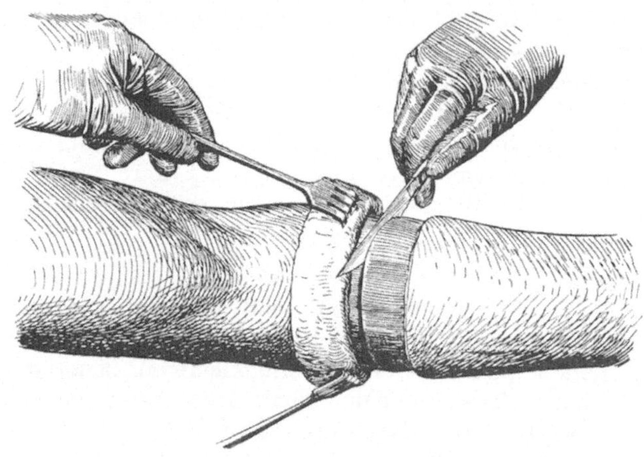

Abb. 7. Zirkelschnittmethode. (Manschettenbildung.)

der Knochen durchsägt werden soll, zirkulär umschnitten. Das Amputationsmesser wird in der Weise unter das zu amputierende Glied geführt, daß die Spitze und die Schneide des Messers dem Operateur zugewandt sind; das Messer wird angesetzt und die Haut mit subcutanem Fettgewebe an der unteren Peripherie der Extremität bis auf die Muskelfascie durchtrennt, wobei die ganze Länge der Messerschneide ausgenützt werden soll. Nun wird das Messer mit vom Operateur abgewandter Spitze in den Ausgangspunkt des ersten Schnittes von oben eingesetzt und der Hautrest an der vorderen Zirkumferenz des Gliedes bis auf die Muskelfascie durchschnitten. Zentralwärts vom Hautschnitt wird jetzt die Haut im ganzen Umkreise der Extremität von der Muskelfascie abpräpariert bis eine genügend lange Hautmanschette entsteht; im allgemeinen soll die Länge der Hautmanschette (Abb. 7) $^2/_3$ des Durchmessers der Extremität an der Amputationsstelle betragen. Die Manschette wird entsprechend ihrer Basis zentralwärts umgeschlagen, so daß die Wundfläche nach außen zu liegen kommt und in dieser Höhe die Muskulatur zirkulär bis auf den Knochen durchschnitten. Die Schnittebene der Muskulatur kommt von derjenigen der Haut genau um die Höhe der Hautmanschette zentraler zu liegen. Bei der Durchtrennung der Muskulatur wird das Amputationsmesser wieder in voller Faust gehalten, von unten um die Extremität geführt und mit der Schneide und Spitze dem Operateur zugewendet an die Muskulatur angesetzt. Mit einem Zuge werden die Muskel der Unterseite des Gliedes durchschnitten, wobei in gleichmäßigem Zuge die ganze Messerklinge ausgenützt wird. Derselbe Schnitt wird noch einmal wiederholt, wobei der Rest der Muskulatur zu der unteren und der dem Operateur zugekehrten Peripherie der Extremität durchschnitten wird. Dann werden die Muskel der oberen Hälfte der Zirkumferenz durchtrennt, wobei das Messer mit der dem Operateur abgewendeten Spitze in den Ausgangspunkt des früheren Schnittes hart am Messerschaft eingelegt und bis zur Spitze durch die Muskeln geführt wird. Am Unterschenkel und am Unterarm müssen außerdem noch die Muskeln und Membranen zwischen den beiden Knochen durchschnitten werden, wozu ein schmales, zweischneidiges Messer in den Zwischenknochenraum eingestoßen wird, um hier typischer Weise die Weichteile zu durchtrennen. Das Zwischenknochenmesser wird zwischen die beiden Knochen von beiden Seiten hintereinander eingestochen und das eine Mal nach oben das andere Mal nach unten gewendet, während die Faust des Operateurs eine Acht beschreibt.

In manchen Fällen macht die Umkrempelung der Hautmanschette Schwierigkeiten. In solchen Fällen fügt man zu einem Zirkelschnitt zwei seitliche Längsschnitte hinzu und spaltet damit die Manschette, so daß ein vorderer und ein hinterer Hautlappen entsteht.

Dieses Verfahren leitet über zu den Lappenmethoden, unter denen verschiedene Modifikationen zu unterscheiden sind:

a) Verfahren mit zwei rechteckigen Lappen wie es das eben geschilderte Verfahren zeigte.

b) Mit zwei abgerundeten Lappen, welche mehr zu empfehlen sind als die rechteckigen.

c) Eine Kombination von einem Lappen mit einem Halbzirkelschnitt auf der entgegengesetzten Seite.

d) Verfahren mit zwei Lappen, welche entweder gleich lang oder ungleich lang angelegt werden.

e) Die Lappen können entweder nur aus Haut gebildet werden oder aus Haut im Zusammenhang mit der ganzen Dicke der unterliegenden Muskulatur.

Die Bildung der Hautmuskellappen kann entweder durch Schnitt von außen nach innen erfolgen, wobei der Lappen aus freier Hand umschnitten wird, oder umgekehrt, durch Ausschnitt von der Basis zur Peripherie des Lappens mit Hilfe der sog. Durchstichsmethode, auch *französische* Methode genannt, welche zwar durchaus glatte und zur Vereinigung geeignete Muskelschnittflächen liefert, aber heute doch seltener angewandt wird. Es wird bei dieser Methode das Messer durch die ganze Dicke des Gliedes dicht vor dem Knochen durchgestoßen und in wenigen sägenden Zügen distalwärts der Lappen gebildet.

Bei der Lappenbildung durch Schnitt von außen nach innen wird die Form des Lappens mit dem Messer vorgezeichnet, die Haut und die Fascie in dieser Schnittebene bis auf die Muskel durchtrennt, worauf sich der Hautlappen etwas zurückzieht. Von der Retraktionsstelle der Haut aus wird die Muskulatur mit langen Messerzügen bis auf den Knochen durchtrennt, wobei das Messer im Winkel von etwa 45—60° proximalwärts gegen den Knochen gerichtet ist und bis an die Basis des umschnittenen Lappens in schräger Richtung geführt wird. Dabei wird immer mehr und mehr Muskulatur mitgenommen und zum Schluß der fertige Lappen aufgeklappt.

Die Ablösung des Lappens von der Unterlage wird durch kräftiges Emporziehen des Lappens mittels Muskelhaken oder mit einer Museuxzange erleichtert.

Was die Größe der Lappen betrifft, so wähle man ihre Basis so breit wie möglich, sie soll aber mindestens dem halben Gliedumfang entsprechen. Die Länge des Lappens soll die Länge des Glieddurchmessers an der Amputationsstelle haben. Bei den Methoden mit zwei gleichen Lappen soll die Länge der Lappen die Hälfte des Glieddurchmessers betragen.

Zur Ausführung des *Ovalärschnittes* wird das Messer an der Streckseite des Gliedmaßenabschnittes angesetzt und zunächst ein Schnitt in der Längsrichtung des Gliedes angelegt, und zwar bis über das nächst gelegene periphere Gelenk hinaus. Jenseits des Gelenkes weicht dann der Schnitt nach rechts ab, um in der Beugefalte des betreffenden Gelenkes völlig quer zu verlaufen. Der Querschnitt zieht um die andere Seite des Gelenkes herum und mündet in den Längsschnitt an der Streckseite ein. Die Wundränder werden mit scharfen Haken auseinander gehalten, das Gelenk an der Streckseite eröffnet, und das Glied abgesetzt. Die Wundränder werden dann linear durch Naht vereinigt. Der Ovalärschnitt findet seine Anwendung vorwiegend bei Enukleationen der kleineren Gelenke.

Der *Rakettschnitt* ist nur eine Modifikation des Ovalärschnittes und entsteht dann, wenn zu dem Zirkelschnitt ein Längsschnitt aufgesetzt wird. Er findet seine Anwendung ebenfalls bei Exartikulationen.

Bei Exartikulationen müssen die Lappen besonders breit und auch hinsichtlich der Länge reichlicher bemessen werden, als bei Amputationen. Nach der Gelenkauslösung ist es von Wichtigkeit die quere Weichteildurchschneidung, z. B. beim Ovalärschnitt nicht in starker Beuge- oder Streckstellung, sondern in Mittelstellung vorzunehmen, da sonst leicht Irrtümer in der Bemessung des Lappens vorkommen können.

Die im Gelenk bereits ausgelöste Extremität wird derart gehalten, daß die Hautbrücke, durch welche die Extremität noch mit ihren zentralen Teilen zusammenhängt, faltenlos ausgespannt ist. Das Messer durchtrennt von der Wunde aus in querer Richtung die ausgespannte Hautbrücke. Mit dem letzten Messerschnitte, der von der Wunde aus den Lappen bildet, werden die Hauptgefäße durchschnitten.

5. Durchsägung des Knochens und Knochenstumpfversorgung.

Für das gute funktionelle Resultat ist die Knochendurchtrennung wichtiger als die verschiedenen Vorschläge der Weichteildurchtrennung. Der Amputationsstumpf soll schmerzlos sein und einen dauernden Druck schadlos vertragen; er soll tragfähig sein. Einen wichtigen Anteil an der Erfüllung dieser Forderungen hat gerade die Versorgung des Knochenstumpfes. Nach der Weichteildurchtrennung wird das Periost an jener Stelle, an welcher die Absetzung des Knochens erfolgen soll, zirkulär umschnitten und vom peripheren Schnittrand mit dem Raspatorium distalwärts etwas abgeschoben. Der Knochen soll senkrecht auf die Längsachse des Knochens durchsägt werden. Um die Weichteile beim Sägen vor Verletzungen zu schützen, werden sie mit scharfen Wundhaken aus dem Bereiche der Säge weggehalten oder in Tücher gehüllt und so vor Verletzungen geschützt.

Beim Durchsägen des Knochens wird die Bogen- oder Blattsäge am besten nach dem Vorschlag von Bunge einige Millimeter distalwärts vom Schnittrand des Periostes senkrecht auf den entblößten Knochen aufgesetzt. Es ist sehr wichtig, daß das Sägen ohne jeden Druck vor sich geht. Besonders der Anfänger verfällt zu leicht in den Fehler und drückt mit der Säge auf und hindert dadurch nur ihr Vordringen. Der Operateur zieht zunächst die Säge an sich und läßt dann einige langsame, kurze Züge folgen, bis eine deutliche Furche im Knochen geschaffen ist, dann wird mit der Säge unter Ausnützung des ganzen Sägeblattes rasch gearbeitet um zum Schluß wieder mit kürzeren und vorsichtigen Zügen das Durchsägen des Knochens zu beenden, damit keine Zacken aus dem

Knochen ausbrechen. Während des Sägens muß der Assistent, welcher die Extremität in der Peripherie hält, kräftig extendieren, damit das Blatt der Säge zwischen den Sägeflächen des Knochens nicht eingeklemmt wird. Falls am Knochenstumpf spitze Knochenvorsprünge zurückgeblieben sind, werden diese mit der LUERschen Hohlmeißelzange entfernt und der Knochenrand geglättet. Außerdem wird das Knochenmark aus der Markhöhle mit einem scharfen Löffel etwas ausgekratzt. Bei dieser *aperiostalen Methode* nach BUNGE soll der Knochenstumpf einige Millimeter bis 1 cm periostlos bleiben und es soll außerdem auch das Knochenmark 1—2 cm weit entfernt werden, da nicht nur vom Periost, sondern auch vom Knochenmark bzw. vom Endost eine schmerzhafte Callusbildung ausgehen kann.

Zuviel von Periost und Knochenmark darf man aber auch nicht wegnehmen, da sonst die Gefahr des Kronensequesters besteht.

Einen anderen Weg den Knochenstumpf unempfindlich zu machen, stellt die osteoplastische Amputation nach BIER-EISELSBERG dar, welche an den Diaphysen Anwendung findet. Es wird aus dem abzusetzenden Knochen ein Periostknochenlappen herausgesägt, der noch durch eine Periostbrücke mit dem zu erhaltenden Knochenstumpf in Verbindung steht. Nach Hinaufschlagen dieses Periostknochenlappens wird der übrige Knochen quer gesägt und der Knochenlappen als Deckel auf die Knochensägefläche gelegt und hier mit einigen Periostnähten befestigt.

Bei zweiknochigen Gliedern werden beide Knochen zugleich durchgesägt, und zwar unter schrägem Ansetzen der Säge damit der dünnere Knochen, z. B. der Fibula, etwas höher abgesetzt wird.

Nach Absetzung der Glieder hält der Assistent den Stumpf in die Höhe und der Operateur beendet die Stumpfversorgung.

6. Blutstillung der Wundfläche und Versorgung der Nervenstümpfe.

Nach erfolgter Absetzung werden zunächst die sichtbaren Gefäße (Arterien und Venen) mittels Pinzetten vorgezogen, isoliert, mit der Sperrpinzette nach v. BERGMANN senkrecht zur Längsachse gefaßt und unterbunden. Die Hauptgefäße können unter Umständen doppelt unterbunden werden. Die kleineren Gefäßäste finden sich vorwiegend in den Muskelinterstitien an den Vereinigungsstellen der Fascienblätter, wodurch ihr Aufsuchen und die Unterbindung wesentlich erleichtert wird. Erst nachdem alle sichtbaren Gefäßstümpfe versorgt sind, wird die Umschnürung etwas gelöst, und zwar nur allmählich gelockert, damit die noch blutenden Gefäße sofort gefaßt und unterbunden werden können. Sobald die definitive Blutstillung beendet ist, wird die Schnittfläche mit einer in warmer Kochsalzlösung getränkten Gazekompresse komprimiert und bei größeren Amputationen mindestens 10 Minuten nach Abnehmen der Umschnürung zugewartet bis mit dem Zunähen der Amputationswunde begonnen wird.

Zur Vermeidung schmerzhafter Amputationsneurome werden die Nervenstümpfe vorsichtig vorgezogen und mehrere Zentimeter höher oben rasch mit einem Scherenschlag gekürzt.

7. Naht des Stumpfes.

Um ein Verwachsen der Muskelnarbe mit der Hautnarbe zu vermeiden, soll eine exakte Schichtnaht der Muskulatur vorgenommen werden, so daß die Muskeln unter sich genäht werden, dann folgt die Fasciennaht und Hautnaht. Zur Vermeidung von toten Räumen sollen die Wundflächen in genaue Berührung zueinander gebracht werden. Durch Naht antagonistischer Muskeln und Sehnen über dem Knochenstumpf lassen sich die Muskelatrophie und die Contracturen der Muskeln verhüten und die Bewegungsmöglichkeit des Stumpfes wesentlich fördern.

Auf alle Fälle ist es zum Zwecke der Sekretableitung zu empfehlen, in die beiden Ecken der Hautnaht kurze Glasdrainröhrchen in die Tiefe einzuführen, weil sich bei den oft großen Wundflächen eines dicken Amputationsstumpfes auch trotz einer peinlichen Blutstillung in den ersten Stunden nach der Operation immer noch genug Blut und später auch Sekret ansammelt. Die Drainage soll aber spätestens nach 48 Stunden entfernt werden.

Bei den Exartikulationsstümpfen kann der Knorpelüberzug erhalten bleiben. Im übrigen wird der Stumpf ähnlich versorgt wie bei den Amputationsstümpfen.

8. Verband.

Nach der Operation wird ein leicht komprimierender Verband angelegt und der Stumpf durch zwei den Stumpf bogenförmig überragende und in den Verband eingebundene Schusterspäne vor Traumen geschützt. Der Stumpf wird eben gelagert um der Stumpfcontractur entgegenzuwirken. Das Zittern des Stumpfes infolge von Krämpfen der durchschnittenen Muskeln besonders unmittelbar nach der Operation läßt sich dadurch vermeiden, daß ein Sandsack auf den Amputationsstumpf gelegt wird.

9. Nachbehandlung.

Nach der Heilung der Wunde wird sehr bald, schon acht Tage nach der Operation, mit Übungen des Stumpfes begonnen. Es wird mit flacher Hand sehr fleißig mehrere Male am Tage auf den Stumpf geklopft, täglich massiert, Tretübungen gegen einen in das Bett gelegten Holzklotz und ähnliches ausgeführt, um den Stumpf so bald als möglich schmerzlos und tragfähig zu gestalten. Nach einer Amputation an der unteren Extremität soll der Kranke möglichst bald auf seinem Stumpfe gehen lernen, was durch das Anlegen einer Prothese erreicht wird.

10. Künstlicher Ersatz der Glieder.

Für den verloren gegangenen Arm kommen als Ersatz in Frage, ein Schmuckarm, ein Arbeitsarm oder ein willkürlich bewegter Arm.

Beim *Schmuckarm* wird im wesentlichen nur auf den kosmetischen Teil des Gliedersatzes Rücksicht genommen. Ein solcher Arm verfolgt nur den Zweck in möglichst vollendeter Form den natürlichen Arm in der Ruhelage und beim Gehen nachzuahmen.

Diese Schmuckprothesen werden aus Pappmasse und Drahtspiralen, aus Filz und Gummi, aus Holz und endlich aus leichterem Metall (Elektron) verfertigt. Die Hauptforderung dabei ist, daß ein Schmuckarm mit der Hand nicht mehr als 600—800 g wiegt. Die Erfahrung hat aber gezeigt, daß der heiß begehrte Schmuckarm von den Amputierten wenig getragen wird, weil der Amputierte bald den Wunsch äußert mit dem Kunstarm auch etwas tun zu können.

Der *Arbeitsarm* soll den Amputierten, ohne Rücksicht auf Form und natürliche Bewegung, zu gewissen Verrichtungen und Arbeitsleistungen befähigen.

Bei diesem Arm wird auf die grazile und zerbrechliche Schönheitshand überhaupt verzichtet und diese durch kräftige, dem Beruf angepaßte Arbeitsansätze (Arbeitsklaue) ersetzt. Damit der Arbeiter nicht immer mehrere Ansätze bereit halten muß, wurden auch Universalansätze hergestellt. Diese Arbeitsansätze haben sich besonders in der Landwirtschaft gut bewährt.

Unter dem Eindruck der SAUERBRUCHschen Methode und des CARNEs Armes sind immer mehr und mehr die Bestrebungen wach geworden, den passiven Arm in einen aktiven zu verwandeln. Bei dem *willkürlich bewegten Arm* werden nicht nur die natürliche Form, sondern auch die natürlichen Bewegungen des Armes nachgeahmt, die dem Amputierten eine beschränkte Zahl von Verrichtungen ermöglichen. Zu diesem Zwecke wurden die Bewegungen der Schulter, der Brustzug, die Bewegungen des gesunden Armes und des Rumpfes (Schulterhub, Schulterzug) für den Antrieb der künstlichen Hand ausgenützt, oder auch die Bewegungen des Stumpfes, wie Abduction, Adduction, Beugung, Streckung, Rotation und kombinierte Bewegungen für die Beugung und Streckung der Finger verwertet. Auf diese Weise sollte durch Übertragung der physiologischen Kraft des Muskels auf die Prothese die natürliche Leistung nachgeahmt werden.

In den Jahren des Weltkrieges hat SAUERBRUCH durch chirurgische Umgestaltung der Stümpfe eine möglichst freie Beweglichkeit und bedeutende Hubhöhe der Muskel des Amputationsstumpfes zu erreichen versucht, um eine genügende Arbeitsleistung lebender Kraftquellen zu ermöglichen. Bei diesem Vorgehen werden aus der Muskulatur des Amputationsstumpfes zunächst sog. Kraftwülste gebildet indem die Beuger und die Strecker, jede Muskelgruppe für sich auf einige Zentimeter vom Knochen gelöst und allseitig mit Haut plastisch umkleidet wird. Dann wird entsprechend dem Muskelende aus der Haut ein seitlich gestielter meist senkrecht zur Achse des Knochens verlaufender Lappen von etwa 4 cm Breite umschnitten. In derselben Richtung wird die unter ihm liegende Muskulatur oder der Kraftwulststumpf durchbohrt, der Hauptlappen eingerollt, durch Zusammennähen zu einem Schlauch umgewandelt und mit Hilfe eines Seidenfadens das Ende des Hautschlauches durch den Muskelkanal hindurchgezogen und dort zur Einheilung gebracht. Der Hautdefekt wird durch Naht geschlossen oder durch Epidermistransplantation gedeckt. Ein durch den Kanal geführter Elfenbeinstift macht alle Bewegungen der Muskulatur mit; bei ihrer Verkürzung rückt er hinauf, bei ihrer Entspannung steigt er hinunter.

Durch die auf diese Weise auf die Prothese übertragene Kraftquelle wird z. B. ein wirkungsvoller Schluß der Hand erzielt, so daß eine große Reihe Amputierter, vor allem Kopfarbeiter eine vollwertige Arbeit leisten können.

Ein anderer Weg, neue Beweglichkeit zu schaffen, besteht darin, das Amputationsglied selbst zu einem Greiforgan umzuwandeln. KRUKENBERG löste dieses Problem bei langen Unterarmstümpfen dadurch, daß er mit einem Längsschnitt im Lig. interosseum den Radius mit den zu ihm gehörenden Muskeln von der Ulna mit ihrer Muskulatur trennte, so daß ein scherenförmiges Greiforgan entstand. Der Hautdefekt wird direkt vernäht, oder durch gestielte Lappen vom Rumpf gedeckt. Auf diese Weise kann der Radius bzw. die Ulna nicht nur selbständige Pro- und Supinationsbewegungen, sondern auch dieselben Bewegungen ausführen, wie der Daumen gegen die Mittelhand.

An der unteren Extremität ist es von Wichtigkeit, daß bald eine Prothese angefertigt wird, um einen tragfähigen Stumpf zu erzielen. Da es aber auch einige Monate dauert, bis der Stumpf infolge Schrumpfung der Muskulatur seine endgültige Form angenommen hat, soll zunächst nur eine vorläufige, sog. *Behelfs-* oder *Immediatprothese* angelegt werden, entweder in Form eines *Holzstabes (Stelzfuß)* oder eines HOEFTMANNschen *Gehbügels* mit Fußplatte, welche mit Hilfe eines gut anmodellierten Gipsverbandes an den Stumpf befestigt wird.

Die *endgültige Beinprothese* (das *Kunstbein*) mit beweglichem und feststellbarem Kniegelenk, mit beweglichem Fuß und Mittelfuß soll erst einige Monate nach der Amputation angefertigt werden, bis sich die Muskulatur infolge Inaktivitätsatrophie und der geänderten Funktion vollständig umgestaltet hat, bis ferner das Ödem am Stumpf geschwunden und die Narbe reizlos geworden ist.

B. Amputationen und Exartikulationen an der oberen Extremität.

1. Exartikulation im Schultergelenk.

Das Anlegen der Esmarchschen Blutleere stößt bei dieser Operation auf Schwierigkeiten. Es wird daher entweder von einem Assistenten die Art. subclavia oberhalb der Clavicula digital komprimiert oder die Art. axillaris an typischer Stelle entweder vorher unterbunden oder erst im letzten Momente der Operation unter digitaler Kompression der Weichteile an der Innenfläche des Oberarmes durchschnitten. Der Kranke liegt mit erhobenem Oberkörper. Aus der Regio deltoidea wird ein zungenförmiger Lappen (Epaulettenschnitt) umschnitten (Abb. 8). Die Breite der Lappenbasis reicht vom Akromion bis zur Spitze des Proc. coracoideus, das Ende des Lappens bis an den Ansatz des M. deltoideus. Nach Umschneidung des Hautlappens zieht sich derselbe etwas zurück, worauf die Muskulatur des M. deltoideus mit langen Messerzügen in derselben Schnittrichtung wie die Haut bis zur Freilegung des Schultergelenkes durchtrennt und der Hautmuskellappen vom Knochen abpräpariert wird. Der Operateur faßt den Oberarm mit seiner Linken und indem er das Resektionsmesser vertikal auf den Humeruskopf aufsetzt und im Bogen über die höchste Wölbung desselben führt, durchtrennt er die lange Bicepssehne und die Gelenkkapsel, wälzt den Humeruskopf aus der Wunde vor, durchtrennt weiter auch den hinteren Kapselansatz vom Knochen und befreit das Collum chirurgicum humeri, sowie das oberste Drittel der Humerusdiaphyse von Weichteilen. Dabei muß man sich sorgfältig hart am Knochen

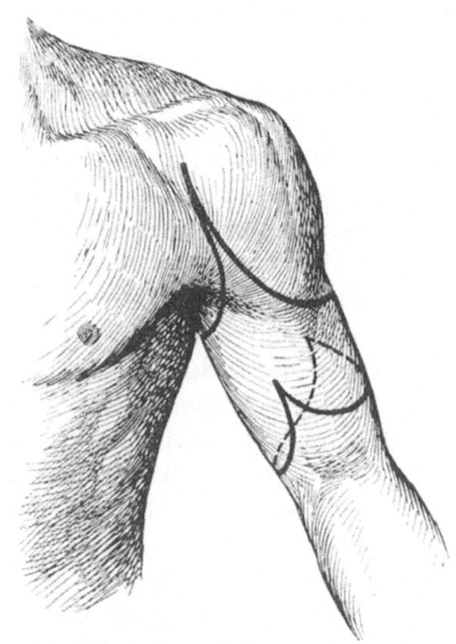

Abb. 8. Lappenschnitte zur Amputation und Enucleation des Oberarmes.

halten, um nicht den N. axillaris zu verletzen, der den M. deltoideus innerviert. Der Oberarm hängt dann noch in der Achselgegend an einer Weichteilbrücke, in welcher die Gefäße verlaufen. Von einem Assistenten wird jetzt diese Brücke derart zwischen Daumen und Zeigefinger beider Hände eingeklemmt, daß unter Kompression der Gefäße durch den Fingerdruck aus den Weichteilen der Achsel ein Lappen von der Wunde her ausgeschnitten wird, und zwar bis zum Ansatz des M. pectoralis major am Oberarm. Während noch die Digitalkompression ausgeübt wird, wird die A. axillaris unterbunden. Von den übrigen größeren Gefäßenmüssen am deltoidalen Lappen die Äste der A. circumflexa humeri post. ligiert werden.

Die Exartikulation im Schultergelenk läßt sich auch mit Hilfe eines Zirkelschnittes und ängesetztem Längsschnitt oder mittels des Ovalärschnittes vornehmen.

2. Amputation des Oberarmes.

Die Amputation des Oberarmes erfolgt, entweder mittels des zweizeitigen Zirkelschnittes und Bildung einer Hautmanschette oder mit Hilfe zweier Haut-

muskellappen, eines medialen und lateralen Lappens, welche vorne an der Volar-
und Dorsalfläche des Oberarmes zusammenstoßen (Abb. 8). Nach Durchtrennung der Weichteile wird der Knochen etwas höher durchsägt und die
Muskulatur über dem Knochenstumpf zusammengenäht.

Auf dem Querschnitt des Oberarms ist zu achten auf die A. brachialis,
welche medial vom Humerus im Bindegewebsraum des Sulcus bicipitalis
internus zwischen M. biceps und triceps liegt; sie wird von der gleichnamigen
Vene und vom N. medianus begleitet. Der N. ulnaris ist etwas medial- und
dorsalwärts vom N. medianus in demselben Bindegewebsinterstitium, der N.
radialis in der Nähe der Außenseite des Humerus im Septum intermusculare
zwischen M. triceps und brachialis zu finden.

3. Exartikulation im Ellbogengelenk.

Unter maximaler Supination des Vorderarmes wird unterhalb der tastbaren
Epikondylen des Humerus aus den Weichteilen der Beugefläche des Vorderarmes ein gut gepolsterter Hautmuskellappen gebildet, welcher bis an die Grenze
zwischen mittlerem und oberem Drittel des Vorderarmes reicht. Der Lappen
wird aufgeklappt und die vordere Gelenkkapsel quer durchtrennt, so daß
die Trochlea und das Capitulum humeri erscheint. Es wird das Lig. colaterale
med. und lat. durchschnitten und das Gelenk maximal hyperextendiert, bis
das Olecranon in der Wunde sichtbar ist. Der Ansatz des M. triceps wird dicht
am Knochen abgeschnitten und ein kurzer Hautlappen aus der Dorsalseite durch
Ausschnitt gebildet.

An der Abtragungsfläche ist zu achten: 1. auf die Unterbindung der A. cubitalis bzw. deren nahe beieinanderliegenden Äste, die A. radialis und ulnaris,
2. auf die Kürzung des N. medianus (medial von der A. cubitalis), des N. radialis
(lateralwärts vor dem Epicondyl. lat.), des N. ulnaris (dicht hinter dem Epicondylus med.).

Bei Exartikulation mittels des zweizeitigen Zirkelschnittes wird derselbe
3—4 Querfinger unterhalb der Gelenkklinie angelegt und die Hautmanschette
bis an die Gelenkklinie zurückpräpariert und umgeschlagen. Die weitere Absetzung im Gelenk geht ähnlich vor sich, wie oben beschrieben wurde.

Der Enukleation des Ellbogengelenkes ist eine hohe Vorderarmamputation
vorzuziehen, weil auch bei einem kurzen Vorderarmstumpf der Bicepsansatz
(an der Tuberositas radii) und der Tricepsansatz (am Olecranon ulnae) erhalten
bleiben, was für die Beweglichkeit der Vorderarmprothese von Wichtigkeit ist.

4. Amputation des Vorderarmes.

Der Vorderarm wird in voller Supination gehalten. Das Anlegen des zweizeitigen Zirkelschnittes und die Manschettenbildung wird in typischer Weise
ausgeführt, dann die Muskulatur durchschnitten und die Muskeln im Zwischenknochenraum mit dem Zwischenknochenmesser in Achtertour durchtrennt.
Dazu wird das Zwischenknochenmesser beim supinierten Vorderarm zunächst
von oben her mit der gegen den Operateur gerichteten Spitze bis zum Heft
in den Zwischenknochenraum eingestoßen und unter Senken des Messerheftes
in der Richtung zum Operateur bis zur Spitze zurückgezogen. Dann wird das
Messer von unten her mit der dem Operateur abgewendeten Spitze neuerdings in
den Zwischenknochenraum bis zum Heft eingeführt und unter Drehung des Heftes
weg vom Operateur wieder bis zur Spitze ausgezogen. Auf diese Weise werden alle
Muskeln des Zwischenknochenraumes in einer Ebene durchtrennt. Die beiden
Vorderarmknochen werden in voller Supinationsstellung von der Volarseite her
gleichzeitig abgesägt, um gleichlange Stümpfe beider Knochen zu erhalten.

Am Querschnitt ist zunächst das zwischen Ulna und Radius ausgespannte Zwischenknochenband zu suchen, an dessen volarer Fläche die A. interossea mit der sie begleitenden Vene und dem Nerv zu finden ist. Zwischen der oberflächlichen und tiefen Gruppe der Beuger liegt in dem Spatium intermusculare der N. medianus. Verfolgt man diesen Bindegewebsspalt ulnarwärts, dann gelangt man zu der A. ulnaris und dem N. ulnaris, am radialen Ende des Spaltes finden sich A. und N. radialis.

Die Amputation des Vorderarms läßt sich auch mit Hilfe von zwei gleichgroßen Hautmuskellappen aus der Volar- und Dorsalseite des Vorderarms ausführen, es genügt schließlich auch bloß ein einziger größerer volarer Hautmuskellappen, um die Amputationswunde zu decken.

5. Exartikulation im Handgelenk.

Zur Orientierung über die Lage der Gelenklinie des Radiokarpalgelenkes dient der Processus styloideus radii und ulnae.

Bei der Exartikulation der Hand mittels des zweizeitigen Zirkelschnittes wird dieser zwei Querfinger peripherwärts von dem Processus styloideus radii angelegt und eine Hautmanschette gebildet, welche proximalwärts umgeschlagen wird. Der Operateur faßt die zu entfernende Hand mit seiner Linken, durchschneidet zunächst die Strecksehnen, entsprechend dem Radiokarpalgelenk, eröffnet bei starker Palmarflexion dorsalwärts das Handgelenk, durchtrennt unter Ulnar- und Radialabduction der zu entfernenden Hand die Seitenbänder und schließlich die Gelenkkapsel an der Volarseite und die Beugesehnen.

Die A. radialis und ulnaris sind im Sulcus radialis und ulnaris an der Volarseite des Vorderarmes zu suchen. Der N. ulnaris, welcher ulnarwärts von der A. ulnaris liegt, und der N. medianus (in der Mitte der volaren Weichteile) werden gekürzt.

Bei der Enukleation der Hand mittels der Lappenschnitte wird ein dorsaler Hautlappen bis zur Mitte des Handrückens umschnitten, wobei der Processus styloideus radii und ulnae die Endpunkte der Lappenbasis darstellen. Dieser Lappen wird bis zur Gelenklinie aufpräpariert, das Gelenk nach querer Durchschneidung der Sehnen der Fingerstrecker dorsal eröffnet, die seitlichen und palmaren Bänder, sowie die Sehnen der Fingerbeuger, quer durchtrennt und durch Ausschnitt von der Wunde aus ein kurzer palmarer Hautlappen gebildet.

6. Exartikulation der Finger in den Interphalangeal- und in den Metakarpophalangealgelenken.

Zur Enukleation eines Fingergliedes wird vom Operateur der im abzusetzenden Glied gebeugte Finger mit dem Daumen und Zeigefinger der linken Hand gefaßt und das Interphalangealgelenk durch einen dorsalen halben Zirkelschnitt peripher von der höchsten Prominenz des Gelenkes, unter Durchschneidung der Strecksehne, dorsal eröffnet. Es werden die Seitenbänder der Kapsel durchtrennt, das Gelenk zum Klaffen gebracht und aus der palmaren Haut, durch Ausschnitt von der Wunde aus, ein palmarer Hautlappen gebildet. Der Fingerquerschnitt enthält außer dem Knochenstumpf die dorsale Strecksehne, an der Volarseite zwei Beugesehnen und über letzteren beiderseits die A. digitales propr. Die Streck- und Beugesehnen werden über dem Knochenstumpfende miteinander vernäht.

Diese Enukleation läßt sich auch mittels eines größeren dorsalen und eines kürzeren palmaren Hautlappens, oder mit Hilfe von zwei gleich großen seitlichen oder schließlich mit einem einzigen seitlichen Hautlappen vollenden. Die *Amputation eines Fingers* im Metacarpus wird vom Ovalärschnitt aus vorgenommen. Der am Metacarpus beginnende Längsschnitt zieht bis über das Metakarpophalangealgelenk, wo er den Finger umkreisend, die Weichteile der palmaren Fingerfläche bis auf den Knochen quer durchschneidet, um an der entgegengesetzten Seite wiederum in den Längsschnitt einzumünden. Es folgt die Ablösung der Muskulatur vom Metacarpus und Durchsägen des Knochens mit der Phalangen- oder Drahtsäge, oder mit der Knochenschere. Die Amputation der vier dreigliedrigen Finger in den Metakarpen wird mittels eines kürzeren dorsalen und längeren palmaren Hautlappens ausgeführt. Nach Umschneidung der beiden Lappen werden die Metacarpi mit einem Schnitte umkreist, die Muskulatur in den Interossealräumen durchtrennt und die Metacarpi abgesägt.

Für die Enukleation des Fingers in seinem Grundgelenk (Art. metacarpophalangea) kommt der Ovalärschnitt in Frage. Der Assistent hält die benachbarten Finger beiseite. In der Beugefalte wird ein volarer Halbzirkelschnitt angelegt, dessen Enden auf dem Handrücken in einem kurzen Längsschnitt zusammenlaufen. Der Schnitt durchtrennt die Weichteile bis auf den Knochen. Das Metakarpophalangealgelenk wird vom Dorsum oder von der Seite eröffnet und nach zirkulärer Durchtrennung der Gelenkkapsel der Finger abgesetzt. Das Capitulum metacarpi wird mit einer Hohlmeißelzange abgetragen, damit die Nachbarfinger enger zusammenrücken können. Dadurch fällt die Lücke weniger auf. Für die *Enukleation des Daumens* im Karpometakarpalgelenk eignet sich ebenfalls am besten der Ovalärschnitt. Der Längsschnitt entlang der Streckseite des ersten Metacarpus weicht entsprechend dem ersten Metakarpophalangealgelenk an die Beugeseite ab, zieht hier quer durch die Beugefalte dieses Gelenkes, um von da abermals in den Längsschnitt überzugehen. Von diesem Schnitt aus, welcher bis auf den Knochen reicht, werden die Weichteile des Thenars abpräpariert und sobald der erste Metacarpus freiliegt, das Gelenk zwischen Os multangulum majus und der Basis des Metacarpus von der Streckseite her eröffnet und der Daumen mit dem dazugehörigen Metacarpus abgesetzt.

Bei der *Exartikulation des kleinen Fingers* samt dem Metacarpus wird der 4. und 5. Finger gestreckt in starker Abduction gehalten. Das Messer wird mit der Schneide an die Mitte der Interdigitalfalte zwischen 4. und 5. Finger angesetzt und mit sägenden Zügen die Weichteile des Spatiums interosseum zwischen dem 4. und 5. Metacarpus bis an die Handwurzel durchtrennt. Das Messer durchschneidet dann unter starker Abduction des 5. Fingers die Ligamente an der Basis des 5. Metacarpus, wodurch das Gelenk zwischen Os hamatum und dem 5. Metacarpus zum Klaffen gebracht wird, so daß schließlich der 5. Metacarpus mit seinem Finger nach außen umgeknickt werden kann. Das Messer wird nun um die Basis des 5. Metacarpus herumgeführt und ein Lappen aus den Weichteilen des Antithenar durch Ausschnitt gebildet. Es ist darauf zu achten, daß dieser Weichteillappen nicht zu kurz ausfällt.

C. Amputationen und Exartikulationen an der unteren Extremität.

1. Die Exartikulation im Hüftgelenk.

Das Becken des Patienten überragt den Tischrand. Es wird zunächst die A. und V. femoralis unter dem Lig. Pouparti unterbunden. Es folgt dann ein Ovalärschnitt dessen Längsschnitt entweder mit dem Schnitt zur Unterbindung der Vasa femoralis zusammenfällt, oder an die Außenfläche des Oberschenkels über den Trochanter verlegt wird. Der Schnitt reicht bis an die Grenze zwischen oberem und mittlerem Drittel des Oberschenkels.

Die Haut wird etwas zurückpräpariert und die Durchtrennung der Muskulatur bis auf den Knochen unter sofortiger Unterbindung der blutenden Äste der

A. obturatoria und der A. gluteae schrittweise vorgenommen, wobei auch der Trochanter major freigelegt wird. In die Wunde werden Haken eingesetzt, welche die Wundränder der Muskulatur beiseite halten, so daß die Gelenkkapsel sichtbar wird. Der Operateur erfaßt den Oberschenkel mit seiner linken Hand, überstreckt das Bein im Hüftgelenk, eröffnet dasselbe mit einem bogenförmigen Schnitt, der die vordere Kapselwand spaltet und schneidet den Limbus an mehreren Stellen ein. Der Femurkopf läßt sich dann mit Leichtigkeit aus der Pfanne luxieren. Endlich wird das Lig. teres und die hintere Kapselwand durchschnitten und der Femur abgesetzt.

Die Auslösung des Beines im Hüftgelenk kann auch in Form der Amputations-Resektionsmethode (nach Kocher) ausgeführt werden.

Nach der präventiven Unterbindung der A. und V. femoralis unterhalb des Lig. Pouparti wird im oberen Drittel des Oberschenkels ein Zirkelschnitt durch die Haut bis auf den Muskel angelegt. Nachdem sich die Haut etwas zurückgezogen hat, wird die Muskulatur zirkulär bis auf den Knochen durchtrennt, das Periost ebenfalls umschnitten und der Knochen in derselben Ebene durchsägt. An der Amputationsfläche werden die blutenden Gefäße unterbunden. An der Außenfläche des Oberschenkels wird entsprechend dem Trochanter ein Längsschnitt hinzugefügt, welcher die Weichteile bis auf den Knochen spaltet und in die Amputationsfläche mündet. Die Wunde wird mit Haken auseinander gehalten, der Knochen mit einer Knochenfaßzange erfaßt und aus seinen Verbindungen mit den Weichteilen gelöst. Es folgt dann die Eröffnung des Gelenkes, Luxation des Femurkopfes, Durchtrennung des Lig. teres, worauf das obere Drittel des Femur samt Kopf entfernt wurde.

2. Amputation des Oberschenkels.

Das Becken des Kranken wird an den Tischrand vorgezogen. Oberhalb der Amputationsstelle wird die Esmarchsche Blutleere oder die Sehrtsche Klammer angelegt. Der Operateur steht bei der Amputation des rechten Oberschenkels an der Außenseite, bei Amputation des linken Oberschenkels an der Innenseite des Beines, damit das Glied zu seiner Rechten abfällt. Das zu amputierende Bein wird von einem Assistenten in horizontaler Richtung gestreckt und abduziert gehalten.

Damit der Oberschenkelstumpf belastungsfähig wird, muß der Knochenstumpf mit Weichteilen gut gepolstert sein, und es darf die Hautnarbe nicht über den Stumpf ziehen, sondern an die Beugefläche des Oberschenkels verlegt werden.

Dasjenige Verfahren, welches als Normalmethode gelten kann und welches nicht nur den obenerwähnten Forderungen gerecht wird, sondern mit Ausnahme der tiefsten Oberschenkelabschnitte auch bei der verschiedenen Höhe der Oberschenkelamputation angewendet werden kann, besteht in Umschneidung eines vorderen Hautmuskellappens mit einem hinteren Halbzirkelschnitt.

Es wird zunächst peripher von der vermutlichen Absetzungsebene an der vorderen Fläche des Oberschenkels ein wohlgerundeter, zungenförmiger Hautlappen umschnitten, dessen Breite an der Basis des Lappens dem halben Gliedumfang und dessen Länge dem Glieddurchmesser entspricht. Der Hautlappen zieht sich etwas zurück, worauf von demselben Schnitt aus mit langen Messerzügen die Muskulatur auf der Streckseite des Oberschenkels bis auf den Knochen durchschnitten wird, nachdem der Operateur mit der linken Hand die Hautmuskelmasse der Vorderseite des Oberschenkels etwas abgehoben hat. Die Schnittfläche in der Muskulatur zieht von der Peripherie in schräger Richtung zentralwärts in die Tiefe zu jener Stelle des Femurs, an welcher die Absetzung des Knochens erfolgen soll. Der Hautmuskellappen wird emporgezogen und das Amputationsmesser mit seiner Spitze und Schneide dem Operateur zugewendet, unter das zu amputierende Glied geführt und der hinter Halbzirkelschnitt mit Durchtrennung der Haut und der Muskulatur bis auf den Knochen in einer Ebene angeschlossen. Das Amputationsmesser umkreist den Knochen noch zweimal, um die letzten Reste der Muskulatur zu durchtrennen. Etwas zentralwärts von der Schnittfläche der Muskulatur wird das Periost zirkulär umschnitten und mit dem Raspatorium peripherwärts abgeschoben. Der Knochen wird unter Weghalten der Muskulatur des Stumpfes mittels Wundhaken oder einer geschlitzten Kompresse durchsägt. Die Versorgung des Knochenstumpfes wird nach Bunge vollendet.

Auf der Amputationsfläche am Ende des oberen Oberschenkeldrittels ist auf die A. und V. femoralis zu achten, welche vom N. saphenus begleitet zwischen M. sartorius und den Adductoren zu suchen sind.

Entspricht die Amputationsfläche dem Ende des mittleren Oberschenkeldrittels, dann ist die A. und V. femoralis im Bindegewebsspalt, welcher dem Canalis adductorius entspricht, hinter der Adductorengruppe der Muskulatur zu suchen. Zwischen den durchtrennten Zügen der Beugemuskulatur findet sich der N. ischiadicus stets von Gefäßen begleitet. Nach erfolgter Blutstillung der oft zahlreichen Gefäßäste wird die Muskulatur durch versenkte Nähte über dem Knochenstumpf derart vereinigt, daß keine toten Räume entstehen können. Die Hautnaht kommt an die Beugefläche des Oberschenkels zu liegen; an jedem Ende der Hautnaht

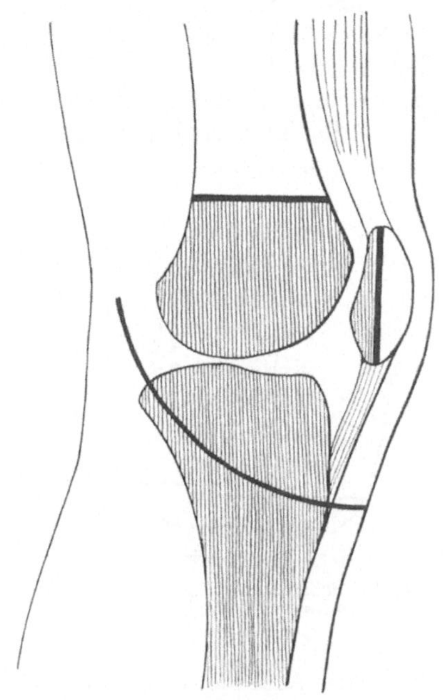

Abb. 9. Schema der Amputation.
(Nach Gritti.)

wird ein kurzes Glasdrain auf 48 Stunden eingeführt um das Blut und die Wundsekrete der ersten zwei Tage abzuleiten.

Soll der Oberschenkel in seinem tiefsten Abschnitt, im Bereiche der Kondylen abgesetzt werden, dann sind osteoplastische Verfahren zweckmäßig, bei welchen nach dem Vorbild des Pirogoffschen Verfahrens durch einen Knochenabschluß eine größere Tragfähigkeit des Stumpfes erzielt werden soll.

Von den osteoplastischen Amputationen besteht die suprakondyläre Amputation nach Gritti darin, daß an der Sägefläche des Oberschenkels die angefrischte Patella befestigt und zur Ausheilung gebracht wird (Abb. 9, 10).

Entsprechend der Streckseite des Kniegelenkes wird ein vorderer Lappen umschnitten und das Kniegelenk nach Durchschneidung des Lig. patellae propr. und der seitlichen Ansätze der Kapsel eröffnet. Der Lappen wird mit der darin enthaltenen Patella hinaufgeschlagen und die Patella unter Wegnahme der knorpeligen Gelenkfläche mit der Säge angefrischt. Der suprakondyläre Anteil des Femur wird umschnitten und an dieser Stelle abgesägt. Durch Ausschnitt wird aus den Weichteilen der Kniekehle ein kurzer Hautmuskellappen gebildet, die angefrischte Patella an die Sägefläche des Femur daraufgesetzt und durch Periostnähte oder percutane Nagelung in dieser Lage festgehalten. Die Naht der Hautwunde liegt hinten an der Beugefläche des Oberschenkelstumpfes.

An die Amputation des Oberschenkels nach Gritti haben sich eine Reihe von Modifikationen (Amputation nach Ssabanejeff, Djelitzyn, Abrashanow) angeschlossen.

Das Wesen der diakondylären, osteoplastischen Amputation nach Ssabanejeff besteht darin, daß nach Eröffnung des Kniegelenkes von der Kniekehle her, mittels eines kürzeren Lappens eine Knochenscheibe aus dem oberen Ende der Tibia in frontaler Richtung bis unter die Tuberositas tibiae von der Gelenkfläche der Tibia aus ausgesägt wird. Diese Knochenscheibe, welche nicht nur den Ansatz des M. rectus femoris enthält, sondern mit dem vorderen Weichteillappen in Verbindung bleibt, wird an die Sägefläche des Femur, welche quer durch die Kondylen angelegt ist, befestigt.

Bei der Amputation nach Djelitzyn werden noch mehr Muskelansätze an der Tibia geschont; es wird aus dem oberen Tibiaende ein Keil ausgesägt, welcher die Ansätze des M. sartorius, gracilis, Semitendinosus, Semimembranosus und da das Fibulaköpfchen mit dem Keil mitgenommen wird, auch den Ansatz des Biceps femoris enthält. Der Femur wird im Bereich der Kondylen senkrecht zur Sägefläche der Tibia durchsägt und der Knochenkeil aus der Tibia hier befestigt.

Bei der Modifikation von Abrashanow wird aus dem oberen Ende der Tibia ähnlich wie bei der Operation von Ssabanajeff ein Knochensegment ausgesägt und an der Sägefläche des Femur befestigt. Bei dieser Operation wird außerdem auch die Patella angefrischt und mit der Knochenscheibe der Tibia in Verbindung gebracht.

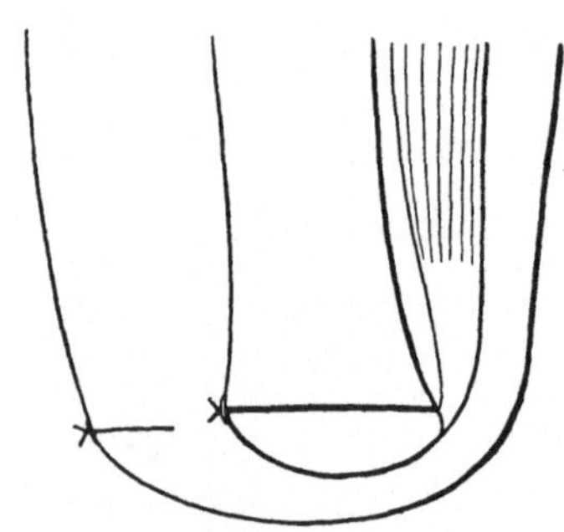

Abb. 10. Schema des Endzustandes der Amputation. (Nach Gritti.)

3. Exartikulation im Kniegelenk.

Bei gebeugtem Kniegelenk umschneidet der Operateur einen vorderen zungenförmigen Hautlappen, welcher an den beiden gut tastbaren Femurkondylen beginnt und 3—4 Querfinger unter die Tuberositas tibiae reicht. Der Lappen wird von seiner Unterlage bis zum Lig. patellae propr. abpräpariert, das Lig. patellae prop. sowie die Kollateralligamente und die Kreuzbänder durchtrennt und das Kniegelenk vollkommen aufgeklappt. Der Unterschenkel bleibt dann nur durch die hintere Kapsel und durch die Weichteile der Kniekehle mit dem Oberschenkel in Zusammenhang. Nun wird von der Wunde aus ein Amputationsmesser hinter die Tibia eingesetzt, und nachdem auch das Fibulaköpfchen von hinten umgangen ist, aus den Weichteilen der Beugeseite ein kurzer Hautmuskellappen durch Ausschnitt gebildet, so daß die A. poplitea im letzten Moment der Operation durchschnitten wird.

Auf der Weichteilschnittfläche sind die A. und V. poplitea zu unterbinden, welche in der Gegend der Kniekehle verlaufen, und außerdem ist der N. tibialis zu kürzen, welcher in der Nähe der Poplitealgefäße liegt, ferner der N. peroneus, welcher lateralwärts vom N. tibialis zu finden ist.

4. Amputation des Unterschenkels.

In früheren Zeiten pflegte man den Unterschenkel immer im oberen Drittel abzusetzen. Nach beendeter Heilung wurde dann der Stelzfuß auf den kurzen im Kniegelenk rechtwinkelig gebeugt gehaltenen Stumpf angepaßt.

Im Laufe der Zeit wurde man mit der Amputation des Unterschenkels immer konservativer, so daß heutzutage der Unterschenkel, je nach Bedarf des Falles, in verschiedener Höhe abgesetzt wird.

Im großen und ganzen kommt man bei der Amputation des Unterschenkels mit zwei Methoden aus. Es wird entweder ein vorderer Hautlappen und ein hinterer kurzer Hautmuskellappen aus der Wade gebildet oder man bedient sich der osteoplastischen Amputation des Unterschenkels nach BIER-EISELSBERG.

a) Typische Unterschenkelamputation.

Bei diesem Verfahren wird aus der Vorderseite des Unterschenkels ein viereckiger Hautlappen mit abgerundeten Ecken umschnitten. Die Breite des Lappens entspricht dem halben Umfang, die Länge dem Durchmesser des Unterschenkels. Der Lappen wird bis an seine Basis von der Unterlage abpräpariert.

Nach querer Incision des Periosts der Tibia wird die Muskulatur der Rückseite des Unterschenkels, unter Bildung eines kürzeren Hautmuskellappens, aus der Wade durchschnitten. Zu diesem Zweck wird das Amputationsmesser unter das zu amputierende Glied mit der gegen den Operateur gerichteten Spitze geführt, wobei der Operateur das Messer, unter Ausnützen der ganzen Messerklinge, zu sich auszieht. Unter abwechselndem Einlegen des Messers von oben her in dieselbe Schnittebene werden in vier Zeitabschnitten die Weichteile der ganzen Zirkumferenz des Unterschenkels durchtrennt. Zur Durchschneidung der Zwischenmuskulatur wird der Unterschenkel nach einwärts gedreht. Das Zwischenknochenmesser wird zunächst von oben her mit der gegen den Operateur zugerichteten Spitze bis zum Heft in den Zwischenknochenraum eingeführt und unter Drehung des Messerheftes zum Operateur bis zur Spitze ausgezogen. Es wird dann von unten her das Messer, mit der dem Operateur abgewendeten Spitze, neuerdings in den Zwischenknochenraum bis zum Heft eingestochen und unter Drehung des Messerheftes, weg vom Operateur, bis zur Messerspitze ausgezogen. Diese beiden eben erwähnten Schnittführungen ergänzen sich gegenseitig zu einer Achtertour und führen zu einer vollkommenen Durchtrennung der Zwischenknochenmuskulatur.

Etwas oberhalb der Trennungsfläche der Weichteile wird das Periost der Tibia und Fibula, und zwar etwas höher als die später angelegte Sägefläche zirkulär umschnitten und mit dem Raspatorium peripherwärts abgeschoben. Zur Absägung der beiden Knochen wird das Bein wieder nach einwärts gedreht und beide Knochen zu gleicher Zeit durchsägt. Das Sägeblatt wird daher so gehalten, daß die Fibula etwas höher zentralwärts als die Tibia abgesetzt wird. Das Knochenmark der beiden Knochen wird nach dem Vorschlag von BUNGE auf eine kurze Strecke ausgelöffelt.

Um das Vorspringen der spitzigen vorderen Tibiakante nach der Durchsägung zu verhindern, wird dieselbe entweder mit der Hohlmeißelzange abgekneift oder abgesägt; dazu wird die Kante noch bevor der Knochen abgesetzt ist in schiefer Richtung von oben nach unten hinten in einige Zentimeter Tiefe eingesägt. Sobald die Tibia quer durchtrennt ist, fällt von selbst ein Knochenstückchen an der Tibiakante weg, wodurch die vorspringende Tibiaspitze beseitigt wird.

Am Querschnitt des Stumpfes wird zunächst das Zwischenknochenband und der hinter ihm gelegene Querschnitt des M. tibialis post. aufgesucht. Vor dem Lig. interosseum, nahe der Fibula, liegen die A. tibialis ant. mit der gleichnamigen Vene und dem N. peroneus prof. Am medialen Rand des M. tibialis post. ist die A. tibialis post. mit den entsprechenden Venen und dem N. tibialis post., am lateralen Rand dieses Muskels die A. peronea mit der Vene zu suchen. Nach erfolgter Blutstillung und Kürzung der Nerven wird der vordere Hautlappen nach unten und hinten geschlagen und an den kurzen Hautmuskellappen der Beugefläche des Unterschenkels angenäht.

b) Osteoplastische Methoden der Unterschenkelamputation.

α) *Osteoplastische Amputation nach* Bier-Eiselsberg.

Um die Druckschmerzhaftigkeit der Amputationsstümpfe am Unterschenkel zu beseitigen, und auch ihre Tragfähigkeit zu erhöhen, haben Bier-Eiselsberg ihre osteoplastische Methode der Unterschenkelamputation geschaffen, welche ebenfalls mit Umschneidung eines zungenförmigen, vorderen Hautlappens beginnt, ähnlich wie bei dem vorherigen Verfahren, der Lappen wird von seiner Unterlage abpräpariert und nach aufwärts geschlagen. Entsprechend der unteren Begrenzung des Hautlappens wird das Periost der vorderen Tibiafläche quer eingeschnitten, und auch an den beiden Kanten der Tibia zentralwärts der Länge nach inzidiert, und zwar bis in die Höhe der Basis des Hautlappens. Es wird dann entsprechend dem Periosteinschnitte aus dem Knochen ein kleiner Keil ausgesägt und von der so geschaffenen Knochenrinne aus, parallel der vorderen Tibiafläche, ein 2—4 mm dicker und 5—8 cm langer Knochendeckel ausgesägt. Die Länge des Knochenperiostlappens hängt davon ab, ob nur die Sägefläche der Tibia, oder auch die der Fibula gedeckt werden soll. Hat die Knochenscheibe die gewünschte Länge erreicht, dann wird dieselbe an der Basis eingebrochen und nach oben umgeklappt. Die beiden Periostlängsschnitte werden zentralwärts verlängert und der Periostlappen an seiner Basis ein wenig von der Schienbeinfläche abgehoben. Außerdem wird am zentralen Ende des Knochendeckels mit der Luerschen Hohlmeißelzange etwas vom Knochengewebe weggebissen, wodurch der Knochenperiostlappen sehr an Beweglichkeit gewinnt.

In der Höhe der Basis des vorderen Hautlappens werden die Weichteile des Unterschenkels durch einen hinteren Halbzirkelschnitt durchtrennt, und in derselben Ebene werden auch die beiden Unterschenkelknochen, nach Durchtrennung der Zwischenknochenmuskulatur, in typischer Weise abgesetzt. Der Periostknochenlappen wird auf die Sägefläche der Knochen wie ein Deckel aufgelegt und in dieser Lage durch einige Periostnähte befestigt.

Der weitere Verlauf der Operation weicht nicht von dem früher geschilderten Verfahren ab.

β) *Die supramalleoläre osteoplastische Amputation der Unterschenkel nach* Pirogoff (1852).

Als Voroperation bei diesem Verfahren soll die Tenotomie der Achillessehne vorgenommen werden.

Der Operateur steht peripherwärts vom Fuße. Er faßt den Fuß mit seiner linken Hand, hebt ihn und umschneidet den sog. Steigbügelschnitt, die Weichteile bis auf den Knochen dabei durchtrennend, und zwar beginnt der Schnitt an der linken Seite vor der Spitze des einen Malleolus, zieht vertikal gegen die Fußsohle, dann quer durch die Sohle und wieder senkrecht hinauf bis zur Spitze des anderen Malleolus.

Ein vorderer Querschnitt über den Fußrücken verbindet die Enden des Steigbügelschnittes, durchschneidet die Sehnen der Streckmuskulatur und eröffnet das Talocruralgelenk. Nach Durchtrennung der Lateralligamente des Gelenkes, wobei man sich besonders an der Innenseite hart am Talus halten muß, um die A. tibialis post. nicht zu verletzen, wird das Gelenk zwischen Talus und Unterschenkel maximal aufgeklappt. Es wird die hintere Kapselwand des Sprunggelenkes sichtbar, nach deren Durchtrennung die obere Fläche des Fersenhöckers freiliegt.

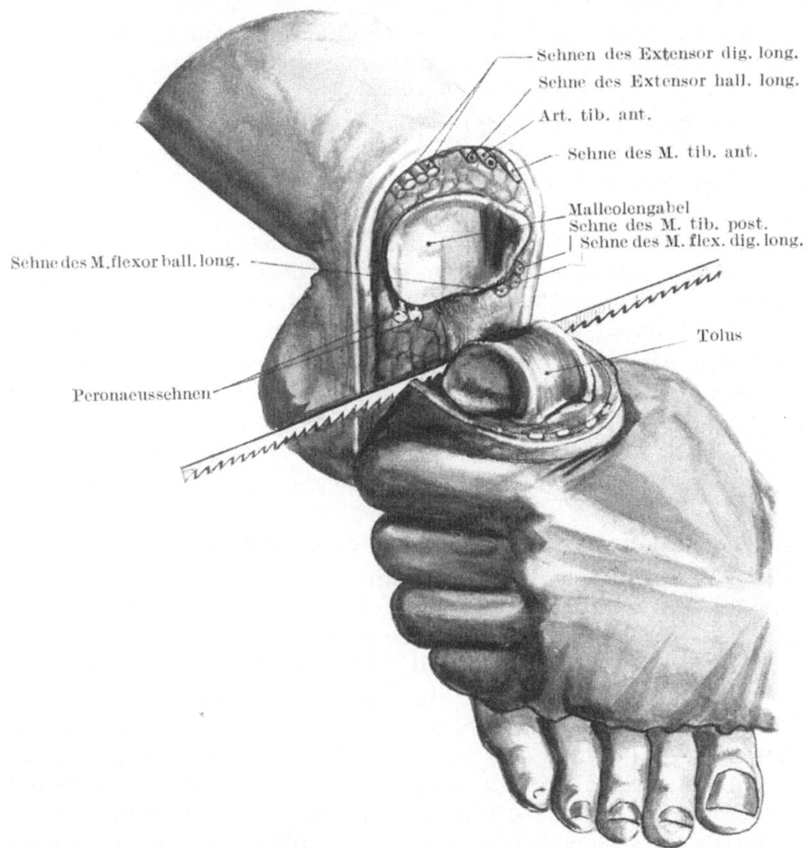

Abb. 11. Schnittführung b. Pirogoff. (Aus Treves-Keith: Chir. Anatomie.)

Der Operateur verläßt jetzt seine Stellung an der Peripherie des Fußes und stellt sich zur Seite der Extremität, erfaßt den Fuß wieder mit der Linken und setzt die Säge auf die obere Fläche des Fersenhöckers, welcher genau in der Ebene des Steigbügelschnittes durchsägt wird (Abb. 11). Der Fuß ist hiermit abgesetzt.

Des weiteren wird die Unterschenkelgabel zur Absägung vorbereitet. Es werden die Weichteile an der Rückseite dicht am Knochen abgelöst, wobei darauf geachtet werden muß, daß die für die Ernährung wichtige A. tibialis post. dabei nicht verletzt wird. An der Vorderfläche der Unterschenkelknochen werden nur die Sehnen etwas zurückgeschoben. Zum Schluß werden die Unterschenkelknochen knapp oberhalb der Malleolen zirkulär umschnitten.

Der Operateur stellt sich wie zur Amputation, ein Assistent erfaßt mit der Langenbeckschen Zange den äußeren Malleolus, worauf die Absägung der Unterschenkelknochen, knapp oberhalb der Malleolengabel, quer zur Längsachse der Knochen, erfolgt. Es werden die Sehnenstümpfe gekürzt, die Gefäße unterbunden, von welchen die A. tibialis ant. in der Nähe der vorderen Tibiafläche zu finden ist. Die A. tibialis post., welche an der Innenseite des Fersenlappens verbleibt, wird geschont. Der Fersenlappen wird dann um 90⁰ gedreht, die Sägefläche des Calcaneus an die des Unterschenkels daraufgelegt und in dieser Lage durch Periostnähte oder percutane Nagelung befestigt. Die Hautwunde wird an der Vorderfläche des Unterschenkels in querer Richtung genäht.

Die Pirogoffsche Operation hat einige Modifikation erfahren, welche mit Rücksicht auf den Verlauf der Knochensägeflächen etwas voneinander abweichen. Während bei Pirogoff der Hautschnitt und die Ebene der beiden Sägeflächen senkrecht aufeinanderstehen, legt Günther die Sägeflächen der Unterschenkelknochen und des Calcaneus schief an, und zwar von hinten oben nach vorne unten; bei der Operation nach Le Fort verlaufen die beiden Sägeflächen horizontal, so daß dadurch die Gehfläche breiter wird.

Die supramalleolare Amputation der Unterschenkel nach Syme geht ähnlich vor sich, wie das Pirogoffsche Verfahren, nur mit dem Unterschied, daß der ganze Calcaneus aus dem Hautfersenlappen ausgelöst wird, so daß der hohle Fersenlappen an die Amputationsfläche des Unterschenkels angenäht wird.

Die Amputation nach Pirogoff verdient vor der Operation nach Syme den Vorzug, weil durch die Erhaltung des Proc. post. calcanei die, durch Amputation verkürzte, Tibia verlängert und zur Gehfläche die derbe gut gepolsterte Fersenhaut verwendet wird, während der hohle Fersenlappen bei der Symeschen Operation die Ansammlung von Wundsekreten begünstigt.

5. Exarticulatio pedis intertarsea nach Chopart (1791).

Die Chopartsche Gelenklinie, welche sich aus der Articulatio talo-navicularis und calcaneo-cuboidea zusammensetzt, bildet einen S-förmigen Verlauf, weil der Taluskopf mit seiner Konvexität nach vorne gerichtet ist, während die vordere Gelenkfläche des Calcaneus eher ausgehöhlt erscheint (Abb. 12).

Zwei deutlich vorspringende Punkte des Skelettes erleichtern die Chopartsche Gelenklinie zu finden, es sind dies das Tuberculum ossis navicularis und die Tuberositas metatarsi quinti. Das Ende der Gelenklinie liegt am medialen Fußrande, knapp hinter der Tuberositas ossis navicularis, am lateralen Fußrand, daumenbreit hinter der Tuberositas metatarsi quinti. Der Operateur steht an der Peripherie des zu amputierenden Fußes. Zuerst werden die beiden Endpunkte der Chopartschen Gelenklinie durch Einstich markiert und zwischen diesen beiden Punkten ein kurzer, nach vorn konvexer Hautlappen, am Fußrücken umschnitten.

Von den beiden Endpunkten des Hautlappens wird, entsprechend dem medialen und lateralen Fußrand, je ein Schnitt bis zu den Köpfchen der Metatarsen durch Haut und Fascie bis in die Muskulatur geführt. Nach Durchschneidung aller Strecksehnen dringt man, unter starker Plantarflexion des Fußes, hinter der Tuberositas ossis navicularis in den Gelenkspalt der Articulatio talo-navicularis, durchtrennt am lateralen Ende den Schlüssel des Chopartschen Gelenkes — das Lig. calcaneo-naviculare interosseum — und eröffnet die Articulatio calcaneo-cuboideae. In der eröffneten Gelenklinie wird der Fuß abgeknickt und aus der Sohle ein dicker, plantarer Weichteillappen, der alle Muskeln und Gefäße enthält und nach vorn bis querfingerbreit zentral von den Metatarsusköpfchen reicht, ausgeschnitten.

Am Stumpf werden die A. dorsalis pedis, die A. plantaris med. und lat. unterbunden, worauf der plantare Lappen nach oben geschlagen und an den dorsalen Hautlappen angenäht wird.

Als Nachteil des Stumpfes nach der Chopartschen Exartikulation muß erwähnt werden, die Neigung des Stumpfes in Spitzfußstellung zu verharren, weil die Insertionsstelle des M. tibialis post. am Os naviculare bei diesem Verfahren nicht erhalten bleibt, wodurch eine im Sinne der Dorsalflexion wirksame Kraft verloren geht. Die Equinovalgusstellung des Chopartschen Stumpfes kann bekämpft werden, durch Annähen der dorsalen Sehnenstümpfe des M. extensor digit. long., des M. tibialis ant. und Peroneus tertius an die Kapselreste, oder falls sie lang genug abgeschnitten waren, an die Muskulatur der Fußsohle. Wird nach Exartikulation des Fußes im Chopartschen Gelenk auch noch der Calcaneus entfernt, so daß bloß der Talus vom Tarsus zurückbleibt, dann spricht man von *Exarticulatio pedis sub talo*, einer von Malgaigne eingeführten typischen Operation.

An dem rechtwinkelig zum Unterschenkel gehaltenen Fuße wird ein Schnitt angelegt, welcher überall gleich bis auf den Knochen dringt und welcher am medialen Rande der Achillessehne oberhalb der Tuberositas calcanei beginnt, von da bogenförmig unter den Malleolus ext. zieht, sich in der Höhe des Chopartschen Gelenkes medialwärts wendend quer über den Fußrücken und in weiterer Fortsetzung über den inneren Fußrand bis zur Mitte der Sohle geht. Die beiden Endpunkte dieses Schnittes, an der Achillessehne und an der Sohle, werden durch einen geraden, durch die Mitte der Sohle bis zur Ferse ziehenden Schnitt miteinander verbunden. Es wird zunächst das Gelenk zwischen Talus und Os naviculare eröffnet und unter starkem Abwärtsdrücken des Fußes der Apparatus ligamentosus im Sinus tarsi durchtrennt, wodurch die Verbindung zwischen Talus und Calcaneus gelöst wird. Nach Auslösung des Calcaneus aus den Weichteilen, wobei man

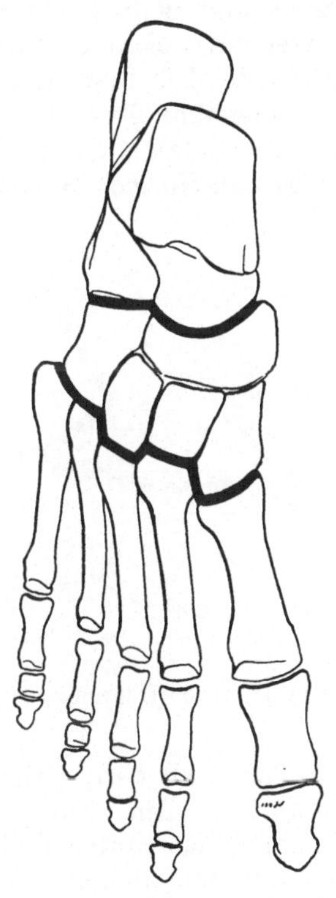

Abb. 12. Schematische Zeichnung des Fußskelets. Bezeichnung des Lisfrancschen und des Chopartschen Gelenkes.

sich hart am Knochen halten soll, fällt der gesamte Fuß fort. Der an der medialen Fläche des Fußes gebildete Weichteillappen wird über den Talus herübergezogen und die Wunde geschlossen.

6. Exarticulatio pedis im Tarsometatarsalgelenk nach Lisfranc (1815).

Der Operateur steht an der Peripherie des zu amputierenden Fußes; er umfaßt die Fußspitze mit der vollen Faust, bestimmt die Endpunkte der Lisfrancschen Gelenklinie, welche am medialen Fußrand daumenbreit von der Tuberositas ossis navicularis, am lateralen Fußrand knapp hinter der Tuberositas metatarsi quinti liegen. Von diesen beiden Punkten aus wird entlang dem medialen und lateralen Fußrand je ein Längsschnitt bis über das Köpfchen der Metatarsen, durch Haut und Fascie bis in die Muskulatur geführt. Die proximal liegenden Endpunkte dieser Seitenschnitte werden durch einen flach nach vorne konvexen, über das Dorsum pedis geführten Schnitt, ähnlich wie bei der Operation nach Chopart, miteinander verbunden. In der Richtung dieses Hautschnittes werden die Strecksehnen am Fußrücken quer durchtrennt bis der Bandapparat der Gelenke freiliegt. Die Eröffnung der Lisfrancschen Gelenklinie beginnt stets am lateralen Fußrand (Abb. 12). Unter Plantarflexion des Fußes wird zunächst das Gelenk zwischen Metatarsus V. und Os cuboideum eröffnet, indem man das Messer hinter die Tuberositas des 5. Metatarsus einsetzt und den Schnitt schief nach vorne und innen führt. Bei weiterer Fortsetzung der Schnittführung, entsprechend dem schrägen Verlauf der Gelenklinie, werden die Gelenke zwischen dem 4. Metatarsus und Os cuboideum, bzw. dem 3. Metatarsus und dem 3. Os cuneiforme, eröffnet. Nachdem das 2. Os cuneiforme kürzer ist, weicht hier die Gelenklinie mit dem 2. Metatarsus etwas proximalwärts ab. Die Lisfrancsche Gelenklinie bildet um die Basis des 2. Metatarsus eine ungefähr 1 cm proximalwärts gerichtete Krümmung, und erreicht dann in ihrem letzten Abschnitt das Gelenk zwischen dem 1. Metatarsus und dem 1. Os cuneiforme, welches wieder etwas peripherwärts vorgeschoben ist. Bei zunehmender plantarer Flexion des Fußes werden die kurzen Bandapparate, sowie die Bänder der Sohle durchtrennt und das ganze Lisfrancsche Gelenk zum Klaffen gebracht. Von der Wunde aus wird aus der Sohle der, früher schon umschnittene, dicke plantare Weichteillappen gebildet (Abbildung 13), der alle Muskeln und Gefäße enthält und der bis zu den Köpfchen der Metatarsi reicht. Dabei muß die Schneide des Messers hinter den Basen der Metatarsusknochen nach vorn gerichtet bleiben, damit der zu bildende Lappen nicht verletzt wird. Am Stumpf werden die A. dorsalis pedis und die A. plantaris med. und lat. unterbunden. Der plantare Lappen wird nach oben geschlagen und mit dem dorsalen Hautlappen vernäht.

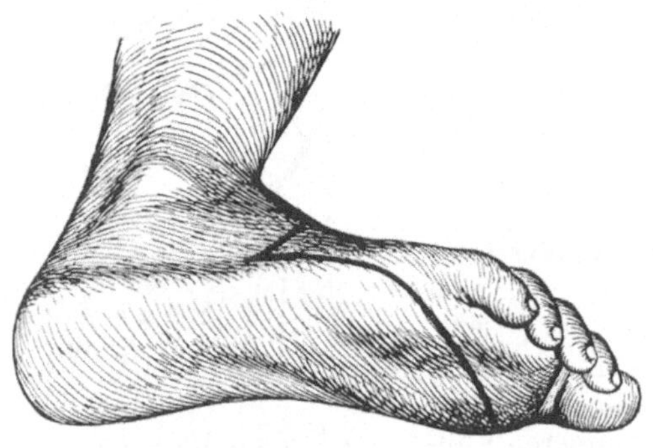

Abb. 13. Schnittführung zur Lisfrancsche Operation.

Der Stumpf nach Lisfranc gibt ein gutes funktionelles Resultat. Es ist nicht nur der plantare Lappen gut gepolstert, genügend derb und die Narbe an die Dorsalfläche des Fußes verlegt, sondern es sind auch die Antagonisten des Triceps sural, der M. tibialis ant. und der M. peroneus brevis, die als Extensoren des Fußgelenkes dienen, in ihren Ansätzen erhalten.

7. Exartikulation der Zehen in den Interphalangeal- und Metatarsophalangealgelenken.

Zum Unterschied von den Fingern, wird bei ähnlichen Operationen an den Zehen nicht derselbe streng konservative Weg befolgt. Aus diesem Grund werden diese Eingriffe selten zu Amputationen vielmehr fast immer zu Exartikulationen führen.

Die Technik der Operation ist die gleiche wie an den Fingern. Die Exartikulation einer Zehe erfolgt vom Ovalärschnitt aus, welcher die Zehenwurzel umkreist und dessen Längsschnitt am Dorsum des dazugehörigen Metatarsus liegt. Nach Durchtrennung der Strecksehne und Eröffnung des Gelenkes etwas peripher von der höchsten Prominenz des Gelenkes, werden die Seitenligamente durchschnitten, das Gelenk zum Klaffen gebracht und nach Durchtrennung der Beugesehnen, die Zehe abgetragen. Es werden die Sehnenstümpfe gekürzt und die A. digitales unterbunden. Das in der Wunde sichtbare Capitulum des Metatarsus soll nicht weggenommen werden, weil es als wichtiger Stützpunkt für die Funktion des Fußes von Wichtigkeit ist.

Bei Exartikulationen mehrerer oder sämtlicher Zehen wird ein gemeinsamer plantarer Lappen gebildet. Sollte sich dabei der Lappen als zu kurz erweisen, dann werden die Metatarsalköpfchen mit der Hohlmeißelzange entfernt, aber das nur im äußersten Notfall.

Kommt die Exartikulation einer Zehe zusammen mit ihrem Metatarsus in Betracht, dann wird der Längsscnitt des Ovalärschnittes am Fußrücken bis über die Basis des Metatarsus verlängert, der Metatarsus aus seinen Weichteilen unter ständiger Drehung der Zehe gelöst, und in seinem Tarsometatarsalgelenk exartikuliert, worauf die ganze Zehe mit ihrem Metatarsus wegfällt. Die Sehnenstümpfe werden versorgt und die Hautwunde linear genäht.

Bei der Amputation sämtlicher Zehen in den Metatarsen wird ein kurzer dorsaler und ein größerer halbkreisförmiger plantarer Lappen aus allen Weichteilen der Sohle umschnitten. Beide Lappen werden abpräpariert, die Muskulatur wird in den Interstitien zwischen den Knochen durchtrennt und jeder Metatarsus zirkulär umschnitten, das Periost an der Stelle wo abgesägt werden soll zurückgeschoben und alle Metatarsi vom Fußrücken her gleichzeitig durchsägt.

Es werden die A. dorsalis pedis und die Äste der A. plantaris med. und lat. unterbunden, der plantare Lappen nach oben geschlagen und mit dem dorsalen Lappen vernäht.

V. Die Gelenkresektionen an den Gliedmaßen.
A. Allgemeines über Gelenkresektion.

Unter Gelenkresektion im engeren Sinne ist die Entfernung des ganzen Gelenkes bei möglichster Schonung des umgebenden Gewebes zu verstehen.

Diese Eingriffe werden in der Regel in allgemeiner Narkose ausgeführt, an der unteren Extremität mitunter auch in Lumbalanästhesie, in seltenen Fällen auch in örtlicher Betäubung.

Im allgemeinen kommt man bei diesen Operationen ohne ESMARCHsche Blutleere aus, sie hat aber doch den Vorteil besserer Übersicht, besonders, wenn es sich um tuberkulöse Gelenkprozesse handelt, während beim Operieren ohne Blutleere die Aussicht auf eine gründliche Entfernung alles Kranken wesentlich ungünstiger ist. Bei den Gelenkresektionen werden außer einem gewöhnlichen Skalpell, Scheren, antomische und chirurgische Pinzetten und Schieberpinzetten von v. BERGMANN, oder Gefäßklemmen von KOCHER noch an speziellen Instrumenten benötigt: das Resektionsmesser, ein kräftiges Messer mit handfestem Stiel, kurzer Klinge und dickem Rücken, das Raspatorium und Elevatorium, die Knochenfaßzange nach v. LANGENBECK, zwei kräftige, einzinkig scharfe Knochenhaken nach v. LANGENBECK, stumpfe und scharfe vierzinkige Wundhaken, die Knochenfaßzange nach v. LANGENBECK, die Knochenmeißelzange nach LUER, die Knochenschere nach BILLROTH, scharfe Löffel verschiedener Größe, hohle und flache Meißel und Hammer und schließlich Blatt-, Bogen- oder Giglisäge.

Von den zwei Assistenten ist der eine bei der Operationswunde mit dem Halten der Wundhaken beschäftigt, während der andere die Gliedmaße in der jeweils gewünschten Stellung hält.

Die Resektion eines Gelenkes besteht in drei Akten. 1. Schnitt durch die Haut und durch die Weichteile, 2. Eröffnung des Gelenkes und 3. Entfernung der kranken Gelenkteile.

Der Hautschnitt muß das Gelenk in denkbar vollkommener Weise freilegen und gleichzeitig so viel als möglich Nebenverletzungen der Muskeln, der Sehnen, der Gefäße und der Nerven vermeiden. Nach v. LANGENBECKs Vorschlag eignen sich dazu die Längsschnitte in der Richtung der Achse der Extremität am besten, so daß auch heute noch diese Schnitte bis auf wenige Ausnahmen (z. B. am Knie und Fußgelenk, wo quere Schnitte bevorzugt werden) bei den Resektionen am häufigsten benützt werden, obwohl eine ganze Reihe anderer Vorschläge bereits geäußert wurde.

Fast alle Resektionsschnitte liegen an der Streckseite der Gelenke, weit weg von den Hauptgefäßen, die meist in den Weichteilen der Beuge verborgen verlaufen. Der Schnitt wird mit dem Resektionsmesser durch die Weichteile bis auf den Knochen geführt, wobei in derselben Schnittrichtung auch die Gelenkkapsel gespalten wird. Nach Vollendung des Weichteilschnittes werden die Weichteile mit dem Resektionsmesser vom Knochen abgelöst. Dazu wird die Kapselwunde durch eingesetzte Haken aufgespannt, worauf durch dicht aneinander gereihte und senkrecht auf den Knochen aufgesetzte Längsschnitte nicht nur die Weichteile, welche mit Haken kräftig abgezogen werden, sondern auch die Gelenkkapsel im Zusammenhange mit dem Periost vom Knochen abgelöst wird. An einzelnen Stellen gelingt die Abhebung mit dem Elevatorium oder Raspatorium leicht während die Muskel- und Kapselansätze scharf getrennt werden müssen. Unter sehr geringer Blutung und bei Schonung aller Weichteile werden die Gelenkenden subperiostal und subcapsulär entblößt, dann zur Wunde herausgewälzt und mittels der Bogen-, Ketten- oder Giglisäge abgesetzt, während sie mit der Knochenfaßzange gehalten werden. Die Richtung der Sägefläche ist bei den einzelnen Gelenken verschieden.

Liegen einzelne Erkrankungsherde vor, dann werden diese entweder mit der LUERschen Hohlmeißelzange oder dem scharfen Löffel weggenommen. Etwa stehengebliebene Kapselreste werden zum Schluß sorgfältig mit dem Messer oder mit der Schere entfernt.

Um die Muskelansätze zu schonen, werden, entsprechend den Ansatzstellen der Muskel, die obersten Knochenschichten abgemeißelt und mit den Weichteilen im Zusammenhang belassen (wie z. B. das Olecranon, Trochanter major femoris). Dieses subcorticale Vorgehen ist nur dann angezeigt, wenn die Gelenkkapsel gesund ist und erhalten bleiben kann. Bei schweren Zerstörungen der Gelenke hat BARDENHEUER die totale extracapsuläre Exstirpation der Gelenke empfohlen, wobei das Gelenk wie zur Resektion bloßgelegt aber nicht eröffnet wird. Es werden die Knochenenden peripher und zentral jenseits des Gelenkes durchtrennt, so daß dieses uneröffnet als ganzes wegfällt. Bevor nach beendeter Resektion der Knochen die Bruchstücke aneinander adaptiert und fixiert werden, muß man sich (durch Einlegen lebender Weichteile sei es gestielter Fascien- oder Muskellappen oder freier Fettlappen) klar sein, ob man das Gelenk beweglich erhalten will, oder ob es künstlich versteift werden soll. In diesem letzteren Falle müssen dann die Knochenenden in jener Stellung fixiert werden, welche für die Funktion der Gliedmaßen am günstigsten erscheint. Die Befestigung der Knochenenden aneinander wird durch eine Knochennaht mit Draht oder durch eine percutan eingelegte GUSSENBAUER-Klammer besorgt.

Im allgemeinen zieht man es vor, an der unteren Extremität in günstiger Stellung versteifte Gelenke zu erhalten, während an der oberen Extremität ein bewegliches Gelenk mitunter erstrebt wird.

Nach der Versorgung der Knochenenden werden die mitunter früher abgemeißelten Knochenvorsprünge wieder an den Knochen angenagelt. Es folgt genaue Blutstillung und Naht der Kapsel, der Muskeln und der Haut. Durch Einlegen von Drainröhrchen wird für den Abfluß der Wundsekrete gesorgt.

Bei jugendlichen Patienten ist das Anwendungsgebiet der Gelenkresektion sehr eingeschränkt, und zwar mit Rücksicht auf die schweren Wachstumsstörungen, die infolge operativer Läsion der Epiphysenscheiben fast unvermeidlich sind.

Die Nachbehandlung resezierter Gelenke ist von dem Endausgang der Resektion abhängig. Hat diese zur Bildung eines beweglichen neuen Gelenkes geführt, dann sind frühzeitige Bewegungsübungen, sowie die übliche medikomechanische Behandlung am Platze, bei gewünschter Versteifung wieder Ruhigstellung der Gliedmaßen in Gipsverband.

B. Spezielle Technik der Gelenkresektion.
1. Die Resektion des Schultergelenkes nach v. LANGENBECK.

Der Kranke ist in sitzender Stellung auf dem Operationstische gelagert; die Schulter überragt etwas den Tischrand, der Operateur steht zur Seite des Rumpfes, sein Gesicht der Schulter des Patienten zugewandt. Er palpiert zunächst die Clavicula, das Akromion und den Proc. coracoideus, tastet unter Rotieren des im Ellbogen gebeugten Armes den Humeruskopf und stellt das Tuberculum majus unter die Mitte des Lig. coracoacromiale. In dieser Stellung wird der Arm vom Assistenten übernommen und gehalten.

Der Schnitt mit dem Resektionsmesser beginnt am akromialen Ende der Clavicula, durchsetzt den M. deltoideus bis auf die Gelenkkapsel in der Längsrichtung des Oberarmes nach abwärts, und zwar über das Tuberculum majus hinweg an

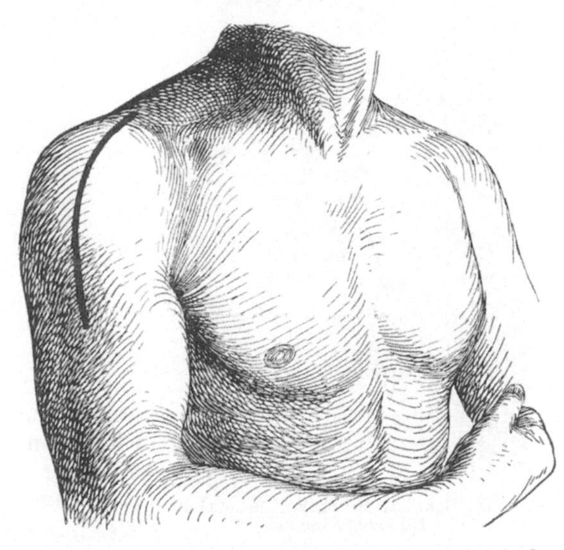

Abb. 14. Schnittführung zur Resektion des Schultergelenkes.

seinen vorderen Rand und endet nahe der Ansatzstelle des M. deltoideus am Humerus (Abb. 14). Im oberen Ende des Schnittes wird das Lig. coracoacromiale quer durchtrennt, am unteren Ende soll aber der M. deltoideus nicht zu tief nach abwärts gespalten werden, um nicht alle Muskeläste des N. axillaris zu durchschneiden. Die Wunde wird durch Haken auseinandergehalten und die Gelenkkapsel mit dem Sulcus intertubercularis dargestellt. Die Kapsel wird entlang dieser Furche auf der Hohlsonde eingeschnitten, und zwar nach oben bis an die Cavitas glenoidalis, nach abwärts bis an den chirurgischen Hals des Humerus. Dadurch wird die Bicepssehne in der ganzen Ausdehnung des Schnittes befreit; sie wird aus ihrem Bett herausgehoben, mit einem stumpfen Haken nach vorn weggezogen und verbleibt in dieser Lage während der weiteren Operation. Durch typische Resektionsschnitte, wobei der Assistent den Oberarm bald innen bald außen rotiert, wird die Kapsel und die Weichteile, darunter auch der M. supra- und infraspinatus und Teres minor, vom Tuberculum majus, ferner der M. subscapularis vom Tuberculum minus und vom Knochen so weit abgelöst, bis der Humeruskopf leicht aus der Pfanne herausspringt. Nachdem der Hals des Humerus auch an seiner hinteren Zirkumferenz von den Weichteilen befreit ist, wird der Kopf aus der Wunde gehoben, mit der Knochenfaßzange gehalten und entsprechend dem Collum chirurgicum mit der Bogen- oder Drahtsäge quer abgesägt.

Es werden dann kranke Teile der Kapsel oder Herde aus der Pfanne mit der Schere und Hohlmeißel oder mit dem scharfen Löffel entfernt und zum Schluß der Knochenstumpf in die Pfanne eingestellt. Die Bicepssehne kommt in ihre normale Lage zurück. Je nach dem Grundleiden wird die Weichteilwunde entweder vollkommen geschlossen oder nach Einlegen eines Drainrohres zum Teil genäht.

Bei dieser Methode der Schulterresektion werden keine größeren Gefäße verletzt.

Um im Falle einer Ankylose dem operierten Arm die beste Funktion zu erhalten, soll der Oberarm in leichter Abductionsstellung von 45° und in geringer Elevation mit dem v. Hackerschen Triangel festgehalten werden.

2. Die Resektion des Ellbogengelenkes.

Der Arm liegt auf der Brust des Kranken mit nach aufwärts gedrehter Streckseite und wird vom Assistenten in mittlerer Beugung des Ellbogengelenkes mit je einer Hand am Ober- und Unterarm gehalten. Der Operateur stellt sich an die kranke Seite.

Nach dem Vorschlag von v. Langenbeck wird an der Streckseite des Gelenkes (Abb. 15) ein Längsschnitt angelegt. Dieser beginnt an der Ulnarseite des Vorderarmes, 3 Querfinger vom Oberarm entfernt, zieht über das Olecranon hinweg bis zur Fossa olecrani, ungefähr 3 Querfinger oberhalb des Olecranon und durchtrennt in einem Zuge die Weichteile der Streckseite des Gelenkes mit der Tricepssehne und der Muskulatur des

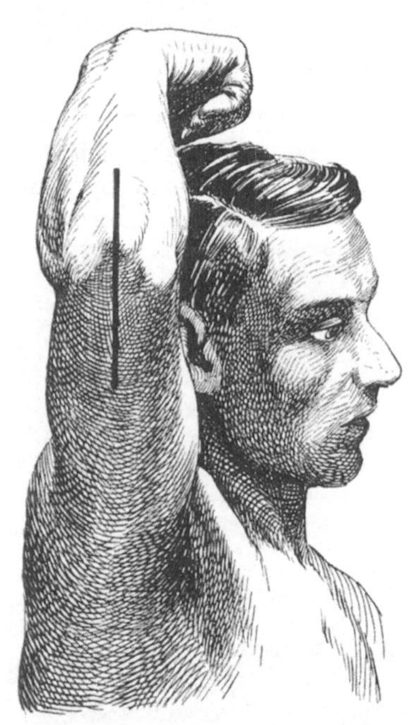

Abb. 15. Schnittführung zur Resektion des Ellbogengelenkes.

Triceps in 2 gleiche Hälften. Die Wundränder der Muskulatur werden mit Haken voneinander gezogen bis die hintere Kapsel sichtbar wird, welche in der Richtung des Hautschnittes eröffnet wird. Mit gegen den Knochen gerichteten Schnitten wird die Sehne des M. triceps dicht am Olecranon von diesem abgetrennt und auch die an der Dorsalseite des obersten Ulnaendes sich ansetzenden Muskel mit dem Periost vom Knochen bis zum Epicondylus lat. abgelöst. Damit die Weichteile in einem besseren Zusammenhang miteinander verbleiben, ist es in geeigneten Fällen ratsam, die äußere Corticalis des Olecranon abzumeißeln. Durch diese Weichteilablösung wird das Gelenk zwischen Radius und Humerus eröffnet und das Capitulum humeri, das Radiusköpfchen und das Lig. annulare freigelegt.

In ähnlicher Weise geht man bei der Ablösung des Weichteillappens an der Innenseite vor. Indem man sich mit den Schnitten hart am Knochen hält, wird der N. ulnaris aus seinem Sulcus unvermerkt herausgehoben und kommt gar nicht zu Gesicht. Am Epicondylus med. werden die Muskeln Pronator teres und die Flexoren der Hand und der Finger vom Knochen abgelöst. In Fällen, welche dazu geeignet sind, kann man den Epicondylus subcortical mit dem Meißel abschlagen und erhält dadurch diesen Muskeln ihren Ansatzpunkt. Durch diese Ablösung wird der mediale Teil der Humerusrolle und der ganze Gelenkteil der Ulna freigelegt. Nach Durchtrennung der Seitenbänder läßt sich das Gelenk vollkommen aufklappen, so daß auch die Vorderseite des Humerus entblößt wird.

Die Knochenenden werden dann mit der Knochenfaßzange gefaßt und mit der Bogensäge abgesägt, und zwar der Humerus oberhalb der Rolle, die Vorderarmknochen gleichzeitig jenseits des Capitulum radii und des Processus coronoideus ulnae. Am Oberarm wird mit der Säge eine konvexe Fläche angelegt, wobei die grobe Gesamtform des Gelenkteiles des Humerus erhalten bleibt. Am Unterarm ist die Sägefläche konkav beschaffen. Zum Schluß werden noch Teile der Gelenkkapsel entfernt. Die Knochenenden werden aufeinander gestellt, die Weichteile genäht und der Arm in rechtwinkeliger Beuge- und Rotationsmittelstellung des Gelenkes durch eine Schiene festgehalten.

3. Die Resektion im Handgelenk.

Mit dem Dorsoradialschnitt VON LANGENBECK, der in der Mitte des zweiten Metacarpus beginnt, gegen die Mitte des dorsalen Handgelenkbandes zieht und 3 Querfinger oberhalb des Handgelenkes endigt, wird der radiale Rand der Sehne des Extensor indicis freigelegt. Die Sehne des Extensor pollicis longus wird nach Eröffnung der Sehnenscheide durch einen stumpfen Haken radialwärts beiseite gehalten. Entsprechend dem Hautschnitt wird das Lig. carpi dors. gespalten und die Strecksehne des 2. bis 5. Fingers ulnarwärts beiseite gezogen. Die M. extens. carpi radialis longus et brevis, welche sich am 2. und 3. Metacarpus ansetzen, werden mit Hilfe von Elevatorium oder Meißel mit dem Periost vom Knochen abgehoben, und radialwärts verzogen. Diese Ablösung mit Längsschnitten wird so weit fortgesetzt bis die Proc. styloidei radii und ulnae freiliegen. Bei zunehmender Volarflexion der Hand wird die Kapsel quer eröffnet bis beide Gelenkflächen, sowohl des Carpus als auch des Unterarmes sichtbar werden. Nach zirkulärer Ablösung der Weichteile von den Vorderarmknochen werden die Vorderarmknochen gleichzeitig reseziert, wobei das Radioulnargelenk wegen Pro- und Supination nach Möglichkeit geschont werden muß. Die Handwurzeln werden dann einzeln mit der Knochenfaßzange, mit Messer, Schere oder Elevatorium entfernt, wobei man am besten mit dem Kahnbein beginnt und dann die übrigen Handwurzelknochen einzeln entfernt. Das Multangulum majus und das Os pisiforme sind nach Möglichkeit wegen der Daumenexartikulation und wegen des Muskelansatzes des Flex. carpi ulnaris zu schonen.

Nach Vernähen der Weichteilwunde wird eine Vorderarmschiene bis zu den Metacarpophalangealgelenken bei mäßiger Dorsalflexion der Hand angelegt.

4. Die Resektionen an den Fingern.

Bei den Metacarpophalangealgelenken des Daumens, des 2. und 5. Fingers, ebenso wie bei den Interphalangealgelenken werden die Resektionen von einem lateralen, bei den Metacarpophalangealgelenken des 3. und 4. Fingers von einem dorso-lateralen Längsschnitt aus vorgenommen, wobei sowohl die Streck- als auch die Beugesehnen beiseite gehalten und vollständig geschont werden. Das Gelenk wird seitlich eröffnet, die Kapsel dorsal und volarwärts vom Knochen abgelöst und die Gelenkenden zur Wunde herausgedrängt und abgesägt. Die

Abtragung der Gelenkenden erfolgt entweder mit der Hohlmeißelzange oder mit der Giglisäge.

Die Resektion eines ganzen Metacarpus wird mit Hilfe eines dorsalen Längsschnittes vorgenommen, welcher von der Basis bis zum Capitulum metacarpi reicht und von welchem Schnitt aus der Knochen von seinen Weichteilen entblößt und entfernt wird. Die Resektion ganzer Phalangen wird in ähnlicher Weise von einem seitlichen Längsschnitt durchgeführt.

5. Die Resektion des Hüftgelenkes nach v. Langenbeck.

Der Kranke liegt auf der gesunden Seite, das kranke Bein ist im Knie und in der Hüfte leicht flektiert und etwas innenrotiert. Es wird zunächst der Trochanter major getastet und dann ein 10—15 cm langer Längsschnitt angelegt. Dieser beginnt im Mittelpunkt einer Linie zwischen Spina iliaca post. sup. und Trochanter major, zieht nach abwärts über den Trochanter major und endet 3—4 Querfinger unterhalb desselben am Femur. Der Schnitt dringt durch die Weichteile überall bis auf den Knochen und durchtrennt oberhalb des Trochanters den M. glutaeus maximus, medius und minimus und in seinem unteren Abschnitt spaltet er das vom oberen vorderen Darmbeinstachel zu den Trochanteren ziehende Lig. ileofemorale und dringt dadurch sogleich bis in das Gelenk ein. Der eine Assistent hält jetzt die große Muskelwunde mit großen Haken weit auseinander, der zweite Assistent hält das Bein und rotiert dasselbe bald ein- bald auswärts. Mit typischen Resektionsschnitten werden jetzt unter abwechselndem Ein- und Auswärtsrotieren alle Weichteile vom Trochanter major und vom Schenkelhals abgelöst, wobei die Muskelansätze am Trochanter major (Musc. glutaeus medius, minimus, piriformis, quadratus, femoris) und in der Fossa trochanterica (M. obturator ext. und int. gemellus sup. und inf.) durchtrennt werden.

Statt der eben beschriebenen Abtrennung der Muskelansätze kann ihre Lösung auch durch Abmeißeln des ganzen Trochanters erfolgen, wodurch der Zusammenhang der Muskelansätze erhalten bleibt. Zum Schluß der Operation wird der abgemeißelte Trochanter mit Nagel oder Schraube wieder an den Femur befestigt.

Von dem Kapselschnitt schreitet die subperiostale Ablösung der Weichteile des Schenkelkopfes und Halses weiter fort, indem man das Bein bald einwärts bald auswärts dreht, bis der Femurkopf in großer Ausdehnung sichtbar wird. Der Limbus cartilaginaeus wird an mehreren Stellen eingekerbt und unter Adduction, Innenrotation und Beugung der Hüfte das Messer zwischen Kopf und Pfanne eingeführt. Das Lig. teres wird durchschnitten und der Kopf aus seiner Pfanne herausluxiert. Jetzt wird noch der Schenkelhals mit einigen gegen den Knochen gerichteten zirkulären Schnitten von seinen Weichteilen befreit, und zwar bis nahe an den Trochanter minor, an welchem die Sehne des M. ileopsoas geschont wird.

Der Schenkelkopf allein oder auch mit einem Teil des Schenkelhalses wird mit der Giglischen Drahtsäge abgesägt und die noch kranken Abschnitte der Kapsel oder der Pfanne mit dem Messer, bzw. Schere oder Meißel entfernt. Der Knochenstumpf wird in die Pfanne eingestellt und die Weichteile genäht. Je nach dem Verhalten des Falles bleibt die Wunde mehr oder weniger offen, auf jeden Fall wird aber ein Drainrohr in die Tiefe eingelegt, um Retentionen vorzubeugen. Nach der Operation wird das Bein in leichter Streckstellung und Abduction durch einen Extensionsverband oder Gipsverband ruhig gestellt.

6. Die Resektion des Kniegelenkes.

Das Kniegelenk ist rechtwinkelig gebeugt, die Fußsohle ist auf den Tisch gestellt. Der Operateur umfaßt den Unterschenkel mit seiner Linken, mit den Fingern der rechten Hand tastet er sich die vorspringenden Punkte der beiden Femurcondylen und zieht mit dem Resektionsmesser einen von TEXTOR vorgeschlagenen queren Schnitt von einem Epicondylus zum anderen in großem Bogen unter der Patella (Abb. 16), welcher in einem Zuge bis auf den Knochen dringt und dabei das Lig. patellae prop. ungefähr in seiner Mitte zwischen dem unteren Patellarrand und der Ansatzstelle an den Tuberositas tibiae quer durchtrennt. Das ganze Gelenk wird durch diesen Schnitt an seiner Vorderseite ausgiebig eröffnet. Die Kniescheibe wird mit einem scharfen Haken nach oben gezogen und unter zunehmender Beugung des Gelenkes die Seitenbänder hart an den Condylen beiderseits durchtrennt und das Gelenk zum Klaffen gebracht. Die Kreuzbänder werden durch quere Schnitte, die gegen den Knochen gerichtet sind, hart an den Condylen durchschnitten. Die Patella wird hart am Knochen umschnitten und mit dem oberen Recessus der Gelenkkapsel entfernt, welch letzterer aus der Muskulatur herausgeschnitten wird.

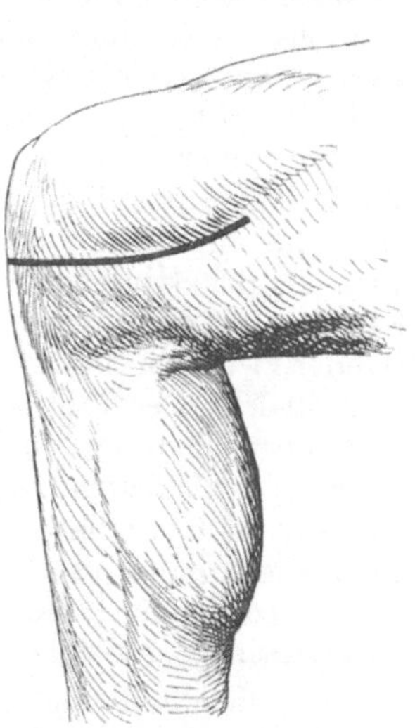

Abb. 16. Schnittführung zur Resektion des Kniegelenkes.

Der Oberschenkel wird vom Assistenten übernommen, die Condylen aus der Wunde herausgezwängt und mit der Bogensäge, welche ein schmales Sägeblatt hat, abgetragen, und zwar nach dem Vorschlag von HELFERICH, durch einen bogenförmigen konvexen Sägeschnitt, welcher nicht nur den Vorteil einer größeren Kontaktfläche und geringeren Verkürzung des Beines hat, sondern er schont auch die Wachstumszone und vermeidet die Subluxation im Kniegelenk. Es werden dann nicht nur die seitlichen Band- und Kapselreste, sondern auch die hintere Gelenkkapsel entfernt, welche durch eine in die Kniekehle gestemmte Faust des Assistenten gespannt gehalten wird. Dabei ist auf die Art. poplitea zu achten, welche der hinteren Kapsel ziemlich nahe liegt. Dagegen wird sehr häufig bei der Säuberung der hinteren Kapsel die A. articularis genu media, ein Ast der A. poplitea verletzt, welche in der Kniekehle an die Kapsel tritt.

Es wird nun auch der Tibiakopf mit gegen den Knochen gerichteten Resektionsschnitten zirkulär umschnitten, bis er allseitig von Weichteilen entblößt ist; er wird mit einem konkaven Sägeschnitt abgetragen.

Beim Absägen der Knochenenden ist darauf zu achten, daß die Knochenresektion sparsam ist und die Wachstumszone schont, daß sie ferner genau in der Querachse erfolgt, damit eine spätere X oder O-Beinstellung vermieden wird, und daß die Sägefläche am Oberschenkel konvex, am Unterschenkel konkav ausfällt.

Nach der Knochenresektion können noch etwaige Knochenherde mit dem scharfen Löffel oder mit dem Hohlmeißel entfernt werden. Die Knochenenden werden aufeinander gepaßt und nicht in einer ganz reinen Streckstellung, sondern in einer ganz leichten Beugestellung von 9—10°, weil diese Stellung den späteren Gang erleichtert, entweder durch Periostalnähte oder durch eine percutan angelegte GUSSENBAUER Klammer festgehalten. Das Lig. patellae propr. wird wieder genäht und auch die Hautwunde geschlossen. Nach der Operation wird noch ein zirkulärer Gipsverband angelegt.

7. Die Resektion des Fußgelenkes nach Kocher-Lauenstein.

Das Bein ist stark einwärts gedreht, der Fuß liegt in adduzierter Stellung über einem Holzklotz. Man tastet sich zunächst den Malleolus ext. und führt einen langen Bogenschnitt an der Außenseite des Fußes um den Malleolus ext. herum.

Der Schnitt beginnt ungefähr 10 cm oberhalb des Malleolus ext., 1 cm hinter dem hinteren Rande der Fibula, umkreist den Knöchel und endigt in der Richtung auf den Fußrücken auslaufend, ungefähr daumenbreit vor dem Malleolus ext. Durch diesen Schnitt werden die beiden Sehnen des M. peroneus longus und brevis nach Eröffnung der Sehnenscheiden freigelegt und die Sehnen entweder herausgehoben und beiseite gehalten, oder durchtrennt und die Sehnenstümpfe mit je einer Naht angeschlungen, um sie später wieder zu vereinigen. In der Schnittrichtung werden die Weichteile bis auf den Knochen durchtrennt und mit Hilfe typischer Resektionsschnitte und des Raspatoriums zunächst von der äußeren und vorderen Fläche des Knöchels, des weiteren auch von der Vorderfläche der Tibia abgelöst, wobei die Strecksehnen bis in die Nähe des Malleolus int. abgehoben werden. In ähnlicher Weise werden die Weichteile auch an der Hinterseite des Sprunggelenkes und der Tibia subperiostal vom Knochen getrennt. Die Kapsel wird vorne und hinten quer gespalten und die Bänder zwischen Malleolus ext., Tibia und Talus durchschnitten bis das Gelenk breit klafft. Der Fuß wird jetzt nach innen umgebogen, so daß die Fußsohle nach oben sieht und beide Gelenkflächen freiliegen. Die Talusrolle wird mit der Knochenfaßzange gefaßt und nach Durchschneidung der Talusverbindungen mit dem Os naviculare und Calcaneus der Talus entfernt. Von der Ausdehnung des Leidens hängt es ab, welche Knochenanteile des Gelenkes sei es mit Säge, Meißel, scharfem Löffel oder Hohlmeißelzange noch entfernt werden müssen. Von diesem Schnitt läßt sich auch die Kapsel entfernen.

Die Weichteilwunde wird nach Einlegen eines Drainrohres durch Naht geschlossen und der Fuß in rechtwinkeliger Stellung im Gipsverband festgehalten.

8. Die osteoplastische Fußgelenkresektion nach Wladimiroff-Mikulicz.

Der Kranke liegt in Bauchlage. Das Resektionsmesser schneidet quer durch die Achillessehne hindurch, daumenbreit oberhalb der Knöchel sämtliche Weichteile bis auf den Knochen durch. Der zweite Schnitt geht in Steigbügelform quer durch alle Weichteile der Fußsohle hindurch, und zwar je nach der Ausdehnung des Krankheitsprozesses entweder entsprechend dem Os cuboideum und naviculare oder in der Höhe der Basis der Metatarsusknochen. Die Endpunkte beider Schnitte, werden beiderseits durch schräge Schnitte, welche bis auf den Knochen reichen, verbunden. Durch Dorsalflexion des Fußes werden die Schnitte zum Klaffen gebracht, das Sprunggelenk von hinten eröffnet, der Talus und Calcaneus durch Auslösung im Chopartschen Gelenk entfernt, wobei die Weichteile des Fußrückens mit den Strecksehnen und der A. tibialis ant. geschont werden, während die Flexoren der Zehen (der M. tibialis post., die M. peronei und die A. tibialis post.) durchschnitten werden. Unter Weghalten des dorsalen Brückenlappens wird der Stumpf der Unterschenkelknochen zirkulär umschnitten und quer abgesägt, ebenso werden die Gelenkanteile des Os naviculare oder cuboideum oder wenn alle Fußwurzelknochen fortfallen sollen, die Basis sämtlicher Metatarsusknochen von den Weichteilen entblößt und die Sägefläche entweder quer durch das Os naviculare und cuboideum oder durch die Basis der 5 Metatarsusknochen angelegt.

Die Sägeflächen werden aufeinander gestellt und in dieser Stellung entweder durch Periostnähte oder durch Drahtnaht aneinander befestigt. Der Patient behält einen starken Spitzfuß und geht auf den stark dorsalflektierten Zehen.

Bei dieser Operation wird also entfernt die Unterschenkelknochengabel, der Talus, Calcaneus, ein Teil des Os naviculare, cuboideum oder die ganzen Fußwurzelknochen bis zu der Basis der Metatarsi mit der Haut der Ferse. Dieses Verfahren kommt in Frage, wenn der Calcaneus, Talus oder die Articulatio talocruralis Sitz eines Krankheitsprozesses (Caries, Tumor) sind, wenn ferner die Fußwurzelknochen eine ausgedehnte Verletzung erlitten haben und fortfallen müssen und die Fersenhaut einen ausgedehnten Substanzverlust aufweist.

9. Die Resektion der Zehengelenke.

Für die Resektion der Zehengelenke gelten dieselben Vorschriften wie bei den Resektionen der Fingergelenke. Auch hier werden die Gelenke von einem dorso-lateralen Längsschnitt unter Schonung der Streck- und Beugesehnen dargestellt und die Gelenkenden mit der Hohlmeißelzange abgetragen.

VI. Typische Operationen an den Sehnen.

A. Die Sehnennaht.

Die Technik der Sehnennaht ist im Kapitel: „Verletzungen und Erkrankungen der Extremitätenweichteile" beschrieben.

B. Die Tenotomie.

Die Tenotomie einer Sehne wird entweder von einer offenen Wunde aus oder auf subcutanem Wege vorgenommen. Die subcutane Tenotomie nach STROMEYER kommt am häufigsten bei der Durchschneidung der Achillessehne und bei Durchtrennung der Oberschenkeladductoren (bei spastischer Hüftcontractur), in Frage, wiewohl in der letzten Zeit immer mehr und mehr die offene Tenotomie geübt wird. Die Durchschneidung der Unterschenkelbeuger bei Kniecontractur (M. biceps, Semitendinosus, Semimembranosus) soll wegen Gefährdung der Kniekehlengefäße und des N. peroneus am besten offen erfolgen, und zwar von einem Hautschnitt aus, den man entlang der tastbaren Sehne vorher angelegt hat.

Bei der subcutanen Durchschneidung der Achillessehne, der *Achillotenotomie*, liegt der Patient auf dem Rücken, der Fuß wird vom Operateur hochgehalten und dorsal flektiert, wodurch die Achilessehne stark angespannt wird. Es wird dann das Tenotom von DIEFFENBACH, ein schmales, spitzes Messerchen, ungefähr daumenbreit oberhalb des Ansatzes der Achillessehne am Calcaneus hart am vorderen Rande der Sehne, so tief, mit parallel zum Sehnenverlauf gerichteter Schneide, eingestochen, bis man die Spitze des Tenotoms an der gegenüberliegenden Seite unter der Haut fühlt. Jetzt wird die Schneide des Tenotoms gegen die Sehne um 90° gedreht und während der Daumen der rechten Hand von außen an die Sehne einen leichten Druck ausübt, und die linke Hand die Dorsalflexion des Fußes verstärkt, die gespannte Sehne mit sägenden Zügen durchschnitten. Im Augenblick der vollständigen Sehnendurchtrennung übergeht der Fuß mit einem deutlichen Ruck in starke Dorsalflexion und an der Durchtrennungsstelle der Sehne ist eine tiefe Lücke zu tasten.

Diese Operation läßt sich von einer ganz kleinen Hautöffnung, welche der geringen Breite des Tenotoms entspricht, ausführen. Wenn man sich mit dem

Tenotom hart an die Sehne hält, läßt sich eine Verletzung der A. tibialis post. und des N. tibialis sicher vermeiden.

Die kleine Hautwunde braucht nicht genäht zu werden, sie wird bloß mit einem aseptischen Verband verbunden. In rechtwinkeliger Stellung des Sprunggelenkes wird ein Gipsverband angelegt.

Bei der subcutanen Tenotomie der Adductoren wird zunächst die A. femor. unterhalb des Lig. Pouparti getastet. Medial davon liegt die Vene. Das Tenotom wird mindestens 2—3 cm medial von der Arterie so tief eingestochen, daß sämtliche medial vom Tenotom liegenden Adductorensehnen mit sägenden Zügen unter Schonung der Haut durchtrennt werden können.

VII. Typische Operationen an den Nerven.

Siehe Abschnitt: „Periphere Nerven".

Sachverzeichnis.